PACIFIC'S

Anatomy & Physiology

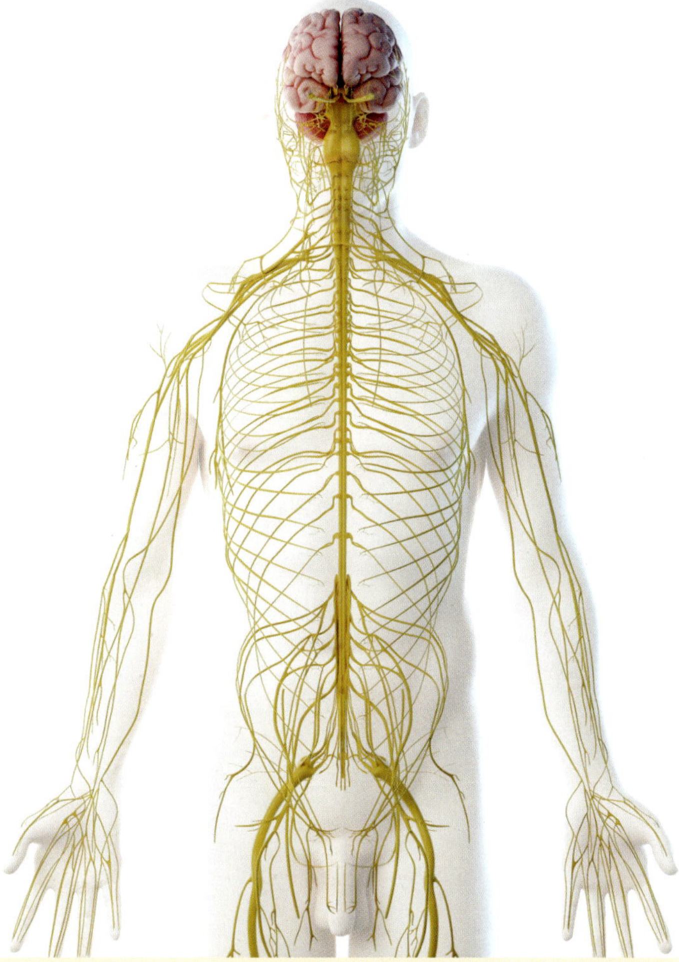

Pacific Books

집 ∘ 필 ∘ 진

- **유 성 률** 세명대학교
- **김 기 종** 우송대학교
- **김 도 형** 여주대학교
- **김 정 남** 경남정보대학교
- **김 철 승** 광주보건대학교
- **박 찬 숙** 상지대학교
- **오 지 은** 극동대학교
- **정 세 훈** 대구보건대학교
- **최 성 남** 두원공과대학교
- **최 철 원** 한려대학교
- **최 희 영** 대원대학교

머/리/말

인간의 건강을 최적의 상태로 유지, 증진하여 질병예방과 회복 및 재활을 돕기 위해서는 인체의 구조와 기능에 대한 기초적이고 체계적인 지식이 필요합니다. 인체의 구조와 기능을 공부하기 위해 필요한 학문이 해부학(anatomy)과 생리학(physiology)입니다.

최근들어 이 두 학문을 임상적인 응용까지 적용하여 Anatomy & Physiology(해부생리학)으로 배우는 보건계열 학과들이 늘어나고 있습니다.

Anatomy & Physiology를 쉽게 요약하면, 인체의 구조와 조직, 기능들이 인체의 생명 유지 기능을 수행하는데 어떻게 상호작용하는지를 연구하는 학문입니다.

해부학과 생리학은 분명 다른 학문입니다. 그러나 인체의 정상적인 구조를 연구하는 해부학과 기능을 연구하는 생리학은 서로 밀접하게 연관되어 있습니다. 즉 해부학과 생리학은 분리하여 떼 낼 수 없는 학문으로 함께 이해하며 습득해야 하는 부분이 많습니다. 해부학과 생리학의 연계적 이해를 통한 통합적 사고를 하는 대학생들에게 필요하다고 생각되어 해부생리학이라는 책을 출간하게 되었습니다. 본 교재의 저자들은 의학, 간호학, 보건계열 학생들의 수준에 맞추어 해부생리학을 이해하기 쉽게 학습할 수 있도록 저술하고자 노력하였습니다.

본 교재의 해부학 부분은 '퍼시픽 인체해부학'의 내용을 바탕으로 하였습니다. 해부학 내용이 사실적이며 구체적으로 잘 묘사되어 있고, 체계적인 설명이 잘 되어 있습니다. 본 교재의 저자들은 해부학에 생리학적인 기전을 연계하여 함께 이해할 수 있도록 해부학 구조에 꼭 필요한 최신의 생리학적 기능과 설명을 추가 저술하였습니다. 생리학적 내용은 모든 예비 보건, 의료인이 이해하기 쉽도록 간결하게 서술하기 위해 노력하였습니다.

본서에 표기된 해부학용어와 의학용어는 국가시험원에서 설정한 「의학용어집」 제5판(대한의사협회, 2009년)에 따라 기술하였습니다. 또한 학점 조정으로 인해 한정된 강의시간을 극복하기 위해 핵심적 내용 수록에 많은 시간과 노력을 투자하여 집필하였습니다. 부족하고 다소 미흡한 부분이 있지만 교재가 해부생리학에 관심을 갖고 공부하고자 하는 여러분들의 지식 함양에 큰 도움이 되기를 기대합니다.

2022년 1월
저자 일동

CONTENTS

CHAPTER 1
해부 생리학의 서론 _11

1. 해부생리학 첫머리 ············ 13
   1) 해부생리학의 정의 ············ 13
2. 해부생리학 용어 ············ 13
   1) 위치와 방향에 대한 기준 ············ 13
   2) 기본 용어 ············ 14
3. 몸의 모양과 구성 ············ 20
   1) 체강과 부위 ············ 20
   2) 인체의 구성 ············ 21
4. 인체의 구조와 기능 ············ 26
   1) 인체 기능의 균형 ············ 26

CHAPTER 2
세포와 조직 _29

1. 세포 ············ 31
   1) 세포의 분류와 구성 ············ 31
   2) 세포의 화학적 구성 ············ 32
   3) 세포막 ············ 33
   4) 세포소기관 ············ 35
   5) 세포 함유물 ············ 41
2. 세포의 이동 ············ 41
   1) 수동이동 ············ 41
   2) 능동이동 ············ 43
3. 조직 ············ 46
   1) 상피조직 ············ 46
   2) 결합조직 ············ 51
   3) 근육조직 ············ 53
   4) 신경조직 ············ 55

CHAPTER 3
피부계통 _59

1. 피부와 구조와 기능 ············ 61
   1) 피부의 기능 ············ 61
   2) 피부의 구조 ············ 61
   3) 피부 부속기 ············ 64
2. 피부의 색, 혈액공급, 신경지배 ············ 67
   1) 피부의 색 ············ 67
   2) 피부의 혈액 공급과 신경 지배 ············ 67

CHAPTER 4
뼈대계통(골격계) _71

1. 기관으로서의 뼈(골) ············ 73
   1) 맨눈해부 ············ 73
   2) 조직해부 ············ 75
   3) 뼈의 구성 ············ 76
   4) 혈액공급 ············ 77
   5) 신경지배 ············ 77
   6) 기능 ············ 77
   7) 뼈의 형성, 성장, 재형성 ············ 78
   8) 뼈의 표식 ············ 80
2. 사람의 뼈(골) ············ 83
   1) 몸통 뼈대(체간골격) ············ 84
   2) 팔다리 뼈대(체지골격) ············ 114

임상노트 ············ 130

CHAPTER 5
관절계통 _135

1. 관절의 분류 ············ 137
   1) 섬유관절(섬유성 관절) ············ 137

CONTENTS

2) 연골관절(연골성 관절) ······ 138

3) 윤활관절(활막성 관절) ······ 140

2. 인체의 관절 ······ 144

1) 몸통뼈대(중축골격)의 관절 ······ 144

2) 팔다리뼈의 관절 ······ 149

임상노트 ······ 159

CHAPTER 6
근육계통 _163

1. 근육 ······ 165

1) 근육의 분류 ······ 165

2) 뼈대근육(골격근) ······ 165

3) 뼈대근육의 구조 ······ 168

4) 근육수축의 특성 ······ 178

5) 근육수축의 에너지 대사 ······ 180

6) 뼈대근육 이름 ······ 182

2. 인체의 근육 ······ 182

1) 몸통(체간)골격근육 ······ 182

2) 팔다리골격근육(사지골격근육) ······ 207

임상노트 ······ 234

CHAPTER 7
심장혈관계통 _235

심장 ······ 237

1. 성인의 심장혈류 ······ 238

1) 산소농도에 따른 혈액의 분류 ······ 238

2. 맨눈해부 ······ 238

1) 외부구조 ······ 238

2) 내부구조 ······ 239

3. 조직해부 ······ 242

1) 심장벽의 구조 ······ 242

2) 심장벽의 혈액공급 ······ 246

3) 심장벽의 신경지배 ······ 248

4. 심장의 기능 ······ 248

1) 심전도 ······ 248

2) 심장주기 ······ 249

3) 심장음 ······ 249

4) 심박출량 ······ 250

혈액 ······ 251

1. 혈액의 기능 ······ 251

2. 구성요소 ······ 251

1) 적혈구 ······ 251

2) 백혈구 ······ 253

3) 혈소판 ······ 254

4) 혈장 ······ 254

3. 지혈과 혈액응고 ······ 255

1) 혈관의 수축단계 ······ 256

2) 혈소판 응집에 의한 마개형성 ······ 256

3) 혈액응고 ······ 256

혈관계 ······ 256

1. 혈관 ······ 256

1) 조직해부 ······ 256

2) 혈관의 분류 ······ 257

2. 허파순환(폐순환) ······ 259

1) 허파동맥(폐동맥) ······ 260

2) 허파모세혈관(폐모세혈관) ······ 260

3) 허파정맥(폐정맥) ······ 260

3. 온몸순환(체순환) ······ 261

1) 온몸동맥 – 가슴, 배, 골반, 다리 ······ 261

2) 온몸동맥 – 머리, 목, 팔, 가슴 ······ 270

3) 온몸모세혈관(전신모세혈관) ······ 277

4) 온몸정맥(전신정맥) ······ 277

4. 태아순환 ······ 287

5. 혈압 ······ 288

CONTENTS

1) 혈압에 영향을 미치는 요인 ········· 289
2) 중심정맥압과 정맥환류 ········· 289
3) 혈압조절 ········· 290
4) 국소혈류량의 조절 ········· 291
6. 문합 ········· 292
1) 곁순환 ········· 293
7. 맥박 ········· 293
8. 출혈 ········· 293
임상노트 ········· 294

CHAPTER 8
림프계통 _297

1. 림프계통 ········· 299
1) 림프 ········· 299
2) 림프계통관 ········· 300
3) 림프절 ········· 304
4) 림프이동 조절 ········· 304
2. 림프조직과 기관 ········· 305
1) 림프조직의 구성 ········· 305
2) 림프조직의 기능 ········· 305
3) 무피막형 림프조직 ········· 305
4) 피막형 림프조직 ········· 305
3. 면역 ········· 312
1) 비특이적 면역 ········· 312
2) 특이적 면역 ········· 312

CHAPTER 9
비뇨기계통 _317

1. 비뇨기기관 ········· 320
1) 콩팥(신장) ········· 320
2) 요관 ········· 334
3) 방광 ········· 336
4) 요도 ········· 338
임상노트 ········· 342

CHAPTER 10
호흡기계통 _345

1. 코 ········· 348
1) 바깥코(외비) ········· 348
2) 코안(비강) ········· 349
3) 코곁굴(부비동) ········· 351
2. 인두 ········· 353
1) 맨눈해부 ········· 355
2) 조직해부 ········· 355
3) 혈액공급 및 신경지배 ········· 356
3. 후두 ········· 356
1) 맨눈해부 ········· 357
2) 조직해부 ········· 359
3) 혈액공급 및 신경지배 ········· 359
4. 기관 ········· 360
1) 맨눈해부 ········· 360
2) 조직해부 ········· 360
3) 혈액공급 및 신경지배 ········· 361
5. 기관지 ········· 361
1) 맨눈해부 ········· 361
2) 조직해부 ········· 362
3) 혈액공급 및 신경지배 ········· 362
6. 허파(폐) ········· 362
1) 맨눈해부 ········· 362
2) 조직해부 ········· 365
3) 혈액공급 및 신경지배 ········· 367
7. 가슴막(흉막·늑막) ········· 367
8. 가슴세로칸(종격) ········· 368

CONTENTS

9. 호흡운동 ······ 368
1) 들숨 운동 ······ 369
2) 날숨 운동 ······ 371
10. 허파 기능 검사 ······ 371
1) 허파 용적 ······ 371
2) 허파 용량 ······ 372
11. 사강과 허파꽈리환기 ······ 372
12. 가스교환 ······ 372
1) 허파꽈리 내의 P_{O2}와 P_{CO2} ······ 372
2) 허파꽈리에서의 가스교환 ······ 373
3) 말초조직에서의 기체교환 ······ 373
13. 가스 운반 ······ 374
1) 산소 운반 ······ 374
2) 이산화탄소 운반 ······ 376
14. 호흡의 조절 ······ 376
1) 대뇌피질 ······ 377
2) 호흡에 영향을 주는 수용체 ······ 377
임상노트 ······ 380

CHAPTER 11
소화기계통 _385

1. 소화관 벽 ······ 389
1) 점막층 ······ 389
2) 점막밑(하)층 ······ 389
3) 근육층 ······ 389
4) 장막층 ······ 389
2. 배막(복막) ······ 389
3. 소화관 신경계 ······ 392
4. 소화관의 구조 ······ 392
1) 입과 인두 ······ 392
2) 뺨(볼)과 입술 ······ 393
3) 혀 ······ 393
4) 입천장(구개) ······ 394
5) 치아 ······ 395
6) 침샘(타액선) ······ 395
7) 인두 ······ 397
8) 식도 ······ 398
9) 위 ······ 400
10) 작은창자(소장) ······ 403
11) 큰창자(대장) ······ 406
12) 간 ······ 410
13) 쓸개주머니(담낭) ······ 411
14) 이자(췌장) ······ 412
5. 소화관의 기능 ······ 413
1) 운동 ······ 413
2) 분비 ······ 414
3) 소화 ······ 414
4) 흡수 ······ 414
6. 소화관의 흡수 ······ 415
임상노트 ······ 416

CHAPTER 12
내분비계통 _423

1. 뇌하수체 ······ 428
1) 뇌하수체 앞엽(뇌하수체전엽) ······ 429
2) 뇌하수체 뒤엽(뇌하수체후엽) ······ 433
2. 갑상샘(갑상선) ······ 433
1) 맨눈해부 ······ 433
2) 조직해부 ······ 433
3) 기능 ······ 433
4) 혈액공급 ······ 435
3. 부갑상샘(부갑상선) ······ 435
1) 맨눈해부 ······ 435
2) 조직해부 ······ 435

CONTENTS

3) 기능 ········ 436

4) 혈액공급 ········ 436

4. 부신(콩팥위샘) ········ 436

1) 맨눈해부 ········ 436

2) 조직해부 ········ 437

3) 부신겉질호르몬(부신피질호르몬) ········ 438

4) 부신속질호르몬(부신수질호르몬) ········ 438

5) 혈액공급 ········ 439

5. 솔방울샘(송과선, 송과체) ········ 439

1) 맨눈해부 ········ 439

2) 조직해부 ········ 439

3) 기능 ········ 439

4) 혈액공급 ········ 440

6. 이자(췌장) ········ 440

1) 맨눈해부 ········ 440

2) 조직해부 ········ 440

3) 기능 ········ 440

7. 생식샘(성선) ········ 443

1) 난소 ········ 443

2) 고환(정소) ········ 444

8. 태반 ········ 444

1) 기능 ········ 445

2) 호르몬 ········ 445

임상노트 ········ 447

CHAPTER 13
생식기계통 _449

여성 생식기계통 ········ 451

1. 난소 ········ 451

1) 맨눈해부 ········ 451

2) 조직해부 ········ 453

3) 혈액공급 및 신경지배 ········ 454

4) 기능 ········ 454

2. 여성 생식기관과 부속샘 ········ 455

1) 자궁관(난관) ········ 455

2) 자궁 ········ 457

3) 질 ········ 460

4) 질어귀샘 ········ 461

5) 부요도샘 ········ 461

3. 여성 샅 ········ 462

4. 여성 외부생식기관 ········ 462

1) 불두덩 ········ 462

2) 음핵 ········ 463

3) 대음순 ········ 464

4) 소음순 ········ 464

5. 젖샘 ········ 465

1) 맨눈해부 ········ 465

2) 조직해부 ········ 465

3) 혈액공급 및 신경지배 ········ 465

4) 기능 ········ 465

남성 생식기계통 ········ 465

1. 고환 ········ 465

1) 맨눈해부 ········ 465

2) 조직해부 ········ 468

3) 혈액공급 및 신경지배 ········ 469

4) 기능 ········ 469

2. 남성 생식관과 부속샘 ········ 469

1) 고환의 관 ········ 469

2) 부고환 ········ 470

3) 정관과 정삭 ········ 471

4) 정낭 ········ 472

5) 전립샘 ········ 473

6) 망울요도샘 ········ 474

3. 남성의 샅 ········ 474

4. 남성외부생식기 ········ 474

CONTENTS

1) 음경 ······ 474
2) 음낭 ······ 476
임상노트 ······ 478

CHAPTER 14
신경계통 _481

1. 신경세포의 세포구성 ······ 483
1) 뉴런(신경원) ······ 483
2) 뉴런의 구조적 분류 ······ 487
3) 지지세포 ······ 489
2. 중추신경계통 ······ 491
1) 중추신경계발생 ······ 491
2) 척수 ······ 491
3) 뇌 ······ 496
4) 중추신경계통의 오름신경로(상행로) 및 내림신경로(하행로) ······ 509
5) 뇌척수막(수막) ······ 514
6) 뇌실계 ······ 516
7) 뇌척수액 ······ 518
3. 말초신경계통 ······ 519
1) 말초신경의 말이집 ······ 519
2) 척수신경 ······ 519
3) 뇌신경 ······ 529
4. 자율신경계 ······ 538
1) 장신경계 ······ 538
2) 교감신경과 부교감신경 ······ 538
5. 특수감각 ······ 543
1) 후각 ······ 543
2) 미각 ······ 545
3) 시각 ······ 546
4) 평형과 청각 ······ 554

부록 ······ 561
참고문헌 ······ 575
찾아보기 ······ 577

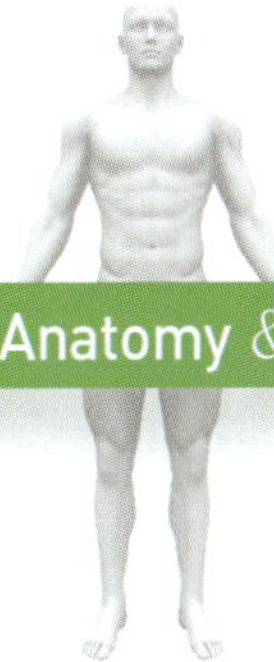

CHAPTER 01

해부 생리학의 서론

Introduction of Anatomy&Physiology

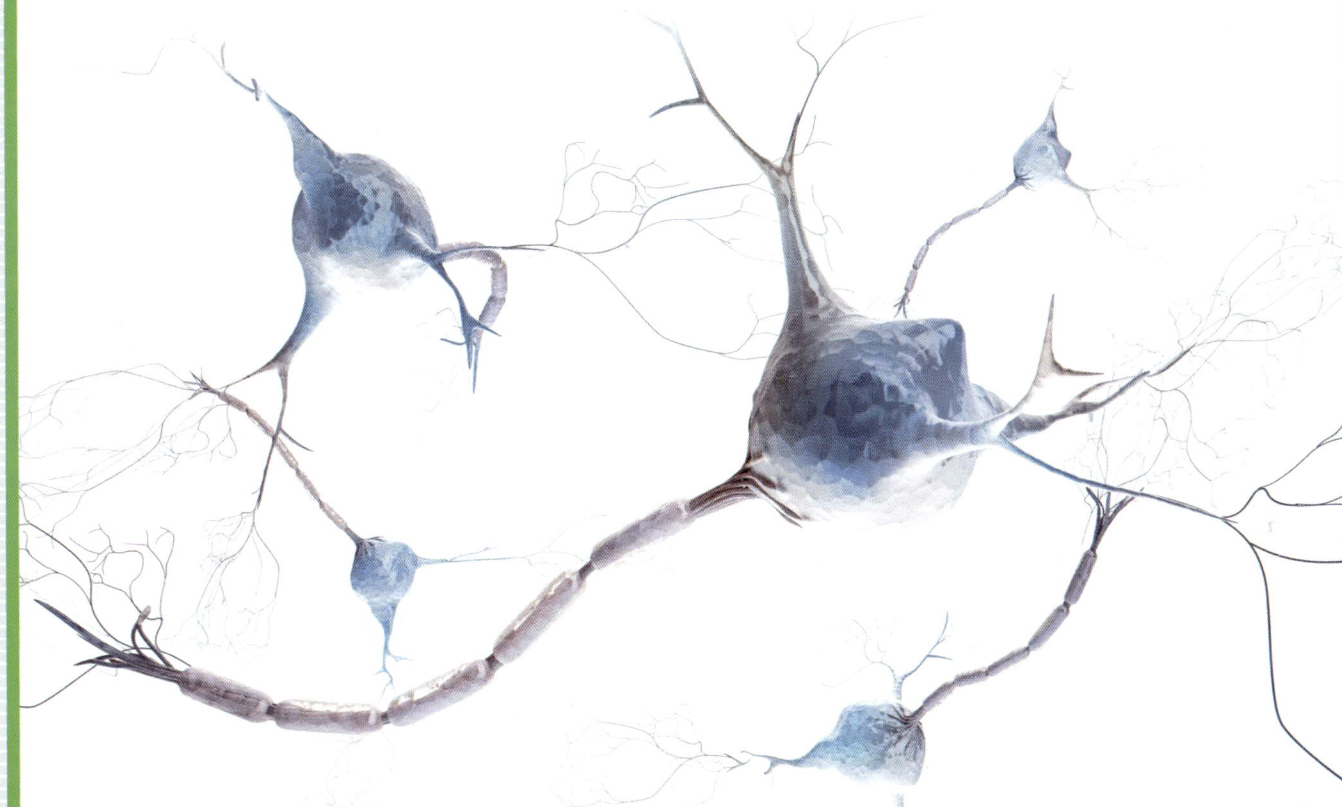

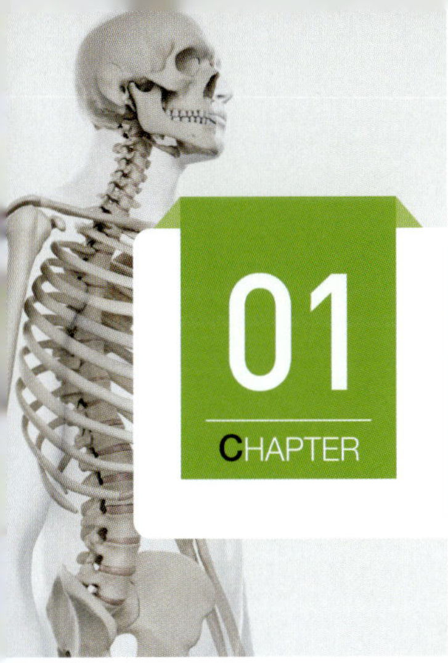

01 CHAPTER

해부 생리학의 서론

Introduction of and Physiology

1 해부생리학 첫머리

1) 해부생리학의 정의

해부학(anatomy)은 인체 기관의 구조와 이들 구조가 어떻게 상호 관련하는 지를 연구하는 학문이다. '해부'라는 말은 그리스어를 어원으로 ana(분해하다)와 tome(절단하다)의 합성어로, 'cutting up'의 의미이다. 과거 많은 해부학자들은 인체를 잘라 관찰함으로써 인체의 구조에 대한 지식을 얻었다. 이 절개(dissection) 과정은 인체의 각 부분이나 구조를 연구하는데 여전히 중요하게 사용된다.

생리학(physiology)은 인체의 각 부분들이 생명 유지 기능을 수행하는데 어떻게 작용하는 가에 대해 연구하는 학문이다. '생리'라는 말은 라틴어를 어원으로 physio는 자연(nature)을, logy는 학문(science)을 의미한다. 즉 자연의 성질이나 그 기능을 연구하는 학문이다.

따라서 생물학의 한 분야로서, 생물의 기능을 주 대상으로 하여 그 기능을 나타내는 과정이나 원인을 과학적으로 분석하고 규명하는 분야라고 할 수 있다.

해부학과 생리학은 다른 학문이지만, 또한 연관성이 깊은 학문이기도 하다. 인체의 정상 구조와 기능을 함께 이해할 수 있는 해부생리학의 학습을 통해 인체에 대한 통합적 지식 습득이 가능하게 될 것이다.

2 해부생리학 용어

1) 위치와 방향에 대한 기준

(1) 해부학적 자세

해부학의 모든 서술에 대한 기준이 되는 자세를 정해 놓았는데, 이를 '해부학적 자세'라고 하며 다음과 같이 정의한다.

1) 두 발을 앞뒤로 일직선이 되게 모으고
2) 똑바로 서서
3) 수평선을 바라보며
4) 손바닥을 앞으로 향한 채
5) 양쪽 위팔을 몸에 가까이 붙이고 있는 상태 (그림 1-1)

해부학적 자세를 기준으로 우리 몸의 면, 방향, 움직임을 설명하기 때문에 이는 대단히 중요하며 머릿속에 잘 그려두어야 한다.

(2) 몸의 면에 대한 용어

몸을 앞뒤로 지나며 좌우로 나누는 면을 시상면(sagittal planes)이라 한다. 시상면은 수없이 많이 존재한다. 수없이 많은 시상면 중에 몸의 한가운데를 지나는 것을 정중면(median plane)이라 한다. 정중면에 의해 몸은 좌우 대칭으로 분할된다.

몸의 좌우로 지나며 앞뒤로 나누는 면을 관상면(coronal planes)이라 한다. 관상면도 수없이 많이 존재한다.

지표면과 평행한 면을 가로면(transverse planes) 또는 수평면(horizontal planes)이라 한다. 가로면은 수없이 많이 존재하며

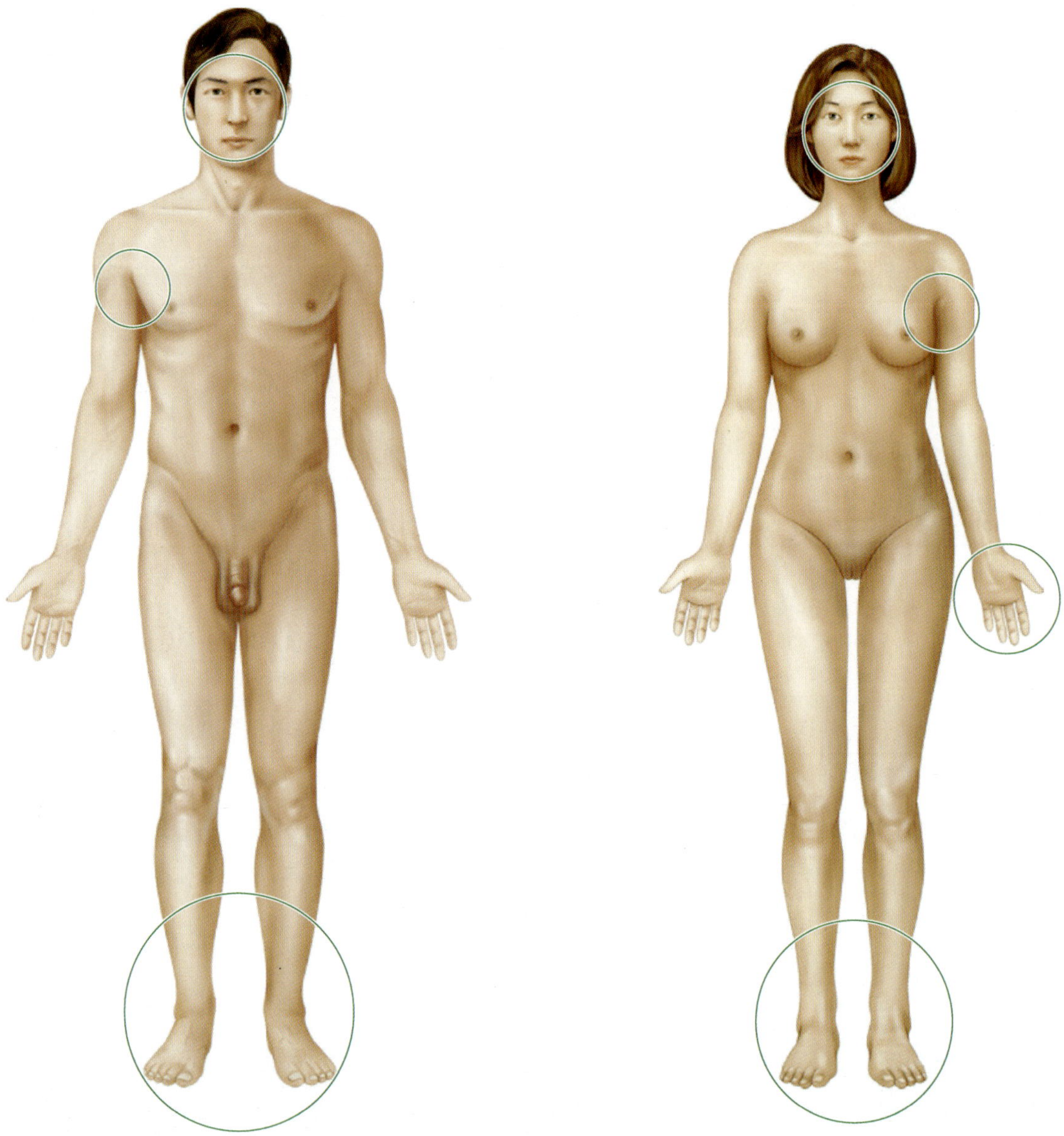

그림 1-1 해부학적 자세

가로면에 의해 몸은 위아래로 분할된다. 시상면, 관상면, 수평면은 서로서로 수직으로 만난다 (그림 1-2).

2) 기본 용어

(1) 위치/방향에 대한 용어

두 구조물의 상대적인 위치 관계가 둘 중 하나가 몸의 앞면(배나 가슴쪽)에 가까이 있을 때 앞(anterior)이라 하며, 몸의 뒷면(등쪽)에 가까이 있는 것을 뒤(posterior)라 한다 (그림 1-3).

예 (해부학적 자세에서) 손바닥은 앞쪽, 손등은 뒤쪽이다.

예 식도는 척주의 앞, 기관의 뒤에 위치한다.

두 구조물 중 하나가 다른 하나보다 몸의 위쪽(머리쪽)에 가까이 있을 때 위(superior)에 있다고 하며, 아래쪽(발쪽)에 가까이 있을 때 아래(inferior)에 있다고 한다.

예 코는 눈보다 아래에 있고 입보다 위에 있다.

예 위곧은근, 위빗근, 아래곧은근

두 구조물 중 하나가 다른 하나보다 몸의 정중면에 가까이 있을 때 안쪽(medial)에 있다고 하며, 정중면에서 멀리 떨어져

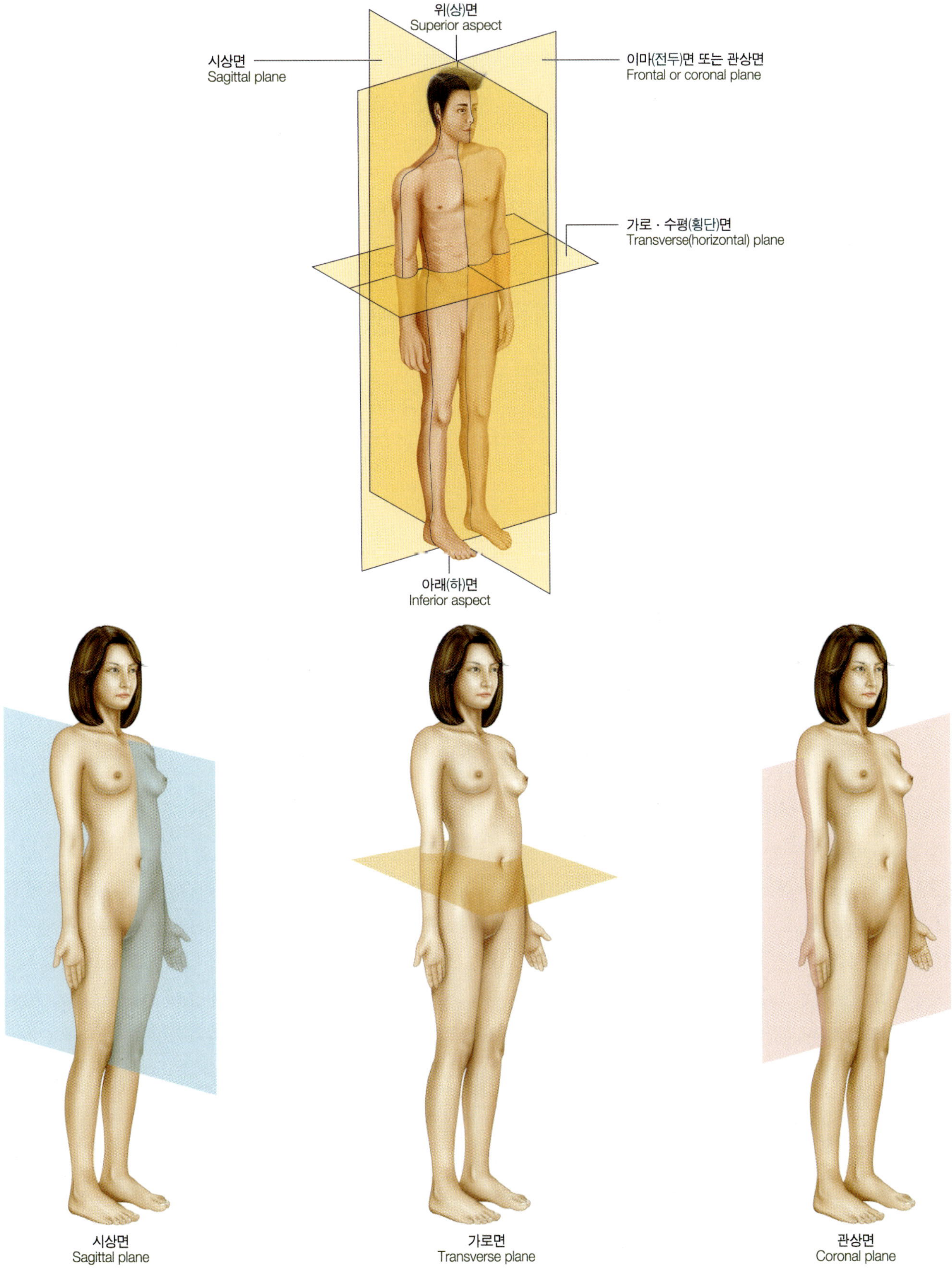

그림 1-2 신체의 해부학적 단면에 대한 용어

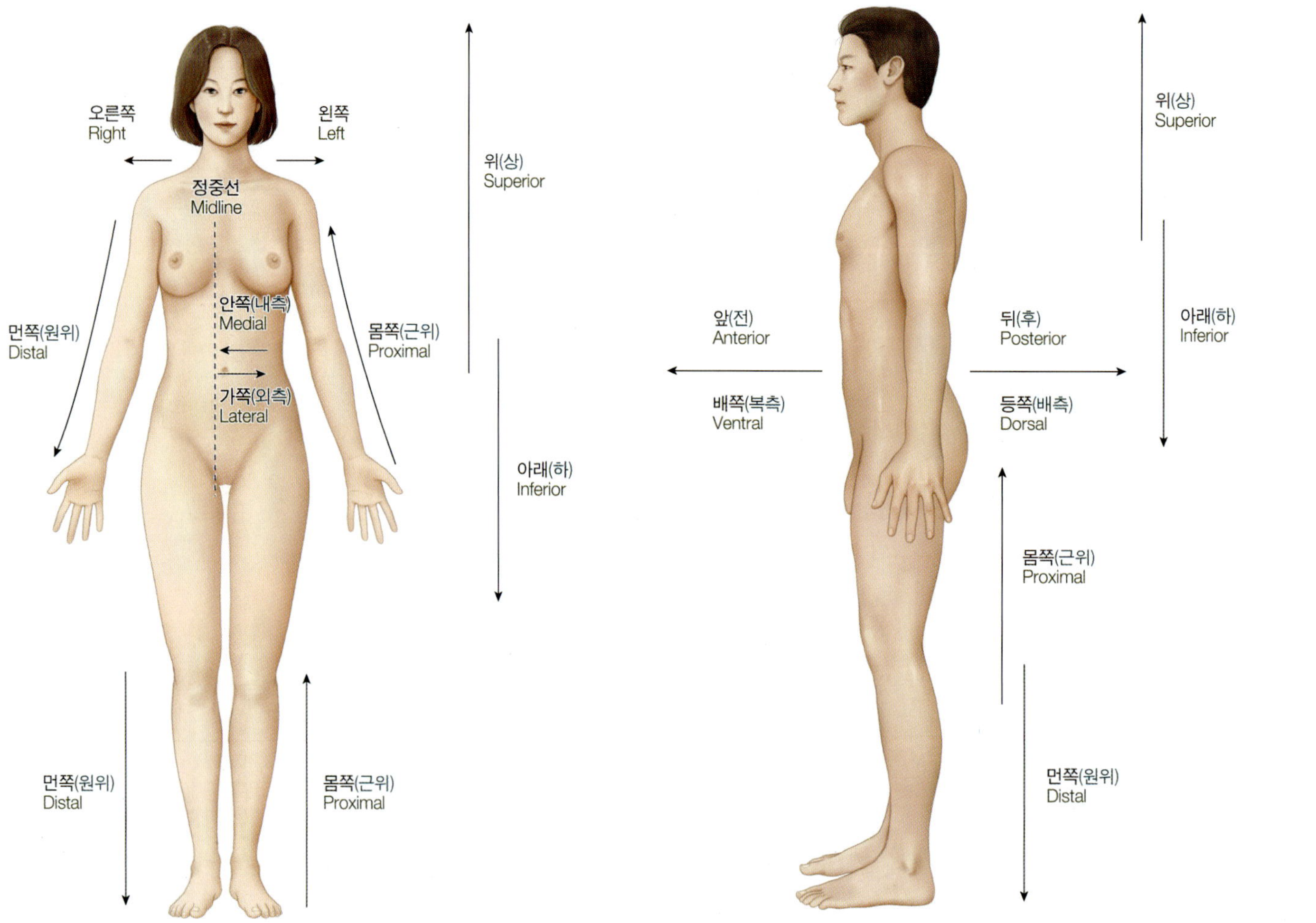

그림 1-3 신체의 해부학적 방향에 대한 용어

있을 때 가쪽(lateral)에 있다고 한다(그림 1-4A).

예 가운데 손가락은 새끼손가락보다 가쪽에 있고, 엄지손가락보다 안쪽에 있다.

예 안쪽곧은근, 가쪽곧은근

어떤 기관의 내강을 기준으로 하여 공간의 바깥쪽에 있는 것을 바깥(external)이라 하며, 공간 안에 있는 것을 속(internal)이라 한다(그림 1-4B).

예 바깥귀길, 속귀길

몸의 표면인 피부에서 상대적으로 가까운 것을 얕은(superficial), 피부에서 보다 먼 것을 깊은(deep)이라는 용어로 표현한다(그림 1-4C).

예 피부의 구조에서 진피는 표피보다 깊은 쪽, 피하지방층보다 얕은 쪽에 위치한다.

예 깊은 근막, 얕은 근막

원뿔 또는 사각뿔 모양의 구조물에서 뾰족한 위끝을 꼭대기(apex), 넓적한 아래를 바닥(base)이라고 한다. 두 구조물의 상대적 위치관계가 뾰족한 위쪽을 꼭대기쪽(apical), 넓은 아래쪽을 바닥쪽(basilar 또는 basal)이라 한다. 이 때 꼭대기쪽이 해부학적 자세의 위쪽과 반드시 일치하는 것은 아니다(그림 1-4D).

예 폐의 꼭대기와 바닥

예 콩팥의 작은 단위에서 apex와 base

팔다리, 손가락, 발가락 같이 긴 모양의 구조물에서 몸통에 붙어있는 자리에 가까울수록 몸쪽(근위, proximal), 멀수록 먼쪽(원위, distal)이라는 말을 사용한다(그림 1-4E).

예 손목은 손가락보다 몸쪽에 있고, 팔꿈치보다 먼쪽에 있다.

예 몸쪽 엄지손가락뼈, 먼쪽 엄지손가락뼈

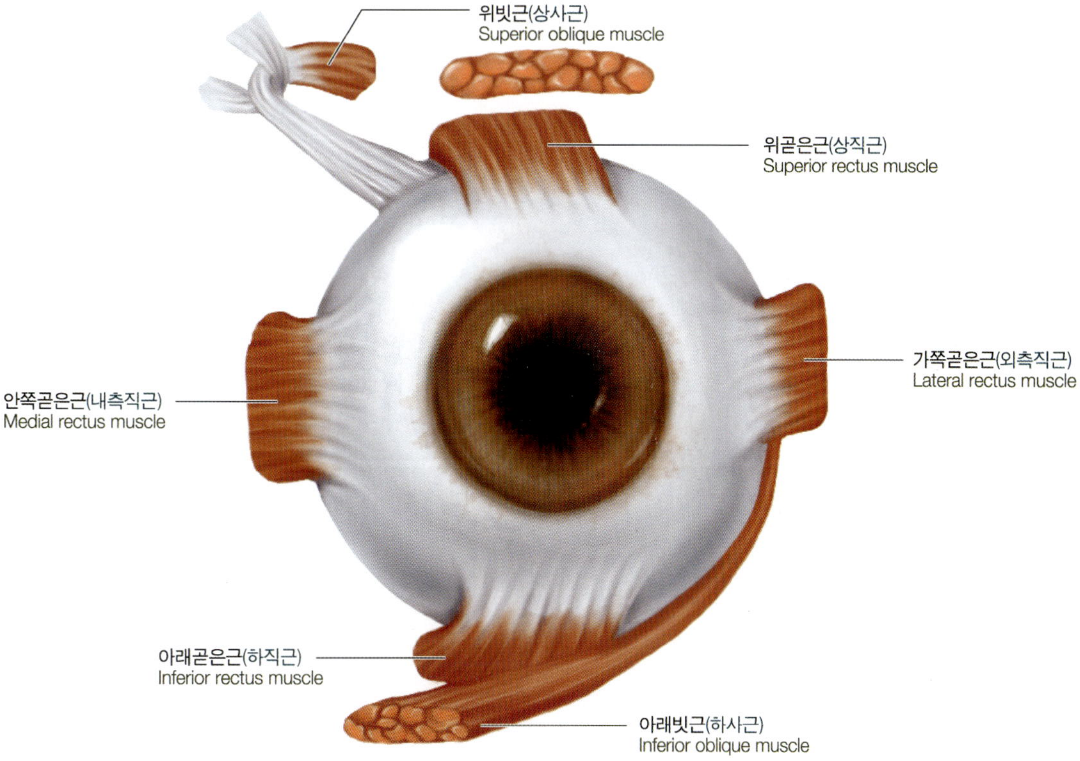

A. 눈돌림 근육

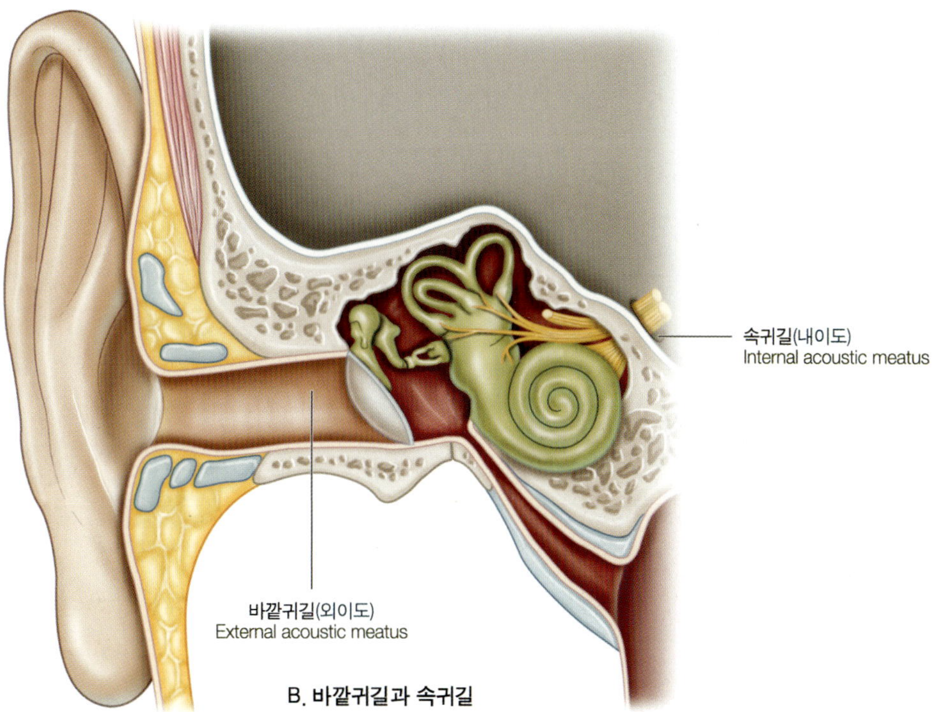

B. 바깥귀길과 속귀길

그림 1-4 위치/방향에 대한 용어 예시 (계속)

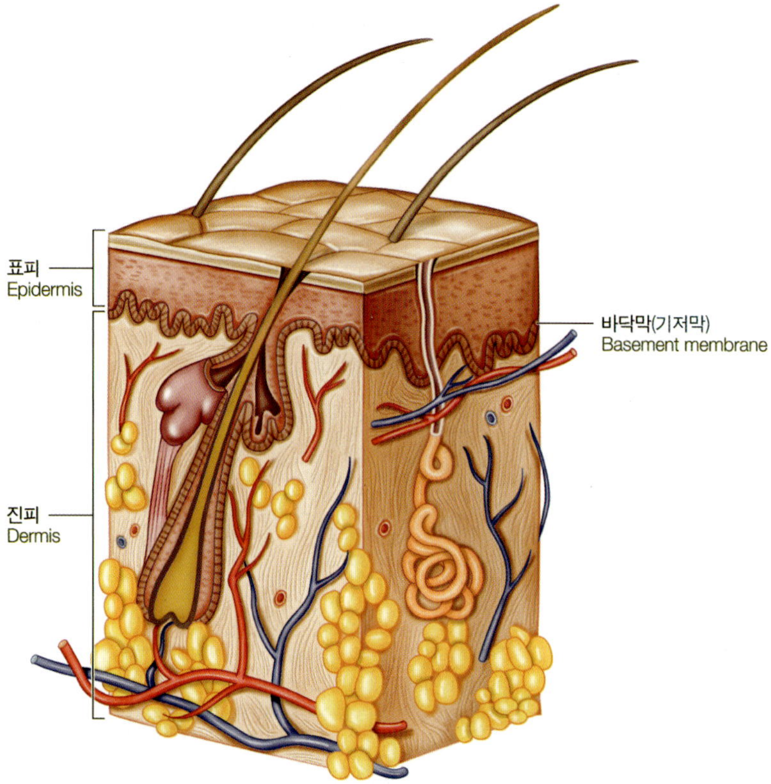

C. 피부조직

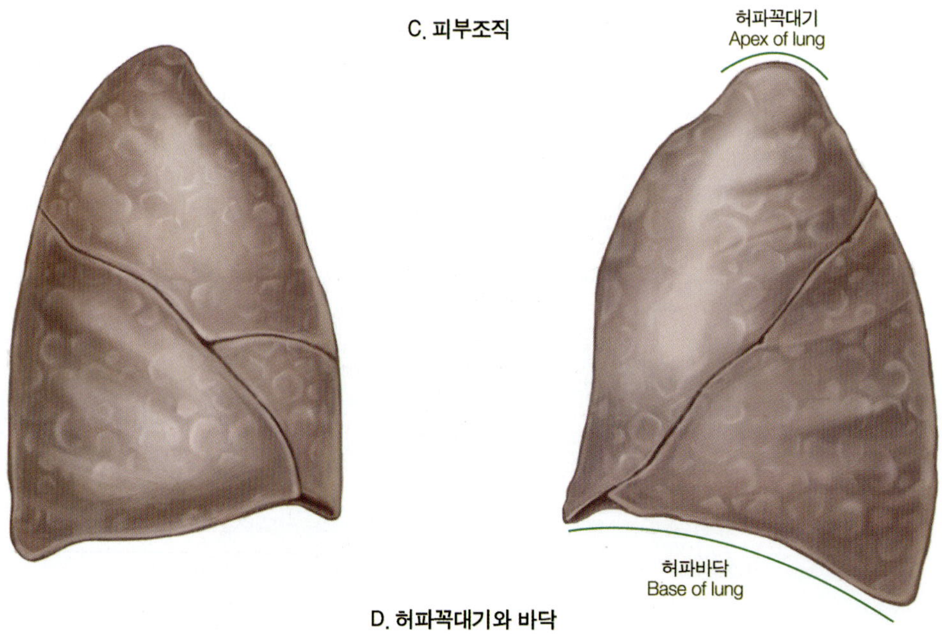

D. 허파꼭대기와 바닥

그림 1-4 위치/방향에 대한 용어 예시 (계속)

한편 내장기관 안에서의 몸쪽과 먼쪽은 그때 그때 기준이 달라진다.

예 콩팥의 네프론에서는 사구체를 기준으로, 사구체에 가까운 쪽을 몸쪽으로 정의한다(근위 세뇨관, 원위 세뇨관).

어떤 구조물이 길이로 긴 장축과 나란하게 위치할 때 세로(longitudinal)라 하며, 장축과 직각으로 위치할 때 가로(transverse)라 한다. 장축을 고리 모양으로 빙 두르고 있을 때 돌림(circular)이라 한다 (그림 1-4F).

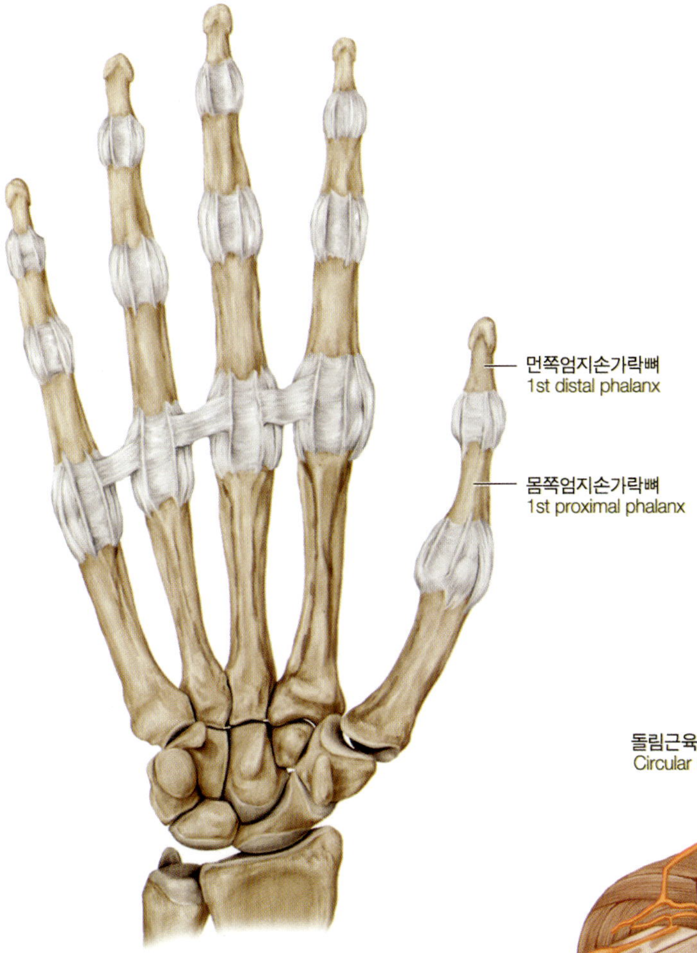

E. 손가락 뼈

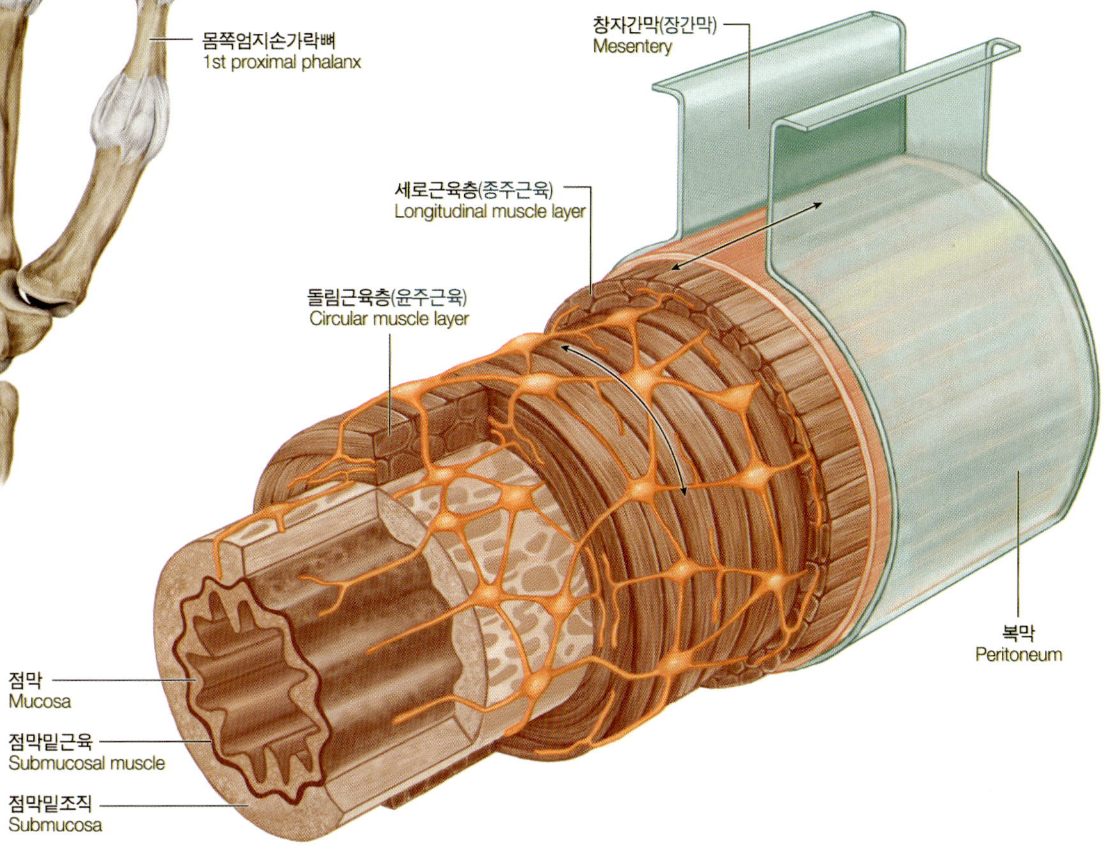

F. 소화기관의 근육층

그림 1-4 위치/방향에 대한 용어 예시 (계속)

예 소화기관의 근육층은 안쪽의 돌림근육층과 바깥쪽의 세로근육층으로 구성되어 있다.

몸통 또는 기관의 단면에서 정중앙 부위를 중심(center)이라 하고, 중심에서 먼 곳, 특히 끝부분에 가까운 쪽을 변두리(말초, periphery)라고 한다. 신경계통에서는 위치에 따라 구분하지 않고 기능에 따라 구분하는데, 정보의 통합 처리 기능을 하는 뇌와 척수를 중추(central), 뇌와 척수에 연결된 나머지 부분을 말초(peripheral)라고 한다.

예 눈의 망막에서 동맥 공급은 말초에서 중심으로 들어오는 방향으로 이루어진다.

머리에서 두 곳의 위치를 표현할 때 이마에 상대적으로 가까운 쪽을 이마쪽(frontal), 뒤통수에 상대적으로 가까운 쪽을 뒤통

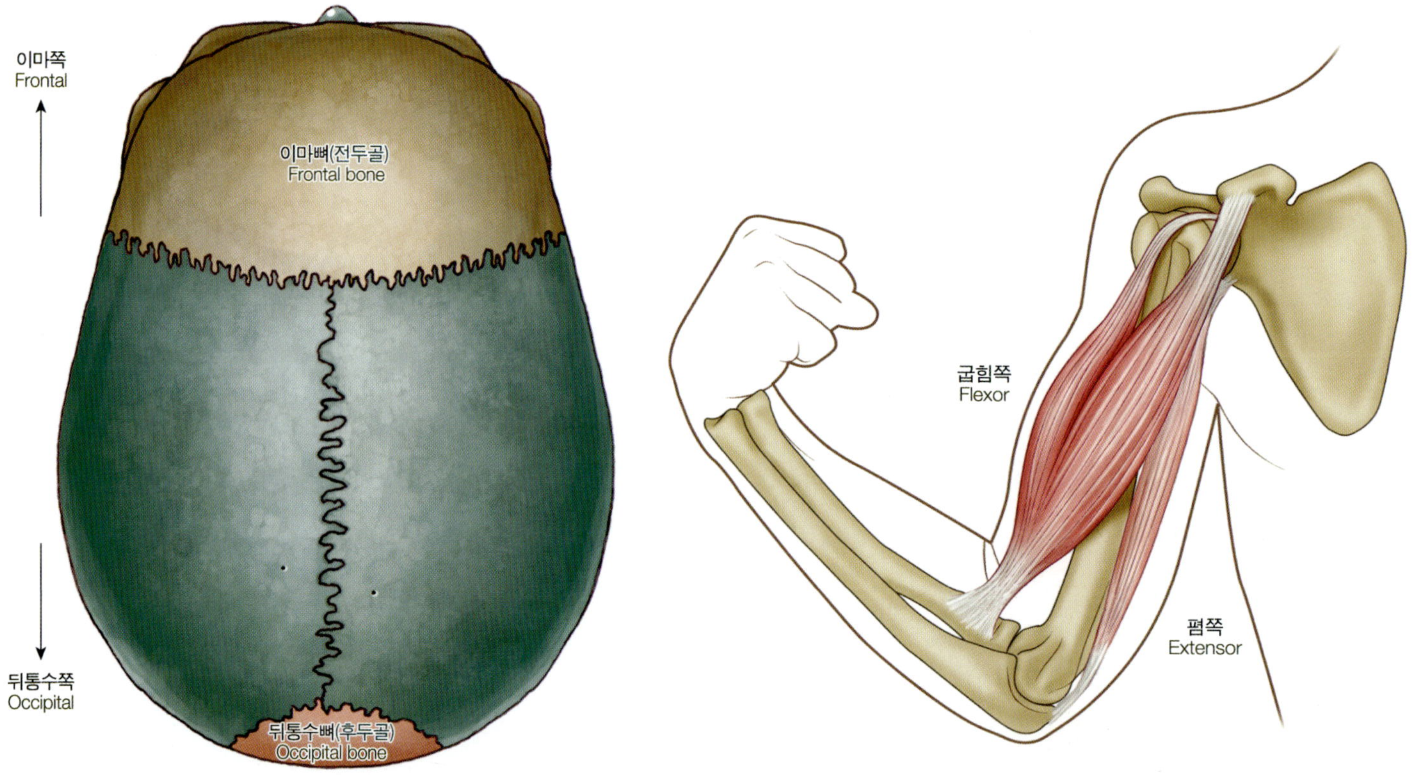

G. 머리뼈

H. 팔의 굽힘근

그림 1-4 위치/방향에 대한 용어 예시

수쪽(occipital)이라 한다 (그림 1-4G).

예 머리뼈의 관상봉합과 시옷봉합 중 관상봉합은 이마쪽, 시옷봉합은 뒤통수쪽에 위치한다.

손에서 손바닥이 있는 쪽은 손바닥쪽(palmar), 손등이 있는 쪽을 등쪽(dorsal)이라 한다. 발에서 발바닥이 있는 쪽을 발바닥쪽(plantar), 발등이 있는 쪽을 등쪽(dorsal)이라 한다.

팔은 해부학적 자세를 취하면 자뼈(척골, ulnar)가 안쪽에, 노뼈(요골, radius)가 가쪽에 온다. 이 자뼈가 있는 쪽을 자쪽(ulnar), 노뼈가 있는 쪽을 노쪽(radial)이라 한다.

다리는 해부학적 자세를 취하면 정강뼈(경골, tibia)가 안쪽에, 종아리뼈(fibula)가 가쪽에 온다. 이 정강뼈가 있는 쪽을 정강쪽(tibial), 종아리뼈가 있는 쪽을 종아리쪽(fibular)이라 한다.

머리나 몸통은 머리쪽 방향을 머리쪽(두측, cranial), 반대쪽을 꼬리쪽(미측, caudal)이라고 한다.

팔다리와 같이 어느 한 면에 있는 근육이 주로 굽힘작용을 하고, 반대쪽 근육이 주로 펴는 작용을 할 때 각각이 위치하는 쪽을 굽힘쪽(flexor), 폄쪽(extensor)이라 한다 (그림 1-4H).

예 아래팔에서는 앞쪽이 굽힘쪽면이고 뒤쪽이 폄쪽면이며, 종아리에서는 앞쪽이 폄쪽면이고 뒤쪽은 굽힘쪽면이 된다.

3 몸의 모양과 구성

1) 체강과 부위

(1) 체강(몸안)의 구분

인체의 내부에는 다양한 장기가 있는데, 그것을 제거하였다고 가정하면 공간이 생긴다. 뇌가 들어있는 공간인 머리안(두개강, cranial cavity), 척수가 들어있는 척주관(spinal canal), 폐와 심장이 들어있는 가슴안(흉강, thoracic cavity), 위, 간, 창자 등이 들어있는 배안(복강, abdominal cavity), 골반으로 둘러싸인 골반안

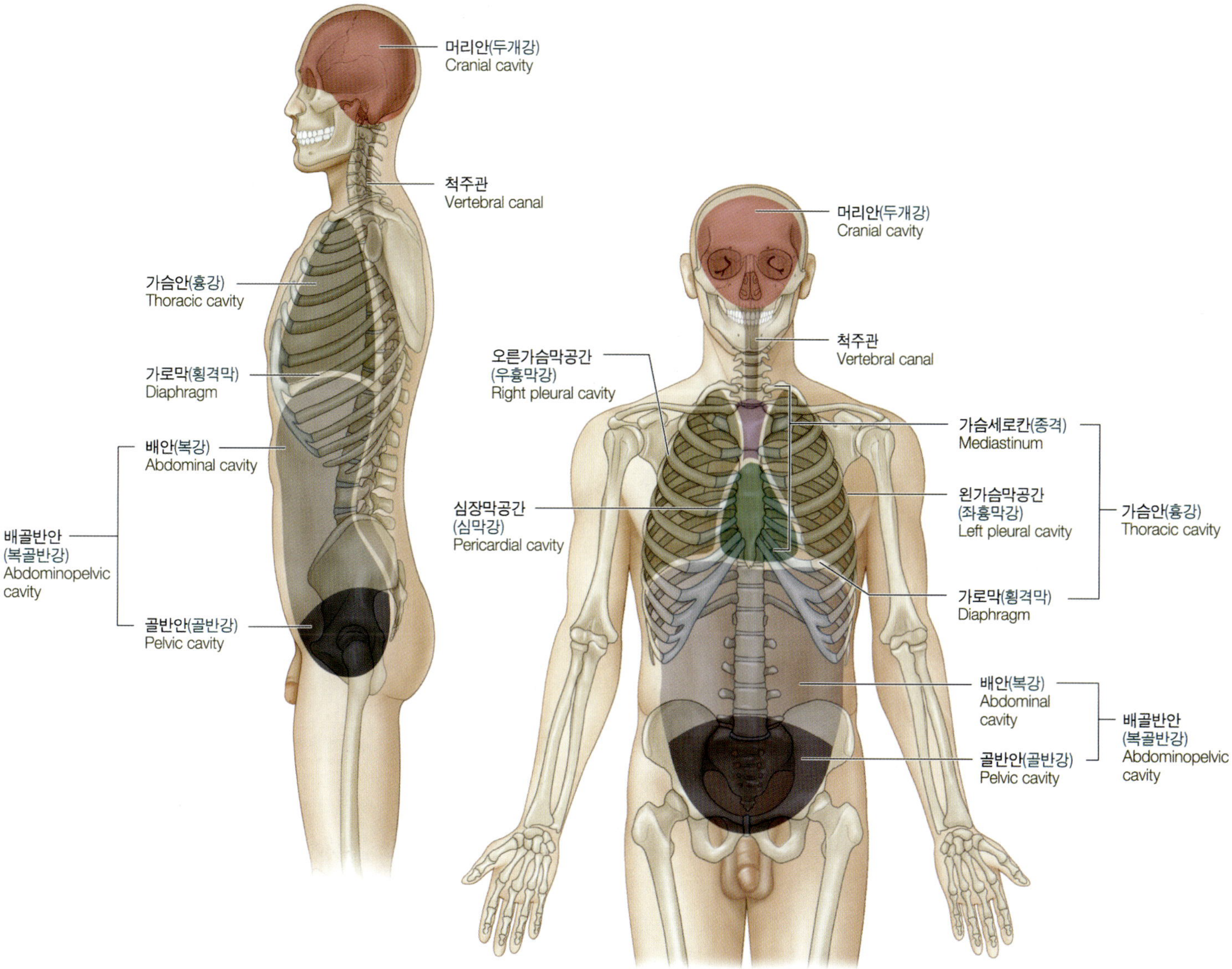

그림 1-5 체강의 구분

(골반강, pelvic cavity)이 있다.

머리안과 척주관은 큰구멍(foramen magnum)으로 연결되어 있으며 가슴안과 배안은 가로막(횡격막, diaphragm)이라는 근육으로 나뉜다. 배안과 골반안을 나누는 가시적인 구조물은 없으며 가상적인 선을 기준으로 나눈다 (그림 1-5).

(2) 몸의 부분과 부위

몸 전체는 5개의 부분(parts)으로 나뉘며 각 부분은 체표면의 굴곡에 따라 더 세분화된 부위(regions)로 나뉜다. 5개의 부분은 머리(head), 목(neck), 몸통(trunk), 팔(upper limbs), 다리(lower limbs)이다. 몸의 부위의 구분은 그림과 같이 할 수 있다 (그림 1-6). 배(복부)는 크게 4분획과 좀 작게 9분획으로 나눈다 (그림 1-7).

2) 인체의 구성

(1) 인체 구성의 단계

몸을 구성하는 가장 작은 구조적, 기능적 단위는 세포(cell)이며, 세포가 모여 조직(tissue)을 이루고, 여러 조직이 모여 기관(organ)을 형성한다. 기관이 모여 가장 큰 단위인 기관계 혹은 계통(system)을 이룬다.

우리 몸을 이루는 세포나 조직은 다른 포유동물과 크게 다르지 않으며, 자세한 내용은 Chapter 2에서 살펴볼 예정이다. 세포와 조직에 대해서는 맨눈해부학보다는 조직학에서 중점적으로 다루게 된다.

조직(tissue)은 세포(cell)와 세포사이물질(intracellular matrix)로 구성된다. 세포는 생명활동이 이루어지는 부분이며 세포사이물질은 세포가 살아갈 수 있는 적절한 환경을 조성해 준다.

사람의 4가지 기본조직은 상피조직(epithelial tissue), 결합조직(connective tissue), 근육조직(muscular tissue), 신경조직(nervous tissue)이다. 네 종류의 기본조직은 각각의 기능이 다르다.

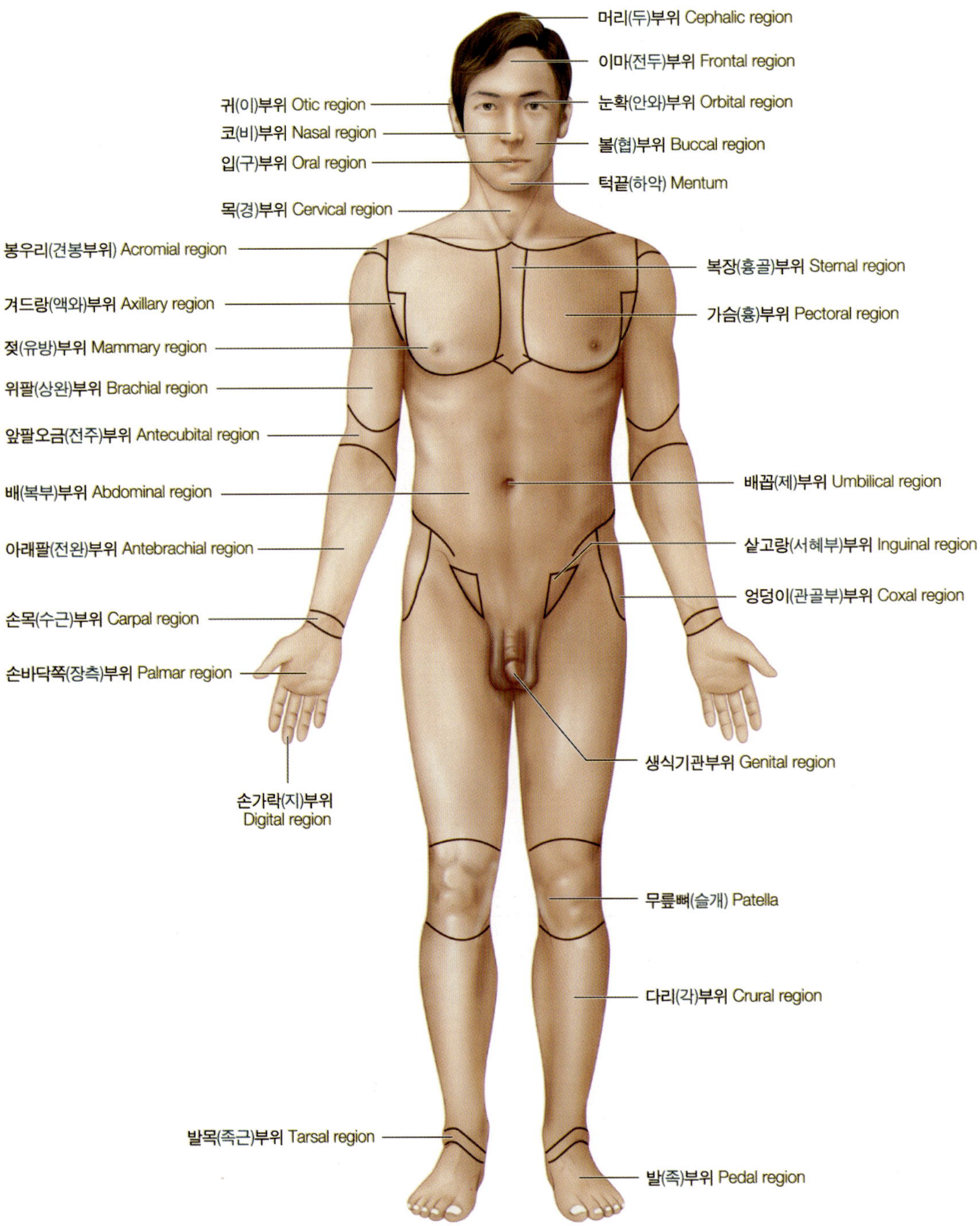

그림 1-6 몸의 부분과 부위 (계속)

4가지의 기본조직이 적절한 비율로 모여 특정한 기능을 수행하는 큰 구조물을 만들게 되는데, 이를 기관(organ)이라고 한다.

예 뇌하수체, 림프절, 눈, 심장

몸의 기관은 각각의 고유한 기능을 수행하는데, 여러 기관이 서로 유기적으로 작동하여 통합적 기능을 수행할 때 이것을 기관계 또는 계통이라 한다.

(2) 인체의 계통

사람 몸에는 12종류의 계통이 있다.

- 뼈대계통(skeletal system)

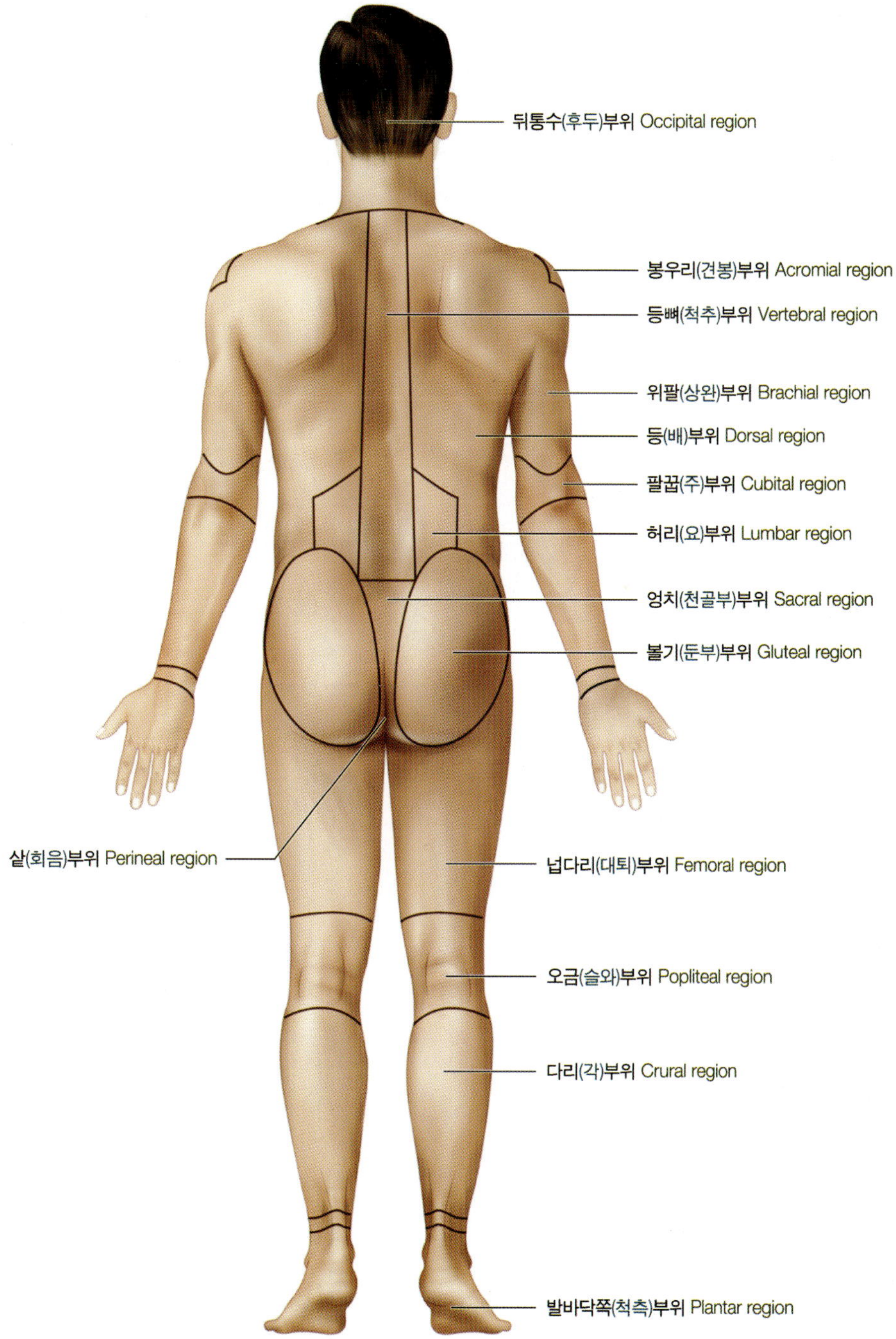

그림 1-6 몸의 부분과 부위

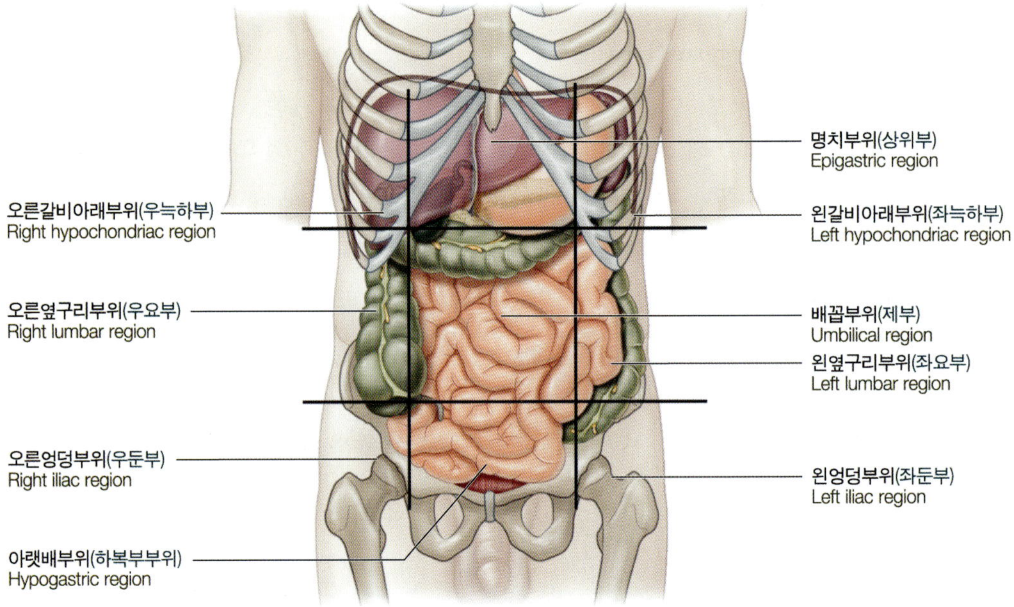

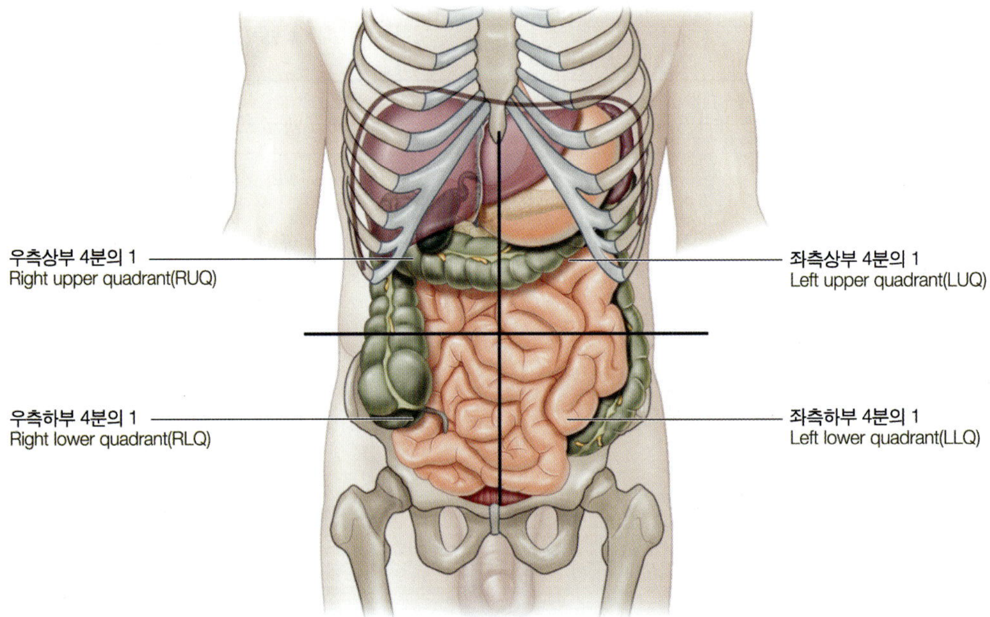

그림 1-7 복부의 구분

- 관절계통(articular system)
- 근육계통(muscular system)
- 신경계통(nervous system)
- 순환계통(circulatory system)
- 소화계통(digestive system)
- 호흡계통(respiratory system)
- 비뇨계통(urinary system)
- 생식계통(reproductive system)
- 림프계통(lymphatic system)
- 내분비계통(endocrine system)
- 외피계통(integumentary system)

뼈대계통은 인체를 이루는 구조적 틀을 제공하며, 근육이 부착된다. 내장 보호, 혈구 생산, 무기질 저장 등의 기능을 수행한다.

관절계통은 모든 관절과 인대, 그리고 이와 관련된 막성 구조물을 포함한다. 관절은 뼈 사이의 운동에 관여하며, 움직임의 정도는 다양하다.

근육계통은 신체운동을 담당하는 뼈대근육(skeletal muscle), 장기의 운동을 담당하는 민무늬근(smooth muscle), 심장수축과 관계된 심장근(cardiac muscle)으로 구분할 수 있다.

신경계통은 신체 내외의 다양한 정보를 받아들여 각 기관으로 적절한 명령을 보낸다. 기능에 따라 중추신경계와 말초신경계로 나눌 수 있으며, 자율적 조절 가능 여부에 따라 체성신경계와 자율신경계로 나눌 수 있다.

순환계통은 펌프 역할을 하는 심장, 혈액의 통로가 되는 혈관, 그리고 혈액으로 구성되어 있다. 혈액순환의 종류에는 체순환, 폐순환, 문맥순환이 있다.

소화계통은 음식물의 섭취, 소화, 흡수기능을 한다. 필요한 영양소는 흡수해서 잠시 저장하고 불필요한 나머지 물질들은 몸밖으로 내보낸다.

호흡계통은 코, 후두, 기관, 기관지, 폐 등으로 구성되며 공기와 혈액 사이의 기체 교환, 발성 등의 작용을 한다. 폐는 혈액으로 산소를 공급하는 역할을 한다.

비뇨계통은 콩팥, 요관, 방광, 요도로 이루어지며 오줌을 생

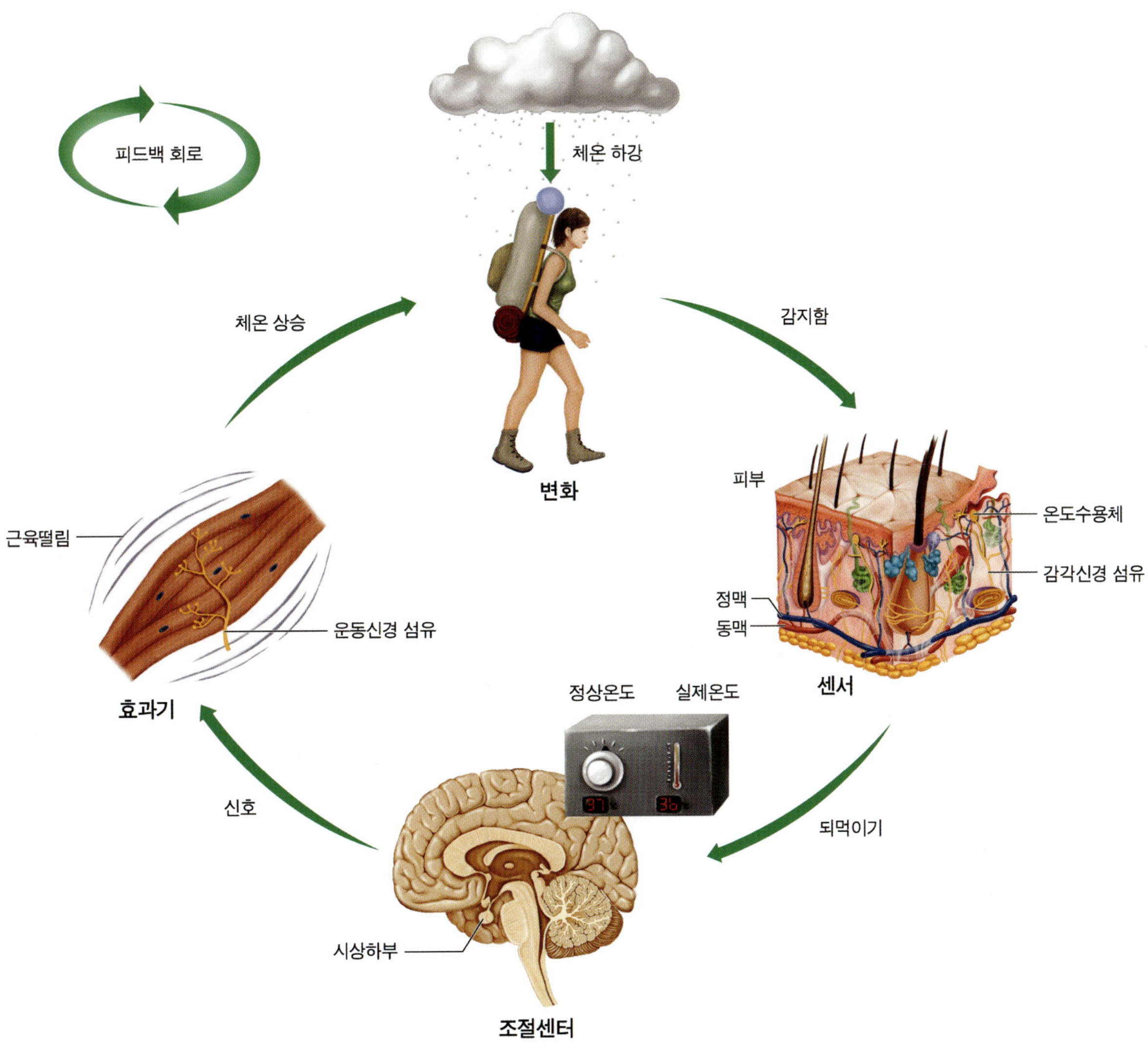

그림 1-8 음성 되먹임 기전 – 체온조절(예시)

성, 저장, 배설한다.

생식계통은 생식세포를 생성하고 이동, 결합시키는 기능을 수행한다. 여성생식계통은 난소, 수란관, 자궁, 질 등으로 구성되며 남성생식계통은 정소, 부정소, 정낭, 정관 등으로 구성된다. 남성은 생식계통과 비뇨계통의 후반부를 공유한다.

림프계통은 조직 사이의 림프를 회수하고 여과하여 심장으로 되돌려 보내는 림프관과 림프로 구성된다. 림프는 림프액과 림프구로 구성되며 여러 가지 면역 작용을 수행한다.

내분비계통은 기관 사이가 서로 연결되어 있지 않고 호르몬이라는 화학물질을 이용하여 혈액을 타고 자극과 정보를 전달하는 기능을 수행한다.

외피계통은 피부와 그 부속기관을 말하며, 우리 몸의 덮개 역할을 한다. 감각 기능, 체액 조절, 온도 조절, 보호기능 등을 수행한다.

4 인체의 구조와 기능

1) 인체 기능의 균형

우리 몸이 생존하기 위해서는 인체 내부의 상태가 비교적 일정하게 유지되어야 한다. 즉 우리 몸 안의 환경의 물리·화학적 상태가 일정하게 유지되는 것을 항상성(homeostasis)이라고 한

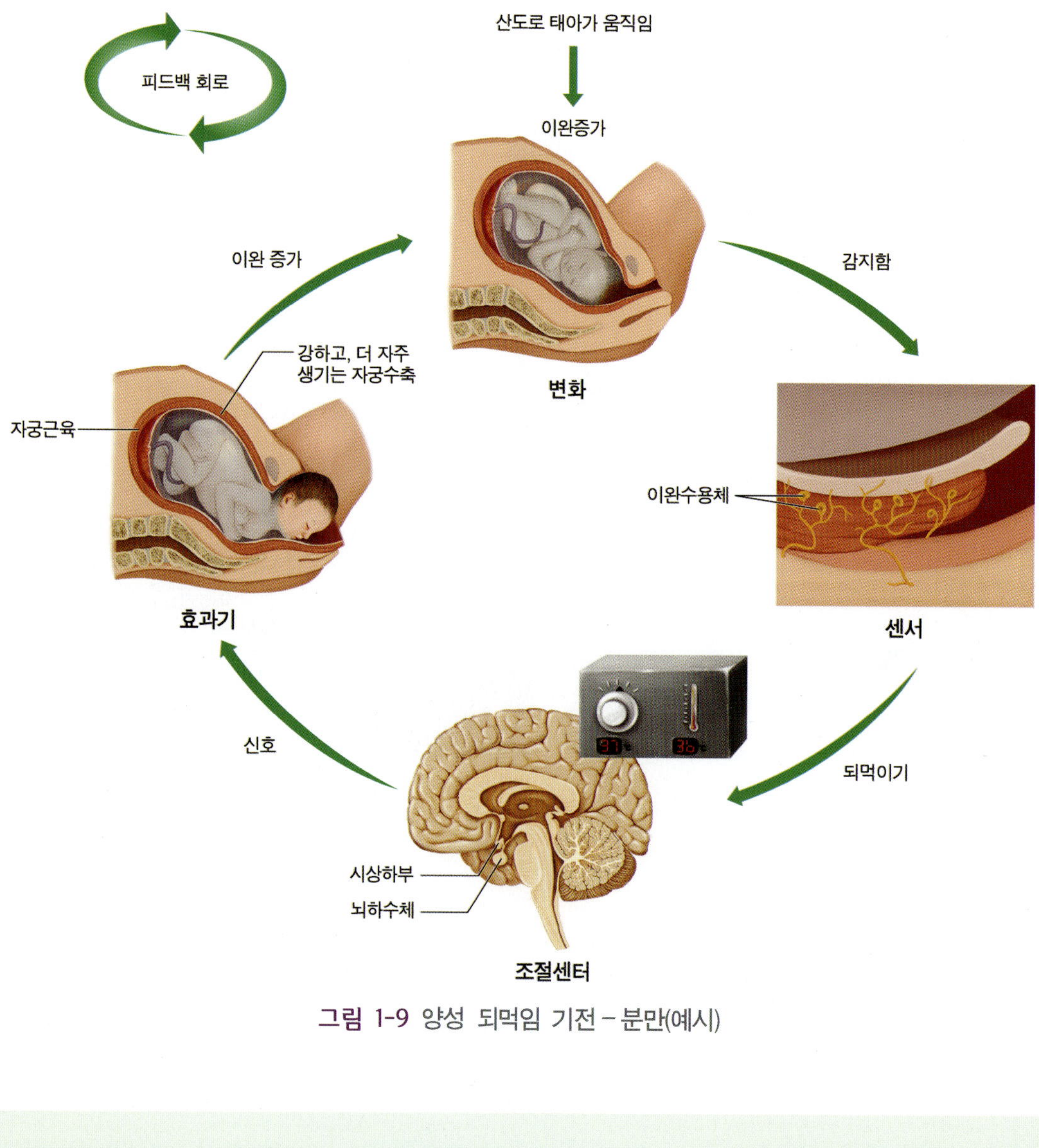

그림 1-9 양성 되먹임 기전 – 분만(예시)

다. 내환경이 일정하게 유지된다는 것은 변화가 없는 것이 아니라 오히려 끊임없이 변화되고 있어 내환경의 물질이 부족하면 첨가되고, 많으면 제거됨을 의미한다.

내환경은 정체된(static) 것이 아니고 들어오고 나가는 물질의 균형이 맞추어지는 역동적 항정 상태(dynamic steady state)이다. 인체의 안정성은 세포들의 활동과 외부의 방해에 정상적으로 유지 기능하기 위한 움직임으로 음성되먹임(negative feedback) 기전을 사용한다.

음성되먹임 기전이 일어나기 위해서는 첫째 특정한 변화에 대응하여 반응하는 효과기(effector)가 있어야 하고, 둘째는 외부의 신호를 감지하는 감수체가 있어야 한다. 셋째는 감지한 신호를 종합하여 효과기에 전달시켜야 한다. 체온조절을 예로 들어 보면 (그림 1-8), 인체에 오한이 생길 때 체온을 복구하는 비슷한 되먹임 고리 사용을 보여주고 있다. 온도센서로 작용하는 신경종말은 실제 체온과 정상 체온을 비교하여 뇌에 조절중추로 신호를 보낸다. 추위에 대한 반응의 결과로 말초 혈관이 수축하여 열 방출을 막고 떨림(shivering) 등으로 열이 생산된다.

일반적이지는 않지만 인체에는 양성되먹임(positive feedback) 기전 고리도 존재하며 정상적인 기능을 하고 있다. 일어나는 변화를 일시적으로 증폭시키거나 강화시킨다. 이 과정을 멈출 때까지 점차 그 반응속도가 증가한다. 예로서 출산시 자궁수축력이 계속적으로 빠르게 증가하는 것이 있다 (그림 1-9). 이 반응은 출산하면 멈추게 되는데, 양성 되먹이기 기전은 궁극적으로는 내부 환경의 항상성을 유지하도록 돕는다.

02
CHAPTER

세포와 조직

Cells and tissues

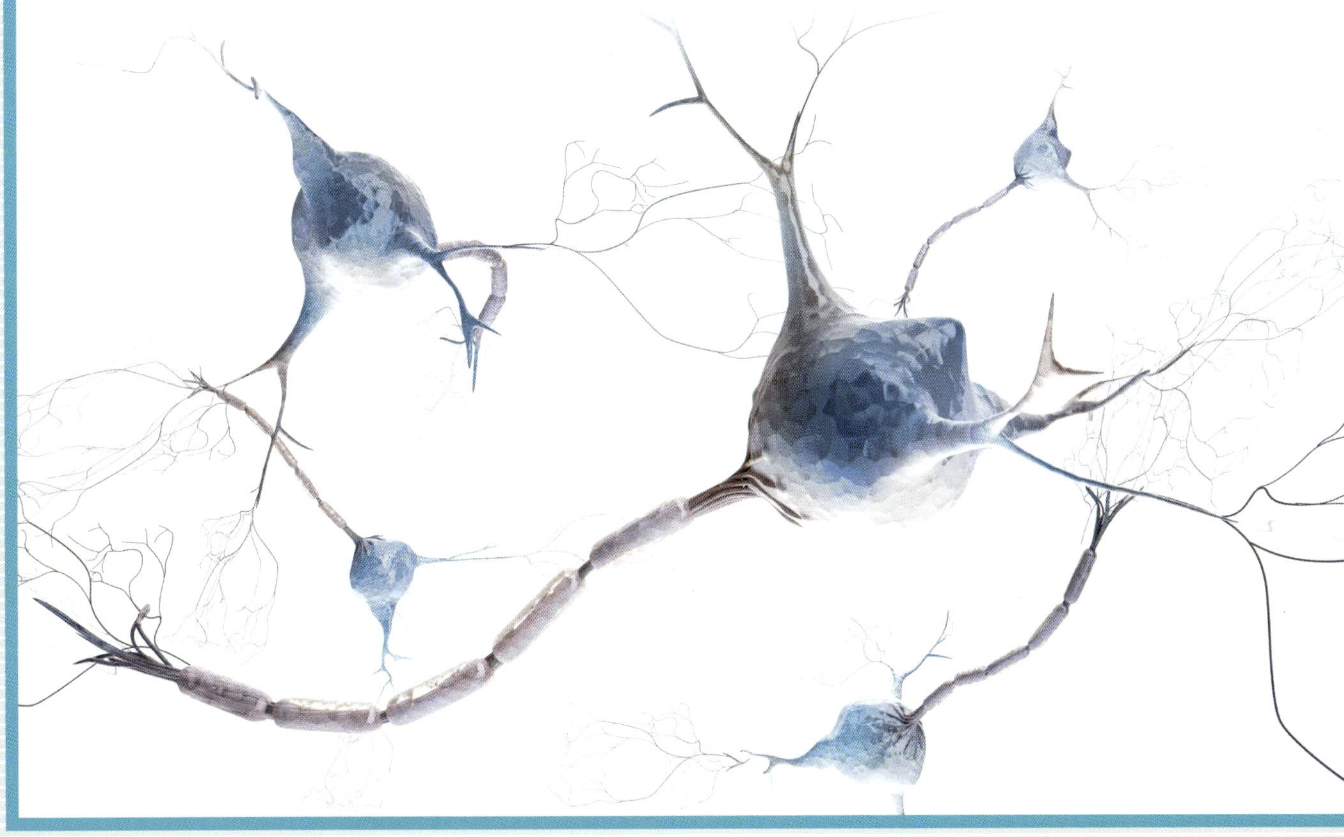

02 CHAPTER

세포와 조직
Cells and tissues

1 세포

1) 세포의 분류와 구성 (그림 2-1)

(1) 세포의 개괄

세포는 생물체를 구성하는 기능적, 구조적 기본 단위이다.

세포의 모양과 크기는 매우 다양하다. 대부분의 세포는 눈으로 볼 수 없고 현미경을 이용하여 관찰하지만 난모세포, 신경세포, 근육세포 등의 특정 세포는 눈으로 볼 수 있다.

세포는 크게 원핵세포(prokaryotic cell)와 진핵세포(eukaryotic cell)로 구분할 수 있다. 핵막과 막성 세포소기관을 가지지 않는 세포를 원핵세포라 하며, 핵막과 막성 세포소기관을 가지는 세포를 진핵세포라 한다.

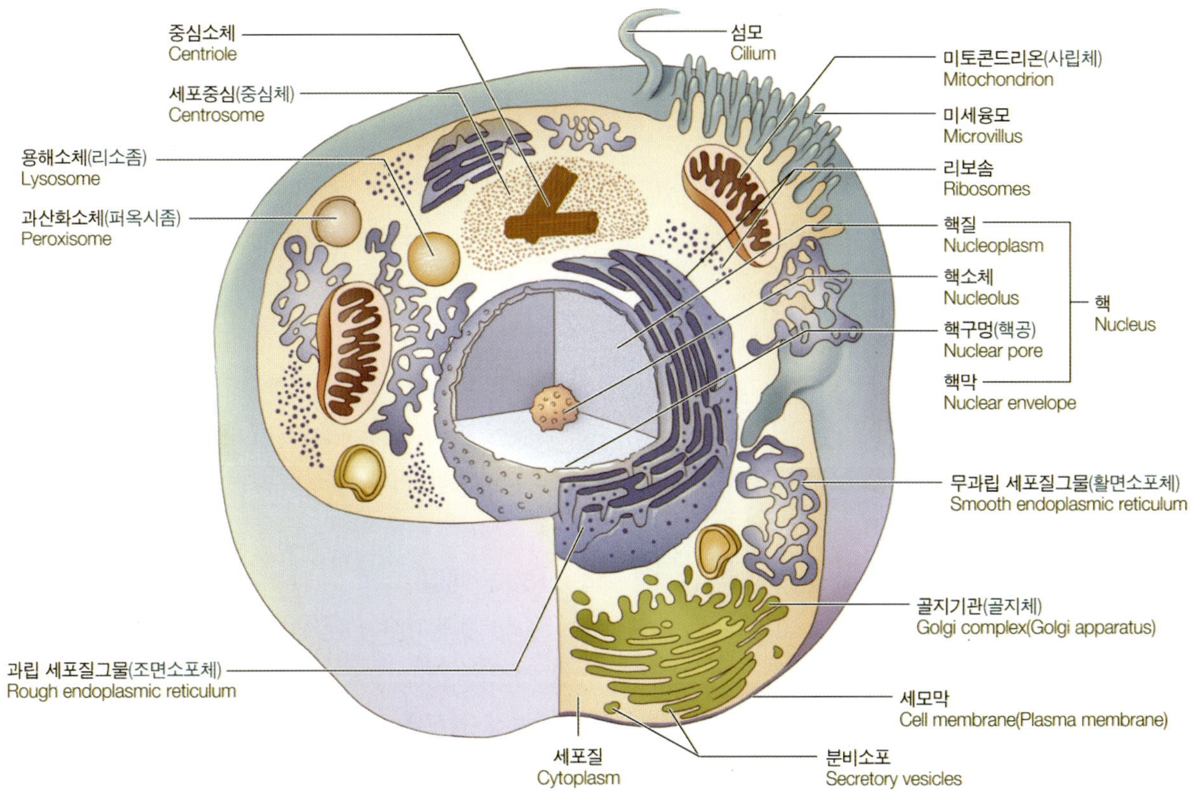

그림 2-1 세포의 구성

진핵세포는 크게 핵과 세포질로 구분되며, 세포질에는 일정한 형태를 가지는 세포소기관들이 있다. 세포질은 내막계, 반독립적 세포소기관, 세포기질로 구성되며 각각의 구성 요소는 다음과 같다.

- 세포
  - 핵 : 핵막, 핵소체, 염색질
  - 내막계 : 세포막, 세포질그물, 골지기관, 리소좀, 액포
  - 반독립적 세포소기관 : 미토콘드리아, 퍼옥시좀, 엽록체
  - 세포기질 : 리보솜, 세포골격, 중심립, 세포함유물

세포는 생명활동이 일어나는 원형질과 생명활동의 결과로 만들어진 후형질로 구성된다. 원형질은 핵과 세포질로 구성되고 후형질은 세포벽(동물세포에는 존재하지 않는다.), 액포, 세포함유물로 구성된다.

(2) 세포의 연구 방법

세포는 육안으로 관찰하기에 크기가 너무 작아 현미경을 이용하여 확대 관찰한다. 현미경은 가시광선을 이용하는 광학현미경과 전자빔을 이용하는 전자현미경이 있으며 전자현미경의 확대능 (분해능)이 더 좋다. 전자현미경은 시료를 얇게 자른 뒤 전자선 (전자빔)을 투사하여 만든 상을 관찰하는 투사전자현미경(투과전자현미경) (TEM)과, 시료에 전자선(전자빔)을 비춘 뒤 반사된 상을 관찰하는 주사전자현미경(SEM)이 있다. 투사전자현미경 (투과전자현미경) 은 단면 관찰에 용이하고 주사전자현미경은 입체구조 관찰에 유용하다 (그림 2-2).

세포를 분쇄한 후 원심분리기를 이용하여 통해 세포를 구성하는 세포소기관을 분리하는 방법을 세포분획법이라 한다.

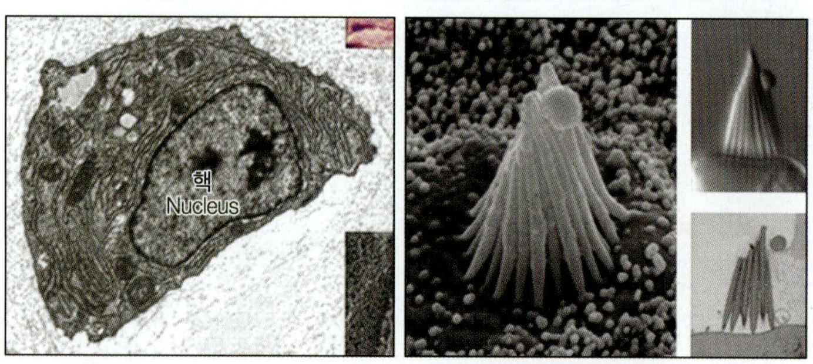

A. 투사전자현미경(TEM) 사진　　B. 주사전자현미경(SEM) 사진

그림 2-2 전자 현미경 영상

방사성 원소를 포함하는 물질을 세포나 조직에 주입한 뒤 방사성 원소가 방출하는 방사선을 추적하는 방법을 자기방사법이라 한다. 자기방사법을 사용하면 물질이 전환되는 과정과 이동하는 경로를 추적할 수 있다.

세포나 조직 관찰을 위해서는 다양한 염색 방법을 이용한다. 일반적으로 호염기성의 헤마톡실린(hematoxylin)과 호산성의 에오신(eosin)을 이용하는 H&E 염색법을 가장 흔히 사용한다.

2) 세포의 화학적 구성

(1) 물

물은 원형질을 구성하는 가장 중요한 성분으로 세포 내 대부분의 성분들은 물에 용해 또는 분산되어 있으며 세포 내 화학반응이 일어날 수 있도록 물리·화학적 환경을 제공하는데 필수적인 역할을 한다.

인체의 대부분(66%)을 차지하는 물은 다른 물질에 비해 비열이 크기 때문에 여름이나 겨울에도 체온을 일정하게 유지시키는 데에도 도움을 준다.

(2) 탄수화물

탄수화물은 단당류, 이당류, 다당류 등을 포함하는 유기질 분자로서 자연계에 가장 풍부하게 존재한다. 두 개의 단당류가 탈수축합반응을 하여 글리코시드결합을 형성하여 이당류를 생성하고, 여러 개의 단당류가 탈수축합중합반응을 하면 다당류가 생성된다.

탄수화물은 세포 내에서 에너지를 발생시키기 위한 세포호흡의 가장 중요한 기질로 이용되며 4kcal/g의 열량을 낸다. 다당류의 한 종류인 글리코겐은 체내에서 포도당의 저장형으로 주로 이용되는 물질이다.

(3) 단백질

여러 개의 아미노산이 탈수축합중합반응을 통해 펩티드결합을 형성한 것이 단백질이다. 아미노산의 연결 순서에 따라 종류가 결정되기 때문에 단백질은 탄수화물이나 지방에 비해 종류가 훨씬 많다.

단백질은 세포의 구성물질로서 중요한 유기분자이며 효소, 항

체, 호르몬 등의 주성분으로도 이용된다. 탄수화물이나 지방이 부족할 때에는 에너지원으로도 사용되며 4kcal/g의 열량을 낸다.

(4) 지질

지질은 중성지방, 스테로이드, 인지질 등을 포함하는 유기분자이다. 지질은 물에 잘 녹지는 않지만 벤젠이나 아세톤과 같은 유기용매에는 잘 녹으며, 지방이 지질의 95% 이상을 차지한다.

지방은 3개의 지방산과 1개의 글리세롤이 탈수축합반응을 하여 에스테르결합을 형성하여 생성되며 에너지 저장물질로 사용된다. 지방은 대사될 때 9kcal/g의 열량을 낸다.

인지질은 2개의 지방산과, 1개의 인산기를 포함하는 화합물이 1개의 글리세롤과 탈수축합반응을 하여 생성된다. 인지질은 세포막, 핵막, 미토콘드리아막 등 생체막의 구성성분으로 사용된다.

스테로이드는 4개의 고리를 가지는 물질로 지방이나 인지질과는 전혀 구조가 다른 물질이다. 대표적인 스테로이드에는 콜레스테롤이 있으며 콜레스테롤은 비타민, 호르몬, 쓸개즙 등의 구성성분으로 사용된다.

(5) 핵산

핵산은 DNA 및 RNA와 같은 유기물 분자로서 인산+당+염기로 구성되어 있다.

염기의 배열에 따라 다른 유전정보를 가지는데 DNA는 디옥시리보오스를 오탄당으로 가지고 A, T, G, C의 4가지 염기로 구성된다. 반면에 RNA는 리보오스를 오탄당으로 가지고 A, U, G, C의 4가지 염기로 구성된다.

(6) 무기질

염화나트륨과 같은 무기염류는 에너지원으로 사용되지는 않지만 인체를 구성하는 성분인 동시에 체내의 산염기 조절과 세포내 삼투압 조절에 관여한다.

모든 무기염류는 이온상태로 존재하며 오줌과 땀에 의해 조절된다. 세포 내외의 중요한 이온 분포로서 세포 내에는 칼륨이온(K^+)이 풍부하며, 세포 외에는 나트륨이온(Na^+)의 비율이 높다.

3) 세포막

(1) 세포막의 구조와 기능

세포막은 세포를 둘러싸는 막으로 세포의 내부와 외부를 구분하는 역할을 하며 세포 내·외의 물질이동을 조절하는 선택적 투과막이다. 세포막은 두 겹의 인지질 이중막으로 인지질의 이중층 곳곳에 단백질 및 탄수화물이 박혀 있는 기본 구조를 가진다.

인지질은 친수성인 머리부분과 소수성인 꼬리부분으로 이루어져 있다. 인지질의 머리부분은 세포의 외부와 내부의 표면을 구성하고, 꼬리부분은 세포막의 내부에서 접한다.

세포막의 단백질은 물질의 수송, 신호의 전달, 세포의 부착

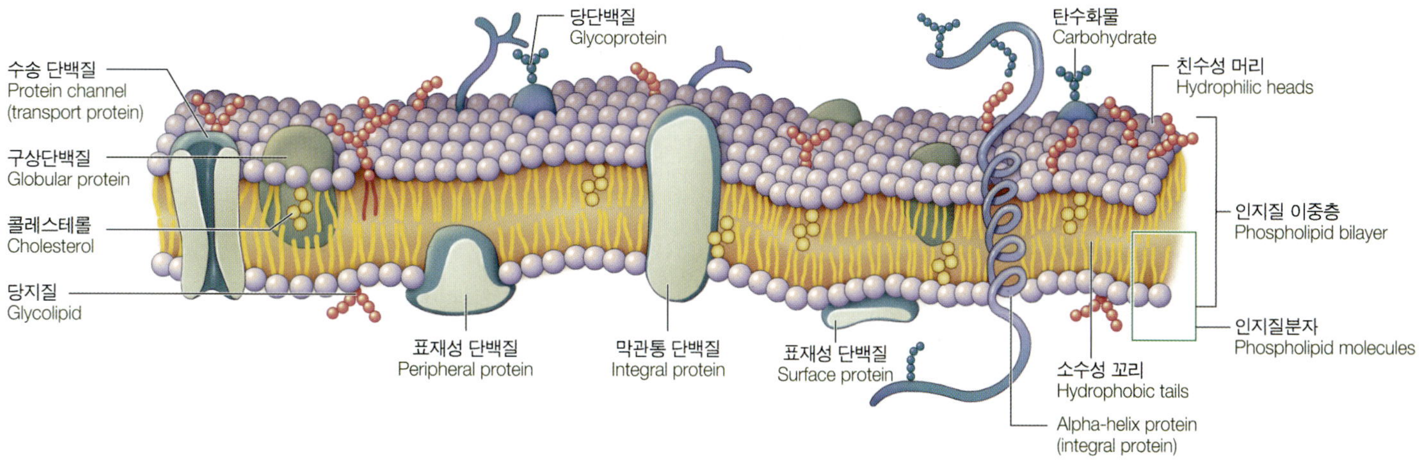

그림 2-3 세포막 인지질 이중층의 구조

CHAPTER 2

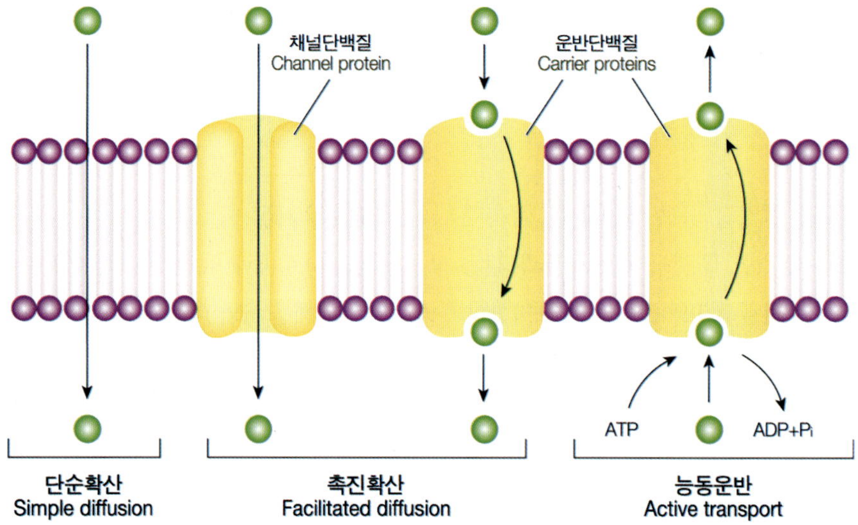

그림 2-4 세포막을 통한 물질 이동

등을 담당한다. 인지질로 된 이중층에서 단백질이 떠다니는 세포막 모델을 유동모자이크 모형이라 한다. 세포막의 인지질은 유동성을 가지기 때문에 세포막에 끼어있는 단백질도 세포막에서 이동할 수 있으며 지질의 종류 및 양, 콜레스테롤 등이 유동성에 영향을 준다(그림 2-3).

(2) 생체막

세포막뿐만 아니라 다양한 세포소기관들도 막 구조물로 둘러싸여 있다. 세포막이 인지질 이중층이 1개만 있는 단일막 구조인데 반해 핵, 미토콘드리아, 엽록체와 같은 세포소기관들은 이중층이 2개가 존재하는 이중막 구조를 가진다.

세포질그물, 골지기관, 리소좀은 단일막 구조로 되어 있으며 그 기원은 세포막과 동일하다. 리보솜, 인 등은 생체막으로 둘러싸여 있지 않은 비막성 세포소기관이다.

(3) 세포막을 통한 물질 이동

세포막을 통한 물질 이동은 크게 확산, 삼투, 능동수송, 포식작용 등으로 구분할 수 있다. 세포막을 경계로 농도가 높은 물질이 농도가 낮은 쪽으로 이동하는 것을 확산(diffusion)이라 하며, 세포막을 비교적 자유롭게 통과하는 단순확산(simple diffusion)과 운반단백질(carrier protein)을 필요로 하는 촉진확산(facilitated diffusion)으로 구분할 수 있다.

고농도의 용액과 저농도의 용액이 반투막인 세포막을 경계로 있을 때 저농도 용액에서 고농도 용액으로 용매(물)가 이동하는 현상을 삼투현상이라 한다. 물의 삼투는 세포막을 통해 일어나는데, 물 통로 역할을 하는 채널인 아쿠아포린(aquaporin)을 이용하기도 한다.

세포막을 경계로 물질이 농도가 낮은 쪽에서 농도가 높은 쪽으로 에너지를 이용하여 이동하는 현상을 능동수송(active transport)라고 한다. 능동수송은 ATP를 사용하는 1차 능동수송(primary active transport)과, 다른 물질의 농도기울기를 이용하는 2차 능동수송(secondary active transport)으로 구분한다. 능동수송에 이용되는 수송체를 펌프(pump)라고 한다(그림 2-4).

세포막을 통과하지 못하는 크기가 큰 물질을 세포막이 함입하여 식포를 형성한 후 세포 내로 이동시키는 작용을 세포내이입(endocytosis), 분비소포를 이용하여 세포의 외부로 이동시키는 작용을 세포외유출(exocytosis)이라고 한다.

세포내이입과 세포외유출은 모두 에너지(ATP)를 필요로 한다. 세포내이입은 물에 녹아 있는 물질을 세포의 내부로 이동시키는 음세포작용(pinocytosis), 고체를 세포의 내부로 이동시키는 식세포작용(phagocytosis), 물에 녹아 있는 물질을 세포막에 있는 수용체와 결합한 뒤 세포의 내부로 이동시키는 수용체매개세포내이입(receptor-mediated endocytosis) 등으로 구분할 수 있다(그림 2-5).

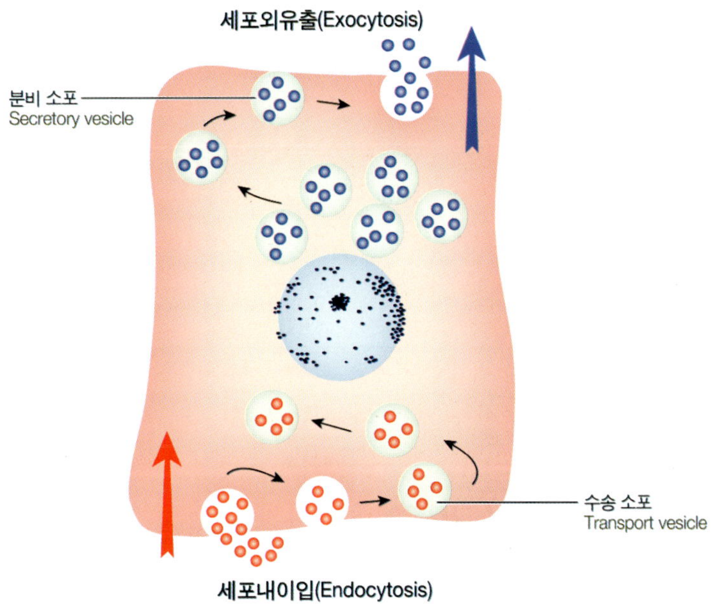

그림 2-5 소포를 통한 물질 이동

4) 세포소기관

(1) 핵 (그림 2-6)

핵은 대부분 구형으로, 일반적인 세포에는 1개의 핵이 들어 있으며 이중막의 핵막으로 둘러싸여 있다. 핵에는 염색질과 핵소체가 들어 있으며 핵의 내부는 핵액으로 채워져 있다.

핵에는 세포가 가지는 DNA의 대부분이 들어 있다. DNA가 히스톤이라는 단백질과 결합한 상태를 뉴클레오솜이라 하며 뉴클레오솜이 실처럼 풀려 있는 상태를 염색질이라고 한다. 염색사는 평소에는 풀어진 상태로 존재하지만 세포분열기에는 응축된다. 이 응축된 형태를 염색체라 한다.

핵산과 단백질이 결합한 비막성 핵 내 구조물을 핵소체(nucleolus)라 한다. 핵소체에서는 리보솜 RNA가 전사되고 핵소체에 결합된다. 핵막은 인지질과 단백질로 구성된 이중막으로 핵과 세포질을 구분하는 역할을 한다. 핵막에는 여러 개의 작은 구멍이 있는데 이를 핵구멍이라 하며 핵에서 생성되는 RNA와 단백질은 핵구멍을 통해 세포질로 이동한다.

(2) 미토콘드리아 (그림 2-7)

미토콘드리아는 이중막(외막+내막)으로 둘러싸인 타원형의 기관으로, 내막은 주름이 잡혀 있고 내막의 내부에는 기질이 들어 있다. 미토콘드리아와 같이 내막에 주름이 잡힌 구조를 크리스타(Cristae) 구조라고 한다.

미토콘드리아는 세포호흡이 일어나는 장소이며, 유기분자와 산소를 이용하여 에너지(ATP)를 생성한다. 미토콘드리아는 자신만의 DNA, RNA, 리보솜을 가지고 있기 때문에 스스로 증식하거나 단백질을 합성할 수 있다.

(3) 퍼옥시좀

퍼옥시좀은 단일막으로 둘러싸인 주머니 모양의 기관이다.

퍼옥시좀에는 카탈라아제라는 효소가 들어 있으며 물질대사 과정에서 생성되는 과산화수소를 분해한다. 과산화수소는 철이온과 반응하여 반응성이 큰 수산화라디칼을 형성하여 단백질이나 DNA를 파괴할 수 있기 때문에, 퍼옥시좀이 이런 산화적 손상으로부터 세포를 보호한다고 할 수 있다.

막성 세포소기관 중에 소포체에서 유래한 막구조를 가지는 것을 내막계라고 한다. 미토콘드리아, 엽록체, 퍼옥시좀의 막은 소포체에서 유래한 것이 아니므로 이들은 내막계가 아니다.

(4) 세포질그물 (그림 2-8)

세포질그물(소포체, endoplasmic reticulum)은 인지질과 단백질로 구성된 단일막으로 된 주머니 모양의 구조물이다. 세포질

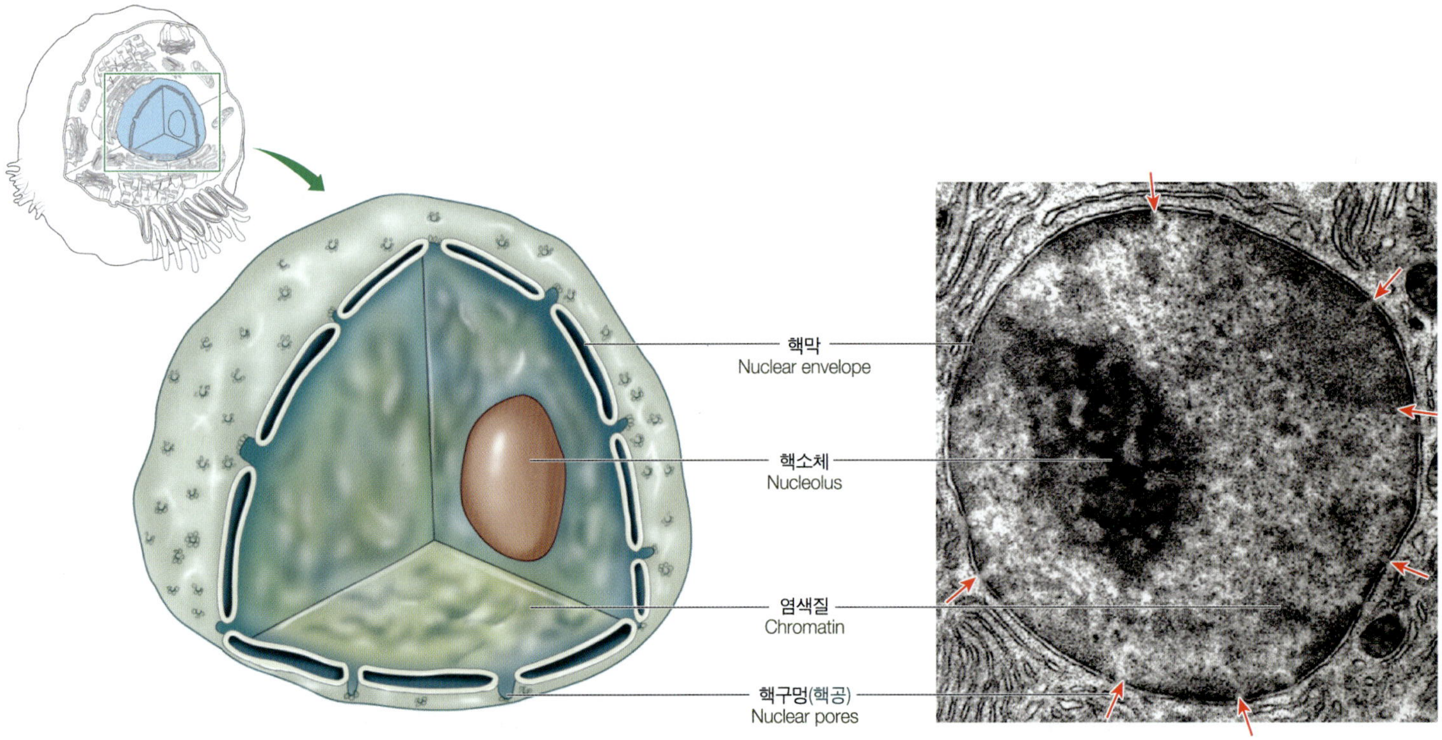

그림 2-6 핵의 세부구조

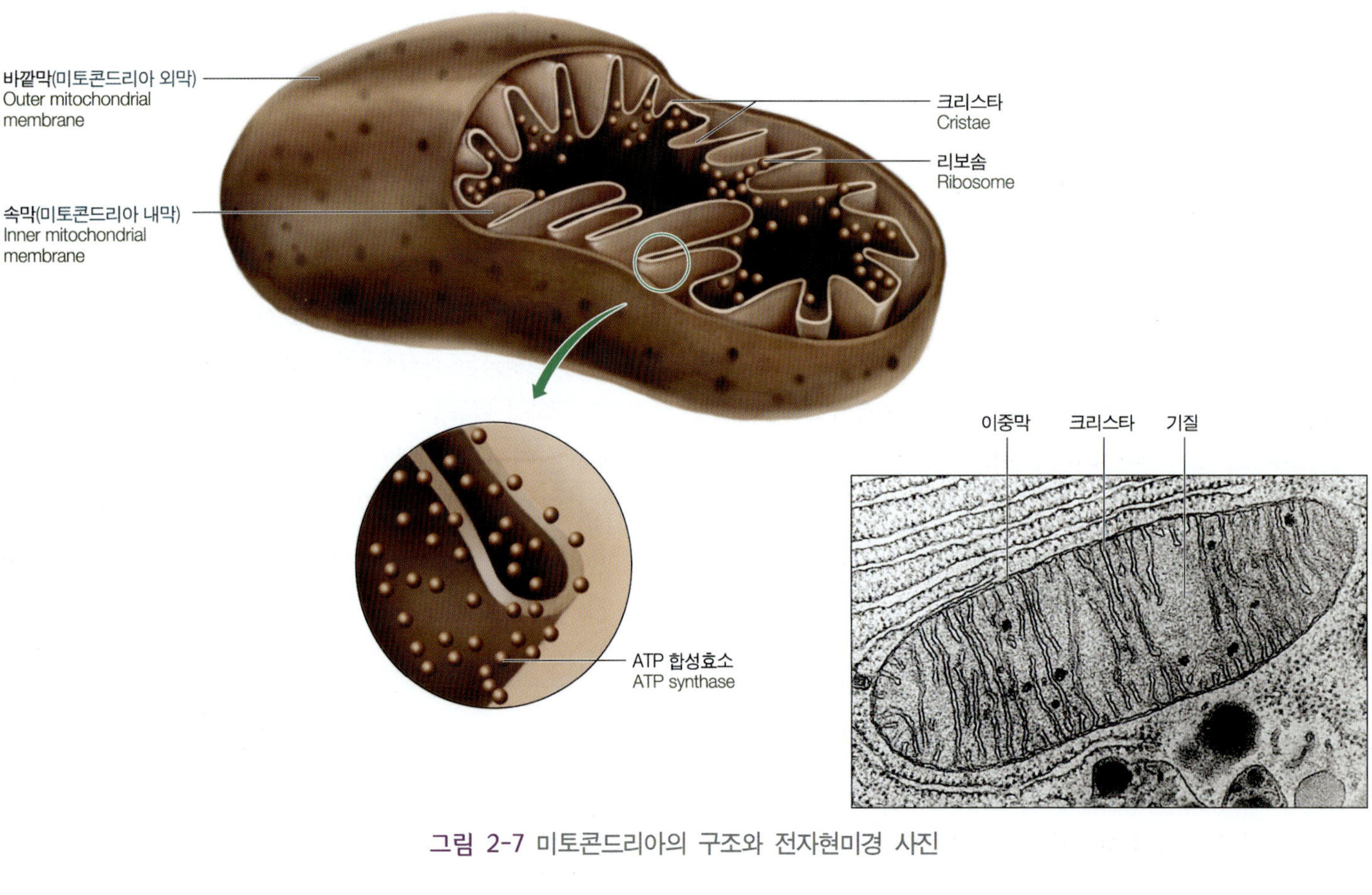

그림 2-7 미토콘드리아의 구조와 전자현미경 사진

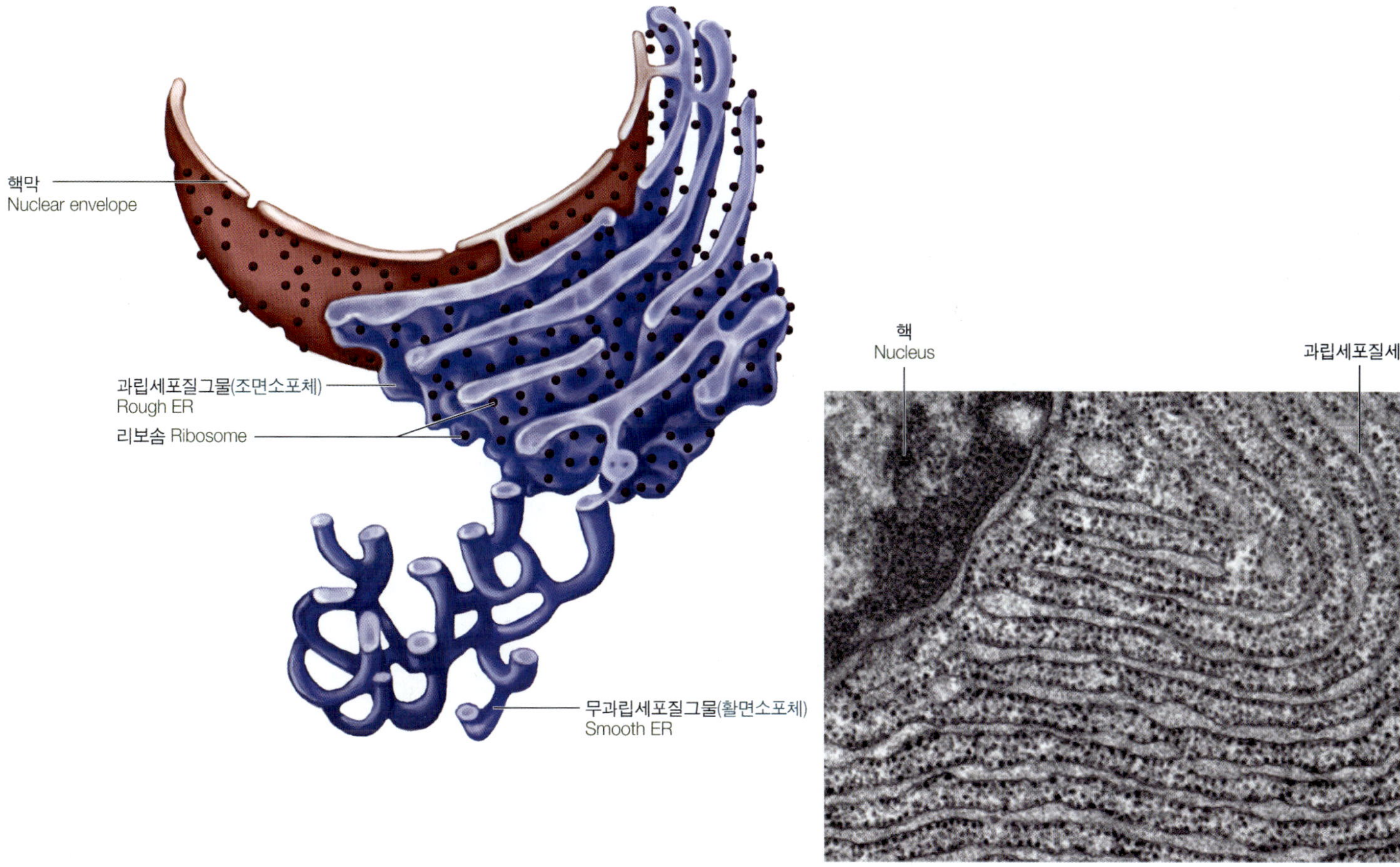

그림 2-8 세포질그물의 구조와 전자현미경 사진

그물은 서로 연결되어 있고 여러 부분에서 핵막 및 세포막과 연결되어 있어 세포의 내부에서 물질이 이동하는 통로가 된다.

세포질그물은 리보솜이 붙어 있는 과립세포질그물(granular endoplasmic reticulum or 조면소포체, rough endoplasmic reticulum, rER)과 리보솜이 붙어 있지 않는 무과립세포질그물(agranular endoplasmic reticulum or 활면소포체, smooth endoplasmic reticulum, sER)으로 구분한다. 과립세포질그물에 붙어 있는 리보솜에서는 단백질이 합성되고 무과립세포질그물에서는 지질 및 스테로이드가 합성된다.

(5) 골지기관 (그림 2-9)

골지기관은 인지질과 단백질로 구성된 단일막으로 둘러싸인 주머니 모양의 구조물로 세포질그물의 일부가 떨어져 나와 만들어진 것이다. 골지기관과 같이 여러 개의 구조물이 겹쳐진 구조를 시스터나(수조, cisterna) 구조라고 한다.

골지기관은 물질의 농축, 저장과 분비에 관여하며, 분비작용이 활발한 세포에서 특히 발달되어 있다. 리보솜에서 합성된 단백질은 세포질그물의 내부로 들어간 뒤 소포(vesicle)을 통해 골지기관으로 이동하여 저장된다. 골지기관에 저장된 단백질은 소포을 통해 세포의 외부로 분비된다.

(6) 용해소체 (그림 2-10)

용해소체는 단일막으로 둘러싸인 공 모양의 구조물로 골지기관에서 생성된다. 용해소체 내에는 가수분해효소가 들어 있어 세포의 내부로 들어온 물질, 세포의 내부에서 생성된 노폐물, 손상된 세포소기관 등을 분해한다.

(7) 액포

액포는 단일막으로 된 주머니 모양의 구조물로 노폐물, 색소, 당 등이 녹아 있는 세포액이 들어 있다. 식물세포에서 크게 발

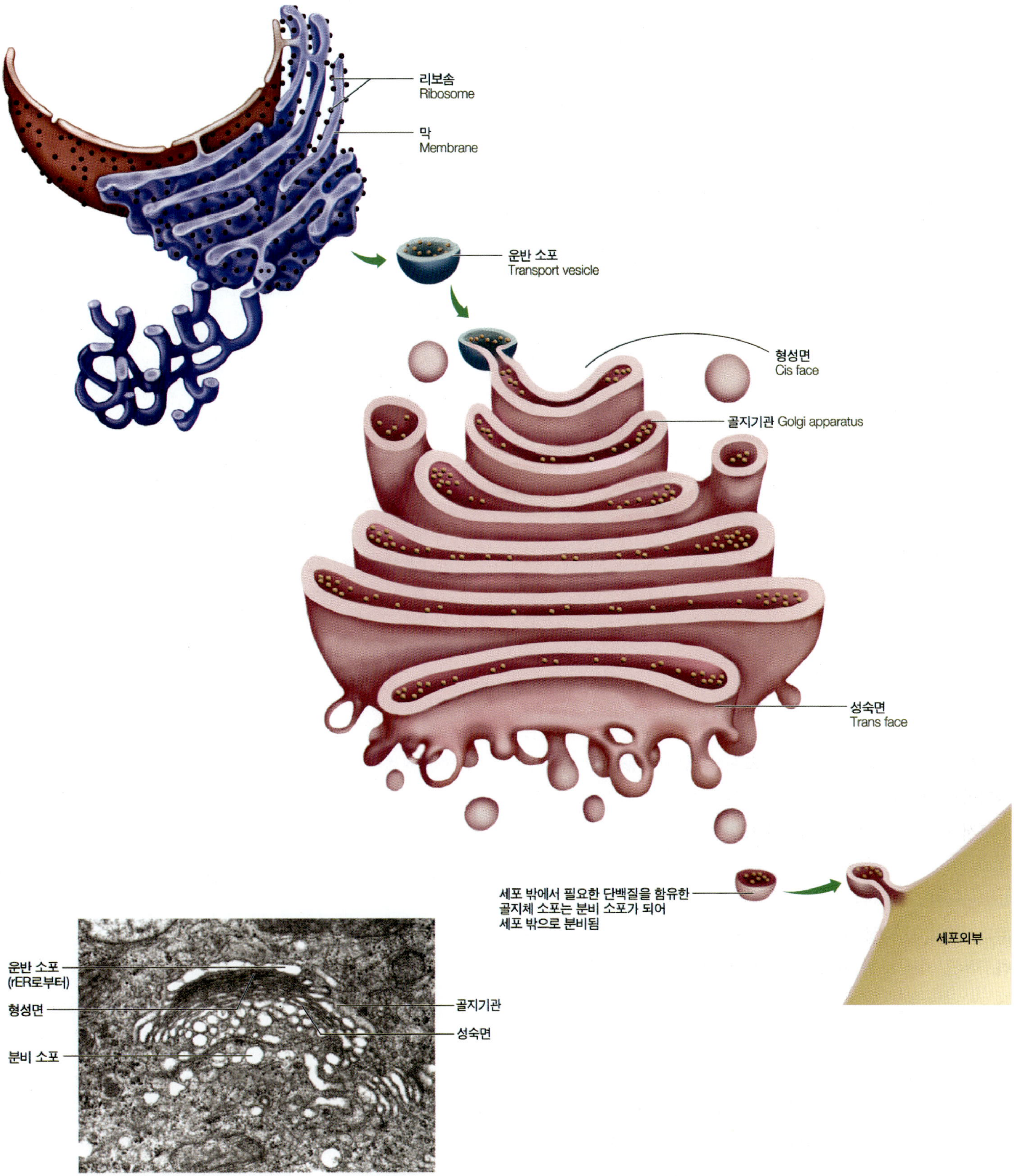

그림 2-9 골지기관을 통한 소포의 이동

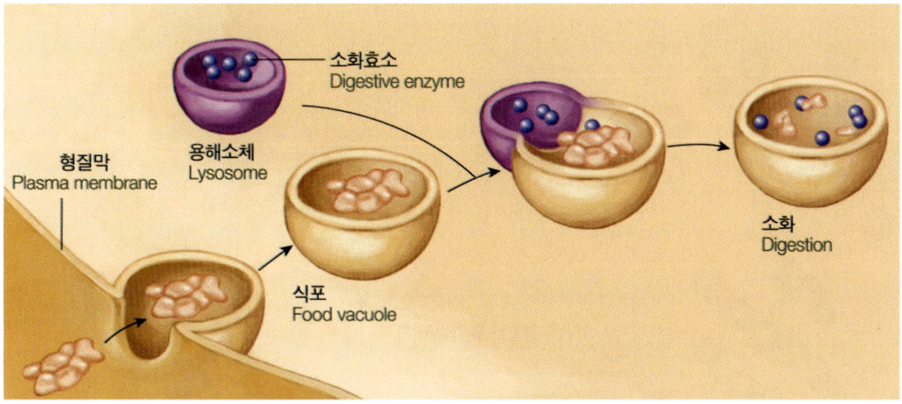

포식작용으로 들어온 식포와 리소좀의 융합 및 소화

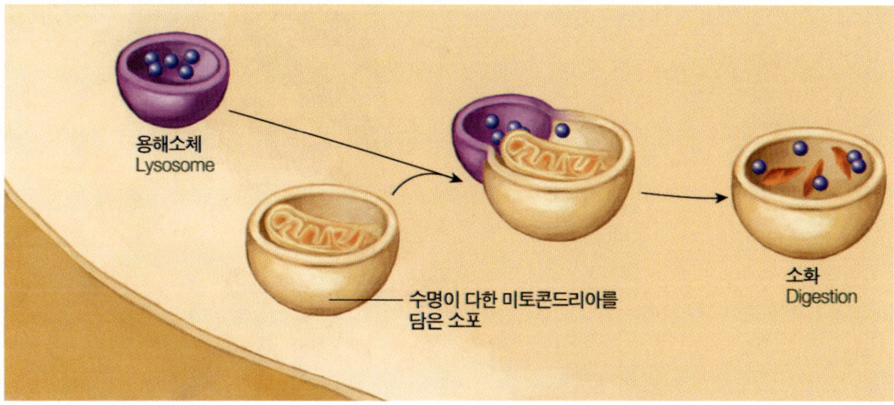

자가포식으로 형성된 소포와 리소좀의 융합 및 소화

그림 2-10 리소좀의 가수분해 작용기전

달하며 동물세포에 들어 있는 액포는 크기가 작다. 세포질그물, 골지기관, 리소좀, 액포는 모두 동일한 기원의 막성 세포소기관으로서 이들을 포괄하여 내막계라고 부른다.

(8) 리보솜 (그림 2-11)

리보솜은 비막성 세포소기관으로 단백질과 rRNA로 구성된다. 핵에서 나오는 mRNA의 유전정보에 따라 단백질을 합성하는 작용을 한다.

(9) 세포골격

세포골격은 3종류의 서로 다른 단백질인 미세소관(microtubule), 중간필라멘트(intermediate filament), 미세필라멘트(microfilament) 등으로 형성된다. 세포골격은 세포의 형태를 유지하는 역할을 한다.

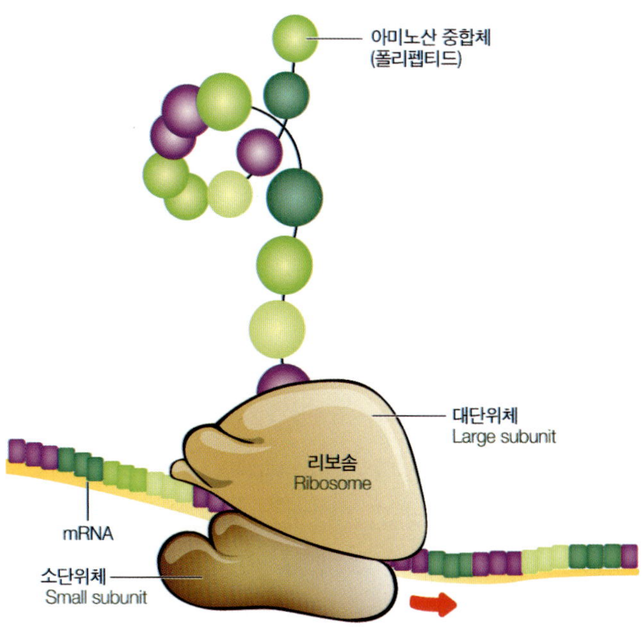

그림 2-11 리보솜에 의한 번역 과정

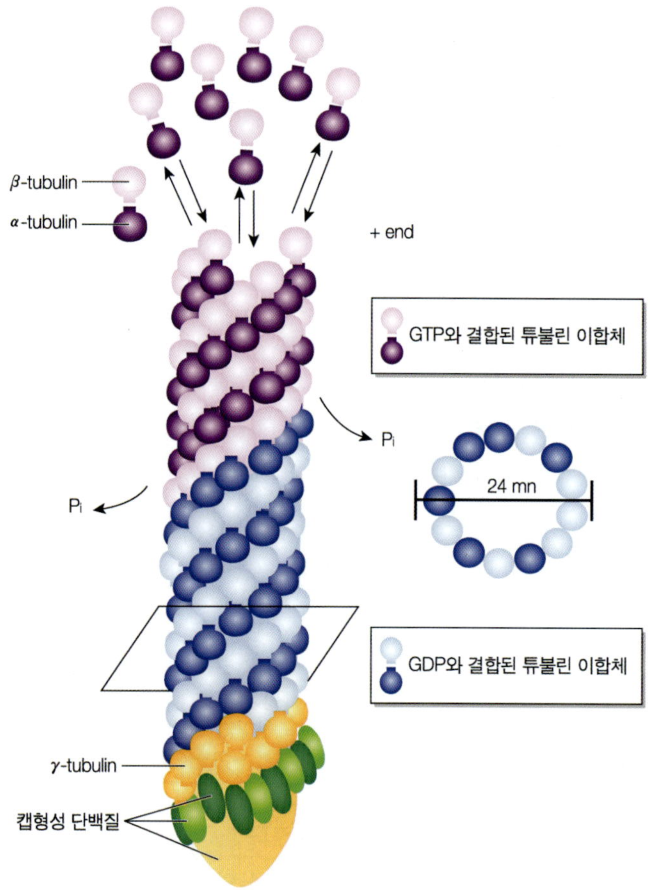

그림 2-12 미세소관의 미세구조

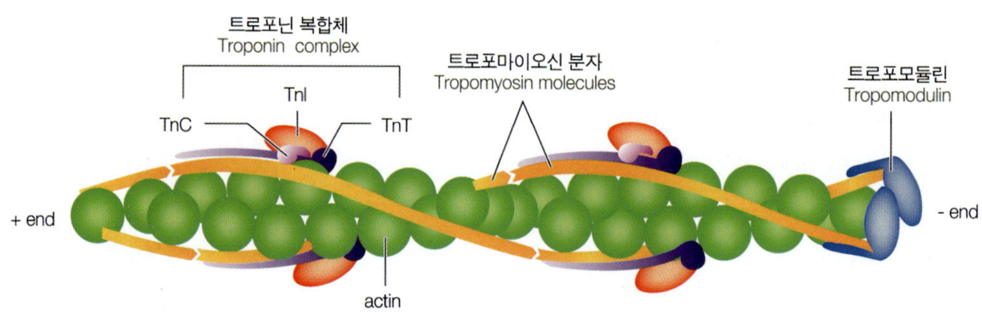

그림 2-13 미세필라멘트의 미세구조

미세소관 (그림 2-12)은 튜불린(tubulin)이라 불리는 단백질로 구성되며 지름이 약 25nm인 원통형 구조를 가진다.

중간필라멘트는 데스민(desmin), 케라틴(keratin), 라민(lamin) 등의 단백질로 구성되며 지름이 약 10nm인 꼬인 밧줄 모양을 나타낸다.

미세필라멘트는 액틴(actin) (그림 2-13) 단백질로 구성되며 지름이 약 7nm인 꼬인 나선 모양을 보인다.

중심소체(centriole) (그림 2-14)는 세포가 분열할 때 양극으로 이동하여 방추사를 형성하며 섬모나 편모의 분화에 관여하는 구조물이다. 9개의 미세소관 다발이 원형으로 배열되어 있는 구조

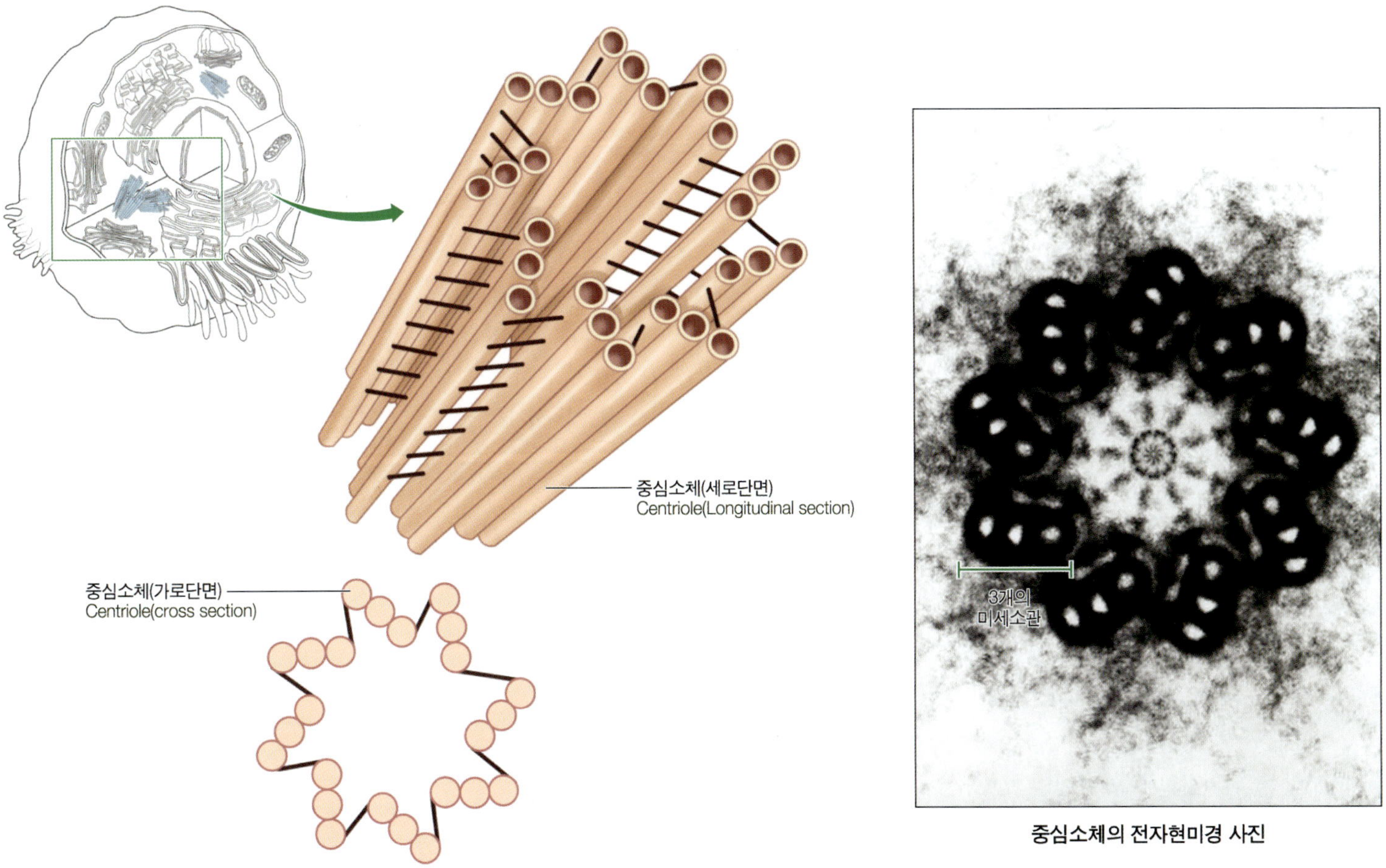

중심소체의 전자현미경 사진

그림 2-14 중심소체의 미세구조

물이며 중앙은 비어 있는 9+0 구조를 가진다. 각각의 미세소관 다발은 3개의 미세소관으로 구성된다.

섬모와 편모는 9개의 미세소관다발이 원형으로 배열되어 있는 구조물로 중앙에 2개의 미세소관이 있는 9+2 구조를 가진다. 각각의 미세소관 다발은 2개의 미세소관으로 구성된다.

5) 세포 함유물

(1) 색소과립과 분비과립

색소과립(pigment granules)은 모양과 크기가 일정하지 않으며 피부나 눈에 있는 멜라닌, 적혈구에 존재하는 헤모글로빈, 간에서 생성되는 빌리루빈 등이 있다. 비과립(secretory granules)은 분비세포에서 생성되며 그 모양과 크기 및 성숙 정도는 막 속에 포함된 물질의 화학적 성분에 따라 다양하다.

(2) 글리코겐과 지질

글리코겐(glycogen)은 동물세포에 존재하는 포도당의 중합체로 모양은 다소 불규칙한 과립(granule) 상태로 존재한다.

지질은 보통 지방 방울(lipid droplet) 상태로 존재하며 에너지의 저장 및 막의 구성을 위하여 쓰이게 된다. 체내에 저장되는 지질은 대부분 지방세포의 형태로 존재한다.

2 세포의 이동

1) 수동이동

수동이동은 농도 및 힘의 경사도에 따라 세포의 에너지를 필요로 하지 않고 이동하는 것을 말한다. 대표적인 수동운반과정

표 2-1 대표적인 수동운반 과정

과정(process)		설명(description)	예(examples)
확산 (diffusion)	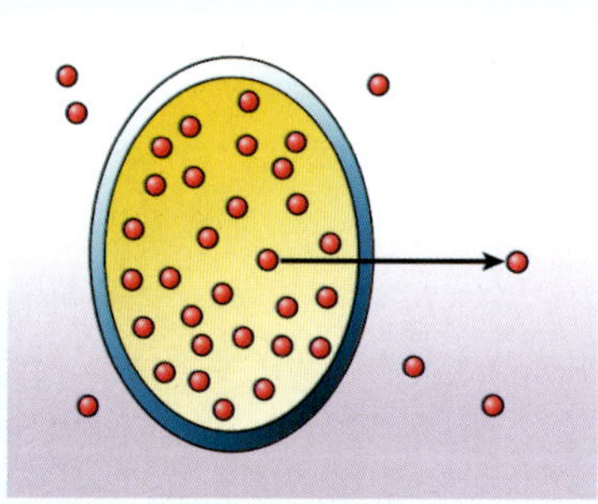	농도가 높은 곳에서 낮은 곳으로 막을 통해 이동하는 현상	모든 세포들에서 이산화탄소를 배출하는 과정
삼투 (osmosis)	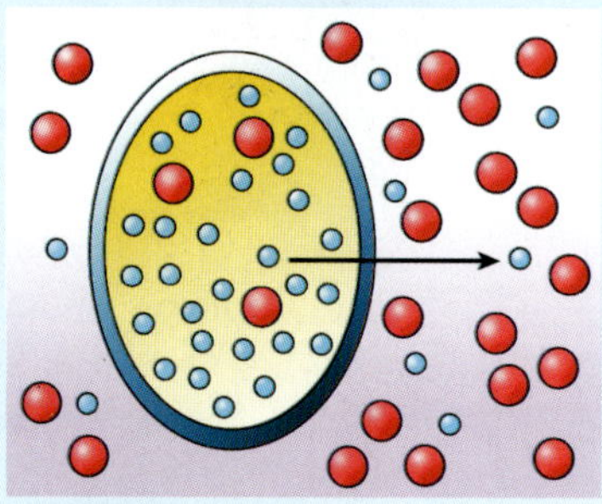	막을 투과하지 못하는 용질이 하나 이상 존재하여, 물이 선택적 투과막을 통해 확산하는 현상	물 농도의 균형을 맞추기 위해 세포 안팎으로 물 분자의 확산이 이루어지는 과정
여과 (filtration)	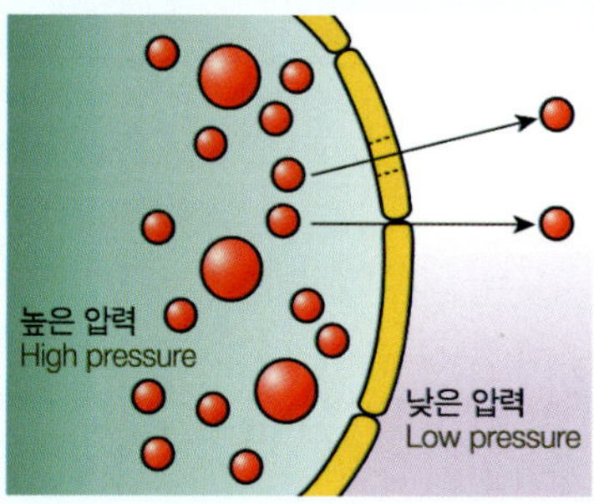	압력이 높은 곳에서 낮은 곳으로 여과막을 통해 물과 작은 용질들이 이동하는 현상	신장에서 소변이 생성될 때 일어나는 과정

은 표 2-1에 요약되어 있다.

(1) 확산(Diffusion)

확산이란 물질들이 저절로 공간 전체에 균일하게 분사되는 과정을 말한다. 그림 2-15을 보면 설탕입자가 시간이 지나면서 녹아 전체에 퍼지는 것을 볼 수 있다. 이것이 단순확산의 예이다. 막을 통한 확산으로 그림 2-16을 보면 물과 용질(solute : 물에 녹아 있는 물질) 모두 막을 통해 동시에 양 방향으로 빠르게 확산되는 것을 알 수 있다.

상대적으로 용질의 농도가 높은 20% 용액으로부터 10% 용액으로 더 많이 이동하는 것을 알 수 있다. 이는 물질이동이 농도경사에 따라 일어나는 것을 알 수 있을 것이다. 반면, 물 분자는 상대적으로 물의 양이 많은 10% 용액으로부터 물 분자의 양이 적은 20% 용액으로 더 많이 이동한다. 이것 역시 농도경사에 따른 물질이동의 예이다. 이것을 두 용액의 농도가 평형(equilibrium)을 이룬다고 한다.

(2) 삼투(Osmosis)

확산의 특별한 경우를 삼투라고 한다. 이 과정은 선택적 투과막(selectively permeable membrane)을 통해 확산이 일어난다. 이러한 선택적 투과막이 용액 사이에 있을 경우 분자량이 큰 용질은 통과하지 못하나 대신, 물은 용질 농도가 낮은 곳에서부터 높은 곳으로 이동하게 된다. 양측 물의 이동이 중지된 상태에서 양측물기둥의 차를 삼투압(osmotic pressure)이라고 한다(그림 2-17).

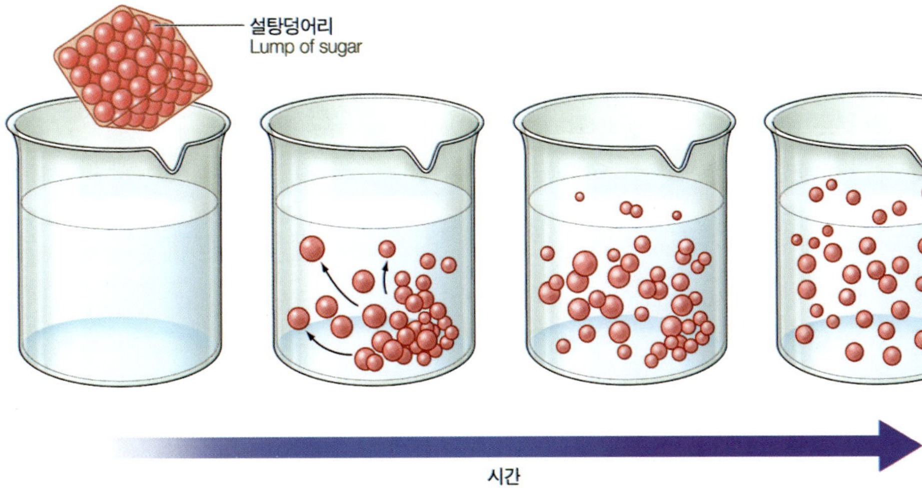

그림 2-15 단순 확산(예시)

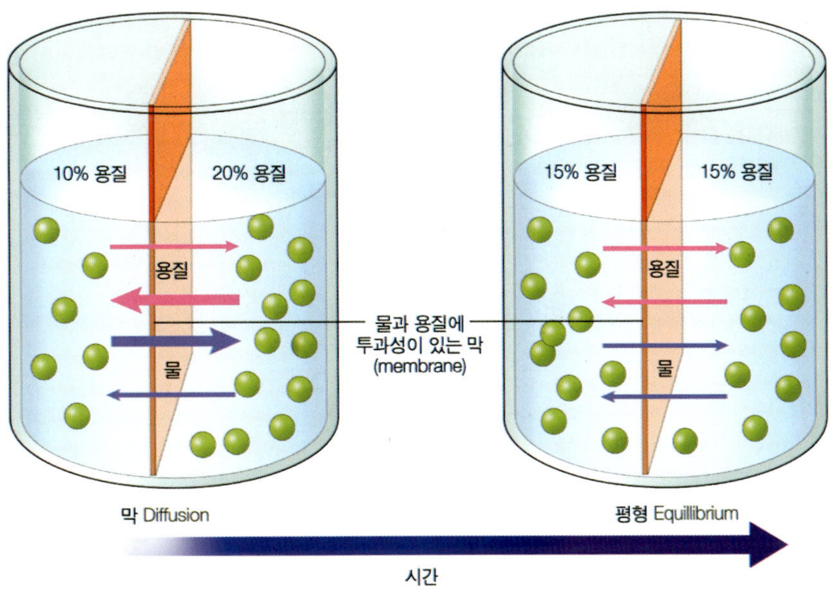

그림 2-16 막을 통한 확산(예시)

(3) 여과(Filtration)

막의 양측에 압력 차이가 있을 때 막을 통해서 압력이 높은 곳에서 낮은 곳으로 물질이 이동한다. 이 힘을 정수압(hydrostatic pressure)이라 하며 어떤 표면에 대해 작용하는 액체의 힘 또는 무게를 의미한다. 즉 막을 사이에 둔 두 액체상 정수압이 서로 다를 때, 물과 확산 가능한 용질 또는 입자들이 높은 정수압을 지닌 용액으로부터 낮은 정수압을 지닌 용액으로 여과되어 나온다는 의미이다.

2) 능동이동

세포에 있어서는 경우에 따라서 압력이나 농도 또는 전위가 낮은 곳에서 높은 곳으로 물질이 이동하는 것을 볼 수 있다. 세포막이 에너지를 소모하면서 물리·화학적인 에너지 경사와는 반대 방향으로 물질을 이동시키는데 이것을 능동이동이라 한

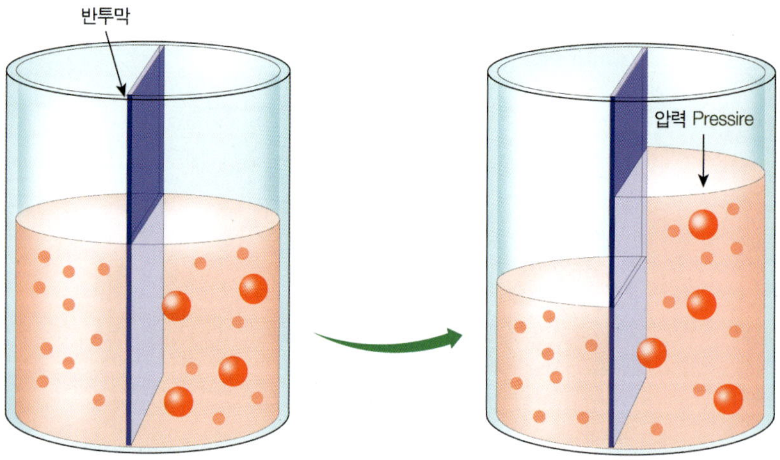

그림 2-17 삼투 과정(예시)

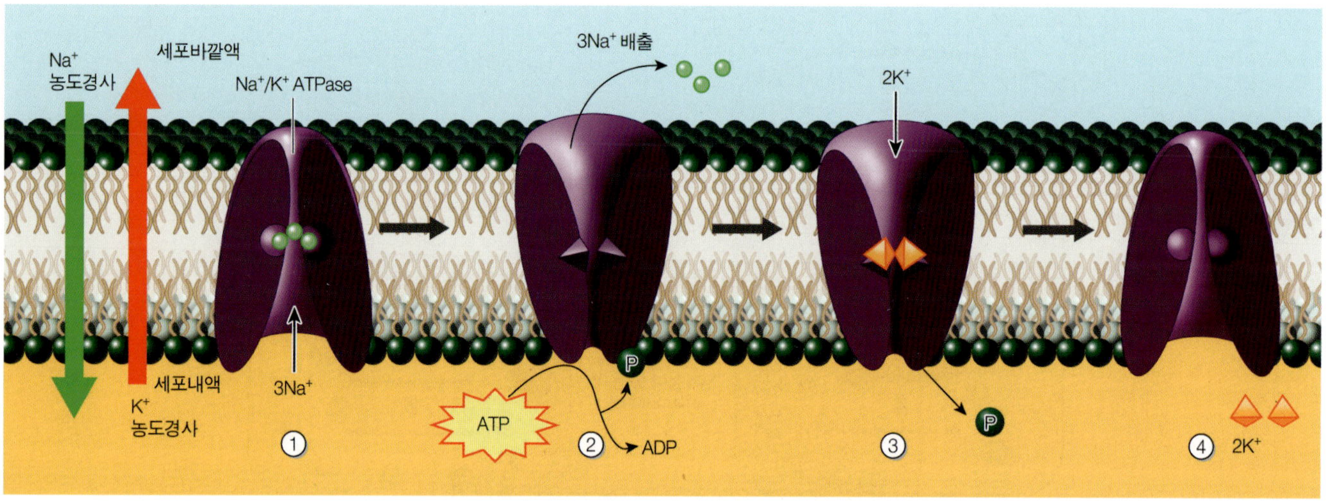

그림 2-18 이온 펌프 $-Na^{+}-K^{+}$ 펌프(예시)

다. 대표적인 능동운반과정은 표 2-2에 요약되어 있다.

(1) 이온펌프(Ion pimp)

이온펌프는 운반체(carrier)라 불리는 세포막 단백질이다. 이온펌프는 ATP에서 얻은 에너지를 이용하여 막을 사이에 두고 농도경사에 역행하여 능동적으로 이온으로 운반한다.

이 운반에 의해 Ca^{2+}, 아미노산, Mg^{2+}, Na^{+}, K^{+}의 농도가 유지된다. 세포막은 Na^{+}와 K^{+}를 확산에 의해 수동적으로 투과시키므로 Na^{+}은 세포내로 들어가고, K^{+}은 세포외로 나간다. 그러나, $Na^{+}-K^{+}$ 펌프(sodium-potassium pump)는 K^{+}을 세포 속으로, Na^{+}을 세포 밖으로 퍼내는 이온펌프이다(그림 2-18). 이를 통해 세포내 Na^{+}이 축적되는 것을 방지하고 세포내로 유입되는 것과 세포의 종창(swelling)을 방지한다.

(2) 세포내이입(Endocytosis)

세포내이입은 이동하는 물질의 크기나 상태에 따라 아래의 두 가지 방법을 통해 일어난다.

① 포음작용(Pinocytosis)

액체와 그 용해물질을 형질막 주머니 속으로 끌어들인 후 내

표 2-2 대표적인 능동운반 과정

과정(process)		설명(description)	예(examples)
이온펌프 (ion pump)	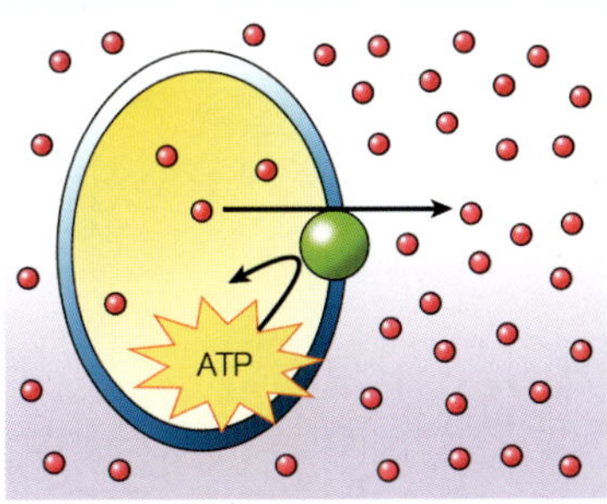	에너지를 이용해서 농도 경사와 반대로, 농도가 낮은 곳에서 높은 곳으로 용질 입자들이 이동하는 현상	근육세포에서, 칼슘 이온을 특정구획이나 세포 밖으로 퍼내는 과정
포식작용 (phagocytosis)	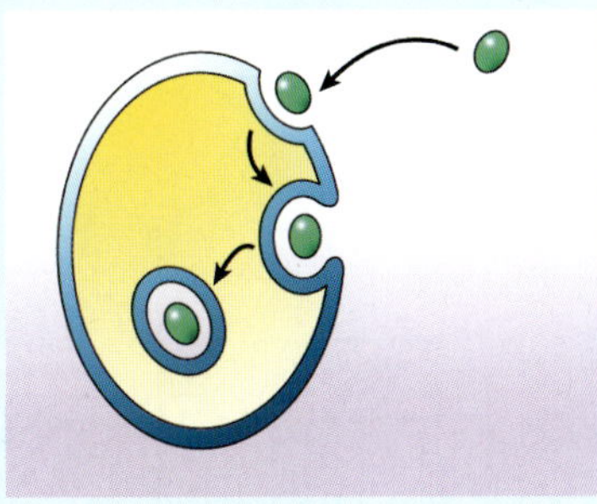	죽은 세포나 큰 입자들이 세포 속으로 옭아매여져 말려 들어감으로 잡아먹히는 현상	포식 백혈구에 의해 박테리아가 잡아먹히는 현상
포음작용 (pinocytosis)	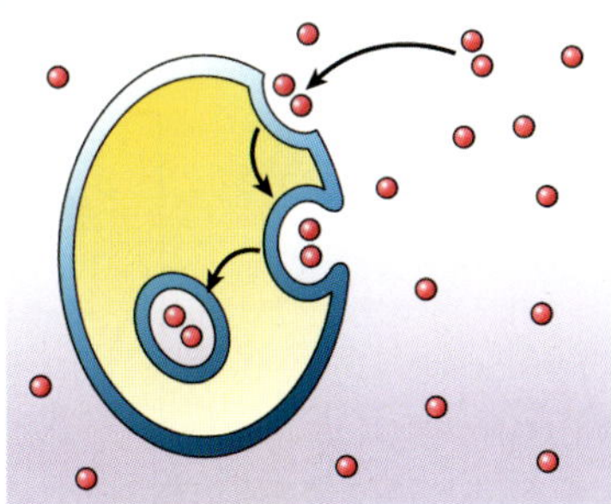	액체와 용해된 분자들이 세포막 일부에 둘러싸인 후 이 부분이 세포 속으로 말려 들어가는 과정을 통해 이동하는 현상	일부 체세포 속으로 큰 단백질 분자들이 유입되는 현상
세포외유출 (Exocytosis)	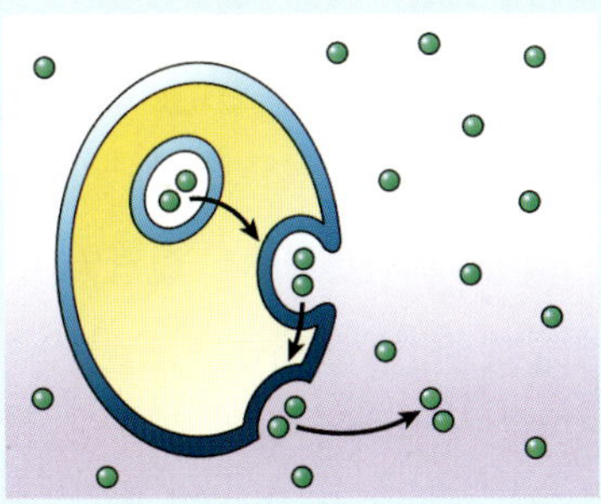	세포막 안에 들어 있는 용해성 입자에 의해 세포 밖으로 단백질이나 다른 세포 생성 물질이 이동하는 현상	뇌하수체 세포에 의해 프로락틴 호르몬이 분비되는 현상

용물을 함유한 채로 물질을 세포 속으로 끌어들이는 기전이다.

② 포식작용(Phagocytosis)

세포막은 세포 속으로 운반하고자 하는 물질 주위에 주머니를 형성하며 이것을 ATP에서 얻은 에너지를 이용하여 세포 속으로 운반하여 파괴시킨다(그림 2-19).

(3) 세포외유출(Exocytosis)

세포외유출은 분자량이 큰 물질을 세포내에서 세포외로 이동시키는 것으로 에너지가 요구되며 ATP합성 능력이 있는 세포

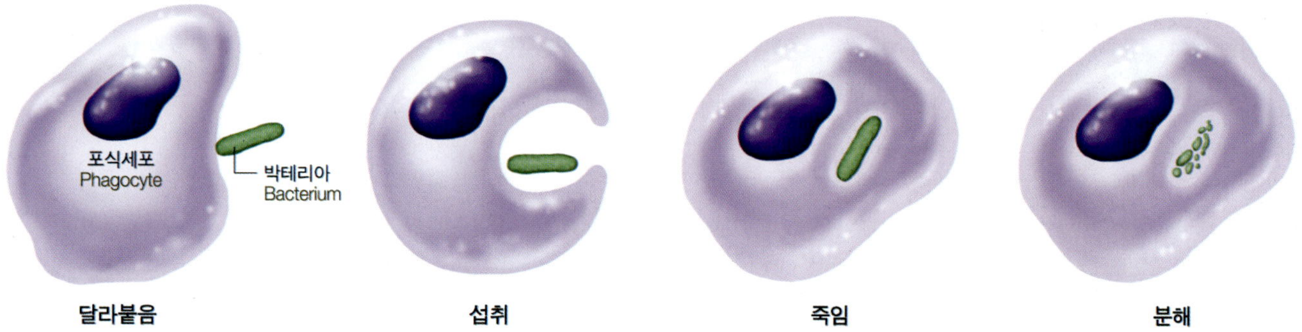

그림 2-19 포식작용의 단계

에서 이용된다. 대표적으로 호르몬, 효소, 신경전달 물질이 세포 외유출에 의해 분비된다.

3 조직

인체를 구성하는 4가지 기본 조직은 상피조직, 결합조직, 근육조직, 신경조직이 있으며 각각은 기능에 따라 다음과 같이 분류할 수 있다. 실제로는 상피조직과 결합조직은 주로 형태에 따라 구분하고 근육조직과 신경조직은 주로 기능에 의해 분류하게 된다.

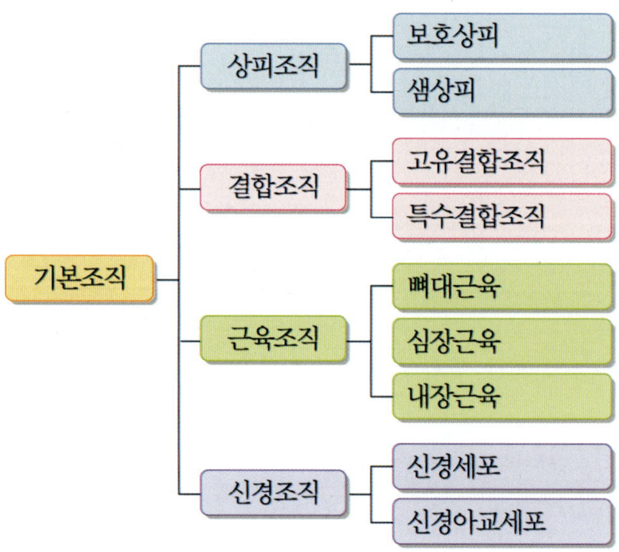

1) 상피조직

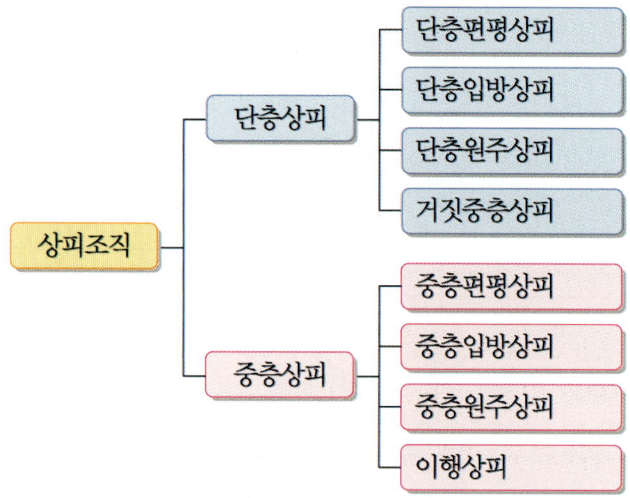

(1) 상피조직의 개괄

상피조직 (표 2-3)은 인체의 내외 표면을 싸고 있는 조직으로서, 기능에 따라 보호상피와 샘상피와 분류할 수 있다. 보호상피는 피부의 바깥층, 소화관의 벽, 혈관벽 등을 구성하고 샘상피는 샘의 분비부를 형성한다.

특별히 혈관이나 림프관과 같이 장액성 공간의 내강을 형성하는 상피를 내피세포(endothelium)라 하고, 체강(body cavity)을 덮는 배막, 심장막, 가슴막 등을 구성하는 상피를 중피세포(mesothelium)라 한다.

상피조직은 세포가 한 층인지, 여러 층인지에 따라 크게 단층상피(simple epithelium)와 중층상피(stratified epithelium)으로 구분한다.

단층상피 (그림 2-20)는 세포의 모양에 따라 납작한 단층편평상피(simple squamous epithelium), 입방형의 단층입방상피(simple

표 2-3 상피조직(epithelial tissues)

조직(tissue)	분포(location)	기능(function)
단층편평상피 Simple squamous	허파(lung)의 허파꽈리(폐포, alveoli) 혈관과 림프관의 내면	허파꽈리 속의 공기와 혈액 사이에서 호흡가스의 확산, 여과 및 삼투
중층편평상피 Stratified squamous	입안(oral cavity)과 식도(esophagus)의 내면 피부표면(표피 epidermis)	보호 보호
단층원주상피 Simple columnar	위(stomach), 창자(intestine) 및 일부 호흡관(respiratory tract)의 내면	보호, 분비, 수송(흡수)
중층이행상피 Stratified transitional	방광(urinary bladder)	보호
거짓중층상피 Pseudostratified	기관(trachea)의 내면	보호
단층입방상피 Simple cuboidal	샘(gland), 콩팥세관(kidney tubules)	분비, 흡수

cuboidal epithelium), 길쭉한 단층원주상피(simple columnar epithelium)으로 구분할 수 있다. 중층인 것처럼 보이지만 실제로는 단층인 거짓중층상피(pseudostratified epithelium)도 단층상피에 포함시킨다.

중층상피는 맨 위층에 존재하는 세포의 모양에 따라 이름을 붙인다. 맨 위층의 세포가 납작한 모양이면 중층편평상피(stratified squamous epithelium), 맨 위층의 세포가 입방형이면 중층입방상피(stratified cuboidal epithelium), 맨 위층의 세포가 길쭉한 모양이면 중층원주상피(stratified columnar epithelium), 맨 위층의 세포가 경우에 따라 모양이 변하면 이행상피(transitional epithelium)라 이름을 붙인다. 이행상피는 상황에 따라 돔(dome)형의 넓고 큰 형태도 될 수 있고, 납작한 형태가 될 수도 있다.

상피세포에서 외부공간 혹은 내강(lumen)과 통하고 있는 면을 apical domain이라 하며, 다른 세포층과 접하고 있는 면을 basal domain이라 한다. Basal domain에는 항상 기저막(basement membrane)이 존재한다. 단층상피는 모든 세포가 기저막에 닿고 있으며 중층상피는 맨 아래층의 세포만 기저막에 닿게 된다.

(2) 상피의 분류

단층편평상피는 혈관의 내피세포, 허파, 콩팥 네프론의 보먼주머니 등에 위치하며 물질 교환의 통로 역할을 하는 경우가 많다.

단층입방상피는 외분비샘의 작은 도관부(small duct), 난소의 표면, 콩팥 네프론의 세뇨관 등에 위치하며 물질 흡수, 분비, 여과장벽 등의 역할을 한다.

단층원주상피는 작은창자, 큰창자, 쓸개 등에 위치하며 물질 흡수, 분비, 보호 등의 기능을 한다.

거짓중층상피는 기관, 기관지, 정관 등에 위치하며 대부분 원주형이고 섬모가 나 있는 경우가 많다. 거짓중층상피는 단층상피에 속하기 때문에 모든 세포가 기저막에 접하고 있다.

중층편평상피는 피부의 표피나 입안, 식도 등에 위치하며 각질화가 있는 각질화중층편평상피(keratinized stratified squamous epithelium)와 각질화가 없는 비각질화중층편평상피(non-keratinized stratified squamous epithelium)로 구분된다. 피부의 표피, 특히 두꺼운 피부는 각질화중층편평상피로 구성된 경우가 많으며 구강점막과 같은 것은 비각질화상피로 구성되어 있다.

중층입방상피는 외분비샘의 큰 도관부(large duct), 땀샘의 분비부, 항문과 직장의 연접부위 등에 존재한다.

중층원주상피는 외분비샘의 가장 큰 도관부(largest duct), 항문과 직장의 연접부위 등에 존재한다.

이행상피는 방광, 요관, 요도 등에 위치한다. 압력에 따라 납작해질 수 있는 성질을 가지고 있다.

(3) 샘

샘(gland)은 상피조직의 일종으로 특정 물질을 만들어서 밖으

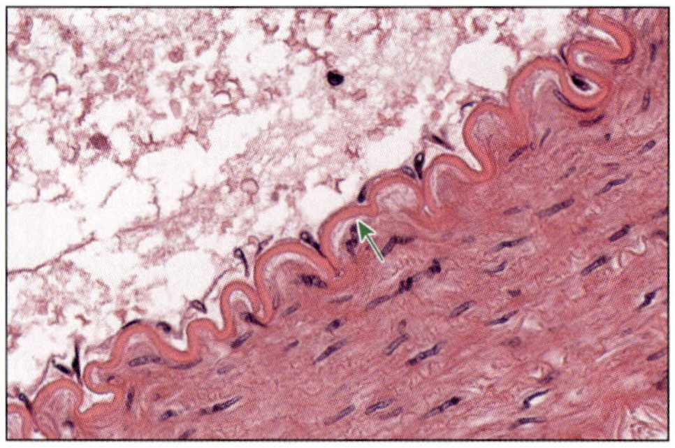

혈관의 내피세포(단층편평상피)

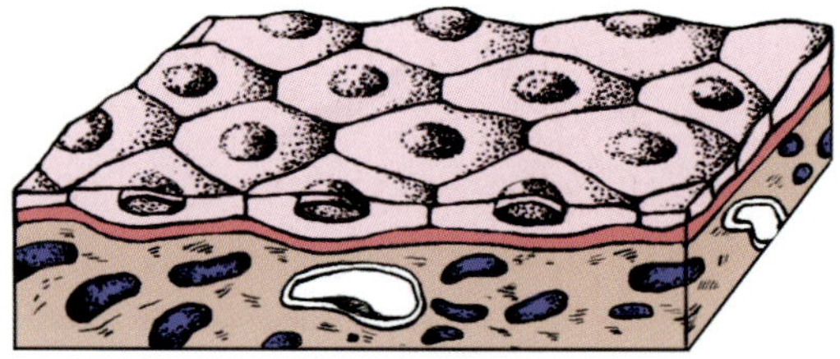

A. 단층편평상피

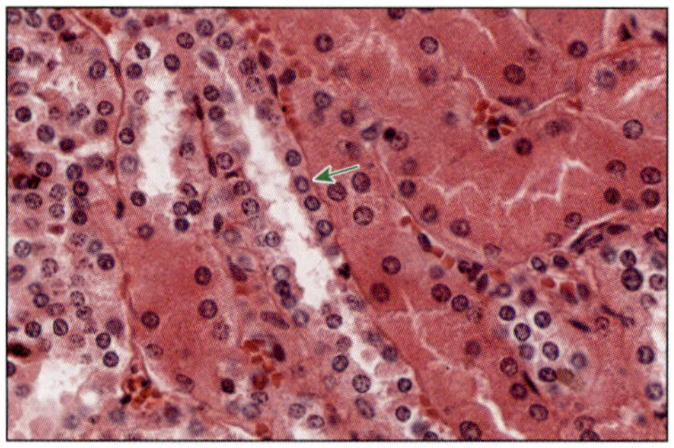

콩팥의 세관(단층입방상피)

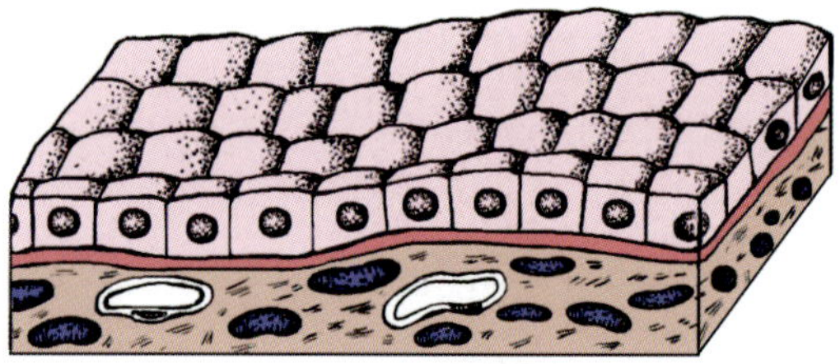

B. 단층입방상피

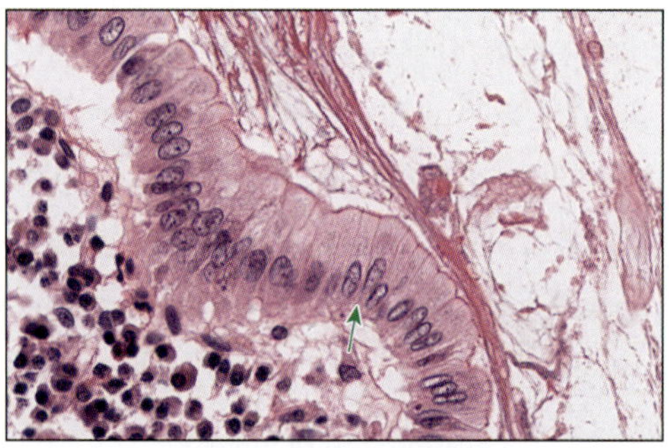

소장의 점막(단층원주상피)

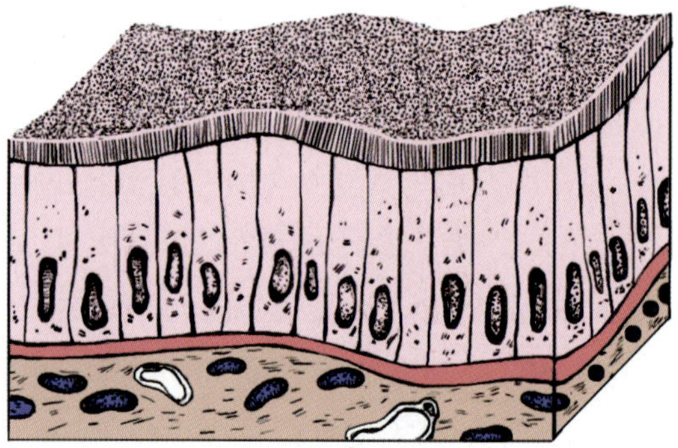

C. 단층원주상피

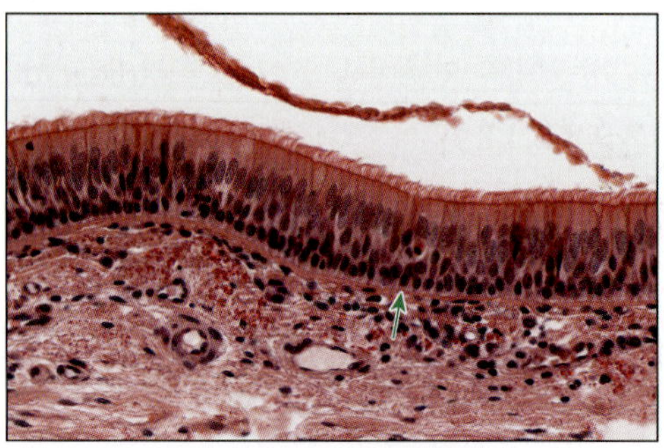

기관의 점막(거짓중층상피)

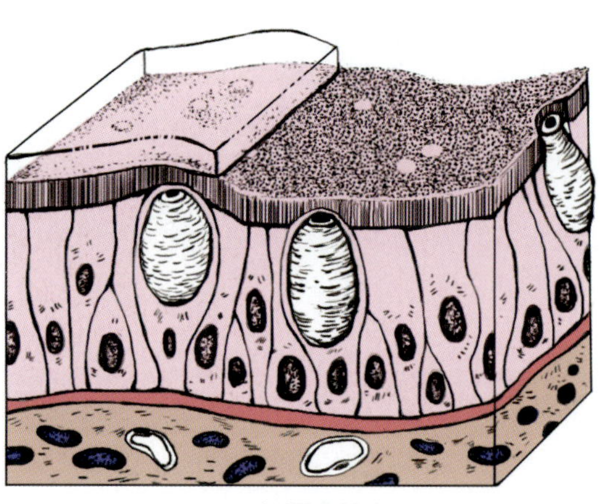

D. 거짓중층상피

그림 2-20 상피의 종류 (계속)

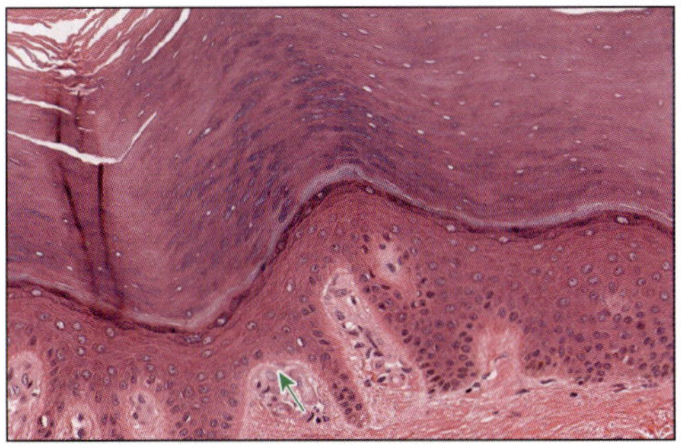
두꺼운 피부(중층편평상피)

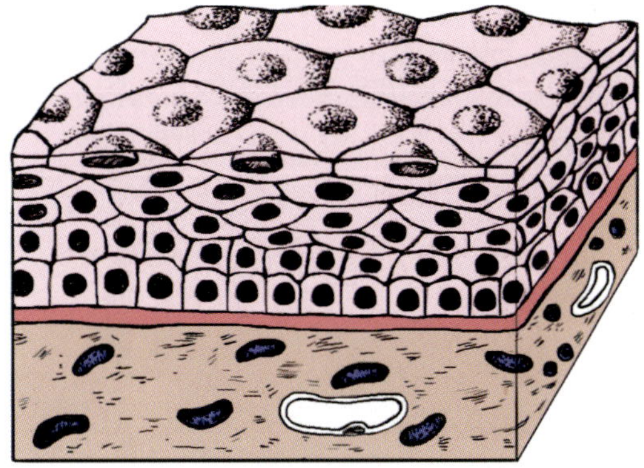
E. 중층편평상피

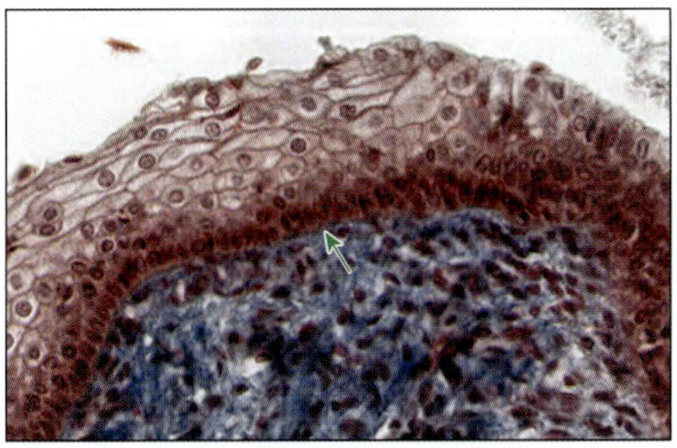
항문과 직장 연접 부위(중층입방상피)

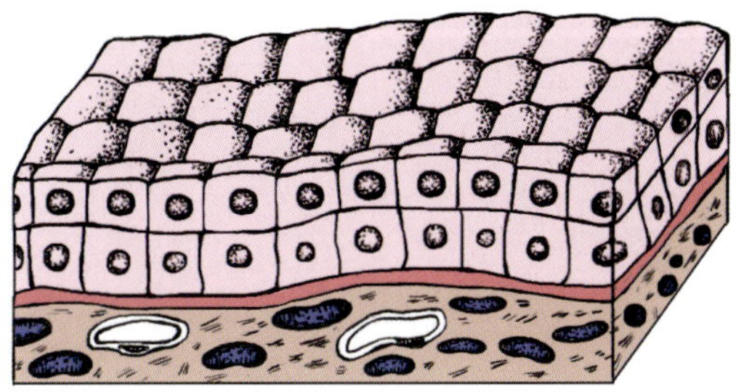
F. 중층입방상피

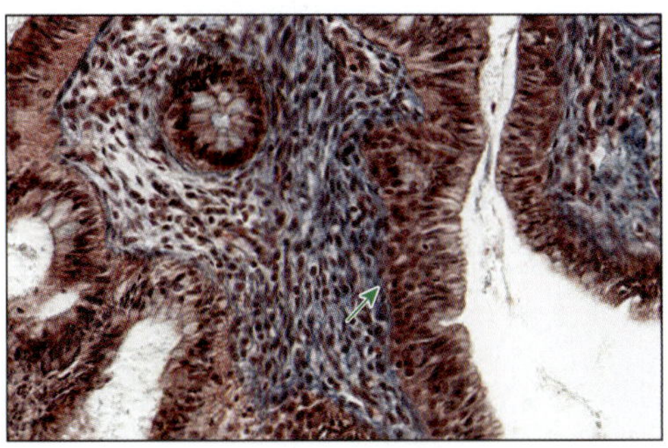
항문과 직장 연접 부위(중층원주상피)

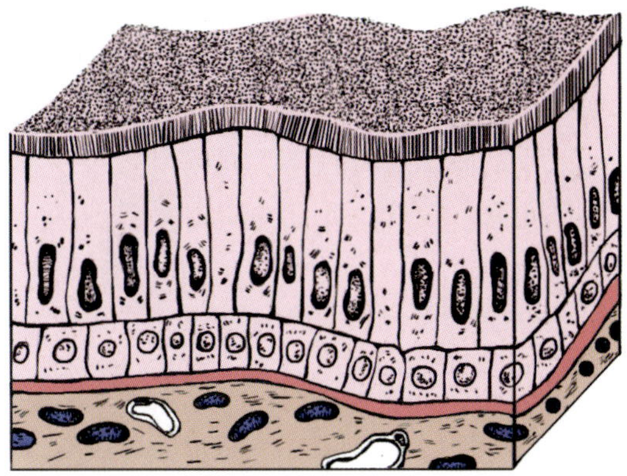
G. 중층원주상피

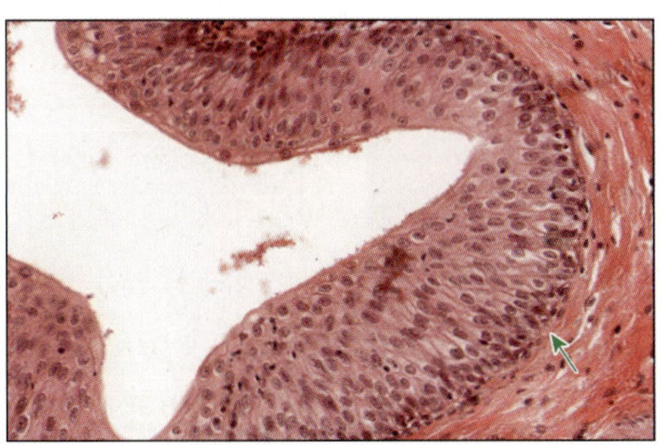
방광의 점막(이행상피)

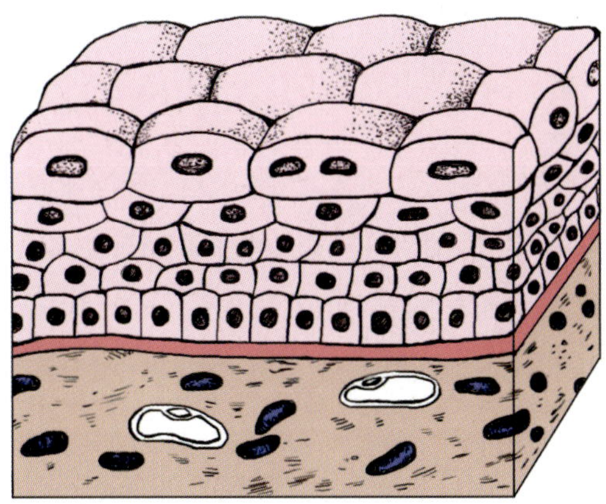
H. 이행상피

그림 2-20 상피의 종류

표 2-4 외분비샘의 분류

샘(선)의 종류	샘(선)의 종류	샘(선)의 형태	샘(선)의 종류	샘(선)의 종류	샘(선)의 형태
단순 Simple	단순대롱샘 Simple tubular gland	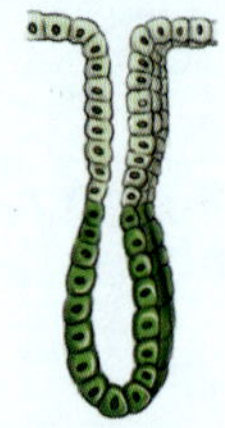	복합 Compound	복합대롱샘 Compound tubular gland	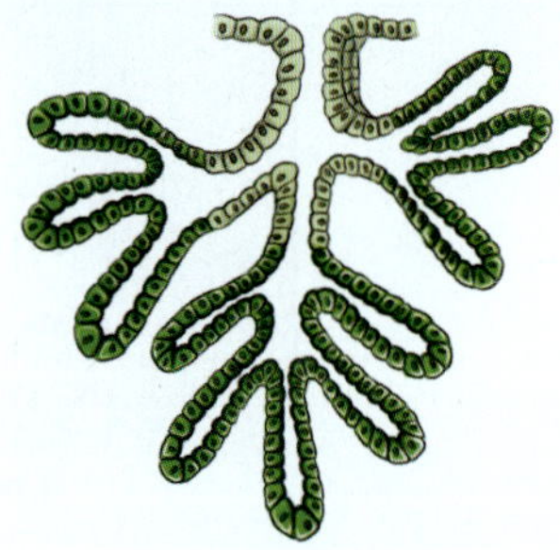
	단순나선대롱샘 Simple coiled tubular gland	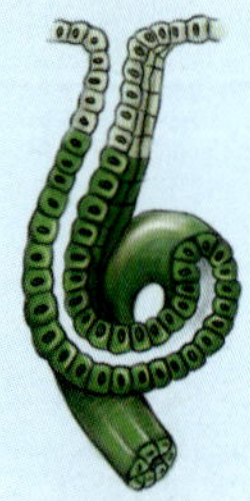			
	단순분지대롱샘 Simple branched tubular gland	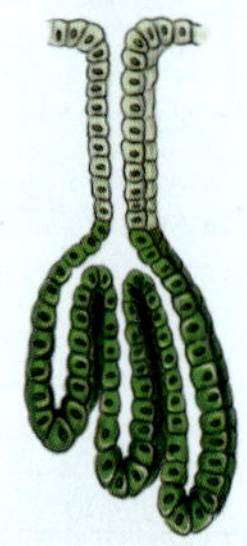		복합꽈리샘 Compound acinar gland	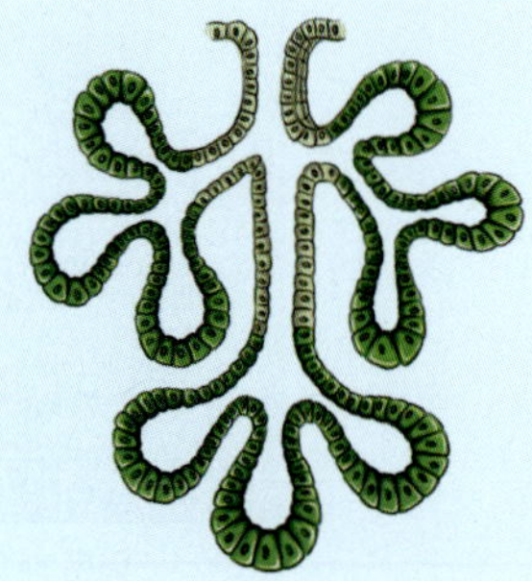
	단순꽈리샘 Simple acinar gland	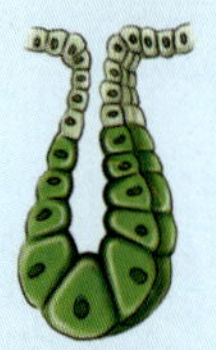		복합대롱꽈리샘 Compound tubuloacinar gland	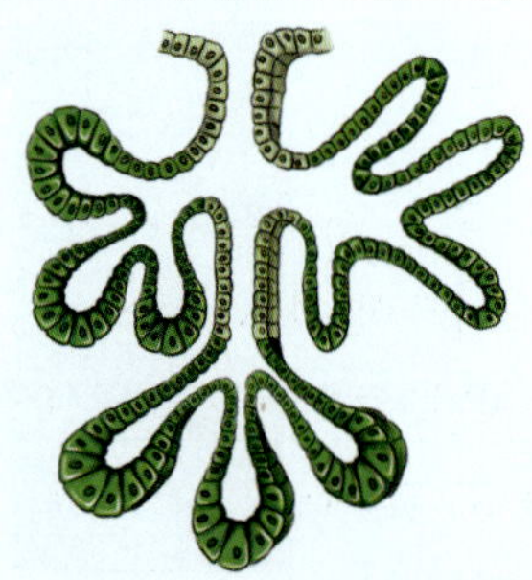
	단순분지꽈리샘 Simple branched acinar gland	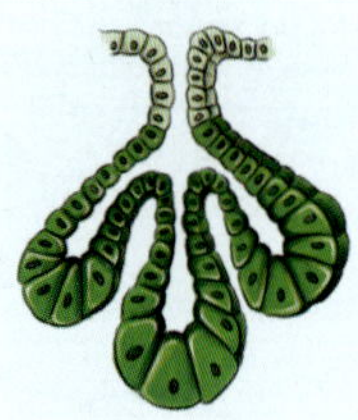			

로 내보내는 역할을 한다. 샘의 종류는 크게 2 가지가 있는데, 혈액으로 물질을 내보내서 다른 곳에 영향을 주는 내분비샘(endocrine gland)과 관을 통해서 밖으로 배출하는 외분비샘(exocrine gland)이 있다.

샘은 물질을 만드는 부분인 분비부(secretory portion)와, 만든 물질을 내보내는 통로인 도관부(duct portion)로 구분할 수 있다. [표 2-4]의 그림에서 연한녹색으로 표시한 부분이 도관부, 진한 녹색으로 표시한 부분이 분비부이다.

외분비샘은 세포 하나가 분비샘의 역할을 하는 홑세포샘(unicellular gland)과 여러 개의 세포가 모여 분비샘의 역할을 하는 뭇세포샘(multicellular gland)으로 크게 분류할 수 있다. 뭇세포샘은 도관부가 갈라져 있지 않은 단순(simple)형과 도관부가 갈라져 있는 복합(compound)형으로 구분할 수 있다. 또한 각각의 모양에 따라 [표 2-4]와 같이 더 세부적으로 구분할 수 있다.

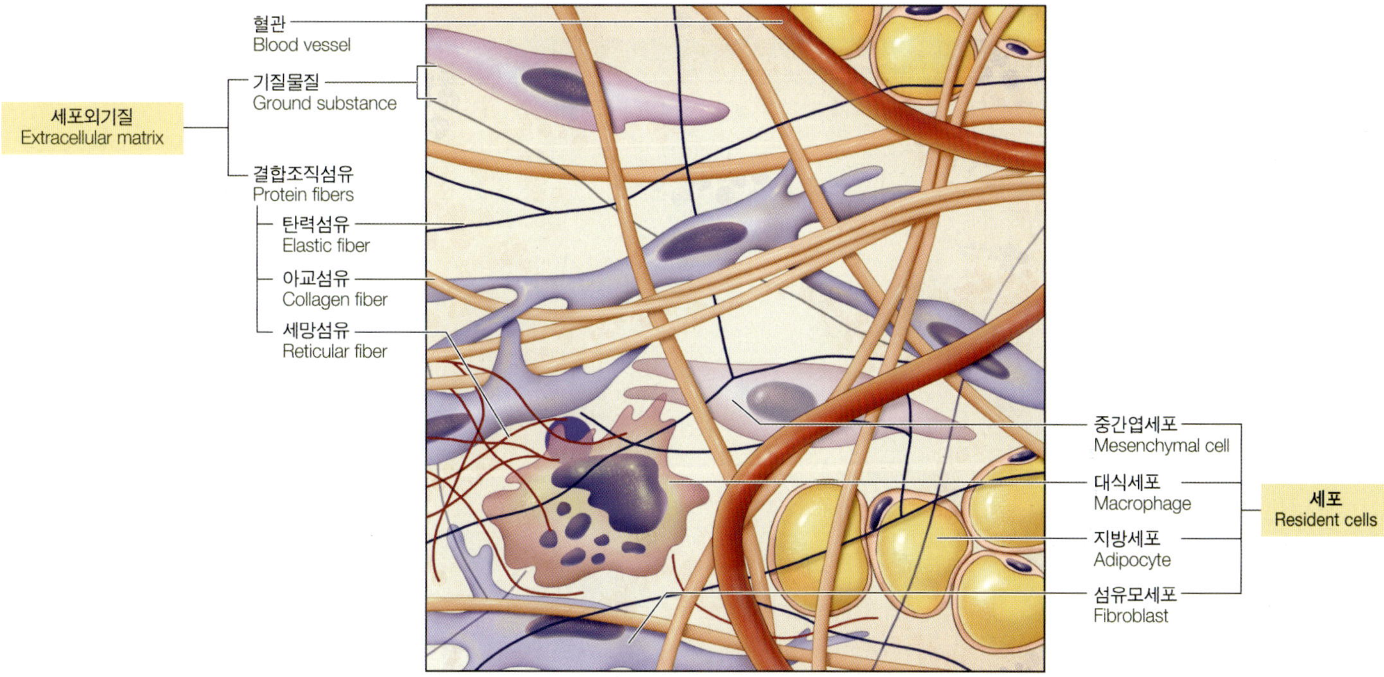

그림 2-21 결합조직의 개념도

2) 결합조직

(1) 결합조직의 개괄

조직과 기관 사이의 간격을 채우거나 지지하는 조직을 결합조직이라 한다. 결합조직은 인체에서 가장 널리 분포된 조직으로 지지, 보호, 결합의 기능을 하고 인체의 각 부위를 구분하는 기능도 갖는다.

결합조직(그림 2-21)은 크게 세포(cell)와 세포외기질(extracellular matrix, ECM)로 구성되며, 세포외기질은 결합조직섬유(connective tissue fiber)와 기질물질(ground substance)로 구분된다. 결합조직섬유는 아교섬유(collagen fiber), 그물섬유(reticular fiber), 탄력섬유(elastic fiber)의 3가지 종류가 있다.

결합조직(그림 2-21)의 세포에는 섬유모세포(fibroblast), 대식세포(macrophage), 지방세포(fat cell), 백혈구세포(white blood cell), 형질세포(plasma cell), 비만세포(mast cell) 등이 있다. 결합조직의 종류는 크게 고유결합조직(connective tissue proper)과 특수결합조직(special connective tissue)으로 나눌 수 있다. 고유결합조직은 조직과 기관 사이의 간격을 메우고 결합시키는 역할을 하며 성긴결합조직(loose connective tissue), 치밀결합조직(dense connective tissue)으로 나눌 수 있다. 특수결합조직은 연골(cartilage), 뼈(bone), 지방조직(adipose tissue), 혈액(blood)으로 나눌 수 있다(표 2-5).

(2) 고유결합조직(그림 2-22)

일반적으로 결합조직이라 하면 주로 고유결합조직을 말한다. 고유결합조직은 섬유(fiber)성분이 풍부하고 세포성분과 기질물질이 적은 치밀결합조직과, 섬유성분이 성기게 분포하고 기질물질이 많은 성긴결합조직으로 구분할 수 있다. 이중 성긴결합조직은 결합조직의 기본형으로 체내에 가장 널리 분포하고 산소나 영양분의 공급에 주로 관여한다.

치밀결합조직은 아교섬유(collagen fiber)가 치밀하고 섬유 방향이 일정한 치밀규칙결합조직과 아교섬유의 방향이 여러 방향으로 되어 있는 치밀불규칙결합조직으로 구분할 수 있다.

예 치밀규칙결합조직 : 힘줄(tendon), 인대(ligament)
치밀불규칙결합조직 : 피부의 진피(dermis)

(3) 특수결합조직(그림 2-23)

지방조직(adipose tissue)은 성긴결합조직 사이사이에 존재하

표 2-5 결합조직(connective tissues)

조직(tissue)	분포(location)	기능(function)
성긴결합조직 Areolar	조직과 조직 또는 장기와 장기 사이의 공간	연결
지방조직 Adipose, fat	피부 밑 여러 부위의 충전물(padding)	보호 절연,지지, 영양소의 비축
치밀섬유결합조직 Dense fibrous	힘줄, 인대, 근막, 흉터조직	유연하면서도 강한 연결
뼈 Bone	뼈대	지지, 보호
연골 Cartilage	코중격의 일부; 뼈의 관절면을 덮는 부분, 후두, 기관과 기관지의 고리 척추뼈 사이의 원반 바깥귀	단단하면서도 유연한 지지 작용 압력에 버팀 유연한 지지작용
혈액 Blood	혈관	수송
조혈조직 Hematopoietic	적색골수	혈액세포 형성

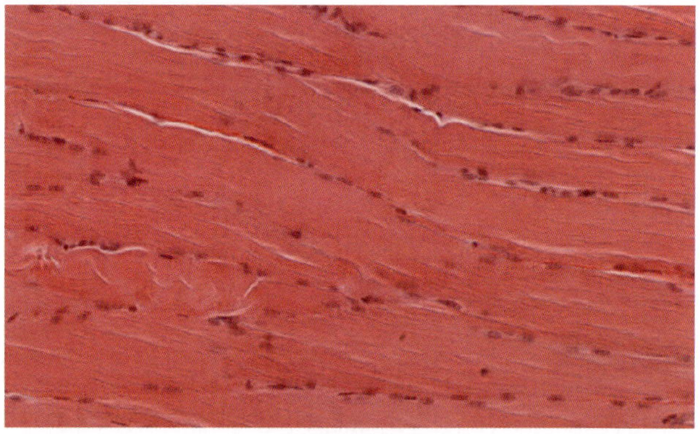

A. 치밀결합조직

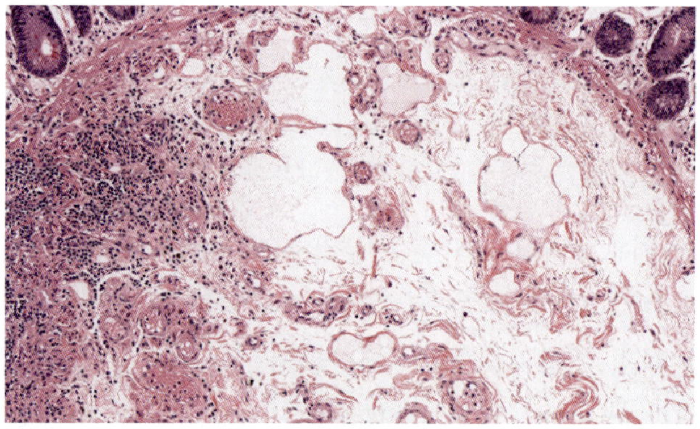

B. 성긴결합조직

그림 2-22 고유결합조직의 분류

는 경우가 많다. 지방조직의 지방세포(adipocyte) 핵은 납작하게 눌려 있고, 지질성분은 지방방울의 형태로 주로 존재한다.

뼈조직의 세포에는 뼈세포(osteocyte), 뼈모세포(osteoblast), 뼈파괴세포(osteoclast)가 있다. 뼈조직의 섬유 성분은 아교섬유로 되어 있으며 기질물질은 주로 프로테오글리칸(proteoglycan)으로 되어 있다.

연골조직의 세포는 연골세포(chondrocyte), 섬유성분은 아교섬유와 탄력섬유로 되어 있으며 기질물질은 프로테오글리칸으로 되어 있다. 연골의 종류는 유리연골(hyaline cartilage), 탄력연골(elastic cartilage), 섬유연골(fibrocartilage)로 분류할 수 있으며 섬유 성분의 구성에서 차이가 난다.

혈액은 유일한 액체성 결합조직으로서 조직에 산소와 이산화탄소, 영양소와 대사 노폐물의 교환을 하는 특수 결합조직이다. 또한 면역기능, 호르몬 운반, 응고작용에 관여하며 체내의 수분, pH, 삼투압 조절을 통한 항상성 유지에 중요한 역할을 한다. 혈액은 적혈구(erythrocyte), 백혈구(leukocyte), 혈소판(platelet)의

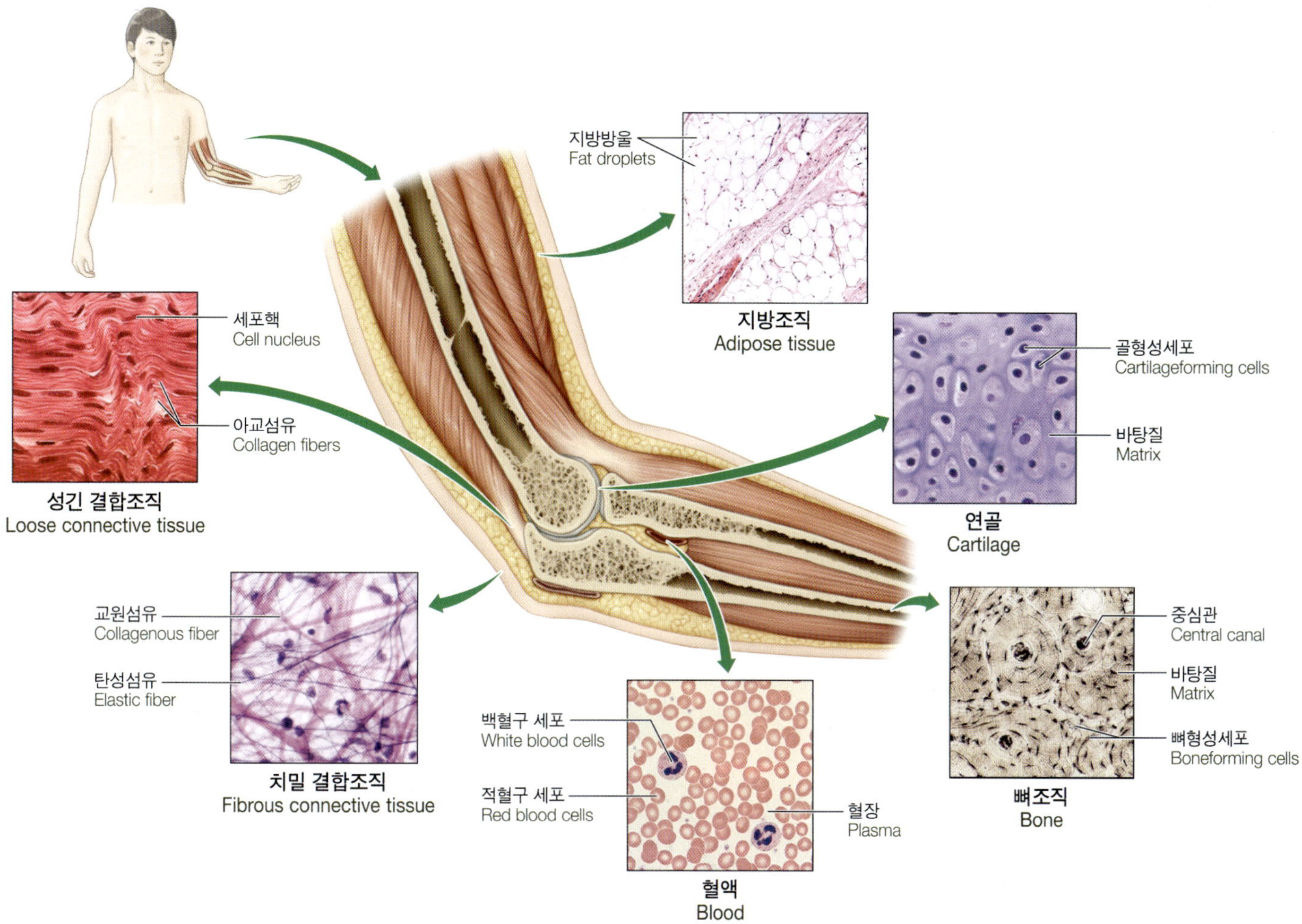

그림 2-23 특수결합조직의 분류

세포성분과 물, 혈장단백질, 영양소. 전해질 등을 포함한 혈장으로 구분된다.

3) 근육조직 (표 2-6)

(1) 근육조직의 개괄

근육은 인체의 운동을 담당하는 조직으로 수축능력이 있는 가늘고 긴 세포들로 이루어져 있다.

근육세포는 여러 개의 근육섬유다발(muscle fiber bundle)들로 이루어져 있고, 근육섬유다발은 여러 개의 근육섬유(muscle fiber)들이 모여서 이루어진다. 근육섬유는 하나하나가 모두 성긴결합조직인 근육속막(endomysium)으로 싸여있고, 근육섬유다발(muscle fiber bundle)은 근육다발막(perimysium)에 의해, 그리고 전체 근육세포는 근육바깥막(epimysium)에 의해 싸여 있다 (그림 2-24).

(2) 근육조직의 분류

근육조직은 해부학적 위치에 따라 뼈대근육(skeletal muscle), 심장근육(myocardium), 내장근육(visceral muscle)으로 구분할 수 있다. 또한 조절방법에 따라 자신의 의지에 따라 조절할 수 있는 맘대로근과 자신의 의지와 상관없이 자율적으로 조절되는 제대로근으로도 구분할 수 있다. 뼈대근육은 맘대로근에 속하고 심장근육과 내장근육은 제대로근에 속한다. 조직학적 특성을 기준으로 나누는 경우 가로무늬가 관찰되는 가로무늬근과 가로무늬가 관찰되지 않는 민무늬근으로 분류할 수 있는데, 뼈대근육과 심장근육은 가로무늬근에 속하고 내장근육은 민무늬근에 속한다 (그림 2-25).

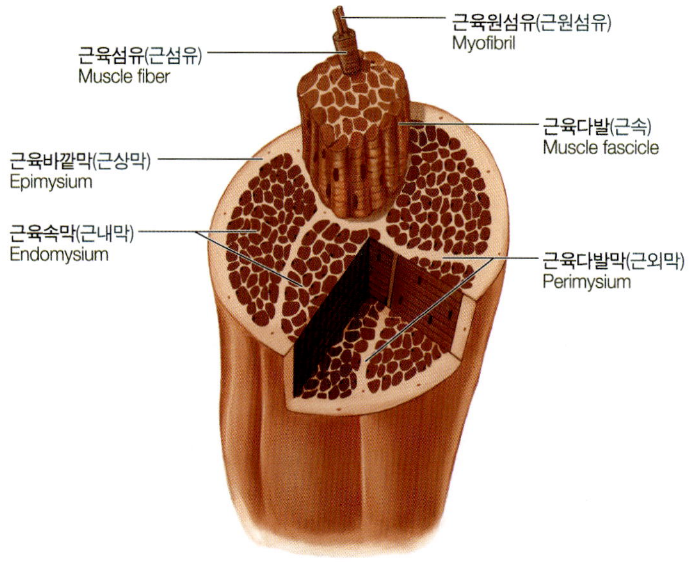

그림 2-24 근조직의 미세구조

표 2-6 **근육조직과 신경조직**(muscle and nervous tissue)

조직(tissue)	분포(location)	기능(function)
근육조직(Muscle)		
골격근(skeletal) 가로무늬근(striated) 맘대로근(voluntary)	뼈에 부착하는 근육 안구근육 식도의 위쪽 1/3	자세 유지 뼈의 움직임 안구운동 삼키기(연하, swallowing)의 첫 단계에 관여
심장근(cardiac) 가로무늬근 제대로근(involuntary)	심장벽	심장의 수축
민무늬근(smooth) 제대로근 내장근(visceral)	소화관(digestive tract), 호흡관(respiratory tract) 및 비뇨생식관(genitourinary tract)과 같이 관 모양을 하는 내장의 벽 혈관과 큰 림프관의 벽 샘(gland)의 도관 안구 내재근[홍채(iris)와 섬모체(ciliary body)] 털세움근(arrector muscles of hairs)	해당 장기의 관을 따라 일어나는 물질이동 관 직경의 변화 도관을 통한 물질이동 동공(pupil)의 크기와 수정체(lens) 모양의 변화 털을 세움(소름, goosebump)
신경조직(Nervous)		
	뇌(brain), 척수(spinal cord) 신경	흥분성(excitability), 전도성(conduction)

조절방법	해부학적 위치	조직학적 특징
맘대로근	뼈대근육	가로무늬근
제대로근	심장근육	
	내장근육	민무늬근

뼈대근육은 우리 몸의 골격에 연결되어 큰 힘을 내거나 정교한 움직임을 만들어내는 데 사용된다. 몸운동신경에 의해서 조절되며 조직학적으로는 긴 원통형의 다핵세포로 되어 있다.

심장근육은 심장의 벽을 이루고 주기적 리듬을 만들어내어 심장 박동을 일으킨다. 조직학적으로는 세포막으로 구분되는 단핵세포들이 서로 가지를 치고 연결되어 있다.

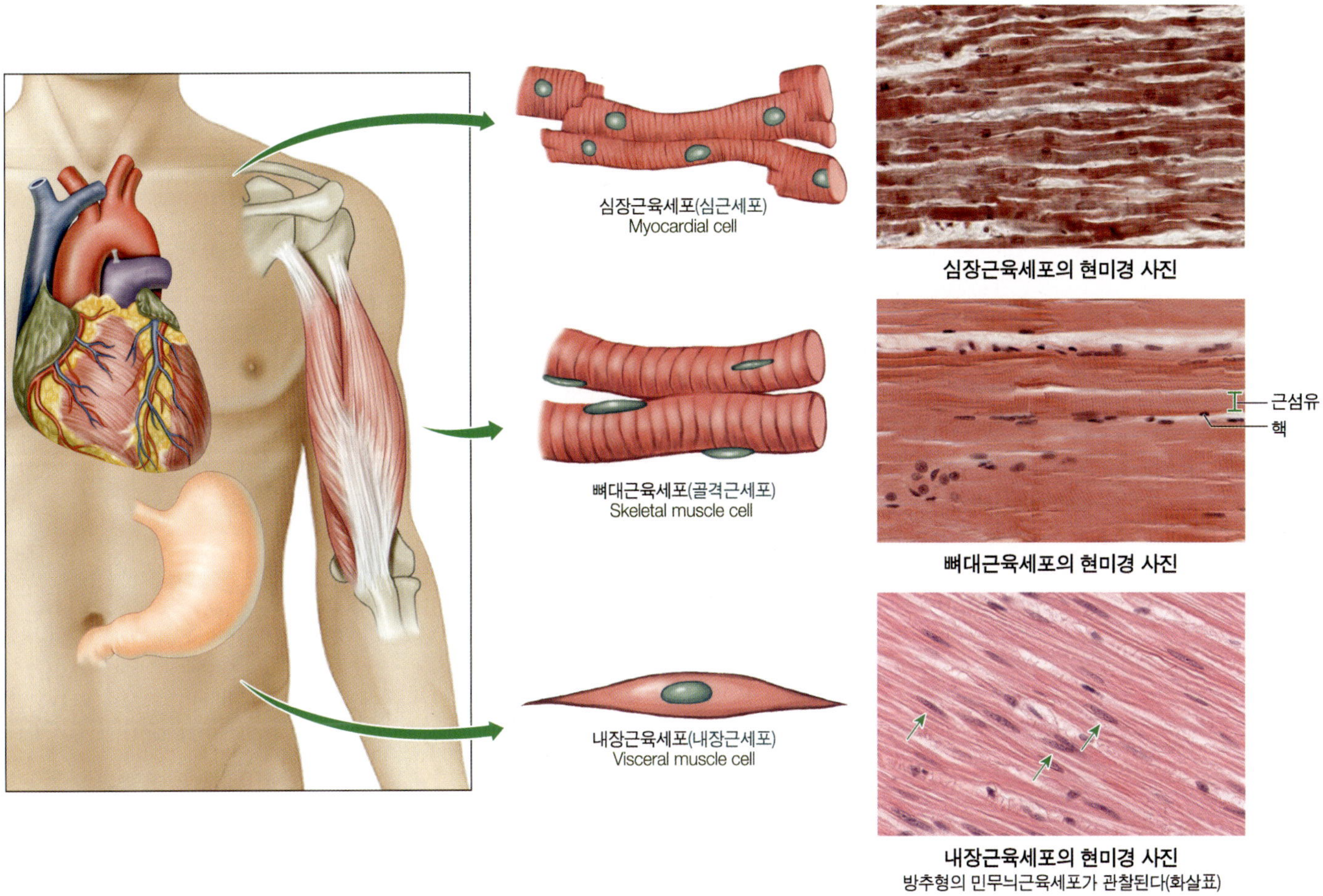

그림 2-25 근육조직의 분류

내장근육은 주로 내장기관이나 혈관의 벽을 구성한다. 조직학적으로는 방추형의 단핵세포로 되어 있어 뼈대근육, 심장근육과 달리 가로무늬가 없는 민무늬근에 속한다.

4) 신경조직 (표 2-6)

(1) 신경조직의 개괄

신경계를 이루는 조직은 고도로 분화, 발달된 조직으로서 신경세포(뉴런, neuron)와 보조 역할을 하는 신경아교세포(neuroglial cell)로 구성된다. 신경세포보다 신경아교세포의 수가 더 많지만, 주된 기능은 신경세포에 더 많다.

신경조직은 여러 개의 신경다발(nerve fascicle)들로 이루어져 있고, 신경다발은 여러 개의 신경섬유(nerve fiber)들이 모여서 이루어진다. 신경섬유는 하나하나가 모두 성긴결합조직인 신경섬유막(endoneurium)으로 싸여있고, 신경다발(nerve fascicle)은 신경다발막(perineurium)에 의해, 그리고 전체 신경은 신경바깥막(epineurium)에 의해 싸여있다 (그림 2-26).

(2) 신경세포

신경세포(neuron)는 자극을 수용하는 가지돌기(수상돌기, dendrite)와 통합처리 기능을 하는 신경세포체(cell body), 자극을 신경말단까지 전달하는 축삭돌기(axon)로 이루어져 있다. 축삭돌기는 세포의 여러 돌기 중 가장 긴 것으로 대개의 신경세포는 1개의 축삭돌기를 가진다. 가지돌기는 축삭돌기보다 굵고 짧으며 하나의 신경세포에는 여러 개의 가지돌기가 있다.

신경세포는 중추 신경계에서는 회색질(gray matter)에 모여 있고 말초 신경계에서는 신경절에 모여 있으며 여러 장기에 여러 모양으로 무리를 짓고 있다. 신경세포는 크기와 모양에 있어

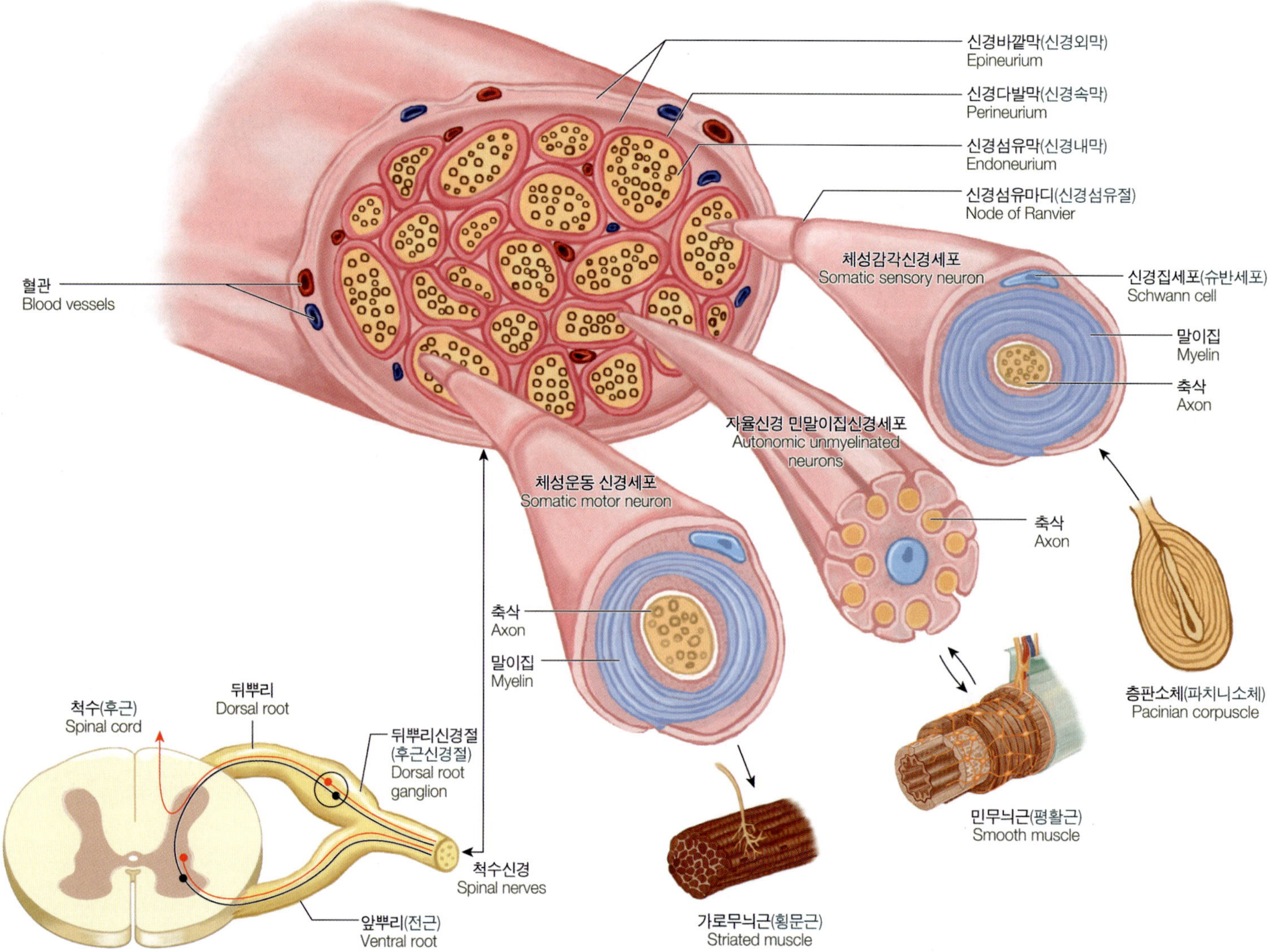

그림 2-26 신경조직의 미세구조

매우 다양한데 감각신경세포, 연합신경세포, 운동신경세포의 모양이 각각 다르다.

신경세포는 기계적 및 화학적인 자극에 반응하여, 세포의 한 부위에서 받은 자극을 다른 부위로 전달하는 기능을 주로 한다. 자극의 효과는 전기적 신호 등을 통해 다른 신경세포, 근육세포, 샘세포 등에 전달된다.

신경세포와 신경세포 사이의 간극을 시냅스라 하며, 신경세포의 말단에서 신경전달물질(neurotransmitter)이 분비되어 다음 신경세포의 흥분을 유발한다. 이러한 과정을 흥분의 '전달'이라 하며 일방향성으로 일어난다. 한 신경세포 내에서 일어나는 자극의 전달 과정은 흥분의 '전도'라 하며 양방향성으로 일어나게 된다.

(3) 신경아교세포 (그림 2-27)

중추신경계와 말초신경계를 구성하는 신경아교세포는 종류가 다르다. 중추신경계에는 별아교세포(astrocyte), 희소돌기아교세포(oligodendrocyte), 미세아교세포(microglia), 뇌실막세포(ependymal cell)가 있으며 말초신경계에는 슈반세포(Schwann cell)와 위성

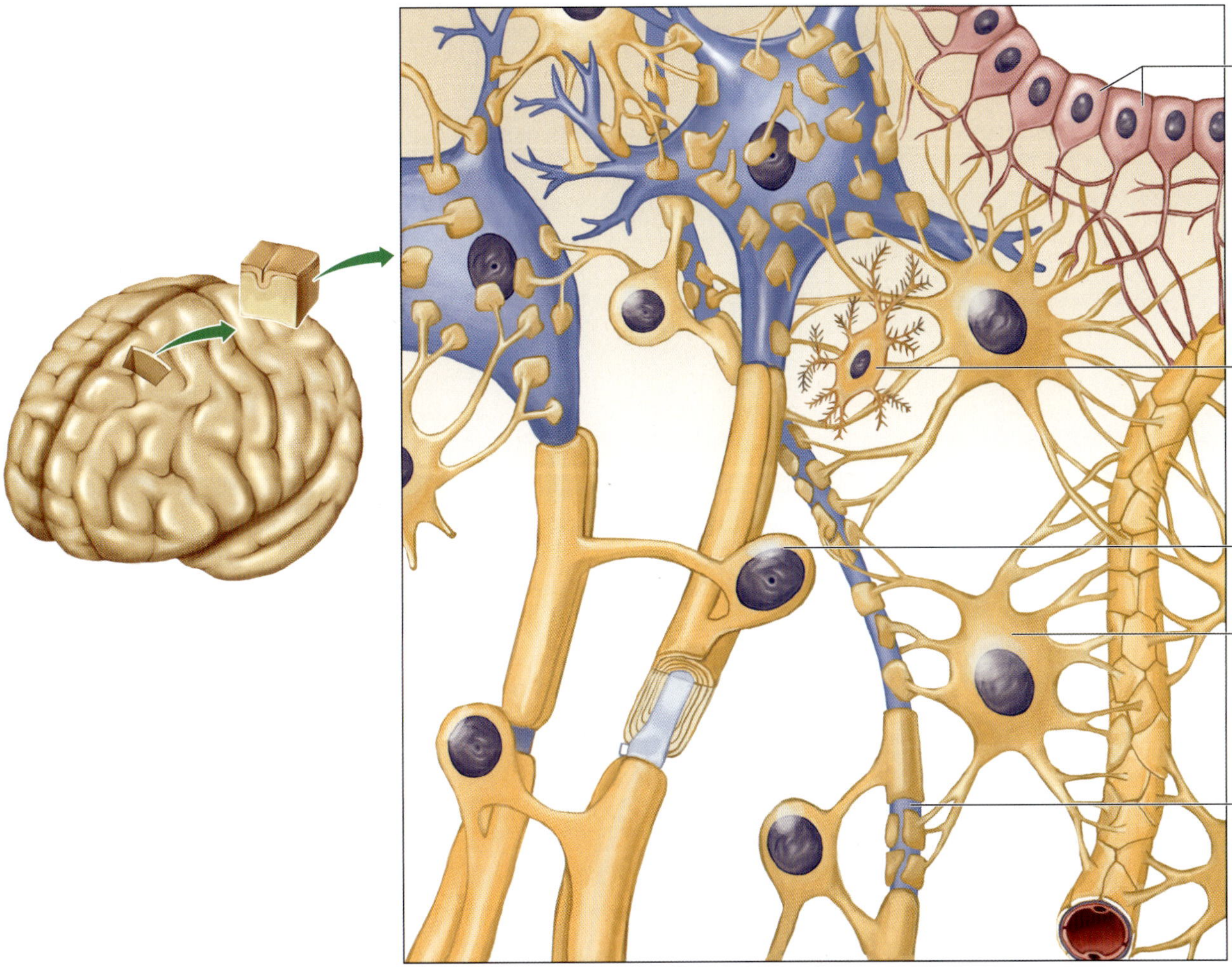

그림 2-27 신경아교세포의 종류

세포(satellite cell)가 있다.

희소돌기아교세포는 중추신경계 신경세포의 말이집을 형성하고 별아교세포는 지지 및 물질대사 작용을 하며, 미세아교세포는 포식작용을 하는 면역세포이다. 뇌실막세포는 뇌실의 윗면을 덮는 상피조직을 구성한다.

슈반세포는 말초신경계 신경세포의 말이집을 형성하며 위성세포는 중추신경계의 별아교세포와 유사한 기능을 한다.

03 CHAPTER

피부계통

Integumentary System

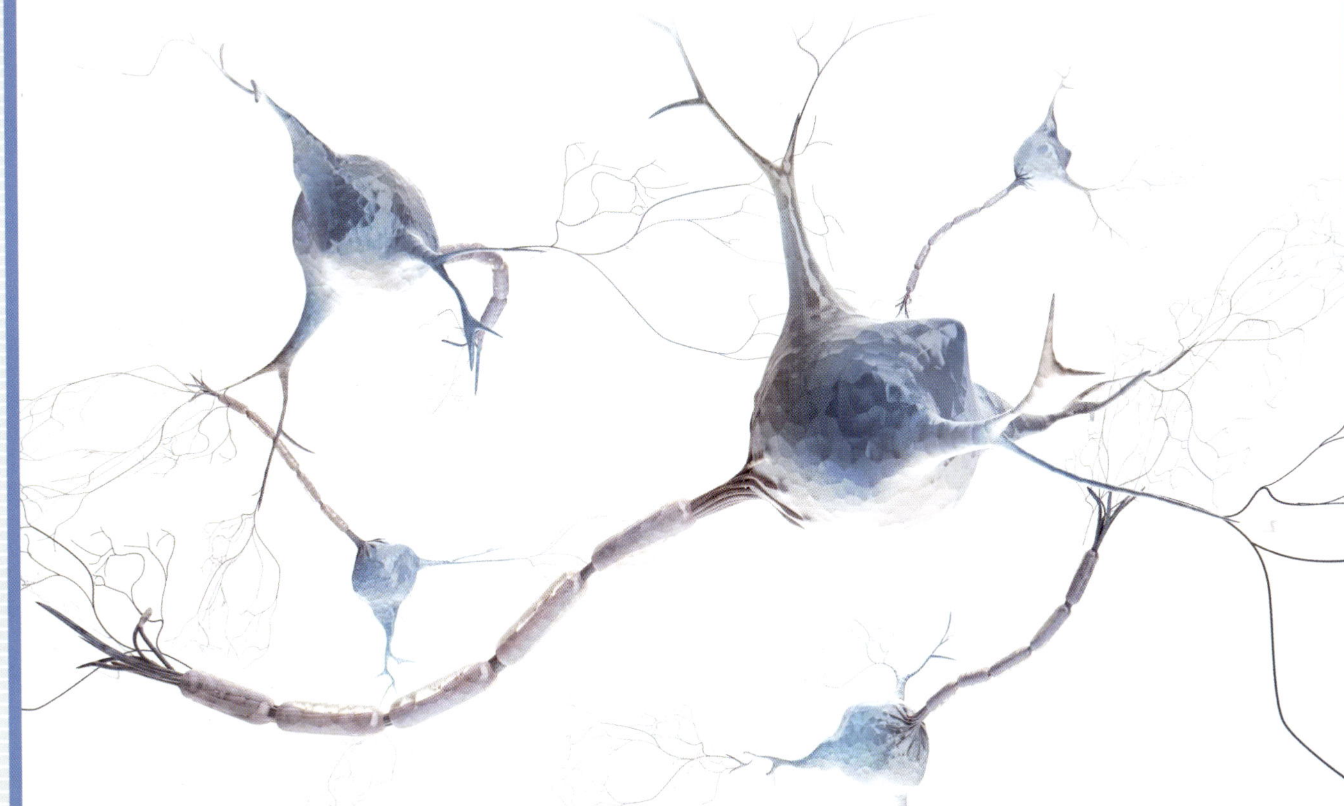

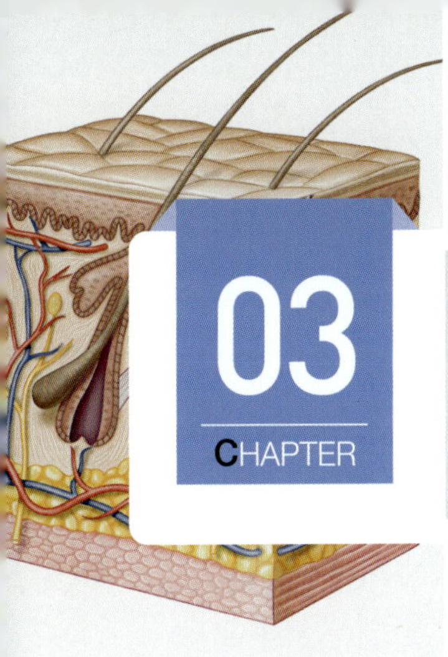

03 CHAPTER

피부계통

Integumentary System

1 피부와 구조와 기능

1) 피부의 기능

(1) 보호

피부는 외부에서 오는 충격으로부터 인체를 보호하는 작용을 한다. 마찰이 많이 발생하는 부위의 피부는 두꺼워지며, 굳은살을 형성하기도 하여 물리적으로 인체를 보호한다.

피부에는 멜라닌 색소가 존재하여 유해한 자외선으로부터 인체의 내장기관을 보호한다.

피부는 미생물이나 세균의 침입을 막는 물리적 장벽의 역할을 한다.

(2) 감각기능

피부에는 감각수용체가 있어서 외부에서 오는 자극을 받아들일 수 있고, 신경계통의 말단을 통해 그 자극을 중추신경계로 전달할 수 있다.

피부에서 느끼는 감각으로는 촉각, 통각, 온각, 냉각, 압각이 있으며 각각을 느끼는 점을 촉점, 통점, 온점, 냉점, 압점이라 한다.

(3) 체온조절

피부를 통한 체온조절은 혈관의 확장에 따른 열 발산량의 변화와 땀에 의한 증발 효과로 구분하여 생각할 수 있다.

외부의 기온이 높거나 체온이 높은 상황에서는 피부층의 얕은 세동맥(arteriole)들이 확장하여 혈류량이 증가하고 많은 열을 체외로 발산하여 체온을 낮춘다. 이와 함께 땀샘에서는 많은 땀을 분비하여 땀의 기화작용을 통해 체온을 낮춘다.

반대로 외부의 기온이 낮거나 체온이 낮은 상황에서는 얕은 세동맥들이 수축하여 혈류량이 감소하고, 땀 분비를 줄여서 체온을 높이는 작용을 한다.

(4) 체액조절

피부는 체액이 밖으로 나가는 것을 막아준다. 다시 말해 '체액 손실 방지'의 역할을 한다고 할 수 있다. 화상 등으로 피부에 심각한 손상이 생기면, 체액이 지나치게 손실되어 생명유지 기능에 문제가 생길 수 있다. 피부는 반대로 외부에서 수분이 침투하지 못하게 하는 역할도 한다.

(5) 분비작용

피부는 땀을 분비하여 체온 조절 기능을 수행한다. 이와 함께 Na, K, Cl, 요소(urea) 등을 배설하여 체내의 이온 균형을 조절하기도 한다. 그러나 이 효과는 미미하다.

피부의 기름샘에서는 기름 성분이 분비되어 피부나 털을 부드럽게 한다.

2) 피부의 구조

피부는 체표면에 가까운 곳부터 표피, 진피, 피부 밑조직(피하조직)으로 구분한다. 표피는 다시 각질층, 투명층, 과립층, 가시층, 바닥층으로 구분하고, 진피는 다시 유두층과 그물층으로 구분한다 (그림 3-1).

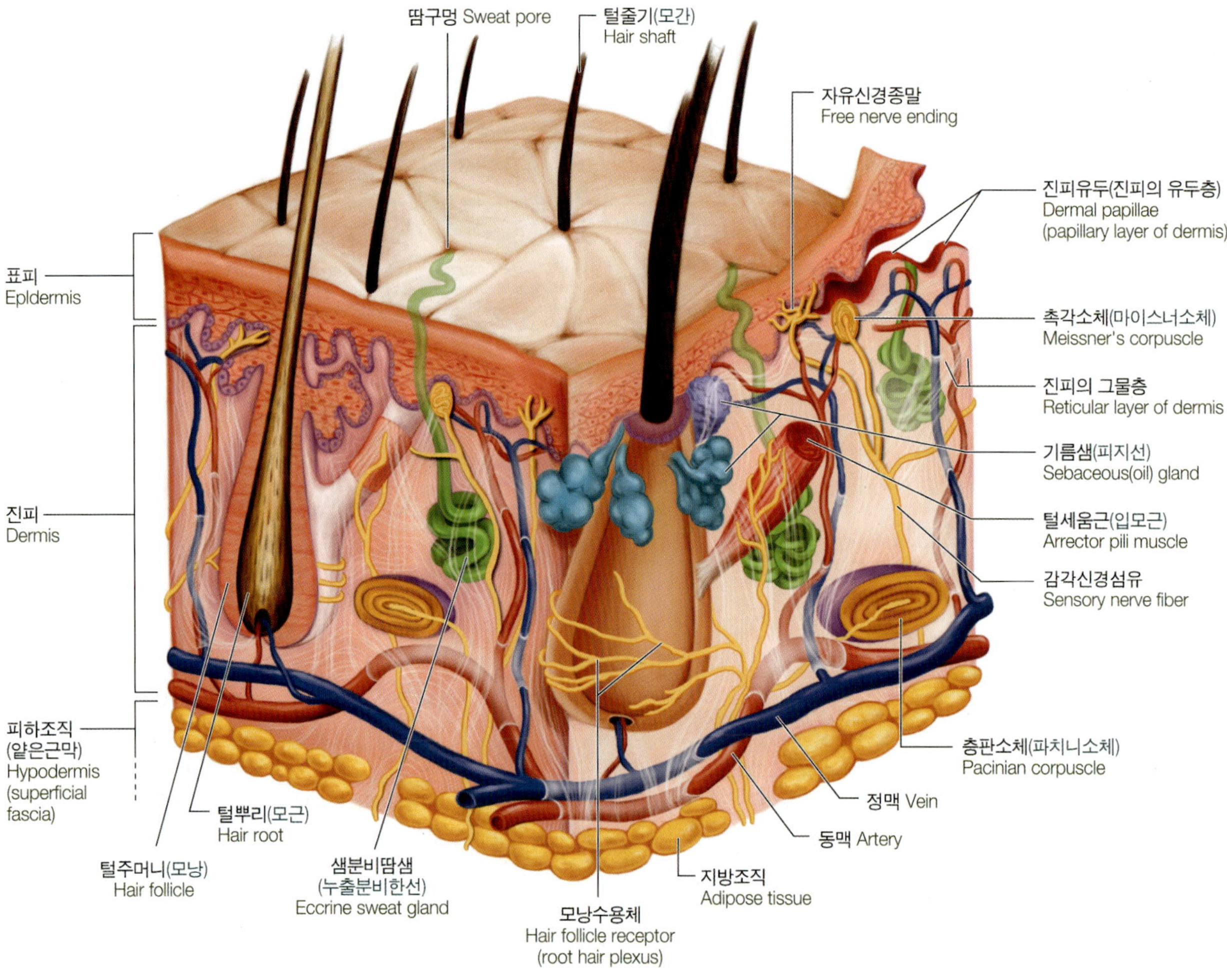

그림 3-1 피부의 구성 및 피부 부속기관

(1) 표피층

표피(epidermis)층은 피부 중 가장 바깥쪽을 싸고 있으며, 각질화중층편평상피(keratinized stratified squamous epithelium)로 되어 있다. 표피의 두께는 부위마다 다르며, 마찰이 많은 부위일수록 두꺼운 경향이 있다.

표피의 상피세포는 바닥층(표피세포의 5층 중 가장 아래층)에서 세포분열을 통해 새롭게 생성되며, 시간이 지나면서 새로 만들어진 세포에 의해 밀려 올라가고 최종적으로는 죽어 없어진다.

표피는 5개의 층으로 구분할 수 있는데, 표면에서부터 각질층, 투명층, 과립층, 가시층, 바닥층이다.

① 바닥층

세포분열을 통해 새로운 세포가 만들어지는 층이다. 또한 멜라닌 색소를 생성하여 자외선으로부터 피부를 보호하는 역할을 한다.

② 가시층

많은 부착반(desmosome)이 존재하여 광학현미경 상으로 가시가 있는 것처럼 관찰된다. 또한 당김잔섬유(tonofilament)를 합성하여 부착반과 각질이란 방수단백질의 전구물을 만든다.

③ 과립층

가시층 위의 3~4층의 납작한 세포로 구성되어 있으며 각질유리질(keratohyalin)이라는 과립을 생산하여 광학현미경에서 진하게 관찰된다. 과립층에서부터는 더 이상 세포분열이 이루어지지 않고 시간이 지나면 죽어서 바깥쪽으로 떨어져 나가게 된다.

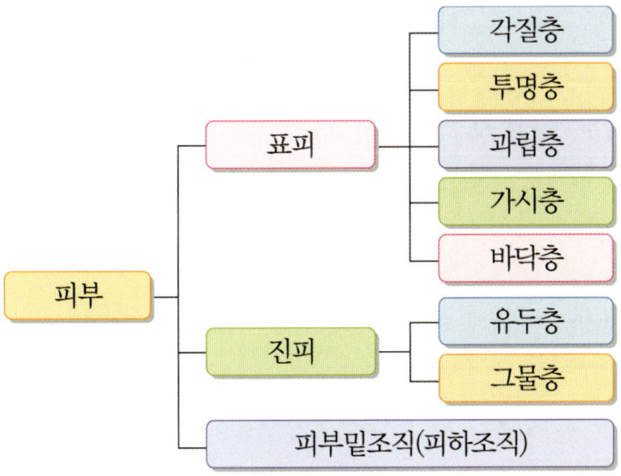

A. 피부의 구분

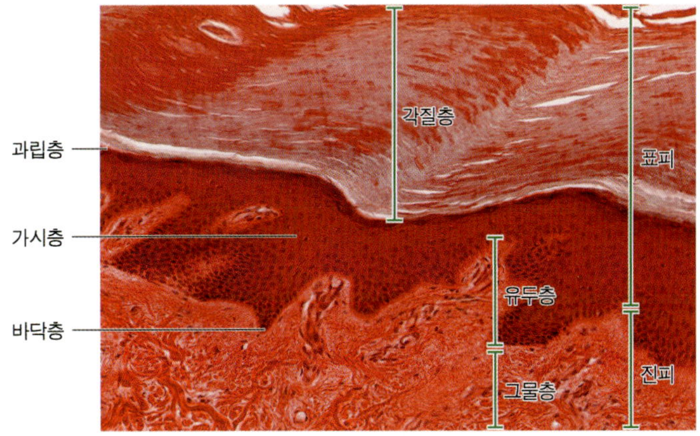

B. 피부의 현미경 소견

그림 3-2 피부의 구조

즉, 과립층 세포에 각질유리질(keratohyalin) 과립이 축적되면서 세포 소기관들은 퇴화하게 된다. 위로 올라갈수록 세포 소기관들은 점점 더 퇴화되는 경향을 보인다.

④ 투명층

핵, 세포소기관, 세포막이 없으며 투명하게 관찰된다. 발바닥과 같은 두꺼운 피부에서는 얇은 층으로서 관찰되지만, 얇은 피부에서는 투명층이 관찰되지 않기도 한다.

⑤ 각질층

투명층처럼 핵과 세포소기관들이 소실되어 있으며 비늘처럼 각질화되어 여러 층으로 구성된다. 각질층의 세포들은 이미 죽은 세포들이며, 세포들끼리 단단하게 결합되어 있어 피부의 보호 기능에 중요한 역할을 한다. 피부에서 가장 두껍고 치밀한 층이다.

표피에는 혈관의 공급이 없으며, 바닥층에 신경 말단이 닿고 있는 정도 외에는 신경도 분포하지 않는다.

피부 부속기인 샘(gland), 털(hair), 손톱·발톱(nail)은 모두 표피가 변화한 것이다.

표피를 구성하는 세포에는 각질세포(keratinocyte), 멜라닌세포(melanocyte), 랑게르한스세포(Langerhans cell), 촉각상피세포(Merkel's cell) 등이 있다. 가장 많은 것이 각질세포이며 방수의 역할을 하고 외부의 물질을 차단하는 역할을 한다. 멜라닌세포에서는 멜라닌색소를 생성하며 자외선을 차단한다. 멜라닌세포에서 생성된 멜라닌색소는 각질세포에 공급된다. 랑게르한스세포는 대식세포의 역할을 하는 면역세포이며, 촉각상피세포는 신경세포 말단에 닿고 있고 촉각에 관련된다.

(2) 진피층

진피(dermis)는 상부의 표피(epidermis)를 지탱하는 결합조직층이며, 위쪽의 유두층(papillary layer)과 아래쪽의 그물층(reticular layer)으로 나눈다. 유두층과 그물층의 구분은 명확하지 않아 광학현미경 상으로 확인하기 어려운 경우가 많다.

유두층은 성긴결합조직(loose connective tissue)으로 구성되며, 표피의 바로 밑에 있다. 진피가 표피를 향해 굴곡을 가지고 솟아있는 부위를 진피유두(dermal papilla)라고 하며, 이 진피유두는 유두층에 존재한다. 이 유두 안에 혈관, 림프관, 감각수용기가 많이 분포하며, 유두층의 혈관에서 산소와 영양분이 확산되어 표피에 공급된다.

그물층은 유두층 아래에 있으며 치밀불규칙결합조직(dense irregular connective fiber)으로 되어 있다. 많은 아교섬유(collagen fiber)와 탄력섬유(elastic fiber)를 가지고 있어 거칠고 탄력 있는 층을 형성한다.

(3) 피부밑조직 (피하조직)

피부밑조직(피하조직)은 진피층 아래의 지방성 결합조직층이다. 피부밑조직 아래에는 근육을 덮고 있는 질긴 결합조직인 깊은근막(deep fascia) 층이 나타나며, 여기서부터는 일반적으로 피부로 간주하지 않는다. 조직학에서는 진피층(dermis)을 포함한 피부(cutis)의 아래에 있음을 강조하여 피부밑층(subcutaneous layer)이라고 부르며, 해부학에서는 깊은근막보다 표면 쪽에 위치함을 강조하여 얕은근막(superficial fascia)이라고 부른다.

피부밑조직의 아교섬유(collagen fiber)와 탄력섬유(elastic fiber)는 진피의 아교섬유 및 탄력섬유와 연결되어 있어 섬유다발(fiber bundle)을 형성하고 피부의 장축과 평행하게 배열되어 있다. 손바닥과 발바닥에는 섬유다발의 수가 많아 피부밑조직이 깊은근막층과 단단하게 부착되어 있다.

피부밑조직에는 큰 혈관들이 관통하고 있으며 지방을 축적하고 있어 체온 조절과 절연체의 역할을 한다.

3) 피부 부속기

- 피부부속기
  - 샘
    - 땀샘
    - 기름샘
  - 털
  - 손톱, 발톱

(1) 샘

피부에 존재하는 샘은 외분비샘(exocrine gland)이며 분비 단

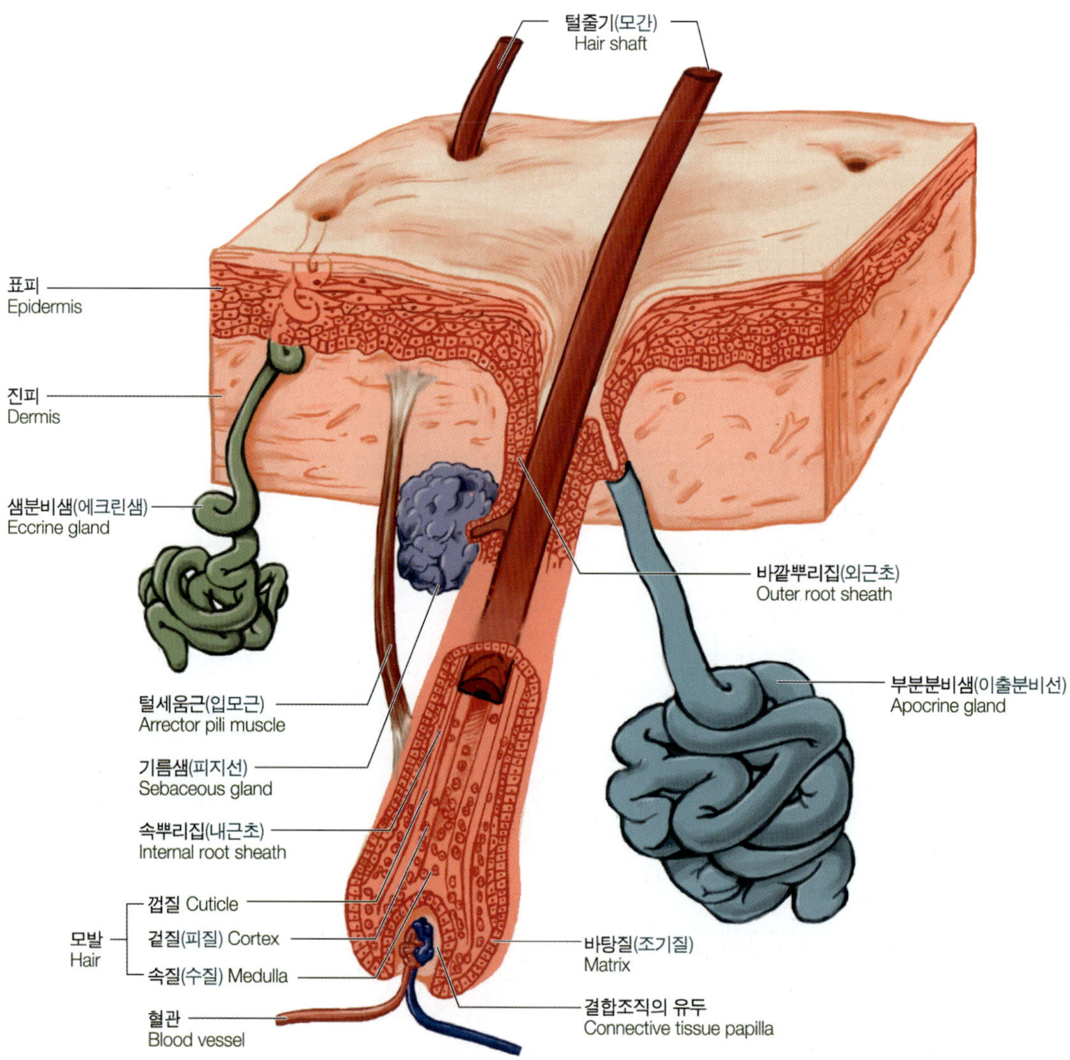

그림 3-3 피부의 분비샘과 털주머니

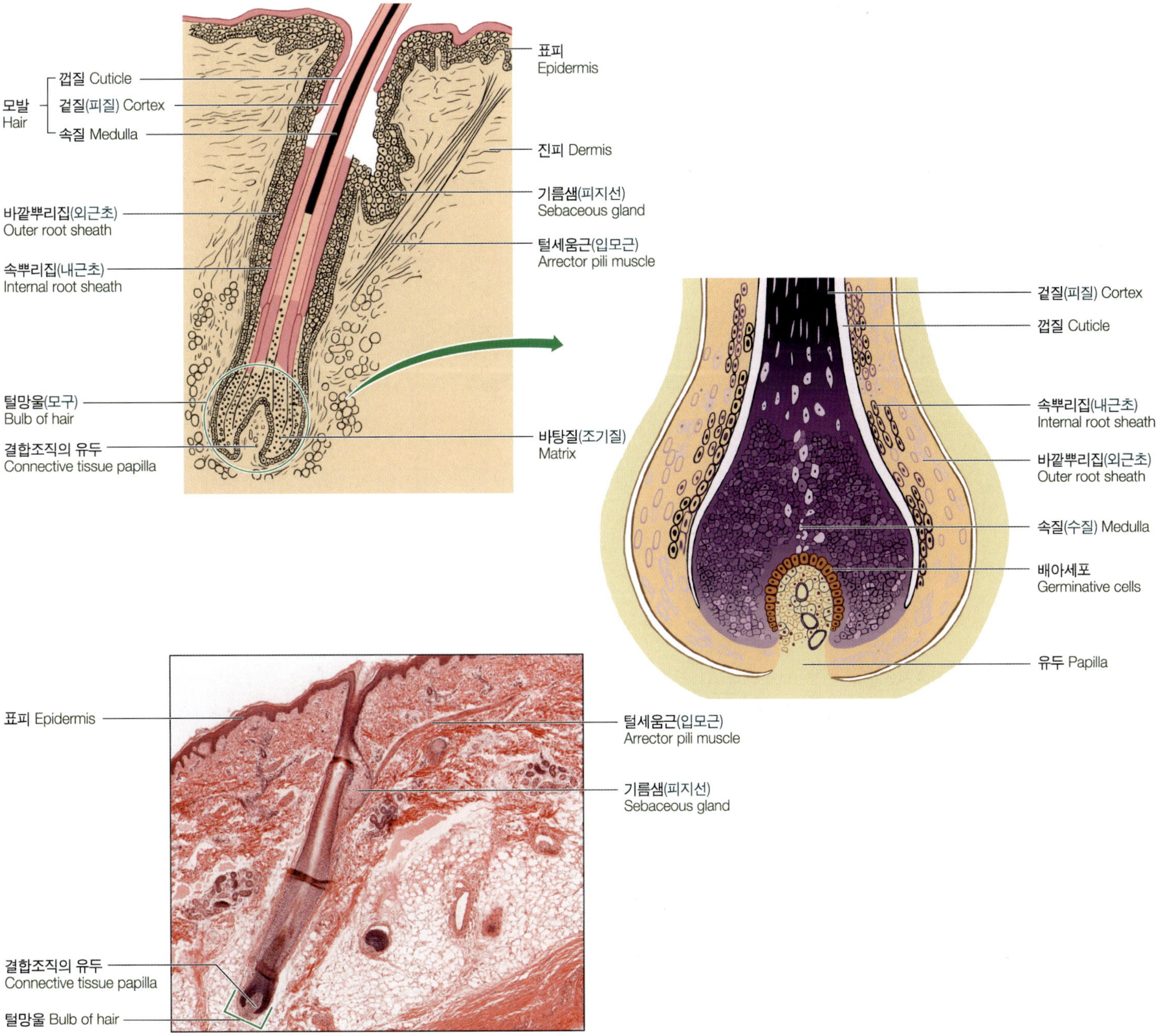

그림 3-4 털주머니의 세부구조와 현미경 사진

위(secretory unit)는 진피나 피부밑조직에 위치한다. 샘은 분비관을 통해 표면이나 털주머니까지 연결된다 (그림 3-3).

피부의 분비샘에는 땀샘과 기름샘이 있다. 귀지샘과 젖샘은 땀샘이 변형된 것으로 생각된다.

피부의 부속기관 중에 가장 많은 것이 땀샘이다. 땀샘은 부분분비샘(아포크린샘)과 샘분비샘(에크린샘)으로 구분하는데, 부분분비샘은 겨드랑이나 항문 주위에 존재하고 샘분비샘은 전신의 피부에 넓게 존재한다. 부분분비샘은 털주머니와 결합해 있어 분비액을 털주머니로 보내며 이 분비액은 세균에 의해 분해되어 불쾌한 냄새를 낸다. 샘분비샘은 분비관이 나선형으로 표피를 통과하여 표피에 있는 작은 땀구멍으로 연결된다.

귀지샘(ceruminous gland)은 변형된 땀샘으로 귀의 외이도에 분포한다. 귀지샘의 분비물은 기름샘의 분비물과 섞여 귀지를 형성한다. 젖샘(유선, mammary gland) 역시 젖분비를 위해 변형

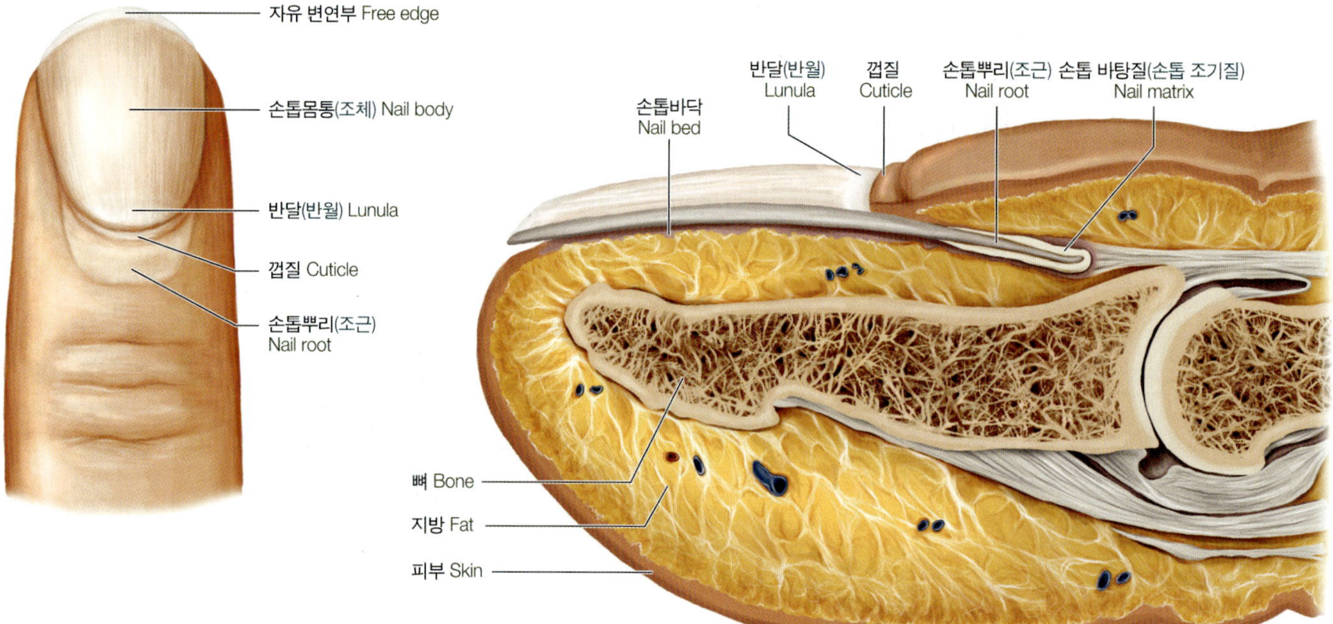

그림 3-5 손톱, 발톱의 구조

된 땀샘의 한 종류로 생각되고 있다.

기름샘(피지선, sebaceous gland)은 털주머니에서 유래하여 꽈리샘의 형태로 되어 있다. 대개의 기름샘은 털주머니와 연결되어 있고 그 분비액을 털주머니로 분비한다. 기름샘에서 분비되는 유성 분비물을 기름(피지, sebum)이라고 하는데 피부를 매끄럽게 하고 방수의 기능을 한다.

(2) 털 (그림 3-4)

털은 인체 표면에 다양하게 분포하고 있으며 그 양과 형태는 인종, 성별, 연령 등에 따라 다르다. 털은 두피에 가장 많고 겨드랑이, 두덩뼈(치골, pubis) 부분에도 풍부하다.

털주머니(모낭, hair follicle)는 털을 생성하고 유지시키며, 진피 깊숙이 박혀 있는 상피관(epithelial tube)이다. 털주머니의 끝부분은 팽창하여 털망울(모구, hair bulb)이 된다. 털망울은 진피의 결합조직유두(connective tissue papilla)를 둘러싸며 결합조직유두에는 신경말단과 혈관이 들어 있다.

털의 생성은 털유두(hiar papilla)의 윗부분에 있는 털바탕질(모기질, hair matrix)에서 일어난다. 털바탕질에서 털뿌리(모근, hair root)가 만들어지는데, 털뿌리는 상피세포가 분화되고 자라서 각질화된 후 위로 이동한다.

털줄기(hair shaft)는 각질화된 세포가 원통형을 이룬 것으로 아래로는 털뿌리와 연결되어 있고, 위로는 표피 외부로 나와 있다. 털줄기는 속질(수질, medulla)과 겉질(피질, cortex), 껍질(모소피, cuticle)로 구성되는데, 속질은 세포가 느슨하게 배열된 안쪽 층이고 겉질은 세포가 단단하고 심하게 각질화된 바깥층이다. 껍질은 겉질의 외부의 얇은 층으로 털이 밖으로 빠져나가는 것을 방지한다.

털은 자라면서 털유두의 끝에 있는 멜라닌세포로부터 멜라닌 과립을 공급받는다. 털의 색은 털겉질(hair cuticle) 내의 멜라닌과 립의 양과 털속질(hair medulla) 내의 공기의 양에 의해 결정된다.

털주머니에는 민무늬근(평활근)으로 되어 있는 털세움근(입모근, arrector pili muscle)에 부착되어 있다. 추위, 공포, 분노 등의 자극이 오면 털세움근이 털을 곧추세우는 역할을 한다.

(3) 손톱, 발톱 (그림 3-5)

손톱과 발톱은 보호 역할을 하는 각질화된 피부 부속기로서 손가락과 발가락의 끝마디뼈(distal phalanx)의 등쪽면에 위치한다. 손톱, 발톱은 손톱, 발톱 바로 밑에 있는 피부인 손톱, 발톱

바닥(nail bed)에서 만들어진다. 손톱, 발톱의 근위부와 양측면을 둘러싸는 주름진 피부를 손톱, 발톱주름(nail fold)이라 한다. 손톱, 발톱 중 눈에 보이는 부분은 손톱, 발톱판(nail plate)의 몸통(body)이며 감춰진 부분이 뿌리(root)이다.

손톱, 발톱 바탕질(nail matrix)은 손발톱주머니(nail follicle)의 한 부분으로서 손발톱 뿌리를 만들어낸다. 즉, 손톱의 재생에서 가장 중요한 부위가 바탕질이다. 바탕질에서 새로 형성된 세포들은 손발톱 바닥 위를 따라서 손발톱판이 전방으로 자라고 세포가 오래되면 각질화된다.

2 피부의 색, 혈액공급, 신경지배

1) 피부의 색

(1) 피부의 색소

멜라닌(흑색소, melanin), 카로틴(황색소, carotene), 헤모글로빈(혈색소, hemoglobin) 3가지 색소에 따라서 개인의 피부색이 결정된다.

① 멜라닌(Melanin)

멜라닌은 피부나 눈 등의 조직에 존재하는 흑갈색의 색소이다. 멜라닌은 진피와 표피의 경계부에 위치한 멜라닌세포(melanocyte)의 세포질 내에서 형성되어 표피세포의 내부로 전달된다. 표피의 가장 아래층에 멜라닌 색소가 집중적으로 모여 있고, 표피에 색소가 침착된 정도에 따라 피부의 색이 달라진다. 강한 햇빛에 노출 되면 일시적으로 멜라닌 색소가 증가하여 피부가 검게 되는데, 이 때 멜라닌 색소가 자외선을 흡수하여 피부세포가 자외선으로부터 해를 입는 것을 방지하게 된다.

② 카로틴(Carotene)

카로틴은 카로티노이드 색소의 일종으로, 피부의 표피세포에 존재하는 황색소이다. 멜라닌 색소 외에도 노란색을 띠게 하는 카로틴에 의하여 얼굴이나 손바닥, 발바닥의 색깔이 더 진해지기도 한다. 녹황색 채소나 당근, 토마토에서의 색깔과 관련이 있으며, 피부에서는 여성보다 남성에서 풍부하게 존재한다.

③ 헤모글로빈(Hemoglobin)

헤모글로빈은 혈액의 적혈구 속에 다량 존재하며 산소분자와 가역적으로 결합하여 산소를 세포와 조직에 운반해주는 역할을 한다. 산소와 결합된 헤모글로빈은 붉은색을 나타내고 산소와 결합하지 못한 헤모글로빈은 푸른색을 나타낸다. 피부의 혈관 속에 흐르는 혈액의 산소 함유량에 따라 피부의 빛깔이 달라지는데, 산소가 많이 포함된 건강한 피부는 연한 분홍색을 띠며, 산소가 부족한 상황에서는 창백한 빛을 띤다.

(2) 피부색의 변화

자율신경의 작용으로 혈관이 확장, 수축하면 피부의 색의 변화로 드러나기 때문에, 피부는 몸속의 자율신경계통 현상을 밖으로 나타내주는 일종의 모니터 역할을 한다. 더 나아가 몸속의 어떠한 병적 상태로 인해 피부에 가려움이나 색소의 침착, 피부색 변화 등이 나타날 수 있기 때문에 피부는 임상에서 진단을 내리는데 중요한 정보를 제공하는 역할을 한다.

2) 피부의 혈액 공급과 신경 지배

피부에는 많은 혈관과 신경이 분포한다. 혈관은 신진대사가 왕성한 조직에 양분과 산소를 공급하는 역할뿐만 아니라 체온을 조절하는 역할을 하며 신경은 감각의 수용기관으로 작용하는 한편 자율신경의 작용으로 체온조절 역할도 한다.

(1) 피부의 혈액 공급

피부의 동맥은 피부의 가장 아래층인 진피와 피부밑조직 사이에서 동맥얼기(arterial plexus)를 이루면서 시작된다. 여기서 두 종류의 가는 혈관이 갈라지는데 하나는 하부 진피와 피부밑조직에서 털망울이나 땀샘에 분포되는 모세혈관이고 또 하나는 진피의 윗부분인 유두층에서 모세혈관 고리(capillary loop)를 만들어 분포하는 혈관이다. 모세혈관들은 유두층 밑에서 여러 개가 합쳐지면서 정맥얼기(venous plexuses)를 이루고 이들이 점차 합쳐지면서 피부밑조직에서 좀 더 굵은 정맥이 되어 거두어져 나간다.

피부의 혈액 순환은 피부조직에 산소와 양분을 공급해주는

CHAPTER 3

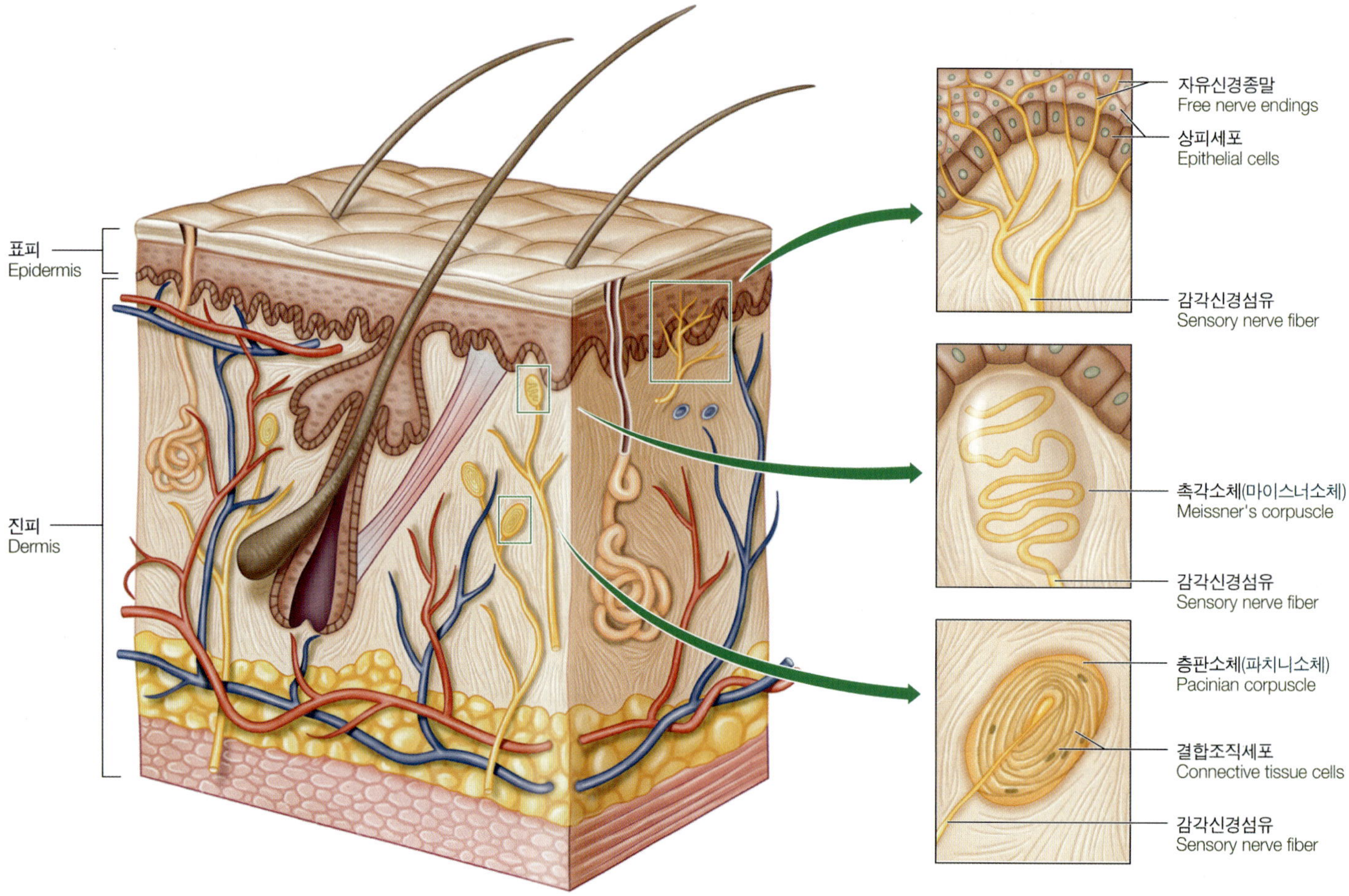

그림 3-6 피부감각 수용기의 구조

역할 외에도 피부를 통한 열 발산 조절을 통해서 체온을 조절하는 역할을 한다. 피부의 혈관이 확장되면 피부로 가는 혈액량이 늘고, 피부의 온도가 올라가면서 열이 피부 바깥으로 발산된다. 반대로 피부를 도는 혈액량이 줄어들면 피부로 발산되는 열도 적어진다.

(2) 피부의 신경 지배

피부의 신경은 몸 바깥에서 자극을 받아들이는 수용기(receptor)의 기능과 자극에 대한 반응을 하게하는 온도조절 기능을 가지고 있다 (그림 3-6).

① 피부의 감각

피부는 몸 바깥의 환경의 변화에 몸이 적절하게 대응하게 하기 위해 여러 감각을 받아들인다. 접촉(touch), 압력(pressure), 진동(vibration), 온도(temperature), 가려움(itching), 아픔(pain) 등의 자극을 받아들이는데, 이러한 감각은 피부의 자유신경종말(free nerve ending)이나 신경종말소체(terminal corpuscle)에서 받아들여지고 신경섬유가 자극을 중추신경계로 전달하기 때문에, 중추신경계에서 감각을 인지할 수 있게 된다.

자유신경종말은 별도의 수용장치가 없이 감각신경의 끝이 와 있는 것으로 피부의 표피와 진피의 결합조직 속, 털주머니, 털유두에 분포되어 있고 여기에서는 주로 통각, 압각, 온도각, 가려움 및 털의 촉각을 받아들인다.

신경종말소체에 속하는 것으로는 세 가지 종류가 있는데 촉각수용기인 촉각소체(마이스너소체, tactile corpuscles of meissner), 압각수용기인 층판소체(파치니소체, pacinian corpuscles) 및 온도각 수용기인 루피니소체(Ruffini corpuscles)와 크라우제소체(krause corpuscle)가 그것이다. 이들은 모두 특유한 수용장치인

종말소체를 가지고 있는데 촉각소체는 진피의 유두층에, 층판소체는 진피 특히 손바닥과 발바닥에 많이 분포되어 있다.

② 온도조절

피부에는 원심성 자율신경인 교감신경(sympathetic nerve)의 섬유가 세동맥(arterioles), 털세움근(arrector pili muscle), 땀샘(sweat glands) 등에 분포되어 있어 피부의 혈관을 수축시키고, 털을 곤두서게 하고, 땀을 분비하게 하는 기능을 담당한다. 이 신경의 자극으로 세동맥이 수축되면 혈액의 흐름이 적어지고 따라서 체온의 방출을 막게 되고 땀샘에 대해서는 자극에 의해 땀을 분비하도록 함으로써 체온조절을 돕는다.

04
CHAPTER

뼈대계통(골격계)

Skeletal System

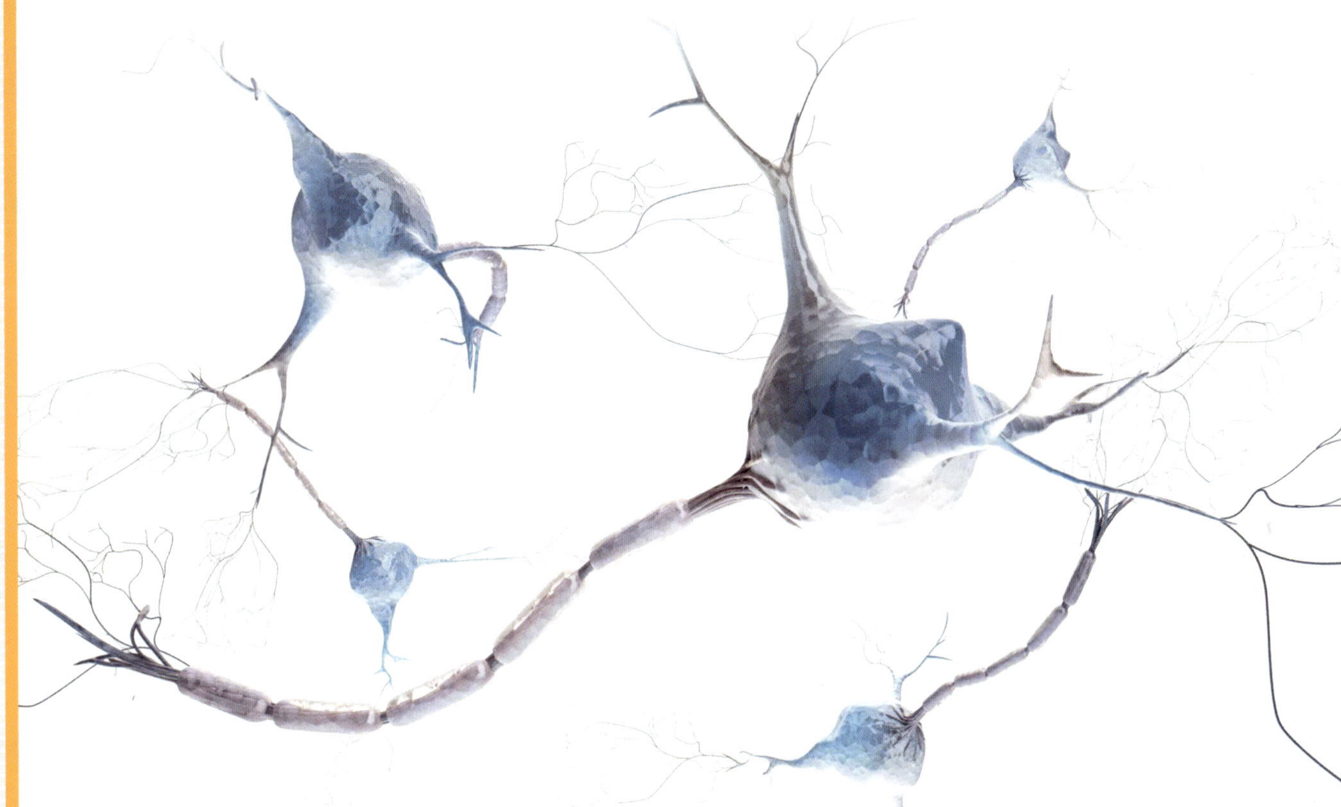

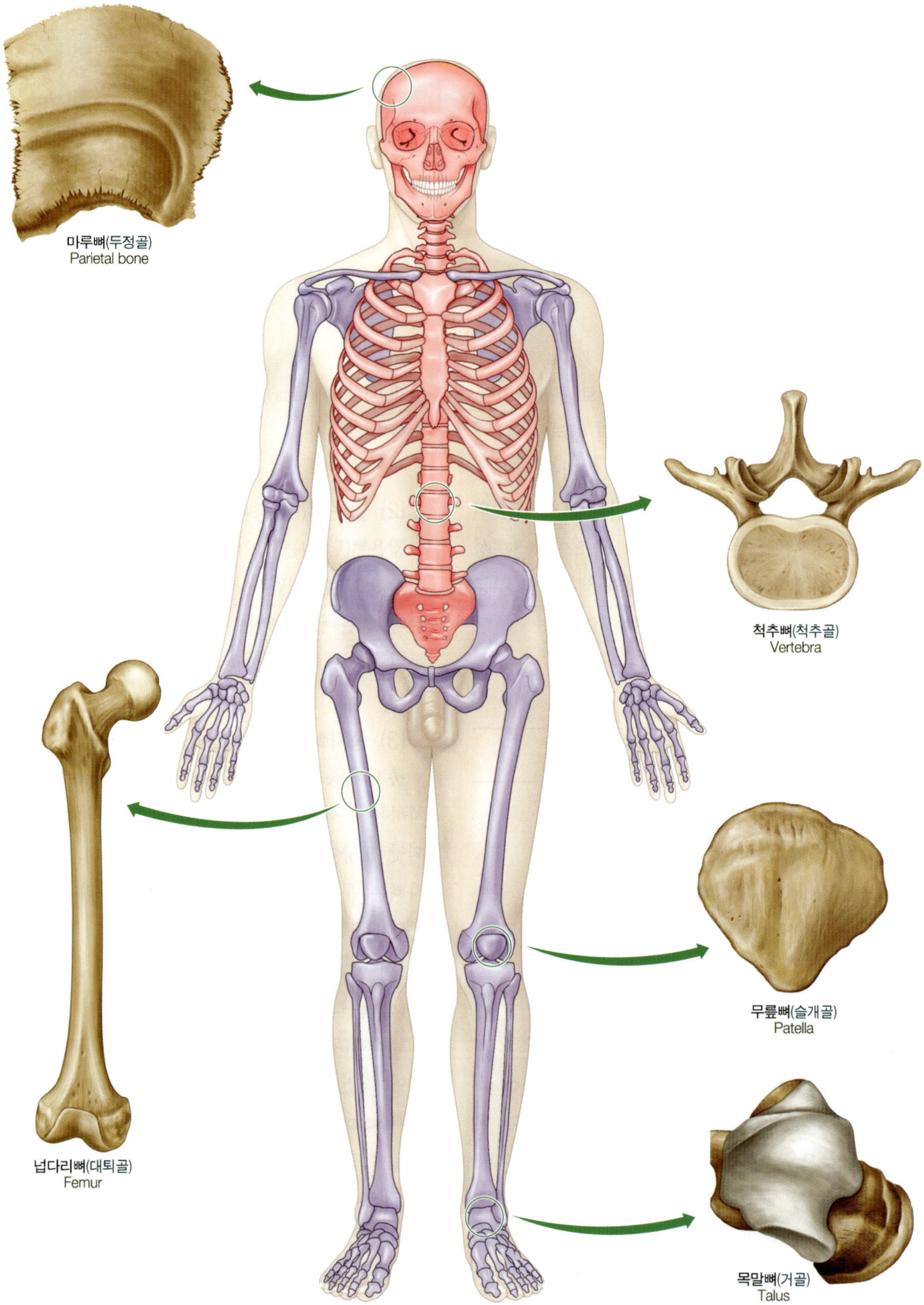
마루뼈(두정골)
Parietal bone
척추뼈(척추골)
Vertebra
넙다리뼈(대퇴골)
Femur
무릎뼈(슬개골)
Patella
목말뼈(거골)
Talus

그림 4-1 뼈(골)의 모양

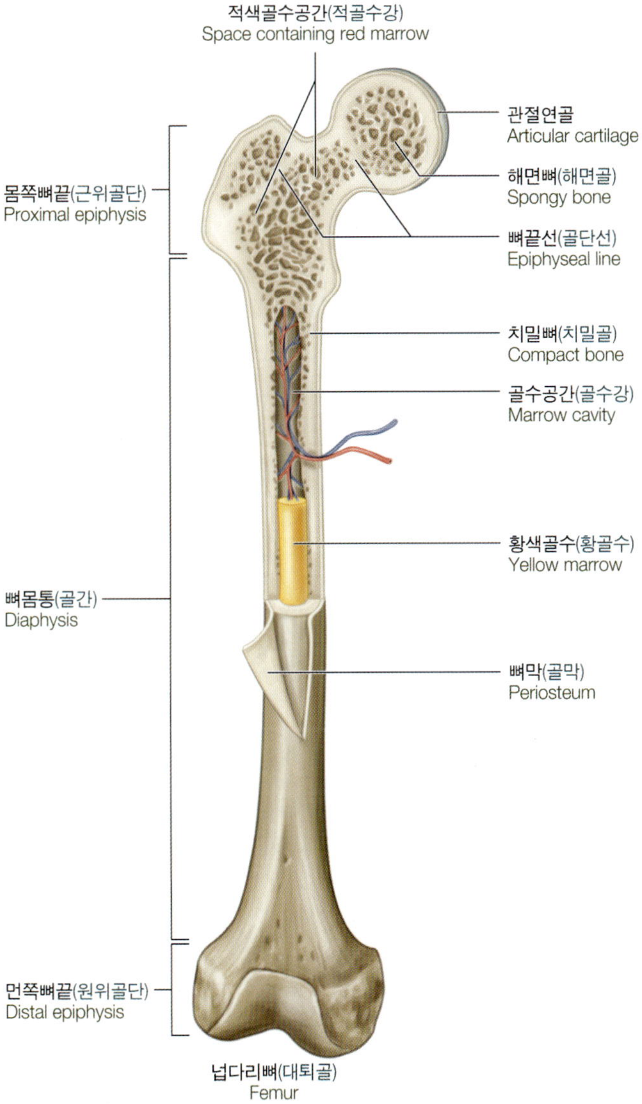

그림 4-2 긴뼈(장골)

facial bones), 머리뼈 바닥(두개저, skull floor)이 이에 속한다.

(6) 공기뼈 (함기골, Pneumatic bones)

공기뼈(함기골)는 뼈 속에 공기가 들어있는 공간이 존재하는 뼈로서 조류에서는 다양한 부위에서 발견되나 인체에서는 머리뼈(두개골)에만 존재한다. 인체에서는 이러한 공간을 코곁굴(부비동, paranasal sinus)이라 하며, 이마뼈(전두골, frontal bone) · 위턱뼈(상악골, maxillary bone) · 관자뼈(측두골, temporal bone) · 나비뼈(접형골, sphenoid bone) · 벌집뼈(사골, ethmoid bone)가 있다.

2) 조직해부

뼈는 뼈세포(bone cells)와 무기질이 침착된 뼈바탕질(골기질, bone matrix)로 구성된다.

(1) 뼈세포 (골세포, Bone cells) (그림 4-3)

형태학적으로는 비슷하지만 서로 다른 기능을 하는 뼈모세포(osteoblast), 뼈세포(osteocyte), 뼈파괴세포(osteoclast)가 존재한다.

- 뼈모세포는 뼈를 만드는 세포인데, 뼈의 표면이 자랄 때, 뼈바탕질(bone matrix)이나 유기바탕질(osteoid)을 합성한다. 뼈모세포가 자신이 만든 석회화된 바탕질에 둘러싸이면 뼈세포가 된다.
- 뼈세포는 주변 바탕질에 따라 대사작용이 변화한다. 뼈소관(canaliculi)을 통해서 다른 뼈세포와 연결되며, 뼈소관은 혈류

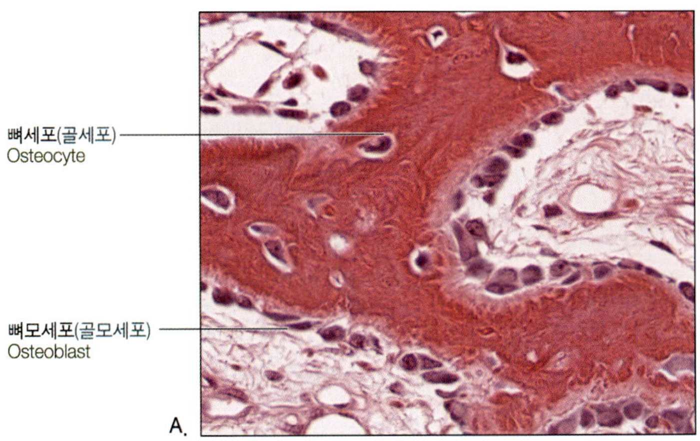

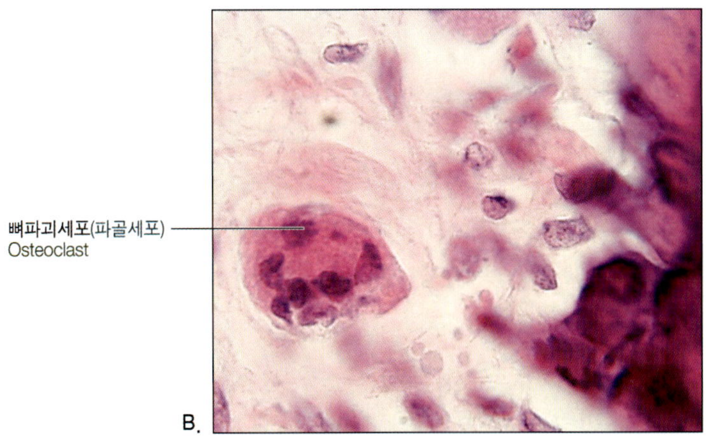

그림 4-3 뼈세포(골세포)

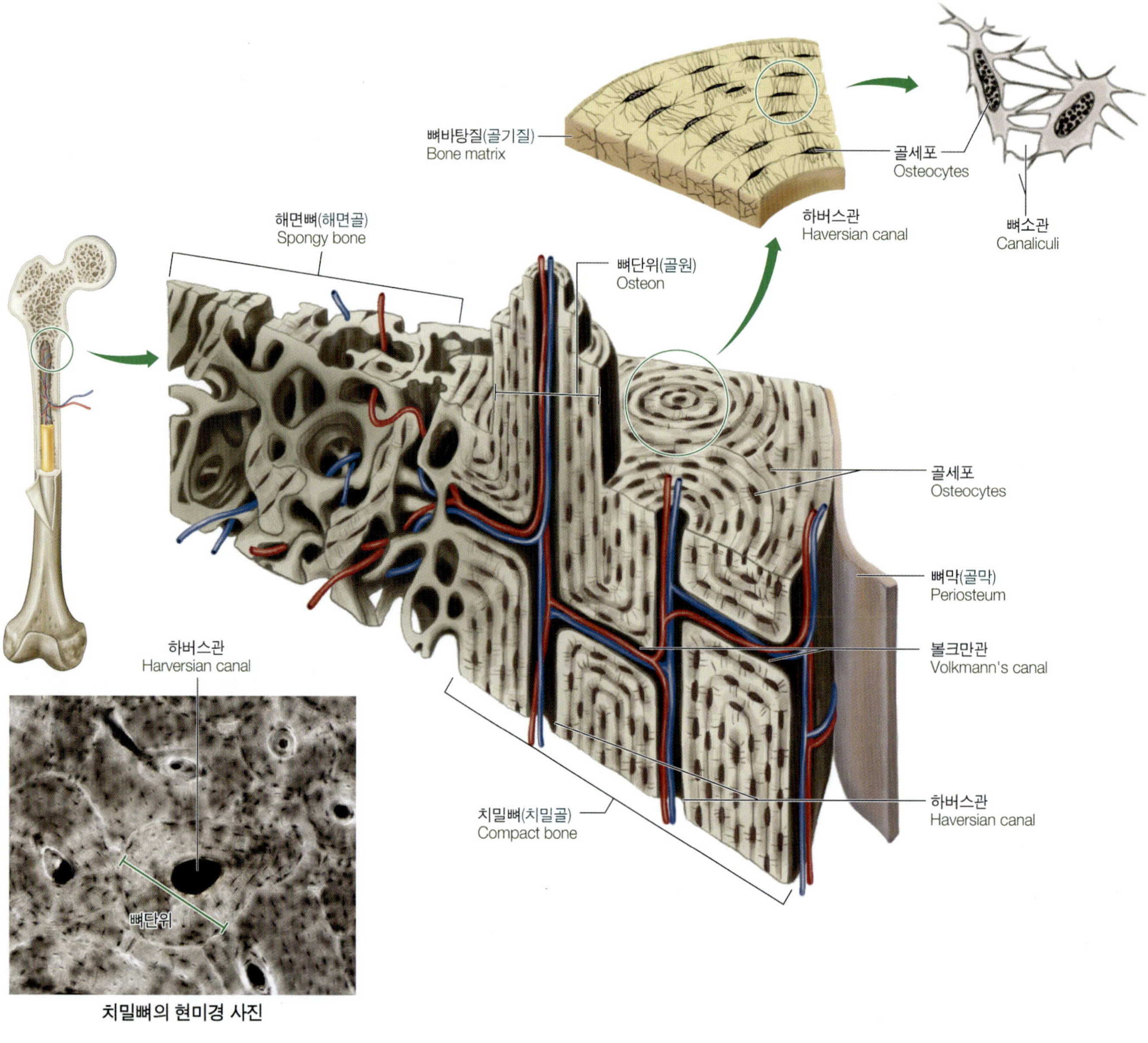

그림 4-4 뼈의 구성

와 뼈세포를 감싸고 있는 조직액 사이의 물질 교환을 일으킨다.

- 뼈파괴세포는 골수 안의 단핵세포가 합쳐져 여러 개의 핵을 지니는 다핵거대세포(multinucleated giant cell)로, 용해 효소 작용을 통해 뼈바탕질을 파괴하여 칼슘, 마그네슘 및 인산 등의 무기질을 혈액으로 방출한다.

(2) 뼈바탕질(골기질, Bone matrix)

뼈의 세포사이질인 뼈바탕질은 유기질과 무기질로 차 있다. 뼈바탕질은 아교섬유 다발을 지니는데, 이 아교섬유는 3~7μm 두께로 배열된 층판으로 존재한다. 무기질은 주로 인산·칼슘 결정으로 아교섬유 표면에 침착되어 뼈를 단단하게 해준다.

3) 뼈의 구성(Organization of bone) (그림 4-4)

뼈조직은 두 가지 형태, 해면뼈(해면골)와 치밀뼈(치밀골)가 있으며 인체 대부분의 뼈에서는 두 가지 뼈조직이 모두 존재한다.

(1) 해면뼈(해면골) 및 치밀뼈(치밀골)
(Spongy bone and compact bone)

해면뼈(해면골)의 구성단위는 잔기둥(골소주, trabeculae)으로, 잔기둥은 다양한 수의 층판(lamellae)이 있는 뼈조직으로 형성된다. 잔기둥은 3차원의 격자 모양으로 되어 있는데, 뼈에 주어지는 물리적 자극을 통해 조금씩 모양이 변한다. 잔기둥(골소주)에 있는 뼈세포는 주변의 모세혈관에서 산소와 영양분을 공급받기 때문에 잔기둥에는 대부분 혈관이 존재하지 않는다.

치밀뼈(치밀골)의 구성은 뼈단위(골원, osteon) 또는 하버스계(Haversian system)로 이루어진다. 뼈단위는 혈관과 신경을 가지는 하버스관(Haversian canal) 주위에 존재하는데, 층판(lamella)이 원형으로 배열되어 하버스관을 싸고 있다. 방사상의 뼈세관은 뼈단위(골원)에서 뼈세포 간에 교통이 가능하게하고, 뼈세포와 하버스관을 연결시켜 하버스관에서 뼈세포로 산소와 영양분을 전달한다. 그리고 뼈막에서 하버스관을 가로로 연결하는 폴크만관(volkman's canal)은 신경과 혈관의 통로가 된다.

(2) 뼈막(골막, Bone membranes)

결합조직으로 구성된 뼈속막(골내막, endosteum)과 뼈막(골외막, periosteum)이 존재한다.

① 뼈속막(골내막, Endosteum) 및 뼈막(골외막, Periosteum)

뼈속막(골내막)은 골수강과 면해 있는 치밀뼈(치밀골)와 골수강 내부의 잔기둥(골소주)을 덮고 있는 얇은 막으로, 새로운 뼈모세포와 골수세포를 생산한다. 뼈막(골외막)은 섬유결합조직의 두꺼운 막으로 관절면을 제외한 나머지 부분의 뼈를 감싼다. 특정 자극하에서 뼈막(골외막) 내부에 있는 섬유아세포는 뼈의 성장과 재생에 관여하는 뼈모세포로 분화한다.

(3) 골수(Bone marrow)

골수 조직(myeloid tissue)은 골수강과 해면뼈 사이의 빈 공간에서 발견되는 결합조직의 특수한 형태이다. 골수에는 굴모양혈관과 조혈세포, 지방세포가 존재한다. 이중 조혈세포와 지방세포는 그물섬유(세망섬유)에 의해 지지된다.

골수는 혈관조직과 적혈구가 많아 붉은빛을 띠는 적색골수(red bone marrow)와 지방세포가 많아 노란색을 띠는 황색골수(yellow marrow)로 나뉜다. 적색골수는 적혈구·대부분의 백혈구·혈소판을 생산하는 곳으로, 조혈작용이 활발한 태아의 경우 모든 골수가 적색골수이다. 그러나 성인이 되면 먼쪽(원위부) 뼈를 중심으로 골수 내에 지방세포가 늘어나게 되는데, 이러한 이유로 성인에서는 적색골수와 황색골수가 모두 존재하게 된다. 성인에 있어서 적색골수는 머리뼈의 납작뼈·팔다리뼈의 몸쪽끝(proximal epiphysis)·갈비뼈와 복장뼈·척추뼈·볼기뼈 능선에서 관찰될 수 있다. 그 중 볼기뼈 능선은 진단 목적으로 골수 채취를 자주 하는 부위이다.

4) 혈액공급

뼈는 동맥을 통해 산소가 풍부한 혈액을 받는데, 긴뼈(장골) 내부로 들어와 산소와 영양을 공급하는 동맥을 영양동맥(nutrient artery)이라 한다. 영양동맥은 뼈막에서 가지를 내어 뼈몸통에 있는 영양구멍(영양공, nutrient foramen)으로 들어가 여러 개의 골수 동맥(medullary artery)으로 나뉘어져 골수 공간에 혈액을 공급한다. 뼈끝(골단)은 뼈끝동맥(epiphyseal artery)의 가지를 통해 뼈몸통과는 독립적으로 혈액 공급을 받는다. 해면뼈는 잔기둥 주변의 모세혈관에서 혈액공급을 받지만, 치밀뼈(치밀골)는 수평방향의 볼크만관(Volkmann's canal)과 수직방향의 하버스관(Haversian canal)을 통해 구성된 모세혈관망(capillary network)에서 혈액공급을 받는다. 치밀골의 모세혈관망은 골수동맥에서 동맥혈을 공급받고, 뼈막정맥(골막정맥, periosteal vein)으로 정맥혈을 내보낸다.

5) 신경지배

말초신경섬유(peripheral nerve fibers)는 뼈막(골외막)의 혈관망과 함께 존재한다. 뼈조직 자체는 감각수용기가 없지만, 뼈막(골외막)에는 통각수용기(pain receptor)가 잘 발달해 있어 통각을 예민하게 감지할 수 있다.

6) 기능

- 근육 부착(Muscle attachment) : 뼈는 뼈대근육(skeletal muscle)이 붙는 장소로, 골격근육이 수축할 때 지렛대 역할을 한다.
- 무기질 저장(Mineral storage) : 뼈대는 칼슘·인산의 중요 저장고로 나트륨과 마그네슘과 같은 다양한 이온들이 저장된다. 뼈는

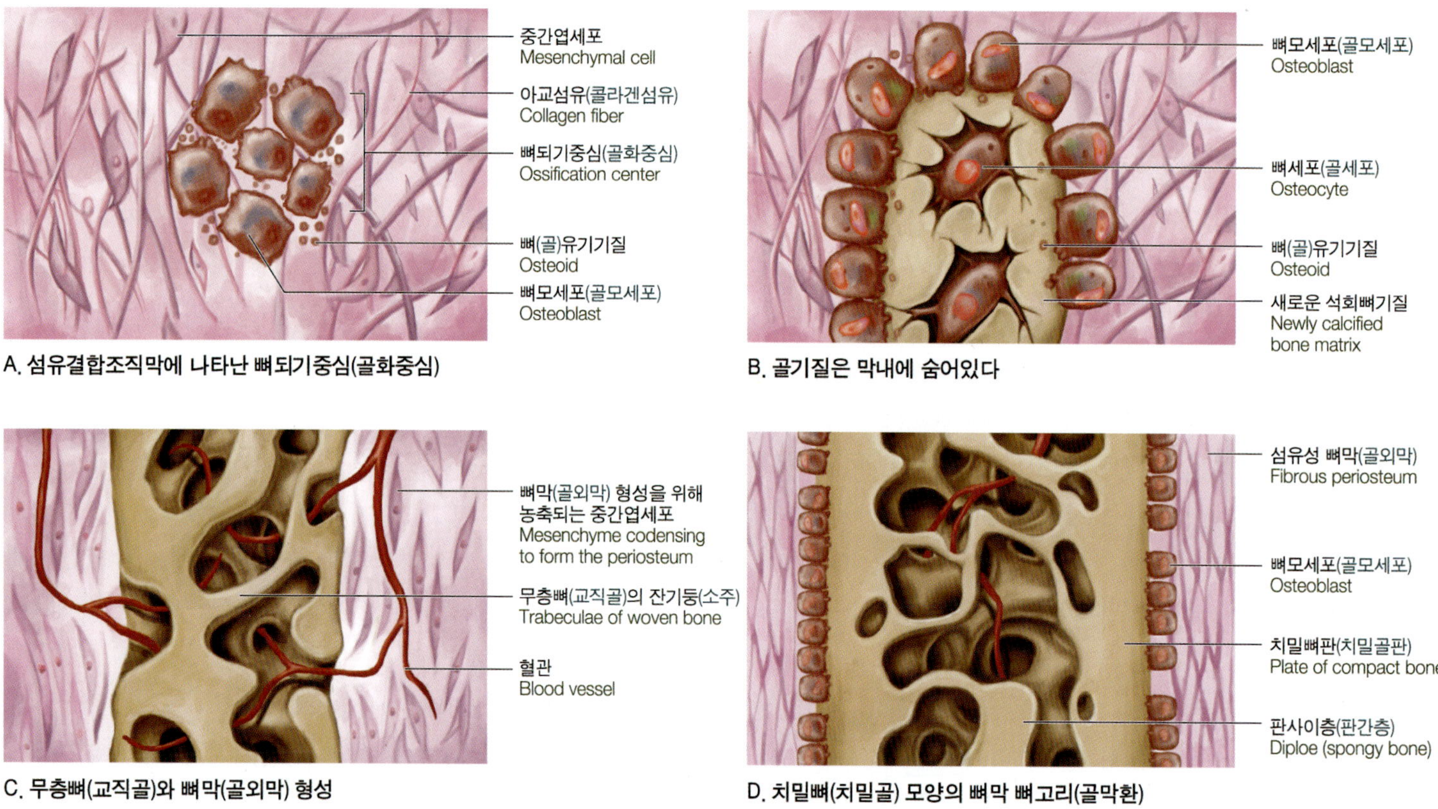

A. 섬유결합조직막에 나타난 뼈되기중심(골화중심)

B. 골기질은 막내에 숨어있다

C. 무층뼈(교직골)와 뼈막(골외막) 형성

D. 치밀뼈(치밀골) 모양의 뼈막 뼈고리(골막환)

그림 4-5 머리뼈(두개골)의 막속뼈되기(막내골화) 단계

체내에 있어 교환 가능한 칼슘의 주요 공급원으로, 임신 중이거나 부갑상샘호르몬(parathyroid hormone)의 양이 많아지면 뼈에 저장되어 있던 칼슘이 혈액으로 다량 빠져 나오게 된다.

- 지지(Support) : 뼈는 인체를 지지하는 기능을 한다. 인체에 뼈대(골격)가 없다면 기본적인 형태조차 유지하지 못할 것이다.
- 내부기관 보호(Protection) : 뼈대는 뼈대계통(골격계) 안에 위치하는 내부기관들을 둘러싸서 보호하는 역할을 한다.
- 조혈(Blood cell production) : 적색골수는 성숙된 혈액세포를 골수혈관(blood vessels)을 통해 혈류로 방출하는 조혈작용을 한다.

7) 뼈의 형성, 성장, 재형성

(1) 뼈의 형성 및 성장

뼈의 형성은 발생기 4주 정도에 이루어지는데, 초기 느슨하게 형성된 미성숙뼈(immature bone)에서 시작한다. 미성숙뼈는 비교적 많은 세포와 섬유를 포함하고 있으나, 성숙뼈(mature bone)에 비해 적은 유기질(organic substance) 및 무기질이 존재한다. 대부분의 미성숙뼈는 태아 성장시, 성숙된 층판뼈(lamellar bone)의 구조로 대치된다.

뼈들은 태생기 결합조직인 중간엽조직(mesenchymal connective tissue)에서 발생하며 태아에 있어서는 막속뼈되기(막내골화, intramembranous ossification)와 연골속뼈되기(연골내골화, endochondral ossification)의 두 가지 과정을 통해서 만들어진다.

① 막속뼈되기(막내골화, Intramembranous ossification) (그림 4-5)

중간엽세포(mesenchymal cell)에서 직접 형성된 뼈를 막뼈(membrane bone)라 하며, 이 과정을 막속뼈되기(막내골화)라 부른다. 머리뼈(두개골)의 납작뼈(편평골), 얼굴뼈, 빗장뼈(쇄골, clavicle), 긴뼈의 몸통이 막속뼈되기 과정을 통해 만들어진다.

막속뼈되기는 뼈가 만들어질 부위의 섬유결합조직막(fibrous connective membrane)에서부터 이루어진다. 중간엽세포들은 막속에 있는 한 개 이상의 뼈되기중심(골화중심, ossification center)에서 뼈모세포로 분화되어 작고 길쭉한 모양의 조각뼈(침상체, spicule)를 만든다. 조각뼈들이 합쳐지면 얇은 방사상 모양으

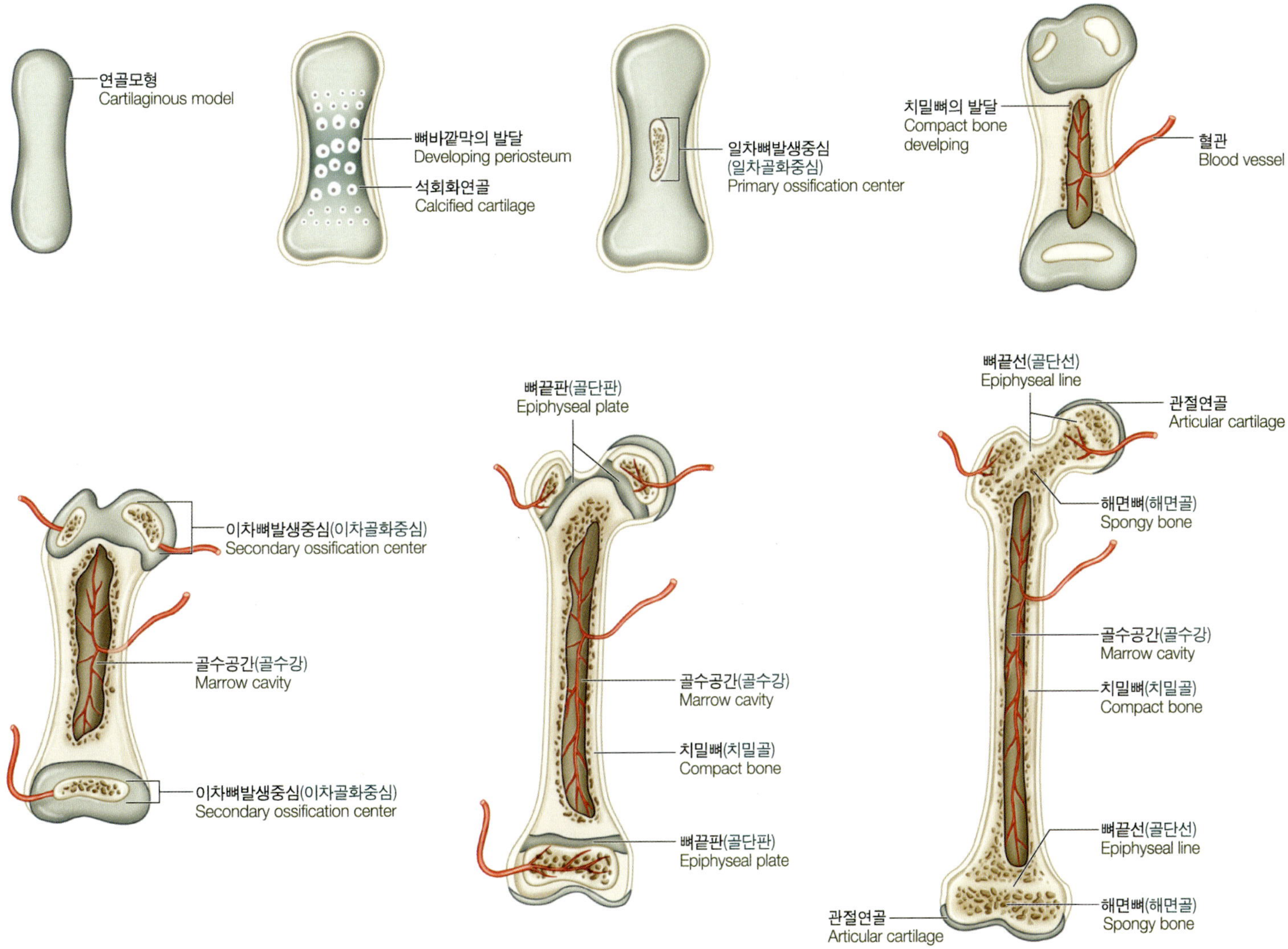

그림 4-6 긴뼈(장골)의 연골뼈되기(연골내골화) 단계

로 잔기둥(골소주)을 만든다. 잔기둥들이 뼈되기중심(골화중심)으로부터 가장자리로 퍼져 막의 끝부분까지 도달하여 해면뼈의 초기 형태를 만든다. 이후, 초기의 해면뼈는 점점 치밀뼈로 대치되어 내·외판(inner and outer tables)을 만드는데, 치밀뼈로 바뀌지 않고 두 판 사이에 남아있는 해면뼈를 판사이층(판간층)이라 한다. 주변의 결합조직은 뼈들을 둘러싸게 되어 뼈막(골외막)을 형성한다.

② 연골속뼈되기(연골내골화, Endochondral ossification) (그림 4-6)

일시적인 연골 덩어리가 형성되어 만들어진 뼈를 연골뼈(endochondral bone)라 하며 연골속뼈되기(연골내골화) 과정을 통해 뼈로 대치된다. 대부분의 인체의 뼈는 연골속뼈되기 과정을 거친다.

연골속뼈되기는 유리연골(hyaline cartilage) 덩어리에서 시작하며, 뼈가 성장하는 동안 연골은 다른 뼈와 관절을 형성하는 곳 외에는 점점 뼈로 대치된다. 긴뼈(장골) 형성은 뼈몸통 결합조직막의 띠 안의 뼈되기중심(골화중심)에서 시작한다. 뼈되기중심(골화중심)의 연골에 부착되어 있는 결합조직세포 중 섬유모세포 일부는 뼈모세포로 분화하고, 분화한 뼈모세포는 연골막 안에 뼈를 생성하기 시작하는데 이를 막뼈라 하며, 막뼈가 막 안을 둘러싼 형태를 뼈막고리(골막환, periosteal collar)라고 한다. 뼈막고리가 형성되는 동안에 뼈몸통 중심에 일차뼈되기중심

(일차골화중심, primary ossification center)의 연골세포들은 비대해짐과 동시에 주변 바탕질이 석회화된다. 주변 바탕질의 석회화로 인해 연골세포로 영양공급이 차단되어 연골세포들은 죽게 되고 바탕질 일부가 파괴된다. 연골세포가 죽은 부위에 뼈모세포들이 증식하여 일차뼈되기중심을 만들고, 파괴된 바탕질 공간으로 영양동맥이 들어와 일차뼈되기중심(일차골화중심)의 뼈모세포들에 영양을 공급한다.

일차뼈되기중심(일차골화중심)에서 일어나는 뼈되기(골화) 과정을 통해 뼈막고리가 두꺼워지고, 연골속뼈되기(연골내골화)의 뼈되기층(뼈발생층, 골화대)은 뼈몸통 양끝으로 퍼져 나간다. 지속적인 뼈되기(골화) 과정을 통해 발달 중인 뼈의 뼈몸통이 단단해지고, 연골이 해면뼈로 대치되고, 뼈파괴세포가 흡수하여 골수 공간이 만들어진다. 발달 중인 긴뼈(장골)의 뼈끝에서 이차뼈되기중심(이차골화중심)이 생성되며, 일차뼈되기중심에서 있었던 것과 같은 뼈되기 과정이 나타난다.

뼈몸통과 뼈끝중심으로부터 해면뼈 형성은 유리연골의 뼈끝판(epiphyseal plates)만 남을 때까지 퍼져나간다. 이들 뼈끝판은 뼈몸통과 뼈끝 사이의 뼈 양쪽에 존재한다. 여기에서 뼈의 길이 성장을 위한 새로운 연골세포가 증식하며, 뼈의 성장이 일어나는 동안 유지된다.

(2) 뼈의 성장, 재형성 및 재생

대부분의 뼈들은 출생 후에도 계속해서 길이 성장을 지속한다. 머리덮개뼈(두개관)는 2세가 되어야 성장이 완료되며, 팔·다리의 긴뼈(장골)들 중 일부는 뼈끝판의 연골속뼈되기 과정을 통해 아동기와 사춘기에도 계속해서 성장이 일어나며, 성인이 된 이후에도 뼈 내부는 재형성 과정이 지속적으로 일어난다.

① 길이성장(Longitudinal growth) (그림 4-7)

긴뼈는 연골속뼈되기(연골내골화)를 통해 길이성장을 지속한다. 긴뼈의 뼈끝판은 뼈몸통과 마주 보고 있는 표면에 새로운 연골세포가 증식하여 양쪽으로 길어지고 뼈몸통의 길이가 증가한다. 새로운 연골세포들은 일차뼈되기중심에서 일어난 과정과 동일한 과정을 거쳐 석회화된 뼈로 대치된다.

긴뼈의 성장이 완료되면, 뼈끝판은 치밀뼈로 대치되어 새로운 연골세포의 증식이 더 이상 일어나지 않는데, 뼈끝판은 대개 남성 24∼25세, 여성 16∼18세에 닫히게 된다. 성숙뼈에서는 이러한 뼈끝판이 치밀골로 대치된 뼈끝선(epiphyseal line)을 뼈몸통과 뼈끝 사이에서 볼 수 있으며, 뼈 나이 판정에 기준이 된다.

② 부피성장(Circumferential growth) (그림 4-8)

긴뼈는 막속뼈되기(막내골화)에 의해 두께가 점점 두꺼워진다. 뼈파괴세포(파골세포)가 뼈몸통의 뼈속면에서 기존의 뼈세포를 재흡수하여 골수공간을 만드는 동안, 뼈막의 뼈모세포는 증식하여 뼈막면에 새로운 뼈세포를 추가한다. 뼈속면에서 뼈파괴세포에 의한 뼈의 재흡수와 뼈막면의 뼈모세포의 증식은 균형을 이루므로 부피성장이 일어나는 동안 일정한 두께로 뼈몸통을 유지한다. 뼈의 생성과 재흡수는 뼈의 부피성장 동안 지속적으로 함께 일어난다.

③ 재형성(Remodeling)

성장이 완료된 뼈들 역시 지속적으로 모양이 변화하는데, 이는 성장 후의 뼈가 일생 동안 전신의 다양한 요구에 적응하는 것을 도와준다. 성숙뼈들은 기계적 자극, 칼슘조절 호르몬의 조절, 뼈와 관련한 질환에 대응하여 낡은 뼈단위는 파괴하고 새로운 뼈단위를 형성한다.

④ 재생(Repair)

골절 후 손상된 혈관의 혈액 유출은 피덩이(혈병, blood clot)를 만든다. 피덩이(혈병) 부위로 새로운 모세혈관과 결합조직세포가 침입하여 피덩이(혈병)를 섬유결합조직으로 변환시키고, 애벌뼈(가골, temporary callus)라 불리는 연골덩어리를 만든다. 뼈막과 뼈속막에서 나온 뼈단위세포(골원세포, osteogenic cell)들은 연골을 해면뼈로 바꾸어 골절의 뼈사이결합을 만든다. 이후 해면뼈가 치밀뼈로 대치됨으로써 뼈의 재생이 완료된다.

8) 뼈의 표식

뼈의 표면은 그 기능에 따라 다양한 형태를 나타낸다.

(1) 관절돌출부(Articular projections)

- 머리(Head) : 몸체로부터 구분되는 돌출부로, 아래에 목이 형성된다.

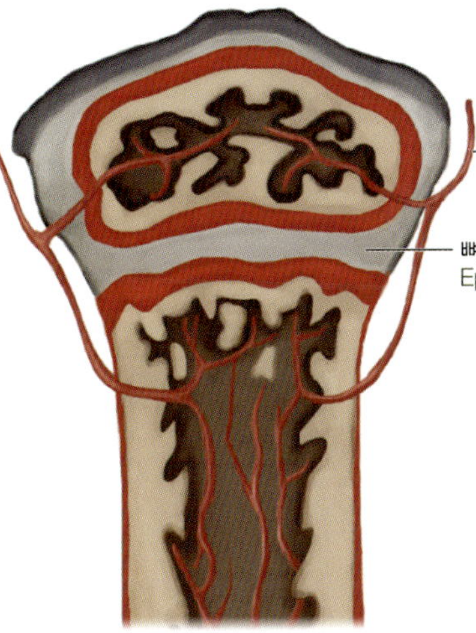

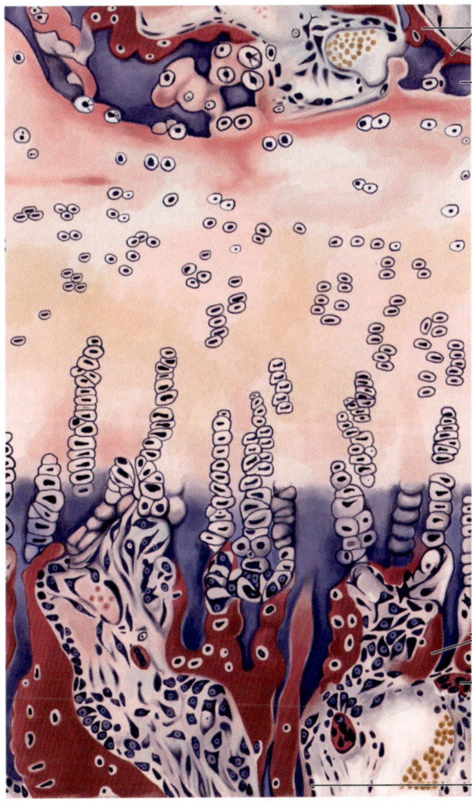

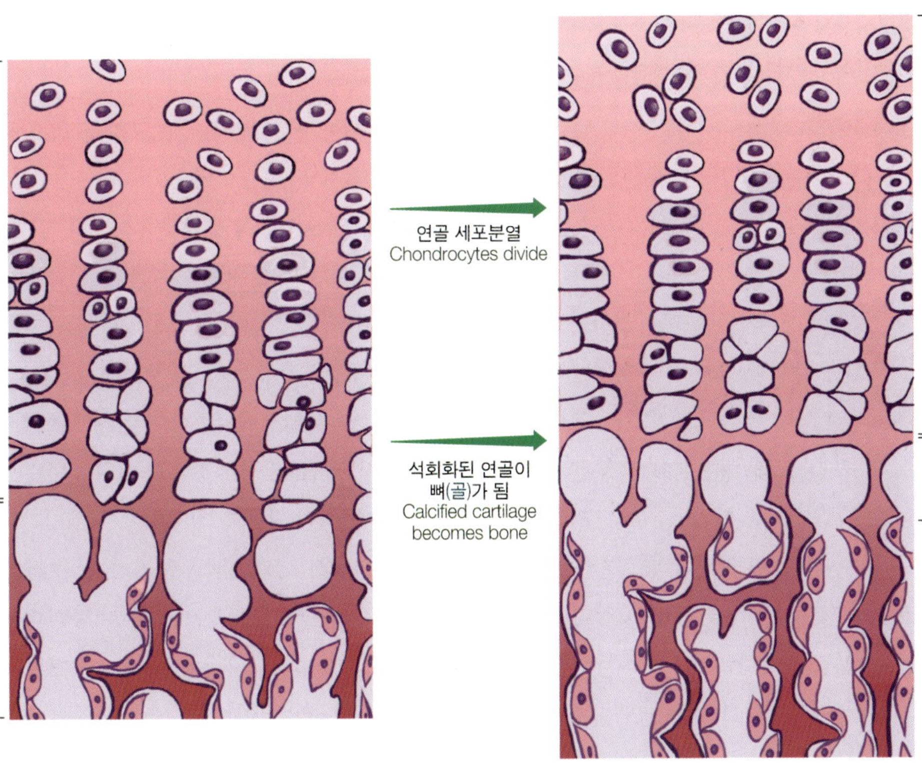

그림 4-7 뼈끝판에서의 연골속뼈되기

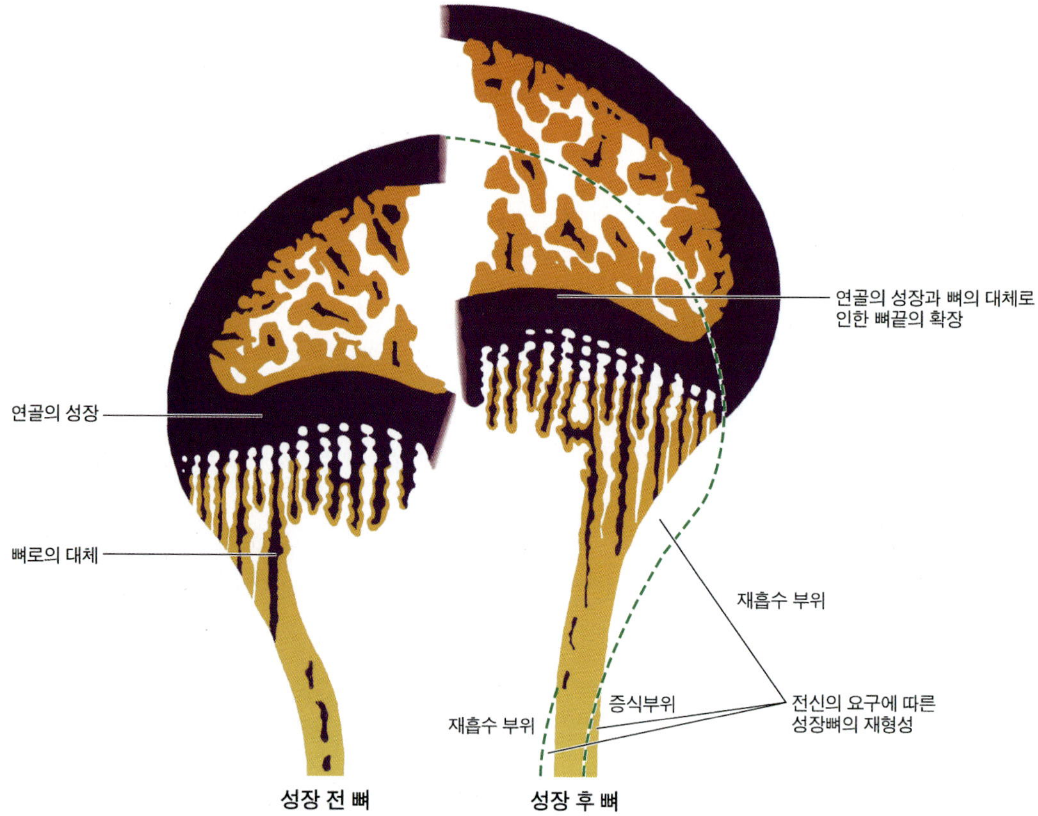

그림 4-8 뼈의 성장

- 관절융기(과, Condyle) : 뼈몸통에 직접 형성된 커다란 돌출부를 말한다.

(2) 돌출부 (Non-articular projection)

- 돌기(Process) : 일반적으로 근육이 붙는 부위의 돌출부를 의미한다.
- 돌기(Trochanter) : 매우 크고 무딘 돌기를 의미하여 넙다리뼈(femur)에서만 쓰인다.
- 거친면(조면, Tuberosity) : 크고 거친 살짝 튀어나온 부분을 의미한다.
- 융기(결절, Tubercle) : 작고 거친 돌기를 의미한다.
- 위관절융기(상과, Epicondyle) : 관절융기 위에 형성된 작고 둥근 돌기를 의미한다.
- 가시(극, Spine) : 돌출된 부위에 날카로운 모양을 만드는 돌기를 의미한다.
- 도르래(활차, Trochlea) : 도르래 모양으로 튀어나온 부분을 의미한다.
- 갈고리(구형, Hamulus) : 갈고리 모양으로 튀어나온 부분을 의미한다.
- 능선(능, Crest) : 길게 튀어나온 융기 부분을 말한다.
- 선(Line) : 낮은 능선을 말한다.

(3) 함몰부, 공동 및 구멍 (Depressions, cavities and holes)

- 오목(와, Fossa) : 얕은 함몰부를 의미한다.
- 고랑(구, Sulcus) : 대개 힘줄이나 근육, 혈관이 놓여있는 깊고 길쭉하게 패인 곳을 의미한다.
- 굴(동, Sinus) : 뼈 내에 공기가 존재하는 부분을 의미한다.
- 실(Antrum) : 굴보다 큰 부분을 말한다.
- 구멍(공, Foramen) : 뼈에 신경이나 혈관과 같은 구조물들이 통과하는 구멍을 의미한다.
- 틈새(열, Fissure) : 갈라진 좁은 틈을 의미한다.
- 길(도, Meatus) : 짧고 넓은 관을 의미한다.

2 사람의 뼈(골)

성인의 뼈대(인체골격, Human skeleton)는 206개의 뼈로 이루어지며, 크게 몸통뼈대(axial skeleton)와 팔다리 뼈대(체지골격, appendicular skeleton)로 나눌 수 있다. 몸통뼈대(체간골격)에는 머리뼈(두개골, skull), 척주(vertebral column) 및 가슴우리(흉곽, thoracic cage)가 존재하여 신체의 세로축(종축, longitudinal axis)을 형성하고, 팔다리 뼈대(체지골격)는 신체의 팔·다리뼈(상·하지, upper and lower extremities)를 포함한 것으로, 이들은 팔이

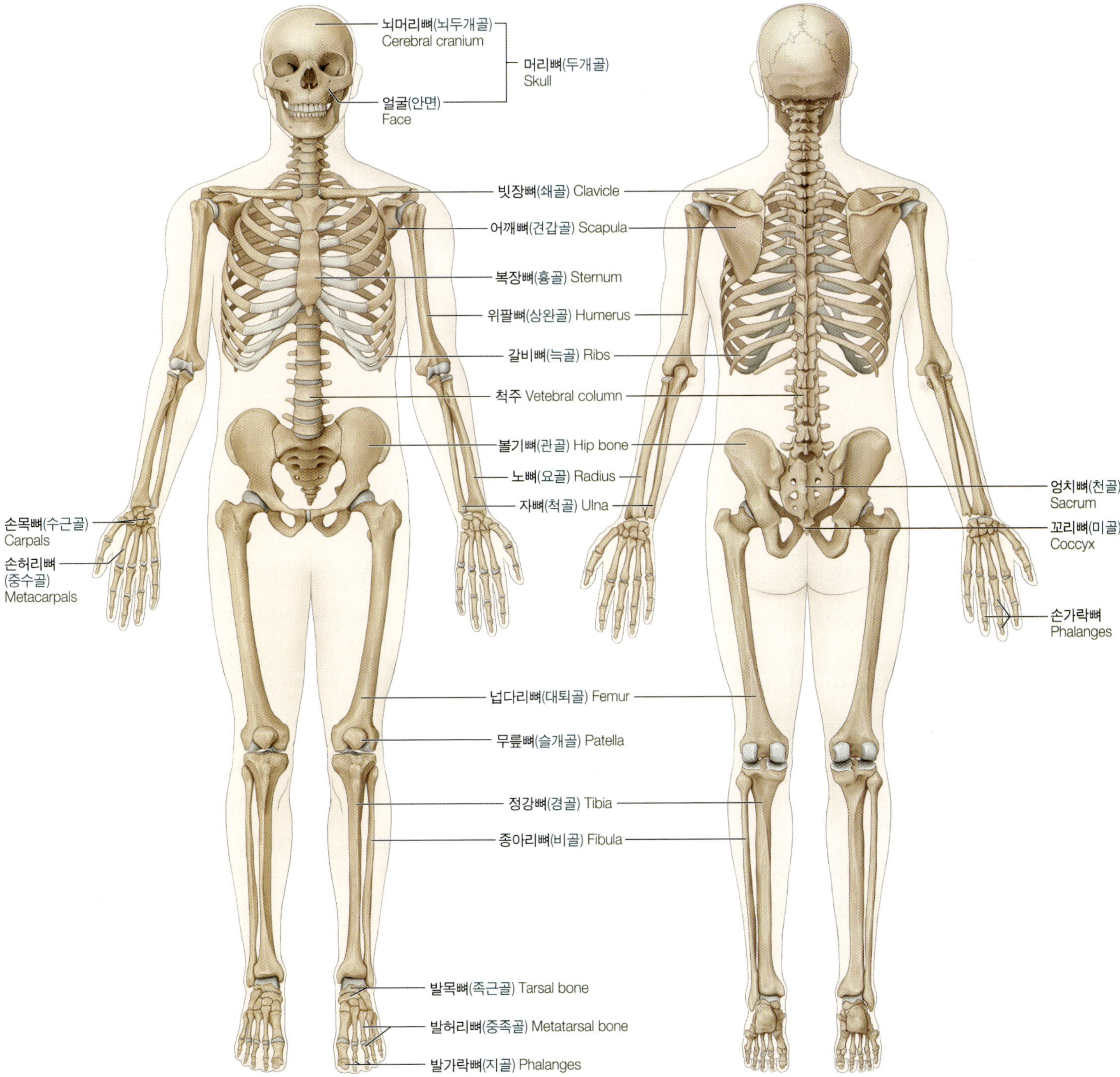

그림 4-9 인체의 몸통(체간)과 팔다리 뼈대(체지골격)

표 4-1 사람 뼈대(골격)의 분류

관 절	이 름	뼈의 수	관 절	이 름	뼈의 수
몸통뼈대(체간골격)	머리뼈(두개골, skull)		팔다리뼈대(체지골격)	팔이음뼈(상지대, shoulder girdle)	
Axial skeleton	뇌머리뼈(뇌두개골, cranial	8	Appendicular skel-	어깨뼈(견갑골, scapula)	2
	bone)	14	eton	빗장뼈(쇄골, clavicle)	2
	얼굴뼈(안면골, facial bone)	6		자유팔뼈(상지, upper extremity)	
	귓속뼈(이소골, ear ossicles)	1		위팔뼈(상완골, humerus)	2
	목뿔뼈(설골, hyoid bone)			자뼈(척골, ulna)	2
	척주	7		노뼈(요골, radius)	2
	목뼈(경추, cervical vertebrae)	12		손목뼈(수근골, carpals)	16
	등뼈(흉추, thoracic vertebrae)	5		손허리뼈(중수골, metacarpals)	10
	허리뼈(요추, lumbar vertebrae)	1		손가락뼈(지골, phalanges)	28
	엉치뼈(천골, sacrum)	1		다리이음뼈(하지대, pelvic girdle)	
	꼬리뼈(미골, coccyx)	1		볼기뼈(관골, hip bone)	2
	복장뼈(흉골, sternum)	24		자유다리뼈(하지, lower extremity)	
	갈비뼈(늑골, ribs)			넙다리뼈(대퇴골, femur)	2
				무릎뼈(슬개골, patella)	2
				정강뼈(경골, tibia)	2
				종아리뼈(비골, fibula)	2
				발목뼈(족근골, tarsals)	14
				발허리뼈(중족골, metatarsals)	10
				발가락뼈(지골, phalanges)	28

음뼈(상지대) 및 다리이음뼈(하지대)에 의해 몸통 뼈대(체간골격)에 붙게 된다 (그림 4-9, 표 4-1).

1) 몸통 뼈대(체간골격, Axial skeleton)

(1) 머리뼈(두개골, Skull) (그림 4-10, 그림 4-11, 그림 4-12, 그림 4-13)

머리뼈(두개골)는 29개의 납작뼈(편평골) 및 불규칙뼈로 구성된다. 머리뼈(두개골) 중 뇌머리뼈(뇌두개골, cranial bones)·얼굴뼈(안면골, facial bones), 목뿔뼈(설골, hyoid bone)는 이번 장에서 설명하고, 쌍으로 이루어진 귓속뼈(이소골, ossicles)는 청각과 평형 부분에서 다루기로 한다.

머리뼈(두개골)중 아래턱뼈(하악골, mandible), 귓속뼈(이소골, ear ossicles), 목뿔뼈(설골, hyoid bone)를 제외한 나머지는 못움직관절(부동관절, immovable joint)에 의해 서로 연결된다.

① 뇌머리뼈(뇌두개골, Cranial bones)

뇌머리뼈(뇌두개골)에는 뇌를 보호하는 8개의 뼈, 즉 이마뼈(전두골, frontal bone), 1쌍의 관자뼈(측두골, temporal bones), 1쌍의 마루뼈(두정골, parietal bones), 뒤통수뼈(후두골, occipital bone), 나비뼈(접형골, sphenoid bone), 벌집뼈(사골, ethmoid bone)가 존재한다.

▌이마뼈(전두골, Frontal bone) (그림 4-14)

전체적으로 돔 모양의 뼈로 수직 부분과 수평 부분으로 나뉜다. 수직 부분은 비늘모양으로 머리뼈지붕의 앞면과 이마를 형성하고, 수평 부분은 눈확(안와, orbit) 윗부분과 코안(비강, nasal cavity)을 만든다. 눈썹활(미궁, superciliary arch)은 눈확 윗부분의 불룩 튀어나온 능선 부위로 눈썹 피부 밑에서 만져볼 수 있다. 이마뼈(전두골)에는 공기가 함유된 1쌍의 이마굴(전두동, frontal sinus)이 눈확(안와) 윗부분에 존재한다.

▌마루뼈(두정골, Parietal bones) (그림 4-15)

1쌍의 직사각형 모양의 뼈로서 머리덮개뼈(두개관, calvaria)의 외측 부분과 윗면을 형성하는 납작뼈이다. 마루뼈 속에는 뇌에 존재하는 혈관 및 기타 구조물에 의해 형성된 길쭉한 고랑(구, groove)과 작은 오목(와, fossa)이 존재한다.

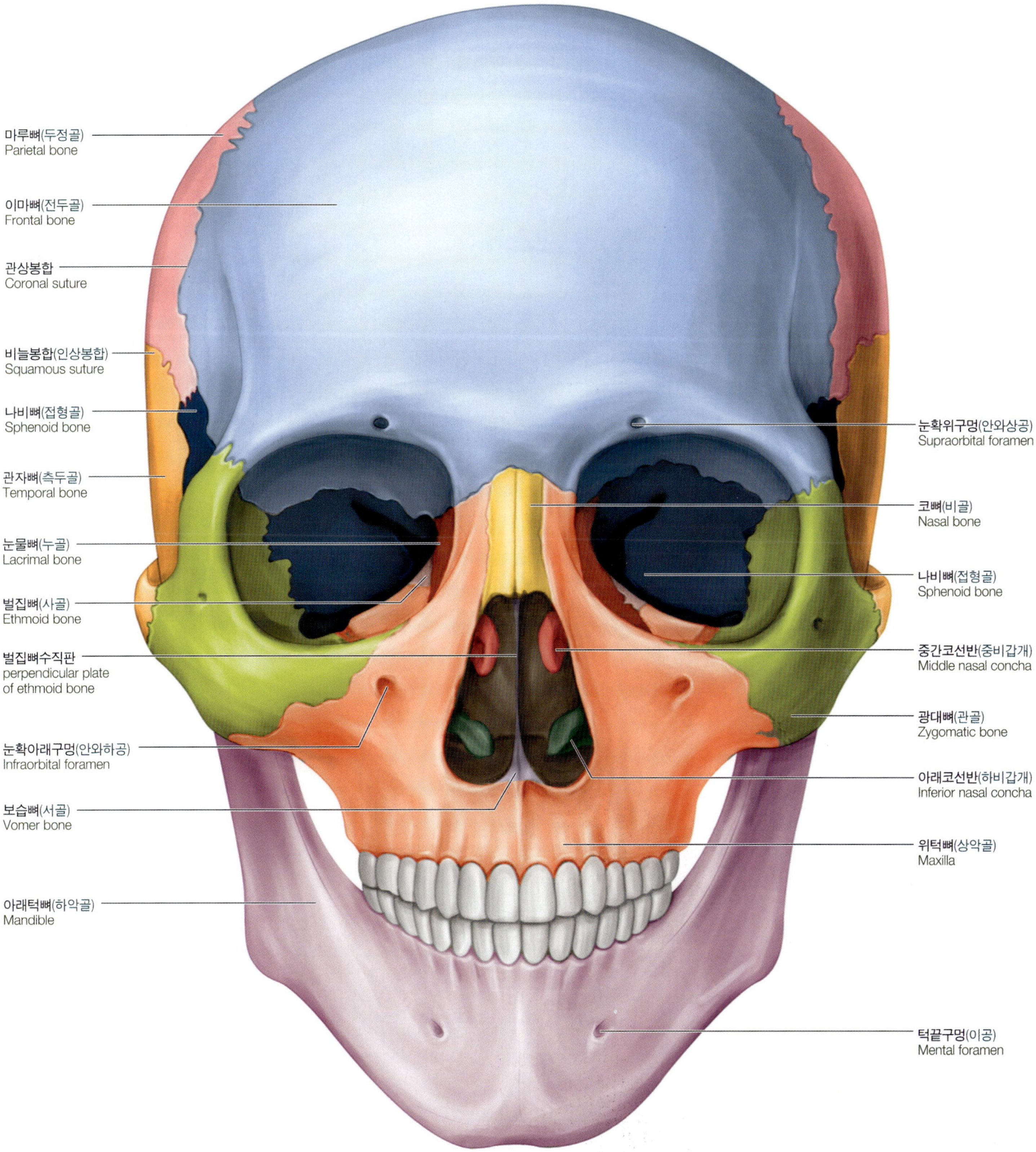

그림 4-10 머리뼈(두개골)의 앞면

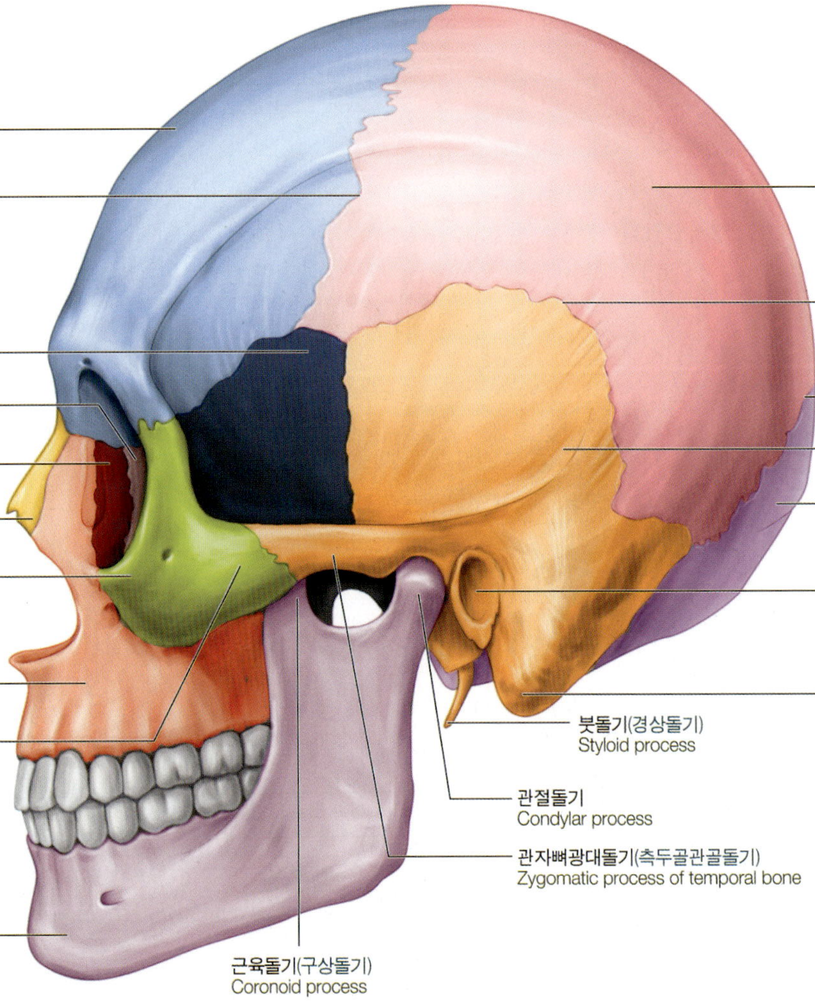

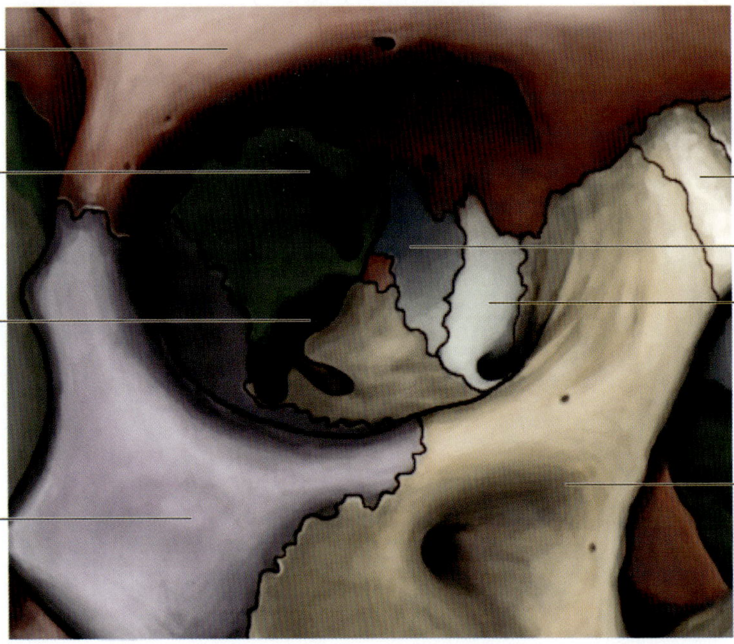

그림 4-11 머리뼈(두개골)의 옆면과 눈확(안와)

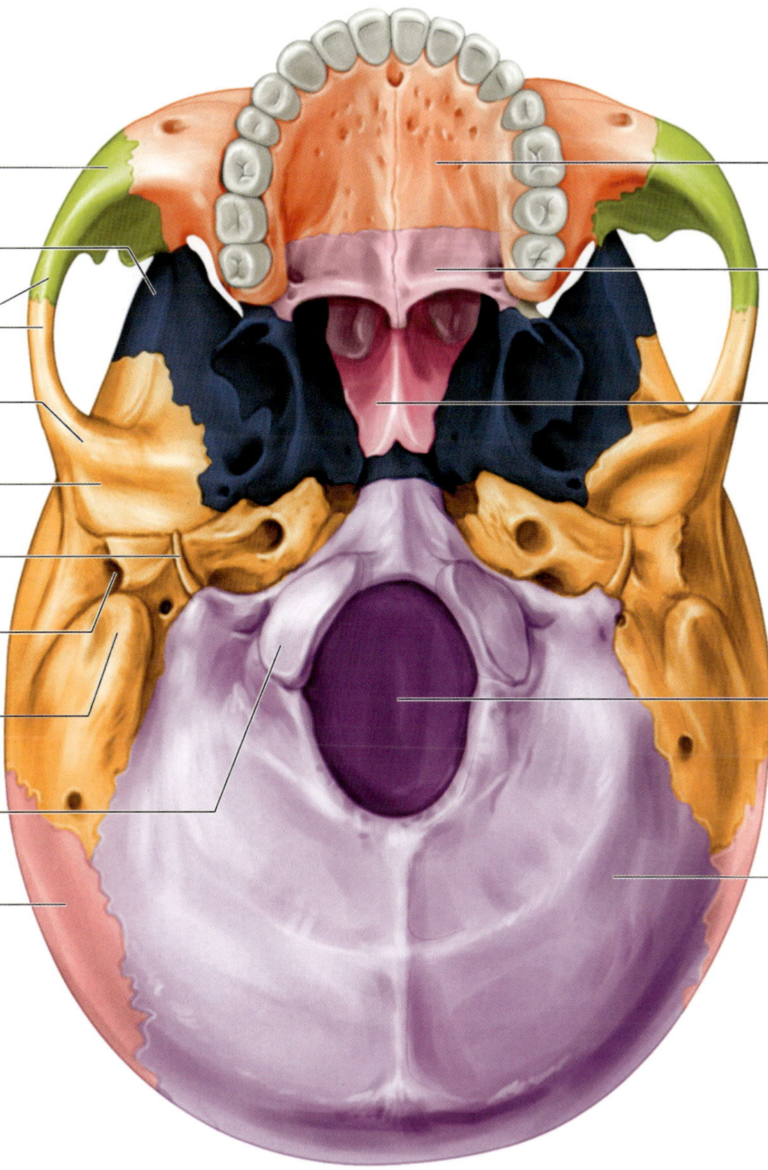

그림 4-12 머리뼈(두개골)의 아래면

▌뒤통수뼈 (후두골, Occipital bone) (그림 4-16)

사다리꼴 모양의 뼈로 비늘부분(인부, squamous portion)과 바닥부분(기저부, basal portion)이 있다. 비늘부분은 머리덮개뼈 뒷면을 차지하며, 바닥부분(기저부)은 머리뼈바닥을 이룬다. 뒤통수뼈에 있는 큰구멍(대후두공, foramen magnum)은 머리안과 척주관을 잇는 구멍으로, 이곳을 통해 척수(spinal cord)가 통과한다.

큰구멍(대후두공) 가쪽에 있는 뒤통수뼈관절융기(후두과, occipital condyles)는 둥글게 돌출된 부위로, 첫 번째 목뼈(제1경추, atlas)와 관절을 이룬다. 뒤통수뼈(후두골) 비늘부분(인부)의 중앙부 돌출부는 바깥뒤통수뼈융기(외후두융기, external occipital protuberance)라 하며 머리 뒤쪽 중앙부의 피부에서 만져볼 수 있다.

▌관자뼈 (측두골, Temporal bone) (그림 4-17)

불규칙한 1쌍의 뼈로서 머리덮개뼈의 양 가쪽과 머리뼈바닥을 형성하는데, 비늘부분(인부, squamous portion)·꼭지부분(유양부, mastoid portion)·고실부분(tympanic portion)·바위부분(암

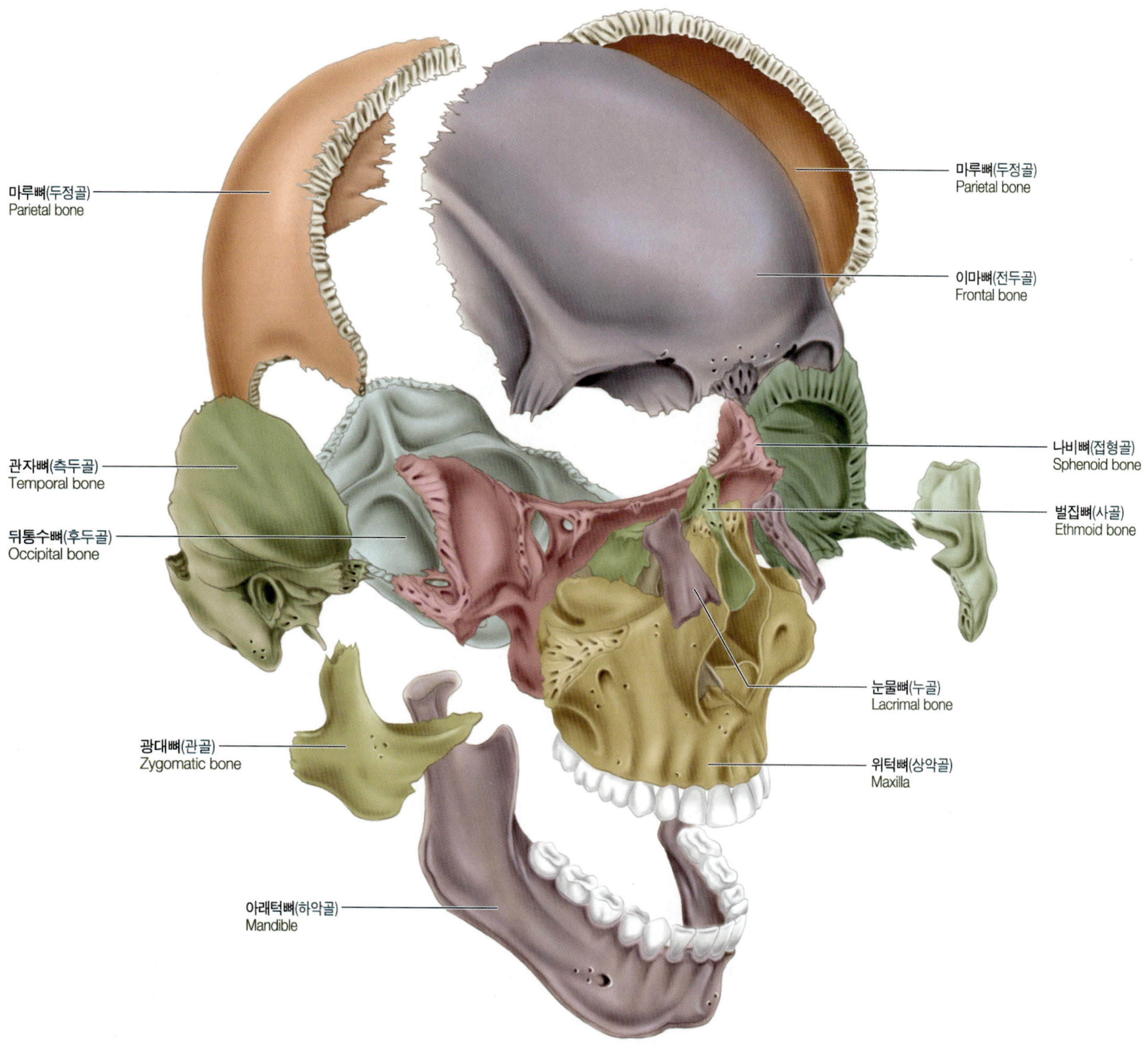

그림 4-13 분리된 머리뼈

양부, petrous portion)으로 구성된다. 비늘부분(인부)은 편평하고 얇은 뼈로서 머리덮개뼈의 일부를 구성한다.

광대돌기(협골돌기, zygomatic process)는 광대뼈(협골)의 관자돌기(측두돌기, temporal process)와 연결되어 광대활(협골궁, zygomatic arch)을 만들고, 광대돌기(협골돌기) 바로 아래에 턱관절오목(하악과, mandibular fossa)이 존재하여 아래턱뼈(하악골, mandible)의 관절돌기(articular condyle)와 관자아래턱관절(측두하악관절, temporomandibular joint 또는 턱관절, mandibular joint)을 만든다.

꼭지부분(유양부, mastoid portion)은 비늘부분(인부)의 뒤아래쪽에 위치하며, 꼭지돌기(유양돌기, mastoid process)는 목근육(경부근육, neck muscle)의 부착점이 되며, 관자뼈(측두골) 아래쪽에 크게 돌출되어 있어 귀 뒤에서 쉽게 만져질 수 있다. 꼭지돌기에는 내부에 공기가 차있는 꼭지벌집 또는 유돌벌집(꼭지봉

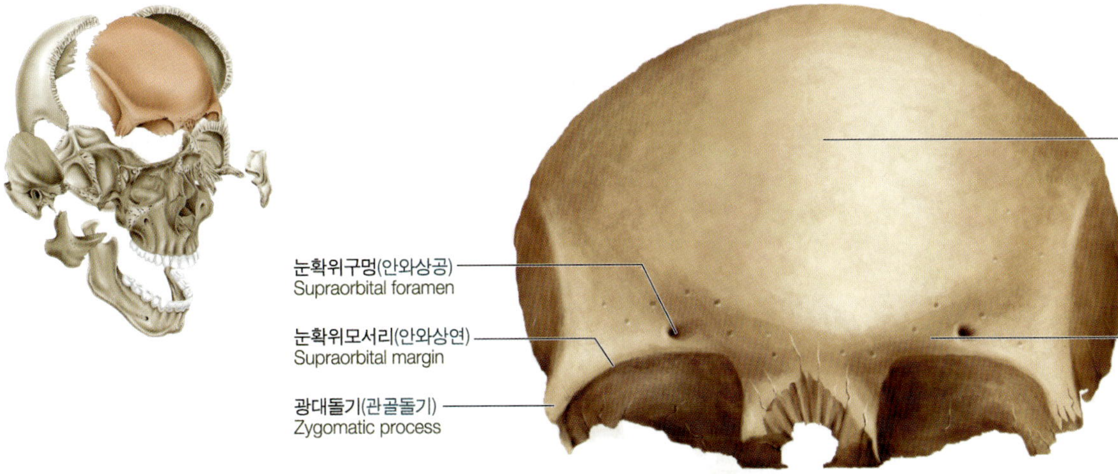

그림 4-14 이마뼈(전두골)

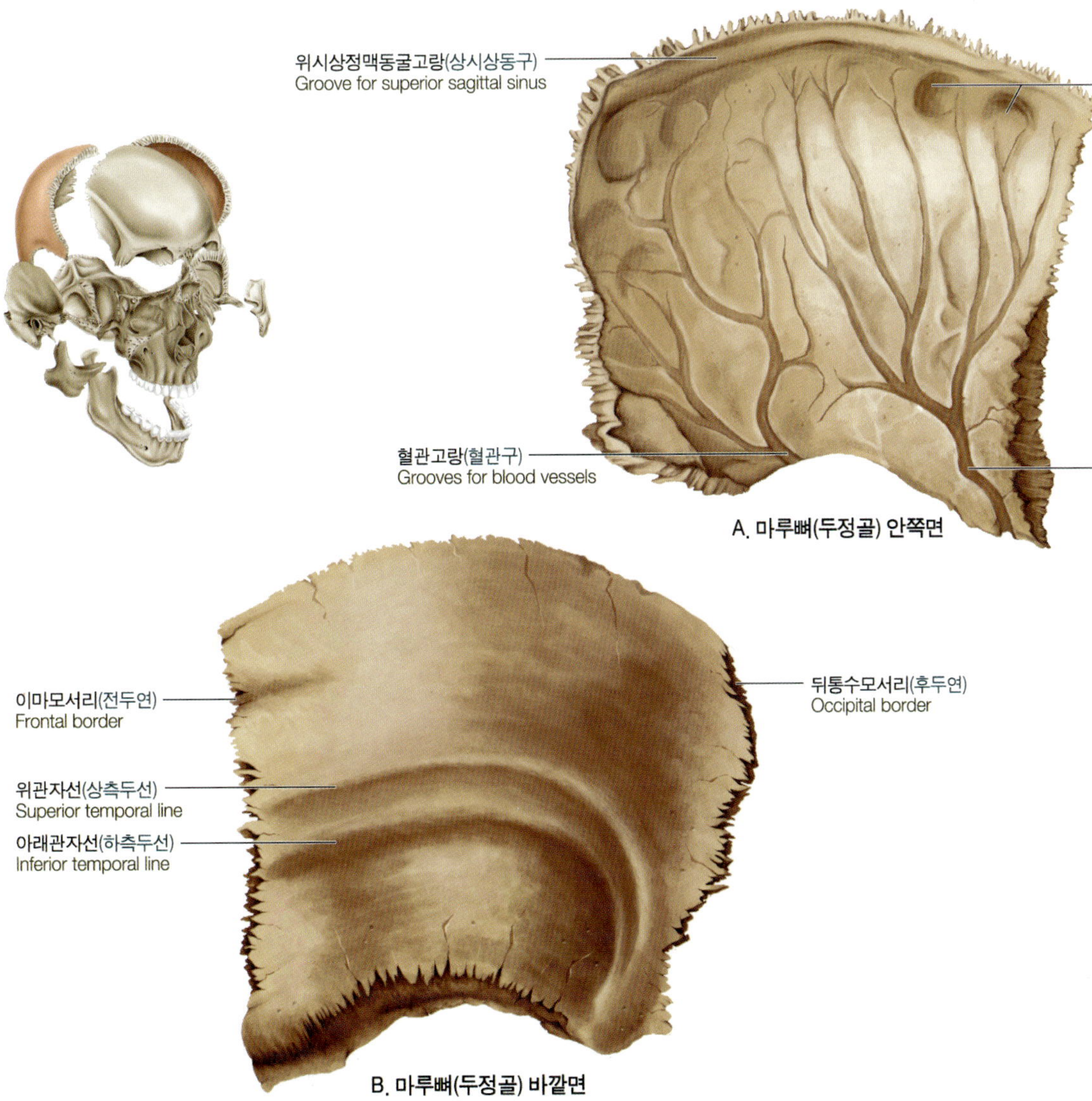

그림 4-15 마루뼈(두정골)

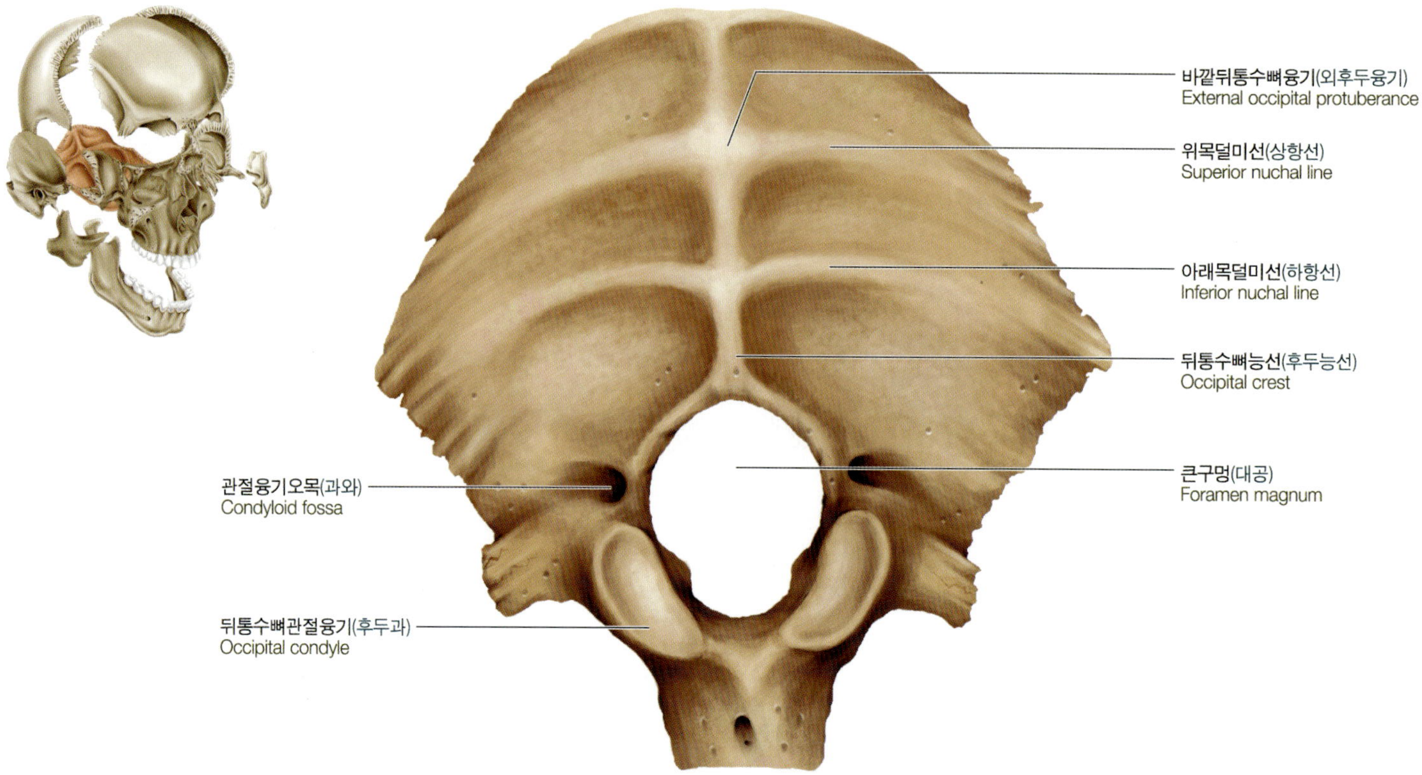

그림 4-16 뒤통수뼈(후두골)

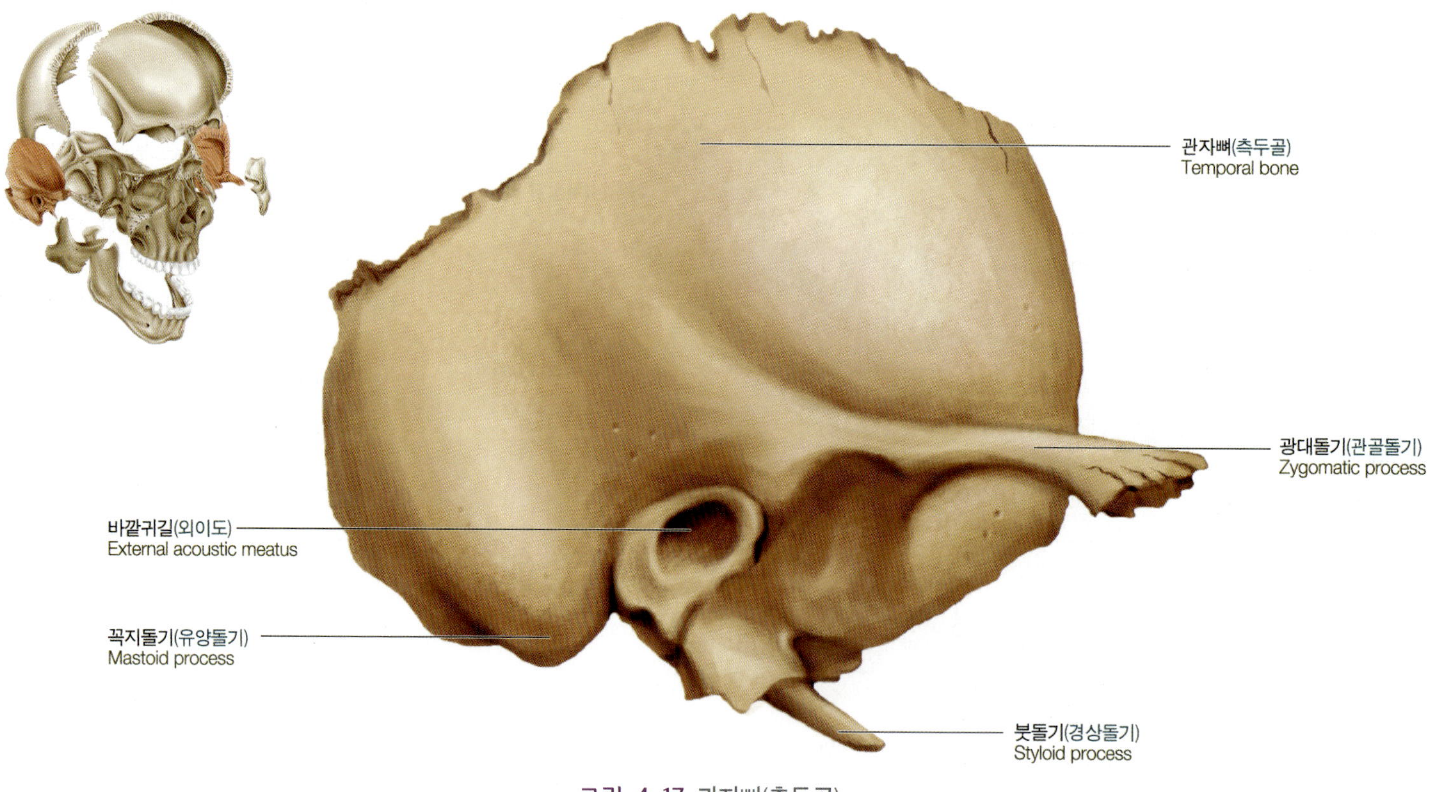

그림 4-17 관자뼈(측두골)

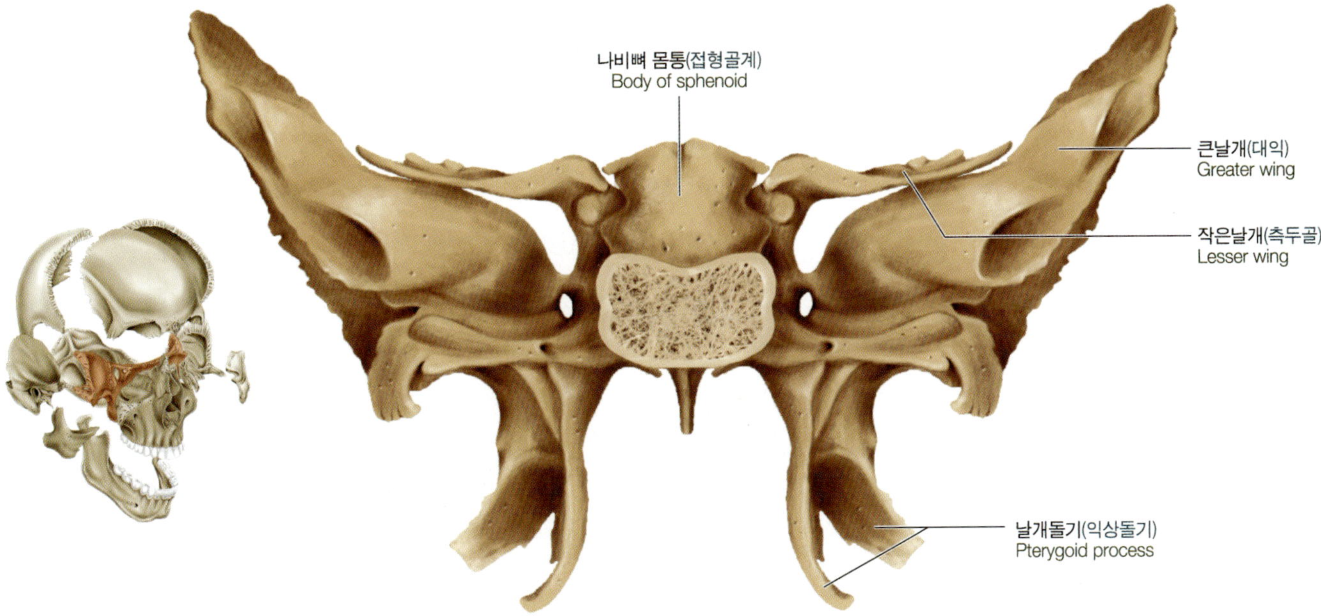

그림 4-18 나비뼈(접형골)

표 4-2 머리뼈안 바닥(두개강저부)의 구멍

머리뼈오목(두개와)	구멍 / 통로	위치	통과하는 구조물
앞머리뼈우묵(전두개와) Anterior cranial fossa	체판구멍 Foramina of cribriform plate	벌집뼈의 체판(사골의 사판)	후각신경(후신경), CN Ⅰ
	시각신경관(시신경관) Optic canal	나비뼈의 작은날개(접형골의 소익)	시각신경(시신경), CN Ⅱ
	위눈확틈새(상안와열) Superior orbital fissure	나비뼈의 큰날개와 작은 날개 사이 (접형골의 대익과 소익사이)	눈돌림신경(동안신경), CN Ⅲ 도르래신경(활차신경), CN Ⅳ 삼차신경의 1번째 가지인 눈신경, CN V_1 갓돌림신경(외전신경), CN Ⅵ
중간머리뼈우묵(중두개와) Middle cranial fossa	원형구멍(정원공) Foramen rotundum	나비뼈의 큰날개(접형골의 대익)	삼차신경의 2번째 가지인 위턱(상악)신경, CN V_2
	타원구멍(난원공) Foramen ovale		삼차신경의 3번째 가지인 아래턱(하악)신경, CN V_3
	뇌막동맥구멍(극공) Foramen spinosum		중간뇌막동맥
뒷머리뼈우묵(후두개와) Posterior cranial fossa	속귀길(내이도) Internal acoustic meatus	관자뼈의 바위부분(측두골의 암양부)	얼굴신경(안면신경), CN Ⅶ 속귀신경(내이신경), CN Ⅷ
	목정맥구멍(경정맥공) Jugular foramen	관자뼈와 뒤통수뼈(후두골) 사이	혀인두신경(설인신경), CN Ⅸ 미주신경, CN Ⅹ 더부신경(부신경), CN Ⅺ 속목정맥(내경정맥)
	큰구멍(대후두공) Foramen magnum	뒤통수뼈(후두골)	척수 척추(추골) 동·정맥
	혀밑신경관(설하신경관) Hypoglossal canal		혀밑신경(설하신경), CN Ⅻ

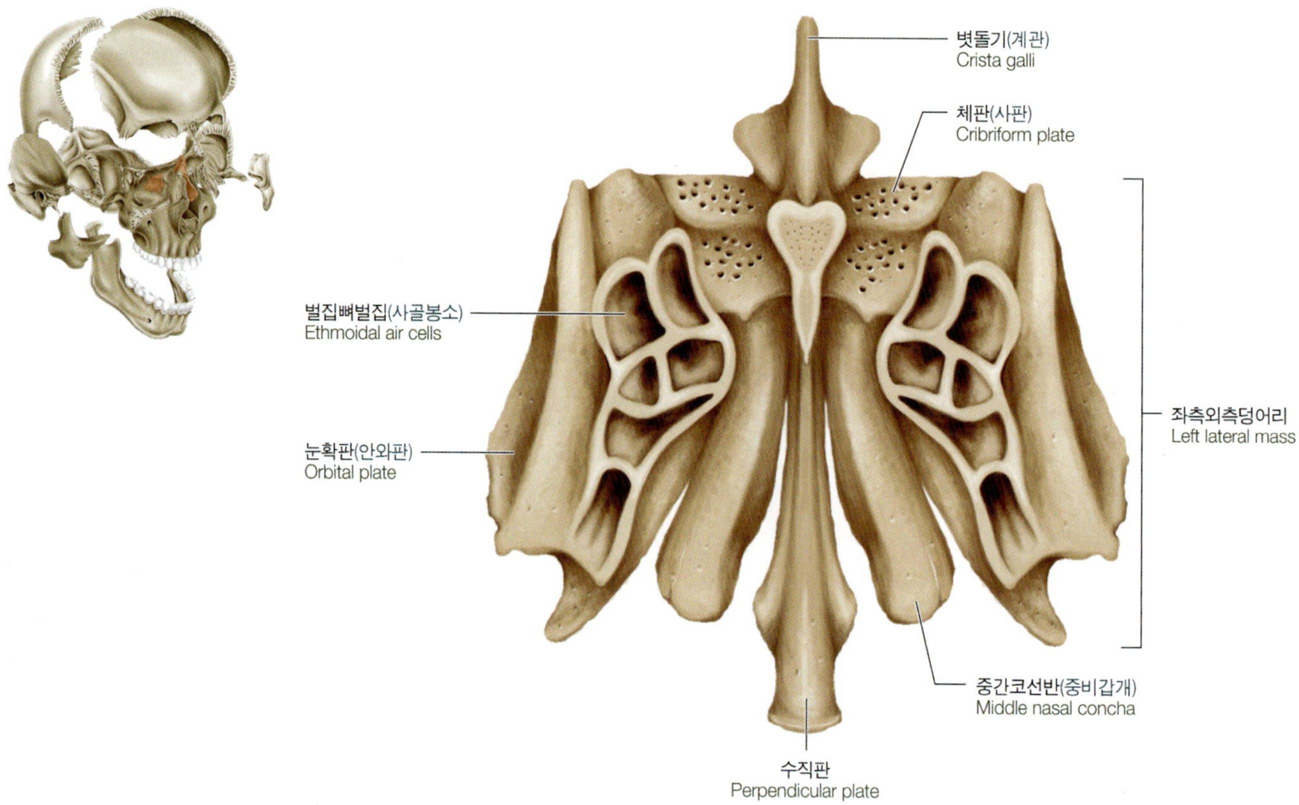

그림 4-19 벌집뼈(사골)

소 또는 유돌봉소, mastoid air cells)이 있다.

고실부분(tympanic portion)은 비늘부분(인부)의 아래쪽과 꼭지부분(유양부)의 앞쪽에 위치하며 구부러진 관을 형성하여 바깥귀길(외이도, external auditory meatus)의 뼈로 구성된 부분을 만든다.

바위부분(암양부, petrous portion)은 쐐기모양의 단단한 부분으로 머리뼈바닥의 일부가 된다. 여기에는 고실(tympanic cavity), 가운데귀(중이, middle ear)와 귓속뼈(ear ossicles) 및 평형과 청각을 담당하는 기관이 있으며, 속귀길(내이도, internal auditory meatus) 또한 바위부분 안에 존재한다. 붓돌기(경상돌기, styloid process)는 바위부분의 바깥아래부분에 존재하는 끝이 날카롭고 비교적 가늘고 긴 돌기로 근육과 인대 부착 부위로 작용한다.

▌나비뼈 (접형골, Sphenoid bone) (그림 4-18)

머리뼈 바닥의 중앙에 있는 뼈로서 전체적으로 나비 모양이다. 나비뼈(접형골)는 나비뼈 몸통(접형골체)을 중심으로, 쌍으로 된 큰날개(대익, greater wing) 및 작은날개(소익, lesser wing)가 나비뼈 몸통(접형골체)에서 양 가쪽으로 존재하며, 1쌍의 날개돌기(익상돌기, pterygoid processes)가 나비뼈 몸통(접형골체) 양 가쪽 밑으로 나와 있다. 또한 공기가 함유된 1쌍의 나비굴(접형골동, sphenoid sinuses)이 나비뼈 몸통 안에 존재한다. 나비뼈 몸통 윗면에는 안장(Sella turcica, Turkish saddle)이라는 함몰부가 있는데 이곳에 뇌하수체(pituitary gland)가 놓인다. 나비뼈(접형골)에 존재하는 구멍(foramen)들은 표 4-2에 정리되어 있다.

▌벌집뼈 (사골, Ethmoid bone) (그림 4-19)

작고 섬세한 뼈로서 양쪽 눈확 사이의 머리뼈바닥의 일부를 형성한다. 벌집뼈(사골)에는 체판(사판, cribriform plate)과 수직판(perpendicular plate)이 있다. 체판(사판, cribriform plate)은 수평판으로 후각신경이 통과하는 많은 작은 구멍들이 뚫려 있고, 체판(사판)의 윗면은 머리뼈바닥을 이루고, 밑면은 코안(비강, nasal cavity)의 천장 부분을 형성한다. 입안(구강) 쪽의 체판(사

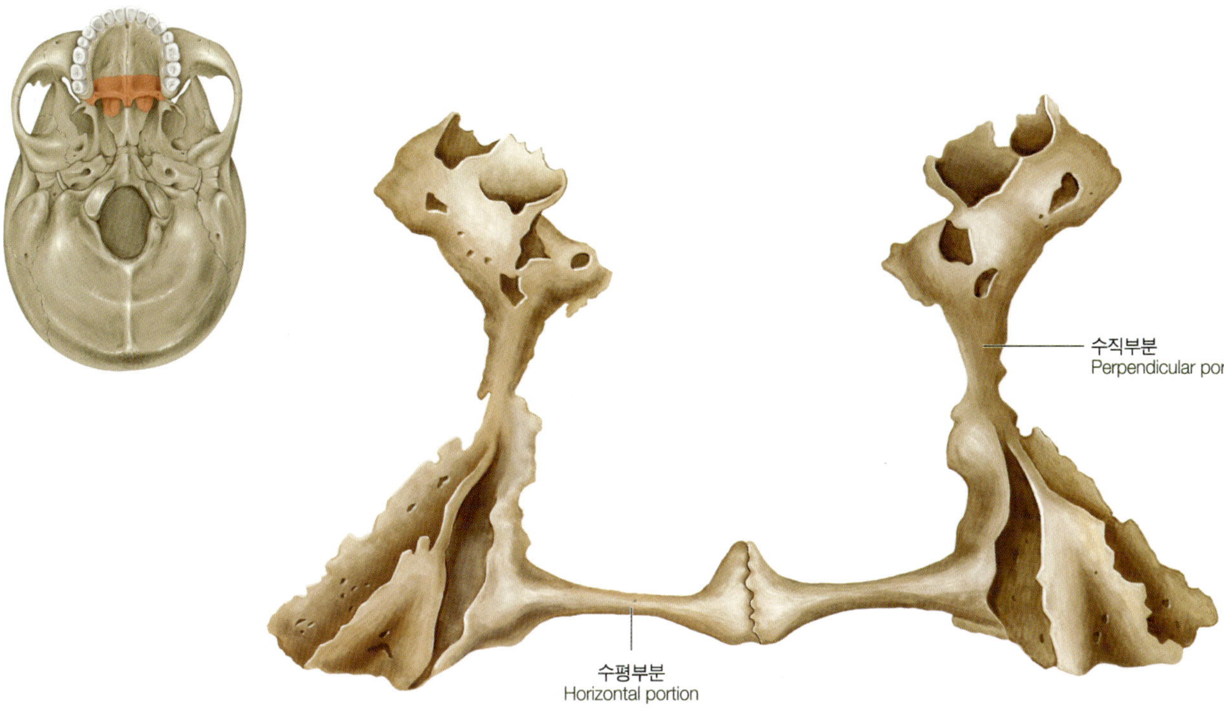

그림 4-20 입천장뼈(구개골)

판) 위로 볏돌기(계관, crista galli)라는 돌기가 솟아 있어 뇌막의 부착 부위가 된다. 수직판은 코안(비강) 쪽의 체판에서 밑쪽으로 돌출한 돌기로 코중격의 윗부분을 이룬다. 양 가쪽의 덩어리 부분은 눈확의 아래안쪽벽과 코안의 바깥쪽벽을 이루며, 양쪽 가쪽덩어리의 코안쪽면에는 2개의 굽은 모양의 돌기가 비강내측으로 튀어 나와 있는데, 이를 위·중간코선반(상·중비갑개, superior and middle nasal conchae)이라 한다.

(2) 얼굴뼈 (안면골, Facial bones)

얼굴뼈는 14개 뼈로 구성되는데, 안쪽 및 가쪽얼굴뼈, 목뿔뼈로 나누어 설명하기로 한다.

① 안쪽얼굴뼈 (내측안면골, Internal facial bones)

안쪽얼굴뼈는 두개골 안쪽에서 관측되는데 두개골을 시상단면으로 절단해야 관찰이 용이하다. 안쪽얼굴뼈(내측안면골)에는 쌍으로 이루어진 입천장뼈(구개골, palatine bone)와 아래코선반뼈(하비갑개, inferior nasal concha), 1개의 뼈인 보습뼈(서골, vomer)가 있다.

▌입천장뼈 (구개골, Palatine bones) (그림 4-20)

1쌍으로 L자 모양으로 생겼으며 위턱뼈 뒤쪽에 존재한다. 입천장뼈(구개골)는 수평판(horizontal plate)과 수직판(vertical plate)으로 구분되는데, 양쪽 입천장뼈의 수평판이 결합하여 단단입천장(경구개)의 뒷부분과 코안바닥(비강저)을 형성하며, 수직판은 코안바깥벽을 형성한다.

▌아래코선반 (하비갑개, Inferior concha) (그림 4-21)

1쌍으로 벌집뼈미로 바로 아래에 존재하며, 코안외측벽에서 조개껍데기 모양으로 비강내측으로 돌출되어 있다. 위·중간코선반(상·중비갑개)과 마찬가지로 점액성의 막으로 덮여있어, 공기 흡입시 공기의 온도, 습도를 유지하며, 먼지와 같은 입자물질을 제거한다.

▌보습뼈 (서골, Vomer) (그림 4-21)

얇고 납작한 쟁기 모양으로 생겼으며 코안에 위치하고, 코중격(비중격, nasal septum) 아랫부분을 형성한다. 코중격의 윗면을 형성하는 벌집뼈(사골)의 수직판과 함께 코중격의 앞면과 밑

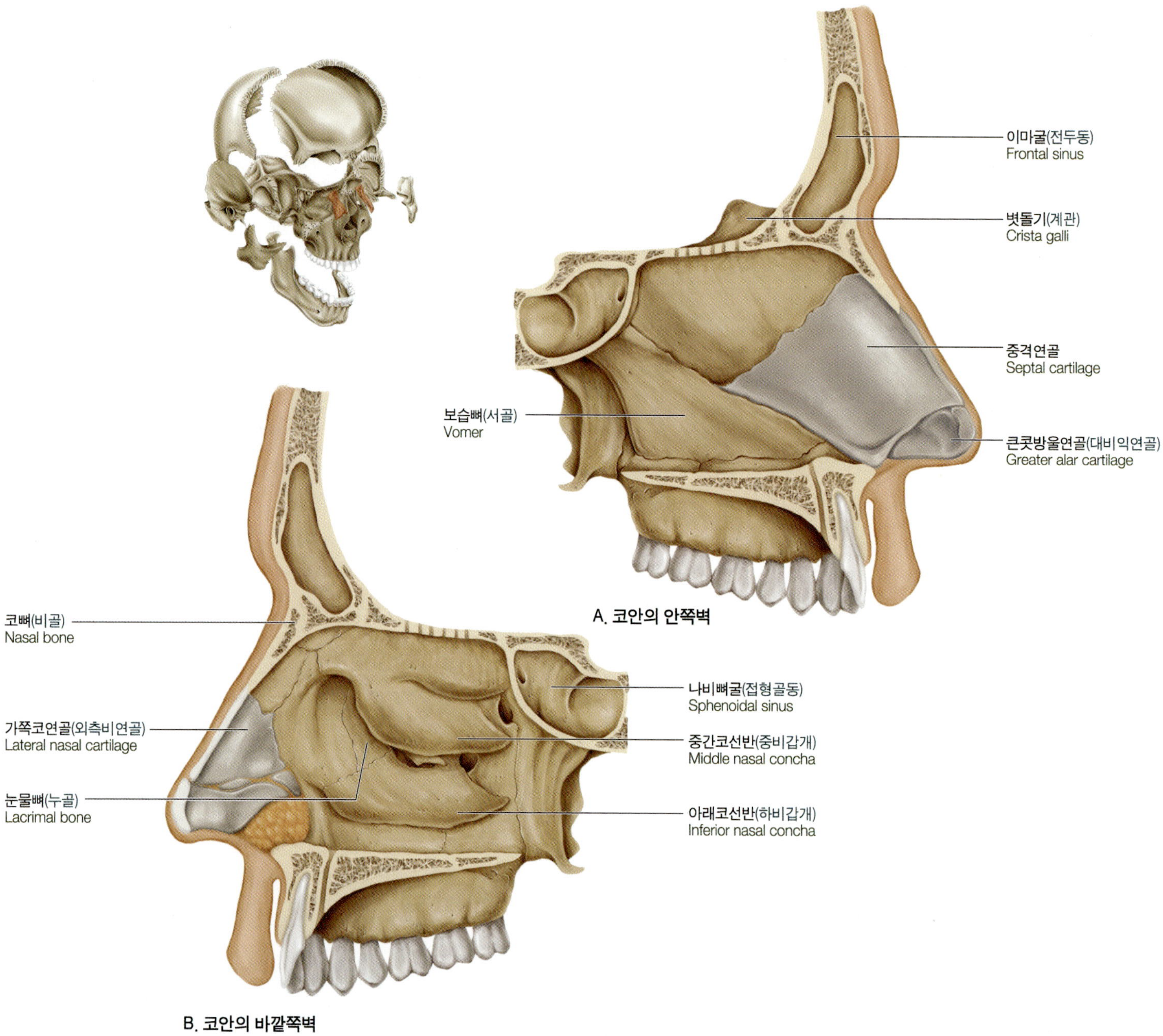

그림 4-21 코안의 구조

면을 형성하는 코중격연골을 지탱한다.

② 바깥 얼굴뼈(외측안면골, External facial bones)

바깥얼굴뼈(외측안면골)는 머리뼈 외측에서 볼 수 있는 것으로 1쌍으로 구성된 위턱뼈(상악골, maxillae)·광대뼈(협골, zygomatic bones)·코뼈(비골, nasal bones)·눈물뼈(누골, lacrimal bones)와 1개 뼈로 존재하는 아래턱뼈(하악골, mandible)가 있다.

▮ 위턱뼈(상악골, Maxillae) (그림 4-22)

1쌍으로 턱 윗부분을 형성하며, 단단입천장(경구개, hard plate)의 대부분과 눈확(안와), 코안(비강)의 일부를 구성한다. 4개의 돌기와 위턱뼈 몸통(상악체)에 공기를 함유한 위턱굴(상악동,

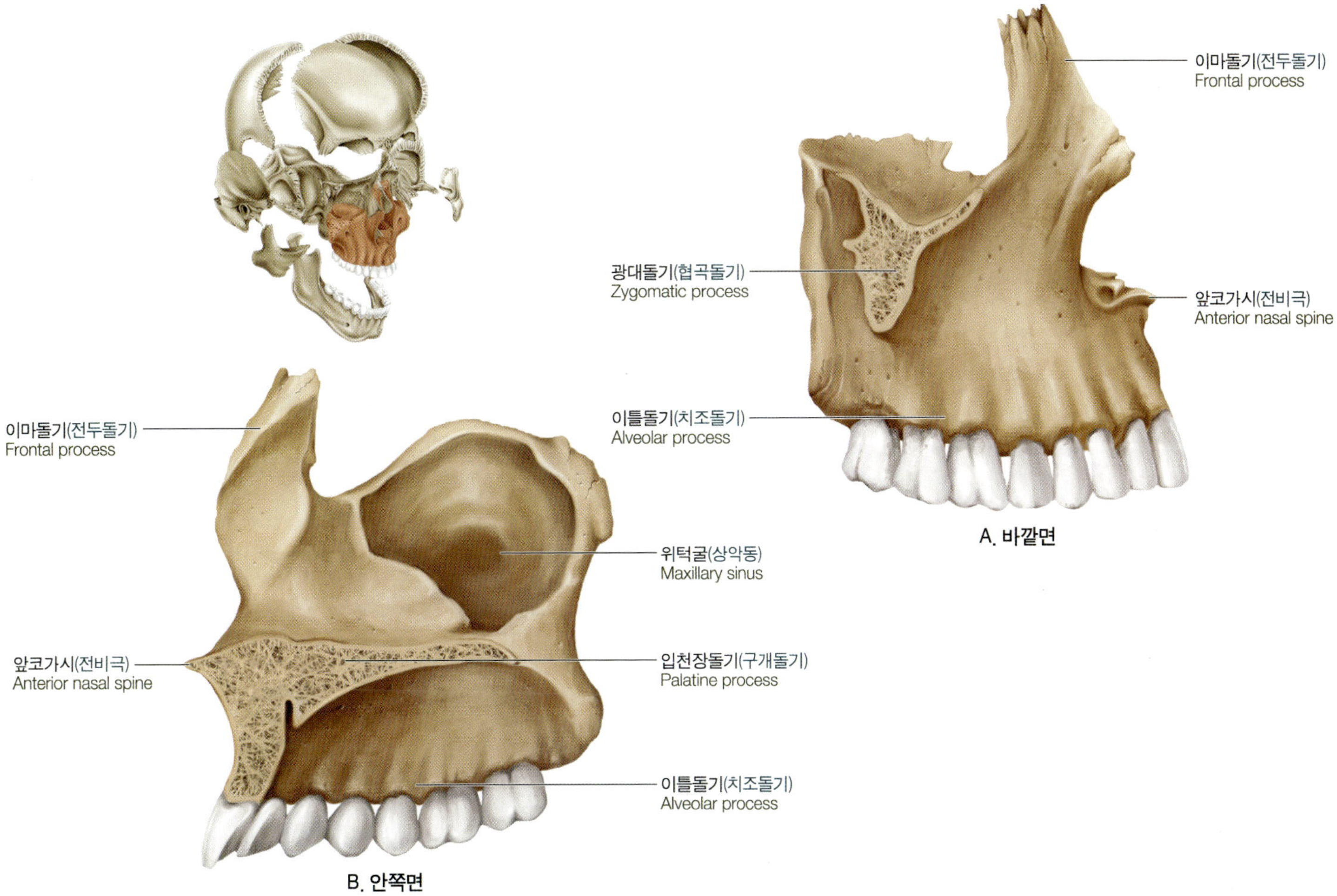

그림 4-22 위턱뼈(상악골)

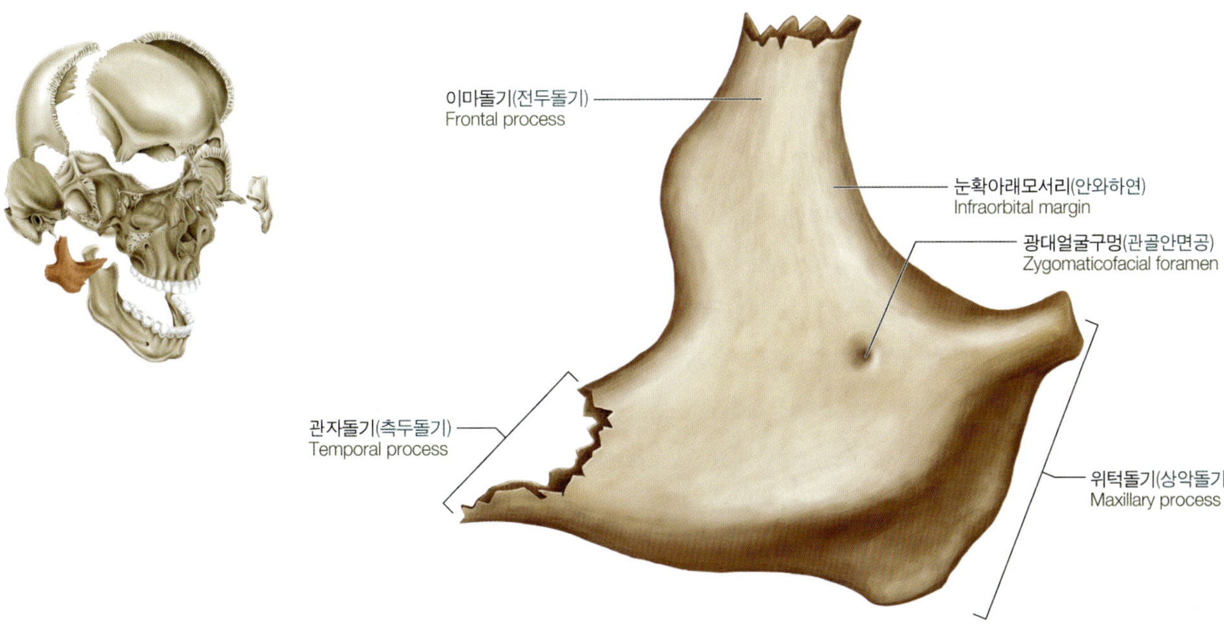

그림 4-23 광대뼈(관골, 협골)

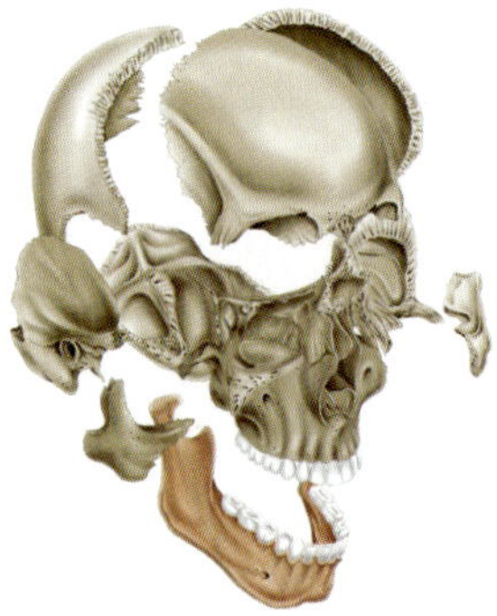

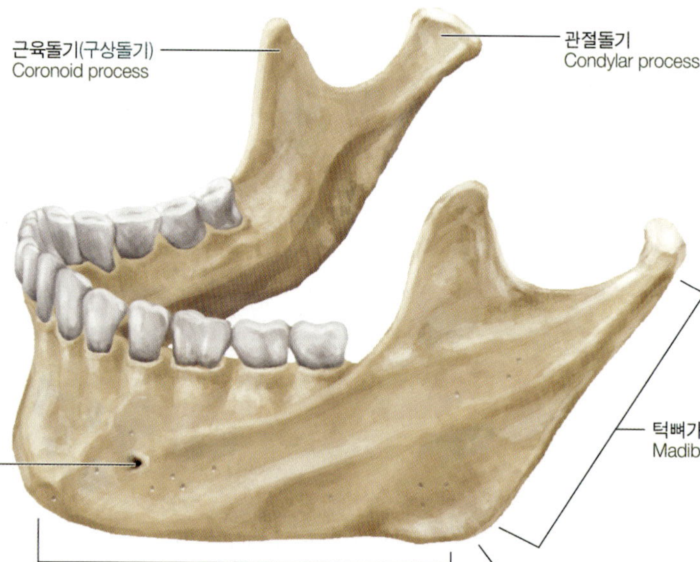

그림 4-24 아래턱뼈(하악골)

maxillary sinus)이 있다. 이마돌기(전두돌기, frontal process)는 이마뼈(전두골)와, 광대돌기(협골돌기, zygomatic process)는 광대뼈(협골)와 각각 관절을 이루어 눈확과 코안을 이룬다.

입천장돌기(구개돌기, palatine process)는 반대쪽 위턱뼈의 입천장돌기와 결합하여 코안바닥(비강저)과 단단입천장 앞부분을 형성한다. 이틀돌기(치조돌기, alveolar process)는 위턱뼈몸통 밑부분에 위치하며 이틀활(치조궁, alveolar arch)을 형성하여 윗니와 단단히 결합한다.

광대뼈 (관골, 협골, Zygomatic bones) (그림 4-23)

1쌍의 입방형의 뼈로 뺨을 형성한다. 광대뼈몸통(협골체)은 뺨의 융기된 부분과 이마돌기(전두돌기, frontal process), 위턱돌기(상악돌기, maxillary process), 눈확 형성에 기여하는 눈확면(orbital surface), 관자뼈(측두골)의 광대뼈돌기(협골돌기, zygomatic process)와 접하여, 광대활(협골궁, zygomatic arch)을 이루는 관자돌기(측두돌기, temporal process)가 있다. 광대활은 광대로 불리며, 얼굴가쪽에서 피부를 통해 만져볼 수 있다.

코뼈 (비골, Nasal bones) (그림 4-21)

1쌍의 작은 직사각형(장방형) 뼈로 정중선에서 만나서 콧등 윗부분을 형성하여 코의 위쪽 단단한 부분을 만든다. 그리고 코뼈는 코를 형성하는 기둥인 연골판을 지탱한다.

눈물뼈 (누골, Lacrimal bone) (그림 4-21)

작은 직사각형 모양의 뼈로 눈확의 안쪽벽을 구성하며, 눈물관(누관, lacrimal canal)이 존재한다. 안쪽에는 고랑(구, groove)을 통해 코눈물관(비루관, nasolacrimal duct)으로 이어져 눈물이 눈확에서 코안으로 흐르는 통로를 형성한다.

아래턱뼈 (하악골, Mandible) (그림 4-24)

턱을 형성하는 크고 단단한 뼈로 얼굴뼈 중 유일하게 자유로운 운동이 가능하다. 전체적으로 U자 모양으로 수평으로 형성된 턱뼈몸통(하악체, mandibular body)과 2개의 턱뼈가지(하악지, mandibular ramus)가 있는데, 턱뼈가지와 턱뼈몸통이 만나는 아래턱의 양쪽 밑부분에 튀어나온 부분을 턱뼈각(하악각, mandibular angle)이라 하며, 턱뼈몸통 앞으로 돌출된 부분을 턱(mentum or chin)이라 한다.

아래턱뼈몸통 윗면에 형성된 이틀돌기(치조돌기, alveolar process)는 아랫니와 단단히 결합한다. 턱뼈가지 윗면의 앞쪽은 근육돌기(근돌기, coronoid process), 뒤쪽은 관절돌기(condylar

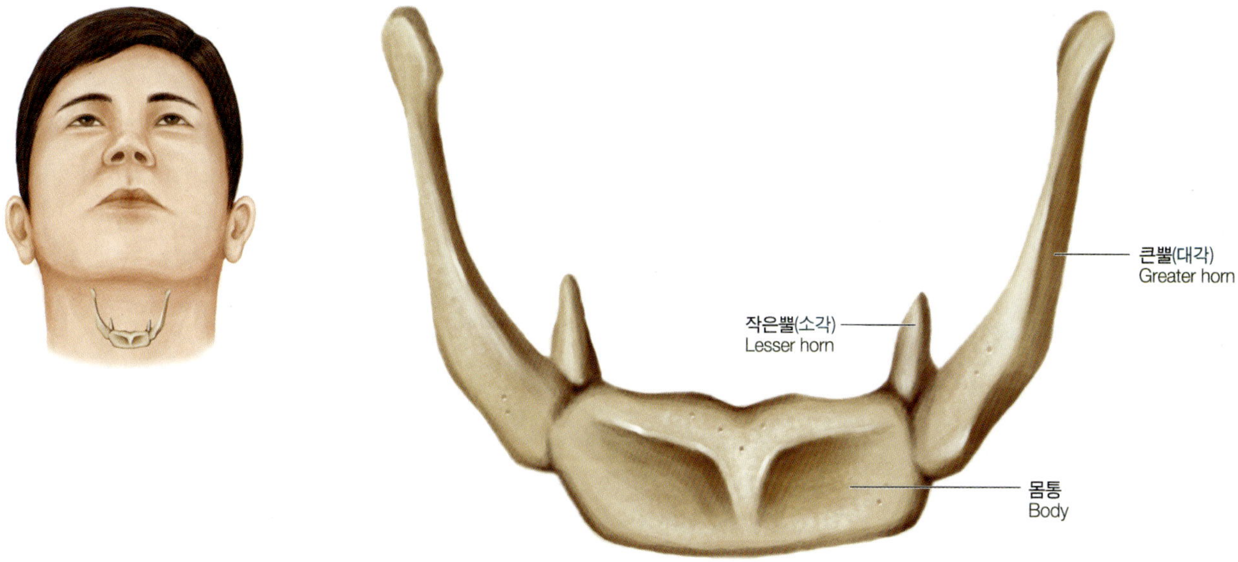

그림 4-25 목뿔뼈(설골)

process)로 분지되어 있으며, 앞쪽의 근육돌기는 뾰족하게 돌출되어 씹기근육(저작근)의 부착 부위가 되며, 뒤쪽의 관절돌기는 관자뼈(측두골)의 턱관절오목(하악와, mandibular fossa)과 턱관절(측두하악관절, temporomandibular joint)을 형성한다.

③ 목뿔뼈(설골, Hyoid bone) (그림 4-25)

목뿔뼈(설골, hyoid bone or tongue bone)는 U자 모양으로 목(경부)의 앞부분에 있는 후두(larynx)와 턱뼈각(하악각) 사이에 위치한다. 목뿔뼈몸통(body)에서 양쪽으로 1쌍의 큰뿔(대각, greater cornua or horns)과 작은뿔(소각, lesser cornua or horns)이 외측으로 돌출되어 있다. 목뿔뼈는 다른 머리뼈와 관절하지 않고 관자뼈(측두골)의 붓돌기(경상돌기)에서 이어진 붓목뿔인대(경상설골인대, stylohyoid ligament)와 연결된다. 목뿔뼈는 턱관절을 움직이거나 말을 하거나 삼킬 때(연하작용) 사용되는 근육들이 부착한다.

(3) 머리뼈(두개골)의 특수모양(Special features of the skull)

머리뼈는 매우 복잡한 구조를 형성한다. 앞에서 언급된 내용 이외에 굴(동, sinus), 머리뼈 윗면(두개상면, calvaria, cranial vault)과 머리뼈 바닥(두개저, base of skull)이 있다. 코안(비강)은 호흡기계에서, 입안(구강)은 소화기계에서, 눈확(안와)은 감각기계에서 따로 설명하도록 한다.

① 굴(동, Sinuses)

▍코곁굴(부비동, Paranasal sinuses) (그림 4-26)

코곁굴(부비동, Paranasal sinuses)은 코안(비강) 주변의 머리뼈(두개골) 안에 공기가 차있는 공간(cavities)들을 지칭한다. 코곁굴은 위치하고 있는 뼈의 이름을 따라 이마굴(전두동, frontal sinus), 위턱굴(상악동, maxillary sinus), 나비굴(접형골동, sphenoidal sinus), 벌집굴(사골봉소, ethmoidal air cells)이라 부른다. 코곁굴은 코안(비강)과 연결되어 있고, 그 연결을 통해 점막의 분비물이 배출되기 때문에, 그 연결이 막힐 경우 쉽게 감염이 발생하게 된다. 코곁굴(부비동) 점막에 생긴 염증을 코곁굴염(부비동염, sinusitis)이라 하며 주로 위턱굴(상악동)에서 발생한다.

▍꼭지벌집 또는 유돌벌집(꼭지봉소 또는 유돌봉소, Mastoid air cells) (그림 4-27)

관자뼈(측두골)의 꼭지돌기(유양돌기, mastoid process)에 위치한 벌집(봉소, air cells)으로 가운데귀(중이, middle ear)와 통한다. 이곳에 염증이 생기는 것을 꼭지돌기염(유양돌기염, mastoiditis)이라 하며, 심한 경우는 뇌막염(meningitis)이나 뇌염(encephalitis)으로 진행하여 치명적인 결과를 초래한다.

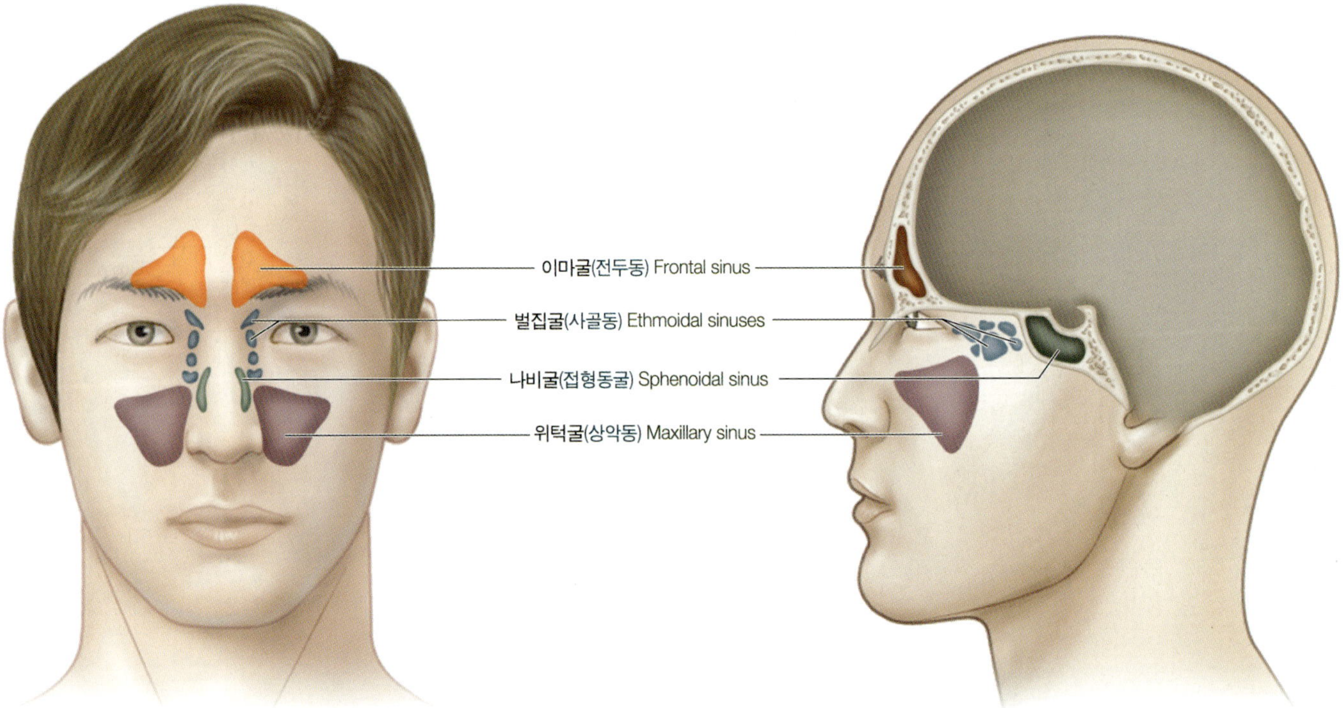

그림 4-26 코곁굴(부비동)

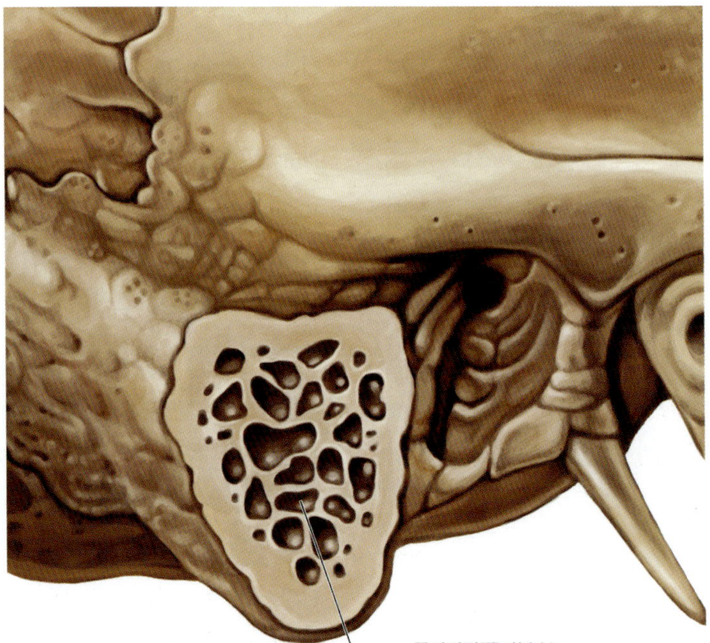

그림 4-27 꼭지벌집(꼭지봉소)

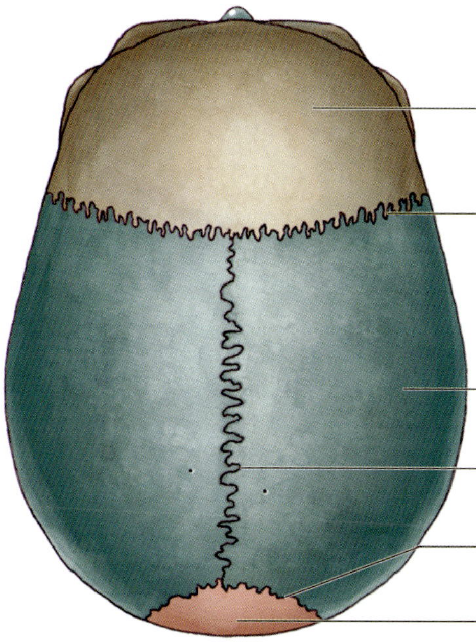

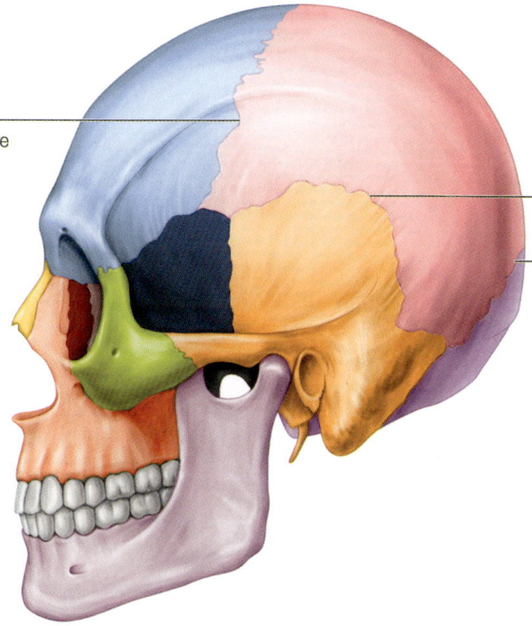

그림 4-28 봉합

② 머리뼈의 윗면(두개상면, Cranial vault)

머리덮개뼈(두개관, calvaria)를 지칭하며, 1쌍의 마루뼈(두정골)와 이마뼈(전두골)의 비늘부분(인부), 관자뼈(측두골), 뒤통수뼈(후두골)가 형성한다.

③ 봉합(Suture) (그림 4-28)

봉합은 못움직관절(부동관절, immovable joint)인데 성인의 머리뼈 윗면의 뼈들 사이에 형성된 것으로 좌우 마루뼈(두정골) 사이에 이루어진 시상봉합(sagittal suture), 이마뼈(전두골)와 마루뼈(두정골) 사이에 이루어진 관상봉합(coronal suture), 뒤통수뼈(후두골)와 마루뼈(두정골) 사이에 시옷(lambda, λ) 모양으로 생긴 시옷봉합(lambdoid suture, lambdoidal suture), 관자뼈(측두골)의 비늘부분(인부)과 마루뼈(두정골) 사이에 형성된 2개의 비늘봉합(인상봉합, squamosal suture, squamous suture)이 있다.

④ 숫구멍(천문, Fontanelles) (그림 4-29)

신생아나 유아의 머리뼈 윗면(두개상면)을 이루고 있는 납작뼈(편평골)들이 완전히 결합되지 않아 남아 있는 틈이 존재한다. 특히 마루뼈(두정골)의 중앙 부위에 뼈로 덮이지 않은 넓은 공간을 천문(fontanelles) 또는 숫구멍(soft spots)이라 부른다. 앞숫구멍(대천문, anterior fontanelle)은 아직 양쪽이 융합하지 않은 이마뼈(전두골)와 마루뼈(두정골) 사이에 큰 마름모 모양의 틈이며, 1~2개월 안에 뼈가 자라게 되면서 폐쇄된다.

뒤숫구멍(소천문, posterior fontanelle)은 뒤통수뼈(후두골)와 마루뼈(두정골) 사이에 작은 삼각형 모양의 틈이며, 출생 후 1~2개월에 닫힌다. 밖에서 관찰되지는 않지만, 앞가쪽숫구멍(전측두천문)과 뒤가쪽숫구멍(후외측천문)이 좌·우에 존재한다. 이들은 마루뼈(두정골)의 가쪽각에 형성되며 출생 후 6개월~12개월 안에 닫힌다. 숫구멍들은 태아의 머리(두부, head)에 약간의 가동성과 유연성을 제공하기 때문에, 태아의 머리가 산도(birth

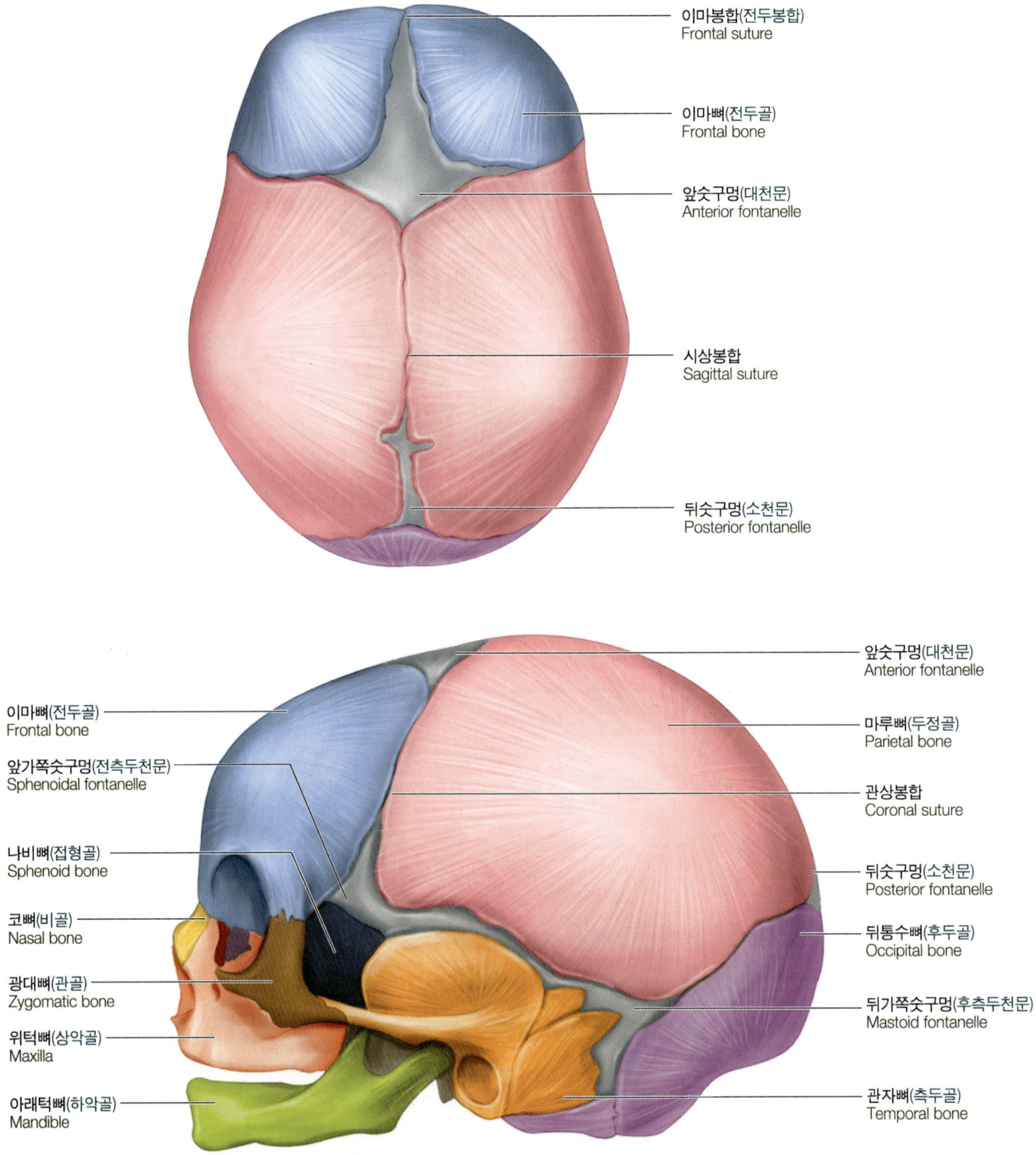

그림 4-29 숫구멍(천문)

canal)를 통과할 때 그 크기와 모양이 변하는 성형(molding) 과정에서 중요한 역할을 한다.

⑤ 머리뼈의 바닥(두개저부, Floor of the cranial cavity) (그림 4-30)

머리뼈의 바닥(두개저부)은 뇌(brain)를 받치고 있으며, 세 부분의 함몰부인 우묵(와)을 형성하며, 이들을 앞·중간·뒷머리뼈 우묵(전·중·후두개와, anterior·middle·posterior cranial fossa)이라 한다.

앞머리뼈우묵(전두개와)은 벌집뼈(사골)의 체판(사판)과 이마뼈(전두골)의 눈확판(안와판)에 의해 얇게 함몰된 부분으로 뒤

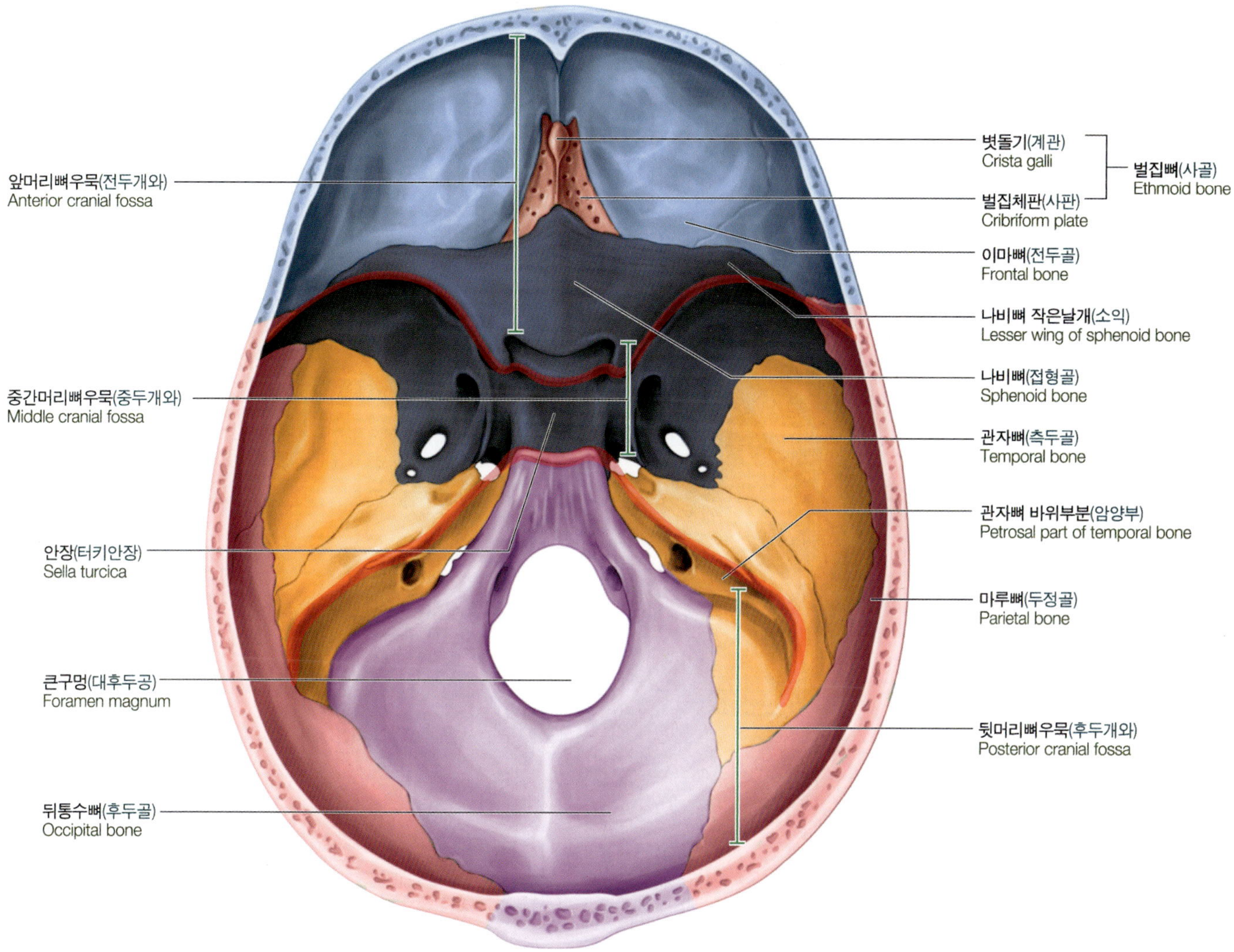

그림 4-30 머리뼈의 바닥(두개저부)

쪽 경계는 나비뼈(접형골)의 작은날개(소익)이며, 이마엽(전두엽, frontal lobe)과 후각망울(olfactory bulb)이 위치한다.

중간머리뼈우묵(중두개와)은 나비뼈(접형골)의 큰날개(대익) 및 나비뼈몸통(접형골체)과 관자뼈(측두골)의 비늘부분(인부)에 의해 형성된 함몰부이다. 뒤쪽 경계는 관자뼈(측두골) 바위부분의 능(crest)에서부터 나온 굽은 선이며, 뇌줄기(뇌간, brain stem)·뇌하수체(pituitary gland)·관자엽(측두엽, temporal lobe) 등이 위치한다.

뒷머리뼈우묵(후두개와)은 뒤통수뼈바닥(후두골저부)과 관자뼈(측두골)의 바위부분(암양부)에 의해 깊게 형성된 함몰부로, 소뇌(cerebellum)와 숨뇌(연수, medulla oblongata)가 위치한다.

구멍 (Foramina) (그림 4-31)

머리뼈바닥(두개강저부)에는 여러 개의 중요한 구멍들(foramina)이 존재하며, 이 구멍들을 통해 뇌신경(cranial nerves)과 혈관(blood vessels)들이 통과한다.

(4) 척주 (Vertebral column)

척주(Vertebral column or spine)는 머리뼈와 달리 약간의 움직임이 가능한 유연성을 갖는 뼈로 된 기둥이다. 척수(spinal cord)를 둘러싸고 있는 척주몸통은 인체의 세로축을 구성한다. 가장 머리 쪽은 뒤통수뼈(후두골)와, 가장 아래쪽은 볼기뼈(관골, hip bone)와 관절을 이루며, 척주의 구성단위는 척추뼈(추골,

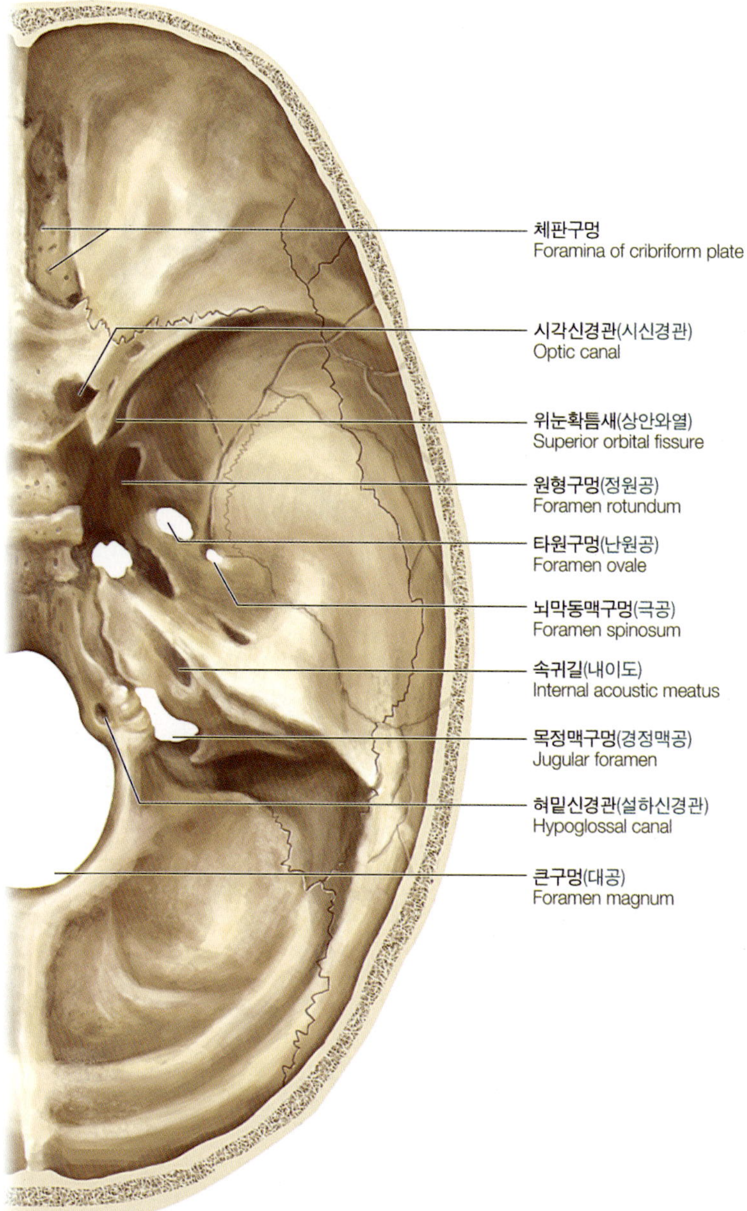

그림 4-31 구멍(foramina)

vertebra)이다.

유아의 척주는 33개의 척추뼈(추골, vertebrae)와 척추뼈 사이의 관절을 이루는 척추사이원반(추간원판, intervertebral disc)으로 구성되고, 성인의 척주는 일부 척추뼈와 관절의 융합이 일어나 26개로 구성된다. 척추뼈는 위에서부터 부위에 따라 크게 4 부분으로 나눌 수 있다 (그림 4-32).

- 목(neck)을 형성하는 7개의 목뼈(경추, cervical vertebrae)
- 등의 윗부분을 형성하는 12개의 등뼈(흉추, thoracic vertebrae)
- 등의 아랫부분을 형성하는 5개의 허리뼈(요추, lumbar vertebrae)
- 골반부위를 구성하는 5개(성인 1개로 융합)의 엉치뼈(천추, sacral vertebrae)

그리고 흔적기관으로 남아 있는 3~5개(성인 1개로 융합)의 꼬리뼈(미추, coccygeal vertebrae)가 존재한다.

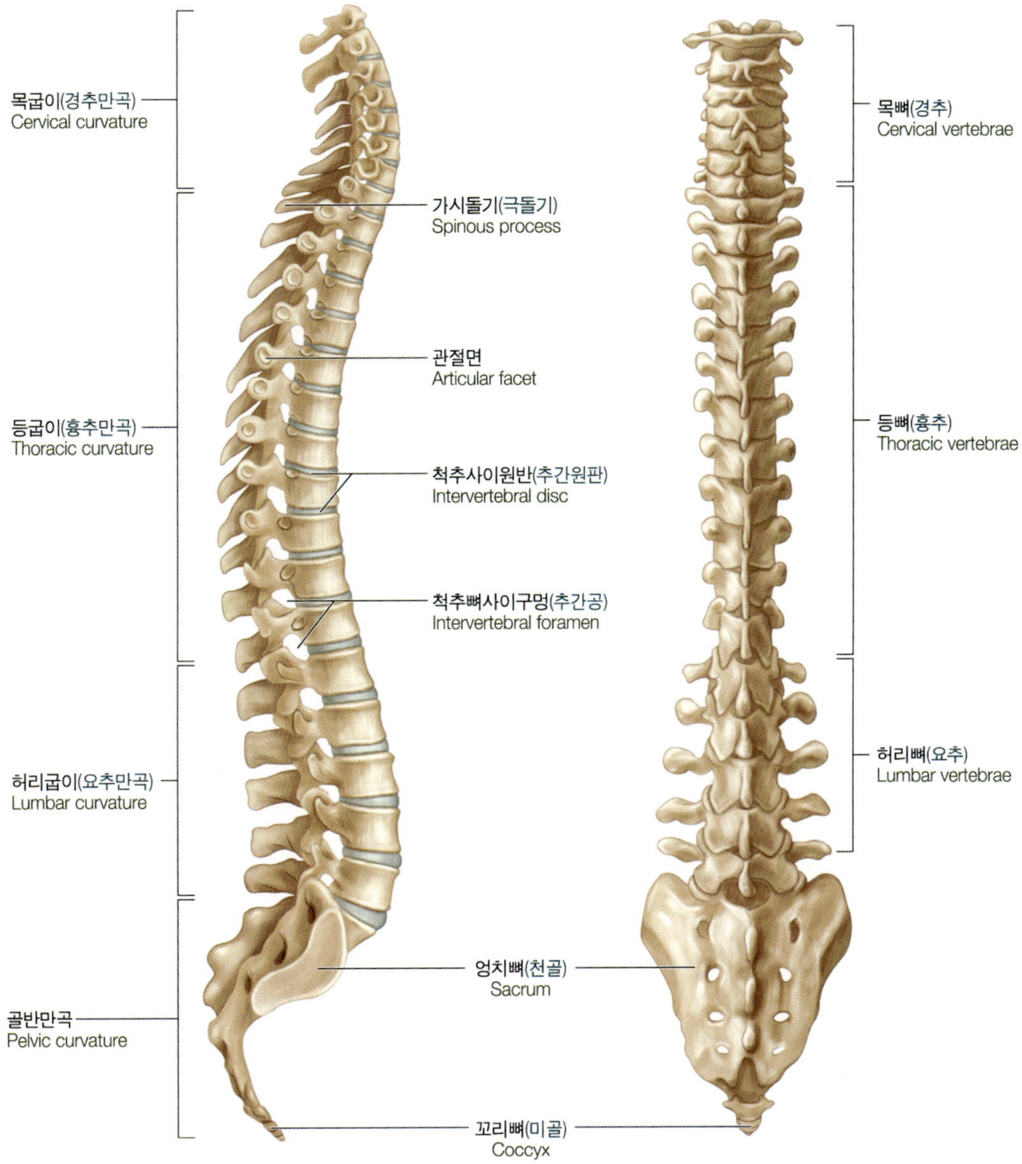

그림 4-32 척주(Vertebral column)

① 척추뼈의 구조상 특징(Structural features of vertebrae)

첫 번째 목뼈(제 1경추), 두 번째 목뼈(제 2경추), 엉치뼈(천골), 꼬리뼈(미골)를 제외한 모든 척추뼈는 다음과 같은 구조상의 특징을 지닌다 (그림 4-33).

▌척추뼈몸통 (추체, Body)

척추뼈몸통(추체)은 척추뼈의 앞면에 위치하며 크고 단단한 부분으로 체중을 지탱한다.

▌척추뼈고리 (추궁, Vertebral arch)

척추뼈고리는 척추뼈몸통 뒤쪽에서 원형으로 척수를 둘러싼다. 척추뼈고리(추궁)에는 2개의 척추뼈고리뿌리(추궁근, pedicle)와 2개의 척추뼈고리판(추궁판, lamina)이 있다.

▌돌기 (Process)

척추뼈고리(추궁)에서 7개의 돌기가 존재하는데, 위쪽 척추뼈와 관절하는 2개의 위관절돌기(상관절돌기, superior articular process)와 아래쪽 척추뼈와 관절하는 2개의 아래관절돌기(하관

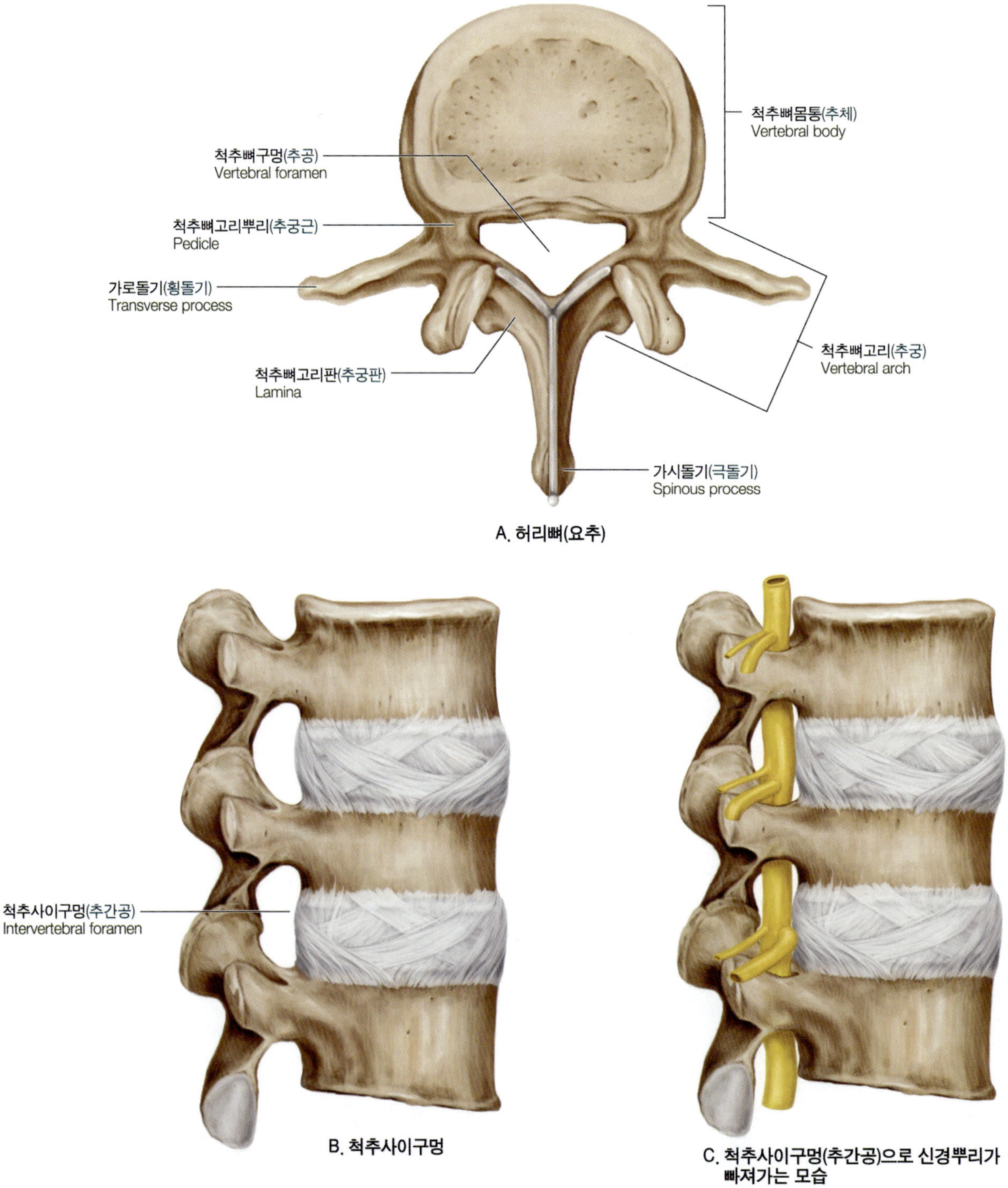

그림 4-33 척추뼈의 구조상 특징

절돌기, inferior articular process), 근육이 부착하거나 갈비뼈(늑골, rib)가 관절하는 2개의 가로돌기(횡돌기, transverse process), 그리고 근육 부착부위가 되는 가시돌기(극돌기, spinous process)가 있다.

▌척추뼈구멍 (추공, Vertebral foramen)

척추뼈구멍(추공)은 척추뼈고리(추궁)로 둘러싸인 큰 구멍으로 척수가 통과한다.

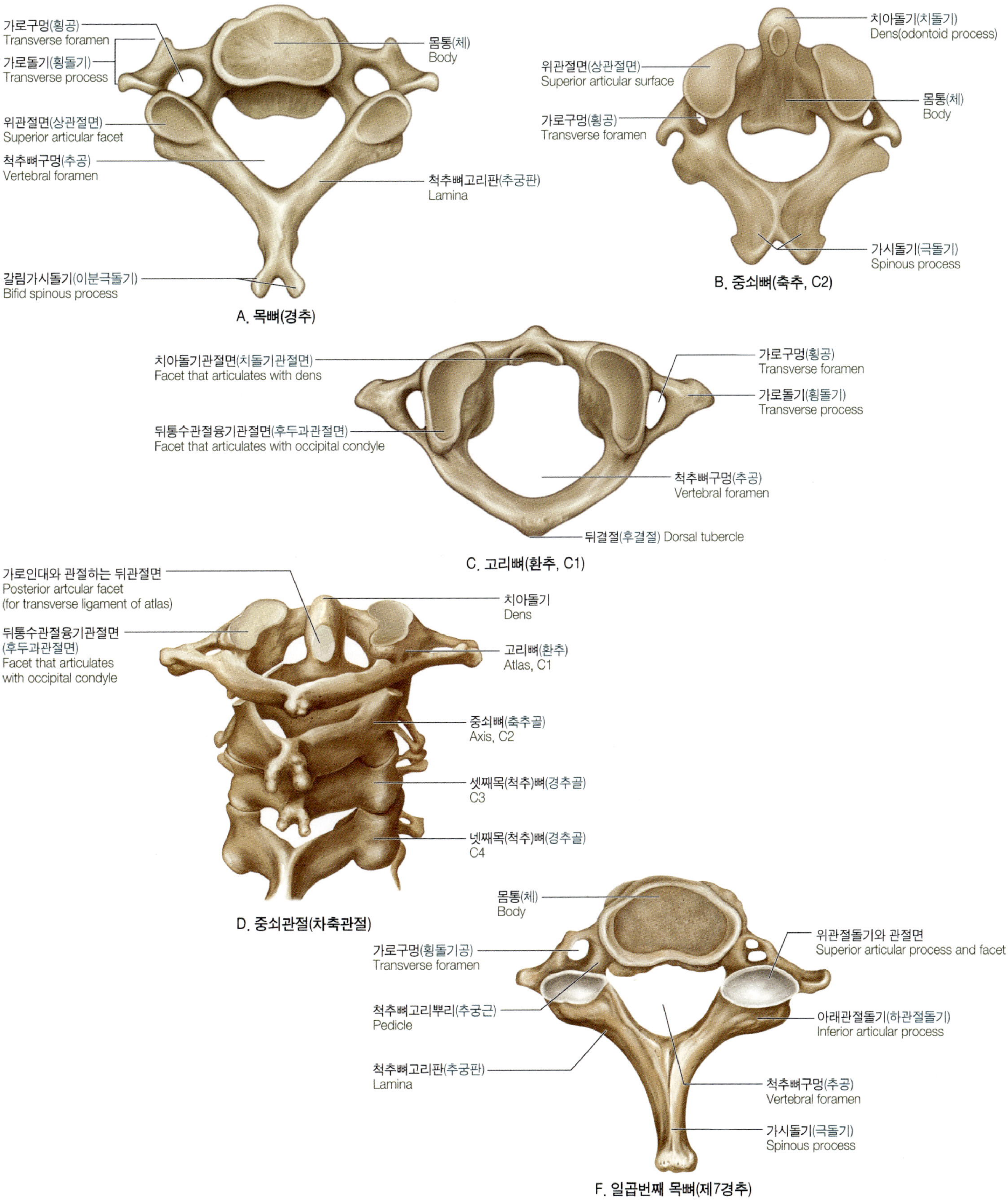

그림 4-34 목뼈(경추)

CHAPTER 4

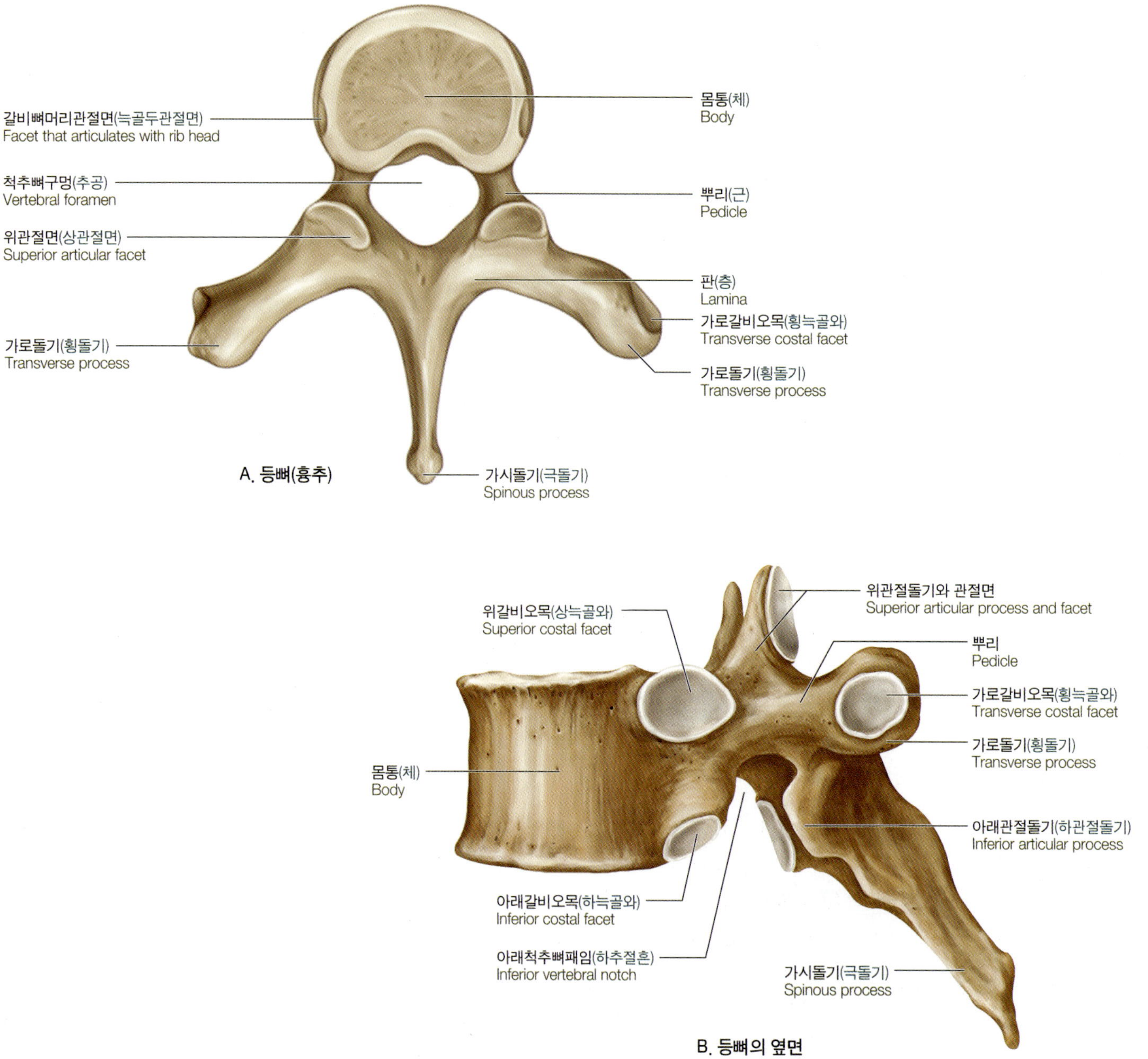

그림 4-35 등뼈(흉추)

▌척추사이구멍 (추간공, Intervertebral foramen)

인접한 위아래척추뼈의 패임(절흔, notch)에 의해 좌우 1쌍의 척추사이구멍(추간공)이 형성되며, 척수신경(spinal nerve)이 나오는 통로가 된다.

(5) 척추뼈의 부위별 변화(Regional variations of vertebrae)

척추뼈(추골)는 부위별로 조금씩 다른 구조적인 특징이 있으며, 이것은 각 부위의 기능적인 차이 때문에 발생한다.

① 목뼈(경추, Cervical vertebrae) (그림 4-34)

7개의 목뼈(경추)는 목(경부)에 위치하며 척주의 척추뼈들 중 가장 크기가 작다. 대부분의 목뼈는 작은 척추뼈몸통과 두갈래(이분, bifid)로 된 가시돌기(극돌기), 삼각형의 척추뼈구멍(추공), 척추동맥(추골동맥, vertebral artery)이 통과하는 가로돌기구멍(횡

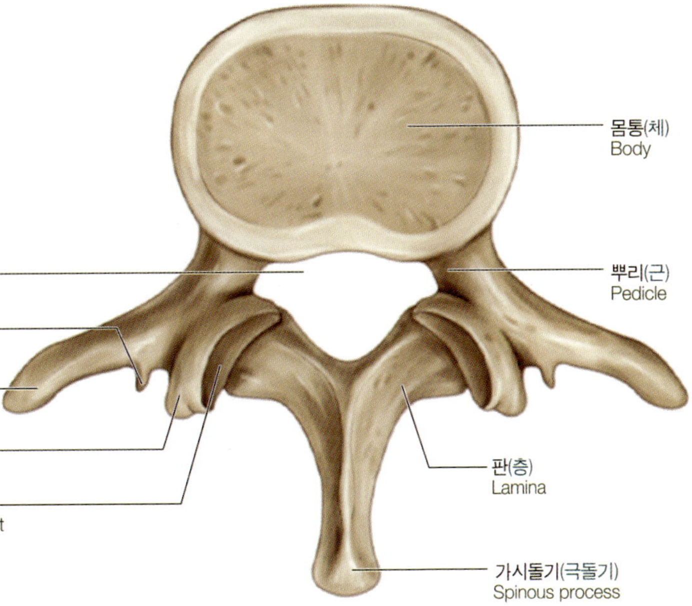

그림 4-36 허리뼈(요추)

돌기공, transverse foramen)을 가진 가로돌기(횡돌기)가 있다.

첫 번째, 두 번째, 일곱 번째 목뼈(제 1, 2, 7경추)는 특이한 모양을 하고 있다. 고리뼈(환추, atlas)라고도 하는 첫 번째 목뼈(제 1경추)는 척추뼈몸통과 가시돌기(극돌기)가 없고, 고리 모양으로 생겼으며, 윗면은 오목한 관절돌기를 가진다. 이 돌기는 뒤통수뼈(occipital bone)의 뒤통수관절융기(후두과, occipital condyle)와 관절하여 머리의 위아래운동을 가능하게 한다. 두 번째 목뼈(제2경추)는 중쇠뼈(축추, axis)라 하는데, 척추뼈몸통에서 큰 치아 모양의 치아돌기(치돌기, odontoid process or dens)가 위쪽으로 나와 있다.

치아돌기는 고리뼈의 관절돌기와 중쇠관절(차축관절, pivot joint)을 이루므로 고리뼈, 나아가 머리의 회전운동(rotation)을 가능하게 한다. 솟을뼈(융추, vertebral prominence)라 하는 일곱 번째 목뼈(제 7경추)는 두갈래로 갈라지지 않은 가시돌기(극돌기)가 길게 돌출되어 있으며, 이를 목덜미에서 만져볼 수 있다.

② 등뼈(흉추, Thoracic vertebrae) (그림 4-35)

12개의 등뼈(흉추)는 등의 윗부분에 위치하며 목뼈보다는 크고 허리뼈(요추)보다는 작다. 등뼈몸통(흉추체)은 아래로 내려갈수록 점차 그 크기가 커진다.

모든 등뼈는 긴 가시돌기가 비스듬히 아래를 향하고 있고, 작고 둥근 척추뼈구멍(추공)이 존재한다. 등뼈(흉추)는 갈비뼈(늑골)와 관절하므로 모든 등뼈몸통(흉추체)은 갈비뼈머리(늑골두, rib heads)와 연결되는 갈비오목(늑골와, costal facet or demifacet)이 있고, $T_1 \sim T_{10}$ 척추뼈의 가로돌기(횡돌기, transverse process)에는 갈비뼈결절(늑골결절, rib tubercle)과 관절을 이루는 가로갈비오목(횡늑골와, transverse costal facet)이 있다.

③ 허리뼈(요추, Lumbar vertebrae) (그림 4-36)

5개의 허리뼈(요추)는 척주에서 가장 많은 체중을 지탱해야 하는 등의 아랫부분에 위치하며, 척주의 단일 척추뼈(추골) 중 가장 크다. 허리뼈(요추)는 강낭콩 모양의 뼈몸통(추체)을 갖고 있다. 요추는 모두 짧고 뭉툭한 가시돌기(극돌기, spinous process)와 가느다란 가로돌기(횡돌기, transverse process)·삼각형의 척추뼈구멍(척추공, vertebral foramen)을 갖고 있으며, 관절돌기(articular process)는 다른 척추뼈와 달리 안쪽을 향하는 위관절돌기(상관절돌기)와 바깥쪽을 향하는 아래관절돌기(하관절돌기)가 있다. 또한 허리뼈에는 위관절돌기의 뒷면에 꼭지돌기(유돌기, mammillary process)가 가로돌기의 뒷면에 덧돌기(부돌기, accessory process)가 있어 등의 여러 근육에 부착부위를 제공한다.

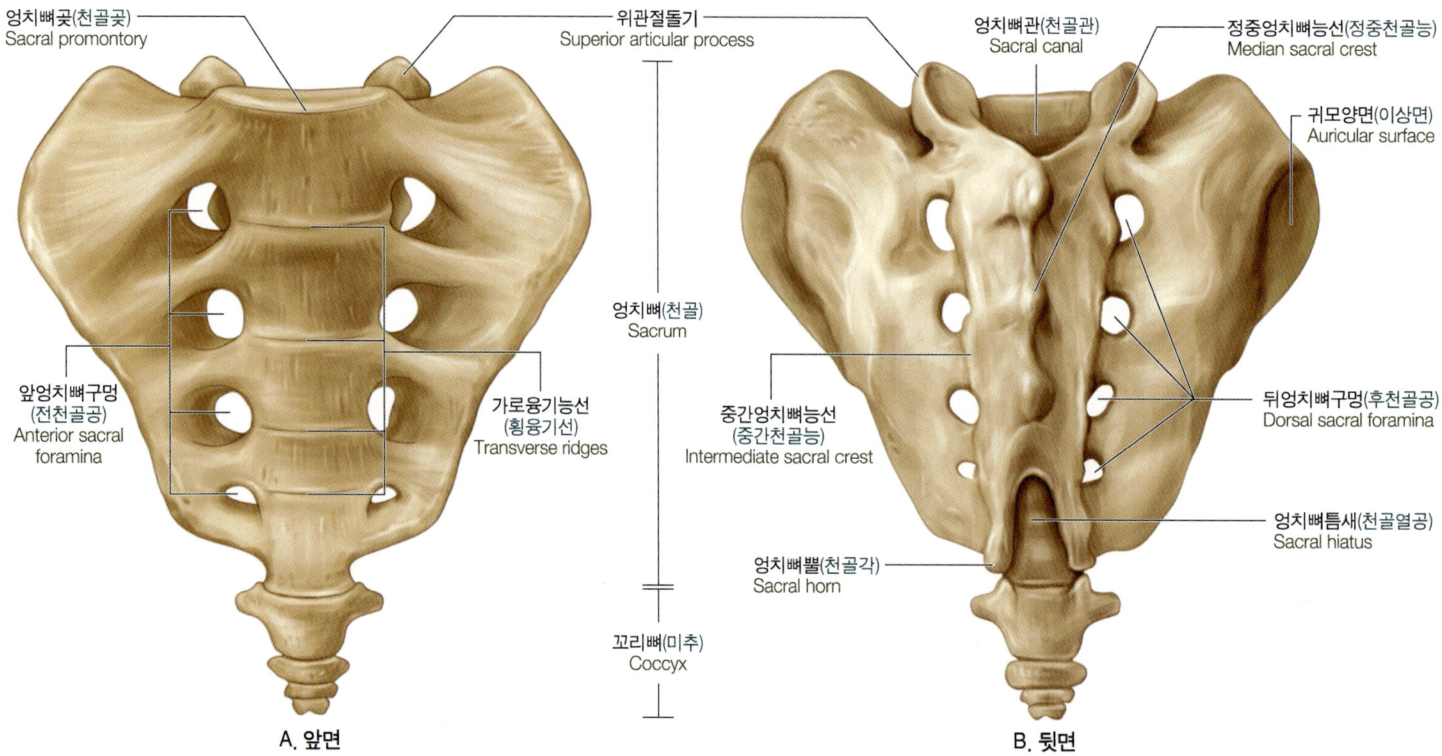

그림 4-37 엉치뼈(천골)와 꼬리뼈(미추)

④ 엉치뼈(천골, Sacrum) (그림 4-37)

엉치뼈(천골)는 5개의 엉치뼈(sacral vertebrae)와 그 사이에 위치한 연골성 척추사이원반(추간원판)이 융합되어 큰 삼각형 모양의 뼈를 형성한 것으로, 윗부분은 5번째 허리뼈와 가쪽은 볼기뼈(관골, hip bone), 그리고 아랫부분은 꼬리뼈(미골)와 관절을 이룬다.

엉치뼈(천골)의 매끄럽고 오목한 앞면은 엉치뼈의 뼈몸통들이 융합되어 생성된 중심대(central bar)이다. 여기에는 각 척추뼈의 경계가 흔적으로 남은 가로융기능선(횡융기선)이 존재한다. 가로융기능선 좌우에 존재하는 4쌍의 앞엉치뼈구멍(전천골공, anterior sacral foramina)은 엉치뼈신경(천골신경)의 앞가지가 나가는 곳이다.

엉치뼈곶(갑각, sacral promontory)은 첫 번째 엉치뼈(제1천추) 윗면이 앞으로 융기된 부분으로, 골반의 중요한 지표가 되는 구조물이다. 거칠고 울퉁불퉁하게 튀어나온 엉치뼈의 뒷면(posterior surface)은 엉치뼈(천추)의 가시돌기(극돌기)들에 의해 형성된 정중엉치뼈능선(정중천골능, median sacral crest)이 있고, 정중엉치뼈능선 좌우로 엉치뼈의 관절돌기들이 융합하여 형성된 1쌍의 중간엉치뼈능선(중간천골능, intermediate sacral crest)이 존재한다.

4쌍의 뒤엉치뼈구멍(후천골공, posterior sacral foramina)은 엉치뼈신경의 뒤가지가 나가며, 엉치뼈의 좌우외측에는 볼기뼈와 관절하는 귀모양면(이상면, auricular surface)이 있다. 정중엉치뼈능선(정중천골능)과 엉치뼈뿔(천골각, sacral horn)이 만나는 삼각형모양의 엉치뼈틈새(천골열공, sacral hiatus)는 꼬리뼈마취(미추마취, caudal anesthesia)시에 바늘(needle)을 삽입하는 지점이다.

⑤ 꼬리뼈(미추, Coccyx) (그림 4-37)

꼬리뼈(미추)는 사람과 꼬리가 없는 영장류에서 없어진 꼬리의 흔적 기관으로 척추의 가장 끝에 위치하여 엉치뼈와 관절을 이룬다. 꼬리뼈는 발육이 불완전한 3~5개의 꼬리뼈(미추)가 분리되어 있거나 융합하여 작은 삼각형 모양의 뼈를 이루고 있다.

(6) 척주의 주변 구조물
(Adjacent structures of vertebral column)

척주는 척추뼈들이 연결되어 형성된 것으로, 앞면은 척추뼈몸통, 뒷면은 가시돌기가 존재하며 성인의 척주의 길이는 평균적으로 75cm이다.

엉치뼈(천골)와 꼬리뼈(미골)를 제외한 모든 척추뼈의 척추뼈몸통은 척추사이원반(추간원판, intervertebral disk)을 통해 경계를 이루며, 척추사이원반은 충격을 완화하고 유연성을 부여한다. 각각의 척추사이원반은 바깥 부분에는 섬유연골이 둘러싸고 있는데 이를 섬유테(섬유륜, annulus fibrosus)라 하며, 중심부의 연한 부분은 속질핵(수핵, nucleus pulposus)이라 한다. 만약 섬유테에 손상이 있거나 변형되어 속질핵이 척수 쪽으로 빠져나올 경우 이를 속질핵탈출(herniated disc)이라 하며, 탈출한 속질핵이 척수나 척수신경을 누르게 되면 상당한 통증을 느끼게 된다 (그림 4-38A).

척주는 질기고 유연한 인대에 의해 연결되어 있는데, 이를 앞 및 뒤세로인대(전 및 후종인대, anterior and posterior longitudinal ligaments)라 하며, 두 번째 목뼈(중쇠뼈 또는 축추)에서 엉치뼈까지 척추뼈몸통의 앞면과 뒷면을 연결하고 있다 (그림 4-38B). 가시돌기(극돌기, spinous process)의 끝을 잇는 인대 중 목덜미인대(항인대, nuchal ligament)는 바깥뒤통수뼈융기(외후두융기)에서 일곱 번째 목뼈(제 7경추)까지 연결된 것이고, 가시끝인대(극상인대, supraspinous ligament)는 목덜미인대의 연장으로, 일곱 번째 목뼈(제 7경추)에서부터 엉치뼈(천골)까지의 각 가시돌기 끝을 연결한다. 황색인대(ligamentum flavum)는 탄력인대로 척추뼈고리(추궁)와 척추뼈고리(추궁) 사이를 연결하고, 가시사이인대(극간인대, interspinous ligament)는 가시돌기 사이를 이어준다 (그림 4-38C).

(7) 척주의 굽이(만곡, Curvature of the vertebral column)

척주는 일자형이 아닌 살짝 굽은 S자 형태이다 (그림 4-32 참조).

① 정상굽이(만곡, Normal curvature) (그림 4-39)

발생 중인 태아의 척주는 뒤로 볼록한(후만, kyphosis) C자 형태이다. 이를 일차굽이(1차만곡, primary curvature)라 하는데, 이는 성인 척주의 등굽이(흉부만곡, thoracic curvature) 및 엉치굽이(천부만곡, sacral curvature)를 형성한다. 출생 후, 직립자세에 알맞게 앞으로 볼록한(전만, lordosis) 이차굽이(2차만곡, secondary curvature)가 형성되는데, 이는 목굽이(경부만곡, cervical curvature)와 허리굽이(요부만곡, lumbar curvature)를 형성한다. 목굽이는 대개 출생 후 3개월 정도에 아기가 머리를 세우기 시작할 때 이루어지며, 걷기 시작하면 허리굽이가 마지막으로 형성된다.

② 이상굽이(만곡, Abnormal curvatures)

이상굽이는 척주손상이나 질병, 지속된 나쁜 자세 등에 의해 발생한다. 척주뒤굽음(척주후만, kyphosis)은 등굽이(흉부만곡)가 과다하게 뒤로 굽어진 것으로, 원인에 따라 선천성·경직성·구루병성·이완성·직업성·노인성으로 분류된다.

척주앞굽음(척주전만, lordosis)은 과다한 허리굽이(요부만곡)에 의해서 발생하는데, 대개 나쁜 자세가 원인이며, 척주옆굽음(척주측만, scoliosis)은 척주가 옆으로 굽어진 것으로 종종 허탈성 척추(collapsed vertebra) 또는 등근육의 질환에 의해 발생할 수 있다.

(8) 가슴우리(흉곽, Thoracic cage) (그림 4-40)

가슴우리는 12개 등뼈(흉추)와 1개의 복장뼈(흉골, sternum), 12쌍의 갈비뼈(늑골, rib)와 이들 갈비뼈에 연결된 갈비연골(늑연골, costal cartilages)에 의해 경계가 지어지는 바구니 모양의 구조물이다. 가슴우리(흉곽)는 둔하고 좁은 꼭대기(apex)와 넓은 바닥(기저부, base)이 있으며, 앞과 뒤는 납작한 형태이다. 가슴우리(흉곽)는 심장(heart)과 허파(lung)를 둘러싸서 보호하며, 가슴공간의 부피를 변화시켜 폐의 공기 출입을 돕는다.

① 복장뼈(흉골, Sternum) (그림 4-41)

복장뼈(흉골, sternum)는 납작한 칼 모양의 뼈로 가슴벽 앞면의 중앙에 위치하며 윗부분의 복장뼈자루(흉골병, manubrium)와 중간에 기다란 복장뼈몸통(흉골체, body), 밑부분의 뾰족한 칼돌기(검상돌기, xiphoid process)의 3부분으로 이루어져 있다. 복장뼈자루 윗모서리에 목아래패임(경절흔, jugular notch)이 위치하며, 이는 좌우 빗장뼈(쇄골, clavicle)의 복장뼈끝(흉골단, sternal end) 사이에서 피부를 통해 만져진다.

복장뼈자루와 복장뼈몸통이 만나는 곳은 복장뼈각(흉골각,

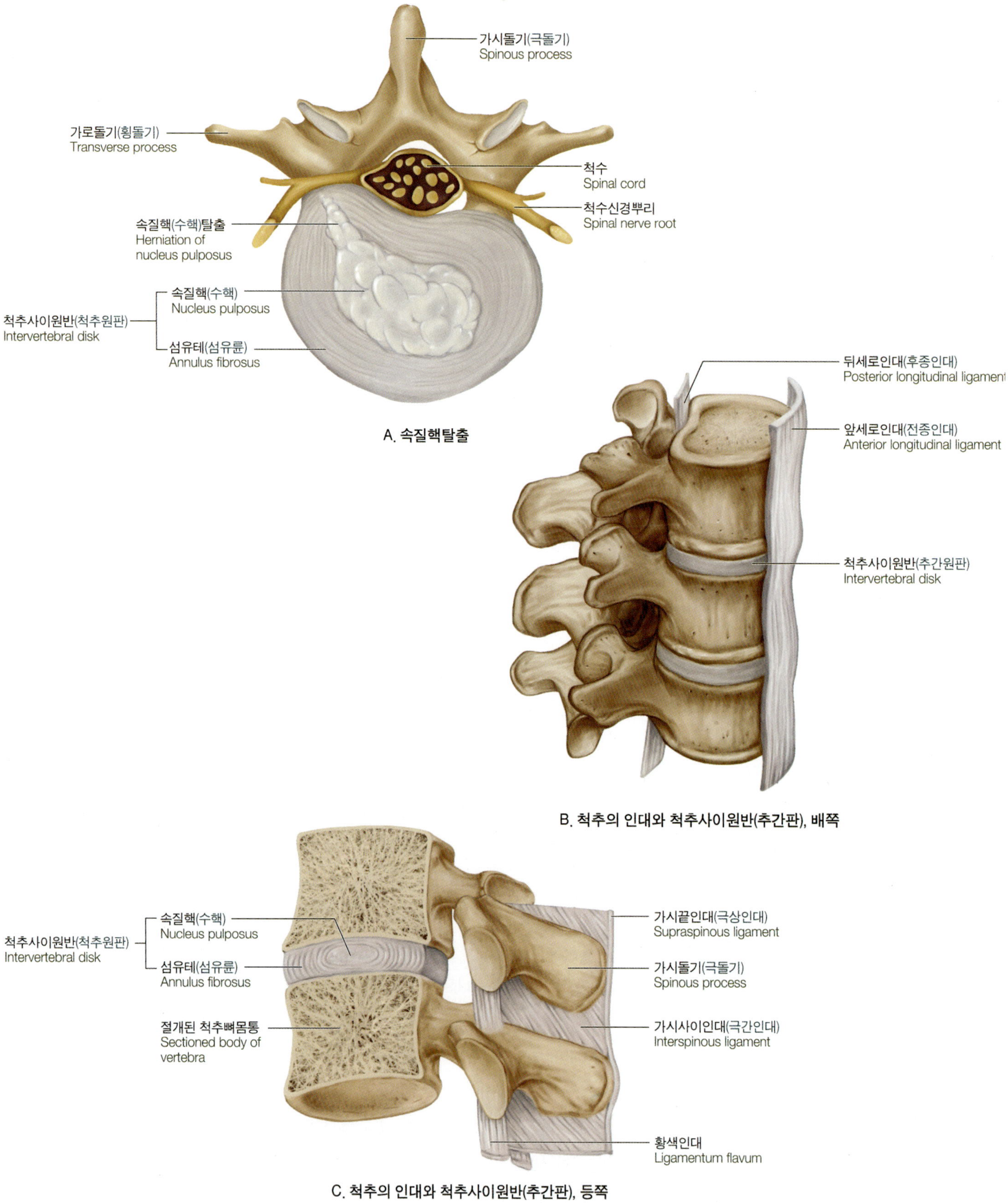

그림 4-38 척주의 주변 구조물

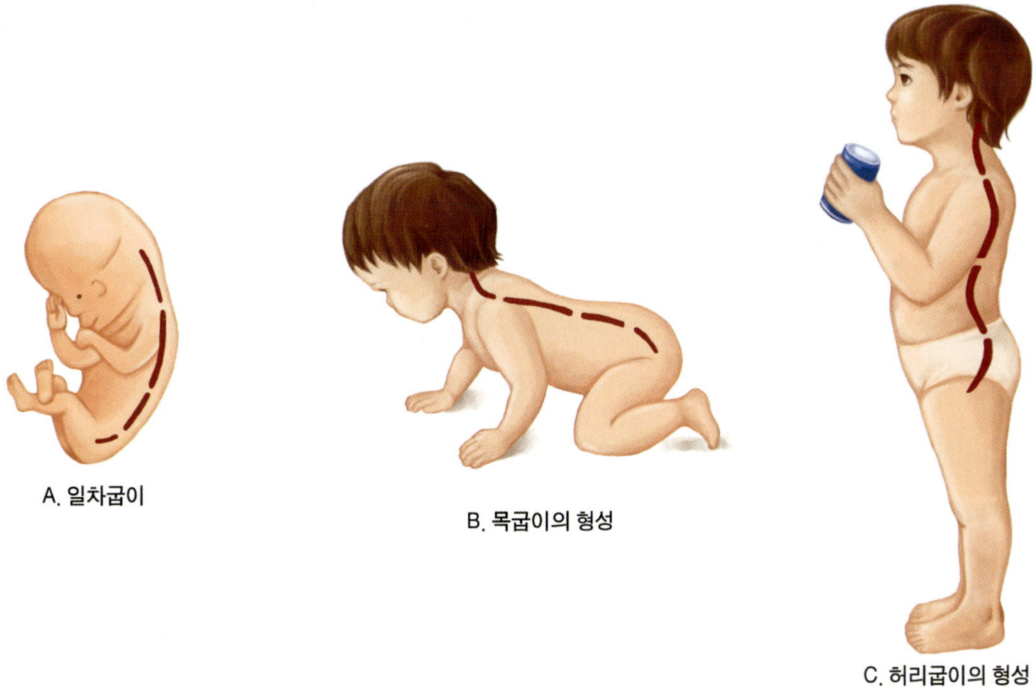

그림 4-39 정상굽이(만곡)

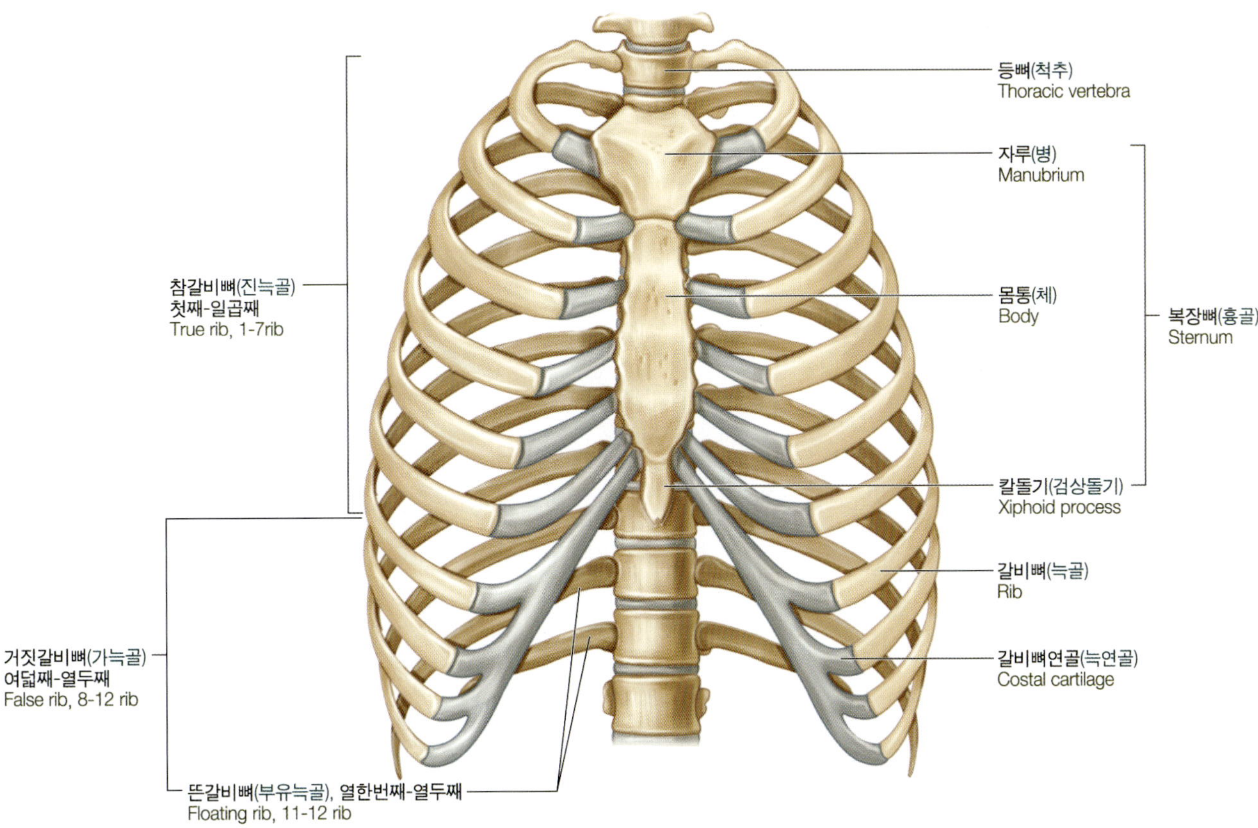

그림 4-40 가슴우리(흉곽)

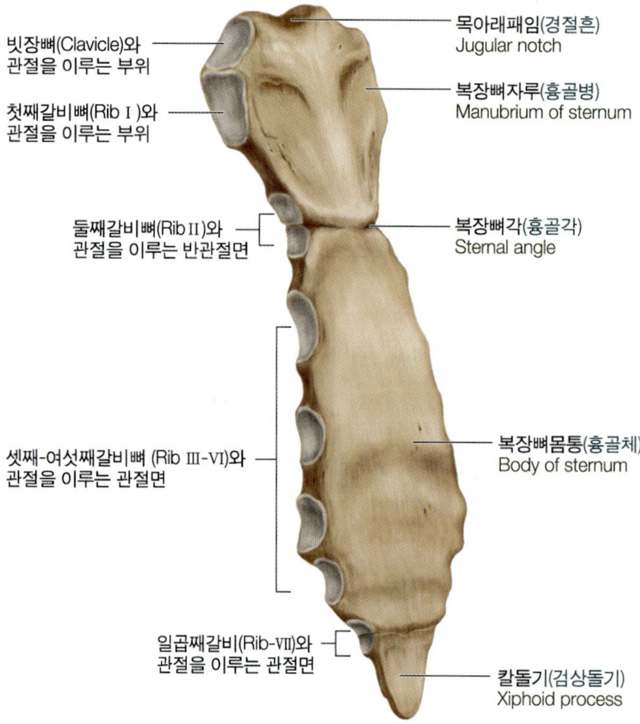

그림 4-41 복장뼈(흉골)

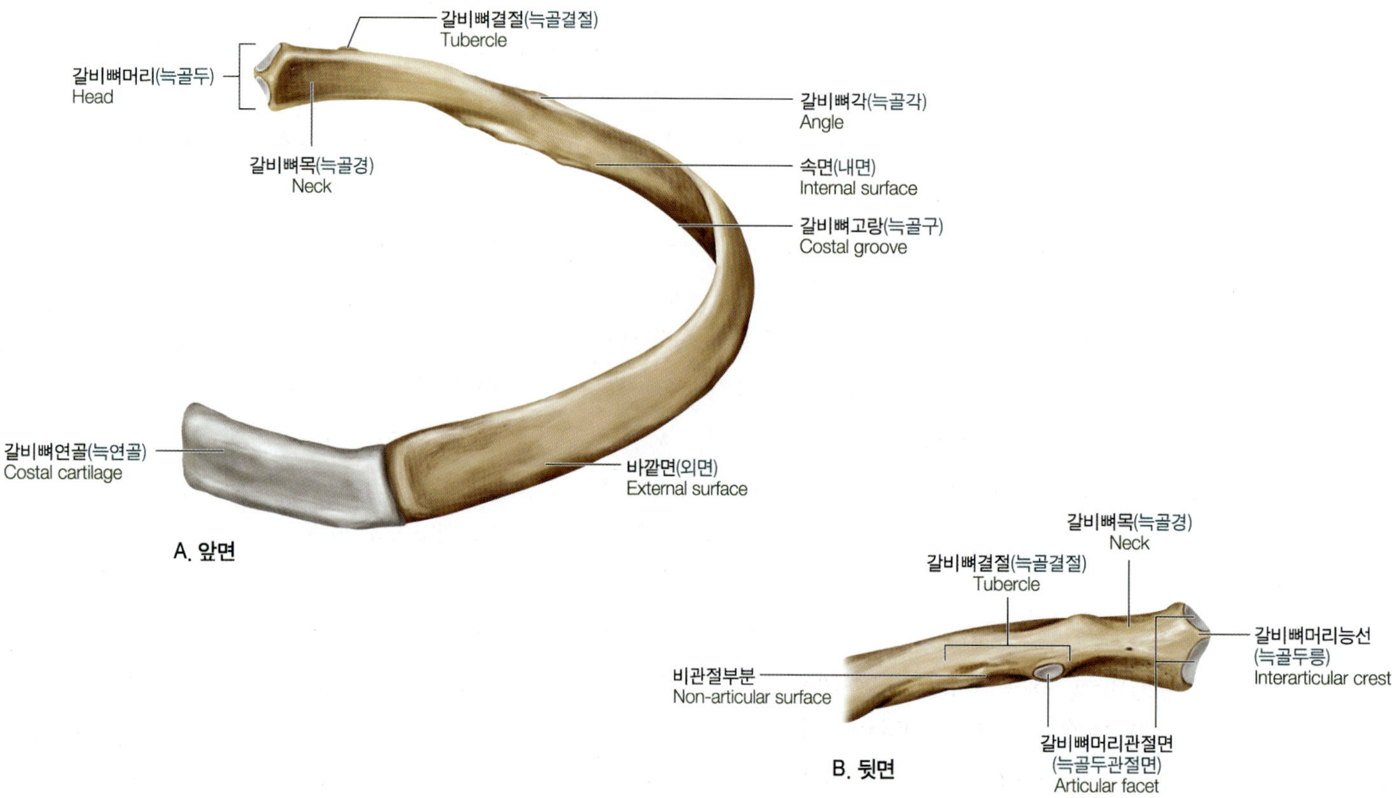

그림 4-42 갈비뼈(늑골)

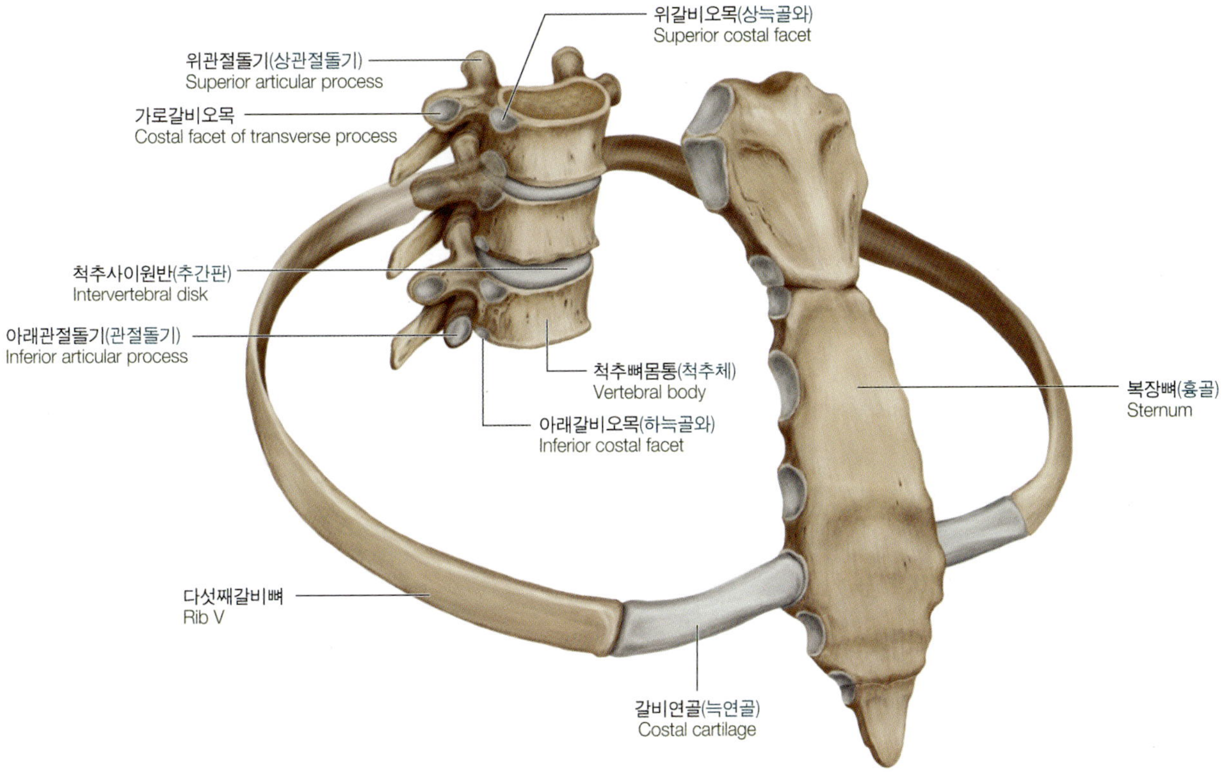

그림 4-43 갈비뼈(늑골)의 구조적 특징

sternal angle)이라 하며, 해부학적으로 가슴우리의 중요한 지표가 되며 두 번째 갈비뼈가 붙는 곳이다. 빗장뼈(쇄골, clavicle or collar bone)는 복장뼈자루 상단 끝에 붙게 되며, 복장뼈자루와 복장뼈몸통 외측에는 위쪽 7쌍의 갈비뼈가 붙는다. 칼돌기(검상돌기)는 가슴과 복부근육(thoracic and abdominal muscles)의 부착 부위가 된다.

② 갈비뼈(늑골, Ribs) (그림 4-42)

가슴우리(흉곽) 대부분의 경계는 12쌍의 갈비뼈(늑골)와 갈비연골(늑연골, costal cartilages)에 의해 형성된다. 갈비뼈(늑골)는 가늘고 납작하며 구부러진 모양의 뼈로 등뼈와 관절을 이룬다.

갈비뼈(늑골)는 앞부분에서 부착되는 곳에 따라 분류되는데, 위의 첫 번째~일곱 번째 갈비뼈(제1~7늑골)는 갈비연골이 복장뼈에 직접 붙으므로 참갈비뼈(진늑골, true ribs)라 한다. 여덟 번째~열두 번째 갈비뼈(제8~12늑골)는 갈비뼈의 연골이 복장뼈(흉골)에 직접 붙지 않기 때문에 거짓갈비뼈(가늑골, false rib)라 한다. 특히, 열한 번째~열두 번째(제11~12늑골)는 뜬갈비뼈(부유늑골, floating ribs)라고 하는데, 이는 갈비뼈 앞쪽 끝이 아무 곳에도 만나지 않고 떠 있기 때문이다.

▌갈비뼈(늑골)의 구조적 특징 (Structural features of ribs) (그림 4-43)

각 갈비뼈(늑골)는 등뼈(흉추)와 붙는 척추끝(추골단, vertebral end), 갈비뼈 몸통(늑골체, costal body), 복장뼈에 붙거나 가까이 위치하는 복장끝(흉골단, sternal end)으로 구성된다. 갈비뼈(늑골)의 척추끝(추골단)은 갈비뼈머리(늑골두, head), 갈비뼈목(늑골경, neck), 갈비뼈결절(늑골결절, tubercle)로 구성된다.

갈비뼈머리는 등뼈몸통과 관절을 이루고, 가느다란 갈비뼈목(늑골경)은 갈비뼈몸통(늑골체)과 갈비뼈머리(늑골두) 사이를 뜻하며, 갈비뼈결절(늑골결절)은 등뼈(흉추)의 가로돌기(횡돌기)와 관절을 이룬다. 갈비뼈몸통(늑골체, body or shaft)은 납작하고 굽은 모양의 뼈로 안쪽·바깥면과 윗·아랫모서리가 있다.

아랫모서리는 갈비뼈고랑(늑골구, costal groove)이 있어 이곳으로 갈비사이정맥(늑간정맥, intercostal vein)·갈비사이동맥(늑간동맥, intercostal artery)·갈비사이신경(늑간신경, intercostal nerve)이 지나가고, 갈비뼈각(늑골각, costal angle)은 갈비뼈몸통(늑골체) 시작 부위의 돌출된 부분이다. 복장끝(흉골단, sternal end)은 유리연골인 갈비연골(늑연골)이 붙어있어 직접 또는 간접적으로 복장뼈(흉골)와 관절을 이룬다.

▌갈비뼈(늑골)의 여러 형태

첫 번째 갈비뼈(제1늑골), 두 번째 갈비뼈(제2늑골), 열 번째~열두 번째 갈비뼈(제10~12늑골)는 약간씩 변형된 구조를 가진다. 첫 번째 갈비뼈(제1늑골)는 가슴우리(흉곽) 윗부분의 좁은 부위를 형성하는 곳으로 갈비뼈가 매우 짧고 심한 굽이를 이루고 있으며, 다른 갈비뼈(늑골)와 다르게 납작한 수평면이 존재한다. 또한 갈비뼈각(늑골각)이 없으며, 갈비뼈몸통(늑골체) 아래모서리에 있는 갈비뼈고랑(늑골구)으로 빗장밑혈관(subclavian blood vessels)들이 지나간다.

두 번째 갈비뼈(제2늑골)는 전형적인 갈비뼈의 중간정도 크기와 모양을 하고 있으며, 납작한 수직면과 작은 갈비뼈각(늑골각)을 형성한다. 열 번째 갈비뼈~열두 번째 갈비뼈(제10~12늑골)는 가슴우리(흉곽) 하단의 넓은 부위에 위치하며 갈비뼈 머리(늑골두)는 좁고, 열한 번째~열두 번째 갈비뼈(제11~12늑골)는 갈비뼈목(늑골경), 갈비결절(늑골결절)은 존재하지 않으며, 앞쪽 끝은 배벽에 있는 근육에 묻혀 있다.

2) 팔다리 뼈대(체지골격, Appendicular skeleton)

팔다리 뼈대(체지골격)는 뼈대계통(골격계)의 중요한 부분으로 팔이음뼈(상지대, shoulder girdle)와 위팔(상지, upper limb), 다리이음뼈(하지대, pelvic girdle)와 다리(하지, lower limb)로 구성된다.

(1) 팔이음뼈(상지대, Shoulder girdle) (그림 4-44)

팔이음뼈(상지대)에는 뒤쪽에 2개의 어깨뼈(견갑골, scapula)와 앞쪽에 2개의 빗장뼈(쇄골, clavicle)가 있으며, 위팔(상지)을 몸통 뼈대(체간골격)에 연결시킨다. 직립 자세에서 위팔은 자유로운 운동이 가능하도록 되어 있다. 사람은 위팔이 가볍고 유연하기 때문에 자유로운 운동과 섬세한 일이 가능하다. 빗장뼈(쇄골)와 복장뼈(흉골)의 관절을 통해 팔이음뼈는 몸통뼈대와 단단히 결합한다.

① 어깨뼈(견갑골, Scapula) (그림 4-45)

어깨뼈(견갑골, scapular)는 역삼각형 모양의 크고 납작한 뼈로 가슴우리 뒷벽의 두 번째~일곱 번째 갈비뼈(제2~7늑골) 사이에 존재한다.

어깨뼈(견갑골)에는 위모서리·가쪽모서리(외측연)·안쪽모서리(내측연)와 위각(상각)·가쪽각(외측각)·아래각(하각)이 있는데, 가쪽각(외측각)에는 작고 얕은 함몰부가 있어 이를 관절오목(관절와, glenoid fossa)이라고 하며, 위팔뼈머리(상완골두, humeral head)와 관절을 이룬다. 아래각(하각)은 어깨뼈(견갑골)를 바깥쪽이나 위쪽으로 돌렸을 때 쉽게 촉진된다. 어깨뼈에는 두 면이 있는데, 오목한 앞면은 가슴우리을 향하는 크고 얕은 함몰부를 형성하며, 이를 어깨뼈밑오목(견갑하와)이라 한다. 볼록한 뒷면은 어깨뼈가시(견갑극, scapular spine)에 의해 상하 두 부분으로 나뉘는데, 어깨뼈가시(견갑극) 위쪽은 작고 얕은 함몰부로 가시위오목(극상와)이라 하고, 아래쪽은 크고 깊은 함몰부로 가시아래오목(극하와)이라 하며 세 부분의 오목(와, fossa)은 모두 근육의 부착 지점이 된다.

어깨뼈(견갑골)의 돌기 중 부리돌기(오훼돌기, coracoid process)는 어깨뼈위모서리로부터 시작하는 갈고리 모양의 굽은 돌기로 3개의 근육이 여기에 부착한다. 어깨뼈 뒷면의 어깨뼈가시는 어깨세모근(승모근)이 부착한다. 봉우리(견봉, acromion)는 빗장뼈(쇄골)의 봉우리끝(견봉단, acromial end)과 관절을 이룬다.

② 빗장뼈(쇄골, Clavicle) (그림 4-46)

빗장뼈(쇄골)는 두 군데의 굽이를 가진 S자 모양의 뼈로 목 아래쪽에 존재한다. 빗장뼈(쇄골)의 안쪽끝(내측단)은 복장뼈(흉골)과 관절을 이루므로 복장끝이라고 하고, 가쪽끝(외측단)은 어깨뼈 봉우리(견봉)와 만나기 때문에 봉우리끝이라고 한다. 복장뼈의 굴곡진 몸통은 안쪽끝에서는 둥근 모양이지만, 가쪽끝으로 갈수록 납작한 모양으로 변화한다. 빗장뼈(쇄골)는 피부표면 가까이에 위치하기 때문에 어깨에 물리적인 충격을 받게 될 때 가장 손상을 잘 입는 곳이므로, 골절이 자주 발생하는 부위이기도 하다. 빗장뼈(쇄골)는 어깨를 받치고 있기 때문에 골절 등의 원인으로 빗장뼈의 물리적인 지지가 힘들 경우 어깨와 팔은 밑으로 쳐지게 된다. 빗장뼈는 형태학적으로 긴뼈에 속하지만, 내부에 골수강이 없이 해면뼈로만 채워져 있는 뼈이다.

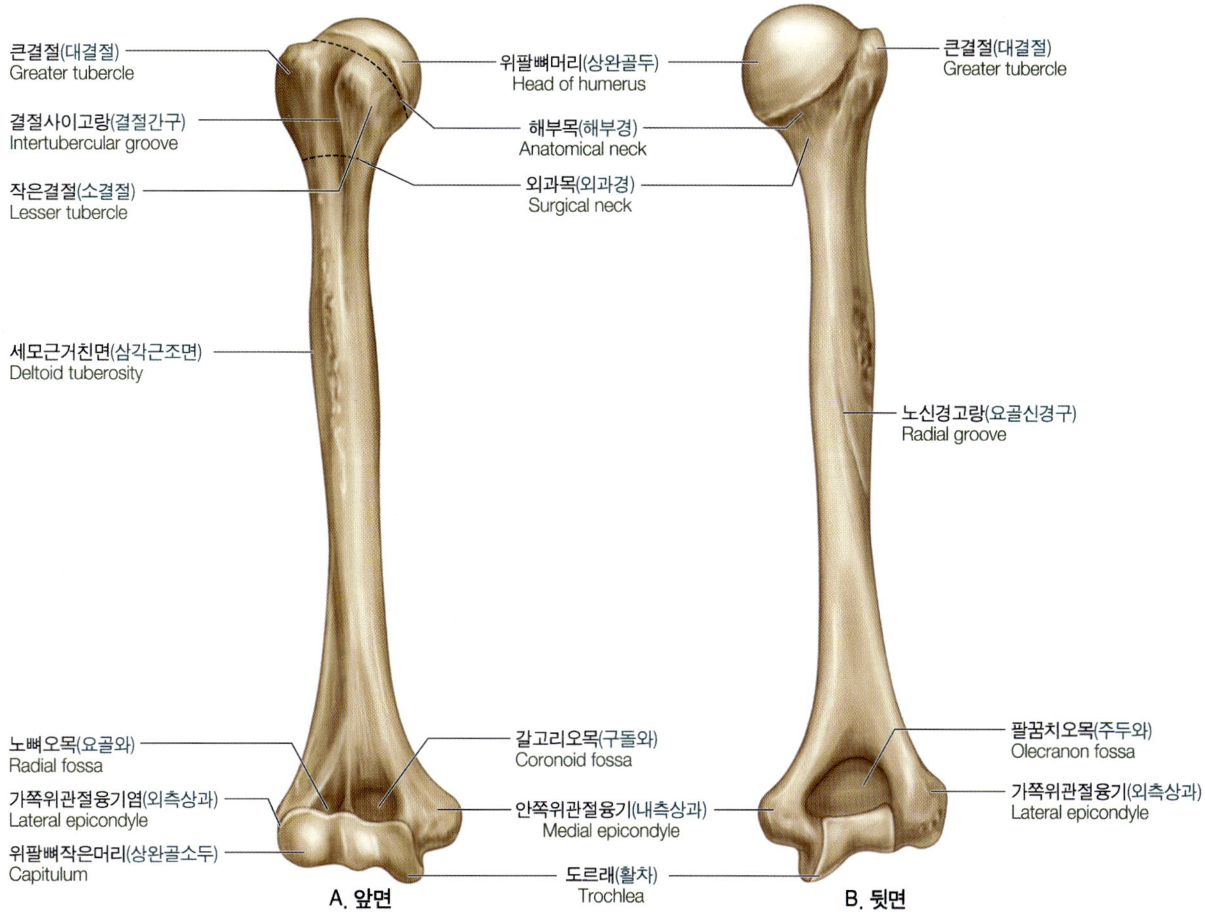

그림 4-47 위팔뼈(상완골)

어나는 부위가 있는데, 이를 외과목(외과경, surgical neck)이라 부른다.

길게 내려간 위팔뼈몸통(상완골체)은 앞면(anterior surface)과 뒷면(posterior surface)이 있고 어깨세모근(삼각근, deltoid muscle)의 부착 부위인 어깨세모근거친면(삼각근조면)이 위팔뼈몸통 중간의 가쪽에 존재한다. 위팔뼈몸통(상완골체) 뒷면에 사선으로 길게 존재하는 고랑은 노신경(요골신경, radial nerve)이 통과하기 때문에 노신경고랑(요골신경구, radial groove)이라 한다.

위팔뼈(상완골)의 먼쪽끝(원위단)은 두 개의 관절융기(관절과, articular condyles)로 나뉜다. 위팔뼈도르래(활차)가 있는 안쪽관절융기(내측과, medial condyle)는 자뼈(척골, ulna)와 관절을 이루고, 둥근 모양의 가쪽관절융기(외측과, lateral condyle)는 위팔뼈작은머리(capitulum or little head)가 존재하여 노뼈(요골, radius)와 관절을 이룬다. 관절융기 위쪽에는 작은 돌출부인 안쪽·가쪽 위관절융기(내측상과·외측상과, medial and lateral epicondyles)가 존재하여 근육이 부착한다. 노뼈오목(요골와, radial fossa) 및 갈고리오목(구돌와, coronoid fossa)은 관절융기(condyles) 위쪽 앞면에 패여 있으며, 노뼈머리(요골두) 및 갈고리돌기(구상돌기)가 팔꿈치를 굽힐 때 닿는 곳이다. 팔꿈치오목(주두와, olecranon fossa)은 위팔뼈도르래(활차) 위쪽 뒷면에 함몰된 부위로 자뼈(척골)의 팔꿈치머리돌기(주두돌기, olecranon process)가 팔꿈치를 펼 때 닿는 곳이다.

② 자뼈(척골, Ulna) (그림 4-48)

자뼈는 아래팔(전완)의 안쪽(내측)에 위치하는 가늘고 길며 몸쪽끝(근위단)이 먼쪽끝(원위단)보다 큰 뼈이다.

자뼈(척골)의 몸쪽끝(근위단)은 권투 글러브 모양으로 도르래패임(활차절흔, trochlear notch)이라 불리는 구조물에 의해 팔꿈

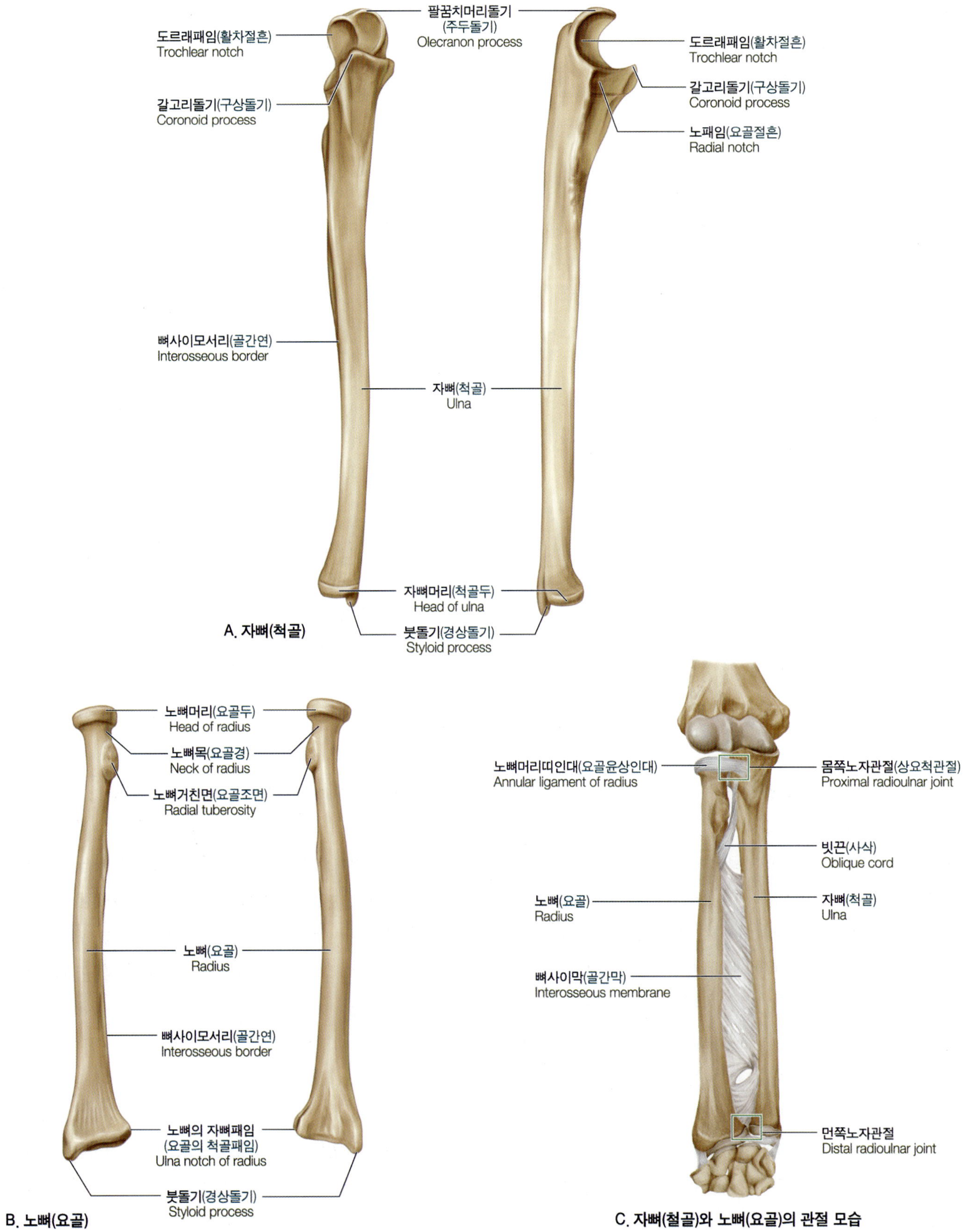

그림 4-48 자뼈(척골)와 노뼈(요골)

치머리(주두, olecranon)와 갈고리돌기(구상돌기, coronoid process)가 분리되어 있으며, 이곳을 통해 위팔뼈도르래(상완골활차)와 관절을 이룬다. 노패임(요골절흔, radial notch)은 노뼈머리(요골두)가 붙는 작은 함몰부로 갈고리돌기(구상돌기) 가쪽에 위치한다.

자뼈몸통(척골체)은 먼쪽끝(손목쪽)으로 갈수록 가늘어지며, 요골과 마주보는 방향의 날카로운 뼈사이모서리(골간연, interosseous border)는 두 개의 아래팔뼈(전완뼈) 사이에 펼쳐있는 뼈사이막(골간막, interosseous membrane)의 부착 부위이다.

먼쪽끝(원위단)은 자뼈머리(척골두, head)가 있고, 노뼈(요골)의 자패임(척골절흔, ulnar notch)을 통해 관절을 이루지만 손목뼈(수근골)와는 만나지 않는다. 자뼈(척골)의 붓돌기(경상돌기, styloid process)는 자뼈머리(척골두) 내측으로부터 아래로 돌출되어 있으며 손목에서 만져볼 수 있다.

③ 노뼈(요골, Radius) 그림 4-48)

노뼈는 아래팔 바깥쪽에 위치하며, 길고 가느다란 뼈로 먼쪽끝(원위단)이 몸쪽끝(근위단)보다 크다. 몸쪽끝(근위단)은 납작하고 둥근 원반 모양의 노뼈머리(요골두)가 위팔뼈작은머리(상완골소두)와 자뼈(척골)의 노패임(요골절흔, radial notch)과 관절을 이룬다. 원통 모양의 노뼈목(요골경)은 노뼈몸통(요골체)과 노뼈머리(요골두) 사이를 말하며, 노뼈목(요골경) 바로 아래 안쪽모서리에는 노뼈거친면(요골조면, radial tuberosity)이 살짝 튀어나와 위팔두갈래근(상완이두근)이 부착한다.

노뼈몸통(요골체)은 손목 쪽으로 갈수록 점점 굵어지고 역시 3개의 면과 모서리를 가지며 자뼈(척골)와 마주보는 날카로운 뼈사이모서리(골간연)는 뼈사이막(골간막)이 붙는 곳이다.

곤봉 모양의 먼쪽끝은 오목한 아랫면을 가지며 두 개의 손목뼈(수근골)와 관절하고, 안쪽면의 함몰부인 자패임(척골절흔, ulnar notch)은 자뼈머리(척골두)와 관절을 이룬다. 노뼈(요골)의 붓돌기(경상돌기, styloid process)는 노뼈(요골) 바깥면으로부터 아래로 튀어나온 구조로 손목에서 만져진다. 노뼈(요골) 하단 1/3 부근의 골절을 콜리스골절(Colles' fracture)이라 하며, 이는 넘어질 때 손을 뻗쳐 손바닥으로 체중을 받칠 때 발생하는 매우 빈번한 골절의 한 종류이다.

노뼈(요골) 및 자뼈(척골)의 몸쪽끝과 먼쪽끝이 중쇠관절(pivotal articulation)을 이루어 손바닥이 앞을 향할 때 노뼈과 자뼈가 나란히 배열되게 되며 이를 뒤침(회외, supination)이라고 하며, 손바닥을 뒤로 돌리게 되면 노뼈와 자뼈가 서로 교차되게 되는데, 이러한 자세를 엎침(회내, pronation)이라 한다.

④ 손목뼈(수근골, Carpal bones) (그림 4-49)

손목(wrist)은 8개의 작은 손목뼈(수근골, carpal bones)로 구성되며, 각각 4개의 뼈로 이루어진 몸쪽열(근위열)과 먼쪽열(원위열) 2열로 되어 있다. 몸쪽열은 노뼈(요골) 및 자뼈(척골)의 손목면(수근면, carpal surface)과, 먼쪽열은 손허리뼈와 관절을 이룬다.

몸쪽열(근위열, proximal row)에는 엄지손가락(thumb)쪽에서부터 보트 모양의 손배뼈(주상골, scaphoid), 반달 모양의 반달뼈(월상골, lunate), 삼각 모양의 세모뼈(삼각골, triquetrum), 완두콩 모양의 콩알뼈(두상골, pisiform)가 배열되어 있고, 먼쪽열(distal row)에는 가쪽(엄지손가락 쪽)부터 사다리꼴 모양의 큰마름뼈(대능형골, trapezium), 작은마름뼈(소능형골, trapezoid), 작은 머리 모양의 알머리뼈(유두골, capitate), 작은 갈고리가 있는 갈고리뼈(유구골, hamate)가 배열되어 있다.

⑤ 손허리뼈(중수골, Metacarpal bones) (그림 4-49)

손허리뼈(중수골)는 5개의 작은 긴뼈들로 가쪽에서 안쪽으로 손의 뼈틀 구조를 형성한다. 네모꼴의 바닥(base)은 손목뼈(수근골)의 먼쪽열과 접하며, 둥근 머리(head)는 손가락 첫마디뼈(기절골, proximal phalanges)와 관절을 이룬다. 손허리뼈(중수골)의 머리부위(두부)는 주먹을 쥘 때 주먹결절(knuckle)을 구성하며, 셋째 손허리뼈 바닥부위에는 붓돌기(styloid process)가 있다. 엄지손가락의 첫마디와 만나는 곳에 1~2개 종자뼈를 관찰할 수 있다.

⑥ 손가락뼈(수지골, Phalanges) (그림 4-49)

손가락뼈는 14개의 작은 긴뼈들로 손가락의 뼈대를 만든다. 손가락 중 엄지손가락만 첫마디뼈(기절골, proximal phalanx)와 끝마디뼈(말절골, distal phalanx)로 구성되며, 나머지는 모두 첫마디뼈·중간마디뼈(중절골, middle phalanx)·끝마디뼈로 구성된다. 흔히 1쌍의 작은 종자골(sesamoid bones)이 엄지손가락의

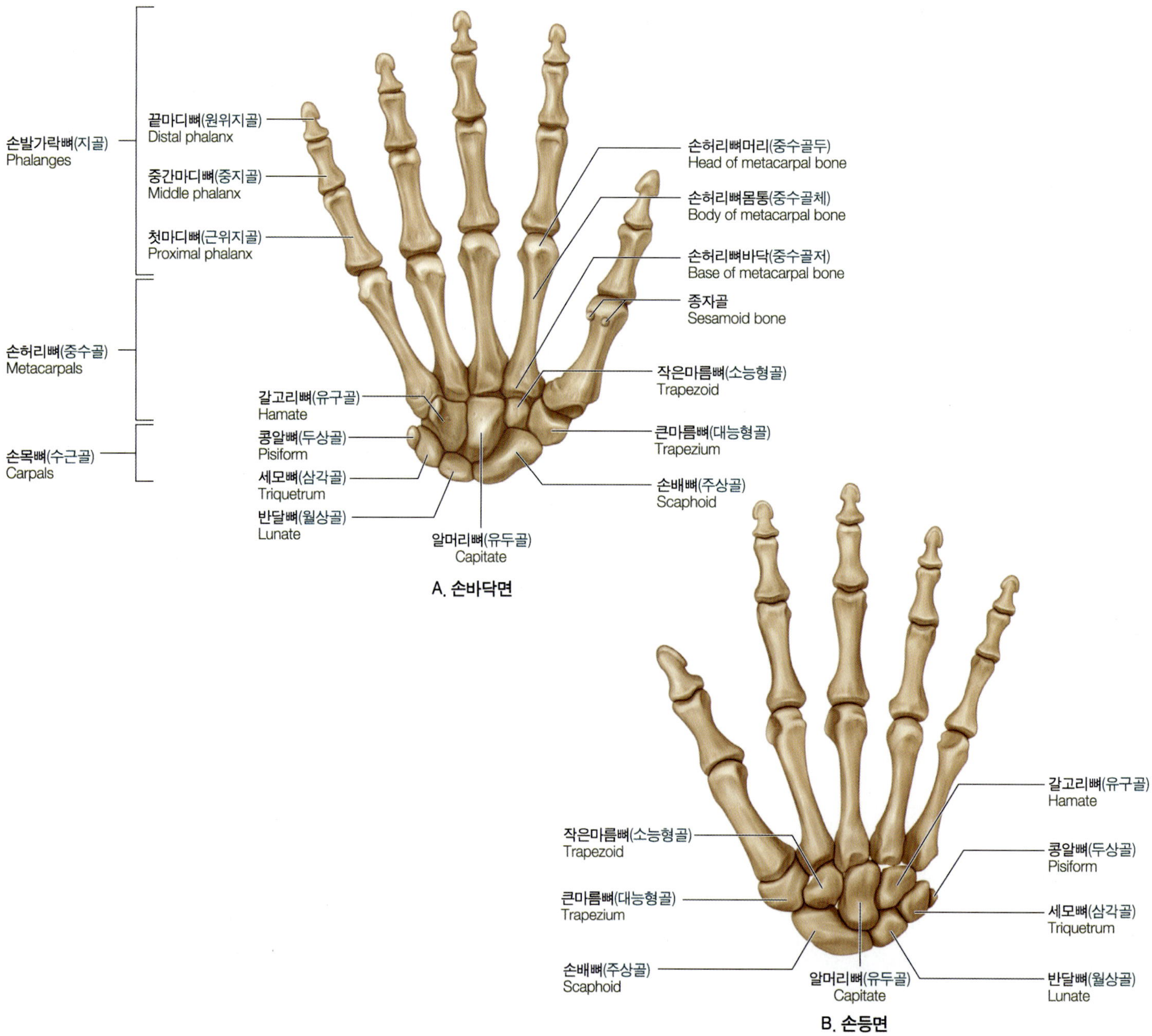

그림 4-49 손의 뼈

손허리손가락관절(중수지관절, metacarpophalangeal joint)에서 발견된다.

(3) 다리이음뼈(하지대, Pelvic girdle) (그림 4-50)

다리이음뼈(하지대) 또는 골반(pelvis)은 2개의 볼기뼈(관골)와 엉치뼈(천골) 및 꼬리뼈(미골)로 이루어졌으며, 볼기뼈(관골) 뒤쪽은 엉치뼈(천골)와, 앞쪽은 양쪽 볼기뼈(관골)가 서로 관절을 이룬다. 다리이음뼈(하지대)는 다리뼈(하지)와 몸통뼈대(체간골격)를 이어주며, 인체 기립자세에서 다리로의 무게 분산과 걸음에 있어 중요한 역할을 한다.

① 볼기뼈(관골, Hip bone) (그림 4-51)

각 볼기뼈(관골)는 몸체와 날개의 크게 두 부분으로 나눌 수 있다. 볼기뼈(관골)는 엉덩뼈(장골, ilium)·궁둥뼈(좌골, ischium)

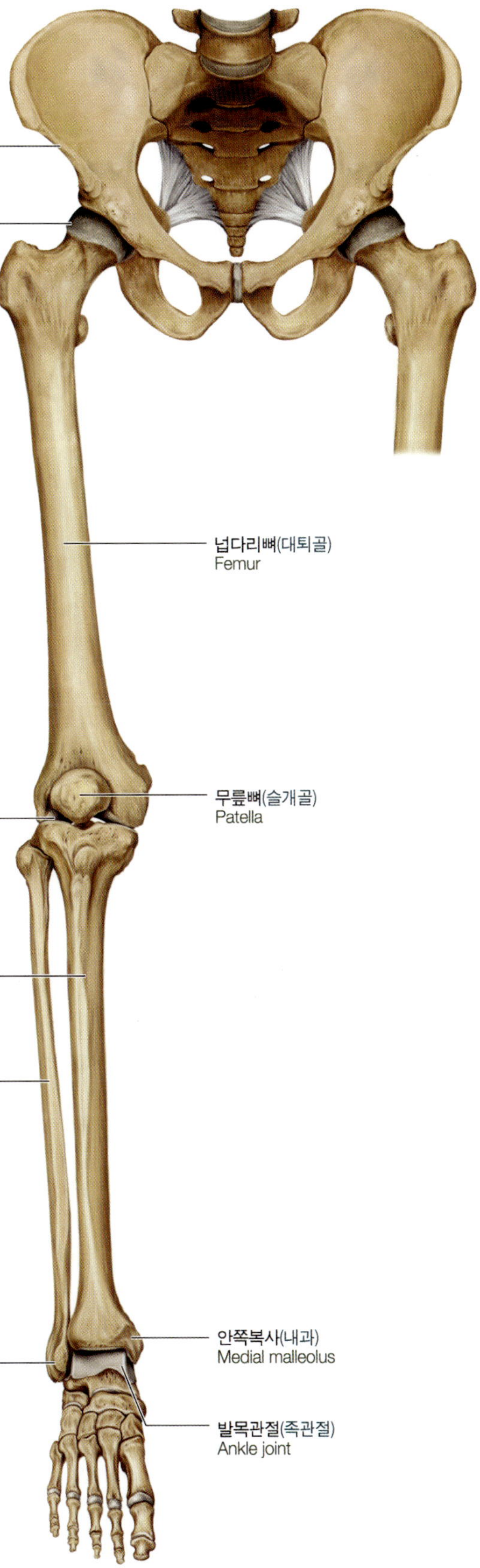

그림 4-50 다리이음뼈(하지대)와 다리뼈(하지골)

·두덩뼈(치골, pubis)의 3개의 뼈가 출생 후 하나로 융합되어 형성되며, 볼기뼈(관골) 외측으로 움푹 패인 곳을 절구(관골구, acetabulum)라 하는데, 이곳으로 넙다리뼈머리(대퇴골두)가 들어와 볼기뼈(관골)와 관절을 이룬다.

▌엉덩뼈 (장골, Ilium)

절구(관골구) 위쪽에 있는 뼈를 말하며, 엉덩뼈몸통(장골체)은 절구(관골구)의 위쪽 2/5를 형성하며 윗부분은 납작한 모양의 엉덩뼈날개(장골익, ala)를 만든다. 엉덩뼈 윗면의 타원형의 가장자리를 엉덩뼈능선(장골능, iliac crest)이라 하며, 허리 바로 아래에서 만져볼 수 있다. 엉덩뼈능선(장골능) 양쪽 끝에는 4개의 엉덩뼈가시(장골극, iliac spine)이 존재한다. 특히, 샅인대(서혜인대, inguinal ligament)와 여러 넙다리(대퇴) 근육이 부착되는 위앞엉덩뼈가시(상전장골극, anterior superior iliac spine)는 중요한 해부학적 지표이다. 엉덩뼈(장골)의 뒷모서리에 깊게 패인 큰궁둥패임(대좌골절흔, greater sciatic notch)은 궁둥신경(좌골신경, sciatic nerve)이 지나고, 엉덩뼈(장골)의 귀면(이상면, auricular surface)은 엉치뼈(천골)와 만나 엉치엉덩관절(천장관절, sacroiliac joint)을 이룬다.

▌궁둥뼈 (좌골, Ischium)

절구(관골구) 뒤쪽 아랫부분에 존재하는 뼈로 절구(관골구)의 2/5를 구성하는 궁둥뼈몸통(좌골체)과 궁둥뼈가지(좌골지, ischial ramus)가 있다. 궁둥뼈 뒤모서리(좌골후연)에는 궁둥뼈가시(좌골극, ischial spine)가 뾰족하게 튀어나와 해부학적 지표가 된다. 얕은 함몰부인 작은궁둥패임(소좌골절흔, lesser sciatic notch)은 음부신경(pudendal nerve)과 혈관들이 지난다. 궁둥뼈몸통(좌골체) 끝에는 궁둥뼈결절(좌골결절, ischial tuberosity)의 크고 거친 면이 존재하며, 이곳은 앉았을 때, 의자에 직접 닿는 부분이다. 궁둥뼈가지(좌골지)는 앞으로 굽어져 두덩뼈밑가지(치골하지, inferior pubic ramus)와 만난다.

▌두덩뼈 (치골, Pubis)

절구(관골구) 앞쪽 밑부분에 존재하는 뼈로 몸통은 절구의 1/5을 형성하며, 2개의 두덩뼈가지(치골지, ramus)가 존재한다. 양쪽의 두덩뼈몸통(치골체)은 서로 만나 중앙부에서 결합하는데,

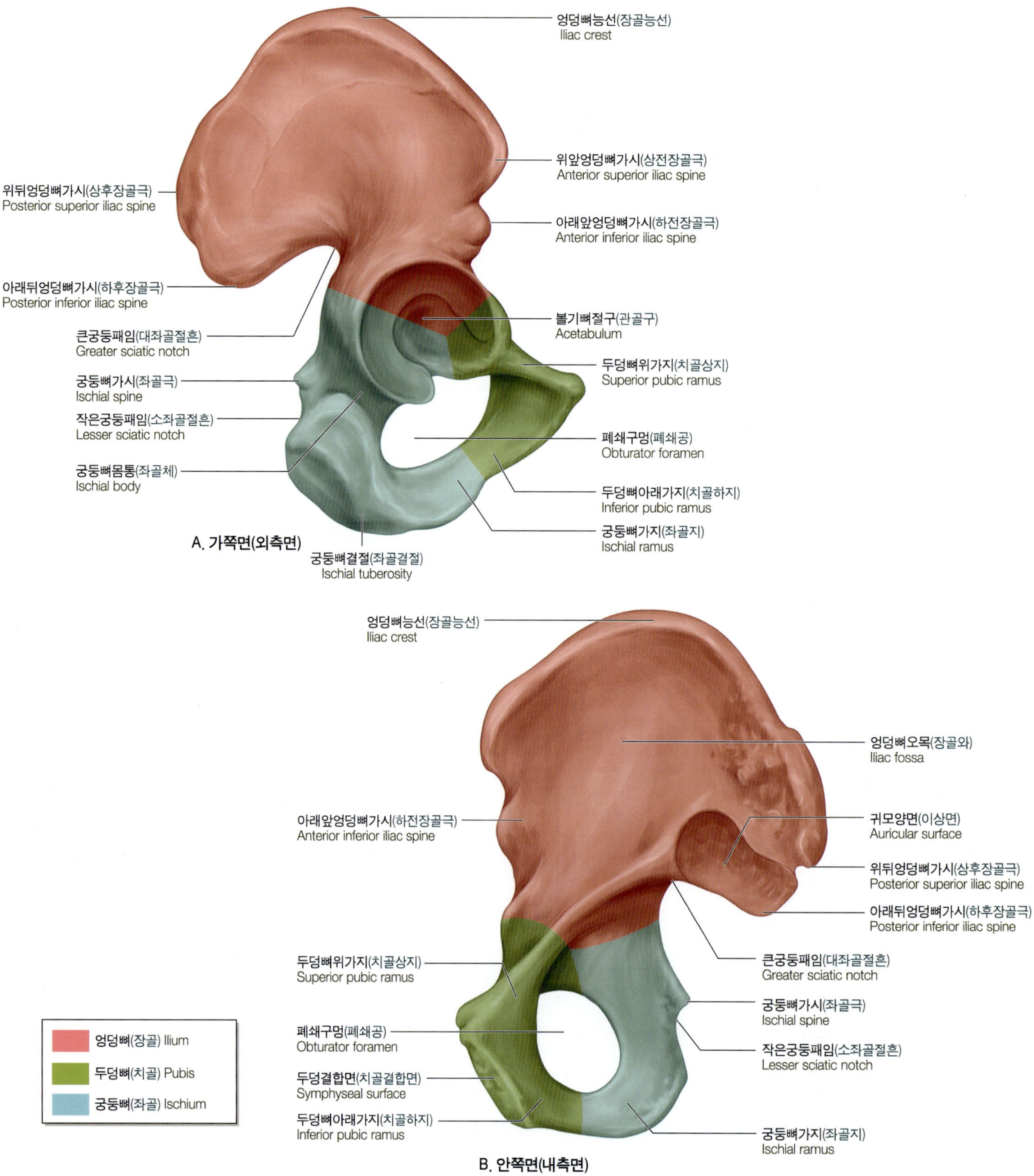
엉덩뼈능선(장골능선)
Iliac crest
위뒤엉덩뼈가시(상후장골극)
Posterior superior iliac spine
위앞엉덩뼈가시(상전장골극)
Anterior superior iliac spine
아래앞엉덩뼈가시(하전장골극)
Anterior inferior iliac spine
아래뒤엉덩뼈가시(하후장골극)
Posterior inferior iliac spine
볼기뼈절구(관골구)
Acetabulum
큰궁둥패임(대좌골절흔)
Greater sciatic notch
두덩뼈위가지(치골상지)
Superior pubic ramus
궁둥뼈가시(좌골극)
Ischial spine
작은궁둥패임(소좌골절흔)
Lesser sciatic notch
폐쇄구멍(폐쇄공)
Obturator foramen
궁둥뼈몸통(좌골체)
Ischial body
두덩뼈아래가지(치골하지)
Inferior pubic ramus
궁둥뼈가지(좌골지)
Ischial ramus
A. 가쪽면(외측면)
궁둥뼈결절(좌골결절)
Ischial tuberosity
엉덩뼈능선(장골능선)
Iliac crest
엉덩뼈오목(장골와)
Iliac fossa
아래앞엉덩뼈가시(하전장골극)
Anterior inferior iliac spine
귀모양면(이상면)
Auricular surface
위뒤엉덩뼈가시(상후장골극)
Posterior superior iliac spine
아래뒤엉덩뼈가시(하후장골극)
Posterior inferior iliac spine
두덩뼈위가지(치골상지)
Superior pubic ramus
큰궁둥패임(대좌골절흔)
Greater sciatic notch
궁둥뼈가시(좌골극)
Ischial spine
폐쇄구멍(폐쇄공)
Obturator foramen
작은궁둥패임(소좌골절흔)
Lesser sciatic notch
두덩결합면(치골결합면)
Symphyseal surface
두덩뼈아래가지(치골하지)
Inferior pubic ramus
궁둥뼈가지(좌골지)
Ischial ramus
엉덩뼈(장골) Ilium
두덩뼈(치골) Pubis
궁둥뼈(좌골) Ischium
B. 안쪽면(내측면)

그림 4-51 볼기뼈(관골)

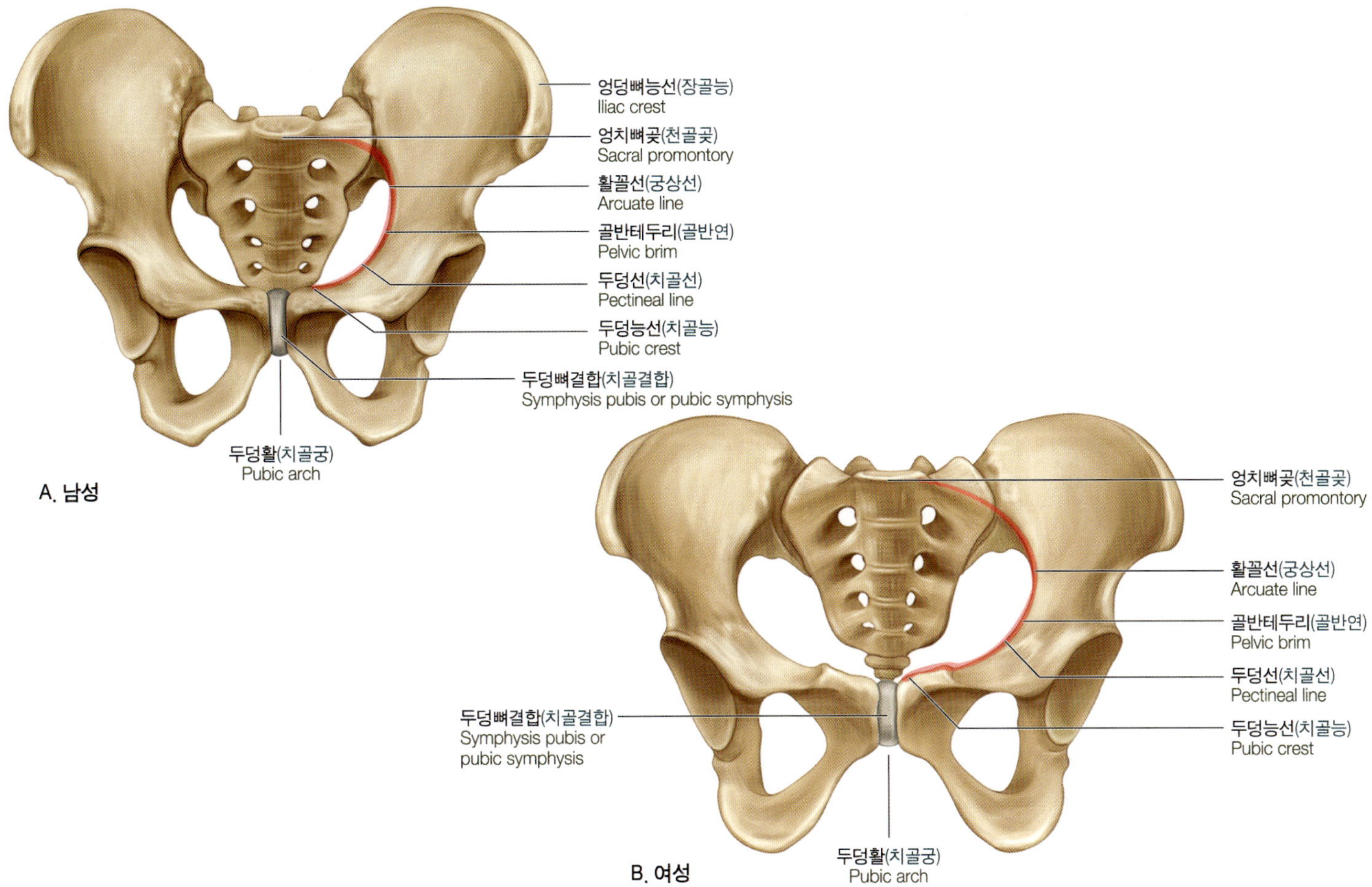

그림 4-52 골반

이를 두덩결합(치골결합, pubic symphysis)이라 한다. 두덩뼈위가지(치골상지, superior pubic ramus)는 위뒤쪽의 장골과, 두덩뼈아래가지(치골하지, inferior pubic ramus)는 아래뒤쪽의 궁둥뼈가지(좌골지)와 만나 결합한다. 양쪽의 두덩뼈아래가지(하치골지)가 만나 두덩활(치골궁, pubic arch)을 이루며, 두덩뼈(치골)와 궁둥뼈가지의 모서리(연, edge)는 폐쇄구멍(폐쇄공, obturator foramen)이라는 큰 구멍을 만드는데, 생체에서는 대부분 폐쇄막(obturator membrane)을 통해서 막혀있으며, 일부 틈새를 통해서 폐쇄신경(obturator nerve) 및 혈관들이 지난다.

② 골반(Pelvis) (그림 4-52)

골반은 앞쪽(전측) 및 바깥쪽(외측)을 이루는 1쌍의 볼기뼈(관골), 그리고 뒤쪽벽을 이루는 엉치뼈(천골)와 꼬리뼈(미골)에 의해 형성된 커다란 그릇 모양의 구조물이다. 골반은 방광(urinary bladder), 생식기 및 큰창자(대장, large intestine)의 일부를 감싸고 있다.

골반은 골반테두리(골반연, pelvic brim)에 의해 둘로 나뉘는데, 그 분계선은 엉치뼈곶(천골곶, sacral promontory), 엉덩뼈(장골)의 활꼴선(궁상선, arcuate line)과 두덩뼈(치골)의 두덩선(치골선, pectineal line), 두덩능선(치골능, pubic crest)이 연결되어 형성된다.

분계선 위쪽에 위치한 거짓골반(가골반, false pelvis)은 주로 내장 장기를 보호하며, 거짓골반(가골반)의 뒤쪽은 허리뼈(요추)에 의해, 가쪽은 엉덩뼈(장골)에 의해, 앞쪽은 배벽근에 의해서 경계가 형성된다.

골반테두리 또는 골반입구(pelvic inlet)는 분계선 아래의 참골반(진골반)의 입구를 의미한다. 참골반(진골반)은 뒤쪽의 엉치뼈(천골)와 꼬리뼈, 궁둥뼈(좌골) 및 엉덩뼈(장골)의 밑부분, 앞쪽의 두덩뼈가지(치골지)에 의해 뼈로 된 공간을 말한다. 방광은 두덩결합(치골결합) 뒤에 있으며, 여성의 질(vagina)과 자궁(uterus)은 방광과 곧창자(직장) 사이에 존재한다.

골반출구(pelvic outlet)는 참골반(진골반)의 출구를 의미하는데, 뒤쪽은 꼬리뼈(미골) 끝과 가쪽은 궁둥결절(좌골결절) 그리고 앞쪽은 두덩활(치골궁)이 형성한다. 여성 골반은 산도(birth canal)로 작용하기 때문에 남성의 골반과는 차이점이 존재한다.

▌전체 구조

남성 골반은 크고 무거운 데 비해 여성 골반은 가볍고 섬세하다.

▌골반입구 (Pelvic inlet)

남성 골반 입구는 심장 모양인데 비해 여성 골반 입구는 타원형으로 넓다.

▌골반강 (Pelvic cavity)

남성 참골반(진골반)은 좁고 깊은 데 비해 여성 참골반(진골반)은 넓고 얇다.

▌골반 출구 (Pelvic outlet)

남성 골반 출구는 두덩활(치골궁)의 각도가 90°보다 작아서 좁은데 비해, 여성 골반 출구는 두덩활의 각도가 90°보다 크다.

(4) 자유다리뼈 (하지, Lower extremity)

다리(하지)는 넙다리(대퇴, thigh) · 종아리(하퇴, leg) · 발목(ankle) · 발(foot) · 발가락(toes)으로 구성되며, 다리뼈(하지골)에는 넙다리(대퇴)를 이루는 넙다리뼈(대퇴골, femur), 종아리(하퇴)를 이루는 정강뼈(경골, tibia) 및 종아리뼈(비골, fibula), 발목을 이루는 발목뼈(족근골, tarsal bones), 발을 이루는 발허리뼈(중족골, metatarsal bones), 발가락을 이루는 발가락뼈(족지골, phalanges)가 존재한다.

① 넙다리뼈 (대퇴골, Femur) (그림 4-53)

넙다리(대퇴) 속에 들어 있는 1개의 긴 뼈인 넙다리뼈(대퇴골)는 인체 뼈 중에서 가장 크고 긴 뼈로 팔(상지)의 위팔뼈(상완골)에 대응된다. 넙다리뼈(대퇴골)의 몸쪽끝(위끝)은 커다란 공 모양의 넙다리머리(대퇴골두)를 통해 볼기뼈(관골)의 절구(관절구)와 관절을 이룬다. 넙다리뼈머리(대퇴골두) 밑은 길고 두꺼운 넙다리뼈목(대퇴골경)이 존재하며, 넙다리뼈몸통(대퇴골체)과 이루는 각도는 약 125°이다. 넙다리뼈목(대퇴골경)은 길고 넙다리뼈몸통과 이루는 각도가 크므로 골절이 발생하기 쉬우며, 뼈가 약한 노인들에게서 더욱 빈번하게 발생한다.

넙다리뼈목(대퇴골경) 아래는 팔(상지)의 위팔뼈(상완골)결절에 해당하는 큰돌기(대전자, greater trochanter)와 작은돌기(소전자, lesser trochanter)가 있다. 길고 단단한 넙다리뼈몸통(대퇴골체)은 앞면과 뒷면이 있고, 대부분 매끄러운 표면을 지니지만 근육 부착점이 되는 거친선(조선, linea aspera), 뒤아래쪽에 큰 융기가 존재한다.

넙다리뼈(대퇴골)의 먼쪽끝(아래끝)은 두 개의 큰 관절융기(관절과, articular condyle)로 구성되는데, 안쪽넙다리관절융기(내측대퇴과, medial femoral condyle)는 안쪽정강뼈관절융기(내측경골과, medial tibial condyle)와 만나고, 가쪽넙다리관절융기(외측대퇴과, lateral femoral condyle)는 가쪽정강뼈관절융기(외측경골과, lateral tibial condyle)와 만난다. 뒷면의 안·가쪽(내외측) 사이에는 깊은 함몰부인 관절융기사이오목(과간와, intercondylar fossa)이 있다. 안쪽 및 가쪽위관절융기(내측 및 외측상과, medial and lateral epicondyle)는 근육부착 부위로 안·가쪽 관절융기 윗부분에 존재하며, 모음근(내전근)결절(adductor tubercle)은 안쪽위관절융기(내측상과)로부터 나온 융기로 큰모음근(대전근, adductor magnus muscle)이 부착한다.

② 무릎뼈 (슬개골, Patella) (그림 4-53)

무릎뼈(슬개골)는 큰 종자뼈로 넙다리네갈래근(대퇴사두근)의 힘줄(건, tendon) 아래 무릎관절(슬관절, knee joint)의 앞쪽에 위치한다. 역삼각형의 무릎뼈(슬개골)는 볼록한 앞면과 오목한 뒷면을 지니며, 뒷면은 다리를 뻗었을 때 넙다리관절융기(대퇴골과) 위에 얹혀 있게 된다. 무릎뼈는 앞쪽의 피부 가까이 위치하므로 쉽게 만져지며 종종 탈구가 발생한다.

③ 정강뼈 (경골, Tibia) (그림 4-54)

정강뼈(경골)는 무겁고 긴 뼈로 종아리(하퇴)의 안쪽에 존재

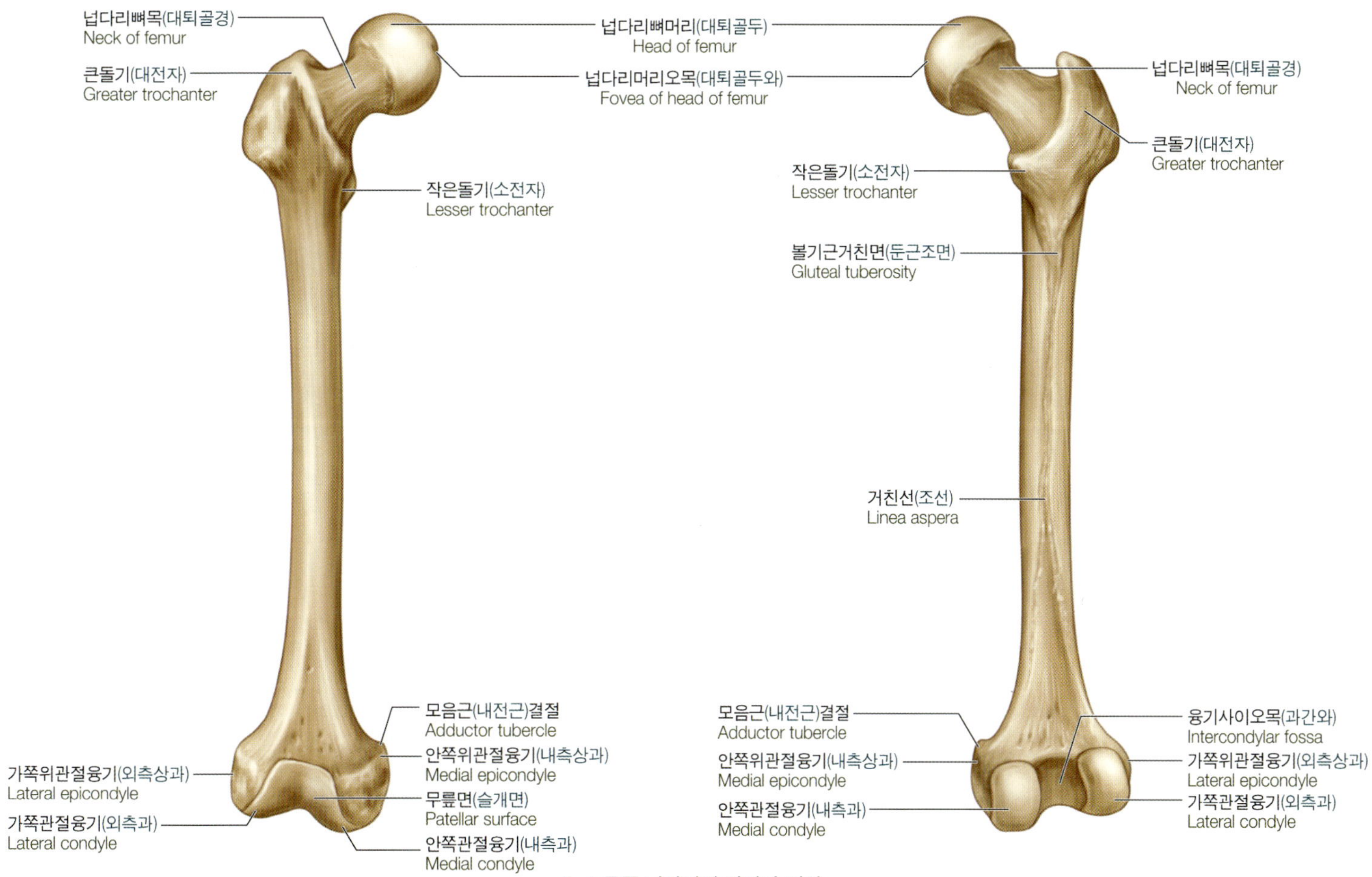

A. 오른쪽 넙다리뼈 앞면과 뒷면

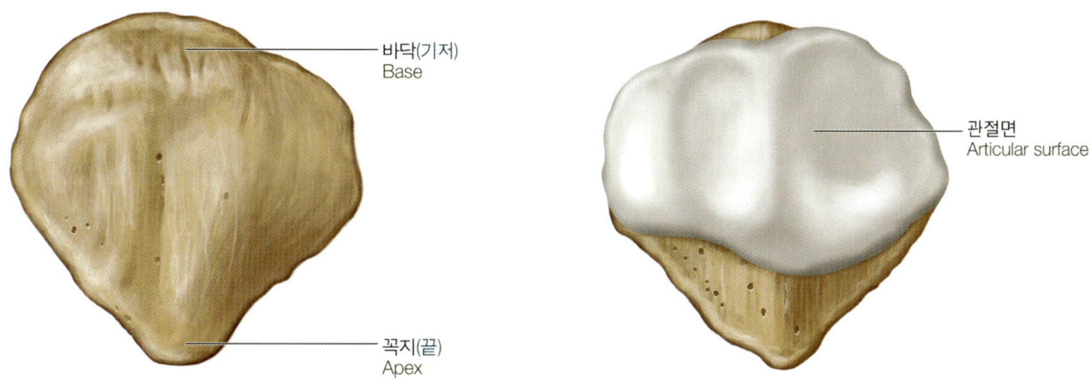

B. 무릎뼈 앞면과 뒷면

그림 4-53 넙다리뼈(대퇴골)와 무릎뼈(슬개골)

한다. 정강뼈(경골)의 넓은 몸쪽끝(위끝)에는 관절사이융기가 있어 관절융기가 안쪽과 가쪽 두 부분으로 나누어진다. 정강뼈의 안쪽관절융기는 넙다리뼈의 안쪽관절융기와, 가쪽관절융기는 넙다리뼈의 바깥쪽관절융기와 관절을 이룬다. 가쪽관절융기 아래쪽면은 종아리뼈머리와 접하며, 정강뼈거친면(tibial tuberosity)은 정강뼈관절융기 앞쪽의 돌출된 부분으로 근육, 무릎인대(patellar ligament)가 붙는다.

정강뼈의 앞모서리(전연)는 날카롭고 피하에 있어 쉽게 만져

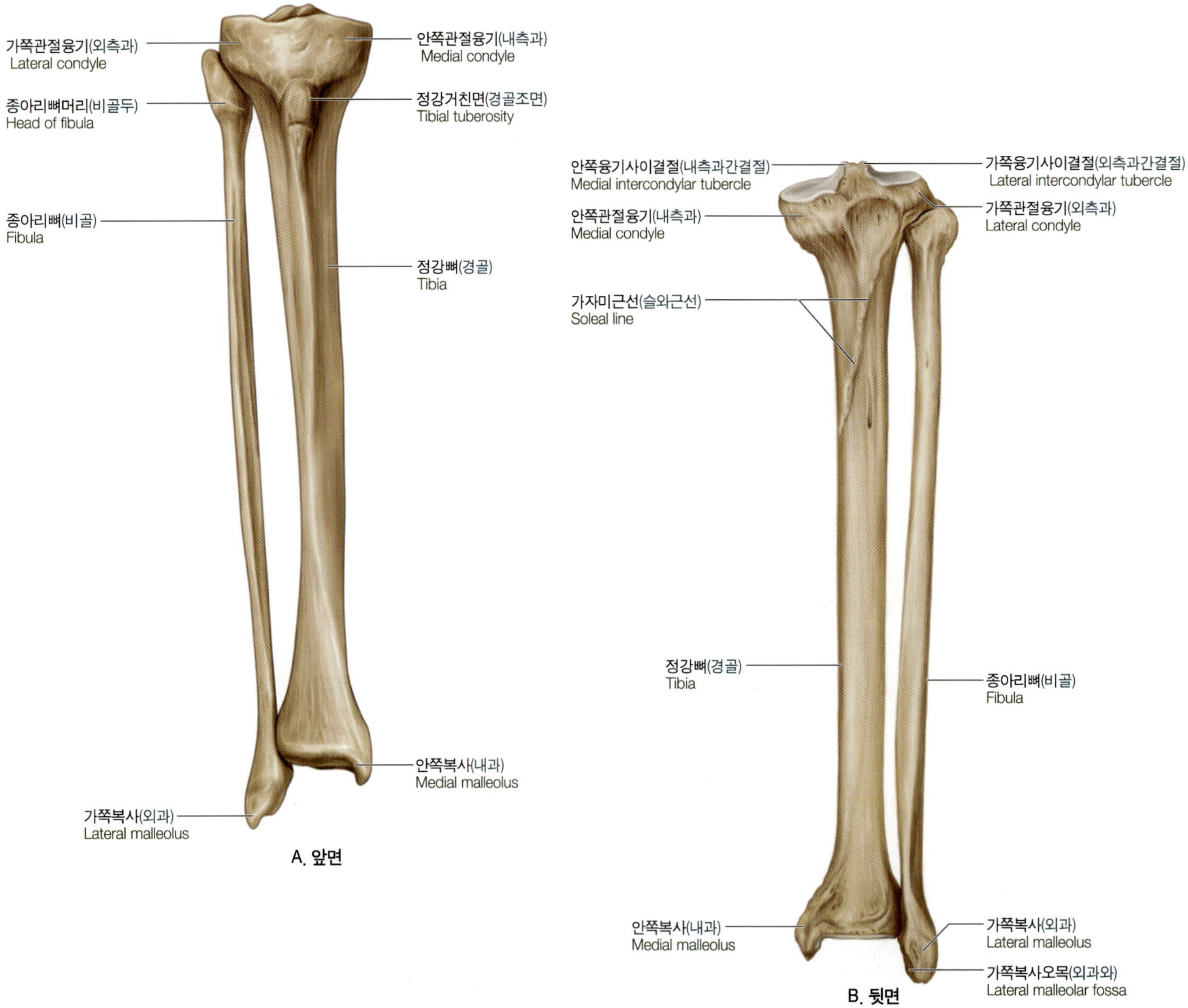

그림 4-54 정강뼈(경골)와 종아리뼈(비골)

지며 흔히 타박상을 입는 곳이며, 뼈사이모서리(골간연)는 종아리뼈와 마주 보는 모서리로 뼈사이막(골간막)이 붙게 된다. 정강뼈몸통 뒤쪽에 있는 가자미근선(슬와근선, soleal line)은 가자미근이 붙는 부분이다.

정강뼈의 먼쪽끝(아래끝)은 사각형 모양으로 아래면은 발목뼈인 목말뼈(거골, tallus)와 관절을 이룬다. 안쪽은 아랫방향으로 솟은 안쪽복사(내과, medial malleolus)가 존재하며, 가쪽은 관절면으로 종아리뼈(비골)의 먼쪽끝(아래끝)과 만난다.

④ 종아리뼈(비골, Fibula)

종아리뼈는 매우 가느다란 뼈로 아래다리의 가쪽에서 정강뼈와 관절을 이루고 있다. 넙다리뼈와는 접하지 않아 체중 지탱에는 아무런 역할도 하지 않으나 발목관절(ankle joint)의 형성에 기여한다. 종아리뼈의 몸쪽끝(위끝)은 뭉툭한 종아리뼈머리를 형성하며 근육 부착부위가 된다. 종아리뼈머리는 관절면을 통해 정강뼈의 가쪽 관절융기와 관절을 이룬다.

종아리뼈몸통은 가늘고 삼각형 모양의 직경을 가지며, 정강뼈

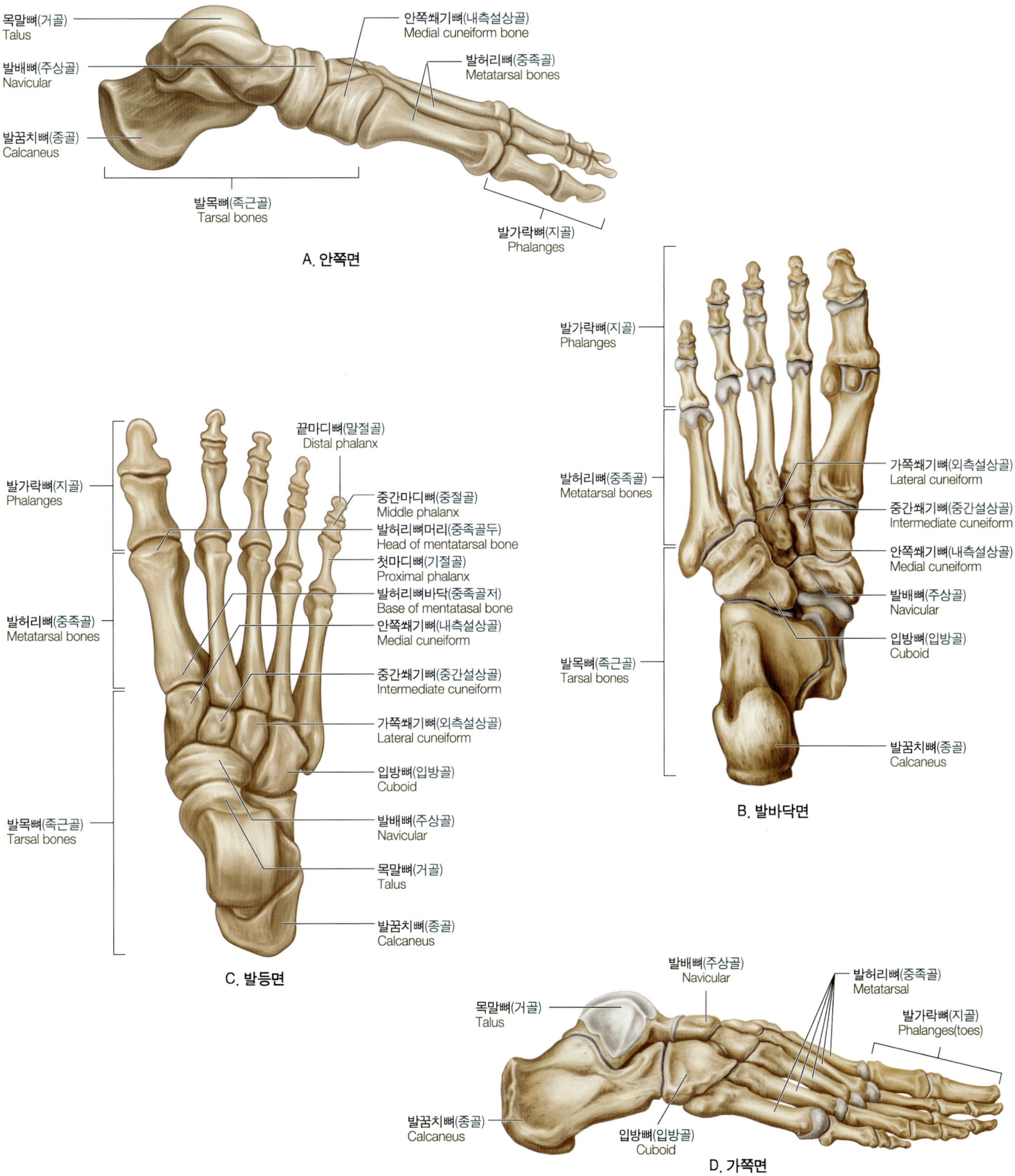
목말뼈(거골)
Talus
발배뼈(주상골)
Navicular
발꿈치뼈(종골)
Calcaneus
안쪽쐐기뼈(내측설상골)
Medial cuneiform bone
발허리뼈(중족골)
Metatarsal bones
발목뼈(족근골)
Tarsal bones
발가락뼈(지골)
Phalanges
A. 안쪽면
발가락뼈(지골)
Phalanges
발허리뼈(중족골)
Metatarsal bones
발목뼈(족근골)
Tarsal bones
가쪽쐐기뼈(외측설상골)
Lateral cuneiform
중간쐐기뼈(중간설상골)
Intermediate cuneiform
안쪽쐐기뼈(내측설상골)
Medial cuneiform
발배뼈(주상골)
Navicular
입방뼈(입방골)
Cuboid
발꿈치뼈(종골)
Calcaneus
B. 발바닥면
끝마디뼈(말절골)
Distal phalanx
발가락뼈(지골)
Phalanges
중간마디뼈(중절골)
Middle phalanx
발허리뼈머리(중족골두)
Head of mentatarsal bone
첫마디뼈(기절골)
Proximal phalanx
발허리뼈바닥(중족골저)
Base of mentasal bone
발허리뼈(중족골)
Metatarsal bones
안쪽쐐기뼈(내측설상골)
Medial cuneiform
중간쐐기뼈(중간설상골)
Intermediate cuneiform
가쪽쐐기뼈(외측설상골)
Lateral cuneiform
입방뼈(입방골)
Cuboid
발목뼈(족근골)
Tarsal bones
발배뼈(주상골)
Navicular
목말뼈(거골)
Talus
발꿈치뼈(종골)
Calcaneus
C. 발등면
발배뼈(주상골)
Navicular
발허리뼈(중족골)
Metatarsal
목말뼈(거골)
Talus
발가락뼈(지골)
Phalanges(toes)
발꿈치뼈(종골)
Calcaneus
입방뼈(입방골)
Cuboid
D. 가쪽면

그림 4-55 발의 뼈

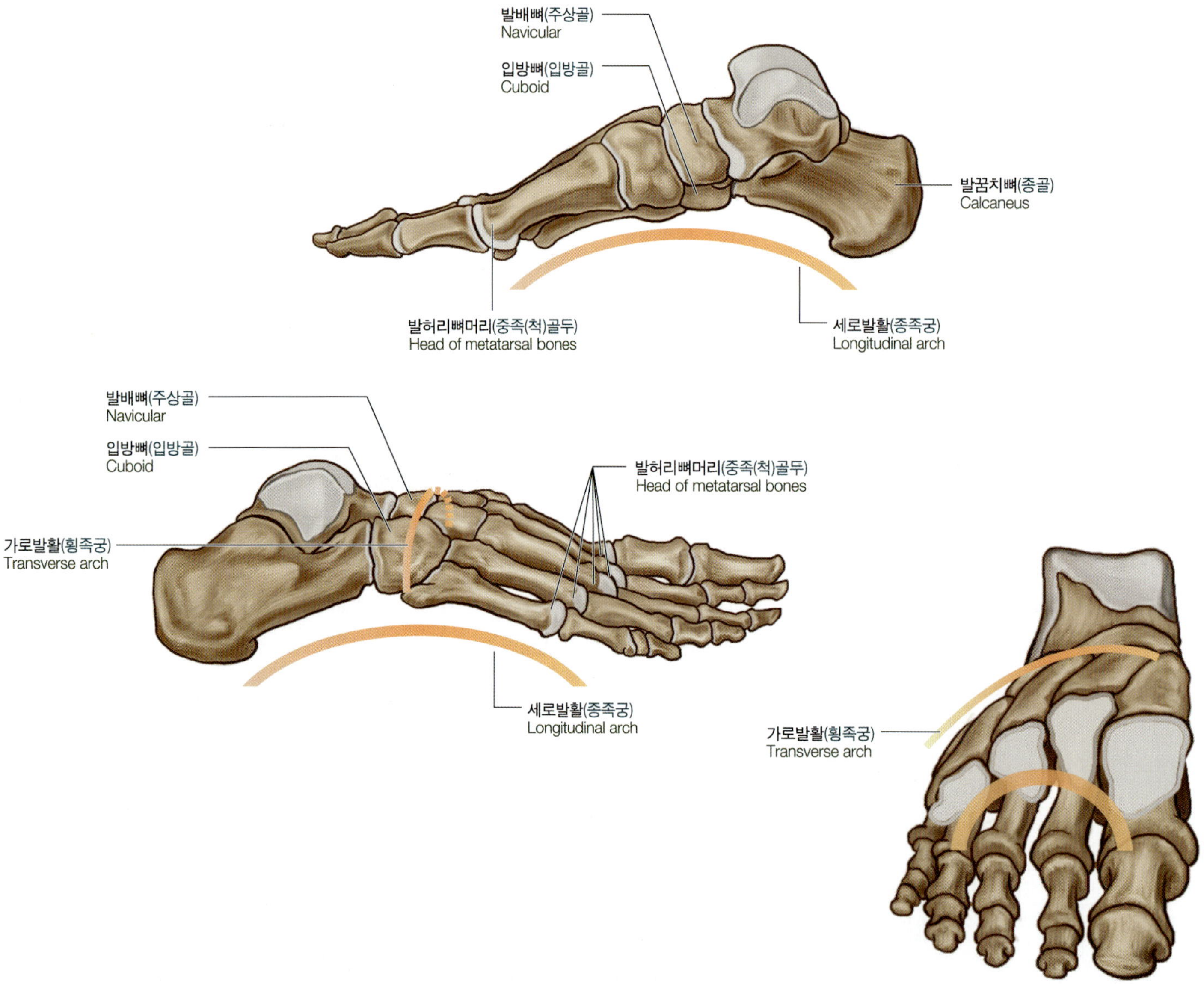

그림 4-56 발활(족궁)

와 마주 보는 부분의 뼈사이모서리는 뼈사이막(골간막)의 부착 부위가 된다. 종아리뼈의 먼쪽끝(아래끝) 안쪽면에는 정강뼈의 아래끝과 관절을 이루는 오목이 존재한다. 가쪽복사(외과, lateral malleolus)는 아랫방향으로 솟아있는 융기인데, 가쪽 복사의 안쪽면은 목말뼈(거골)와 접하며, 안·가쪽 복사는 발목관절(거퇴관절, ankle joint)을 형성에 기여한다.

⑤ 발목뼈(족근골, Tarsal bones) (그림 4-55)

발목을 이루는 7개의 발목뼈(족근골)는 5개의 앞쪽 무리와 2개의 뒤쪽 무리로 나뉘며, 손목뼈와는 매우 다른 모양을 하고 있다. 발목뼈 앞쪽 무리는 5개의 작은 뼈로 구성된다.

▌발배뼈 (주상골, Navicular)

배 모양의 뼈로 발의 안쪽에 있으며 목말뼈(거골)의 앞부분(anterior end)과 접한다.

▌입방뼈 (입방골, Cuboid)

정육면체 모양 뼈로 발의 가쪽에 있으며 발꿈치뼈(종골)의 앞부분(anterior end)과 접한다.

쐐기뼈(설상골, Cuneiforms)

안쪽, 중간, 가쪽의 3개가 존재하는 쐐기 모양 뼈로 발배뼈(주상골)의 앞부분과 접한다. 발목뼈의 뒤쪽무리는 2개의 큰 뼈로 구성된다.

목말뼈(거골, Talus)

윗부분에 있는 도르래가 특징적인 L자 모양의 뼈로 발목 관절의 구성에 있어 정강뼈(경골)의 무게를 지탱한다.

발꿈치뼈(종골, Calcaneus)

발목뼈 중 가장 큰 뼈로 목말뼈 아래외측에 존재하며 발뒤꿈치를 형성하여 체중을 지면에 전달한다. 발꿈치뼈융기(종골융기, calcaneal tuberosity)는 발꿈치힘줄(아킬레스건)의 부착지점이 된다.

⑥ 발허리뼈(중족골, Metatarsal bones) (그림 4-55)

발허리뼈는 5개의 작은 긴뼈로 발의 뼈대를 형성한다. 전체적으로 기다란 막대 모양의 뼈에 정사각형 모양의 바닥부분은 입방뼈와 쐐기뼈와 접하고, 납작한 머리부분은 발가락 첫마디뼈의 앞면과 접한다. 엄지발가락의 발허리뼈는 무게를 지탱하기 위해서 두꺼워져있으며 운동범위가 극히 적다.

⑦ 발가락뼈(지골, Phalanges) (그림 4-55)

발가락뼈는 14개의 짧은뼈로 발가락의 뼈대를 형성한다. 엄지발가락은 첫마디뼈와 끝마디뼈(proximal and distal phalanges)만 존재하며, 다른 발가락은 첫마디뼈·중간마디뼈·끝마디뼈로 구성된다. 일반적으로 1쌍의 종자뼈가 엄지발가락의 발허리발가락관절(metatarsophalangeal joint)에 존재하며 엄지손가락의 구조와 비슷하다.

⑧ 발활(족궁, Arch of the foot) (그림 4-56)

발은 체중을 지탱하기 위해 적합한 구조로 되어 있다. 목말뼈와 발허리뼈는 지면 위에 편평하게 놓여있지 않고 활(궁, arch) 모양으로 휘어져서 배열되어 있어 발의 전체 부분으로 몸의 무게를 분산시킨다. 이들 발활(족궁)은 인대에 의해서 서로 강하게 결합되어 있고 근육힘줄에 의해 지지받는다.

세로발활(종족궁, longitudinal arch)은 발꿈치뼈로부터 발허리뼈머리까지의 선을 의미하며, 안쪽 및 바깥쪽 기둥(내·외측원주, medial and lateral column)으로 구분된다. 안쪽 기둥(내측원주)은 목말뼈, 발꿈치뼈, 발배뼈, 3개의 쐐기뼈와 안쪽 3개의 발허리뼈가 이루는 발활로, 가쪽 기둥에 비해 높고 체중 분산에 더 중요한 역할을 한다. 가쪽 기둥(외측원주)은 발꿈치뼈, 입방뼈와 가쪽 2개의 발허리뼈가 이루는 발활로, 지면에 편평하게 위치한다. 가로발활(횡족궁)은 발배뼈에서 입방뼈에 이르는 발의 폭을 가로지르는 선이다. 평발(편평족, flat foot)은 골격기형이나 혹은 세로발활을 지지하는 인대의 이상에 의해 발생된다.

1. 골절(Fracture)

골절은 뼈나 골단판의 연속성이 소실된 상태를 말한다. 대부분의 경우에 골절은 강한 외력이 가해지는 외상 후에 발생한다. 외상에는 교통사고, 총상 등 뼈에 직접 외력이 가해지는 직접적인 외상과 뼈에 붙은 근육이나 인대가 갑작스런 외력으로 뼈를 잡아당겨 발생하는 간접적인 외상으로 나뉠 수 있다. 외상이외에 종양, 감염 등으로 약해진 부위에 골절이 일어나는 병적 골절과 뼈의 일정한 부위에 반복되는 스트레스로 점진적으로 골절이 생기는 피로골절(stress fracture)이 있다(그림 1).

한편 골절부위가 피부가 찢어짐으로써 외부에 노출되었는가에 따라 노출이 되어 있으면 개방성골절(open fracture)(그림 2)이라고 하고 노출되지 않으면 폐쇄성골절(closed fracture)(그림 3)이라고 하며 개방성골절은 폐쇄성 골절에 비하여 세균 감염의 위험성이 높아 다량의 세척과 항생제 사용, 응급수술이 필요로 한다.

골절의 치료로는 수술 없이 어긋나 있는 뼈를 맞추는 도수정복(closed reduction)이 있으며 수술적 치료에는 골절부 상하에 핀을 삽입하고 외부에서 고정하는 외고정방법(external fixation)(그림 4)과 골절부위를 내고정기구로 고정하는 내고정방법(internal fixation)(그림 5)이 있다.

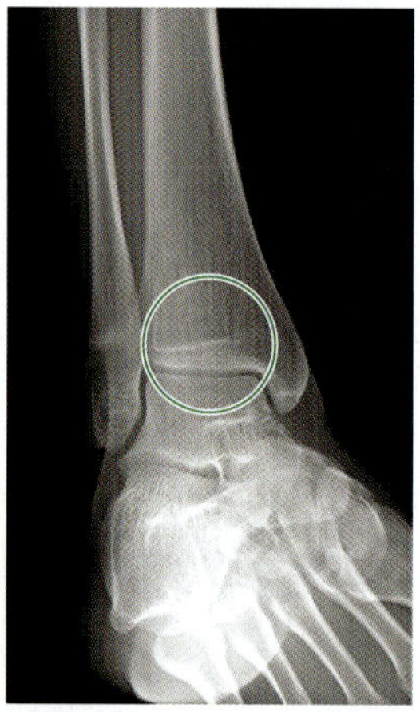

그림 1 피로골절 X-ray 사진

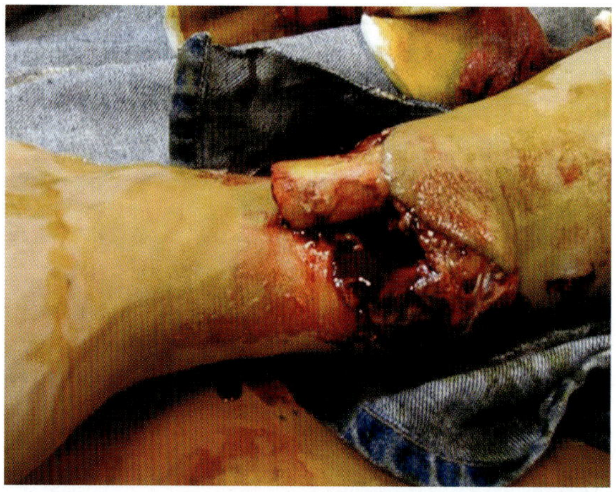

그림 2 개방형골절

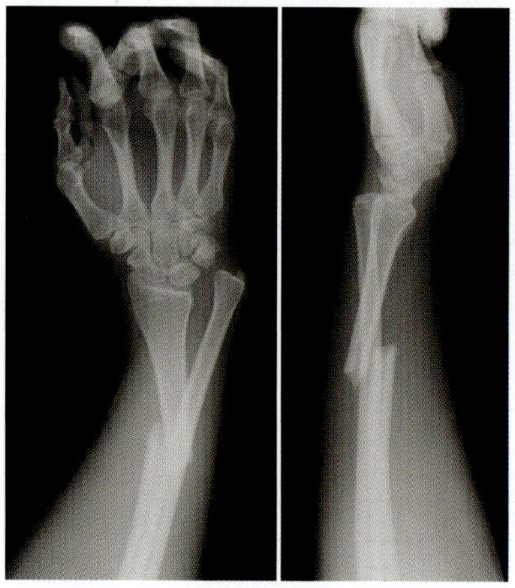

그림 3 폐쇄성골절 X-ray 사진

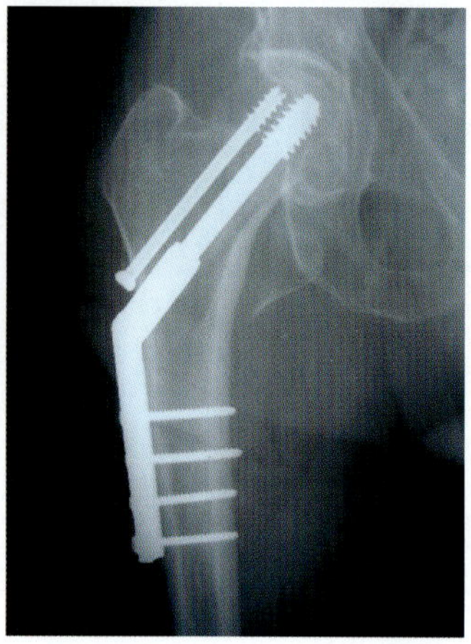

그림 5 내고정방법 X-ray 사진

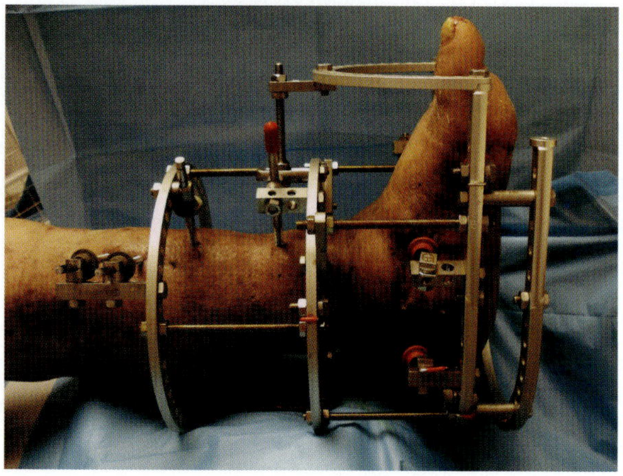

그림 4 외고정방법

2. 뼈엉성증(Osteoporosis)

뼈엉성증은 뼈의 양이 감소하고 골조직의 미세구조에 결함이 발생하여 뼈의 강도가 약해짐에 따라 골절이 일어날 가능성이 높은 상태를 말한다 (그림 6).

낮은 골밀도의 원인에는 흡연, 알코올, 조기폐경, 운동부족과 스테로이드와 같은 약제 등이 있다. 뼈엉성증이 있다고 하여 특별한 증상이 있는 것은 아니지만, 뼈엉성증 환자는 약한 충격에도 쉽게 골절이 발생할 수 있고, 심하면 자연적으로 골절이 발생하기도 한다. 이러한 골절은 특히 척추나 고관절 부위에서 자주 발생하며, 골절이 발생한 부위에서 갑작스런 극심한 통증을 유발할 수 있다 (그림 7).

진단은 골밀도 검사를 통하여 같은 성별의 젊은 사람의 평균 골밀도를 기준으로 표준편차를 T값으로 나타내는데 T값이 1∼−2.5에 해당하면 골감소증(osteopenia), −2.5 미만이면 뼈엉성증으로 진단한다 (그림 8).

치료에는 약물치료와 운동이 있으며 약물치료에는 칼슘과 비타민 D제제와 비스포스포네이트(bisphosphonates)제제 등이 있다. 널리 사용되고 있는 비스포스포네이트 제제는 뼈파괴세포(osteoclast)의 작용을 억제하여 뼈의 파괴를 막는 약물이다.

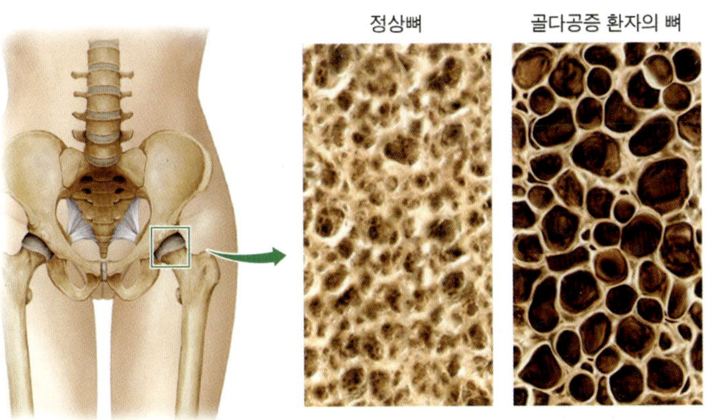

그림 6 골다공증 환자의 뼈 변화

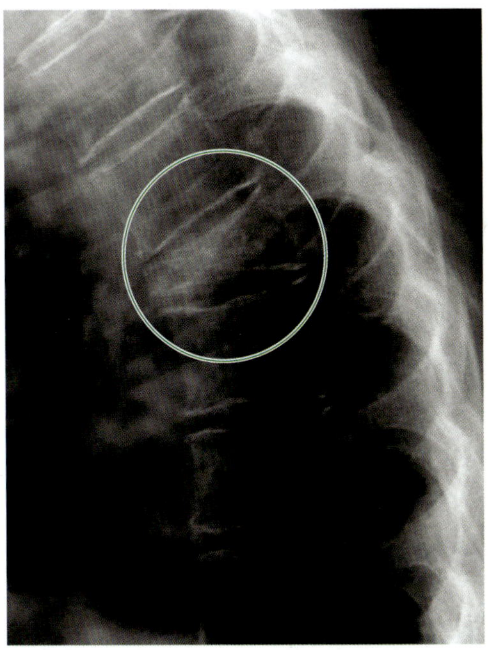

그림 7 골다공증 환자의 척추압박골절 X-ray 사진

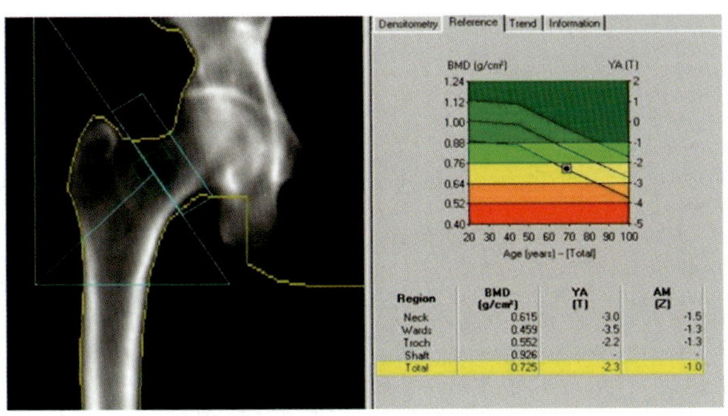

그림 8 골밀도검사지

3. 구순구개열(Cleft lip and cleft palate)

얼굴이 형성되는 임신 4~7주 사이에 입술(구순) 및 입천장(구개)을 만드는 조직이 불유합되어 생기는 입술 또는 입천장의 갈림증으로, 얼굴에서 가장 흔한 선천성 기형 중 하나이다. 입술과 입천장뿐만 아니라 치아, 잇몸 및 위턱 등의 성장과 형태에 영향을 미쳐 얼굴에 전반적인 변화를 줄 수 있는 선천질환이다.

입술, 입천장이 좌, 우 한방향이나 양쪽 모두 갈라져 있는 경우가 있으며 갈라져 있는 정도에 따라 완전형과 부분형으로 나눈다.

수술적 치료를 시행하는데 구순성형술은 생후 3개월에 주로 시행하고 구개성형술은 생후 12개월에서 18개월 전후에 시행한다. 수술 후에도 치열교정, 언어훈련 등을 받을 필요가 있다.

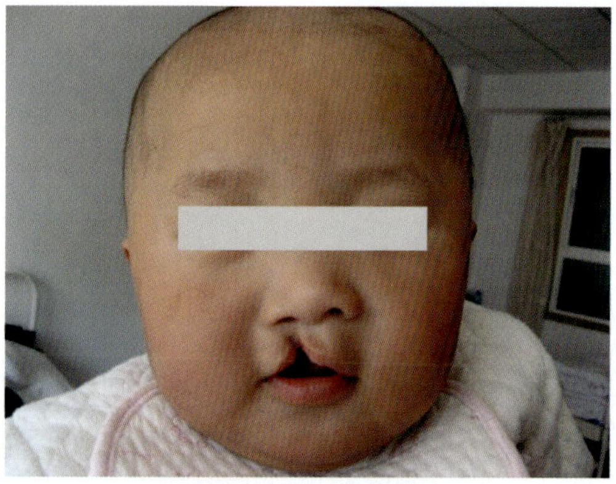

그림 9 구순열

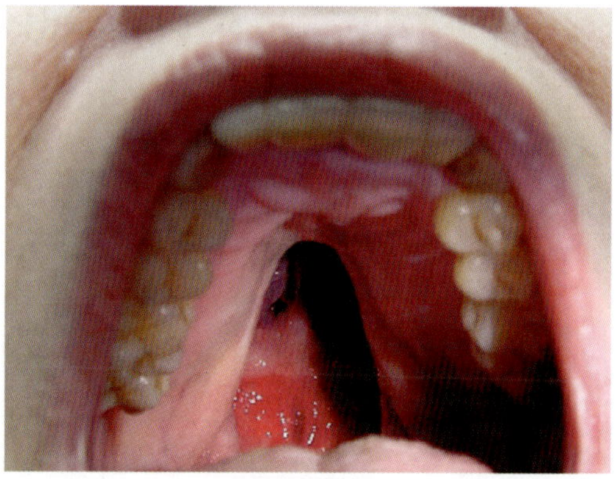

그림 10 구개열

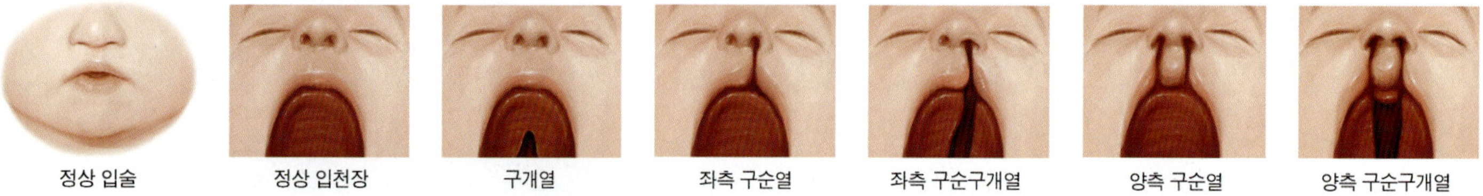

그림 11 구순구개열의 종류

4. 골육종(Osteosarcoma)

골육종은 뼈에 발생하는 원발성 악성 종양 중 가장 흔하며 10대 성장기에 많이 발생한다. 인체 뼈의 어느 곳에서나 발생할 수 있지만, 주로 무릎 주변의 뼈에 많이 발생한다.

주 증상으로는 침범된 뼈 주위의 통증과 부종이 있으며, 통증은 지속되고 점차 심해지는 경향을 보인다. 골육종은 X-ray상에서 정상으로 보이는 경우도 있으며 확실한 진단은 침범된 뼈에 대한 조직검사를 통해서 이루어진다.

암발생부위, 암의 병기, 환자의 나이 등 전신상태를 고려하여 수술, 항암 약물치료, 방사선 치료 등을 사용한다. 암이 전이가 없는 경우 5년 생존률은 60%~70% 정도, 암이 다른 장기로 전이가 있는 경우에는 5년 생존률이 약 20~30% 정도로 낮다.

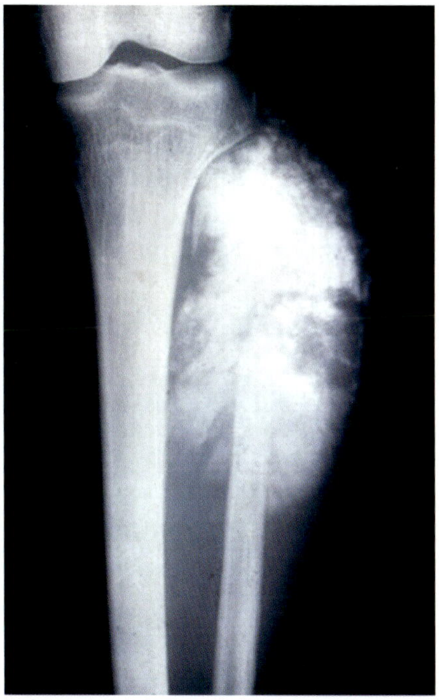

그림 12 골육종의 X-ray 사진

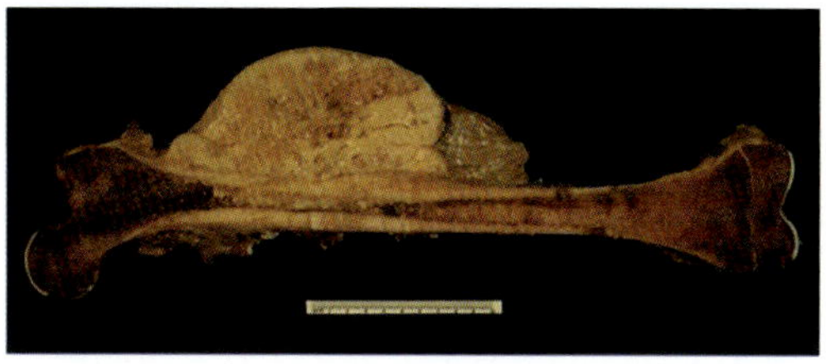

그림 13 골육종

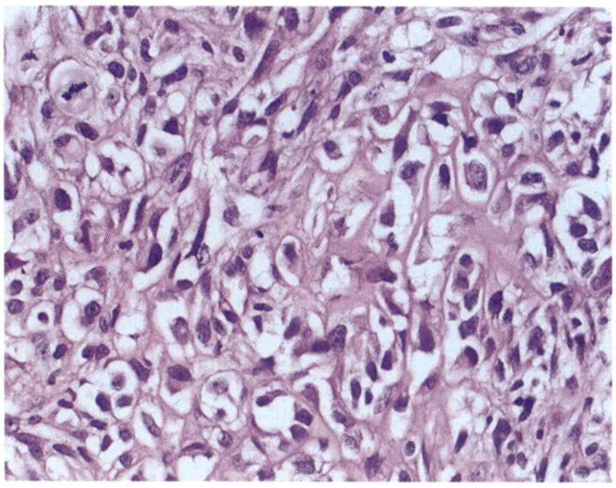

그림 14 골육종의 현미경 사진

05
CHAPTER

관절계통

Articular System

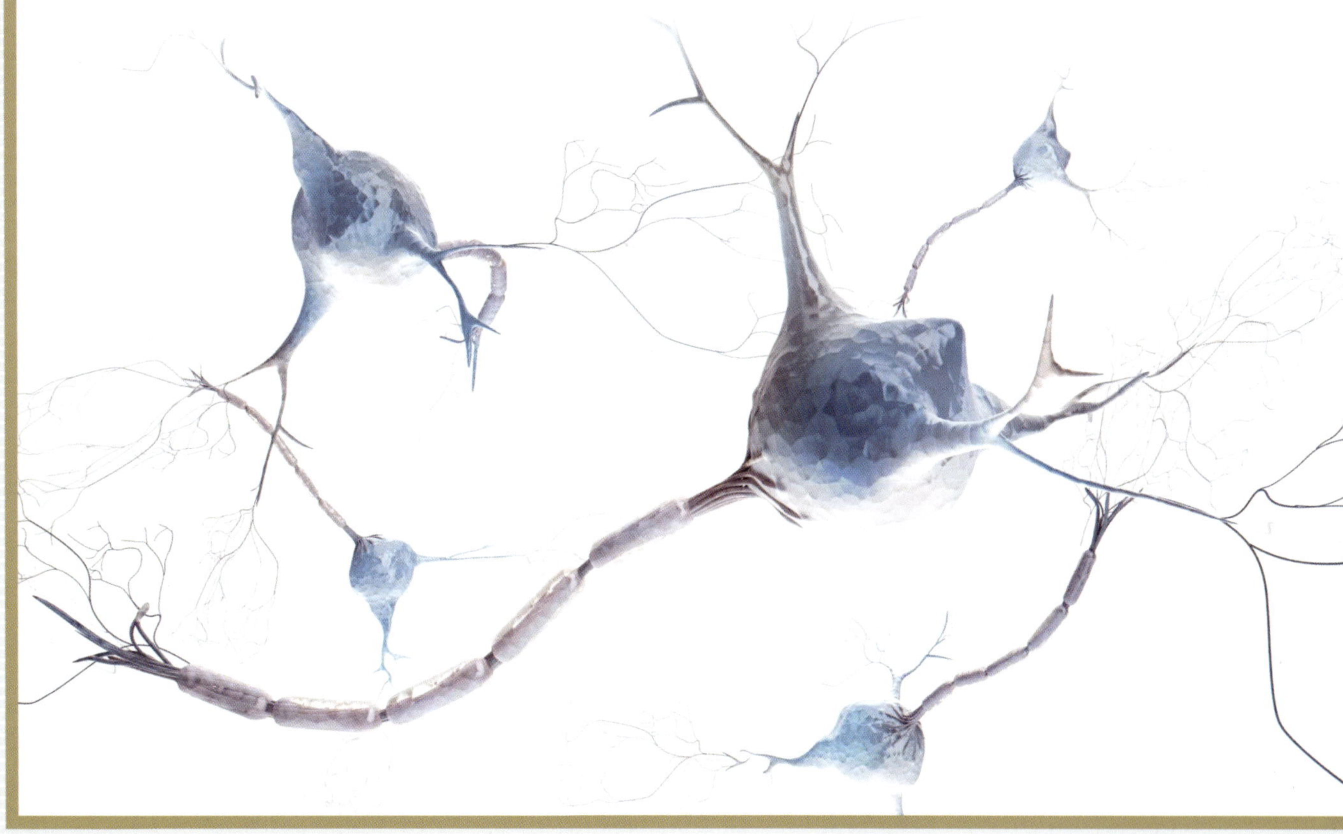

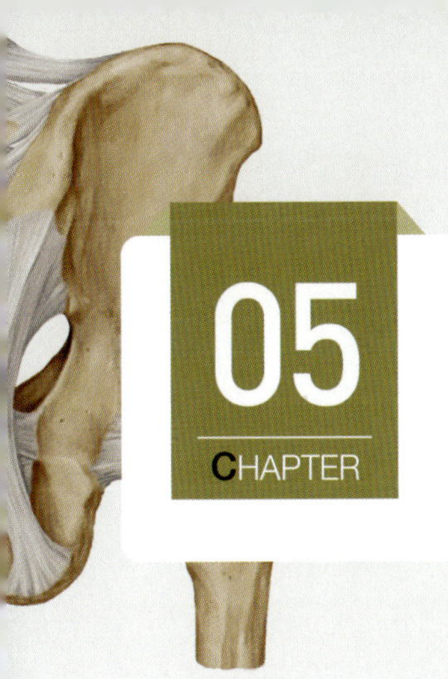

05 CHAPTER

관절계통

Articular System

관절계통은 뼈와 뼈가 기능적으로 서로 연결되는 부위로 뼈대계통을 이어주는 역할을 한다. 관절(articulation or joint)은 2개 이상의 뼈가 맞닿아 연결되어 있는 결합 방식이며 인체관절은 운동이 가능한 관절과 불가능한 관절이 있다.

1 관절의 분류

관절은 두 뼈 사이를 연결하는 조직의 종류와 형태에 따라서 일반적으로 다음과 같이 세 가지로 분류된다 (표 5-1).

표 5-1 관절의 분류

- 섬유관절 Fibrous joint
  - 봉합 Suture
  - 인대결합 Syndesmosis
  - 못박이관절 Gomphosis
- 연골관절 Cartilaginous joint
  - 유리연골결합 Synchondrosis
  - 섬유연골결합 Symphysis
- 윤활관절 Synovial joint
  - 평면관절 Plane joint
  - 경첩관절 Hinge joint
  - 중쇠관절 Pivot joint
  - 타원관절 Ellipsoid joint
  - 안장관절 Saddle joint
  - 절구관절 Ball and socket joint

표 5-2 관절의 종류와 특징

관 절	뼈사이 공간	들어있는 조직	움직임
섬유관절(섬유성 관절)	공간 없음	섬유조직	거의 없음
연골관절(연골성 관절)	공간 없음	연골조직	약간 있음
윤활관절	공간 있음	액체(윤활액)	자유로움

1) 섬유관절(섬유성 관절, Fibrous joint)

섬유관절(섬유성 관절)은 두 뼈가 섬유결합조직에 의해 결합되어 있는 관절이다. 두 뼈 사이의 관절면을 섬유조직이 강하게 이어주고 있기 때문에 운동성이 극히 제한된 못움직 관절(immobile joint)이다. 섬유관절(섬유성 관절)에는 봉합(suture), 인대결합(syndesmosis), 못박이관절(gomphosis) 등이 있다.

(1) 봉합(Suture) (그림 5-1A)

봉합은 머리뼈의 납작뼈(편평골) 사이에 존재하는 섬유성 결합이다. 두 뼈가 서로 밀착되어 있고, 봉합인대(suture ligament)라고 불리는 짧고 얇은 치밀섬유성 결합조직층에 의해 연결되어 있다.

(2) 인대결합(Syndesmosis) (그림 5-1B)

인대결합은 긴 섬유결합조직으로 연결되어 있으며 약간의 운동성이 있다. 인대 결합의 예로는 아래팔의 자뼈(척골, ulna)와 노뼈(요골, radius) 사이의 뼈사이막(interosseous membrane)이 있다.

(3) 못박이관절(Gomphosis) (그림 5-1C)

못박이 관절은 뾰족한 끝이 오목한 곳에 박혀있는 결합방식

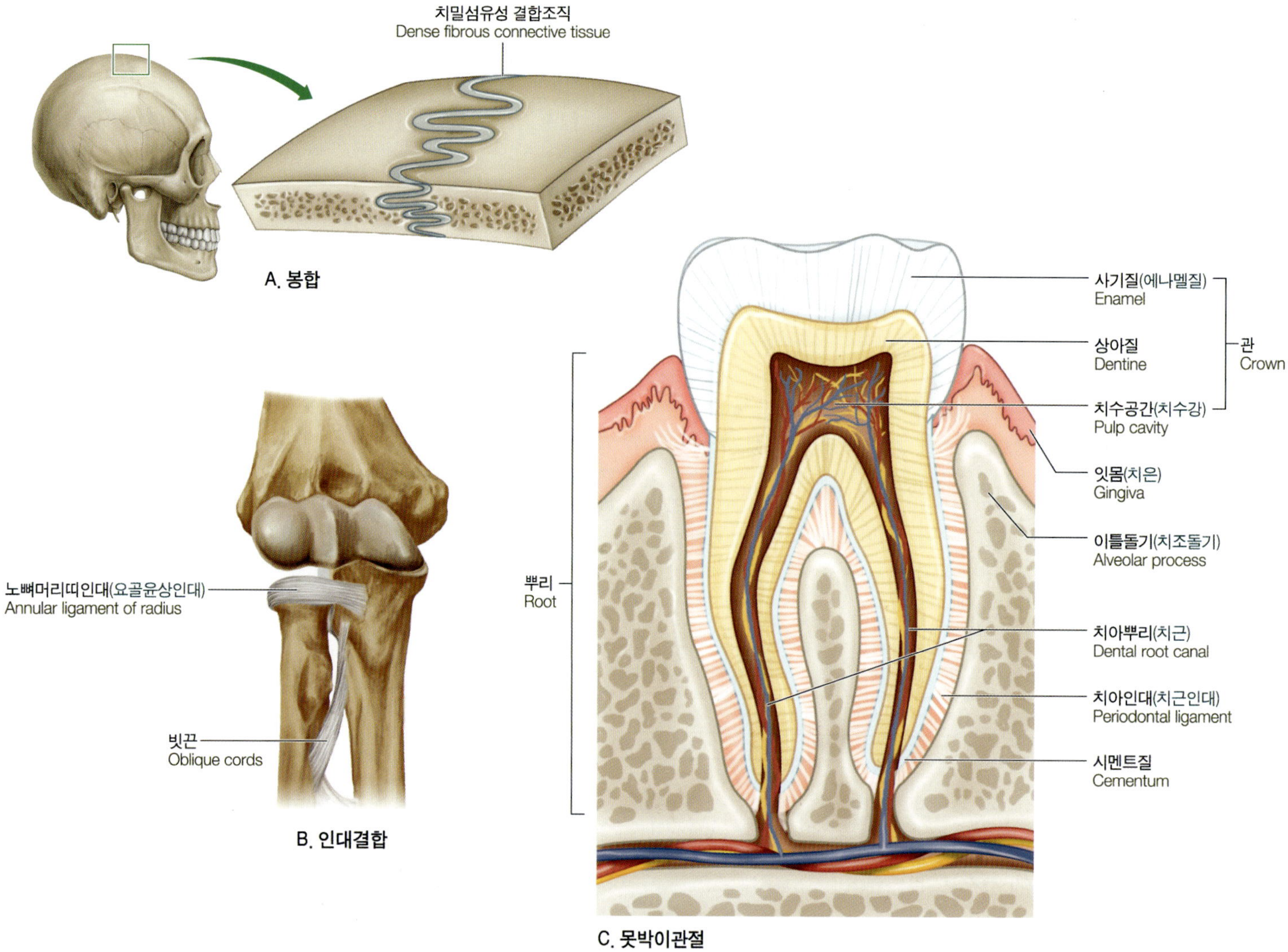

그림 5-1 섬유관절

으로 위턱뼈(상악골)나 아래턱뼈(하악골)에 박혀있는 치아의 관절이 이에 속하며, 뼈 사이의 움직임은 전혀 없다.

2) 연골관절(연골성 관절, Cartilaginous joint)

연골관절(연골성 관절)은 두 뼈 사이를 연결하는 구조물이 연골(cartilage)로, 약간의 운동성이 있다. 연골관절(연골성 관절)에는 유리연골결합(연골결합)과 섬유연골결합(섬유결합)이 있다.

(1) 유리연골결합(연골결합, Synchondrosis) (그림 5-2)

유리연골결합(연골결합)은 두 뼈 사이가 유리연골(hyaline cartilage)에 의해 연결되어 있는 결합이다. 성장 중에 있는 긴뼈의 뼈끝(epiphysis)과 뼈몸통(diaphysis) 사이를 잇는 연골판인 뼈끝판(골단판, epiphyseal plate)이 유리연골결합(연골결합)에 속한다. 이 형태의 유리연골결합(연골결합)에서는 움직임이 없고, 성장 후에는 뼈끝판(골단판)의 연골이 뼈로 바뀌게 된다.

(2) 섬유연골결합(섬유결합, Symphysis) (그림 5-3)

섬유연골결합(섬유결합)은 탄력적인 섬유연골판에 의해서 뼈들이 연결되는 결합이다.

이 결합에 힘이 가해지면 섬유연골판이 압축되어 약간의 움직임이 일어난다. 섬유연골 결합에는 두덩결합(치골결합, symphysis pubis)이 있다.

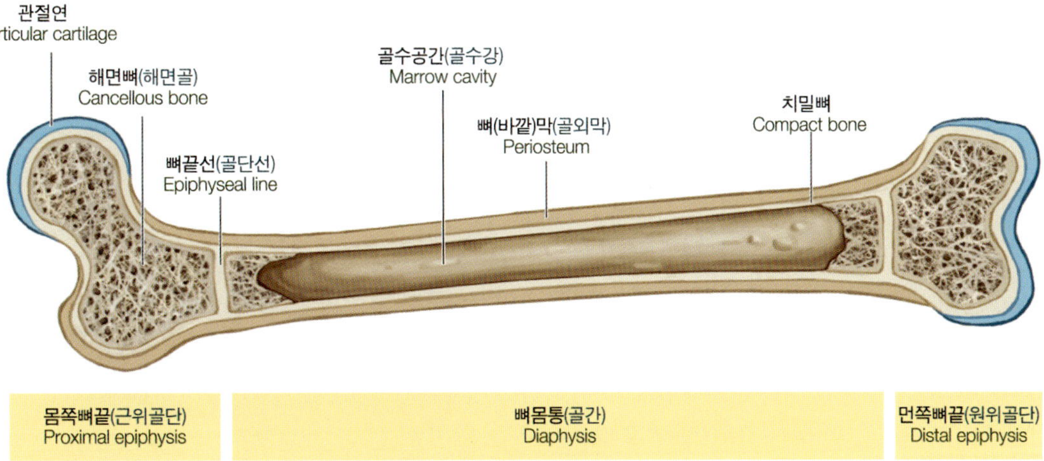

그림 5-2 유리연골결합

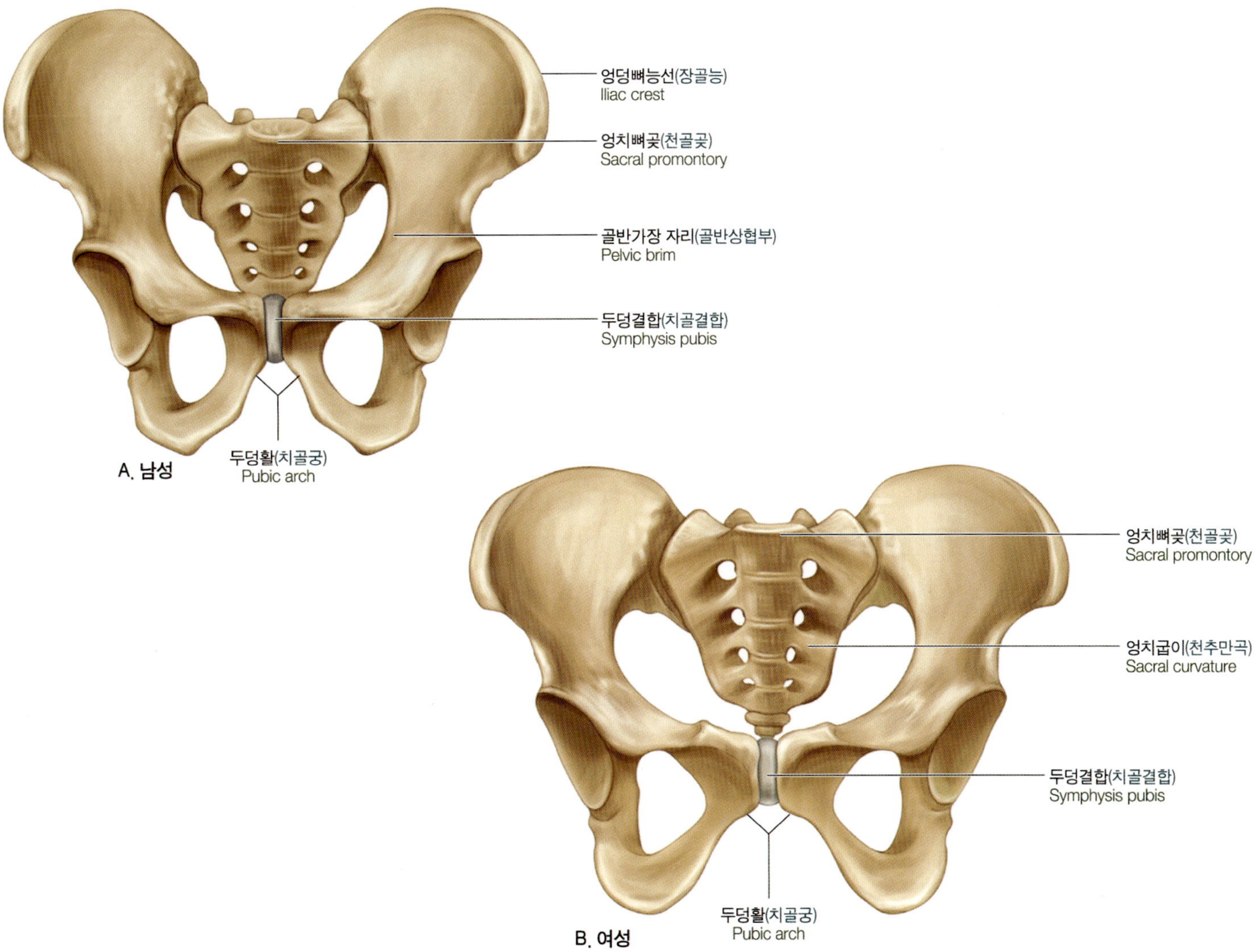

그림 5-3 섬유연골결합

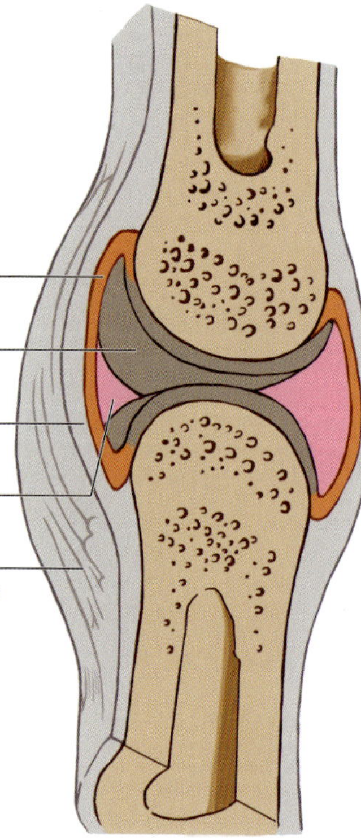

그림 5-4 윤활(활막성) 관절

3) 윤활관절(활막성 관절, Synovial joint) (그림 5-4)

윤활관절(활막성 관절)은 뼈끝의 관절면이 관절연골로 덮여있는 두 뼈가 좁은 간격을 두고 떨어져 있고, 그 바깥은 질긴 섬유로 된 관절주머니(joint capsule)에 의해 둘러싸여 있다. 관절주머니는 안쪽의 윤활막(synovial membrane)과 바깥쪽의 섬유막(fibrous membrane)으로 구성된다.

관절주머니 내의 공간을 관절공간이라고 하는데 이 속에는 관절연골에 양분을 공급하는 윤활액(synovial fluid)이 들어있다. 윤활막에서 윤활액을 생성하여 분비한다. 윤활관절(활막성 관절)은 두 뼈가 떨어져 있어 대체적으로 운동 범위가 넓고, 어떤 윤활관절(활막성 관절)의 관절공간 속에는 연골조각이 들어있어 관절주머니를 두 칸으로 나누는 경우도 있어 두 뼈가 더욱 잘 맞게 관절하도록 돕기도 한다.

(1) 윤활관절(활막성 관절)의 분류

윤활관절(활막성 관절)은 축의 개수에 따른 운동의 형태에 따라서 분류된다.

① 무축성 관절(Nonaxial joint)

무축성 관절은 축이 없이 짧은 미끄러짐 운동을 하는 관절로 운동이 매우 제한적이다.

▌평면관절(활주관절, Plane joint) (그림 5-5A)

평면(활주)관절은 관절면이 평면을 이루고 짧은 미끄럼 운동이 가능하며, 손목뼈사이관절, 발목뼈사이관절 등이 평면(활주)관절에 속한다.

② 1축성 관절(단축성 관절, Uniaxial joint)

1축성(단축성) 관절은 한 면에서만 운동이 가능하며 굽힘과 폄이 일어나거나 혹은 한 축을 중심으로 돌림이 일어난다.

▌경첩관절(접번관절, Hinge joint) (그림 5-5B)

경첩(접번)관절은 뼈의 긴축과 회전축이 수직을 이루는 여닫이문의 경첩과 유사한 관절이다. 굽힘(굴곡, flexion)과 폄(신전, extension) 운동이 일어난다. 경첩(접번)관절에는 팔꿈치관절과

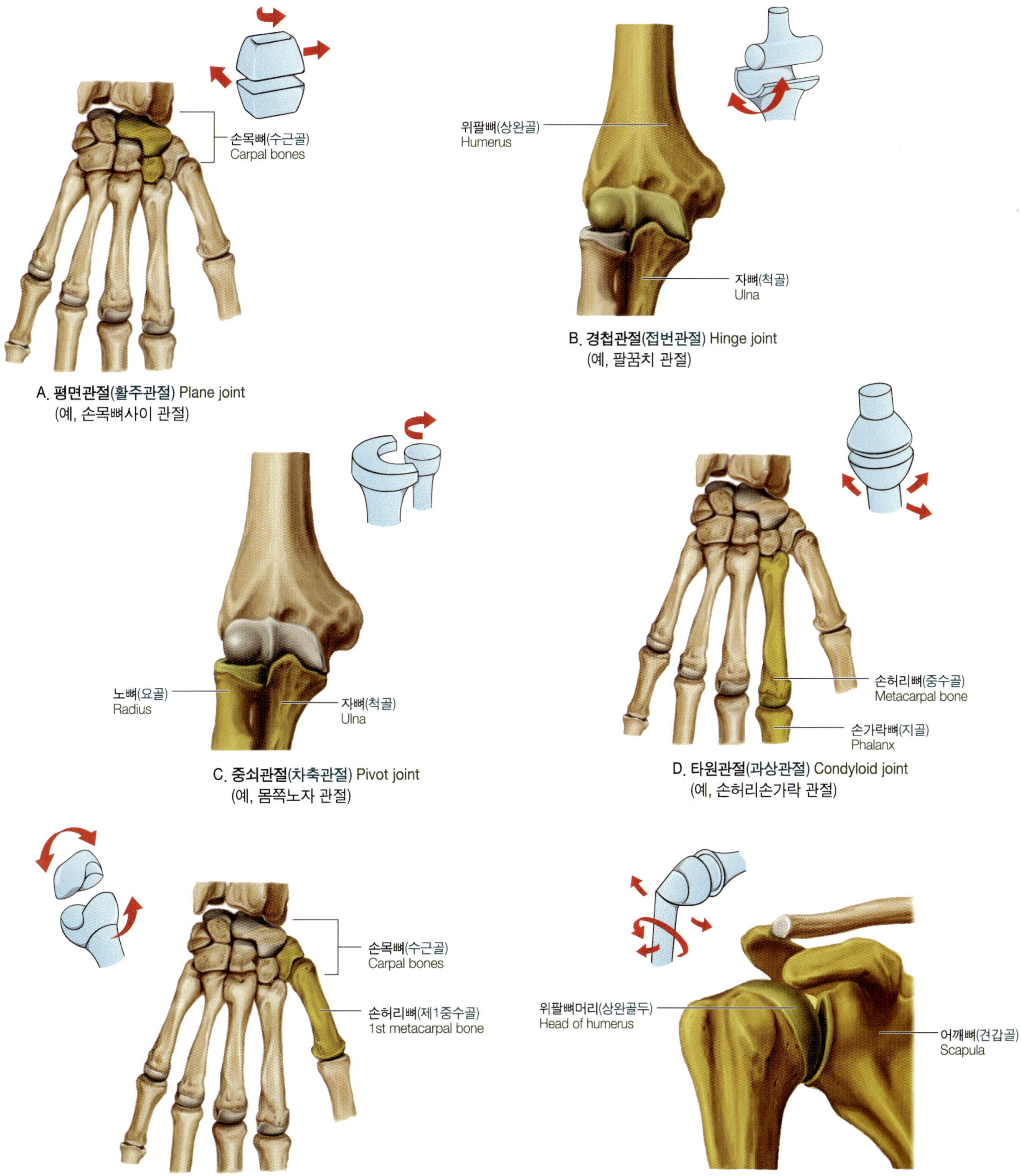

A. **평면관절**(**활주관절**) Plane joint
(예, 손목뼈사이 관절)

B. **경첩관절**(**접번관절**) Hinge joint
(예, 팔꿈치 관절)

C. **중쇠관절**(**차축관절**) Pivot joint
(예, 몸쪽노자 관절)

D. **타원관절**(**과상관절**) Condyloid joint
(예, 손허리손가락 관절)

E. **안장관절**(**안상관절**) Saddle joint
(예, 엄지손가락의 손목손허리 관절)

F. **절구관절**(**구관절**) Ball and socket joint
(예, 어깨관절)

그림 5-5 윤활(활막성) 관절의 형태

무릎관절, 손가락사이관절 등이 있다.

▌중쇠관절(차축관절, Pivot joint) (그림 5-5C)

중쇠(차축)관절은 차축을 중심으로 차바퀴가 돌아가듯이 관계하는 긴축이 회전축과 평행하게 회전하는 관절이다. 중쇠(차축)관절에는 몸쪽노자관절(proximal radioulnar joint)과 먼쪽노자관절(distal radioulnar joint) 등이 있다.

③ 2축성 관절(양축성 관절, Biaxial joint)

2축성 관절(양축성 관절)은 회전축이 두 개이고, 두 면으로 운동이 일어난다.

▌타원관절(과상관절, Condyloid joint) (그림 5-5D)

타원(과상)관절은 타원형의 관절머리와 관절오목이 만나서 관절하며 돌림운동을 제외한 굽힘(굴곡), 폄(신전), 벌림(외전), 모음(내전) 운동을 할 수 있다. 타원(과상)관절에는 손허리손가락관절(metacarpophalangeal joint)이 있다.

▌안장관절(안상관절, Saddle joint) (그림 5-5E)

안장(안상)관절은 말안장처럼 생긴 2개의 관절면끼리 서로 직각으로 맞물리는 관절이다. 타원(과상)관절의 변형된 형태로 타원(과상) 관절에 비하여 운동이 자유로우며, 굽힘(굴곡), 폄(신전), 벌림(외전), 모음(내전) 운동과 회전운동을 할 수 있다. 안장(안상)관절에는 엄지손가락의 손목손허리관절(carpometacarpal joint)이 있다.

④ 다축성 관절(Multiaxial joint)

다축성 관절은 다축의 회전축을 가지고 여러 면으로 자유로운 운동을 할 수 있다.

▌절구관절(구관절, Ball-and-socket joint) (그림 5-5F)

절구(구)관절은 한 관절면이 구형이고 다른 관절면은 소켓모양인 관절로, 자유로운 운동이 가능하다. 절구(구)관절에는 어깨관절(shoulder joint)과 엉덩관절(hip joint)이 있다.

(2) 윤활 관절의 운동유형 (그림 5-6)

① 각운동(Angular movement)

각운동은 관절을 이루는 뼈 사이의 각이 증가, 감소하는 운동이다.

▌굽힘(굴곡, Flexion)

신체부위간의 각도가 감소하는 관절운동으로 두 뼈가 근접한다.

▌폄(신전, Extension)

신체부위간의 각도가 증가하는 관절운동으로 두 뼈가 멀어진다.

▌젖힘(과신전, Hyperextension)

일반적으로 무릎, 팔꿈치, 손가락에 쓰이는 말로 관절각이 180° 이상으로 신전된 상태를 의미한다.

▌벌림(외전, Abduction)

기준축에서 멀어져가는 운동이다.

▌모음(내전, Adduction)

기준축에 가까워지는 운동이다.

▌휘돌림(회선, Circumduction)

굽힘(굴곡), 벌림(외전), 폄(신전), 모음(내전)이 연속되는 운동이다.

▌발등굽힘(배측굴곡, Dorsiflexion)

발등과 다리사이의 각도가 줄어드는 운동이다.

▌발바닥굽힘(저측굴곡, Plantarflexion)

발등과 다리사이의 각도가 멀어지는 운동이다.

② 회전운동(Rotational movement)

뼈가 축을 중심으로 회전하는 운동이다.

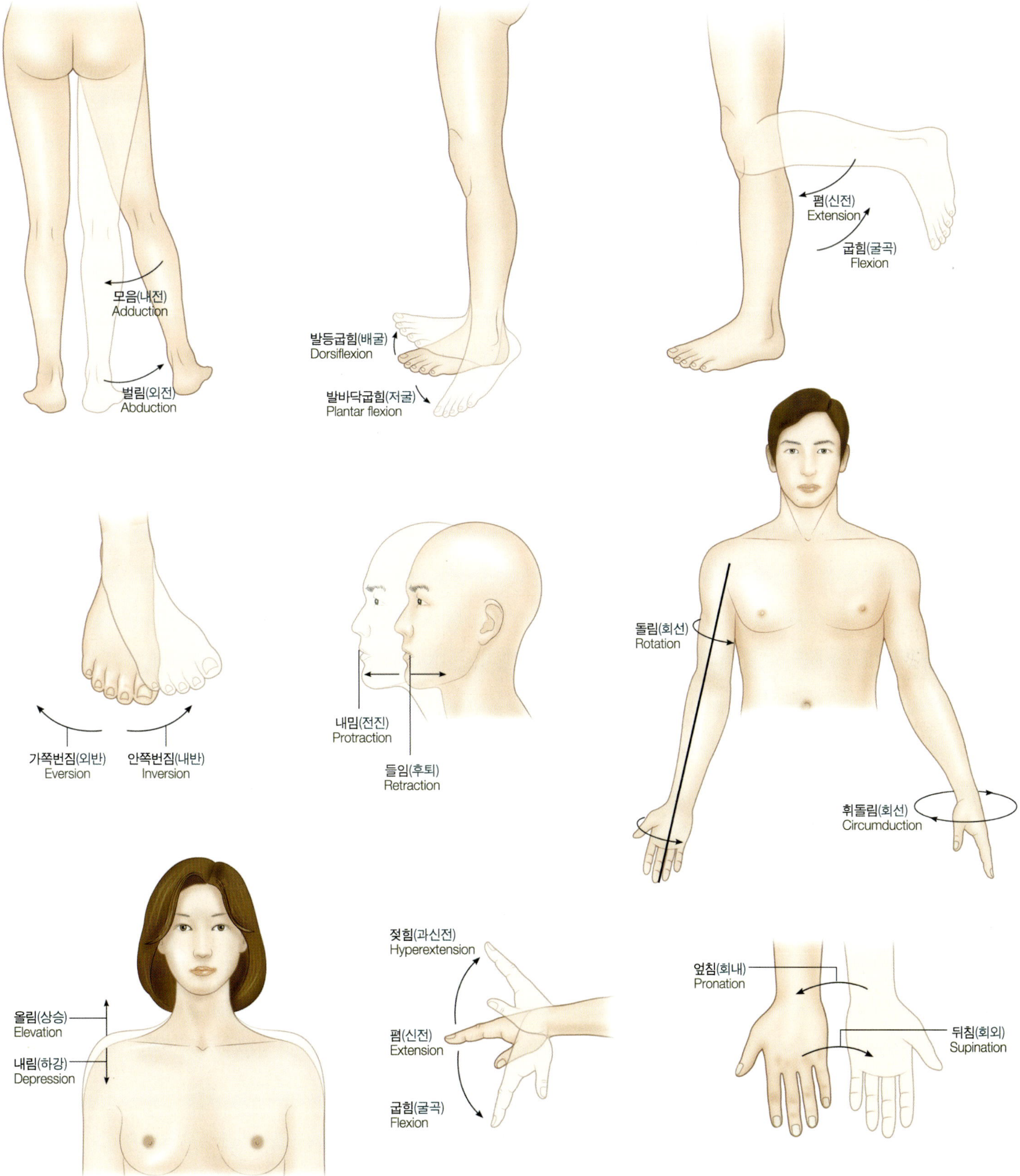

그림 5-6 윤활(활막성) 관절의 운동유형

▌안쪽돌림 (Medial rotation)

축을 기준으로해서 안쪽으로 회전하는 운동이다.

▌가쪽돌림 (Lateral rotation)

축을 기준으로해서 바깥쪽으로 회전하는 운동이다.

(3) 그 외의 특수한 운동들

- 내밈(신장, Protraction) : 신체의 일부분을 수평상에서 앞으로 움직이는 운동이다.
- 들임(신축, Retraction) : 신체의 일부분을 수평상에서 뒤로 움직이는 운동이다.
- 올림(상승, Elevation) : 신체의 일부분을 위로 높이는 운동이다.
- 내림(하강, Depression) : 신체의 일부분을 아래로 내리는 운동이다.
- 뒤침(회외, Supination) : 손바닥이 앞을 향하게 하는 운동이다.
- 엎침(회내, Pronation) : 손등이 앞을 향하게 하는 운동이다.
- 가쪽번짐(외번, Eversion) : 발바닥이 가쪽을 향하게 발목을 움직이는 운동이다.
- 안쪽번짐(내번, Inversion) : 발바닥이 안쪽을 향하게 발목을 움직이는 운동이다.
- 맞섬, 물러섬(Opposition, reposition) : 엄지손가락에서만 존재하는 특수한 움직임으로, 엄지손가락 첫마디의 바닥면이 나머지 네 손가락 끝마디의 바닥면과 맞닿도록 움직이는 것을 맞섬이라고 한다. 맞섬상태에서 원래위치로 되돌리는 것을 물러섬이라 한다.

2 인체의 관절

1) 몸통뼈대(중축골격)의 관절 (표 5-3)

몸통뼈대의 관절은 머리뼈, 척주, 가슴벽의 관절로 이루어진다.

표 5-3 인체의 관절

관 절	부 위	관절형태	운 동
머리뼈(Skull)의 관절			
턱관절(악관절) Temporomandibular joint	턱관절(악관절)은 아래턱뼈(하악골)의 관절돌기와 관자뼈(측두골)의 관절오목 사이	타원(과상)관절	올림(상승), 내림(하강), 내밈(신장), 들임(신축), 활주
턱관절(악관절)의 제외한 머리뼈의 대부분의 관절		봉합	제한된 운동
척주(vertebral column)의 관절			
고리뒤통수관절(환추후두관절) Atlantooccipital joint	뒤통수뼈(후두)의 관절융기와 고리뼈(환추)의 관절돌기 사이의 관절	타원(과상)관절	목의 굽힘(굴곡)과 폄(신전)
고리중쇠관절(환축관절) Atlantoaxial joint	고리뼈(환추)와 중쇠뼈(축추) 사이의 중쇠(차축)관절	중쇠(차축)관절	목의 회전
척추뼈 몸통 사이의 관절	척추뼈의 위, 아래 몸통 사이	섬유연골결합(섬유결합)	굽힘(굴곡), 폄(신전), 젖힘(과신전), 가쪽굽힘, 돌림, 휘돌림(회선)
척추뼈 고리 사이의 관절	척추뼈의 위, 아래 관절돌기 사이	중쇠(차축)관절	굽힘(굴곡), 폄(신전), 젖힘(과신전), 가쪽굽힘, 돌림, 휘돌림(회선)
가슴벽(Thoracic cage)의 관절			
갈비척추관절(늑골척추관절) Costovertebral joint	갈비뼈머리와 척추뼈 몸통 사이 갈비뼈결절과 척추뼈 가로돌기 사이	경첩(접번)관절	올림(상승), 내림(하강), 회전
갈비연골관절(늑연골관절) Costochondral	갈비뼈와 갈비연골사이	인대결합	약간의 운동성

표 5-3 인체의 관절 (계속)

관 절	부 위	관절형태	운 동
복장갈비관절(흉늑골관절) Sternocostal joint	갈비연골과 복장뼈 사이	경첩(접번)관절	올림(상승), 내림(하강)
자루몸통결합(흉골병연골결합) Manubriosternal joint	복장뼈자루와 몸통 사이	유리연골결합(연골결합)	제한된 운동
팔이음뼈(상지대, Pectoral girdle)의 관절			
복장빗장관절(흉쇄관절) Sternoclavicular joint	빗장뼈와 복장뼈사이	안장(안상)관절	올림(상승), 내림(하강), 내밈(신장), 들임(신축), 회전
봉우리빗장관절(견쇄관절) Acromioclavicular joint	어깨뼈(견갑골)의 봉우리와 빗장뼈 사이	경첩(접번)관절	제한된 운동
부리빗장관절(오훼쇄골관절) Coracoclavicular joint	어깨뼈(견갑골)의 부리돌기와 빗장뼈 사이	인대결합	제한된 운동
팔뼈의 관절			
어깨관절(견관절) Shoulder joint	어깨뼈(견갑골) 관절오목과 위팔뼈의 머리 사이	절구(구)관절	굽힘(굴곡), 폄(신전), 벌림(외전), 모음(내전), 휘돌림(회선), 안쪽돌림, 가쪽돌림
위팔자관절(완척관절) Humeroulnar joint	위팔뼈와 자뼈 사이	경첩(접번)관절	아래팔의 굽힘(굴곡)과 폄(신전)
위팔노관절(완요관절) Humeroradial joint	위팔뼈와 노뼈 사이	경첩(접번)관절	아래팔의 굽힘(굴곡)과 폄(신전)
몸쪽노자관절 Superior radioulnar joint	자뼈와 노뼈 사이	중쇠(차축)관절	회전, 뒤침(회외), 엎침(회내)
중간노자관절 Intermediate radioulnar joint	자뼈몸통과 노뼈몸통사이	인대결합	뒤침(회외), 엎침(회내)
먼쪽노자관절 Inferior radioulnar joint	자뼈와 노뼈 사이	중쇠(차축)관절	회전, 뒤침(회외), 엎침(회내)
손목관절(수근관절) Wrist joint	노뼈 먼쪽끝, 자뼈 먼쪽끝의 관절원반과 몸쪽 손목뼈 사이	타원(과상)관절	벌림(외전), 모음(내전), 굽힘(굴곡), 폄(신전), 휘돌림(회선)
손의 관절			
손목뼈사이관절(수근골간관절) Carpal joint	손목뼈 사이	평면(활주)관절	제한된 운동
손목손허리관절(수근중수관절) Carpometacarpal joint	첫째손허리뼈(metacarpal bone)와 큰마름뼈(trapezium)사이 손허리뼈와 먼쪽 손목뼈들 사이	안장(안상)관절 경첩(접번)관절	굽힘(굴곡), 폄(신전), 벌림(외전), 모음(내전), 돌림, 휘돌림(회선) 제한된 미끄럼 운동
손허리손가락관절(중수지절관절) Metacarpophalangeal joint	손허리뼈 먼쪽의 머리와 손가락뼈(지절골)의 첫마디뼈 사이	타원(과상)관절	굽힘(굴곡), 폄(신전), 벌림(외전), 모음(내전), 휘돌림(회선), 제한된 돌림
손가락뼈사이관절(지절간관절) Interphalangeal joint	손가락뼈(지절골) 사이	경첩(접번)관절	굽힘(굴곡), 폄(신전)
다리이음뼈(Pelvis, 골반)의 관절			
허리엉치관절(요천관절) Lumbosacral joint	허리엉치관절은 다섯째허리뼈와 엉치뼈(sacrum) 사이	섬유연골결합(섬유결합)과 인대결합	분만시에 운동가능
엉치엉덩관절(천장관절) Sacroiliac joint	엉치뼈 가쪽면의 관절면과 볼기뼈의 엉덩뼈 부분의 관절면(귓바퀴면) 사이	섬유연골결합(섬유결합)과 인대결합	

표 5-3 인체의 관절 (계속)

관 절	부 위	관절형태	운 동
두덩결합(치골결합) Pubic symphysis	좌우 두덩뼈(치골)의 인접한 면 사이	섬유연골결합(섬유결합)	분만시에 운동 가능
다리뼈의 관절			
엉덩관절(고관절) Hip joint	볼기뼈(관골)의 절구(관골구)와 넙다리뼈(대퇴골)의 머리 사이	절구(구)관절	굽힘(굴곡), 폄(신전), 벌림(외전), 모음(내전), 휘돌림(회선), 안쪽회전, 가쪽회전
무릎관절(슬관절) Knee joint	넙다리뼈(대퇴골)와 정강뼈(경골) 사이 무릎뼈와 넙다리뼈(대퇴골) 사이	불완전한 경첩(접번)관절 인대결합	굽힘(굴곡)과 폄(신전) 무릎뼈의 미끄럼운동
정강종아리관절(경비관절) Tibiofibular joint	정강뼈(경골)와 종아리뼈(비골)사이	인대결합	제한된 운동
발목관절(거퇴관절) Ankle joint	정강뼈(경골)와 종아리뼈(비골)의 하단 관절면과 목말뼈(거골) 사이	경첩(접번)관절	발등굽힘(배측굴곡) 발바닥굽힘(저측굴곡)
발의 관절			
발목뼈사이관절(족근골간관절) Intertarsal joints	목말뼈와 발꿈치뼈 사이 각각의 발목뼈 사이	경첩(접번)관절 평면(활주)관절	가쪽번짐(외번), 안쪽번짐(내번) 약간의 운동성
발목발허리관절(족근중족관절) Tarsometatarsal joint	제1 발허리뼈와 안쪽쐐기뼈(medial cuneiform) 사이 발허리뼈와 발목뼈 사이	안장(안상)관절 평면(활주)관절	굽힘(굴곡), 폄(신전), 모음(내전), 벌림(외전) 제한적 미끄럼운동
발허리발가락관절(중족지절관절) Metatarsophalangeal joint	발허리뼈 머리와 발가락의 첫마디뼈바닥 사이	타원(과상)관절	굽힘(굴곡), 폄(신전), 모음(내전), 벌림(외전)
발가락뼈사이관절(지절간관절) Interphalangeal joint	발가락뼈사이	경첩(접번)관절	굽힘(굴곡), 폄(신전)

(1) 머리뼈(Skull)의 관절 (그림 5-7)

머리뼈의 관절은 윤활관절(활막성 관절)인 턱관절(악관절, temporomandibular joint) 외에는 모두 봉합으로 이루어진다. 턱관절(악관절)은 아래턱뼈(하악골)의 관절돌기와 관자뼈(측두골)의 턱관절오목이 닿아서 이루어지는 관절로 윤활관절(활막성 관절)이다. 턱관절(악관절)은 관절주머니가 느슨하지만 둘러싸고 있는 근육에 의해서 안정되어 있고, 아래턱의 올림(상승), 내림(하강), 내밈(신장), 들임(신축), 미끄럼운동을 자유롭게 할 수 있게 한다.

(2) 척주(Vertebral column)의 관절 (그림 5-8)

① 고리뒤통수관절(환추후두관절, Atlantooccipital joint)

뒤통수뼈(후두)의 관절융기와 고리뼈(환추)의 관절돌기 사이의 관절로 목의 굽힘(굴곡)과 폄(신전)을 한다.

② 고리중쇠관절(환축관절, Atlantoaxial joint)

고리뼈(환추)와 중쇠뼈(축추) 사이의 중쇠(차축)관절로 중쇠뼈(축추)의 치아돌기 둘레를 따라 회전운동을 한다.

③ 척추뼈몸통 사이의 관절

인접한 척추뼈몸통은 척추원반(intervertebral disc)이 사이에 존재하는 섬유연골결합(섬유결합)으로 이루어져 있다.

④ 척추뼈고리 사이 관절(돌기사이관절, Intervertebral joint)

인접한 척추뼈의 위, 아래 관절돌기 사이의 윤활관절(활막성 관절)을 돌기사이관절(추간관절)이라고 부른다. 이 관절의 움직임을 통하여 허리의 굽힘(굴곡)과 폄(신전)이 가능하다.

(3) 가슴벽(Thoracic cage)의 관절 (그림 5-9)

가슴벽의 뒤쪽에는 갈비뼈와 척추뼈 사이의 관절이 있는데,

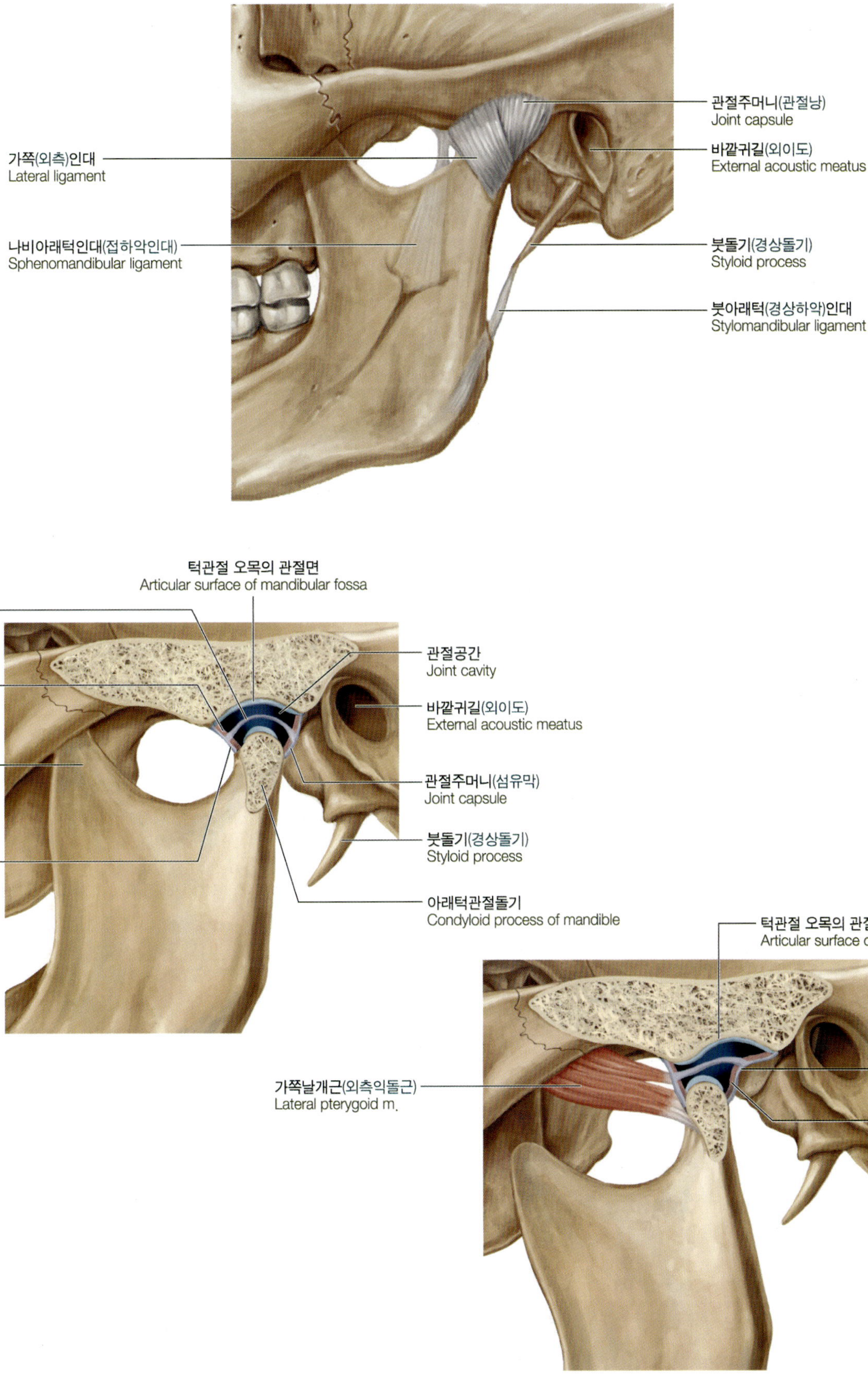

그림 5-7 턱(악)관절의 인대

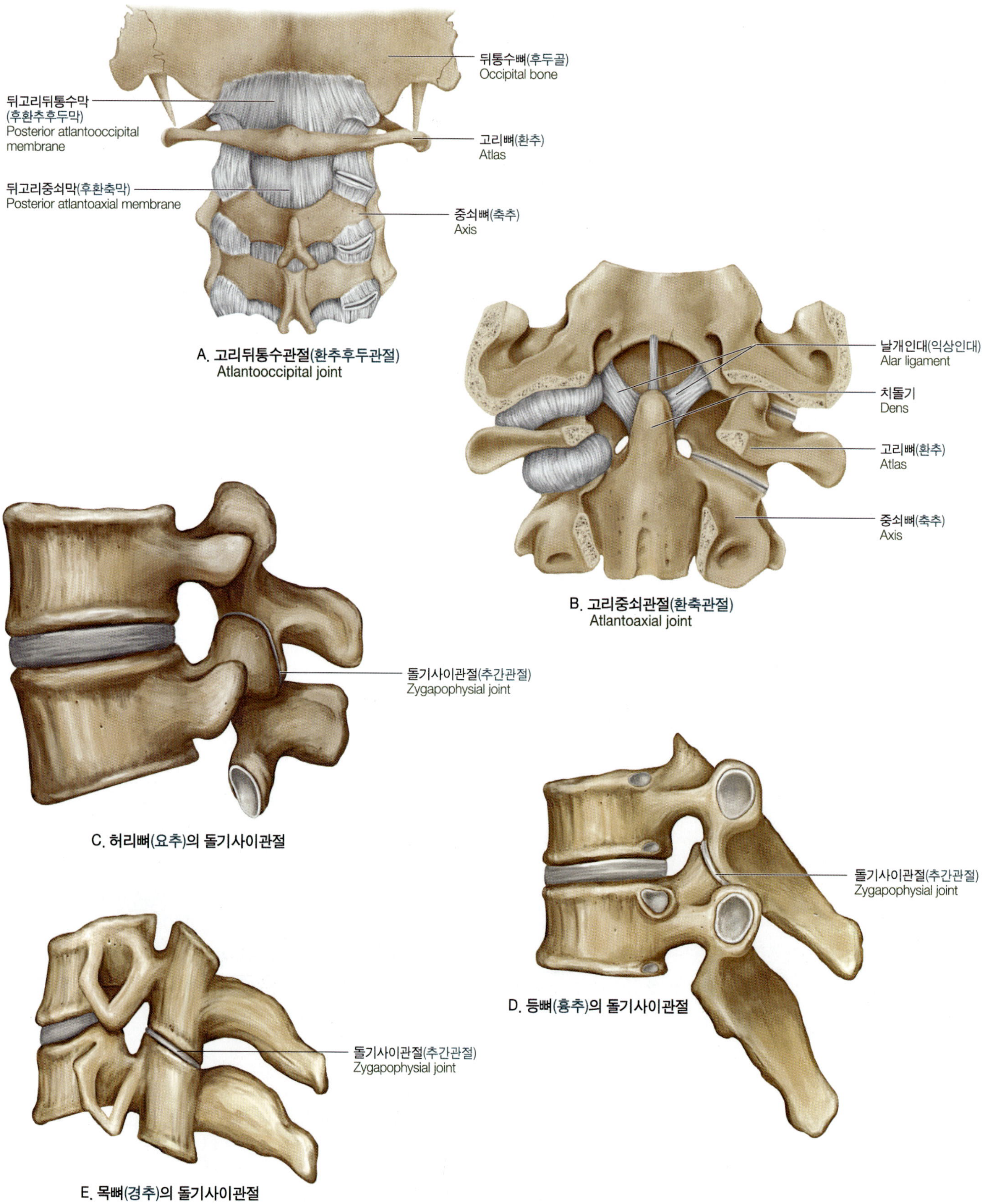
뒤통수뼈(후두골)
Occipital bone
뒤고리뒤통수막
(후환추후두막)
Posterior atlantooccipital membrane
고리뼈(환추)
Atlas
뒤고리중쇠막(후환축막)
Posterior atlantoaxial membrane
중쇠뼈(축추)
Axis
A. 고리뒤통수관절(환추후두관절)
Atlantooccipital joint
날개인대(익상인대)
Alar ligament
치돌기
Dens
고리뼈(환추)
Atlas
중쇠뼈(축추)
Axis
B. 고리중쇠관절(환축관절)
Atlantoaxial joint
돌기사이관절(추간관절)
Zygapophysial joint
C. 허리뼈(요추)의 돌기사이관절
돌기사이관절(추간관절)
Zygapophysial joint
D. 등뼈(흉추)의 돌기사이관절
돌기사이관절(추간관절)
Zygapophysial joint
E. 목뼈(경추)의 돌기사이관절

그림 5-8 척주의 관절

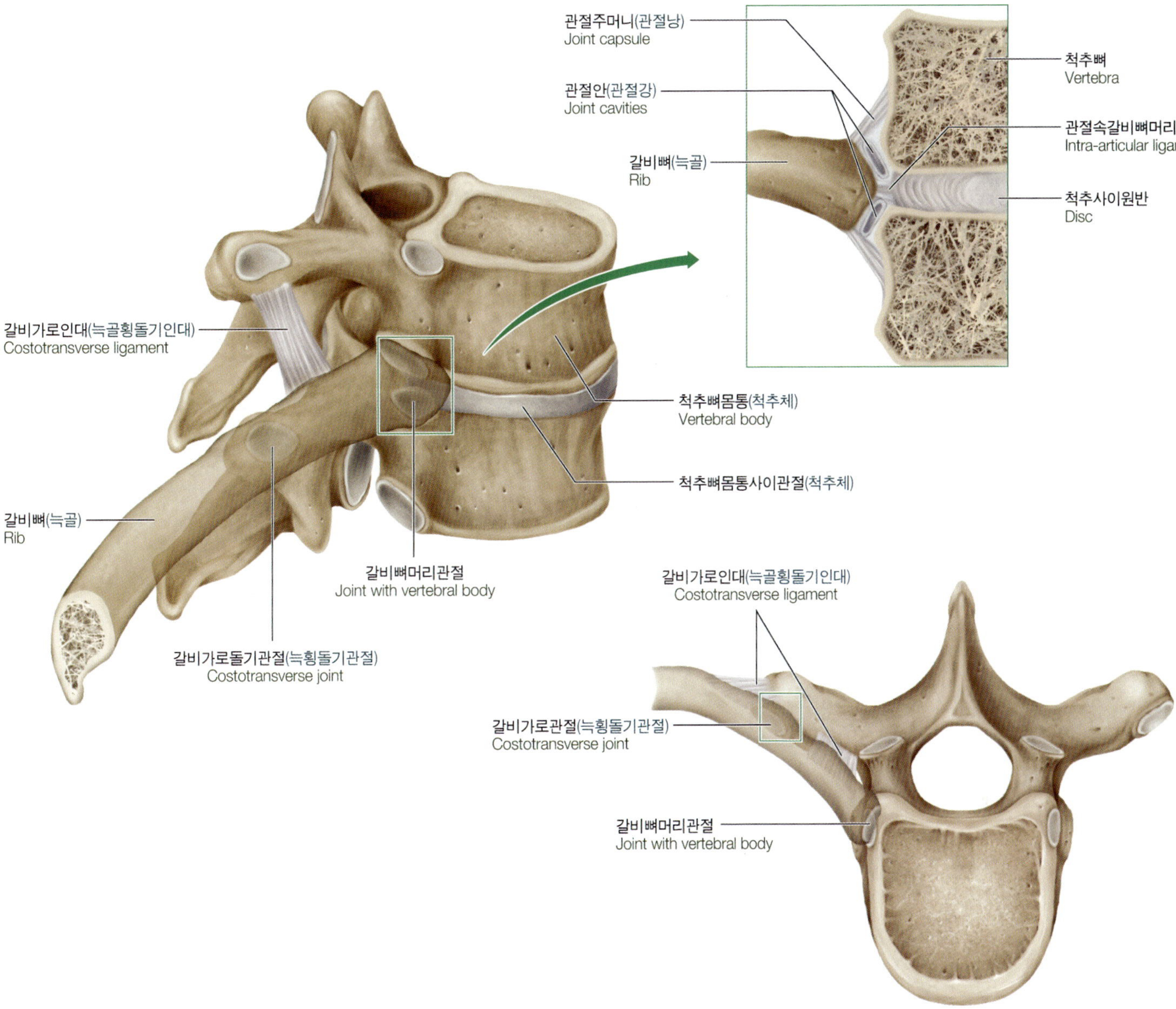

그림 5-9 갈비척추관절

이는 올림(상승), 내림(하강)운동이 가능한 경첩(접번)관절로 가슴안의 부피변화를 일으켜 호흡에 있어서 매우 중요한 기전이 된다. 앞쪽에 있는 1번째~10번째 갈비뼈와 복장뼈 사이의 관절은 갈비뼈의 연골과 복장뼈 사이의 관절로 연결되어 있다.

2) 팔다리뼈의 관절

(1) 팔이음뼈(상지대, Pectoral girdle)의 관절 (그림 5-10)

복장빗장관절(흉쇄관절, sternoclavicular joint)과 봉우리빗장관절(견쇄관절, acromioclavicular joint)에 의해 팔이음뼈가 서로 연결되어 몸통과 어깨가 이어지게 되며 올림(상승), 내림(하강), 내밈(신장), 들임(신축)의 운동을 한다. 복장빗장관절(흉쇄관절)은 빗장뼈와 복장뼈가 연결되어 형성되는 윤활관절(활막성 관절)의 일종이다. 봉우리빗장관절(견쇄관절)은 어깨뼈(견갑골)와 빗장뼈간의 결합으로 주위의 여러 인대들에 의해 보강되고 있다.

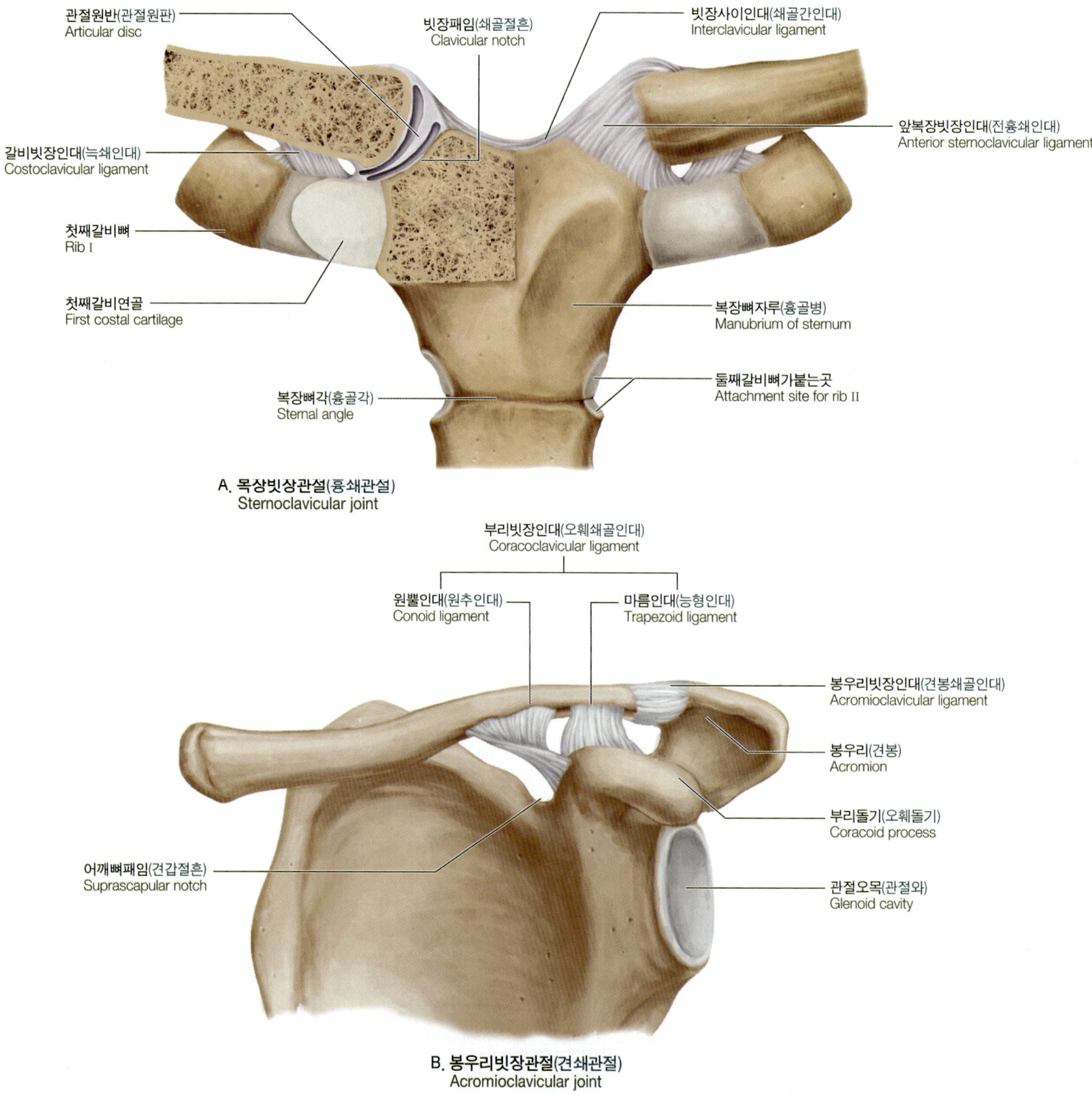

그림 5-10 팔이음뼈(상지대)의 관절

(2) 팔뼈의 관절

① 어깨관절(견관절, Shoulder joint) (그림 5-11)

어깨뼈(견갑골) 관절오목과 위팔뼈의 머리사이의 절구(구)관절로 굽힘(굴곡), 폄(신전), 벌림(외전), 모음(내전), 휘돌림(회선), 안쪽돌림, 가쪽돌림 운동이 가능하다. 이 관절은 안정성은 낮지만 넓은 운동범위를 가지는 다축성관절이다. 주변의 인대와 근육들이 관절의 안정성을 보강하고 있지만 어깨뼈(견갑골) 관절

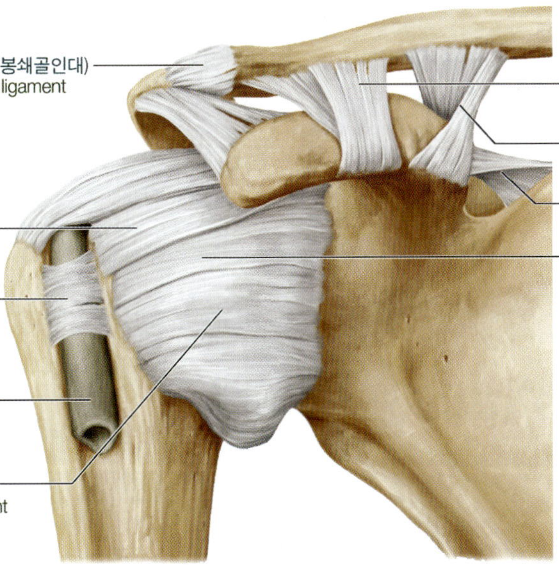

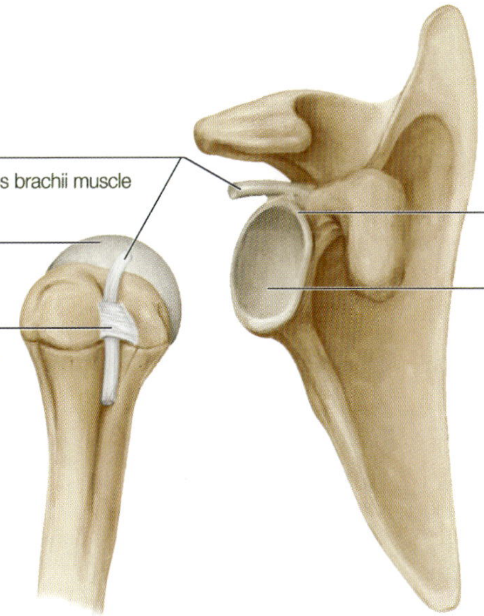

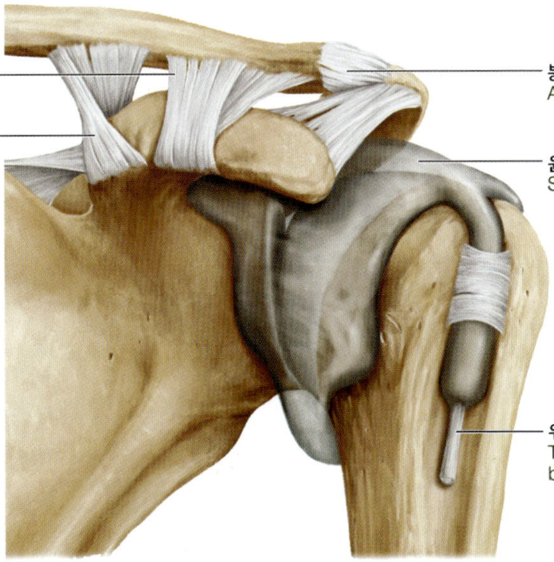

그림 5-11 어깨관절(견관절)

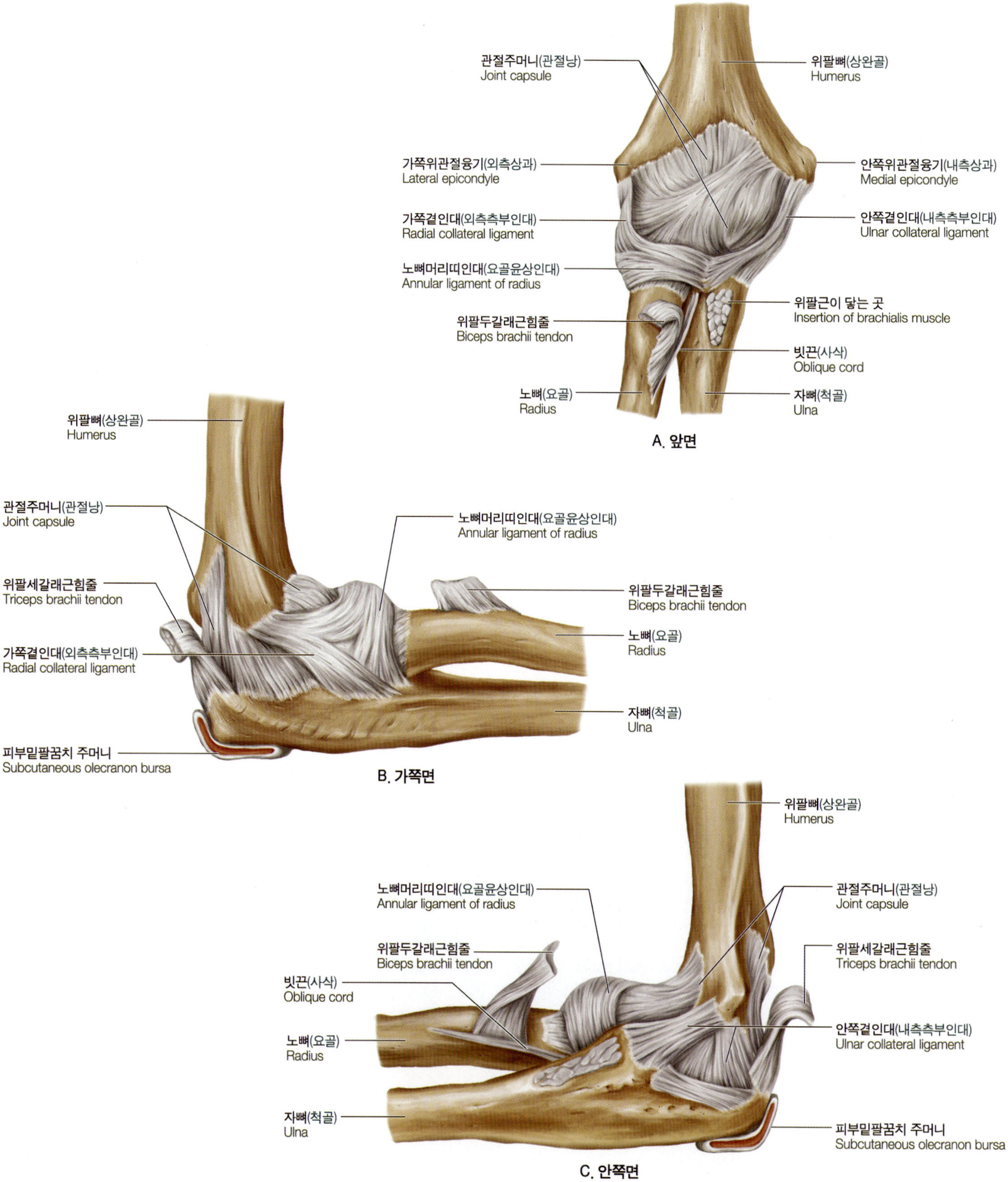

그림 5-12 팔굽관절(주관절)

오목이 위팔뼈의 머리와 닿는 면적이 적어 안정성이 낮아서 염좌나 탈구가 쉽게 일어난다.

② **팔꿉관절**(주관절, Elbow joint) (그림 5-12)

팔꿉관절은 위팔뼈(humerus)와 자뼈(ulnar)가 이어진 위팔자관절(완척관절, humeroulnar joint)과 위팔뼈와 노뼈(radius)가 연결된 위팔노관절(완요관절, humeroradial joint), 자뼈를 중심으로 노뼈가 회전하는 몸쪽노자관절(superior radioulnar joint)로 구성되어 하나의 공통윤활공간에 세 가지 분리된 관절을 포함한다.

③ **노자관절**(요척관절, Radioulnar joint) (그림 5-13)

노뼈와 자뼈 사이의 관절로 엎침(회내), 뒤침(회외) 운동이 가능하며 노뼈의 머리와 자뼈의 노패임 간의 중쇠(차축)관절인 몸쪽노자관절(superior radioulnar joint), 아래팔의 뼈사이막에 의해 연결된 인대결합인 중간노자관절(intermediate radioulnar joint),

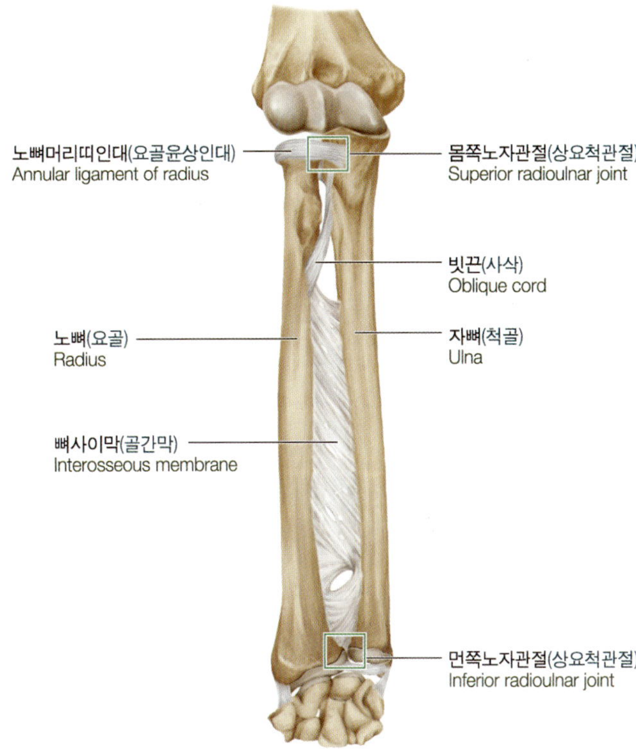

그림 5-13 노자관절(요척관절)

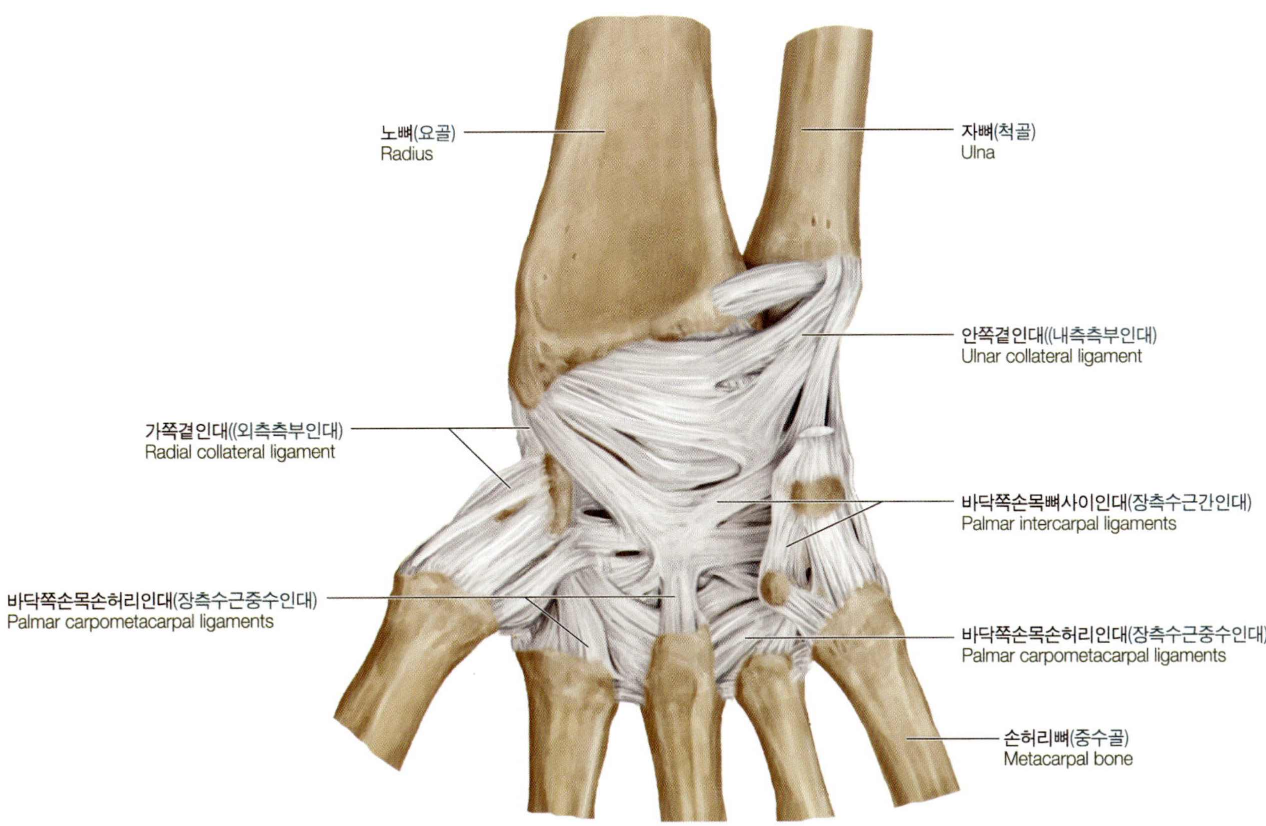

그림 5-14 손목관절

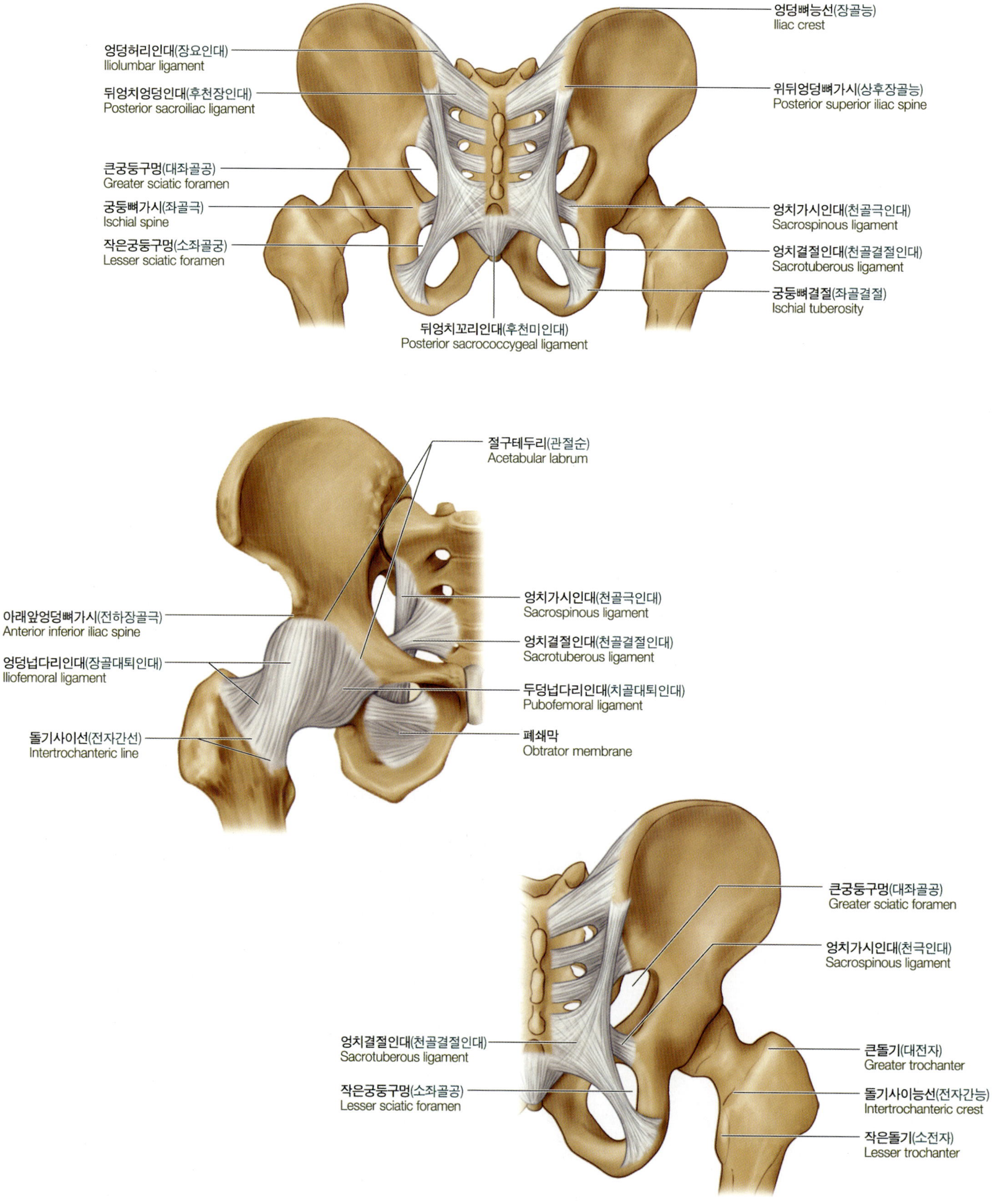

그림 5-15 다리이음(골반) 관절

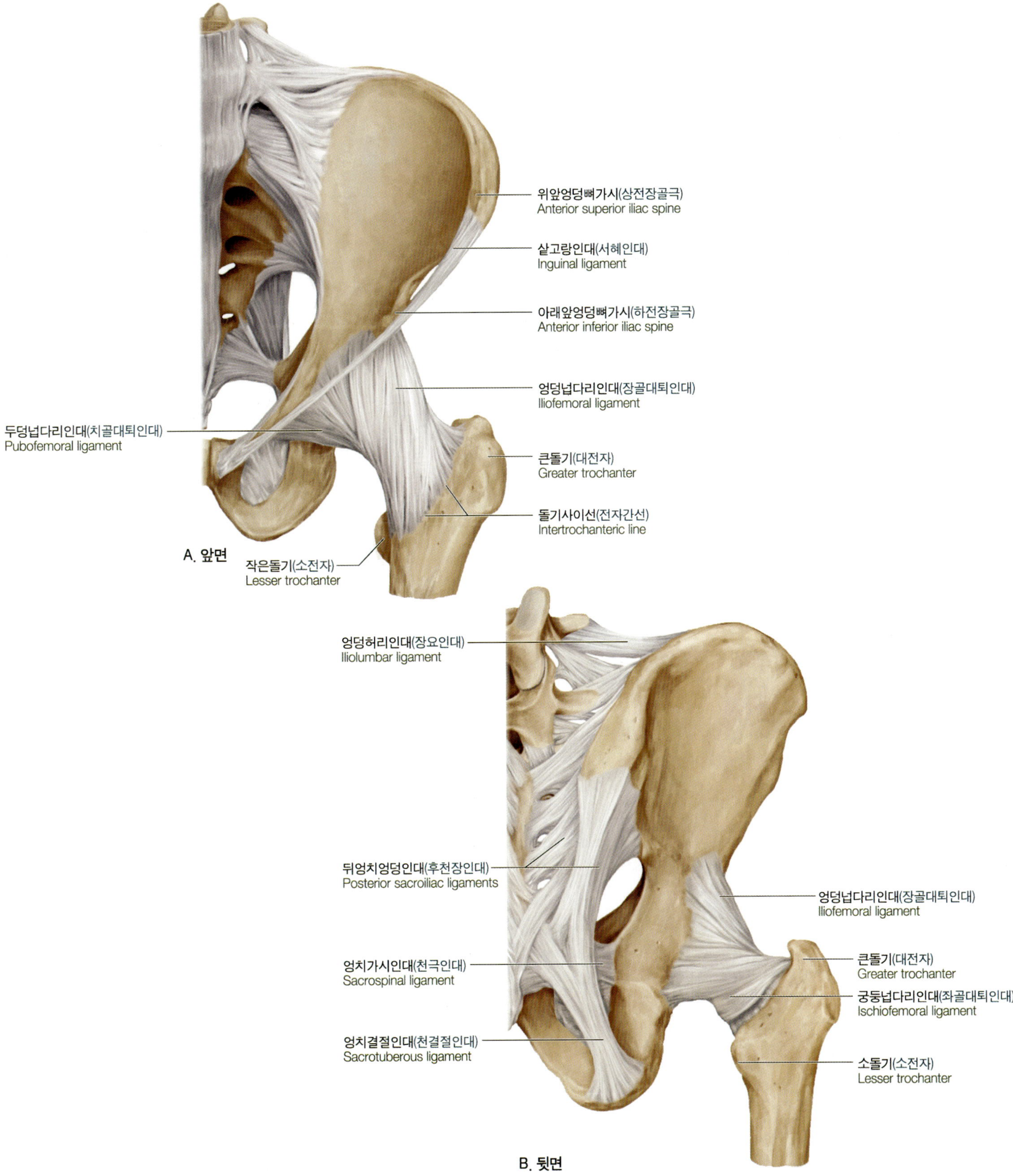

그림 5-16 엉덩관절(고관절)

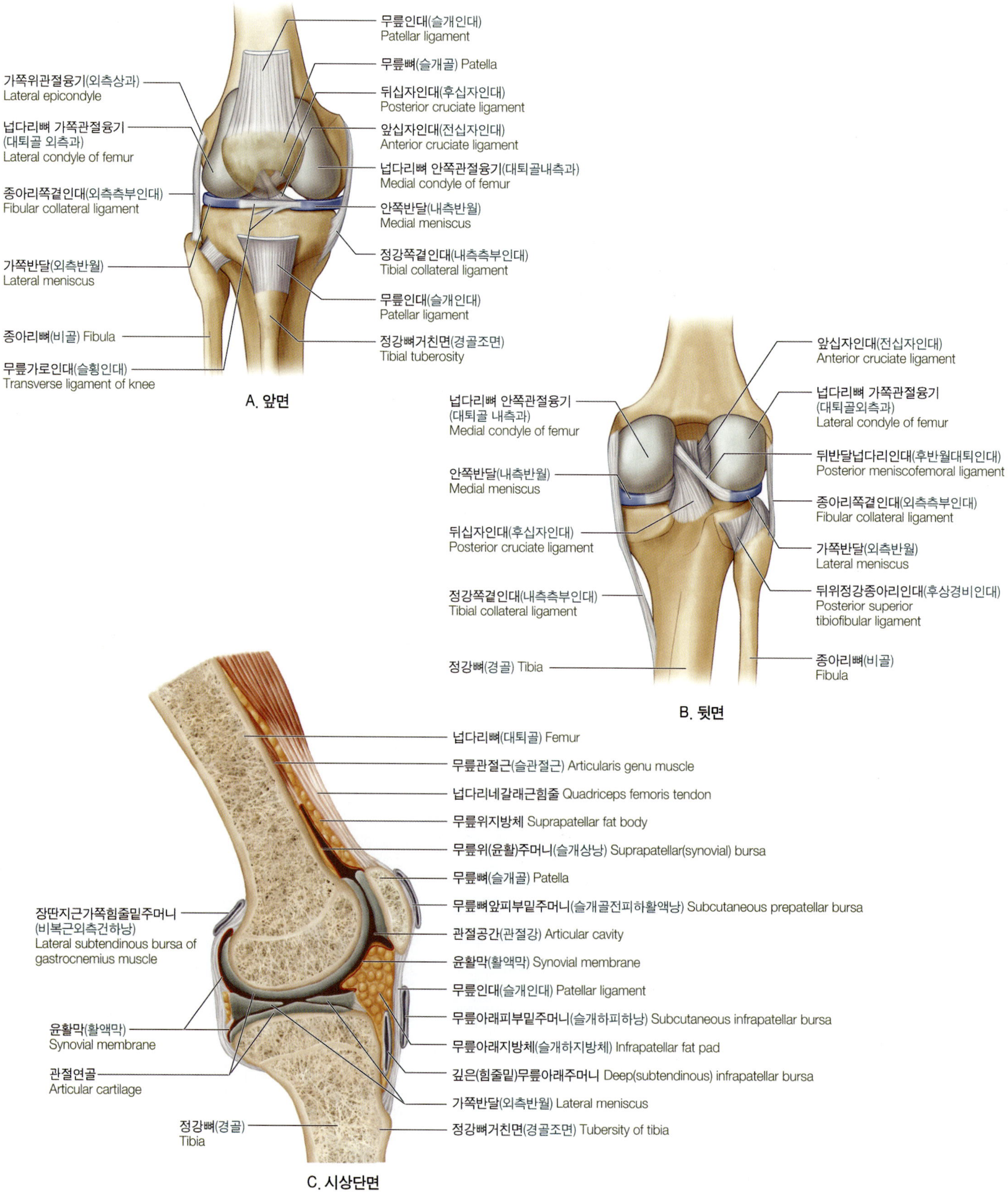

그림 5-17 무릎관절(슬관절)

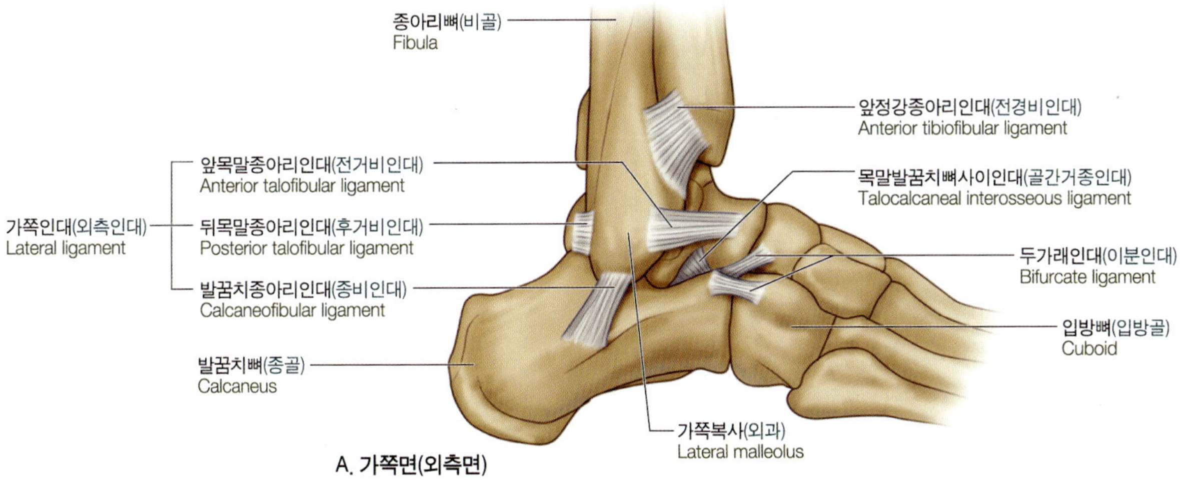

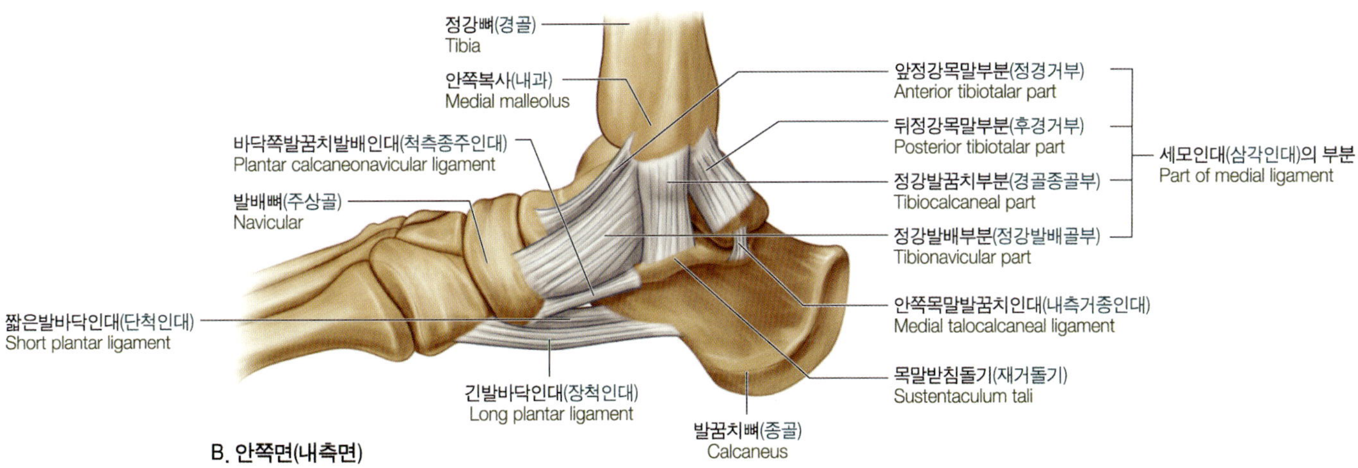

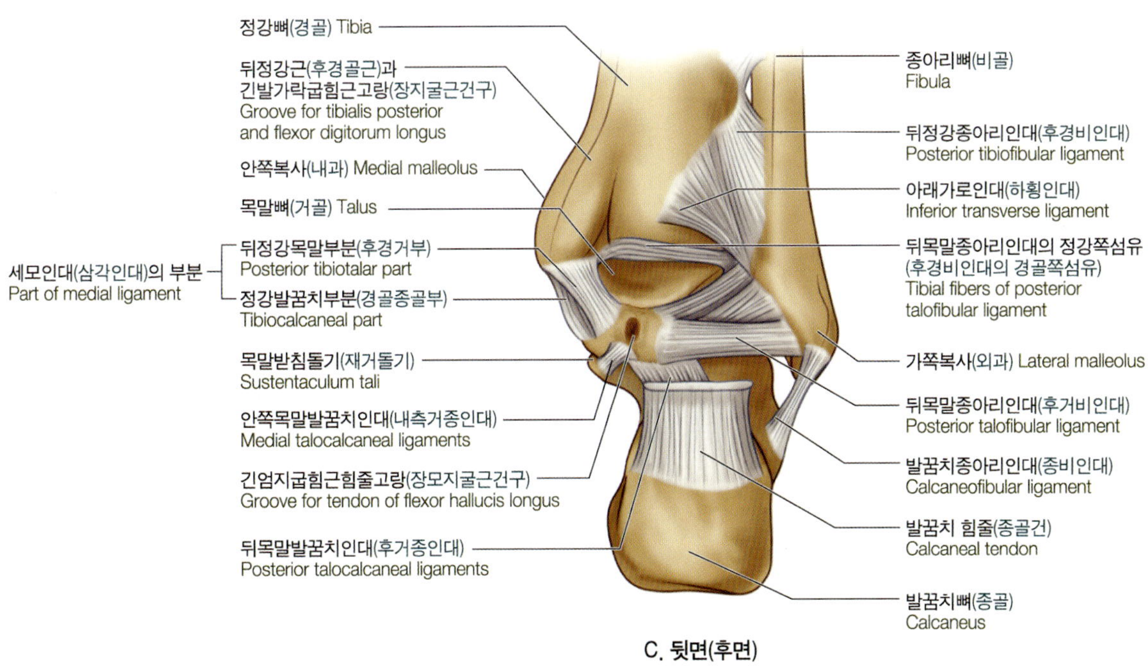

그림 5-18 발목의 관절(족근관절)

자뼈머리와 노뼈의 자패임 간에 이루어진 중쇠(차축)관절인 먼쪽노자관절(inferior radioulnar joint)이 있다.

④ 손목관절(Wrist joint) (그림 5-14)

손목관절은 윤활관절(활막성 관절)로서 노뼈와 자뼈의 먼쪽끝부분과 손목뼈들이 관여하여 이루는 관절이다. 노뼈는 손목뼈와 직접 관절하고, 자뼈는 연골판을 사이에 두고 관절한다. 손목의 굽힘(굴곡), 폄(신전), 벌림(외전), 모음(내전), 휘돌림(회선) 운동이 가능하다.

(3) 다리이음뼈(골반, Pelvis)의 관절

① 허리엉치관절(요천관절, Lumbosacral joint) (그림 5-15)

허리엉치관절(요천관절)은 다섯째허리뼈와 엉치뼈(sacrum) 사이의 섬유연골결합(섬유결합)이다.

② 엉치엉덩관절(천장관절, Sacroiliac joint) (그림 5-15)

엉치엉덩관절(천장관절)은 엉치뼈 가쪽면의 관절면과 볼기뼈의 엉덩뼈 부분의 관절면(귓바퀴면) 사이의 관절이며, 주위의 인대에 의해 안정된다.

③ 두덩결합(치골결합, Pubic symphysis) (그림 5-3 참조)

두덩결합(치골결합)은 좌우 두덩뼈(치골)의 인접한 면 사이의 앞에 위치한 섬유연골에 의해 인접한 면이 연결되어있는 결합이다.

(4) 다리뼈의 관절

① 엉덩관절(고관절, Hip joint) (그림 5-16)

엉덩관절(고관절)은 볼기뼈의 절구와 넙다리뼈(대퇴골)의 머리 간에 이루어지는 절구(구)관절로서 운동범위가 넓어 굽힘(굴곡), 폄(신전), 벌림(외전), 모음(내전), 휘돌림(회선), 안쪽회전, 가쪽회전이 가능하다. 엉덩관절(고관절)은 오목한 소켓형태의 절구가 어깨관절에 비해 깊고, 넙다리뼈인대가 튼튼하게 관절을 잡아주고 있어 어깨관절보다 안정되어 있어 탈구가 잘 일어나지 않는다.

② 무릎관절(슬관절, Knee joint) (그림 5-17)

무릎관절(슬관절)은 우리 몸에 있는 가장 큰 윤활관절(활막성 관절)로 넙다리뼈(대퇴골)와 정강뼈(경골) 사이의 불완전한 경첩(접번)관절과 무릎뼈와 넙다리뼈(대퇴골) 사이의 관절이다. 정강뼈(경골) 윗면은 편평한데, 정강뼈(경골)의 관절면에 존재하는 두 개의 섬유연골성 반달(fibrocartilagenous meniscus)이 관절면을 깊게 하여, 넙다리뼈 관절융기에 꼭 맞게 하는 역할을 한다.

굽힘(굴곡), 폄(신전), 회전운동이 가능하고, 모든 경첩(접번)관절이 그렇듯이 무릎관절은 관절의 양쪽 측면에 있는 안쪽, 가쪽의 곁인대에 의해 보강된다. 또한 넙다리뼈(대퇴골)와 정강뼈(경골)의 인접한 끝을 서로 연결시키는 십자인대(cruciated ligament)라는 강한 인대가 있어서 관절이 움직일 때 두 뼈가 잘 맞닿게 해주고, 넙다리뼈(대퇴골)의 전후 탈구를 방지한다.

③ 발목관절(거퇴관절, Ankle joint) (그림 5-18)

발목관절(거퇴관절)은 정강뼈(경골)와 종아리뼈(비골)의 하단 관절면과 목말뼈(거골) 사이에 이루어지는 경첩(접번)관절이다. 발등굽힘(배측굴곡)과 발바닥굽힘(저측굴곡)운동이 가능하며 발목뼈들의 배열 때문에 가쪽번짐(외번), 안쪽번짐(내번)운동이 가능하다. 발목관절(거퇴관절)은 불안정하여 염좌나 탈구가 쉽게 발생하는 편이다. 관절주머니를 안쪽, 가쪽 인대(medial and lateral ligament)가 보강하여 준다.

1. 퇴행성 관절염(Degenerative arthritis)

관절을 이루고 있는 연골의 손상이나 퇴행성 소실로 인하여 관절과 관절주위 조직에 염증과 통증이 생기는 질환으로 관절의 염증성 질환 중 가장 높은 빈도를 가진다. 퇴행성 관절염에는 확실한 원인이 없이 정상적이던 관절의 연골이 닳아져 퇴행성 변화가 일어나는 원발성과 외상 등에 의하여(골절 이후 관절면이 불규칙해지거나, 관절의 불안정성이 있는 경우 등) 퇴행성 변화가 초래되는 이차성으로 나눌 수 있다.

퇴행성 관절염은 척추, 고관절, 무릎관절 등에서 흔히 발생하며 관절염이 발생한 관절부위의 국소적인 통증과 진행하게 되면 관절 운동 범위의 감소, 부종, 압통 등이 나타나게 된다. 무릎에 퇴행성 관절염이 심해지면 관절모양의 변형이 생기고 보행이 힘들어지며, 손가락에 발생할 경우 손가락 끝마디에 해버딘 결절이라 불리는 돌출된 뼈를 볼 수 있다(그림 1, 그림 2, 그림 3).

치료에는 관절에 과부하가 걸리는 생활을 피하는 생활습관 개선과 진통 및 항염 작용을 가진 약물치료, 관절 안에 스테로이드를 주입하는 국소치료가 있고 관절염이 심할 경우에는 인공 관절 치환술을 시행할 수 있다(그림 4).

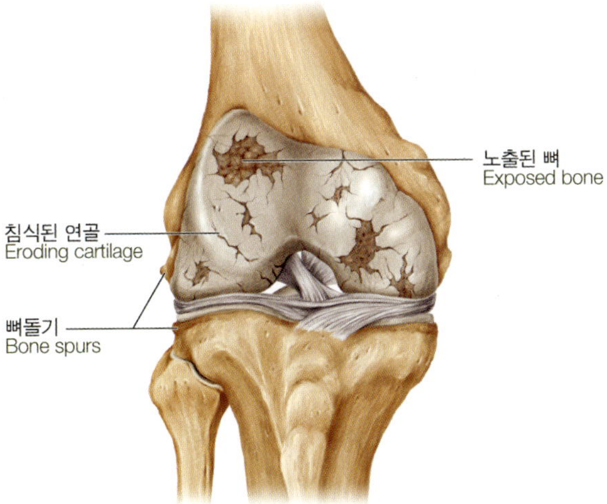

그림 1 무릎에 생긴 퇴행성 관절염

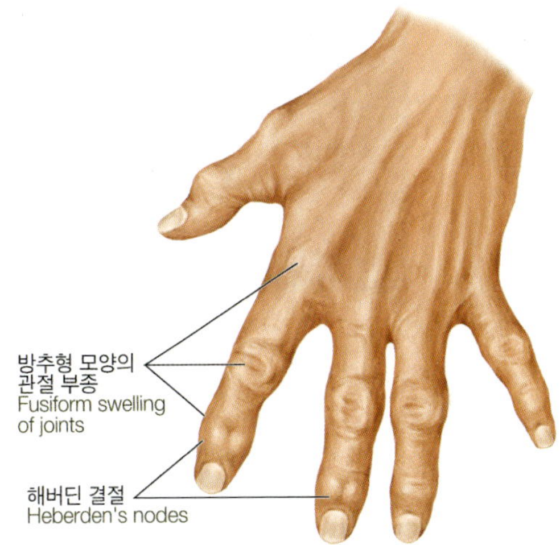

그림 2 해버딘 결절을 보이는 퇴행성 관절염 환자의 손

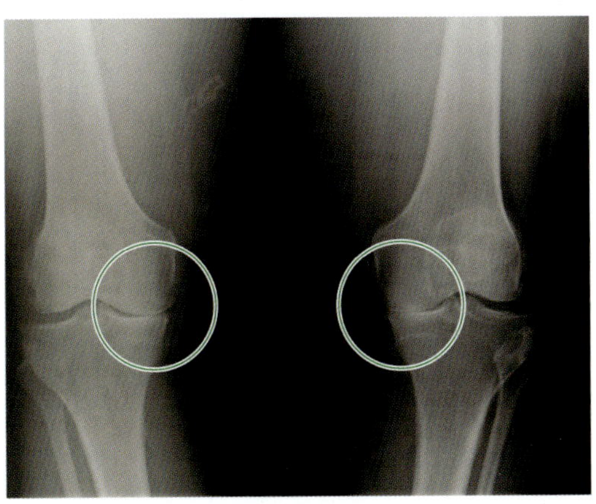

그림 3 퇴행성관절염 환자의 X-ray 사진
관절공간이 좁아지고 관절밑 뼈가 경화되어 하얗게 보인다

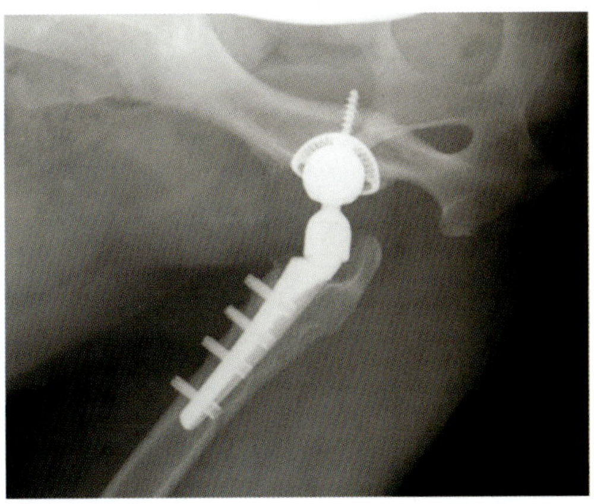

그림 4 고관절에 인공관절치환술을 시행한 후 X-ray 사진

2. 탈구(Dislocation)

탈구란 관절을 구성하는 인대, 연골, 뼈가 원래 정상적인 위치관계를 벗어난 상태를 말한다. 탈구의 종류도 다양한데 태어날 때부터 관절에 이상이 있는 선천적 탈구와 외상에 의한 외상적 탈구, 관절의 염증 종양에 의한 특발성 탈구, 가벼운 힘이나 위치변화로도 탈구가 일어나는 습관성 탈구 등이 있다.

탈구 환자에 있어서 탈구가 일어남에 따라 관절을 둘러싸고 있는 조직의 손상(신경, 혈관, 연부조직 등)을 주의 깊게 살펴봐야 하며 치료는 도수정복과 정도에 따라 수술적 정복이 필요할 때가 있다.

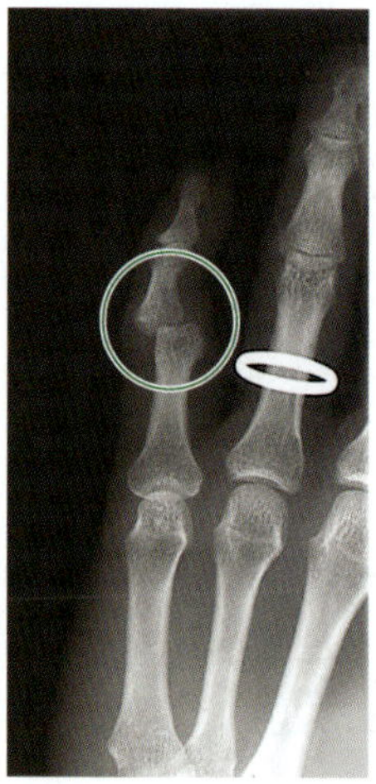
그림 5 손가락 탈구

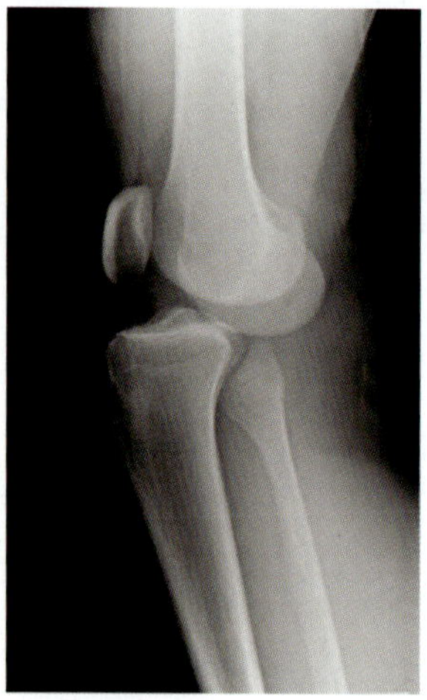
그림 6 무릎 탈구

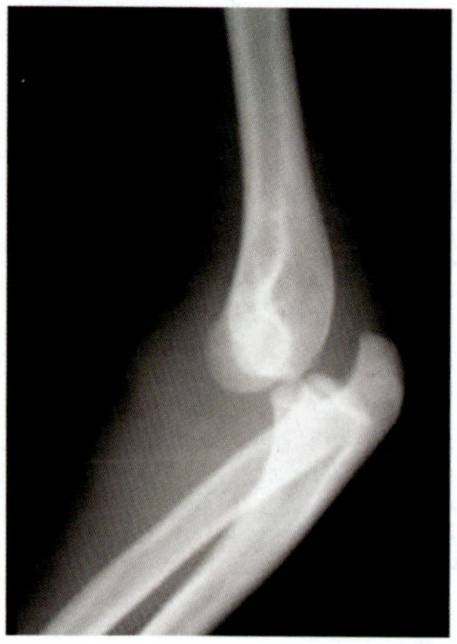
그림 7 팔꿈치 탈구

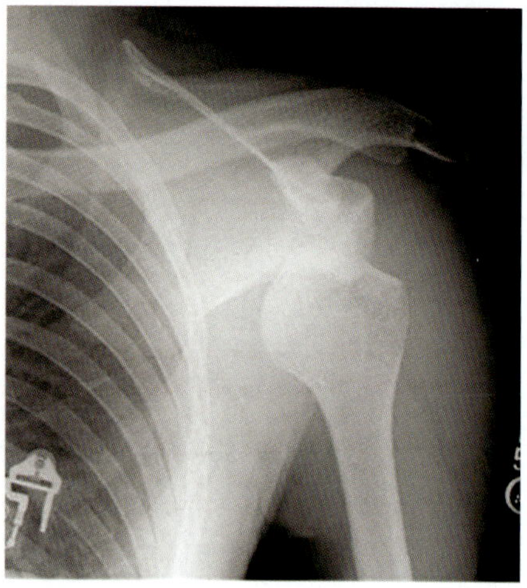
그림 8 어깨 탈구

3. 류마티스 관절염(Rheumatoid arthritis)

다발성 관절염을 특징으로 하는 만성 염증성 질환으로 아직 원인이 정확하게 밝혀져 있지 않으며 자가면역현상에 의해 발생되는 것으로 이해되고 있다.

진단기준을 보면 증상을 알 수 있는데 진단기준은 다음 7개 항목중 4개 이상을 만족하고 1)~4)의 항목이 6주 이상 지속될 때 류마티스 관절염을 진단할 수 있다.

1) 조조강직(아침에 자고 일어나서 관절이 뻣뻣해서 움직이기 힘들다가 시간이 지나면 호전되는 현상) : 1시간 이상 지속
2) 세 부위 이상에 나타나는 관절염
3) 손 관절의 관절염 : 손목, 손가락 중간마디 관절, 손바닥 관절 중 한 관절 이상의 종창
4) 대칭성 관절염
5) 류마티스 결절
6) 혈액검사에서 류마티스 인자 양성
7) X-ray 검사에서 발견되는 뼈의 침식 징후

류마티스 인자는 류마티스 관절염 환자 중 80%에서만 양성으로 나오고 정상인에게서도 5%에서 양성으로 나오므로 류마티스 인자가 양성이라고 하여 모두 류마티스 관절염 환자라고 할 수 없다. 치료는 항염제, 스테로이드, 종양괴사인자(tumor necrosis factor, TNF) 차단제 등을 사용할 수 있다.

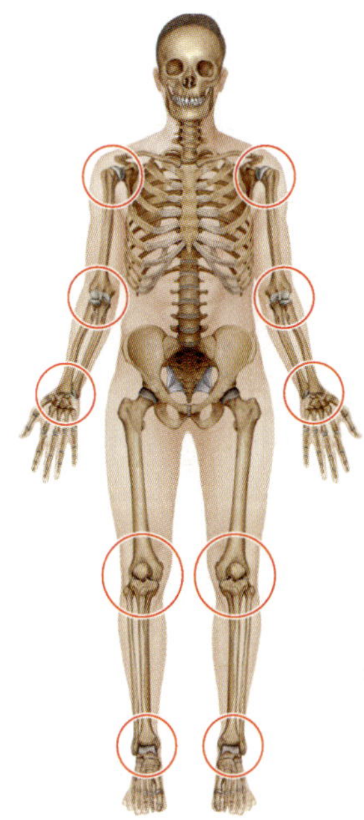

그림 9 류마티스 관절염 호발부위

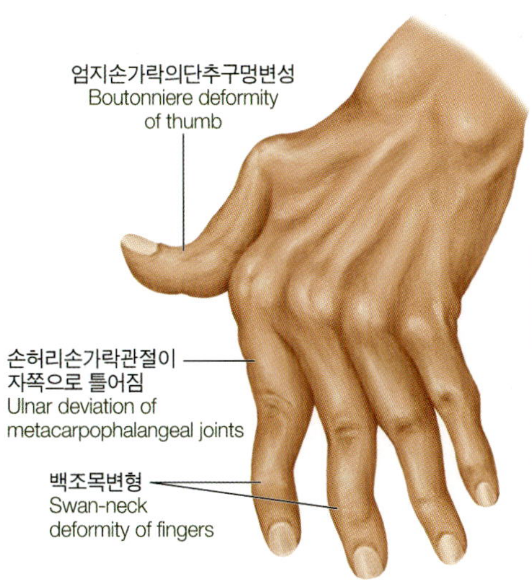

그림 10 류마티스 관절염

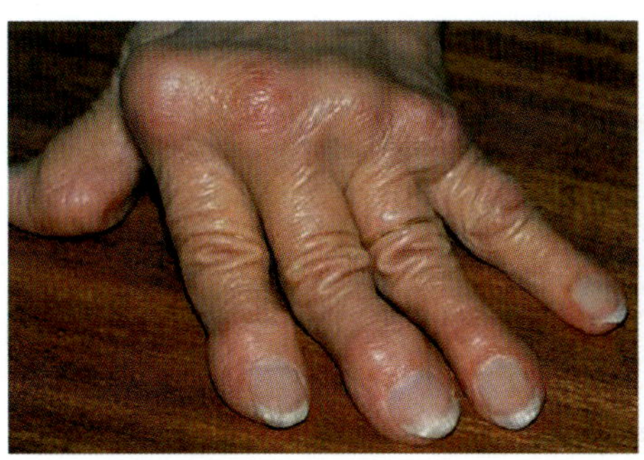

그림 11 류마티스 관절염 환자의 손

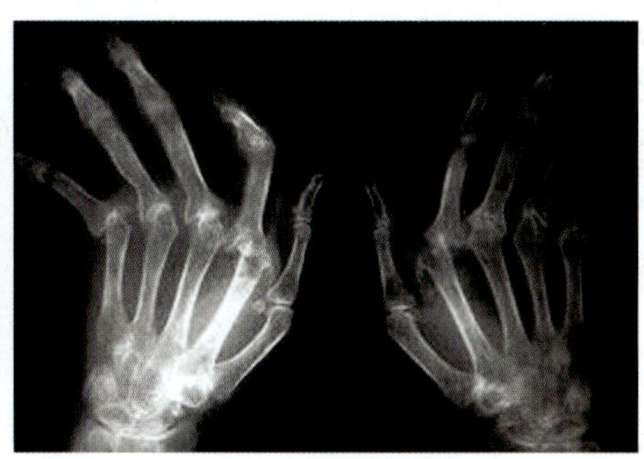

그림 12 류마티스 관절염 환자의 X-ray 사진

06
CHAPTER

근육계통

Muscular system

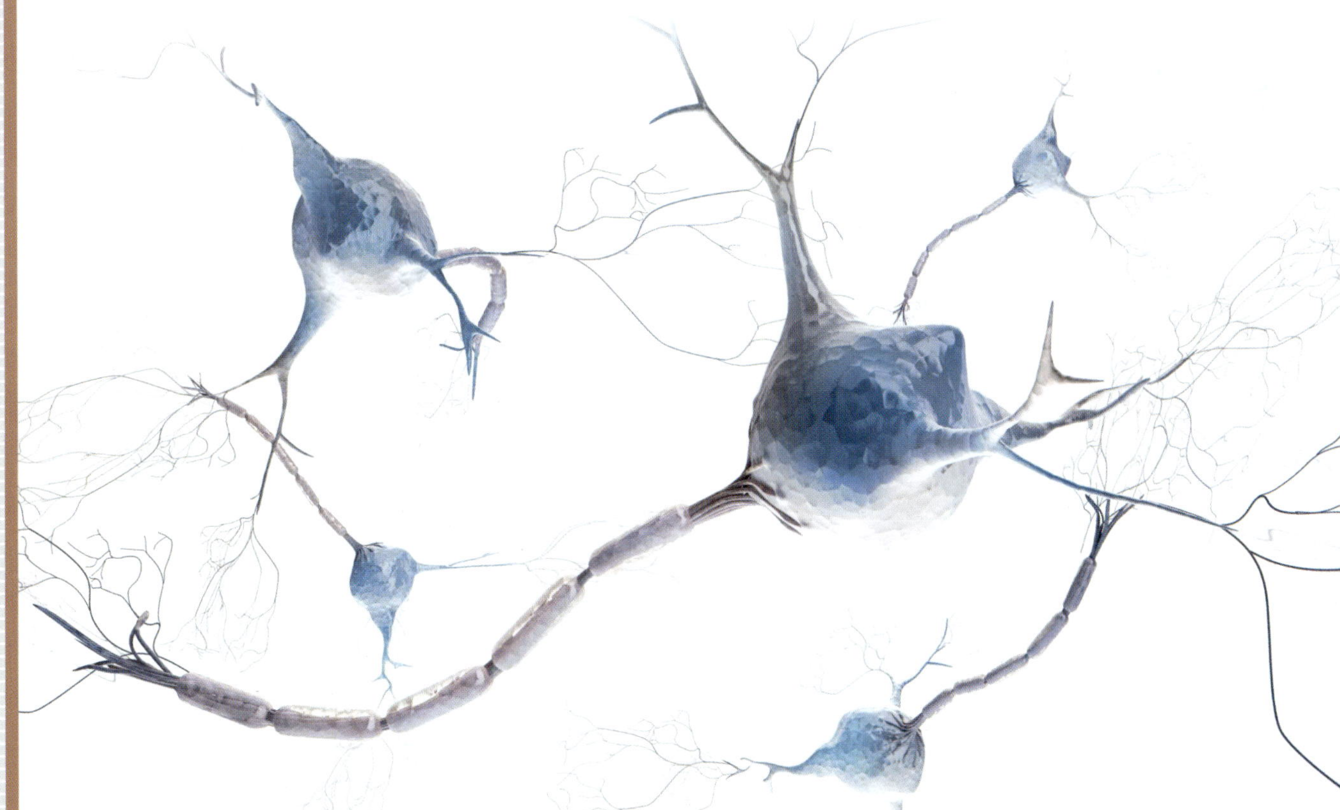

06
CHAPTER

근육계통
Muscular System

1 근육

1) 근육의 분류(그림 6-1)

몸무게의 40~50%를 차지하는 근육은 해부학적 분류에 따라 뼈대근육(skeletal m.), 심장근육(cardiac m.), 내장근육(visceral m.)으로 구분한다. 또한 근육을 현미경으로 관찰하였을 때 가로무늬가 관찰되는 가로무늬근육(횡문근, striated m.)과 가로무늬가 관찰되지 않는 민무늬근육(평활근, smooth m.)으로 분류할 수 있다. 신경지배 및 조절방법에 따라 몸신경계통(체성신경계통, somatic nervous system)의 지배를 받아 자신의 의지에 따라 조절할 수 있는 맘대로근육(수의근, voluntary m.)과 자율신경계통(autonormic nervous system)의 지배를 받아 자신의 의지와 상관없이 독립적으로 수축되는 제대로근육(불수의근, involuntary m.)으로 분류할 수 있다.

뼈대근육(골격근, skeletal m.)은 대부분 뼈대에 부착되어 몸신경의 지배를 받아 우리의 의지대로 뼈대를 움직일 수 있는 수축성이 강한 맘대로근육에 속한다. 세포의 모양은 막대 모양으로 길어져 있으며 현미경으로 관찰할 때 미오신필라멘트와 액틴 필라멘트에 의해서 생기는 밝고 어두운 띠가 규칙적으로 배열되어 가로무늬근육에 속한다.

심장근육(심근, cardiac m.)은 심장에만 있는 근육으로 박동을 주재하는 박동조율기(길잡이, pacemaker)와 자동성(autorhythmicity)이 있어서 의지와 관계없이 율동적으로 수축과 이완을 하는 제대로근육이며 가로무늬와, 사이원반(개재판)이 있는 게 특징이다.

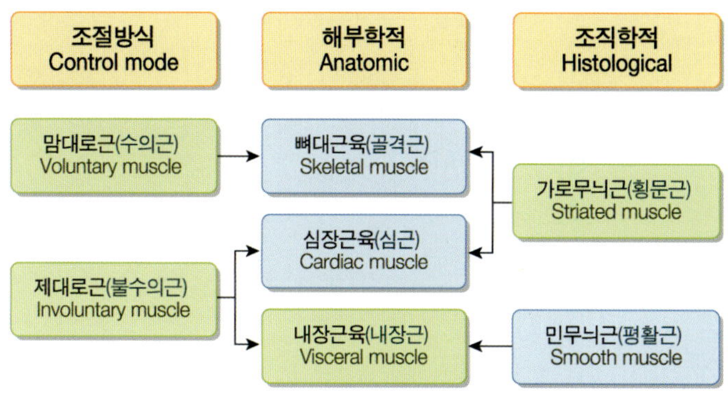

그림 6-1 근육의 종류

내장근육(visceral m.)은 소화관, 방광, 자궁, 혈관, 요관, 기도와 같은 속이 빈 기관의 벽에 있으며 세포의 모양은 방추형(spindle-shape)이다. 가로무늬가 없는 민무늬근육에 속하며 자율신경통의 지배를 받는 제대로근육(불수의근, involuntary m.)이다.

2) 뼈대근육(골격근, Skeletal muscle)

(1) 뼈대근육의 구성

뼈대근육은 근육의 위치와 기능에 따라 모양이 매우 다양하다. 그러나 공통적으로 가운데에는 힘살(muscle belly)이라 불리는 수축이 일어나는 부분이 있고 양 끝은 결합조직(connective tissue)으로 이루어진 힘줄(건, tendon)로 구성 되어있다. 힘줄은 보통 길고 동그란 끈 같은 형태를 띠지만 때로는 납작하고 넓은 형태로 변한 경우도 있으며 이를 널힘줄(건막, aponeurosis)이라 한다. 일부 근육을 제외한 대부분의 근육은 뼈에 부착하며 부착

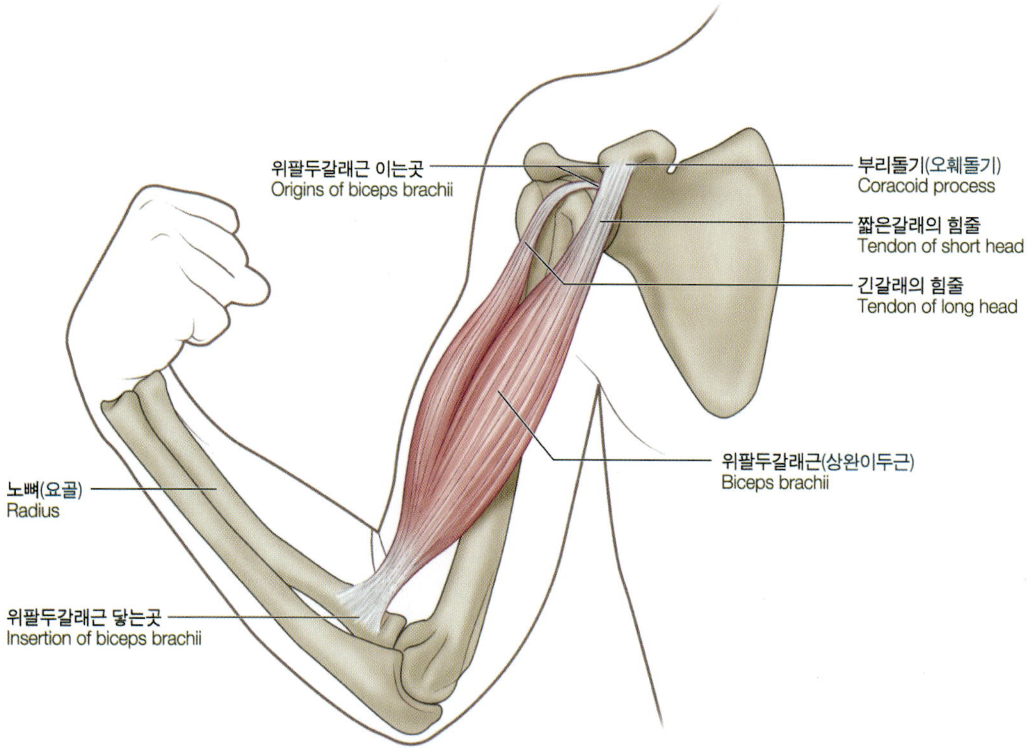

그림 6-2 위팔두갈래근의 이는곳과 닿는곳

부위를 이는곳(기시부, origin), 닿는곳(정지부, insertion)이라 한다. 이는곳은 근육 수축 시 고정된 부위를 말하고 닿는곳은 근육이 수축할 때 움직임이 일어나 작용이 나타나는 부위를 말한다. 근육의 운동방향에 따라 서로 바뀔 수도 있으며 보통 이런 경우에는 몸쪽(근위)을 이는곳으로 정의한다 (그림 6-2).

(2) 고유근과 외래근

고유근(내재근, intrinsic m.)은 근육의 이는곳과 닿는곳이 모두 근육이 작용하는 부위에 존재하는 짧은 근육이고 외래근(외재근, extrinsic m.)은 이는곳과 닿는곳이 멀리 떨어져 있는(한 개의 관절 이상) 근육이다. 고유근의 예로 이는곳과 닿는곳이 모두 손에 존재하는 엄지두덩근(thenar m.)이 있고, 외래근의 예로는 아래팔(전완, forearm)에서 일어나 손에 닿는 긴엄지폄근(장무지신근, extensor pollicis longus m.)이 있다.

(3) 근육의 부속기

근육의 힘살이 수축하면 힘줄(건, tendon)은 당겨지면서 그 주변 구조물들과 마찰을 일으킨다. 지속적인 마찰에 의해 힘줄과 주변구조물들이 손상 받는 것을 막기 위해 힘줄에는 힘줄을 둘러싸는 힘줄집이 존재한다. 힘줄집(건초, tendon sheath)은 두 층으로 구성되는데 속층은 윤활집(synovial sheath), 겉층은 섬유집(fibrous sheath)으로 이루어져 있다. 윤활집 속 공간을 윤활공간(활막강 synovial cavity)이라 부르고 그 속에는 윤활액(활액, synovial fluid)이 존재하여 마찰을 줄여주는 역할을 하고, 이를 통해 힘줄집은 힘줄과 뼈 사이, 힘줄과 인대사이의 마찰을 줄여주게 된다.

힘줄집과 비슷한 구조물로 힘줄과 관절사이의 마찰을 줄여주는 윤활주머니(활액초 synovial bursa)와 같은 구조물이 있다. 또한 손목, 발목에는 여러 개의 힘줄이 제 위치에 있도록 지지해주는 역할을 하는 질긴 섬유띠인 지지띠(건지대, retinaculum)가 존재한다.

힘줄집, 윤활주머니, 지지띠 등은 모든 힘줄에 존재하는 것은 아니고, 손가락, 손목, 무릎, 발목등과 같이 마찰이 심한부분에 주로 존재한다 (그림 6-3).

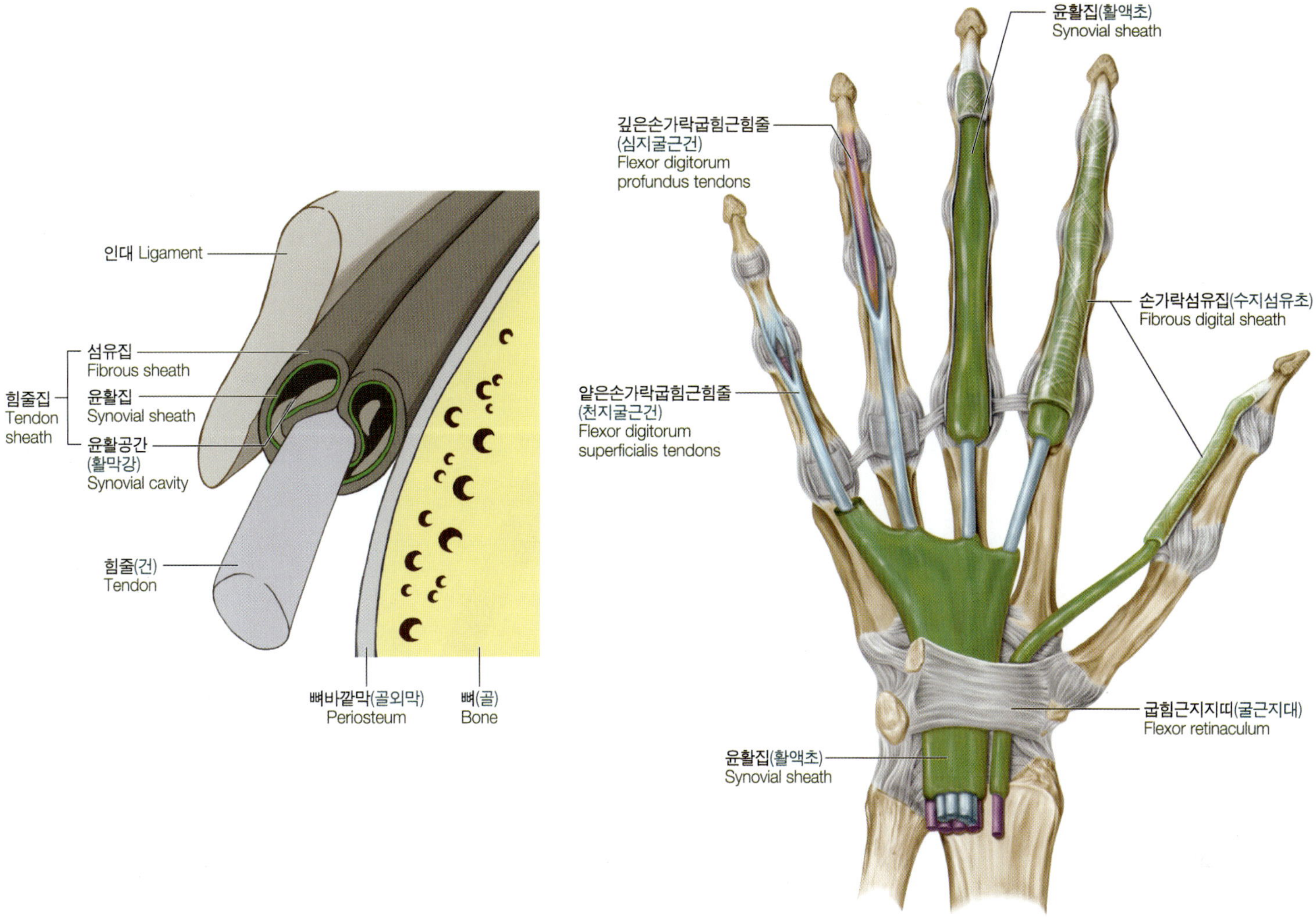

그림 6-3 손과 손가락에서의 힘줄집

(4) 근육의 형태

우리 몸의 근육은 짧은 것은 2~3mm(예 : 등자근, stapedius m.)에서 긴 것은 15~30cm(예 : 넙다리빗근, sartorius m.)에 이르기까지 그 크기가 다양하며 근육의 형태는 근육다발(근속, muscle fascicle)의 배열방향에 따라 여러 가지로 구분된다(그림 6-4).

① 평행근육(Parallel muscle)

근육다발의 배열이 근육의 당기는 방향과 거의 일치하는 근육을 말한다.

② 깃근육(비스듬근육, Pennate muscle)

근육다발의 방향과 힘줄의 방향이 비스듬한 근육을 말한다. 힘줄의 한쪽에만 근육섬유가 존재하는 반깃근육(반우상, unipennate m.), 양쪽에 모두 존재하는 깃근육(우상, bipennate m.), 여러 개의 깃근육이 여러 방향으로 놓여있는 경우를 뭇깃근육(다우상, multipennate m.)이라고 한다.

③ 수렴근육(Convergent muscle)

근육다발이 세모꼴로 한쪽 끝은 넓게 붙고 다른 한쪽은 한곳으로 모여서 붙는 경우를 말한다. 대표적인 예로 큰가슴근(pectoralis major m.)이 있다.

④ 고리근육(Circular muscle)

입둘레근이나 눈둘레근과 같이 근육다발이 동그랗게 배열한

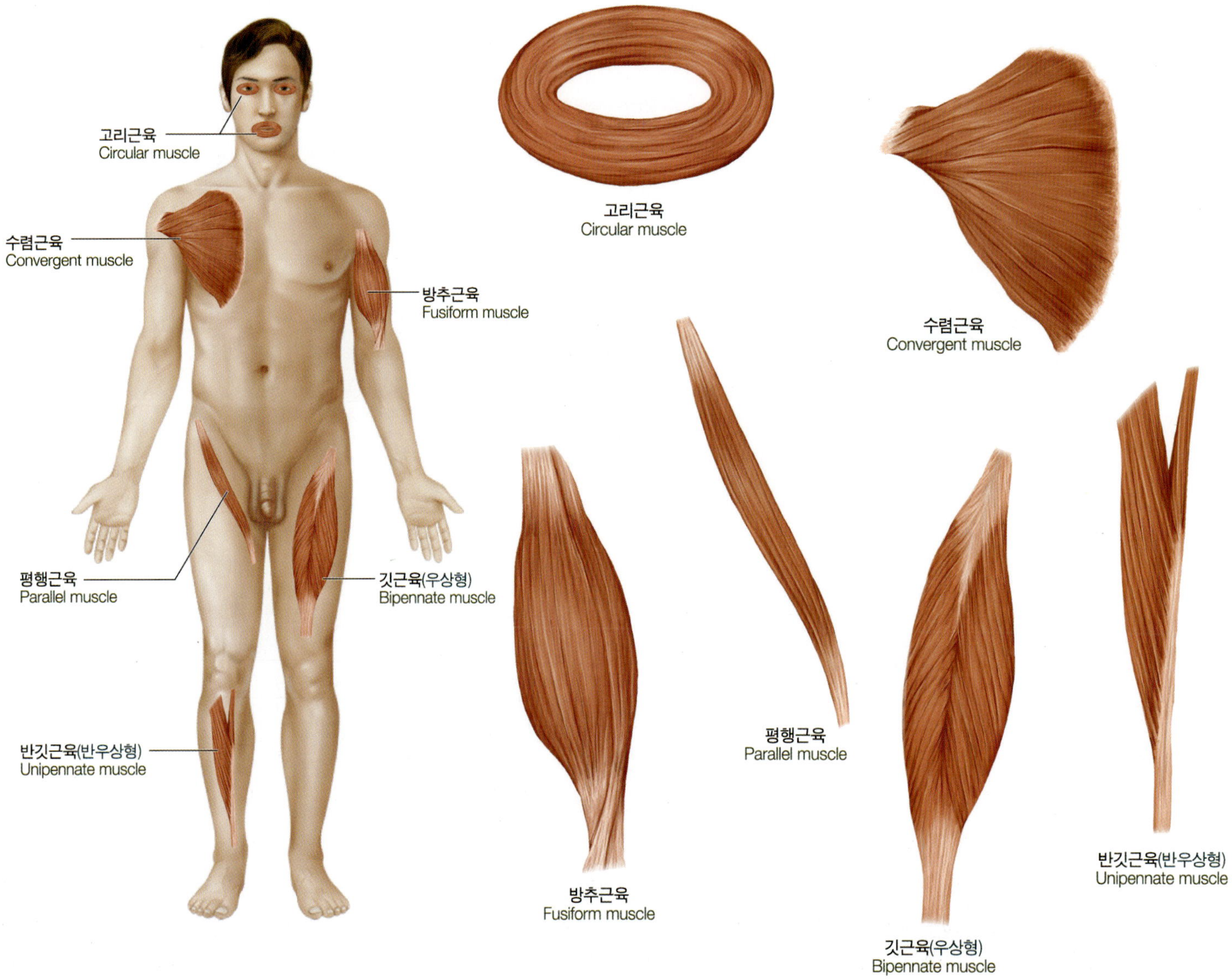

그림 6-4 근육다발의 배열에 따른 근육 모양의 분류

근육을 말한다.

⑤ 방추근육(Fusiform muscle)

근육다발의 배열이 방추형으로 나타나는 근육으로 근육힘살의 양끝은 가늘고 중간부분은 둥글고 두꺼운 모습을 보인다.

근육의 모양과 크기는 근육의 힘과 작용범위를 결정한다. 근육다발이 전체적으로 평행하게 배열되어 있으면 수축력은 작으나 작용범위는 넓다. 반대로 근육다발이 비스듬히 붙거나 여러 갈래로 되어있으면 수축력이 매우 강하다. 예를 들어 어깨세모근(삼각근, deltoid m.)의 경우 앞, 뒤섬유는 평행하게 배열되어 작은 힘을 지속적으로 내고, 가운데 섬유는 비스듬히 배열하여 짧고 강한 수축을 보인다.

3) 뼈대근육의 구조

(1) 근육섬유(Muscle fiber)

뼈대근육의 가장 큰 구조적 특징은 계층구조가 있는 점이다. 뼈대근육의 구성은 액틴, 미오신 같은 근육미세섬유(근세사,

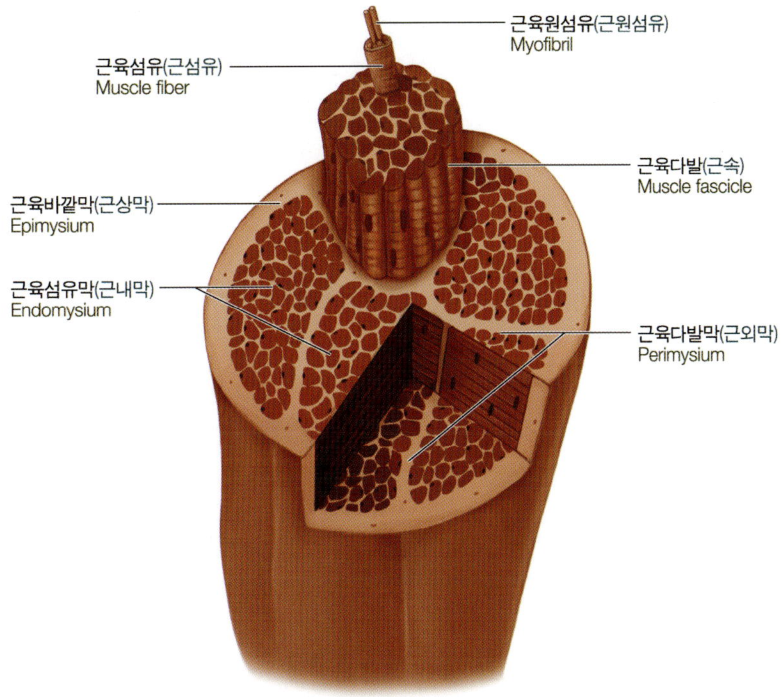

그림 6-5 뼈대근육의 일반적인 구조

myofilament)로 구성된 근육원섬유(근원섬유, myofibril)가 모여서 근육섬유(근섬유, muscle fiber)를 구성한다. 근육세포(근세포, muscle cell)는 수축기능에 적합하도록 길어져 있어 일반적으로 근육섬유라고도 하는데 뼈대근육의 기본 구조단위가 근육섬유이다. 근육섬유의 지름은 보통 10~100μm, 길이는 약 10cm이지만 근육에 따라 수 mm에서 30cm에 달하는 것도 있다. 이 근육섬유들이 모여서 근육다발(근속, muscle fascicle)를 구성되고 근육다발이 모여서 뼈대근육이 된다 (그림 6-5).

뼈대근육의 조직화된 수준을 요약하면 미오신, 액틴 → 미오신필라멘트, 액틴필라멘트 → 근육원섬유 → 근육섬유(근육세포) → 근육다발(조직) → 뼈대근육 순이다.

각각의 근육구성 단위들은 결합조직에 의해 싸여 있는데, 근육섬유를 둘러싸는 결합조직을 근육섬유막(근내막, endomysium), 근육다발을 둘러싸는 결합조직을 근육다발막(근외막, perimysium), 근육 전체를 싸는 막을 근육바깥막(근상막, epimysium)이라 한다.

근육섬유는 근육세포를 둘러싸고 있는 세포막에 의해서 하나의 독립된 세포로 경계를 짓고 있는데 이 세포막을 근육세포막(횡문근형질막, 근초, sarcolemma)라고 한다. 근육세포막의 내부를 근육세포질(근형질, sarcoplasm)이라 하며 이는 일반적인 세포의 원형질에 비유된다. 근육세포질(근형질)에는 수축성 단백질로 구성된 근육원섬유가 질서 있게 배열되어 있고 주위에 사립체, 에너지원인 글리코겐, 산소, 저장단백질인 미오글로빈(myoglobin), 전해질, 인산, 그리고 여러 가지 효소단백질이 포함되어 있다. 특히 사립체는 풍부하게 존재하여 근육수축 시에 ATP를 생성하여 에너지를 공급한다. 근육섬유의 양쪽 끝에서는 근육세포막과 힘줄섬유(tendon fiber)가 융합하여 뭉쳐져 힘줄(tendon)을 이루어 뼈에 단단히 부착이 된다 (그림 6-6).

근육세포막(횡문근형질막)은 작은 터널 모양으로 근육섬유 안으로 함몰되어 있는데 이를 가로세관(T세관, transverse tubule)이라 한다. 가로세관은 근육섬유 밖으로 열려 있어서 세포바깥액으로 차 있으며 근육수축을 일으키는 신호인 활동전위(action potential)가 빠르게 근육섬유 내부로 깊숙이 전파되게 하기 위한 구조이다.

근육세포질(근형질)에는 근육세포질그물(근형질망, SR : sarcoplasmic reticulum)이 근육원섬유를 평행하게 감싸고 있으며 가로세관의 바로 양 옆에서 부풀어 종말수조(terminal cistern)를

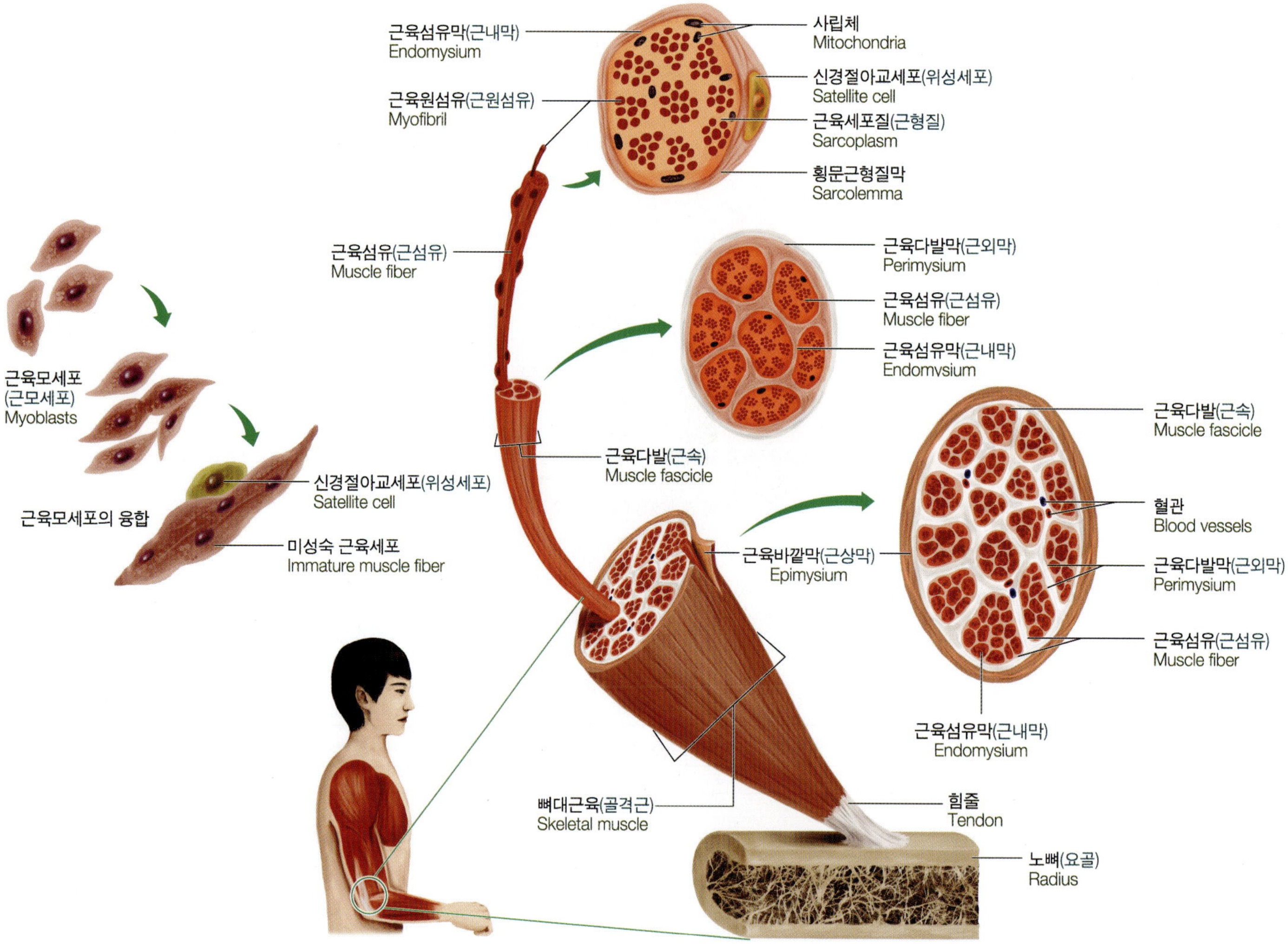

그림 6-6 근육의 발생 및 뼈대근육의 조직화

형성한다. 종말수조에는 특히 많은 칼슘이온이 저장되어 있다. 가로세관 그리고 양 옆의 종말수조를 합하여 세동이(triad)라 한다. 근육수축 과정에 가로세관을 통해 활동전위가 전파되면 종말수조를 자극하여 칼슘이온이 유리된다(그림 6-7).

(2) 근육원섬유(Myofibril)

근육섬유는 수백에서 수천개의 근육원섬유를 포함하고 있고 1개의 근육원섬유는 약 1,500개의 미오신필라멘트(myosin filament)와 3,000개의 액틴필라멘트(actin filament)로 구성된다. 이와 같은 실모양의 큰 중합체 단백질 분자들이 근육수축의 기본 구조물이다.

① 미오신필라멘트 구조

굵은 필라멘트로 길이는 약 1.60μm 정도이다. 미오신필라멘트는 200개 또는 그 이상의 미오신 분자로 구성된다. 한 개의 미오신분자는 두 개의 골프채를 꼬아 놓은 것처럼 생겨서 꼬리 부분은 두 개의 사슬이 꼬여 있고 머리 부분은 둥근 펩티드 구조를 이루고 있다(그림 6-8). 머리에는 액틴과 ATP가 결합하는 부위가 있다. 미오신분자의 꼬리는 다발을 이루어 몸통을 이루고 머리 부분은 몸통의 바깥쪽으로 팔을 펴고 있는 형태이다. 이 팔과 머리를 합쳐 교차결합(cross-bridge)이라 한다. 미오신필라멘트의 교차결합 머리부위가 액틴필라멘트에 부착하여 액틴필라멘트를 잡아당겨 근육수축이 일어나게 된다.

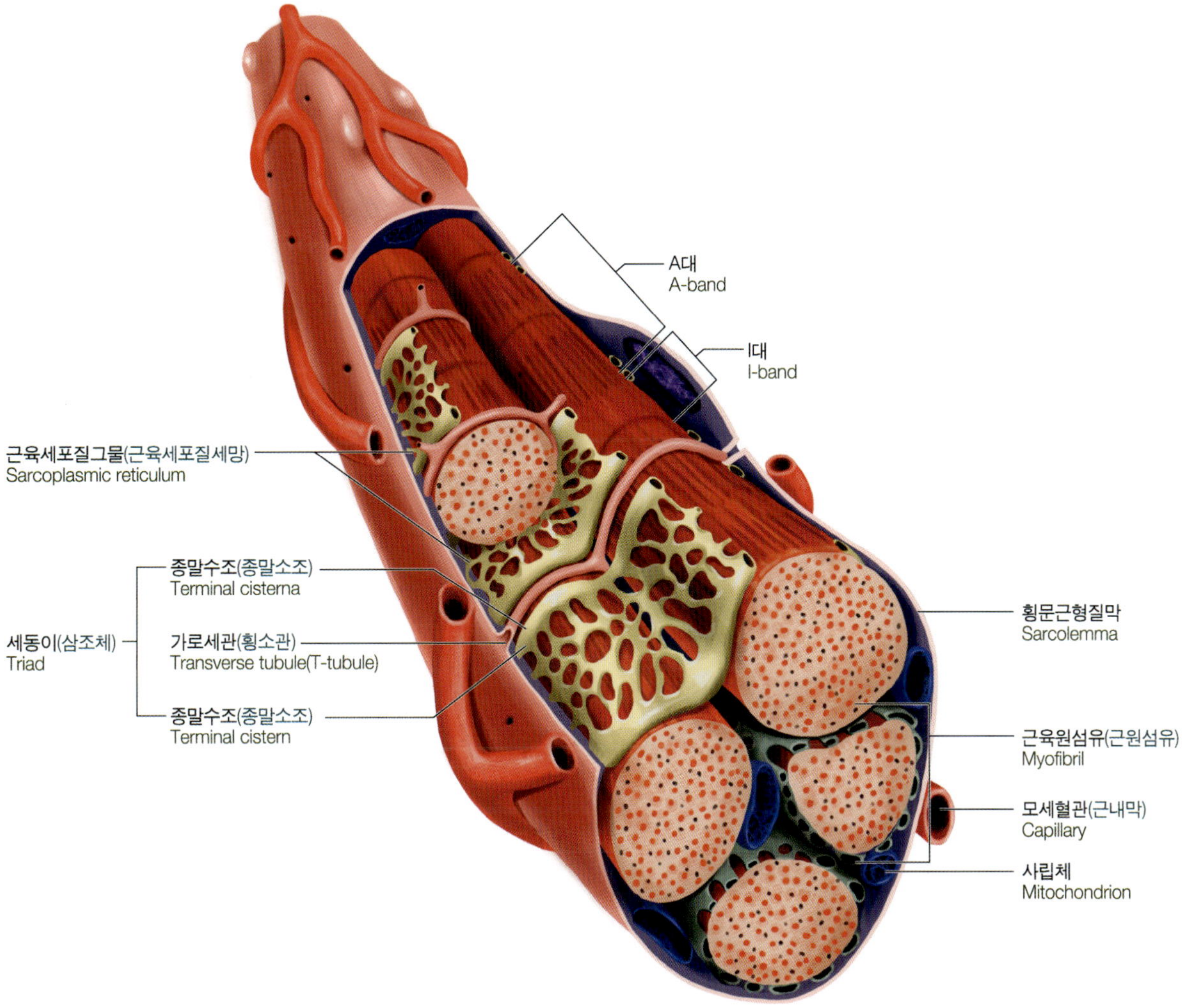

그림 6-7 가로세관과 근육세포질그물

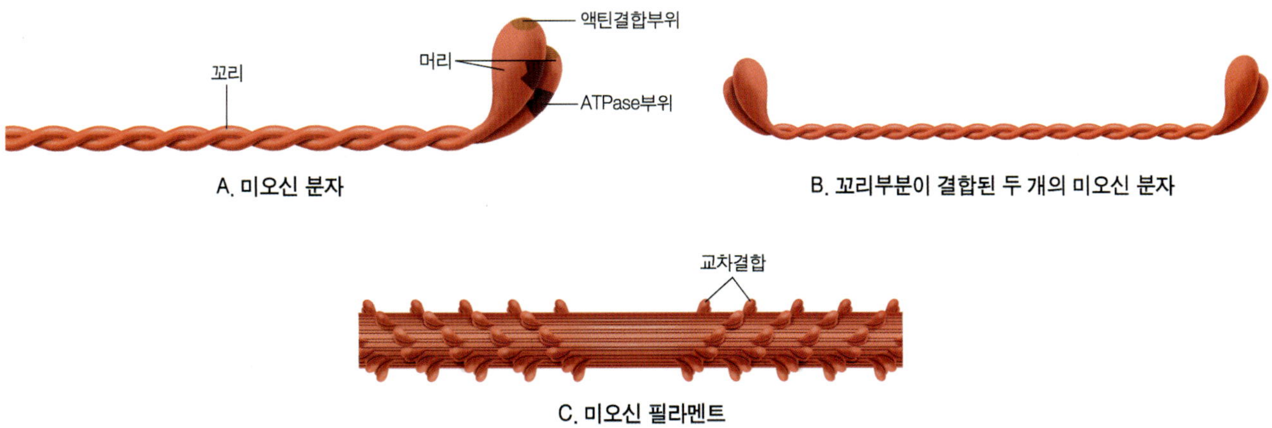

그림 6-8 미오신 필라멘트의 구조

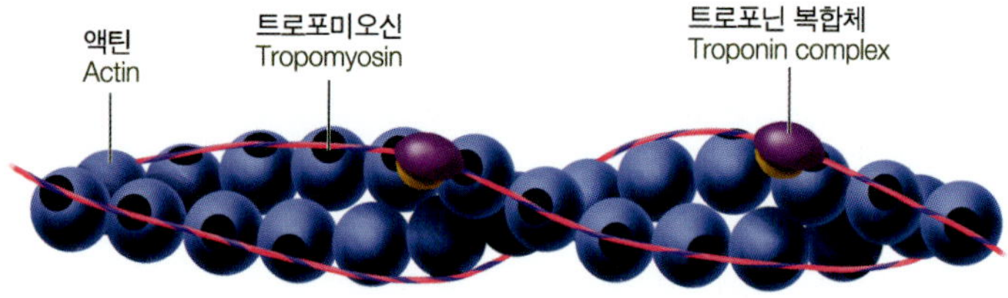

그림 6-9 액틴필라멘트

② 액틴필라멘트 구조

가는 필라멘트로 길이는 대략 1μm 정도이며, 한쪽 끝은 Z선에 단단하게 연결되어 있고 반대쪽 끝은 미오신필라멘트 사이의 공간에 위치한다. 액틴필라멘트는 액틴, 트로포미오신(tropomyosin)과 트로포닌(troponin)의 세 가지 단백질로 구성되어 있다. 주성분인 액틴분자는 서로 결합되어 두 줄이 나선 모양으로 꼬여 있다. 각 액틴분자 위에는 미오신머리가 결합하는 부위를 가지고 있다. 트로포미오신 분자도 두 선이 나선 모양으로 꼬여 액틴 사슬을 휘감고 있다. 트로포닌 분자는 트로포미오신에 일정한 간격으로 부착되어 있고 Ca^{2+}이 결합하는 부위를 가지고 있다 (그림 6-9).

③ 근육원섬유의 구조

근육원섬유에는 반복적으로 짙은 부분과 옅은 부분이 나타나는데 미오신신필라멘트와 액틴필라멘트가 서로 규칙적으로 배열되어 부분적으로 서로 겹쳐지면서 중첩여부에 따라 구분된다. 이때 이 반복하는 수축의 최소기능 단위를 근육원섬유마디(근절, sarcomere)라고 한다. 근육원섬유마디는 28종 이상의 단백질로 구성되어 있는데 대부분 액틴과 미오신이 차지한다.가는근육미세섬유(소근세사, thin filament)는 액틴(actin)으로 구성되어 있고 굵은근육미세섬유(대근세사, thin filament)는 미오신(myosin)으로 구성된다.

가는근육미세섬유는 고정되어 있으며 가장 어둡게 보이는 구조를 Z선(Z line, Z disk)이라 한다. Z선 옆 가는근육미세섬유만 존재하여 옅게 보이는 부분을 I띠(I band)라고 하며, 가는근육미세섬유와 굵은근육미세섬유가 겹쳐 짙게 보이는 부분을 A띠(A band)라고 한다. A띠 사이에 굵은 근육미세섬유만 있는 부분을 H대(H zone), H대 사이 짙게 보이는 부분을 M선(M line)이라고 한다. 근육원섬유의 Z선과 Z선 사이를 근육원섬유마디라 하며, 근육원섬유마디는 골격근의 기본적인 기능을 하는 수축단위이다. 안정상태에서 근육원섬유마디의 길이는 대략 2.0μm 정도이다 (그림 6-10).

(3) 신경근육이음부 (신경근육연접)

뼈대근육이 수축하기 위해서는 신경에서 활동전위가 발생하여 신경말단에 도착하면 신경전달물질을 신경근육이음부(신경근육연접부, neuromuscular junction)에 분비해야 한다. 이 전달물질이 맞은편의 근육섬유를 자극하여 활동전위를 유발시켜 세포내 Ca^{2+} 농도를 증가시켜야 근육수축 과정이 시작된다. 신경근육이음부에서 신경의 활동전위가 어떻게 근육의 활동전위를 만드는지 알아보면 다음과 같다.

① 운동단위(Motor unit)

운동신경의 축삭은 매우 많은 가지를 내며 이 가지들 각각은 하나의 근육섬유의 중앙부위와 연접한다. 하나의 운동신경은 여러 개의 근육섬유를 지배하게 되며, 이때 하나의 운동신경과 그것의 지배를 받는 모든 근육섬유를 합쳐서 운동단위(motor unit)라 한다 (그림 6-11).

운동신경이 지배하는 근육섬유의 수는 근육의 종류에 따라 다르다. 일반적으로 정확한 조절이 요구되는 작은 근육들에서는 하나의 운동단위에 지배되는 근육섬유 수가 적어서 후두근육에서는 2~3개 정도의 근육섬유를 포함하는 경우도 있다. 반대로 가자미근육과 같이 섬세한 조절이 필요 없는 큰 근육은 수백 개의 근육섬유가 동일한 운동신경의 지배하에 있게 된다.

② 신경근육이음부의 구조

뼈대근육 섬유는 운동신경섬유에 의해 지배를 받는다. 각 운동신경말단은 근육 속으로 들어간 후 분지하여 80에서 수백 개의 근육섬유와 연접(synapse)을 한다. 이 연접을 신경근육이음부(신경근육연접, neuromuscular junction)라 한다. 즉 신경섬유의 끝은 부풀어 올라 축삭종말(신경종말, axonal teminal)이 되고, 근육섬유표면은 함몰되어 많은 주름을 형성하는데 이를 운동종판(motorend plate)이라 한다. 종판의 주름은 표면적을 넓히기 위해서이며 신경종말과 운동종판과의 사이의 연접틈새(연접간극, synaptic cleft)는 50~100nm 정도이며 조직액으로 차 있다.

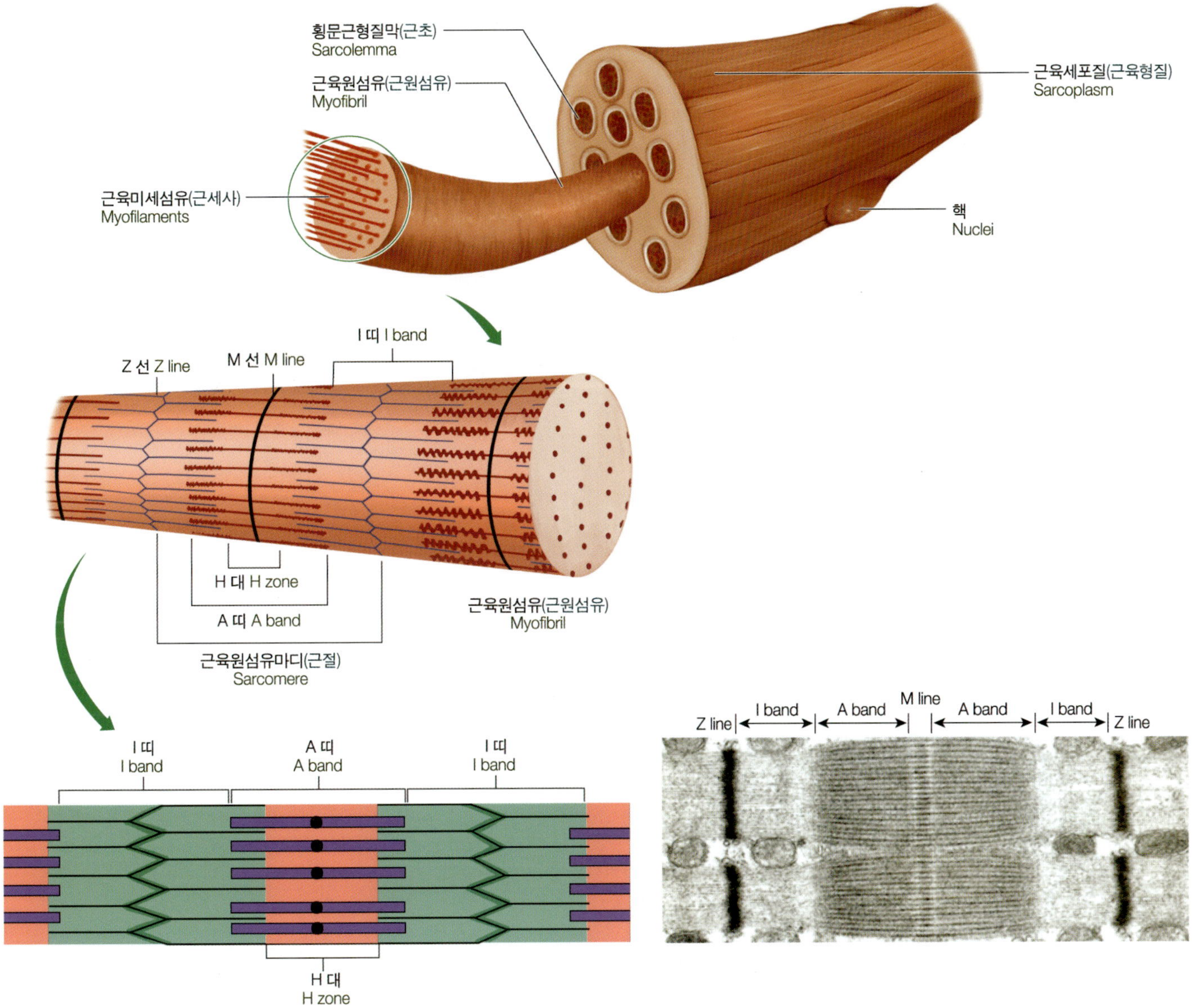

그림 6-10 가로세관과 근육세포질그물

운동신경말단에는 많은 수의 사립체와 신경전달물질(neurotransmitter)인 아세틸콜린(acetylcholine, Ach)을 저장하고 있는 약 30만개의 시냅스소포(연접소포, synaptic vesicle)가 있으며 1개의 소포에는 1만분자의 아세틸콜린이 저장되어 있다. 운동신경말단에 활동전위의 흥분파가 전달되면 신경말단 세포막에 있는 전압민감(전압의존성, voltage sentitive) Ca^{2+} 이온통로가 열려 Ca^{2+}이 신경말단으로 들어간다. 세포 안의 Ca^{2+} 농도가 증가하면 시냅스소포에 있는 아세틸콜린이 연접틈새로 세포외유출(exocytosis) 된다. 유출된 아세틸콜린은 근육섬유의 종판에 있는 아세틸콜린 수용체(receptor)와 결합하여 수용기-아세틸콜린 복합체(receptor-acetylcholine complex)를 만든다.

이 결합은 이온의 투과성에 변화를 일으키며 Na^{+}에 대한 투과도를 증가시킨다. Na^{+}이 종판 안으로 들어가면 활동전위(action potential)가 유도 된다. 아세틸콜린은 아세틸콜린에스테라아제(acetylcholinesterase)에 의해 콜린(choline)과 아세트산(aceticacid)으로 분해되어 신경말단으로 흡수되었다가 아세틸조효소 A(acetyl-CoA)와 콜린으로 전환되어 콜린아세틸기전이효소(choline acetyltransferase)에 의해 다시 아세틸콜린으로 합성된다.

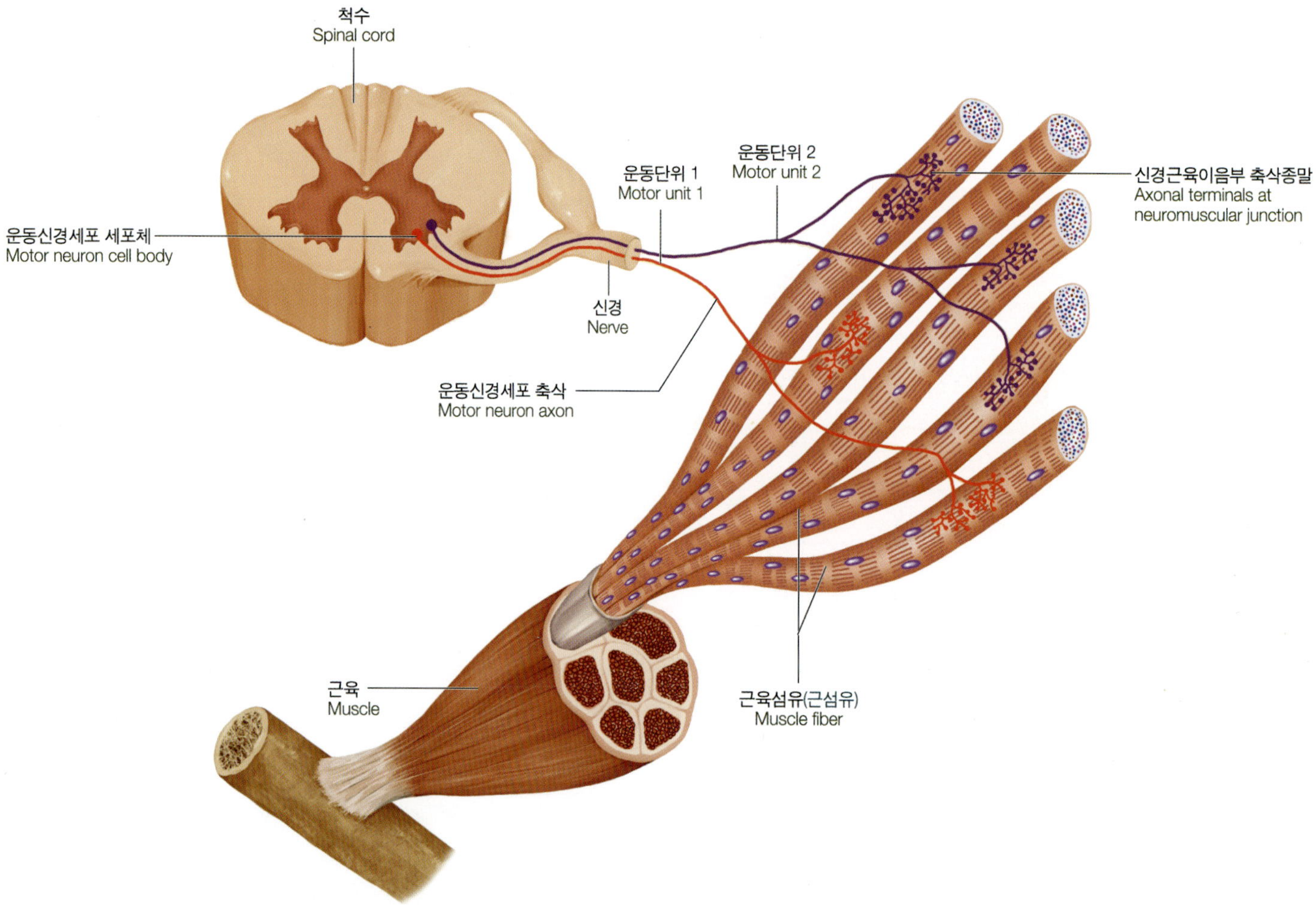

그림 6-11 운동단위

각 신경 흥분파에 의해 약 100개의 소포가 터지게 되며 그 결과 흥분파가 전달되어 근육세포가 수축하게 된다 (그림 6-12).

(4) 뼈대근육의 수축기전

① 근육 수축

중추신경운동영역에서 신경흥분파가 발생하여 운동 신경섬유를 따라 근육섬유에 연결된 신경종말에 도착하면 연접틈새에 아세틸콜린을 분비한다. 근육섬유의 종판에 있는 아세틸콜린 수용체에 아세틸콜린이 부착하면 이온통로가 열려 Na^+ 이온이 근육섬유 안으로 유입되어 근육섬유에 활동전위를 유발하여 근육섬유막과 T세관을 따라 활동전위가 일시에 파급된다. 활동전위 전파속도는 3~5m/sec로 신경세포의 1/18 정도이며 활동전위의 지속시간은 1~5m/sec로 신경세포보다 5배 정도 길다. 근육섬유에서 발생하는 활동전위를 피부 위에서 기록한 것이 근전도(electromyogram, EMG)이다 (그림 6-13).

T세관은 근육섬유를 가로로 주행하여 근육섬유 내부 깊숙이 첨부하여 활동전위를 전달하며 T세관 양쪽에 위치한 근육세포질그물의 종말수조에 저장된 Ca^{2+}이 근육원섬유 사이로 다량 방출된다. Ca^{2+}의 세포 안 증가는 근육수축을 유발하게 되는데 전기적 현상 없이는 근육수축이 일어나지 않는 이유는 전기적 흥분 없이는 세포 안 Ca^{2+} 농도가 증가되지 않기 때문이다. 그러므로 Ca^{2+}은 근육수축의 시작과 종결에 매우 중요한 역할을 한다.

근육세포질그물에서 유리된 Ca^{2+}은 한 분자의 트로포닌 C(troponin C, TnC)에 4개의 Ca^{2+}이 부착한다. 이 결합에 의하여

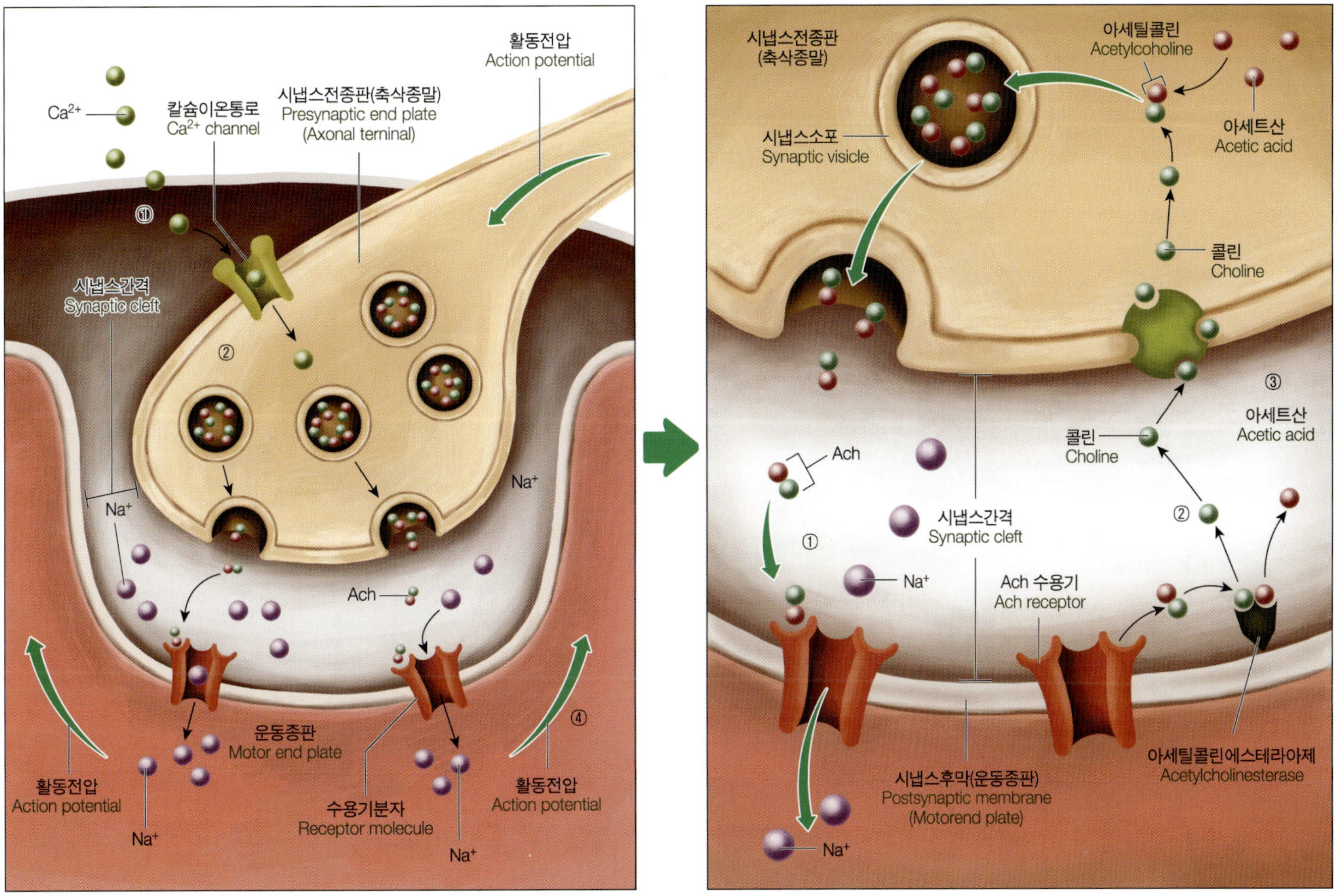

그림 6-12 신경근육이음부의 구조

트로포닌-트로포미오신 복합체의 구조가 변화되어 액틴사슬 사이의 홈으로 미끄러져 들어가게 된다. 그러면 액틴에 있는 미오신머리가 붙는 자리가 노출되어 미오신의 머리가 액틴에 부착된다 (그림 6-14).

미오신머리가 액틴에 결합한 후에 교차결합에 저장된 에너지에 의해 교차결합이 구부러져 근육원섬유마디 중심 쪽으로 액틴필라멘트를 끌어당긴다. 이때 미오신머리가 구부러지는 현상을 파워스트로크(power stoke)라고 부른다. 미오신머리에 결합된 ATP는 미오신머리의 ATPase 활성에 의해 ADP와 Pi로 가수분해 되었다가 교차결합이 근육원섬유마디 중심쪽으로 구부러지면 ADP와 Pi는 미오신머리 결합부위에서 유리된다. 이 자리에 새로운 ATP가 결합하면서 교차결합이 다시 구조적 변화를 일으켜 미오신머리는 액틴에서 떨어진다.

이 위치에서 미오신머리는 M선에서 더 멀리 있던 액틴필라멘트의 새로운 결합부위에 부착하고 다시 구부러지면서 파워스트로크를 유발한다. 교차결합은 굽힘과 펴짐을 통해서 액틴필라멘트를 따라 한 단계씩 이동하여 액틴필라멘트의 먼 쪽 부위를 미오신필라멘트의 중심 쪽으로 연속적으로 끌어당긴다. 이러한 과정을 walk-along 기작이라 하며 동작이 반복될수록 근육원섬유마디의 길이는 짧아진다. 이와 같이 근육수축이란 미오신필라멘트가 액틴필라멘트를 밧줄을 당기듯이 근육원섬유마디 중심 쪽으로 당겨 미끄러지듯이 필라멘트가 중첩되기 때문에 근육수축기전을 필라멘트미끄럼기전(sliding filament mechanism)이라 한다.

② 근육 이완

세포질 안에 Ca^{2+}이 높은 농도로 존재하는 동안 근육수축은

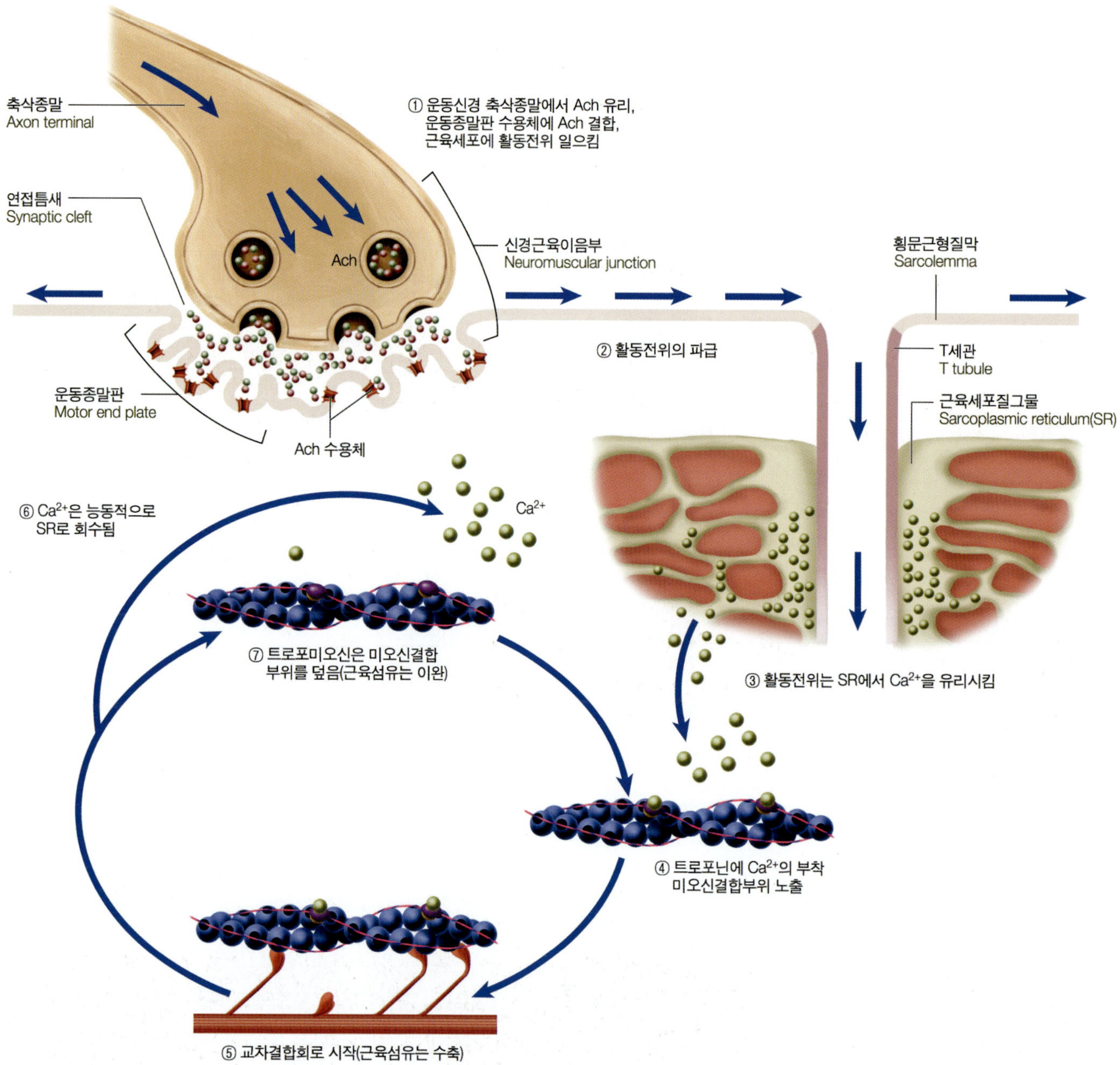

그림 6-13 흥분-수축연결

지속되기 때문에 근육이 이완되기 위해서는 Ca^{2+}를 제거해야 한다. 근육세포질그물 막에는 칼슘펌프(Ca^{2+} ATPase)가 있어서 근육원섬유 주위의 칼슘이온을 근육세포질그물 속으로 ATP를 소모하면서 능동적으로 운반한다. 그러므로 ATP는 근육의 수축과 이완과정 모두에서 필요하다.

칼슘펌프는 Ca^{2+} 농도를 세포질보다 약 2,000배 더 농축할 수 있다. 세포질안 Ca^{2+} 농도가 낮아져 안정 상태로 돌아오면 트로포닌에 결합되어 있던 칼슘도 트로포닌에서 떨어진다. 이어서 트로포닌과 트로포미오신의 구조가 원래대로 되돌아오고 트로포미오신이 액틴의 미오신머리가 붙는 자리를 다시 차단하여 근육수축을 종료한다. 앞의 일련의 과정들은 신경흥분이 오면 다시 반복되어진다. 근육수축과 이완과정을 요약정리하면 표 6-1과 같다.

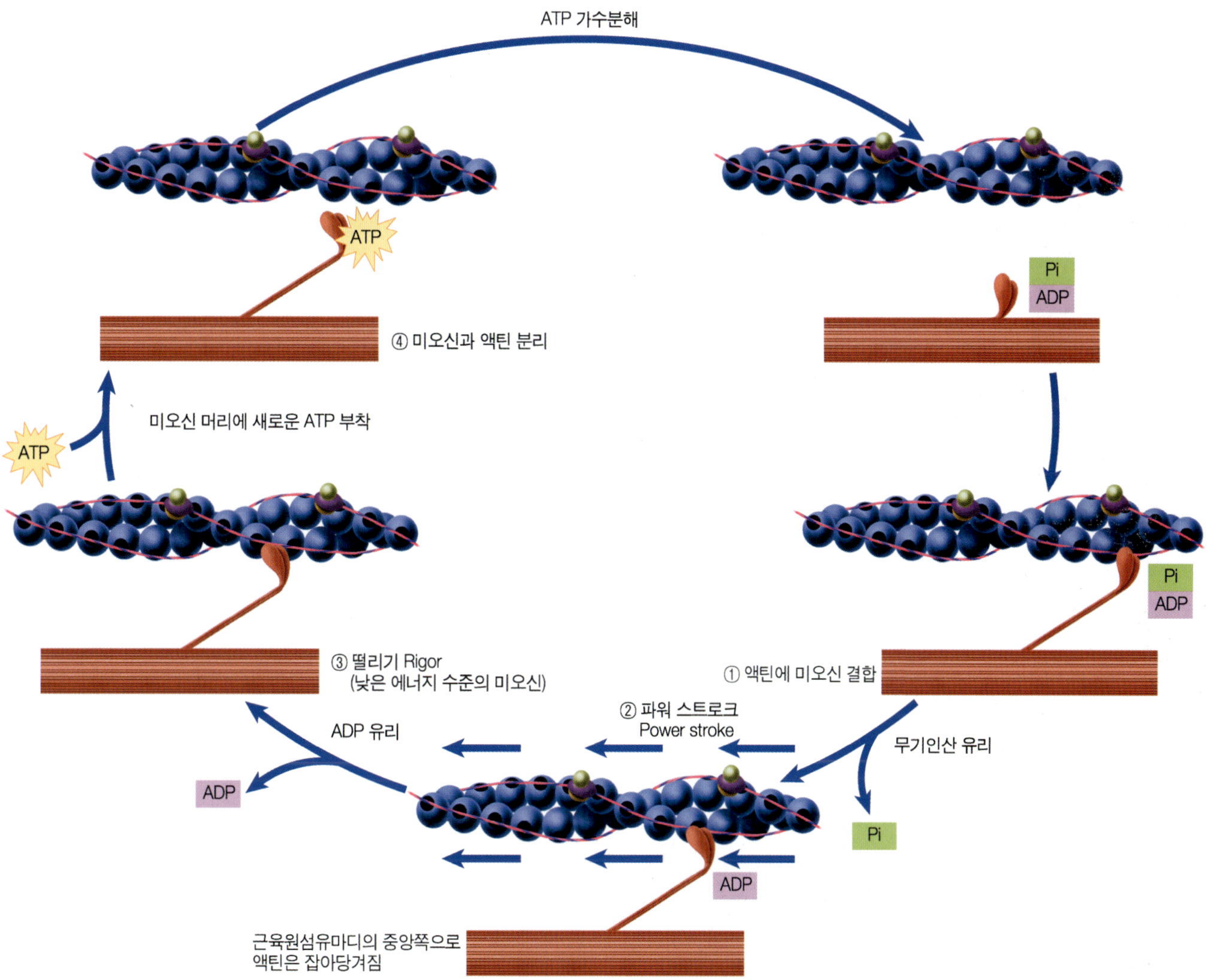

그림 6-14 교차결합회로

표 6-1 근육수축에서 이완까지 진행과정

단 계	진행과정
신경근육이음부의 흥분전달과 수축연결	활동전위가 운동신경말단에 도달하면 전압의존성 Ca^{2+} 통로들이 열림 세포바깥액의 Ca^{2+}이 신경말단으로 들어와 소포안의 Ach을 연접틈새로 분비시킴 Ach은 근육섬유의 세포막에 있는 수용체와 결합 Ach-수용체결합은 근육섬유막의 Na^{+} 통로들을 활성화시켜 활동전위를 유발 활동전위는 근육섬유막과 T세관, 근육세포질그물에 전파 근육세포질그물 종말수조의 Ca^{2+}이 근형질로 유리
수 축	Ca^{2+}은 트로포닌과 결합하여 트로포닌-트로포미오신 복합체의 구조 변화로 액틴분자의 활성부위 노출 교차결합 머리가 액틴 활성부위에 부착 교차결합의 파워스트로크로 액틴필라멘트가 안쪽으로 잡아당겨짐 수축이 일어나 근육섬유의 길이가 짧아짐
이 완	Ach이 AchE에 의해 분해되어 근육섬유막의 활동전위 중지 Ca^{2+}이 능동수송에 의해 근육세포질그물 안으로 회수됨 교차결합 머리에 새로운 ATP의 결합으로 교차결합이 액틴에서 떨어짐 세포안의 Ca^{2+}농도가 낮아지면서 트로포닌에서 Ca^{2+}이 떨어져 트로포닌-트로포미오신 복합체가 액틴 활성부위를 차단 근육섬유는 이완된 상태로 다음 자극 때까지 수축을 준비함

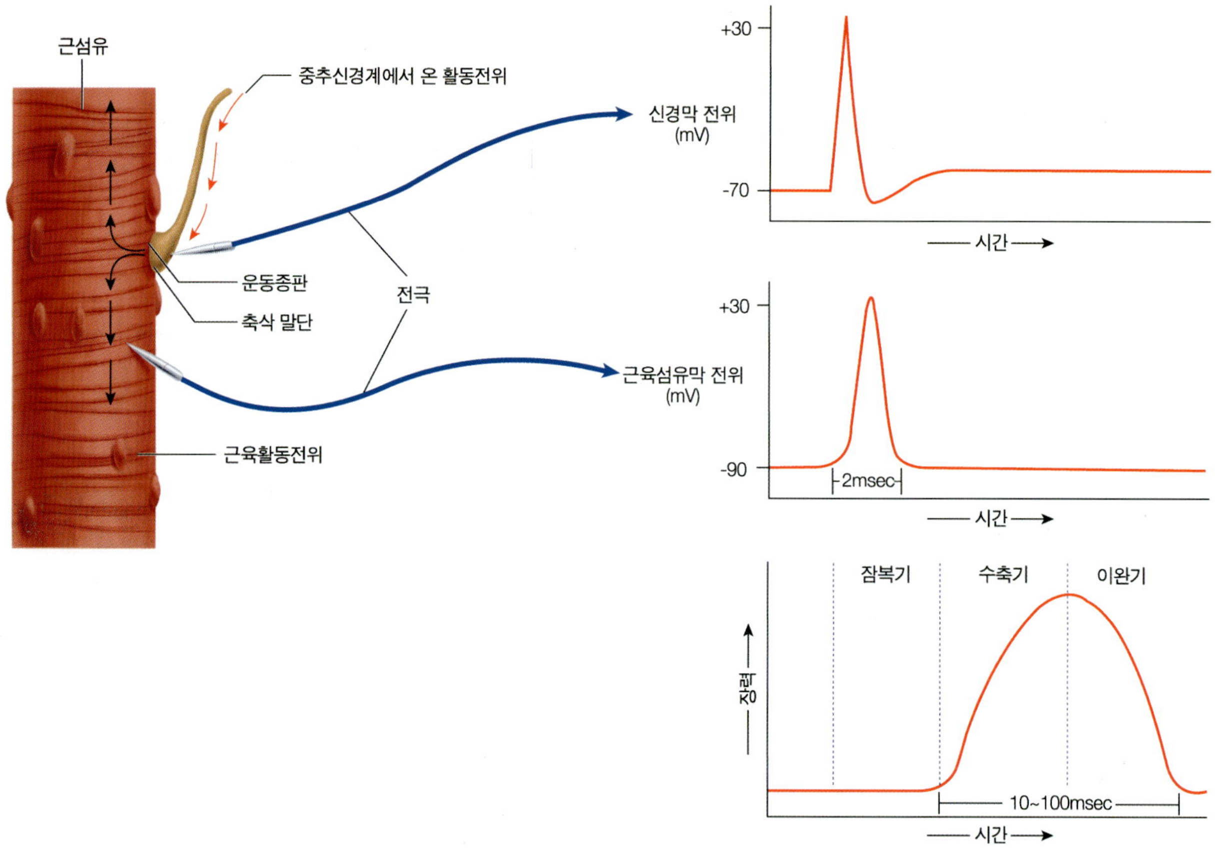

그림 6-15 축삭말단과 근육섬유에서 일어나는 활동전위에 의한 단일수축곡선

4) 근육수축의 특성

(1) 문턱(Threshold), 실무율(All or none law)

하나로 분리된 근육섬유에 자극의 강도를 점점 증가시켜 보면 근육섬유는 일정한 강도에 도달할 때까지는 반응을 일으키지 않다가 어느 강도 이상에서부터 수축을 일으키는데 이때 수축을 일으키는 최소의 강도를 문턱(역치, threshold)이라 한다. 문턱까지 도달하지 못하면 근육섬유는 수축할 수 없지만 문턱값 이상에서 자극의 강도가 계속 증가 한다 해도 모두 동일하게 수축하는데 이러한 현상을 실무율(all or none law)이라 한다. 그러나 실무율은 단일세포의 신경과 근육세포에서만 나타난다. 근육 단위로서의 뼈대근육은 수천 개의 근육세포로 구성된 기관이므로 자극의 빈도에 따라, 자극을 받는 근육세포의 수에 따라 각각 반응하며 수축하는 정도가 다르다.

(2) 단일수축(연축)

신경을 통하거나 직접 근육에 가해진 문턱이상의 단일 자극은 단일 근육수축을 유발하며 곧 이완하여 안정 상태로 되돌아간다. 이 현상을 단일수축(연축, twitch)이라 하고 이를 그래프로 나타낸 것이 단일수축곡선이며 단일수축에는 실무율이 적용된다.

단일수축곡선은 잠복기, 수축기, 이완기로 나누어진다. 잠복기(latent period)는 횡문근형질막(sarcolemma)과 T세관이 탈분극되고 근형질세포질그물에서 칼슘이온이 근형질로 유리되어 교차결합이 파워스트로크를 시작하려는 시기이다.

수축기(contraction period)는 교차결합이 파워스트로크를 시작하여 근육원섬유마디가 줄어드는 시기이다. 이완기(relaxation period)는 칼슘이온이 종말수조에 능동적으로 회수되고 교차결합의 파워스트로크 횟수가 감소하다가 멈추어 근육이 원래의 길이로 돌아가는 시기이다. 단일수축기간은 근육의 종류에 따라

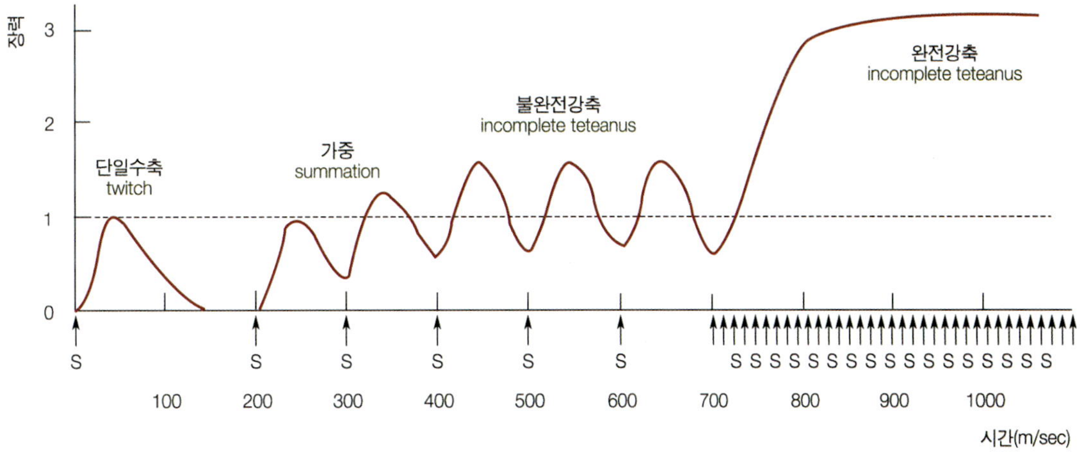

그림 6-16 가중과 강축 곡선

다르나 일반적으로 잠복기는 약 0.01초, 수축기는 0.04초, 이완기는 0.05초 정도이다 (그림 6-15).

(3) 강축

분리된 근육에 반복적으로 전기적 충격을 가하면 개개의 단일수축이 가중(summation)되어 지속적 수축을 일으킨다. 자극의 빈도가 증가함에 따라 수축이 중첩되어 단일수축의 경우 보다 큰 힘과 지속적인 수축을 일으키는데 이를 강축(tetanization)이라 한다. 강축이 생기는 이유는 앞선 활동 전위와 다음 활동전위 사이에도 근육 세포 안 칼슘이온 양이 충분히 유지되어 근육 이완 없이 지속적인 수축이 유지되기 때문이다.

강축에는 자극 빈도의 시간 간격이 조금 길어지면 앞에 있는 수축곡선의 정점을 지나 이완기에 해당하는 부분에서 다음의 수축이 일어나는 식으로 곡선을 이루지 못하고 톱니처럼 생긴 곡선을 그리는 불완전강축(incomplete tetanus)과 자극을 짧은 시간 간격으로 연속해서 가하면 근육에 큰 장력이 발생하여 지속적으로 평탄한 곡선을 그리는 완전강축(complete tetanus)이 있다 (그림 6-16).

(4) 긴장

정상적인 근육은 항상 약한 수축을 계속하고 있어서 중력에 저항하고 바로 몸의 움직임을 일으킬 수 있게 준비된 상태로 있는데 이를 긴장(tonus)이라 한다. 이것은 운동신경으로부터 약한 자극이 계속 근육에 도달하고 있어서 근육에 있는 여러 운동단위의 일부분이 서로 번갈아 가면서 수축을 하고 있기 때문이다. 이러한 긴장을 유지하는데 소모되는 에너지는 아주 적어 이로 인해 피로가 나타나지는 않으며 깊은 잠에 빠지면 전신 근육에서의 긴장이 거의 없어지게 된다.

(5) 경직

뼈대근육이 열에 의한 단백질 응고 혹은 ATP나 활동전위가 없는 상태에서 비가역적인 강축이 일어나는 현상을 경직(rigidity)이라 한다. 경직에는 40~60℃에서 단백질이 응고되기 때문에 일어나는 열경직, 근육이 물속에 있을 때 바깥액의 삼투압이 낮아서 물이 근육내로 들어가 일어나는 수분경직, 사람이 죽은 후 수 시간이 지나면 인체의 모든 근육이 활동전위가 없이도 수축하여 단단해지는 사후경직(rigor mortis)등이 있다. 이것은 사후경직은 ATP가 모두 소실되어 근육이완 과정 중 교차결합이 액틴필라멘트에서 분리될 때 필요한 에너지가 고갈되기 때문이다. 근육의 사후경직 상태는 죽은 후 1~2시간 경부터 턱과 목덜미 등에서 시작하여 대체로 위에서 아래로 퍼진다. 이러한 현상은 12시간에 정점에 도달하고 이후 용해소체의 자가용해효소에 의해 수축단백질들이 분해될 때까지 지속된다.

(6) 등장성 수축과 등척성 수축

물건을 들어 올릴 때 근육은 수축하고 이 근육들이 부착된

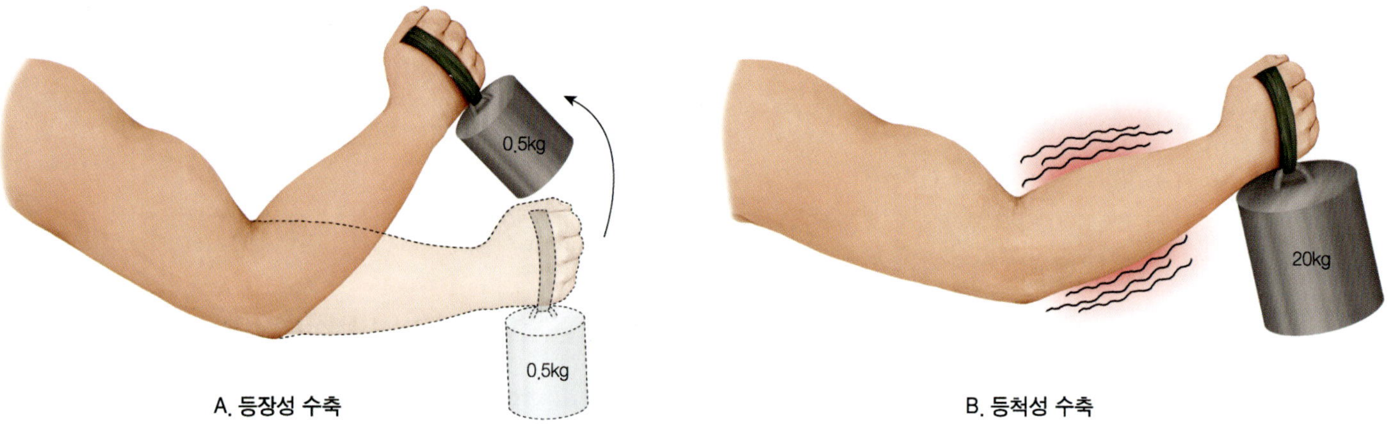

그림 6-17 등장성과 등척성 수축

뼈의 말단은 서로 가까워져 물건은 들어 올려 진다. 이처럼 근육이 수축하는 동안 장력은 변하지 않고 길이만 짧아지는 경우를 등장성수축(isotonic contraction)이라 하며 양손을 벽에 대고 밀고 있을 때와 같이 근육은 수축하지만 근육의 길이는 변화 없이 장력만 증가하는 경우를 등척성수축(isometric contraction)이라 한다. 일상생활 중 근육수축은 등장성수축과 등척성수축이 동시에 복합적으로 일어나는 것이 보통이다. 예를 들면 보행 시 한쪽 다리 근육은 등척성으로 수축하여 발이 땅에 닿을 때 다리를 지탱해주는 반면, 반대편 다리의 근육들은 등장성으로 수축하여 다리를 굽히거나 올리게 한다 (그림 6-17).

5) 근육수축의 에너지 대사

(1) 근육수축 에너지원

근육수축에 직접 쓰이는 에너지는 ATP(adenosine triphosphate)이다. 그러나 근육섬유는 짧은 시간 수축할 정도의 ATP만 가지고 있기 때문에 지속적인 수축에는 ATP가 재생산되어야 한다. ATP가 재생산되기 위해 사용되는 에너지는 크레아틴인산(creatine phosphate)에서 나온다. 크레아틴인산은 근육수축 활동에 동원되는 첫 번째 에너지 저장고이다. ATP처럼 크레아틴인산은 고에너지 인산결합을 갖고 있으며 근육섬유에 ATP보다 3~8배 정도 많이 존재한다.

근육수축 시 ATP는 초기에 세포 안에 저장된 ATP를 사용하고 고갈되면 크레아틴인산에 의하여 에너지를 공급받아 ATP를

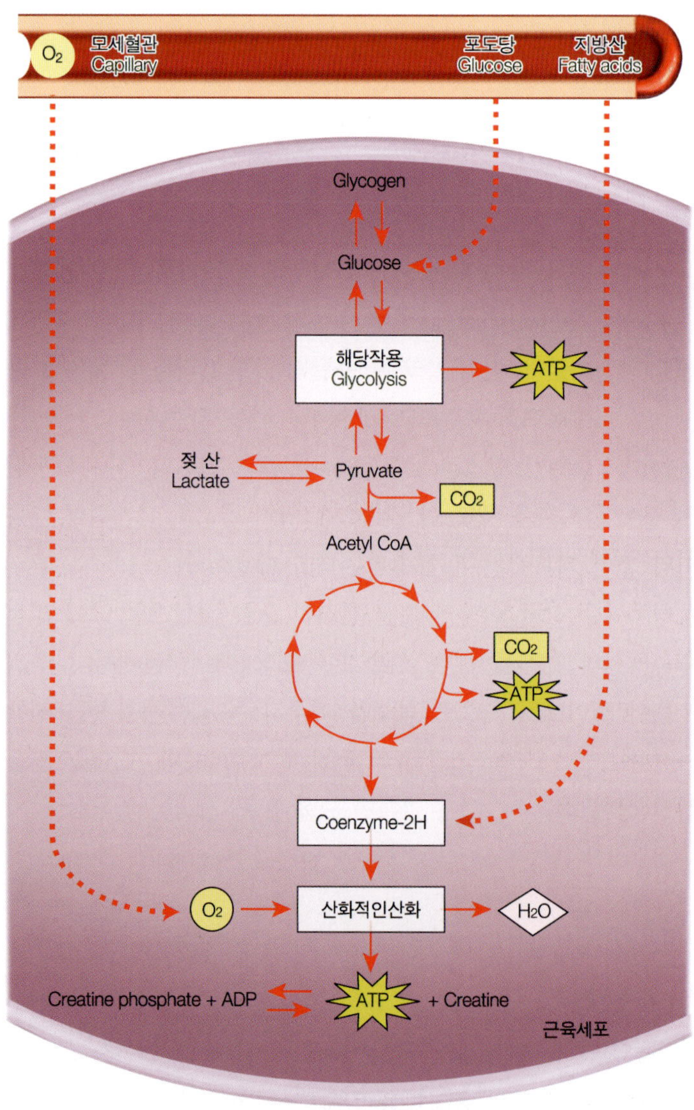

그림 6-18 뼈대근육에서 수축을 위한 에너지대사 경로

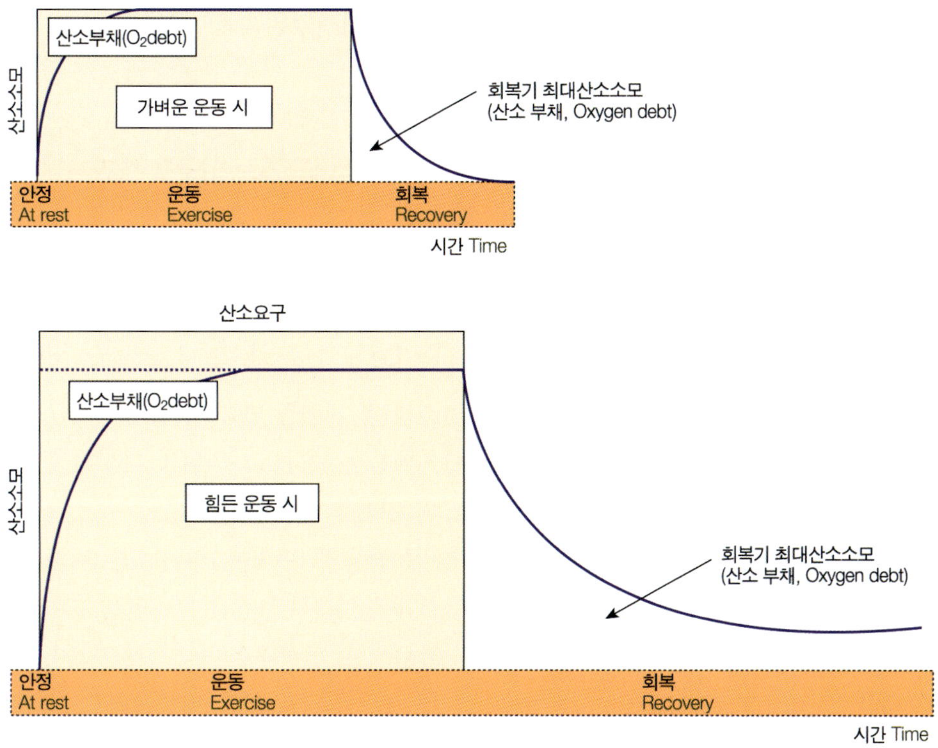

그림 6-19 운동에 따른 산소부채 정도

재합성하여 사용한다. 그러나 근육 세포에 저장된 ATP나 크레아틴인산에 저장된 에너지는 소량이어서 근육수축 시 수초 동안만 이용할 수 있을 뿐이다. 그래서 다음은 근육세포에 저장되어 있는 글리코겐(glycogen)의 해당작용(glycolysis)을 통해서 에너지를 공급받는다. 그 다음에는 산화적 인산화과정을 통해 오랫동안 근육수축을 할 수 있도록 에너지를 공급받는다. 해당작용은 산소없이 세포질에서 일어나기 때문에 ATP 생산량은 적고 산화적인 산화과정은 산소가 있을 때 사립체 미토콘드리아(사립체) 안에서 크렙스회로와 전자전달계를 통하여 많은 ATP를 생산한다 (그림 6-18).

(2) 산소부채와 근육피로

근육이 과도한 운동을 할 때는 충분한 산소를 공급하기 어렵다. 이와 같이 운동 시 부족했던 산소를 운동이 끝나고 휴식기간 동안 보충하게 되는데, 이때 부족했던 산소를 산소부채(oxygen debt)라고 한다. 근육섬유는 무산소성호흡을 통한 에너지 생산을 늘려야만 하는데 무산소성 해당작용을 통해 포도당이 피루브산(pyruvic acid pyruvate)으로 분해되어 젖산(lactate)으로 전환되고, 젖산이 혈액을 타고 간으로 이동하여 축적되고 산소부채(oxygen debt)가 증가한다. 이는 운동 후에 안정 시에 원상으로 복귀되어야 한다. 산소부채의 양은 간세포에 축적된 젖산을 포도당으로 전환하는데 필요한 산소의 양을 합한 값이다. 이것은 혈액과 조직의 산소 농도를 운동 전 상태까지 회복시키는데 필요한 산소의 양이다 (그림 6-19).

근육이 더 이상 힘을 생성하지 못하거나 수축능력이 저하되는 현상을 근육피로(muscle fatigue)라 한다. 피로의 원인은 근세포에 대한 혈액공급의 중단, 운동성 신경섬유에 있는 아세틸콜린의 중단에서 온다. 그리고 복합된 현상 ATP의 생성이 불충분하거나 당원(glycogen)과 같은 대사성 물질의 결핍으로 ATP가 결여되어도 근육피로는 온다. 또한 무호흡의 결과 근육에서 생산된 젖산의 축적으로도 일어나며 젖산은 근육의 pH가 산성이 되도록 하여 효소의 활동을 저하시켜 근육피로를 증가시킨다. 근육피로는 근육에 불쾌감이 나타나고 이어서 발작적으로 근육을 수축하면서 경련과 통증을 유발시킨다.

6) 뼈대근육 이름

뼈대근육의 이름은 근육의 모양, 위치, 방향, 작용 등에 따라 붙여진다. 그 예들은 다음과 같다.

- 모양에 따라 : 등세모근(승모근, trapezius m.), 마름근(능형근, rhomboid m.), 어깨세모근(삼각근, deltoid m.), 원근(원근, teres m.)
- 위치에 따라 : 관자근(temporalis m.), 위팔근(상완근, brachialis m.), 가슴근(흉근, pectoralis m.), 배근(abdominis m.), 가시위근(극상근, supraspinatus m.), 넙다리근(femoris m.), 갈비사이근(intercostalis m.) 앞정강근(tibialis anterior m.)
- 방향에 따라 : 아래머리빗근(하두사근, obliquus capitis inferior m.), 가슴가로근(흉횡근, transverse thoracis m.), 배곧은근(복직근, rectus abdominis m.)
- 이는곳, 닿는곳에 따라 : 복장방패근(흉골갑상근, sternothyroid m.), 부리위팔근(오훼완근, coracobrachialis m.)
- 작용에 따라 : 굽힘근(flexor), 폄근(extensor), 모음근(adductor), 벌림근(abductor), 엎침근(pronator), 뒤침근(supinator)
- 근육의 이는곳의 수에 따라 : 넙다리두갈래근(biceps femoris), 위팔세갈래근(triceps brachii)
- 근육의 크기에 따라 : 큰볼기근(gluteus maximus), 중간볼기근(gluteus medius), 작은볼기근(gluteus minimus), 큰모음근(adductor magnus), 긴모음근(adductor longus), 짧은모음근(adductor brevis)

2 인체의 근육

다음은 인체의 중요한 근육들을 나타낸 그림이다(그림 6-20).

뼈대근육을 몸통골격근육과 팔다리골격근육으로 나누어 설명하였고, 각각 기능과 해부학적 위치에 따라 분류하였다.

1) 몸통(체간)골격근육(Muscles of axial skeleton)

몸통골격근육에는 머리부위(두부, head), 목부위(경부, neck), 몸통부위(체간, trunk) 근육이 있다.

(1) 머리부위(두부) 근육

① 눈의 외래근(Extrinsic muscle of eye) (그림 6-21, 표 6-2)

눈의 외래근에는 안구를 움직이는 6개의 근육과 눈꺼풀을 올리는 1개의 근육, 총 7개가 있다.

위곧은근(상직근), 안쪽곧은근(내측직근), 아래곧은근(하직근), 가쪽곧은근(외측직근)은 눈확구멍의 온힘줄고리에서 일어 공막에 닿는다. 눈근육 중 가쪽곧은근(외측직근)은 갓돌림신경(외전신경)의 지배를 받고, 위빗근(상사근)은 도르래신경(활차신경)의 지배를 받는다. 그 의외의 다섯개 근육은 눈돌림신경(동안신경)의 지배를 받는다.

눈근육의 수축이 일어나면 위곧은근(상직근)은 위안쪽으로 아래곧은근(하직근)은 위, 안쪽으로 가쪽곧은근(외측직근)은 바깥쪽으로, 안쪽곧은근(내측직근)은 안쪽으로 안구를 당긴다. 위빗근(상사근)은 안쪽으로 돌리고, 아래빗근(하사근)은 가쪽으로 돌린다. 위눈꺼풀올림근(상안검거근)은 눈꺼풀(안검)을 들어올린다.

② 얼굴(안면)표정근(Muscle of facial expression) (그림 6-22, 표 6-3)

머리피부부터 목까지 피부 밑에 존재하여 얼굴의 표정을 만드는 역할을 한다. 이 근육들은 뼈대근육이지만 근육이나 뼈에서 일어나 피부에 닿는다. 또한 모두 얼굴신경(안면신경, facial n. CNⅦ)의 지배를 받는다.

머리덮개근(두개상근, epicranius m.)은 이마와 두피를 덮고 있고 이마근(전두근, frontalis m.)과 뒤통수근(후두근, occipitalis m.)으로 이루어져 있으며 그 사이는 머리덮개널힘줄(모상건막, galea aponeurotica)로 이어져 있다. 볼근은 뺨을 압축하고 입을 오므리며 귀밑샘관(이하선관, parotid duct)이 이 근육을 통과한다. 넓은목근(광경근, platysma)은 어깨부터 아래턱까지 이어져 있으며 얕은근막에 존재한다.

③ 씹기근육(저작근, Muscle of mastication) (그림 6-23, 표 6-4)

씹기근육(저작근)은 아래턱뼈(하악골, mandible)에 닿아 아래턱뼈를 움직여 입을 열고 닫는다. 총 4개가 있으며 모두 삼차신경(trigeminal n. CN Ⅴ)의 세 번째 가지인 아래턱신경(하악신경, mandibular n. CN V_3)의 지배를 받는다.

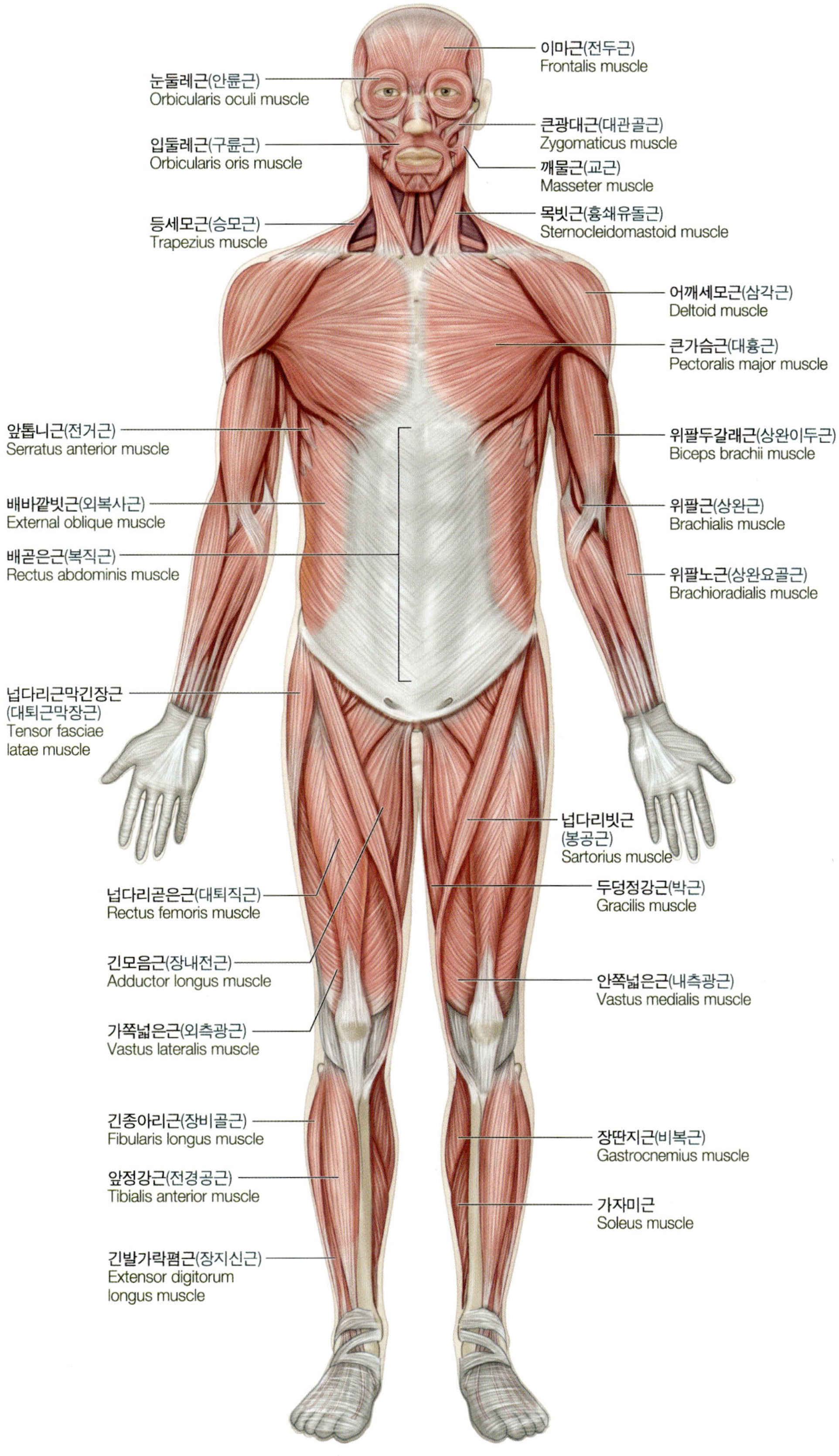

그림 6-20 전신 근육, 앞면

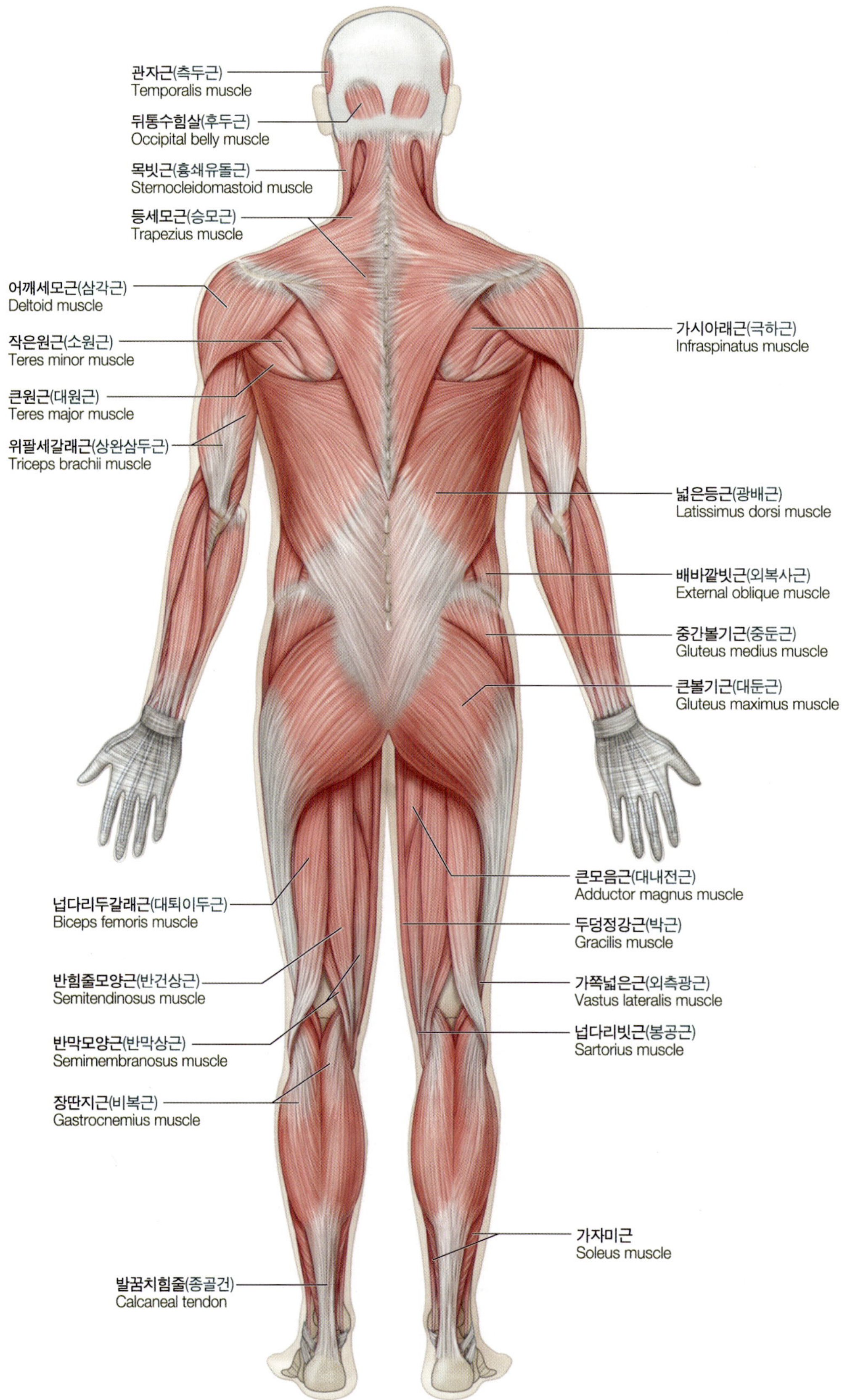

그림 6-20 전신 근육, 뒤면

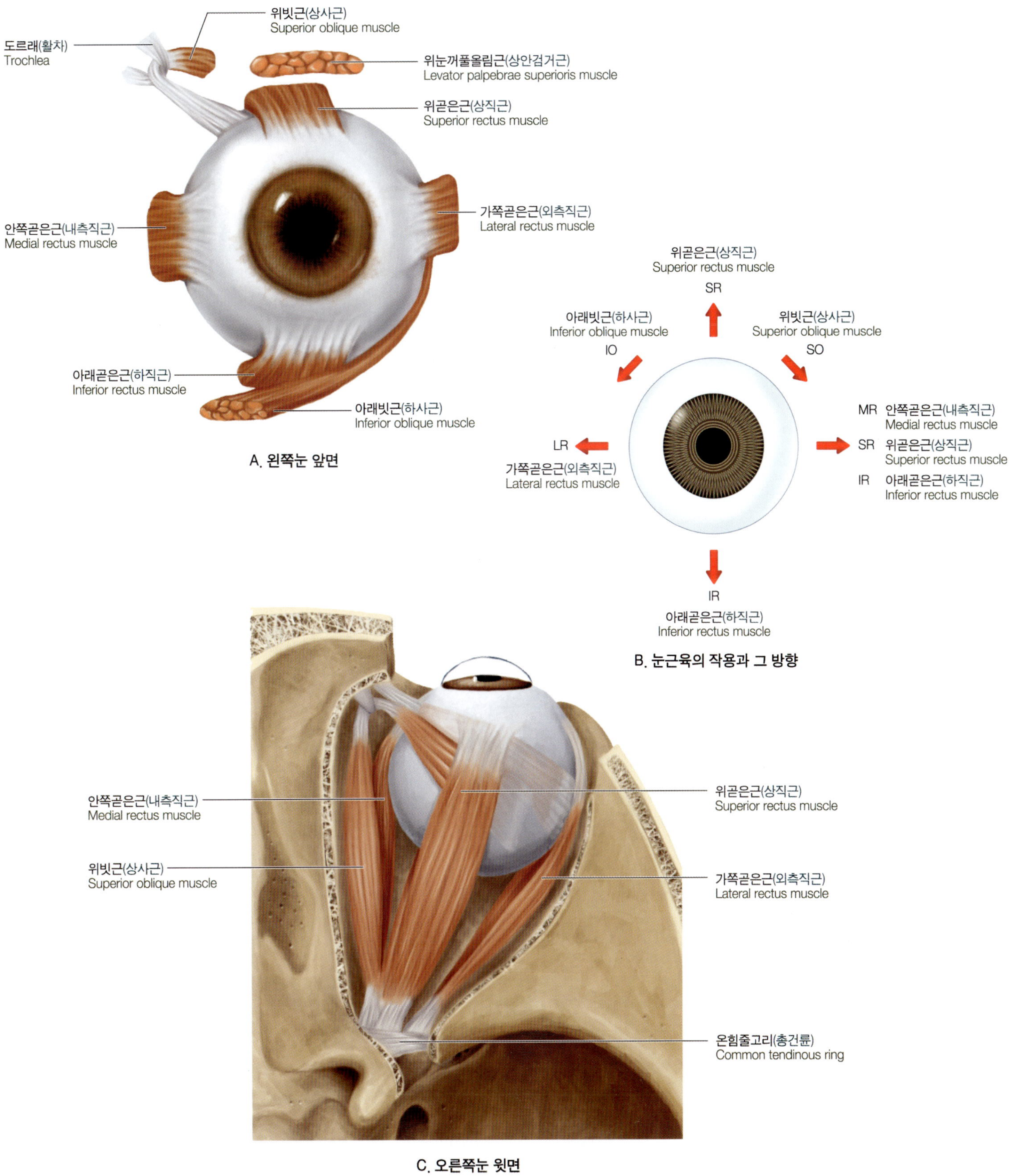
위빗근(상사근)
Superior oblique muscle
도르래(활차)
Trochlea
위눈꺼풀올림근(상안검거근)
Levator palpebrae superioris muscle
위곧은근(상직근)
Superior rectus muscle
안쪽곧은근(내측직근)
Medial rectus muscle
가쪽곧은근(외측직근)
Lateral rectus muscle
아래곧은근(하직근)
Inferior rectus muscle
아래빗근(하사근)
Inferior oblique muscle
A. 왼쪽눈 앞면
위곧은근(상직근)
Superior rectus muscle
SR
아래빗근(하사근)
Inferior oblique muscle
IO
위빗근(상사근)
Superior oblique muscle
SO
MR 안쪽곧은근(내측직근)
Medial rectus muscle
SR 위곧은근(상직근)
Superior rectus muscle
IR 아래곧은근(하직근)
Inferior rectus muscle
LR
가쪽곧은근(외측직근)
Lateral rectus muscle
IR
아래곧은근(하직근)
Inferior rectus muscle
B. 눈근육의 작용과 그 방향
안쪽곧은근(내측직근)
Medial rectus muscle
위빗근(상사근)
Superior oblique muscle
위곧은근(상직근)
Superior rectus muscle
가쪽곧은근(외측직근)
Lateral rectus muscle
온힘줄고리(총건륜)
Common tendinous ring
C. 오른쪽눈 윗면

그림 6-21 눈의 외래근

표 6-2 눈의 외래근

근육명	이는곳(기시부, origin)	닿는곳(종지부, insertion)	신경지배	작 용
위곧은근(상직근) Superior rectus m.	온힘줄고리(총건륜)	안구앞면의 위쪽	눈돌림신경(동안시경) Oculomotor n. CN Ⅲ	안구를 올리고 모음 안구를 안쪽으로 돌림
아래곧은근(하직근) Inferior rectus m.	온힘줄고리(총건륜)	안구앞면의 아래쪽	눈돌림신경(동안신경) Oculomotor n. CN Ⅲ	안구를 내리고 모음 가쪽으로 돌림
안쪽곧은근(내측직근) Medial rectus m.	온힘줄고리(총건륜)	안구앞면의 안쪽	눈돌림신경(동안신경) Oculomotor n. CN Ⅲ	안구를 모음
가쪽곧은근(가측직근) Lateral rectus m.	온힘줄고리(총건륜)	안구앞면의 가쪽	갓돌림신경(외전신경) Abducens n. CN Ⅵ	안구를 벌림
위빗근(상사근) Superior oblique m.	시각신경관 위모서리	안구의 윗면, 도르래(활차)	도르래신경(활차신경) Trochlear n. CN Ⅳ	안구를 안쪽으로 돌림
아래빗근(하사근) Inferior oblique m.	눈확아래 안쪽부분(안와하부)	안구의 아래가쪽	눈돌림신경(동안신경) Oculomotor n. CN Ⅲ	안구를 가쪽으로 돌림
위눈꺼풀올림근(상안검거근) Levator palpebrae superioris m.	눈확위부분(안와상부)	위눈꺼풀(상안검)	눈돌림신경(동안신경) Oculomotor n. CN Ⅲ	눈꺼풀(안검)을 올림

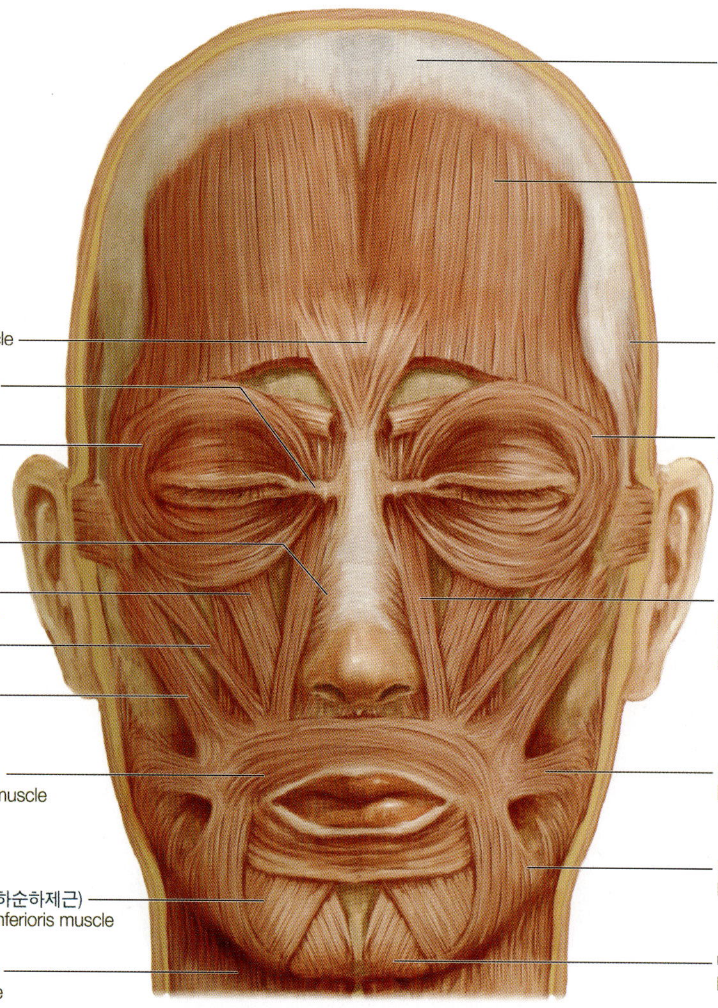

그림 6-22 얼굴(안면) 표정근

표 6-3 얼굴(안면) 표정근

근육명	이는곳(기시부, origin)	닿는곳(정지부, insertion)	신경지배	작 용
이마근(전두근) Frontalis m.	머리덮개널힘줄(모상건막)	이마부분(전두)의 피부	얼굴신경(안면신경) Facial n. CN Ⅶ	놀랄 때 눈썹을 올림, 머리덮개를 앞뒤로 움직임
뒤통수근(후두근) Occipitalis m.	뒤통수뼈(후두골)	머리덮개널힘줄(모상건막)	얼굴신경(안면신경) Facial n. CN Ⅶ	
눈살근(비근근) Procerus m.	코연골윗부분	눈썹사이와 눈썹윗부분 피부	얼굴신경(안면신경) Facial n. CN Ⅶ	미간에 가로주름을 지게 함
눈썹주름근(추미근) Corrugator m.	눈확(안와)안쪽부분	눈썹 안쪽피부	얼굴신경(안면신경) Facial n. CN Ⅶ	눈썹을 내리고 눈살을 찌푸림
눈둘레근(안륜근) Orbicularis oculi m.	눈확(안와)안쪽부분, 눈꺼풀 인대, 눈물뼈(누골)	눈확(안와)피부	얼굴신경(안면신경) Facial n. CN Ⅶ	눈꺼풀(안검)을 닫음
입둘레근(구륜근) Orbicularis oris m.	입주위 피부와 근육섬유들	입술 피부와 점막	얼굴신경(안면신경) Facial n. CN Ⅶ	입술을 오므리고 입을 다묾
위입술올림근(상순거근) Levator labii superioris m.	광대뼈(관골), 위턱뼈(상악골)	위입술(상순)	얼굴신경(안면신경) Facial n. CN Ⅶ	윗입술(상순)을 올림
아랫입술내림근(하순하체근) Depressor labii inferioris m.	아래턱뼈(하악골)	아랫입술(하순) 피부	얼굴신경(안면신경) Facial n. CN Ⅶ	아랫입술(하순)을 내림
큰광대근(대협골근) Zygomaticus major m.	광대뼈활(협골궁)	입꼬리(구각)	얼굴신경(안면신경) Facial n. CN Ⅶ	입꼬리(구각)를 뒤, 위로 당김
작은광대근(소협골근) Zygomaticus minor m.	눈둘레근 근육섬유	입꼬리(구각)	얼굴신경(안면신경) Facial n. CN Ⅶ	
입꼬리당김근(소근) Risorius m.	깨물근(교근) 근막	입꼬리(구각)	얼굴신경(안면신경) Facial n. CN Ⅶ	입꼬리(구각)를 당김
입꼬리내림근(구각하체근) Depressor anguli oris m.	아래턱뼈(하악골)	입꼬리(구각)	얼굴신경(안면신경) Facial n. CN Ⅶ	입꼬리(구각)를 내려 슬픈 표정을 지음
턱끝근(이근) Mentalis m.	아래턱뼈(하악골)	턱끝피부	얼굴신경(안면신경) Facial n. CN Ⅶ	아랫입술(하순)을 앞으로 내밂
볼근(협근) Buccinator m.	위턱뼈(상악골), 아래턱뼈(하악골)	입둘레근(구류근)	얼굴신경(안면신경) Facial n. CN Ⅶ	볼을 좁혀 공기를 내보냄, 씹기근육(저작근육)에 도움을 줌
넓은목근(광경근) Platysma m.	가슴부위의 피부밑조직(천근막)	아래턱뼈(하악골), 입꼬리(구각), 턱끝	얼굴신경(안면신경) Facial n. CN Ⅶ	아래턱을 내리고 입술을 내림, 목피부를 당김

깨물근(교근, masseter m.)은 광대활(관골궁, zygomatic arch)에서 일어나 턱뼈각(하악각, angle of mandible)에 닿으며 아래턱뼈를 위앞쪽으로 당긴다. 가쪽날개근(외측익돌근, lateral pterygoid m.)과 안쪽날개근(내측익돌근, medial pterygoid m.)은 둘 다 나비뼈(접형골, pterygoid bone)에서 일어나 아래턱뼈(하악골, mandible)에 닿는다.

가쪽날개근(외측익돌근)은 안쪽날개근보다 바깥쪽, 위쪽에 존재하여 아래턱을 아래앞쪽으로 당기고, 안쪽날개근(내측익돌근)은 안쪽, 아래쪽에 존재하여 아래턱을 위앞쪽으로 당긴다. 관자근(측두근, temporalis m.)은 머리뼈의 관자우묵(측두와, temporal fossa)에서 일어나 아래턱뼈의 근육돌기(coronoid process)의 안쪽에 닿아 아래턱뼈를 아래앞쪽으로 당긴다.

(2) 목(경부)의 근육(Muscle of neck)

목부위의 근육은 목뿔뼈(설골, hyoid bone)에 닿아 목뿔뼈와 후두를 움직이는 근육과 머리와 목을 연결하여 머리부분과 목

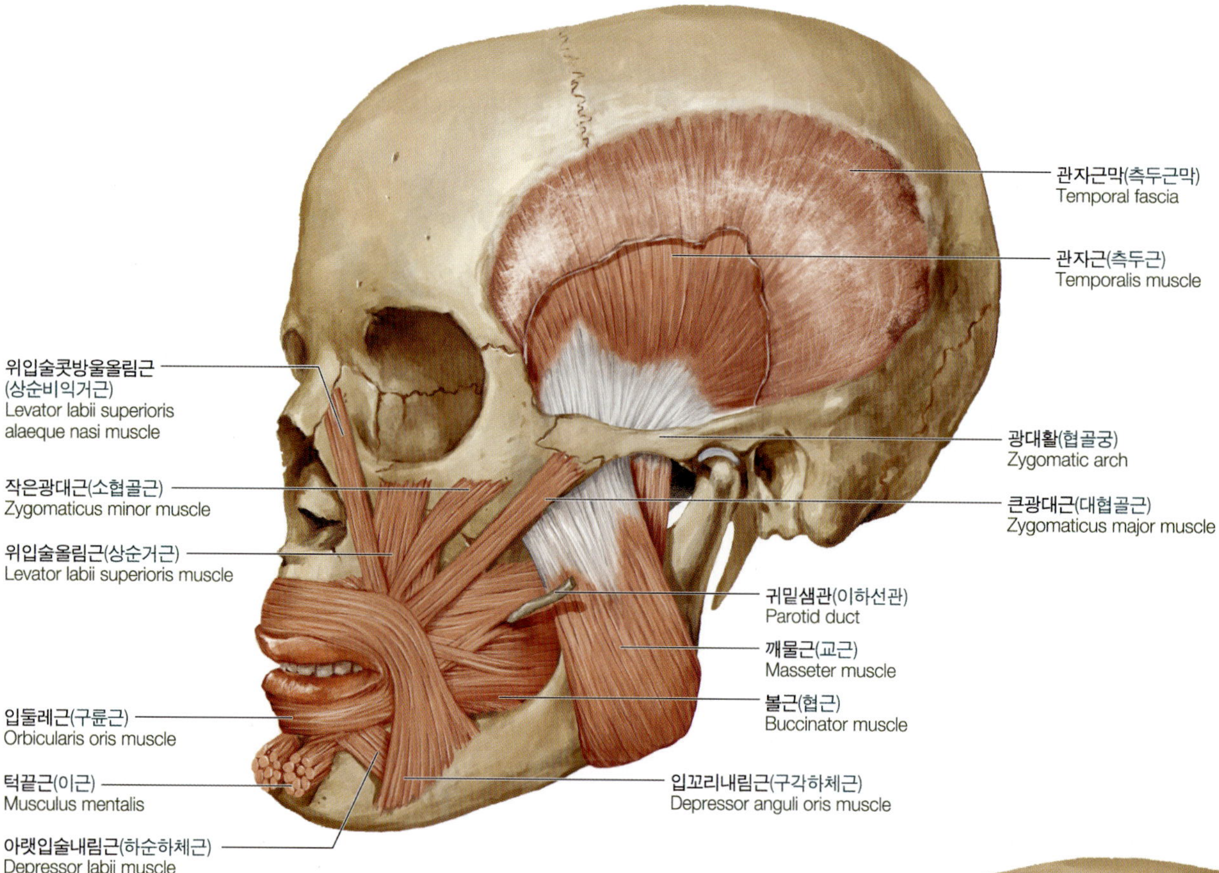

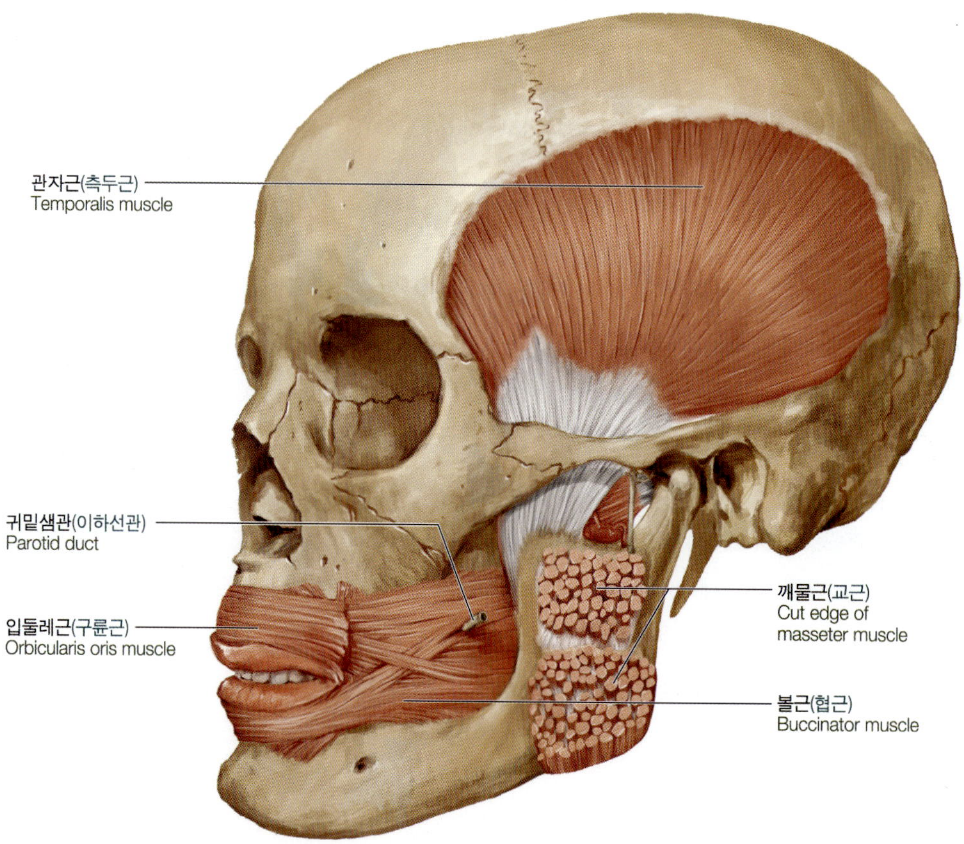

그림 6-23 씹기근육(저작근) (계속)

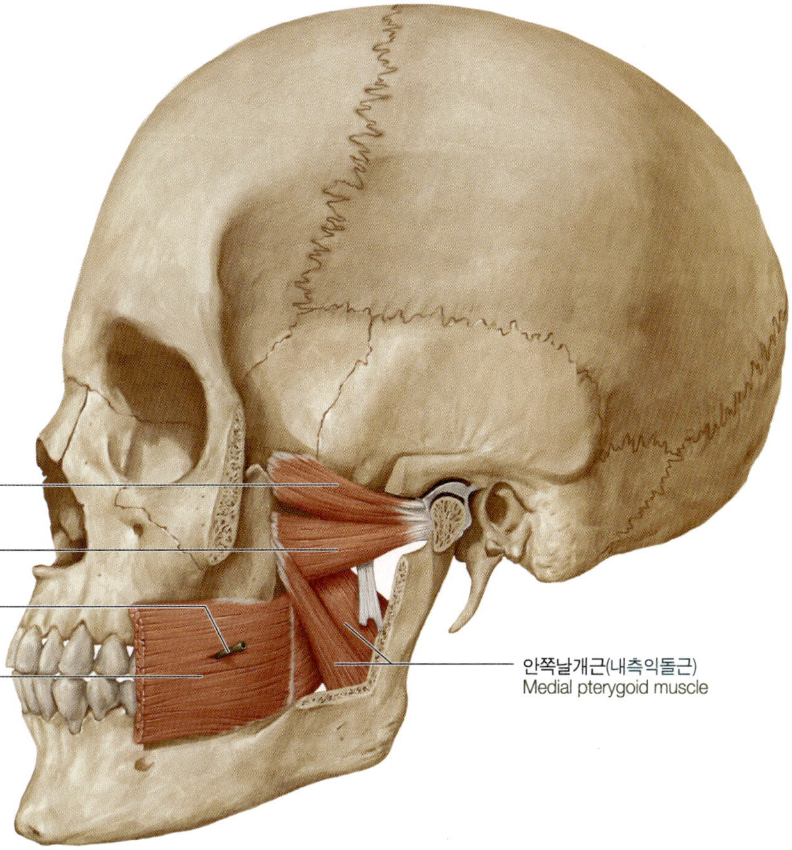

그림 6-23 씹기근육(저작근)

표 6-4 씹기근육(저작근)

근육명	이는곳(기시부, origin)	닿는곳(정지부, insertion)	신경지배	작 용
깨물근(교근) Masseter m.	광대활(관골궁)	아래턱뼈(하악골)의 아래턱가지(하악지)	아래턱신경(하악신경) Mandibular n. CN Ⅴ3	아래턱을 올림
관자근(측두근) Temporalis m.	관자우묵(측두와)	아래턱뼈(하악골)의 근육돌기(근돌기)안쪽	아래턱신경(하악신경) Mandibular n. CN Ⅴ3	아래턱을 올리고 들임
안쪽날개근 Medial pterygoid m.	입천장뼈(구개골)의 날개패임돌기, 가쪽날개판	아래턱뼈(하악골)의 아래턱가지(하악지)	아래턱신경(하악신경) Mandibular n. CN Ⅴ3	아래턱을 내밂
가쪽날개근 Lateral pterygoid m.	나비뼈큰날개(접형골대익)	아래턱뼈(하악골)	아래턱신경(하악신경) Mandibular n. CN Ⅴ3	아래턱을 내밀고 올림

부분을 움직이는 근육이 있다.

① 목뿔뼈와 후두를 움직이는 근육

목뿔뼈와 후두를 움직이는 근육은 그 위치에 따라 목뿔위근(설골상근, suprahyoid m.)과 목뿔아래근(설골하근, infrahyoid m.)으로 나뉜다 (그림 6-24, 표 6-5).

▌목뿔위근 (설골상근, Suprahyoid muscle)

목뿔위근에는 두힘살근(악이복근, digastric m.), 턱목뿔근(악설골근, mylohyoid m.), 턱끝목뿔근(이설골근, geniohyoid m.),

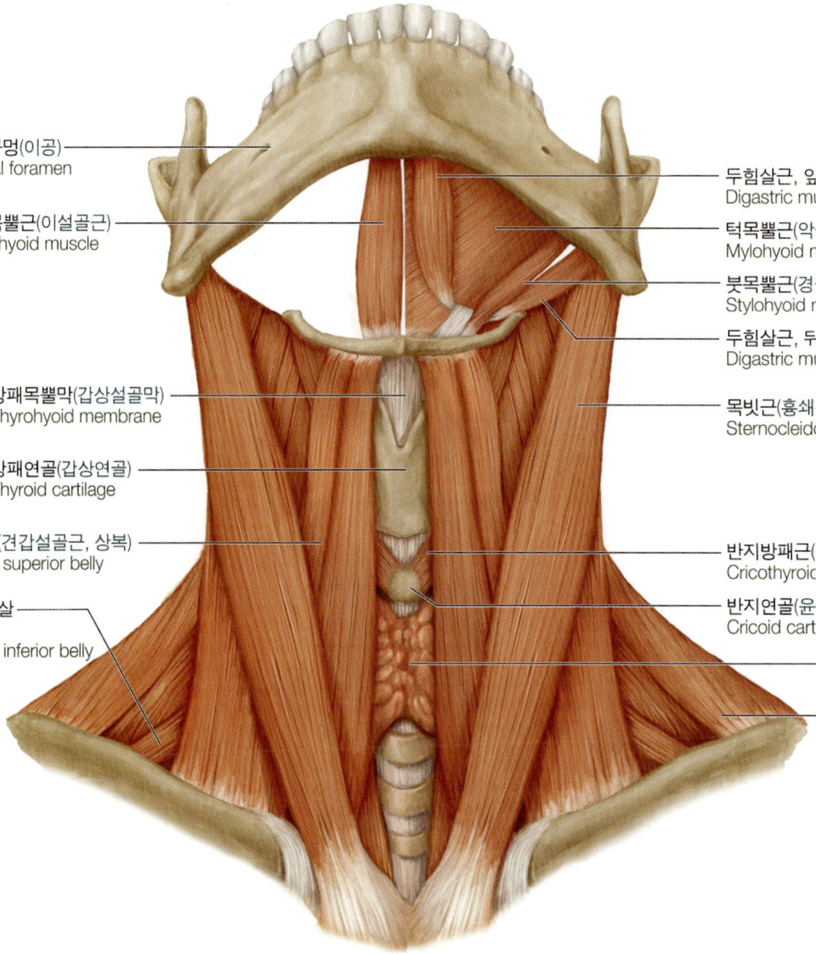

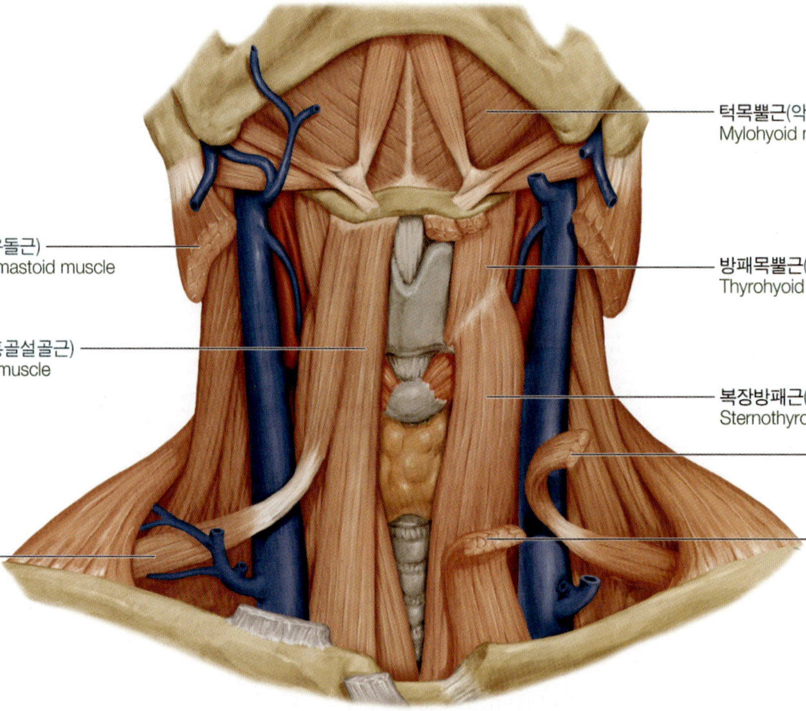

그림 6-24 앞목(전경) 삼각의 근육[목뿔위근(설골상근) 및 목뿔아래근(설골하근)]

표 6-5 목뿔뼈(설골)와 후두를 움직이는 근

근육명	이는곳(기시부, origin)	닿는곳(정지부, insertion)	신경지배	작 용
목뿔위근(설골상근, suprahyoid m.)				
두힘살근(악이복근) Digastric m.	앞힘살 : 아래턱뼈(하악골) 뒤힘살 : 관자뼈 꼭지돌기(유양돌기)	목뿔뼈 작은뿔(설골소각)	앞힘살 : 턱목뿔근신경(악설골근신경) Mylohyoid n. 뒤힘살 : 얼굴신경(안면신경) Facial n. CN Ⅶ	목뿔뼈와 혓바닥을 올림 목뿔뼈가 고정되었을 때 입바닥을 내림
턱목뿔근(악설골근) Mylohyoid m.	아래턱뼈(하악골)의 턱목뿔근선(골근선)	목뿔뼈(설골)	턱목뿔근신경(악설골근신경) Mylohyoid n.	목뿔뼈와 혓바닥을 올리고 아래턱뼈를 내림
턱끝목뿔근(이설골근) Geniohyoid m.	아래턱뼈(하악골)	목뿔뼈(설골)	혀밑신경과 같이 달리는 첫째목신경	목뿔뼈와 혀를 올림
붓목뿔근(경돌설골근) Stylohyoid m.	관자뼈(측두골)	목뿔뼈(설골)	얼굴신경(안면신경) Facial n. CN Ⅶ	목뿔뼈와 혓바닥을 올림
목뿔아래근(설골하근, infrahyoid m.)				
어깨목뿔근(견갑설골근) Omohyoid m.	어깨뼈 윗면	목뿔뼈(설골)	목신경(경신경, C_1~C_3)	후두와 목뿔뼈를 내리고 들임
복장목뿔근(흉골설골근) Sternohyoid m.	복장뼈자루(흉골병) 뒷면	목뿔뼈(설골)	목신경(경신경, C_1~C_3)	후두와 목뿔뼈를 내림
복장방패근(흉골갑상근) Sternothyroid m.	복장뼈자루(흉골병) 뒷면	방패연골(갑상연골)	목신경(경신경, C_1~C_3)	후두와 방패연골을 내림
방패목뿔근(갑상설골근) Thyrohyoid m.	방패연골(갑상연골)	목뿔뼈(설골)	혀밑신경과 같이 달리는 첫째목신경	후두와 목뿔뼈를 내리고 방패연골을 올림

붓목뿔근(경돌설골근, stylohyoid m.)이 있다.

두힘살근은 앞힘살(전복, anterior belly)과 뒤힘살(후복, posterior belly)로 구성된다. 두 개의 힘살은 목뿔근에 붙어있는 중간힘줄(intermediate tendon)에 연결되어있으며 앞, 뒤 힘살의 기원이 서로 달라 신경지배도 다르다. 앞힘살은 아래턱신경(하악신경, mandibular n. CN Ⅴ$_3$)으로부터 나온 턱목뿔근신경(악설골근신경, mylohyoid n.)의 지배를 받고, 뒤힘살은 얼굴신경(안면신경, facial n. CN Ⅶ)의 지배를 받는다.

목뿔위근들은 음식물을 삼키거나 이야기할 때 작용하며, 혀의 운동을 돕는다.

▌목뿔아래근 (설골하근, Infrahyoid muscle)

목뿔아래근에는 어깨목뿔근(견갑설골근, omohyoid m.), 복장목뿔근(흉골설골근, sternohyoid m.), 복장방패근(흉골갑상근, sternothyroid m.), 방패목뿔근(갑상설골근, thyrohyoid m.)이 있다. 어깨목뿔근(견갑설골근)은 두힘살근(악이복근)처럼 위힘살(상복, superior belly)과 아래힘살(하복, inferior belly)로 두 개의 힘살을 가지지만 두힘살근과 달리 신경지배가 동일하다.

목뿔아래근들은 공통적으로 목뿔뼈와 후두를 밑으로 당긴다.

② 머리와 목을 움직이는 근육

머리와 목을 움직이는 근육에는 앞척추근(전추골근, prevertebral m.), 뒤척추근(post vertebral m.), 가쪽척추근(lateral vertebral m.)이 있다.

▌앞척추근 (전추골근, Prevertebral muscle) (그림 6-25, 표 6-6)

앞척추근(전추골근)에는 앞머리곧은근(전두직근, rectus capitis anterior m.), 가쪽머리곧은근(외측두직근, rectus capitis lateralis m.), 머리긴근(두장근, longus capitis m.), 목긴근(경장근, longus colli m.)이 있다. 앞척추근(전추골근)은 후두, 기관, 식도 뒤에,

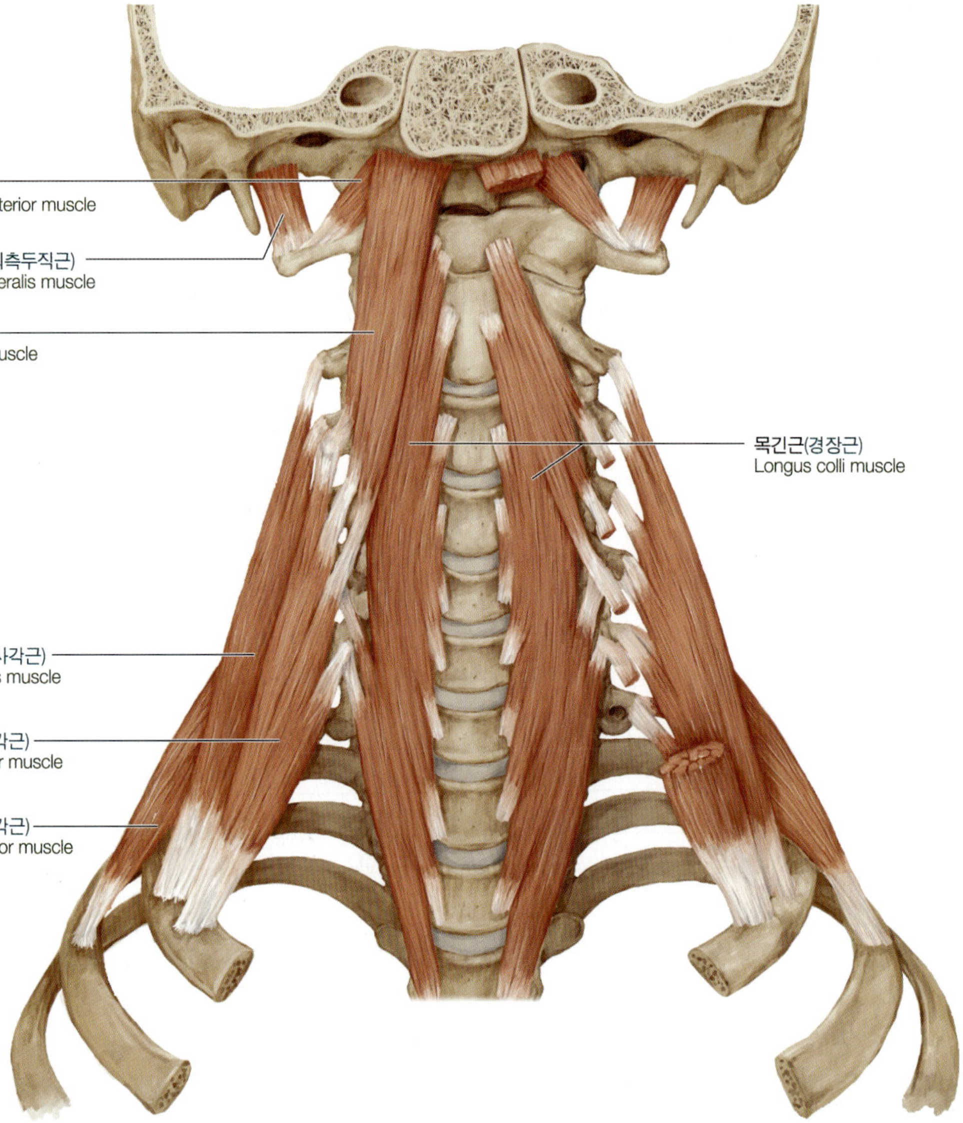

그림 6-25 앞척추근육(전추골근), 앞면

표 6-6 앞척추근육(전추골근)

근육명	이는곳(기시부, origin)	닿는곳(정지부, insertion)	신경지배	작 용
앞머리곧은근(전두직근) Rectus capitis anterior m.	고리뼈 가쪽관절융기(환추외측과)	뒤통수뼈(후두골)	목신경(경신경, C_1~C_2)	머리를 굽히고 돌림
가쪽머리곧은근(외측두직근) Rectus capitis lateralis m.	고리뼈 가로돌기(환추횡돌기)	뒤통수뼈(후두골)	목신경(경신경, C_1~C_2)	머리를 가쪽으로 굽힘
머리긴근(두장근) Longus capitis m.	세 번째에서 여섯 번째 목뼈(제 3~6 경추)가로돌기(횡돌기) 앞결절	뒤통수뼈(후두골)	목신경(경신경, C_1~C_3)	목뼈와 머리를 굽히고 돌림
목긴근(경장근) Longus colli m.	세 번째 목뼈가로돌기(경추횡돌기)~세 번째 등뼈몸통(추체)	두 번째에서 네 번째 목뼈몸통(제 2~4경추체), 다섯 번째에서 여섯 번째 목뼈(제 5~6 경추)가로돌기(횡돌기)	목신경(경신경, C_2~C_8)	목뼈와 머리를 굽히고 한쪽만 작용하였을 때 머리를 가쪽으로 굽힘

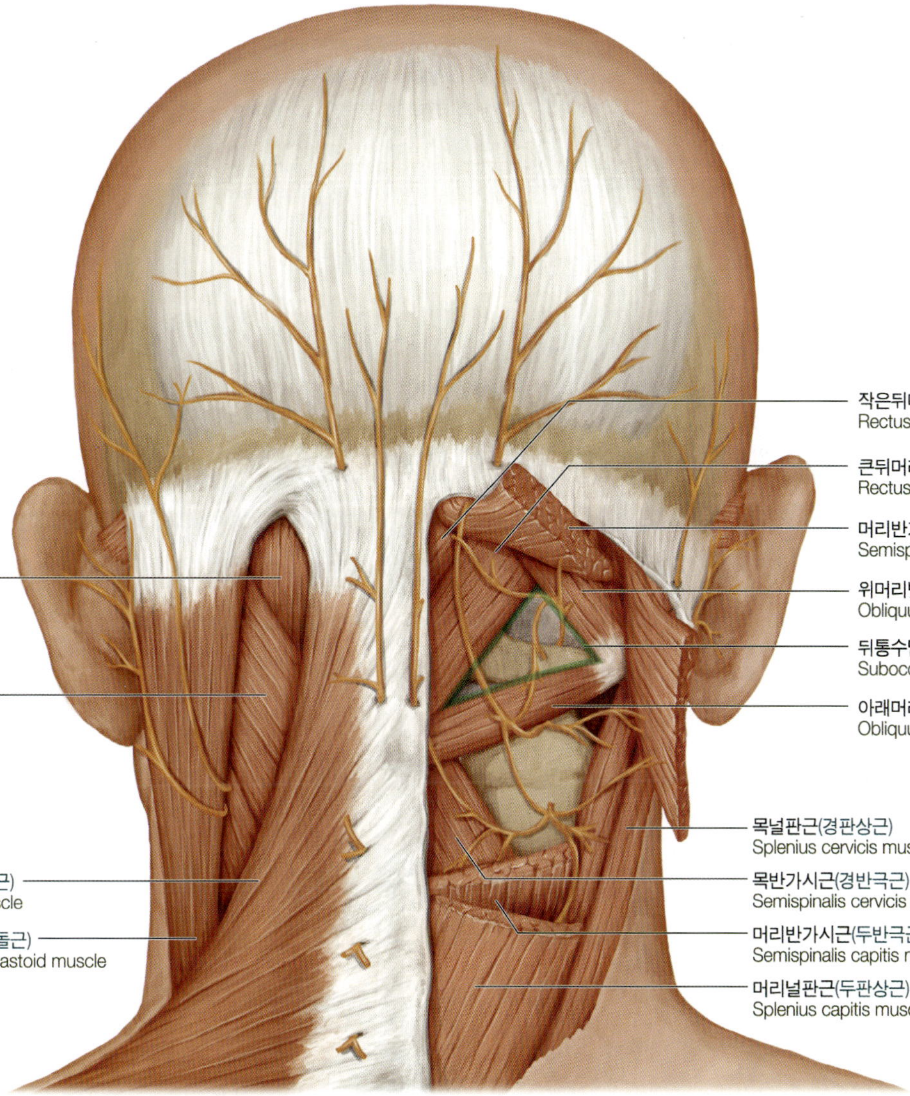

그림 6-26 뒤척추근육(후추골근)

척추 앞에 존재한다. 공통적으로 머리의 굽힘과 회전에 작용한다. 앞머리곧은근과 가쪽머리곧은근은 뒤통수뼈(후두골, occipital bone)와 고리뼈(환골, atlas)를 연결한다.

▌뒤척추근 (후추골근, Post vertebral muscle) (그림 6-26, 표 6-7)

뒤척추근은 목뼈(경추)의 뒷부분에 존재하며 그중 일부는 깊은등근육과 이어진다. 뒤통수밑근육(후두하근, suboccipital m.)에는 위머리빗근(상두사근, obliquus capitis superior m.), 아래머리빗근(하두사근, obliquus capitis inferior m.), 큰뒤머리곧은근(대후두직근, rectus capitis posterior major m.), 작은뒤머리곧은근(소후두직근, rectus capitis posterior minor m.)이 있다.

큰뒤머리곧은근(대후두직근)의 아래모서리, 위머리빗근(상두사근) 안쪽모서리, 아래머리빗근(하두사근)의 위모서리는 삼각형을 이루고 이 부위를 뒤통수밑삼각(후두하삼각, suboccipital triangle)이라고 한다. 그 이외의 뒤척추근(후추골근)으로는 머리널판근(두판상근, splenius capitis m.), 목널판근(경판상근, splenius cervicis m.), 머리반가시근(두반극근, semispinalis capitis m.), 목반가시근(semispinalis cervicis m.)이 있다.

뒤척추근들은 머리, 척주를 펴고 회전운동에 관여한다.

표 6-7 뒤척추근육(후추골근)

근육명	이는곳(기시부, origin)	닿는곳(정지부, insertion)	신경지배	작 용
위머리빗근(상두사근) Obliquus capitis superior m.	고리뼈 가로돌기(환추횡돌기)	뒤통수뼈(후두골)	목신경(경신경, C_1)	머리를 폄
아래머리빗근(하두사근) Obliquus capitis inferior m.	중쇠뼈 가시돌기(축추극돌기)	고리뼈가로돌기(환추횡돌기)	목신경(경신경, C_1)	머리를 펴고 돌림
큰뒤머리곧은근(대후두직근) Rectus capitis posterior major m.	중쇠뼈 가시돌기(축추극돌기)	뒤통수뼈(후두골)	목신경(경신경, C_1)	머리를 펴고 근육쪽으로 얼굴을 돌림
작은머리곧은근(소후두직근) Rectus capitis posterior minor m.	고리뼈 뒤결절(환추후돌기)	뒤통수뼈(후두골)	목신경(경신경, C_1)	머리를 폄
머리널판근(두판상근) Splenius capitis m.	목덜미인대(항인대), 일곱 번째 목뼈에서 네 번째 등뼈(제7 경추~제4 흉골)의 가시돌기(극돌기)	관자뼈(측두골)의 꼭지돌기(유양돌기), 뒤통수뼈(후두골)	목신경(경신경, $C_2 \sim C_5$)	머리와 목을 펴고 가쪽으로 굽힘, 머리를 돌림
목널판근(경판상근) Splenius cervicis m.	세 번째에서 여섯 번째 등뼈(제3~제6 흉골)의 가시돌기(극돌기)	첫 번째에서 네 번째 목뼈(제1~제4 경추) 가로돌기(횡돌기)의 뒤결절	목신경(경신경, $C_2 \sim C_5$)	머리와 목을 펴고 가쪽으로 굽힘, 머리를 돌림
머리반가시근(두반극근) Semispinalis capitis m.	일곱 번째 목뼈에서 여섯 번째 등뼈(제7 경추~제6 흉추)의 가로돌기(횡돌기)	뒤통수뼈(후두골)	목신경(경신경, $C_1 \sim C_6$)	머리와 척주를 펴고 한쪽만 작용했을 때 가쪽으로 굽힘
목반가시근(경반극근) Semispinalis cervicis m.	위쪽 6개 등뼈(흉추) 가로돌기(횡돌기)	두 번째에서 다섯 번째 목뼈(제2~제5 경추)의 가시돌기(횡돌기)	목신경(경신경, $C_6 \sim C_8$)	머리와 척주를 펴고 한쪽만 작용했을 때 가쪽으로 굽힘

▌가쪽척추근 (외측추골근, Lateral vertebral muscle) (그림 6-27, 표 6-8)

가쪽척추근에는 목빗근(흉쇄유돌근, sternocleidomastoid m.)과 목갈비근(사각근, sclaene m.) 어깨올림근(견갑거근, levator scapulae m.)이 있다. 목빗근(흉쇄유돌근)은 등세모근(승모근, trapezius m.)과 같이 더부신경(부신경, accessory n. CN XI)의 지배를 받는다. 목빗근(흉쇄유돌근)은 빗장뼈(쇄골, clavicle), 복장뼈(sternum)에 각각 닿아 갈래(head)가 두 개이며, 고정점과 수축하는 근육섬유에 따라 작용이 다양하다.

머리, 목을 굽히기도 하고 깊은숨을 쉴 때 작용하기도 한다. 목갈비근(사각근)은 앞, 중간, 뒤 세 개로 나뉘는데 목뼈(경추)의 가로돌기(횡돌기)에서 일어 첫 번째, 두 번째 갈비뼈에 닿아 첫 번째, 두 번째 갈비뼈를 올린다.

앞목갈비근(전사각근)과 중간목갈비근(중사각근) 사이에는 팔신경얼기(완신경총, brachial plexus)와 빗장밑동맥(쇄골하동맥, subclavian a.)이 지나간다. 어깨올림근(견갑거근, levator scapulae m.)은 어깨뼈(견갑골, scapula) 위안쪽에 닿아 어깨뼈를 올린다.

(3) 몸통(체간)의 근육 (Muscle of the trunk)

몸통의 근육은 등근육(배근)과 가슴근육(흉근), 배근육(복근), 골반근육으로 이루어져 있다.

① 등(배부)의 근육(Muscle of back)

등근육은 깊이에 따라 얕은등근육(천배근), 중간등근육(중배근), 깊은등근육(심배근)으로 나뉜다.

▌얕은등근육 (천배근, Superficial back muscle) (그림 6-40)

얕은등근육(천배근)은 가장 바깥에서 볼 수 있는 큰 근육으로 넓은등근(광배근, latissimus dorsi m.), 등세모근(승모근, trapezius m.) 어깨올림근(견갑거근, levator scapulae m.), 큰마름근(대능형근, rhomboid major m.), 작은마름근(소능형근, rhomboid minor m.)이 있다.

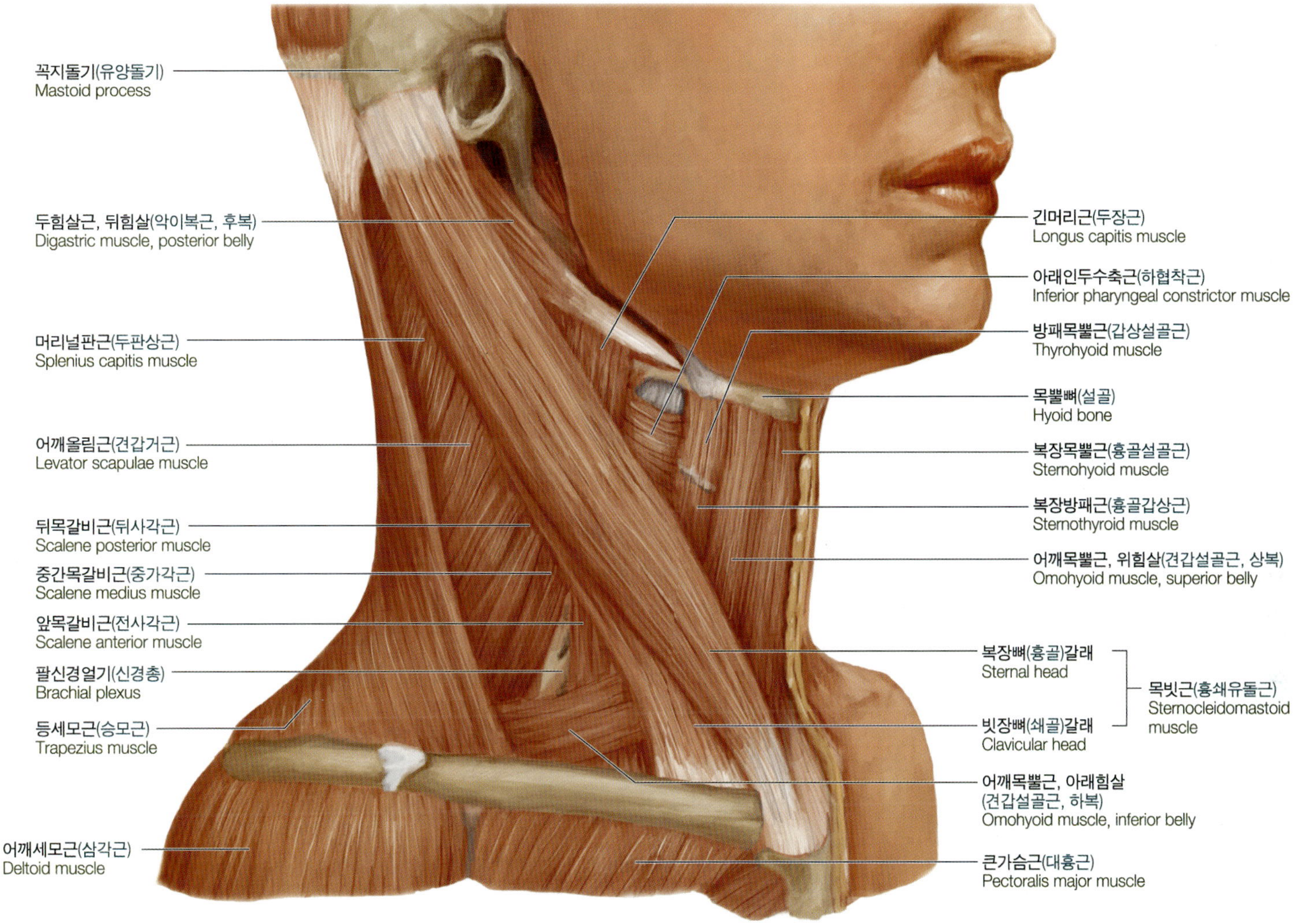

그림 6-27 가쪽척추근(외측추골근)

표 6-8 가쪽척추근(외측추골근)

근육명	이는곳(기시부, origin)	닿는곳(정지부, insertion)	신경지배	작 용
목빗근(흉쇄유돌근) Sternocleidomastoid m.	복장뼈자루(흉골병) 앞면, 빗장뼈안쪽(쇄골내측단)	관자뼈(측두골)의 꼭지돌기(유양돌기)	더부신경(부신경 CN XI), 목신경(경신경, C_2~C_3)	머리를 굽히고 돌림
앞목갈비근(전사각근) Scalene anterior m.	세 번째에서 여섯 번째 목뼈(제3~제6 경추)가로돌기(횡돌기)	첫째 갈비뼈(늑골), 목갈비결절(사각근결절)	목신경(경신경, C_3~C_7)	첫째갈비뼈를 올림
중간목갈비근(중사각근) Scalene medius m.	두 번째에서 일곱 번째 목뼈(제2~7 경추) 가로돌기(횡돌기)	첫째 갈비뼈(늑골)	목신경(경신경, C_3~C_7)	첫째 갈비뼈를 올림
뒤목갈비근(뒤사각근) Scalene posterior m.	네 번째에서 여섯 번째 목뼈(제4~6경추) 가로돌기(횡돌기)	둘째 갈비뼈(늑골) 바깥부분	목신경(경신경, C_5~C_8)	둘째 갈비뼈를 올림
어깨올림근(견갑거근) Levator scapulae m.	첫 번째에서 네 번째 목뼈(제1~4 경추) 가로돌기(횡돌기)	어깨뼈(견갑골)안쪽모서리	등쪽어깨신경(견갑배신경), 목신경(경신경, C_3~C_4)	어깨뼈를 올림

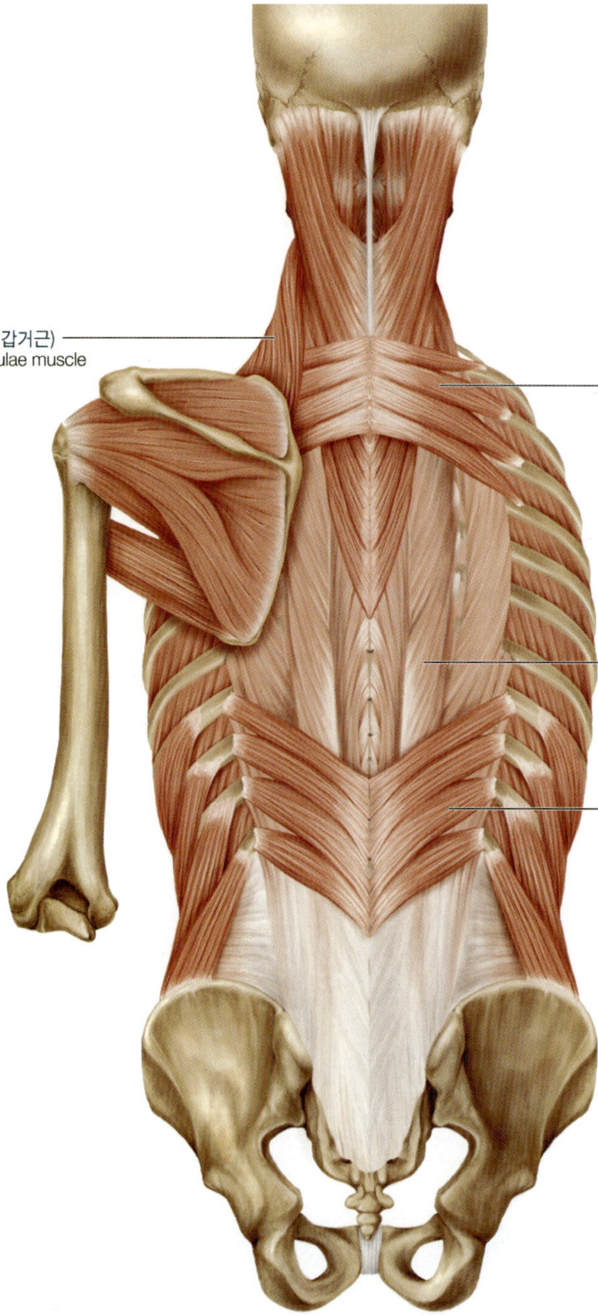

그림 6-28 중간등근육(중배근)

표 6-9 중간등근육(중배근)

근육명	이는곳(기시부, origin)	닿는곳(정지부, insertion)	신경지배	작 용
위뒤톱니근(상후거근) Serratus posterior superior m.	목덜미인대(항인대), 일곱 번째 목뼈(제7 경추)~세번째 등뼈(제3 흉추) 가시돌기(극돌기), 가시위인대(극상인대)	두 번째에서 다섯 번째 갈비뼈각(제2~5 늑각)위쪽 모서리	갈비사이신경(늑간신경, T_2~T_5)	둘째에서 다섯 번째 갈비뼈를 올림
아래뒤톱니근(하후거근) Serratus posterior inferior m.	열두 번째 등뼈에서 세 번째 허리뼈(제12 흉추~제3 요추), 가시돌기(극돌기), 가시위인대(극상인대)	아홉 번째에서 열두 번째 갈비뼈각(제9~12 늑각)위쪽 모서리	갈비사이신경(늑간신경, T_9~T_{12})	아홉 번째에서 열두 번째 갈비뼈를 내림

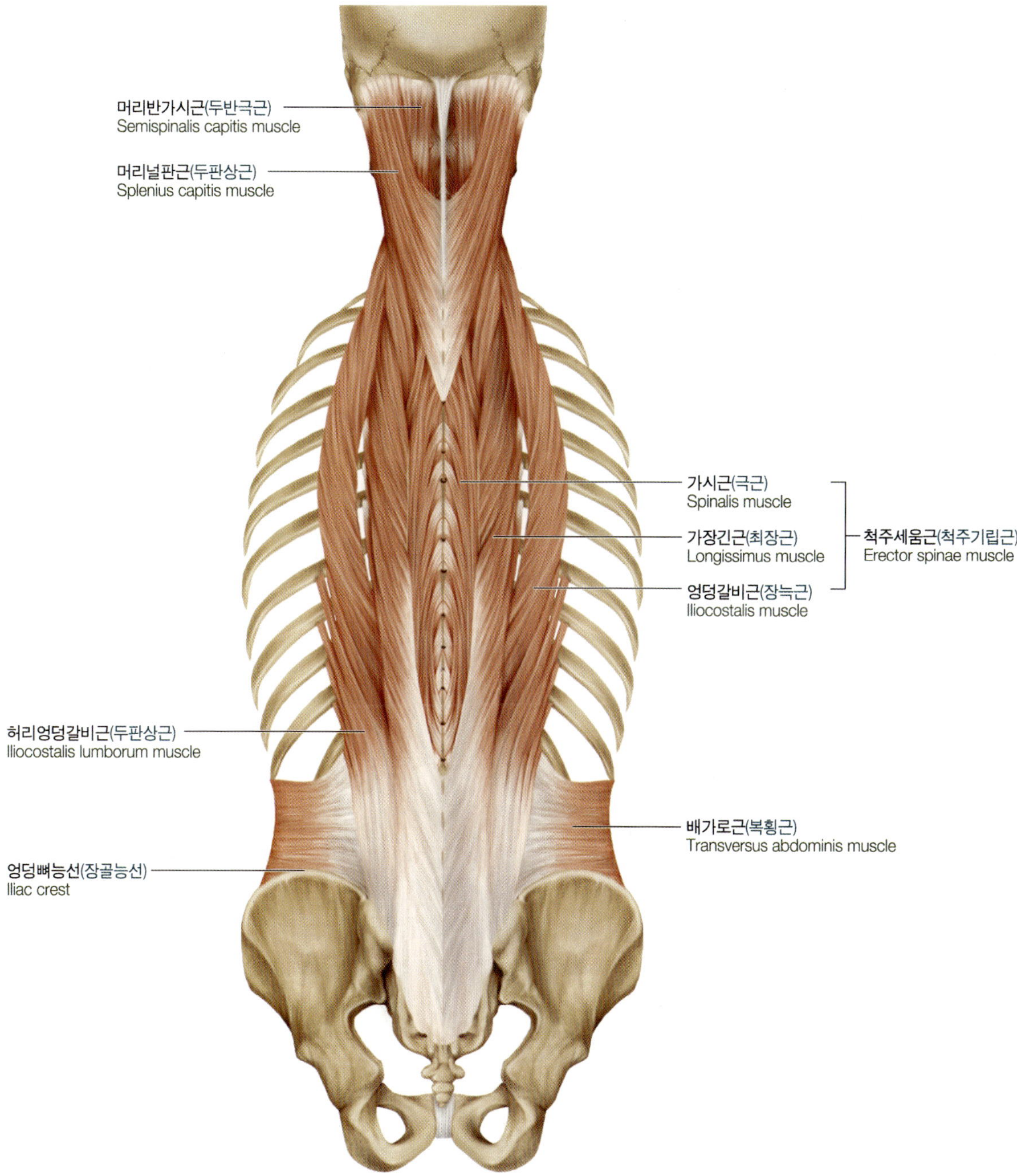

그림 6-29 깊은등근육(심배근)

▌중간등근육 (중배근, Intermediate back muscle) (그림 6-28, 표 6-9)

중간등근육에는 위뒤톱니근(상후거근, serratus posterior superior m.)과 아래뒤톱니근(하후거근, serratus posterior inferior m.)이 있다. 위뒤톱니근은 척추의 상부에서 아래가쪽으로 뻗어 갈비뼈에 닿으므로, 수축 시 갈비뼈를 위로 당겨 가슴안 공간을 넓힌다. 아래뒤톱니근은 척추의 하부에서 위가쪽으로 뻗어 갈비뼈에 닿으므로, 수축 시 갈비뼈를 당겨 가슴안 공간을 좁힌다.

▌깊은등근육 (심배근, Deep muscle of back) (그림 6-29, 표 6-10)

깊은등근육은 근섬유의 배열 방향에 따라 긴근육(장근, longitudinal m.)과 가로근육(횡근, transversospinal m.), 고유등근육(intrinsic muscle of back)으로 나뉜다. 긴근육(장근)에는 가쪽부

표 6-10 깊은등근육(심배근)

근육명	이는곳(기시부, origin)	닿는곳(정지부, insertion)	신경지배	작 용
긴근육(장근, longitudinal muscle) – 척주세움근(척주기립근, erector spinae muscle)				
엉덩갈비근 – 허리, 등, 목 (장늑근, –요, 흉, 경) Iliocostalis-lumborum, thoracis, cervicis m.	엉덩뼈능선(장골능), 허리뼈가시돌기(극돌기), 세 번째에서 열두 번째 갈비뼈(제3~12 늑골)	갈비뼈각(늑골각), 세 번째에서 일곱 번째 목뼈(제3~7 경추) 가로돌기(횡돌기)	척수신경뒷가지(후지)	척주를 펴고 가쪽으로 굽히고 돌림
가장긴근 – 등, 목, 머리 (최장근 – 흉, 경, 두부) Longissimus-thoracis, cervicis, capitis m.	엉치뼈(천골), 등뼈(흉추), 목뼈(경추)	등뼈가로돌기(흉추횡돌기) 아래쪽 9~10개 갈비뼈, 두 번째에서 여섯 번째 목뼈(제2~6 경추) 가로돌기(횡돌기), 꼭지돌기(유양돌기)	척수신경뒷가지(후지)	척주를 펴고 가쪽으로 굽히고 돌림
가시근 – 등, 목(극근 – 흉, 경) Spinalis-thoracis, cervicis m.	두 번째 목뼈에서 두 번째 허리뼈(제2 경추~제2 요추)가시돌기(극돌기), 목덜미인대(항인대)	두 번째 목뼈에서 여덟 번째 등뼈(제2 경추~제8 흉추)의 가시돌기(극돌기), 뒤통수뼈(후두골)	척수신경뒷가지(후지)	척주를 펴고 가쪽으로 굽히고 돌림
가로근육(횡근, transversospinal muscle)				
반가시근 – 등, 목, 머리 (반극근 – 흉, 경, 두부) Semispinalis-thoracis, cervicis, capitis m.	네 번째 목뼈에서 열두 번째 등뼈(제4 경추~제12 흉추)의 가로돌기(횡돌기)	네 번째 목뼈에서 네 번째 등뼈(제4 경추~제4 흉추)의 가시돌기(횡돌기), 뒤통수뼈(후두골)	척수신경뒷가지(후지)	척주를 펴고 한쪽만 작용했을 때 가쪽으로 굽힘, 머리, 갈비뼈, 골반을 폄
뭇갈래근(다열근) Multifidus m.	엉치뼈(천골) 위면, 허리뼈(요추) 가로돌기(횡돌기), 등뼈(흉추)가로돌기(횡돌기)	척추뼈 가시돌기(극돌기)	척수신경뒷가지(후지)	척주를 펴고 한쪽만 작용했을 때 가쪽으로 굽힘, 머리, 갈비뼈, 골반을 폄
돌림근(회전근) Rotatores m.	척추뼈 가로돌기(횡돌기)	척추고리판(추궁)	척수신경뒷가지(후지)	척주를 돌림

터 엉덩갈비근(장늑근, iliocostalis m.), 가장긴근(최장근, longissimus m.), 가시근(극근, spinalis m.)이 있다. 이 세근육을 합쳐 척주세움근(척주기립근, erector spinae m.)이라고 하며, 서있거나 앉아있을 때 일정수준의 지속적인 수축을 일으켜 허리를 세운다. 각각 근육들은 그 위치에 따라 2~3부분으로 나눠기도 한다.

가로근육(횡근)에는 반가시근(반극근, semispinalis m.), 뭇갈래근(다열근, multifidus m.), 돌림근(회전근, rotatores m.)이 있다. 반가시근(반극근)은 척추뼈 가로돌기에서 일어 네 개 이상 위쪽의 가시돌기에 닿으며, 뭇갈래근(다열근)은 2~3개 위쪽의 가시돌기에 닿는다. 돌림근(회전근)은 1~2개 위쪽의 가시돌기에 닿고 위 세 근육은 서로 겹쳐있다. 가로근육(횡근)은 양쪽 다 수축하면 척추를 세우는데 도움을 주며 한쪽만 수축하게 되면 척추를 돌리는 작용을 한다.

등의 고유근에는 가시사이근(극간근, interspinalis m.), 가로돌기사이근(횡돌간근, intertransversarii m.), 갈비올림근(늑골거근, levatores costarum m.)이 있다. 갈비올림근(늑골거근)은 가로돌기에서 일어나 갈비뼈에 닿으며 갈비뼈를 올리는 작용을 한다.

② 가슴의 근육(흉부의 근, Muscle of thorax) (표 6-11)

가슴근육에는 갈비사이근육과 가로막이 있으며 가슴에 있는 모든 근육은 가슴안(흉강, thoracic cavity)의 부피를 변화시켜 호흡이 일어나도록 한다. 따라서 가슴 근육의 신경지배에 이상이 생기는 경우 호흡이 불가능해져 목숨을 잃을 수 있다.

▌갈비사이근육(늑간근, Intercostal m.) (그림 6-30, 그림 6-31)

갈비사이근육은 갈비뼈 사이사이에 위치하여 호흡근으로 작용하는 근육들로, 바깥갈비사이근(외늑간근, external intercostal m.), 속갈비사이근(내늑간근, internal intercostal m.), 맨속갈비사이근(최내늑간근, innermost intercostal m.), 가슴가로근(흉횡근,

표 6-11 가슴(흉부)의 근육

근육명	이는곳(기시부, origin)	닿는곳(정지부, insertion)	신경지배	작 용
바깥갈비사이근(외늑간근) External intercostal m.	갈비뼈(늑골) 아래모서리	갈비뼈(늑골) 위모서리	갈비사이신경(늑간신경)	갈비뼈를 위로 당겨 가슴안(흉강)을 넓혀 숨을 들이쉼
속갈비사이근(내늑간근) Internal intercostal m.	갈비뼈(늑골) 위모서리	갈비뼈(늑골) 고랑 가쪽모서리	갈비사이신경(늑간신경)	갈비뼈를 아래로 당겨 가슴안(흉강)을 좁혀 숨을 내쉼
맨속갈비사이근(최내늑간근) Innermost intercostal m.	갈비뼈(늑골) 위모서리	갈비뼈(늑골) 고랑 안쪽모서리	갈비사이신경(늑간신경)	갈비뼈를 아래로 당겨 가슴안(흉강)을 좁혀 숨을 내쉼
가슴가로근(흉횡근) Transversus thoracis m.	복장뼈(흉골)뒷면, 칼돌기(검상돌기)	두 번째에서 일곱 번째 갈비뼈(제2~7번째 늑골) 속면	갈비사이신경(늑간신경)	갈비연골을 밑으로 내림
갈비밑근(늑하근) Subcostal m.	아래갈비뼈(늑골) 뒤안쪽면	이는 곳의 두세 개 아래 갈비뼈 뒤안쪽면	갈비사이신경(늑간신경)	인접한 갈비뼈를 서로 잡아 당김
가로막(횡경막) Thoracic diaphragm	칼돌기(검상돌기), 아홉 번째에서 열두번째갈비뼈(제9~12 늑골) 안쪽면, 척추몸통(추체)	중심널힘줄(건 중심)	가로막신경(횡격신경, C_3~C_5)	수축하여 가슴안(흉강)을 넓힘

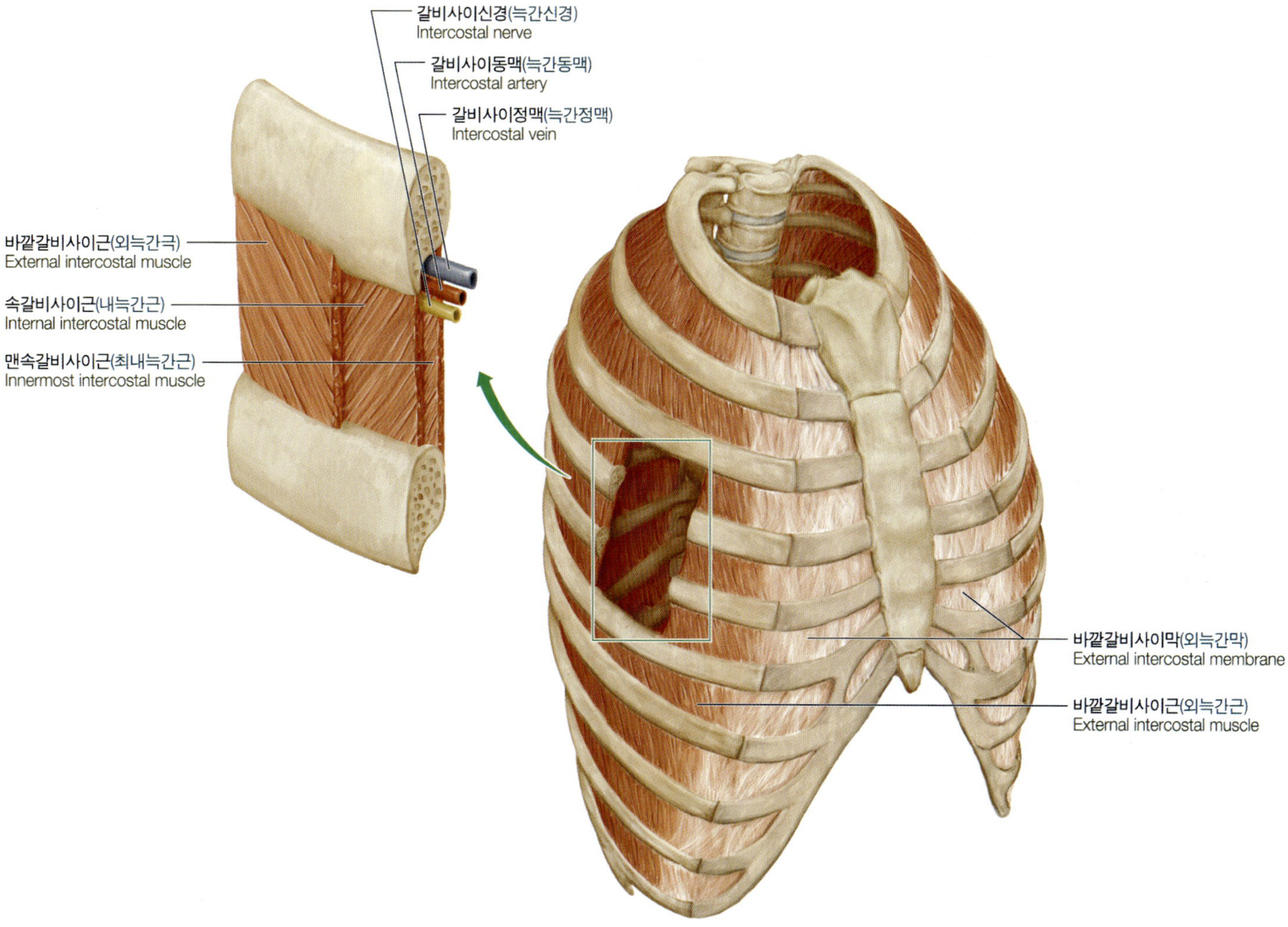

그림 6-30 갈비사이근육

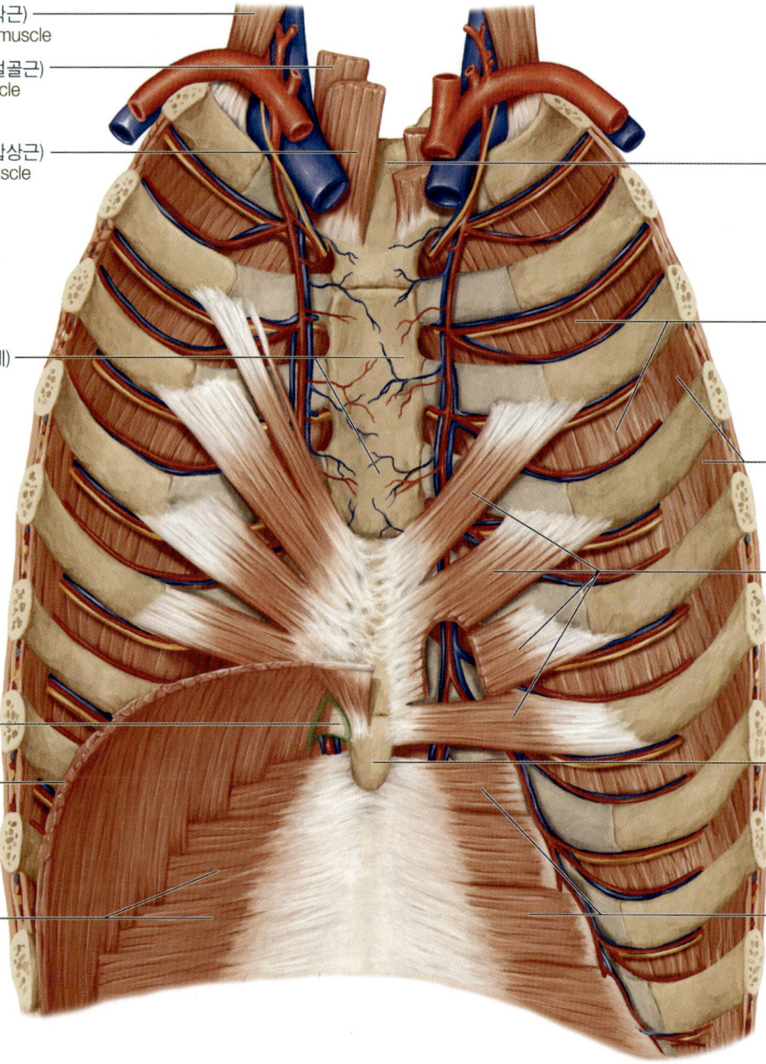

그림 6-31 갈비사이근육(늑간근) - 안쪽

transversus thoracis m.) 갈비밑근(늑하근, subcostal m.)이 있다. 바깥갈비사이근(외늑간근)은 가장 바깥에 존재하며 흡기 시 수축하여 갈비뼈를 위로 올려 가슴안(흉강)을 넓힌다.

속갈비사이근(내늑간근)은 바깥갈비사이근(외늑간근)과 맨속갈비사이근(최내늑간근) 사이에 존재한다. 바깥갈비사이근은 위에서 아래앞쪽으로 근육섬유가 배열되어있는 반면 속갈비사이근(내늑간근)은 아래뒤쪽으로 배열하여 서로 직각으로 배열한다. 따라서 작용은 반대로 일어나, 속갈비사이근(내늑간근)이 수축하면 갈비뼈를 내려 가슴안(흉강)을 좁혀 숨을 나가게 한다.

맨속갈비사이근(최내늑간근)은 가장 안쪽에 존재하는데 속갈비사이근(내늑간근)과 기능이 유사하다. 속갈비사이근(내늑간근)과 맨속갈비사이근(최내늑간근) 사이에는 갈비사이신경(늑간신경, intercostal n.), 갈비사이동맥(intercostal a.), 갈비사이정맥(intercostal v.)이 갈비뼈 바로 아래에 존재한다. 따라서 가슴천자(흉강천자, thoracentesis)를 할 때에는 신경 및 혈관의 손상을 피하기 위해 반드시 갈비뼈 바로 윗부분을 찔러야 한다.

바깥갈비사이근(외늑간근)과 속갈비사이근(내늑간근)은 가슴벽에 전체적으로 존재 하나, 맨속갈비사이근(최내늑간근)은 앞가슴벽에는 존재하지 않는다. 그 대신 앞가슴벽에서 속갈비사이근(내늑간근) 안쪽으로는 가슴가로근(흉횡근)이 존재하며 갈비밑근(늑하근)은 아래쪽 갈비뼈에만 존재한다.

표 6-12 배의 근육(복부의 근)

근육명	이는곳(기시부, origin)	닿는곳(정지부, insertion)	신경지배	작 용
앞가쪽근육(전측복근)				
배바깥빗근(외복사근) External abdominal oblique m.	아래쪽 8개 갈비뼈(늑골)의 가쪽면(외측)	엉덩뼈 능선(장골능) 앞 1/2, 백색선	여섯 번째에서 열두 번째 가슴신경에서 두 번째 허리신경(T_{12}~L_2)	배를 누르고 내장을 보호하며 척주를 돌림
배속빗근(내복사근) Internal abdominal oblique m.	등허리근막(흉요근막), 엉덩뼈능선(장골능)	아래쪽 3개 갈비연골, 백색선, 두덩뼈(치골)	여섯 번째에서 가슴신경에서 첫 번째 허리신경(T_6~L_1), 엉덩아랫배신경(장골하복신경), 엉덩샅굴신경(장골서혜신경)	배를 누르고 내장을 보호하며 척주를 돌림
배가로근(복횡근) Transversus abdominis m.	아래쪽 갈비연골 안쪽면, 등허리근막(흉요근막) 샅고랑인대(서혜인대)	백색선, 두덩뼈(치골)	여섯 번째에서 가슴신경에서 첫 번째 허리신경(T_6~L_1), 엉덩아랫배신경(장골하복신경), 엉덩샅굴신경(장골서혜신경)	배를 누르고 내장을 보호하며 밑으로 당김
배곧은근(복직근) Rectus abdominis m.	칼돌기(검상돌기), 다섯 번째에서 일곱 번째 갈비연골	두덩뼈결합(치골결합), 두덩뼈능선(치골능)	여섯 번째에서 가슴신경에서 첫 번째 허리신경(T_6~L_1), 엉덩아랫배신경(장골하복신경), 엉덩샅굴신경(장골서혜신경)	배를 누르고 내장을 보호하며 골반과 척주를 굽힘
뒤배근육(후복근)				
엉덩근(장골근) Iliacus m.	엉덩뼈오목(장골와)	큰허리근힘줄(대요근건)	넙다리신경(대퇴신경, femoral n.)	넙다리를 굽히고 가쪽으로 돌림
큰허리근(대요근) Psoas major m.	허리뼈의 가로돌기(횡돌기), 허리뼈 몸통(추체)	넙다리의 작은돌기(소전자)	허리신경얼기(요추신경총, lumbar plexus)	넙다리를 굽히고 가쪽으로 돌림
작은허리근(소요근) Psoas minor m.	열두번째 등뼈(흉추), 첫 번째 허리뼈(요추)	엉덩근막(장골근막)	허리신경얼기(요추신경총, lumbar plexus)	척주를 굽힘
허리네모근(요방형근) Quadratus lumborum m.	엉덩뼈능선(장골능), 허리뼈(요추)	열두 번째 갈비뼈, 첫 번째에서 네 번째 허리뼈(제1~4 요추) 가로돌기(횡돌기)	갈비밑신경(늑하신경 T_{12}), 허리신경(L_1~L_3)	몸통을 굽히고 가로막의 작용을 도움, 쪽만 작용할 경우 척주를 가쪽으로 굽힘

가로막(횡격막, Thoracic diaphragm) (그림 6-32)

가로막(횡격막)은 둥근 지붕(원개상, dome) 모양으로 존재한다. 가로막(횡격막)의 가운데부분은 널힘줄 형태로, 가쪽은 근육성분으로 되어있어 수축 시 가운데 부분을 당겨 가로막을 내린다. 따라서 흡기 시에 수축하고 호기 시에는 이완한다. 가로막(횡격막)은 가슴안(흉강)과 배안(복강)을 나누는 중요한 경계이며 아래대정맥(하대정맥, inferior vena cava)과 식도(esophagus), 내림대동맥(descending aorta)이 지나가는 구멍이 존재한다.

③ 배의 근육(복부의 근) (표 6-12)

배의 근육은 앞가쪽배벽근육(전측복근)과 뒤배벽근육(후복근)으로 나뉜다.

앞가쪽배벽근육 (전측복근, Muscles of anterolateral abdominal wall) (그림 6-33, 그림 6-34)

앞가쪽배벽근육은 갈비사이근육과 같이 3층으로 되어있다. 가장 바깥층에는 배바깥빗근(외복사근, external abdominal oblique m.)이 있고 가장안쪽은 배가로근(복횡근, transversus abdominis m.), 그 사이에 배속빗근(내복사근, internal abdominal oblique m.)이 있다.

배바깥빗근(외복사근)은 배근육중에서 가장 크며 가쪽은 힘살부분이고 앞쪽은 널힘줄의 형태로 되어있다. 배바깥빗근(external oblique m.)의 널힘줄(aponeurosis) 아래쪽은 두꺼워져 샅고랑인대(서혜인대, inguinal ligament)가 된다. 배바깥빗근(외복사근), 배속빗근(내복사근), 배가로근(복횡근)의 널힘줄부분은 앞

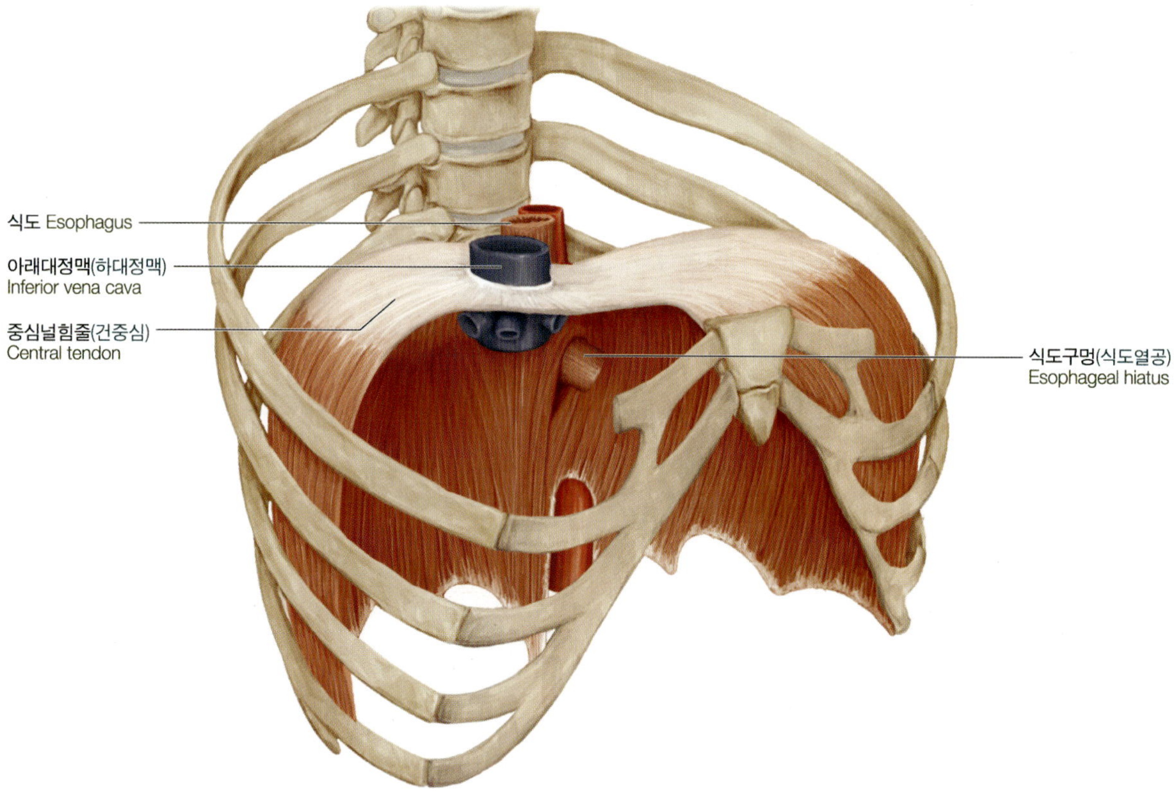

그림 6-32 가로막(횡격막)

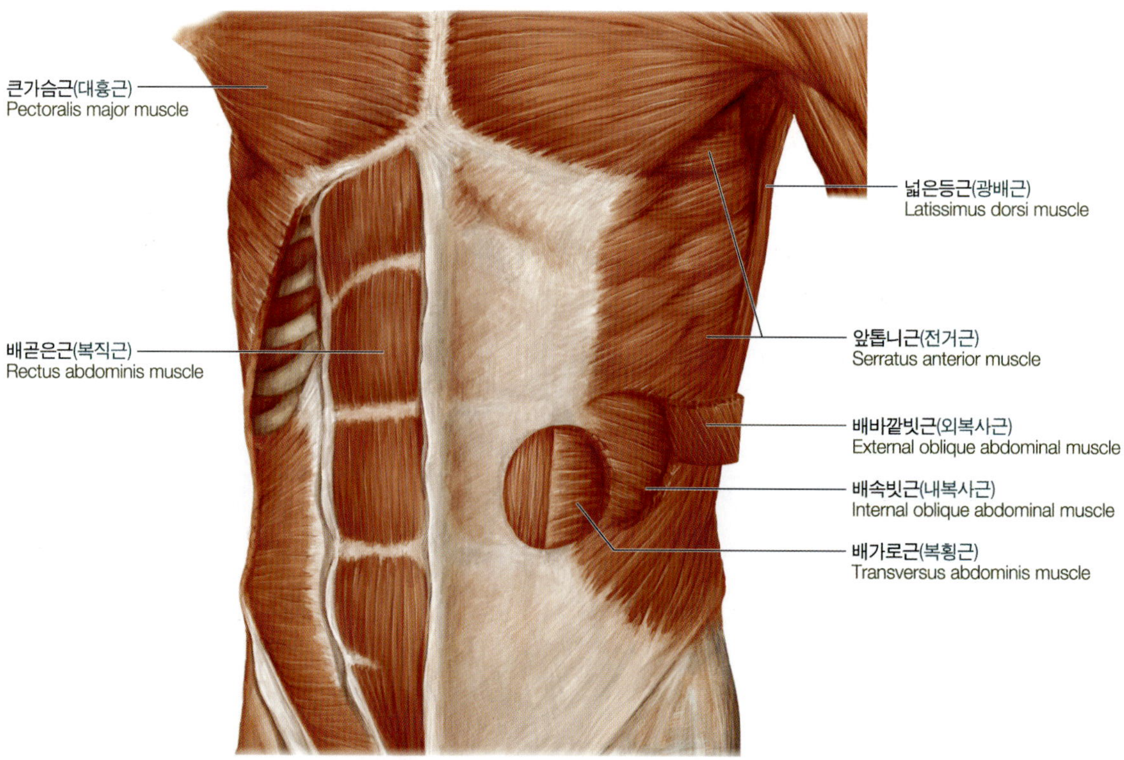

그림 6-33 앞가쪽배벽근육(전측복근)

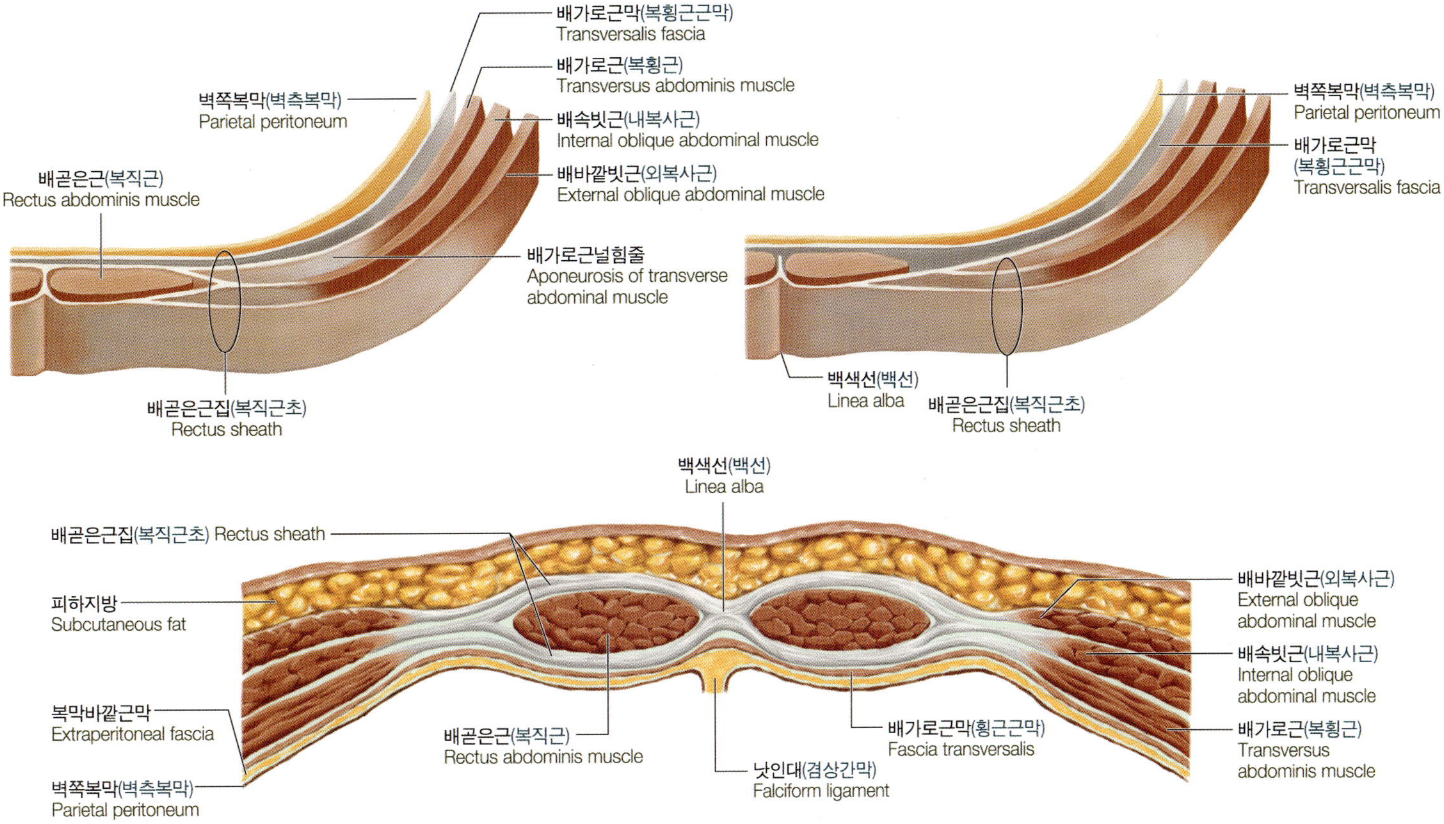

그림 6-34 앞가쪽배벽근육(전측복근)

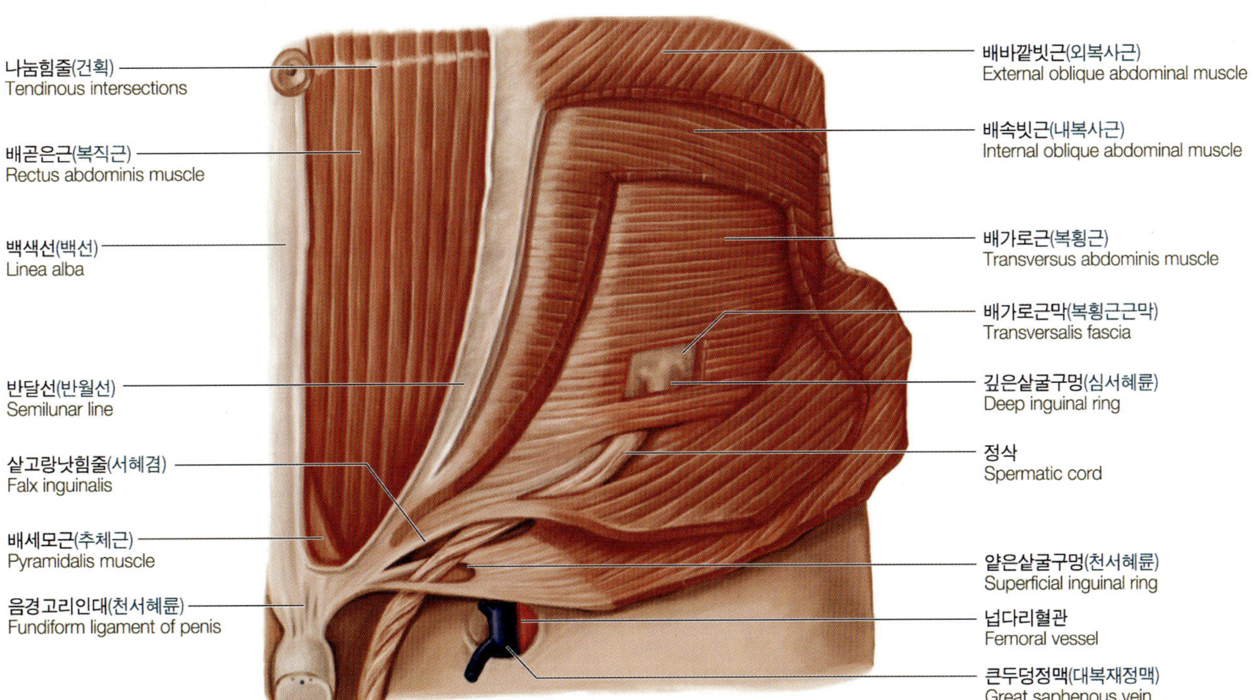

그림 6-35 샅굴관(서혜관)

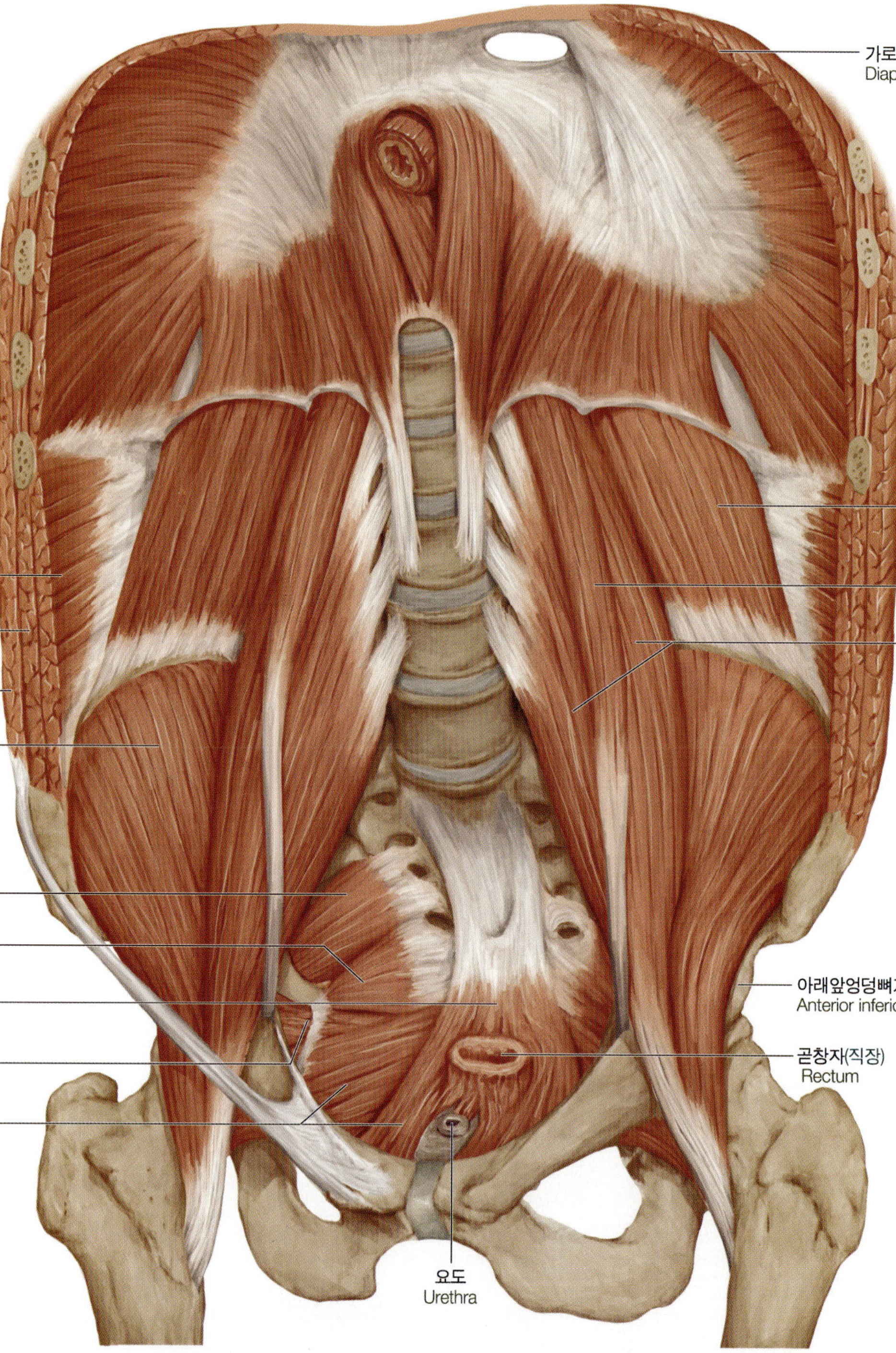

그림 6-36 뒤배근육(후복근)

배의 정중선(median line)에서 모두 합쳐져 백색선(linea alba)이 된다.

배곧은근(복직근, rectus abdominis m.)은 백색선의 양쪽 위에서 아래로 평행하게 있는 근육으로 위에서 아래로 내려가면서 좁아지고 두꺼워진다. 나눔힘줄(건획, tendinous inscription)이 양쪽에 3개씩 있어 배곧은근(복직근)을 가로로 나눈다.

배곧은근(복직근)의 경우 배곧은근(복직근)을 둘러싸는 배곧은근집(복직근초, rectus sheath)이 존재한다. 배곧은근집(복직근

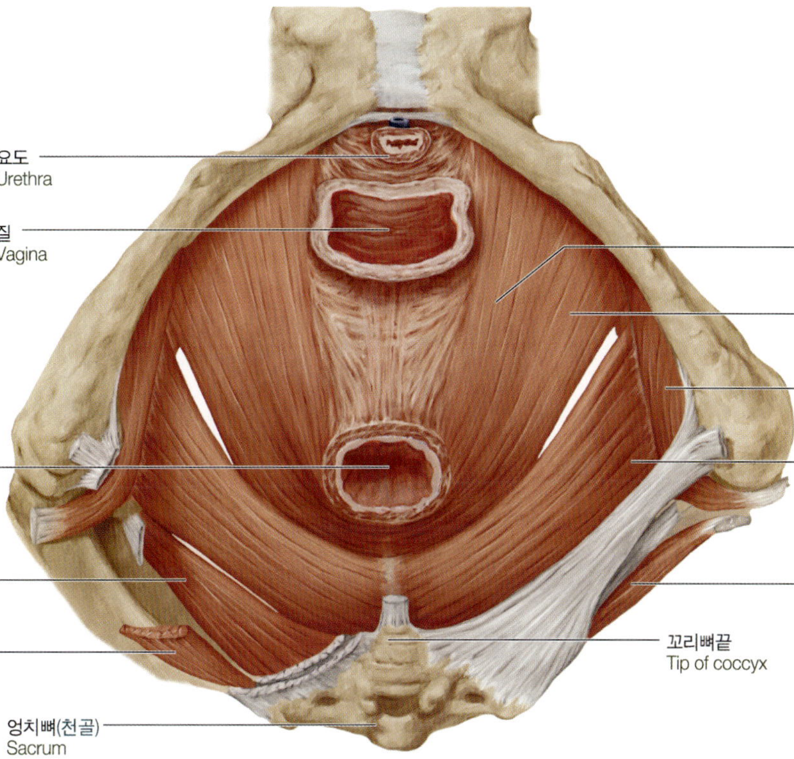

A. 여성

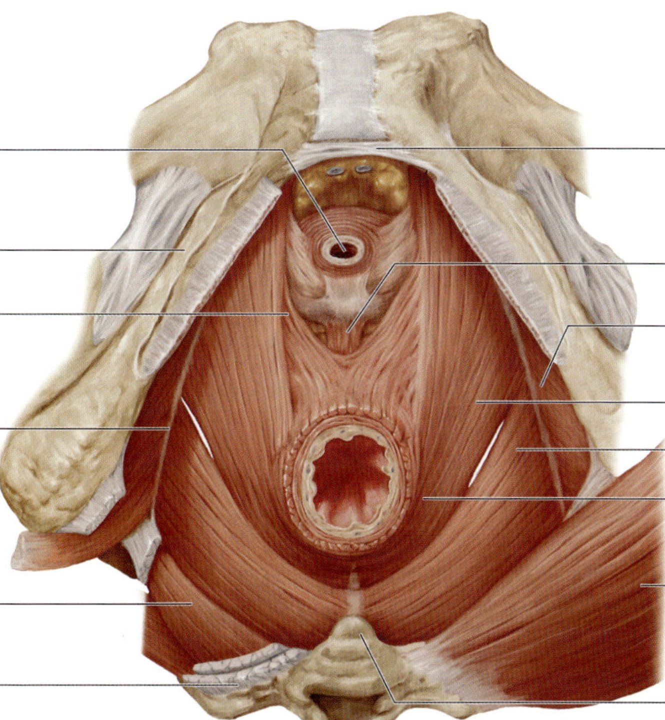

B. 남성

그림 6-37 골반가로막(골반격막), 앞면

표 6-13 골반의 근육

근육명	이는곳(기시부, origin)	닿는곳(정지부, insertion)	신경지배	작 용
항문올림근(항문거근) Levator ani m.	뼈(치골), 폐쇄근막	꼬리뼈(미골), 정중선, 샅힘줄중심(회음체)	아래곧창자신경, 음부신경의 샅가지, 엉치신경(S_3~S_4)의 뼈쪽가지	골반내장을 지지함
꼬리근(미골근) Coccygeus m.	궁둥뼈가시(좌골극)	엉치뼈(천골), 꼬리뼈(미골)	엉치신경(S_3~S_4)의 뼈쪽가지	골반가로막을 이루고 꼬리뼈를 굽힘

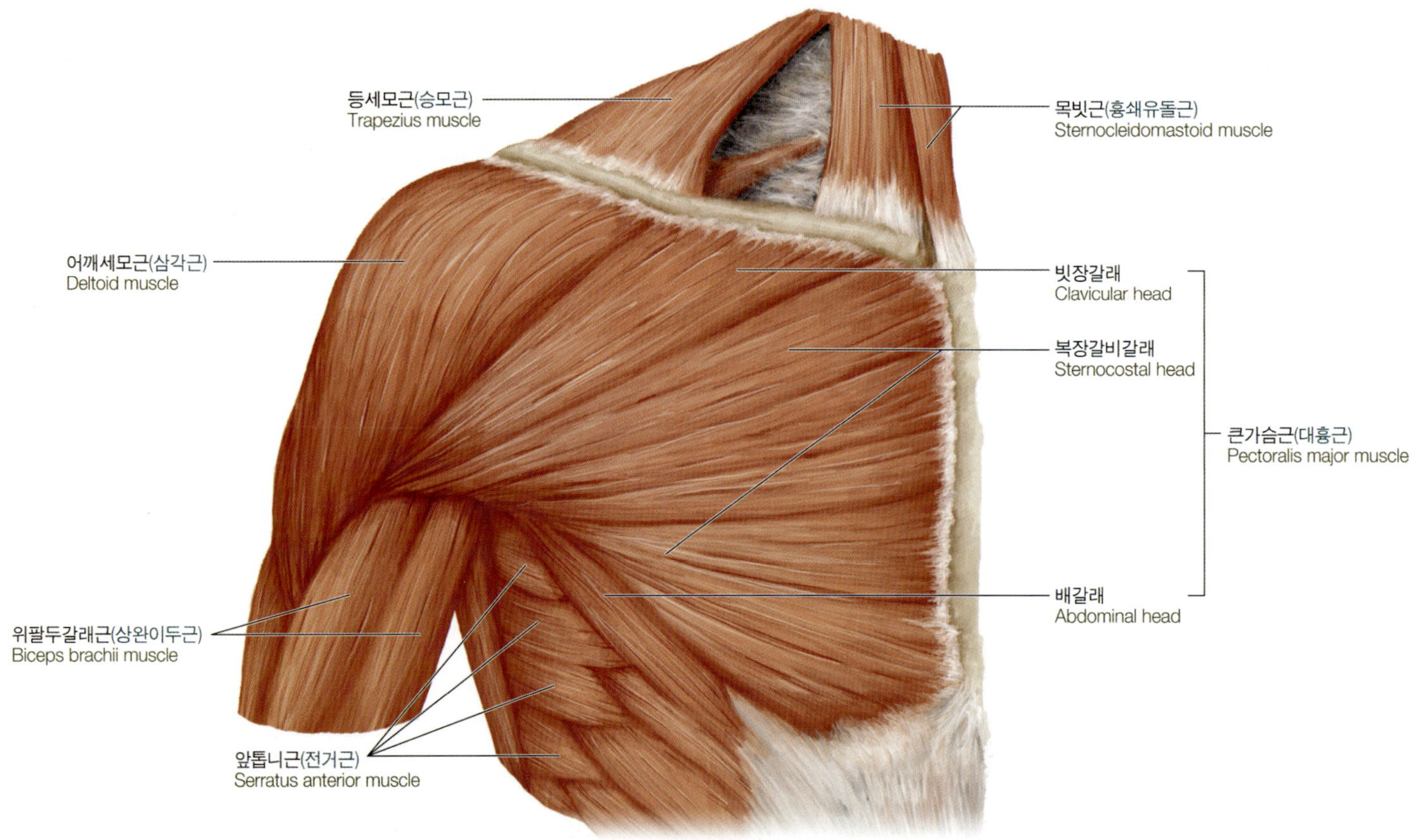

그림 6-38 얕은가슴근육(천흉근), 앞면

초)은 배바깥빗근(외복사근), 배속빗근(내복사근), 배가로근(복횡근)의 널힘줄이 배곧은근(복직근)을 둘러싸서 형성하며, 배곧은근집의 위쪽 3/4은 배곧은근 앞뒤를 둘러싸고 아래쪽 1/4은 배곧은근의 앞부분만 덮는다.

앞가쪽배벽의 특징적인 구조물로 샅굴관(서혜관, inguinal canal)이 있다. 앞가쪽배벽의 아랫부분에 배속 가쪽에서 배바깥 안쪽으로 3~5cm 정도 되는 구조물로 남자에선 정삭(spermatic cord)이, 여자에선 자궁원인대(round ligament of uterus)가 통과한다. 입구는 배가로근막(복횡근막)이 갈라진 깊은샅굴구멍(심서혜륜, deep inguinal ring)이고, 출구는 배바깥빗근(외복사근)의 널힘줄 부분이 갈라져 생긴 얕은샅굴구멍(천서혜륜, superficial inguinal ring)이다 (그림 6-35).

앞가쪽배벽근육은 배벽을 형성하여 내장을 보호하고 척추의 굽힘운동에 관여하며, 강하게 수축하여 배안의 압력(복압, intra-abdominal pressure)을 높여 배뇨, 배변, 분만, 숨을 강하게 내쉬는데 관여한다.

뒤배벽근육(후복근, Muscles of posterior abdominal wall) (그림 6-36)

뒤배벽근육(후복근)은 배벽의 뒤쪽에 있는 근육으로 큰허리근(대요근, psoas major m.), 작은허리근(소요근, psoas minor m.), 엉덩근(장골근, iliacus m.), 허리네모근(요방형근, quadratus lumborum m.)이 있다. 큰허리근(대요근)과 작은허리근(소요근), 엉덩근(장골근)을 모두 합쳐 엉덩허리근(장요근, iliopsoas m.)이라 하며 큰허리근(대요근)과 엉덩근(장골근)은 넙다리뼈에 닿아 넓적다리의 가장 강한 굽힘근으로 작용한다. 허리네모근(요방형근)은 척추의 굽힘근으로 작용한다.

④ 골반의 근육(Muscles of pelvis) (그림 6-37, 표 6-13)

골반에는 골반가로막(골반격막, pelvic diaphragm)이 존재하여 골반안 장기들이 중력에 의해 밑으로 떨어지지 않도록 받쳐준다. 골반가로막(골반격막)은 항문올림근(항문거근, levator ani m.)과 꼬리근(미골근, coccygeus m.)으로 구성된다. 항문올림근(항문거근)은 양쪽의 근육섬유가 정중선에서 만나며 꼬리뼈에 닿는다. 정중선에는 완전히 막혀있는 것이 아니라 틈이 있으며 각각 요도, 질, 항문이 통과한다.

항문올림근에는 두덩꼬리근(치골미골근, pubococcygeus m.)과 엉덩꼬리근(장골미골근, iliococcygeus m.)이 있으며 두덩꼬리근(치골미골근)에는 전립샘올림근(전립선거근, levator prostatae m. (남성)), 두덩질근(pubovaginalis m. (여성)), 요도질조임근(요도질괄약근, urethrovaginal sphincter m. (여성)), 두덩곧창자근(치골직장근, puborectalis m.)이 있다. 꼬리근(미골근)은 항문올림근(항문거근) 뒷부분의 궁둥뼈가시(좌골극)에서 일어 엉치뼈(천골)와 꼬리뼈(미골)에 닿는다.

2) 팔다리골격근육
(사지골격근육, Muscles of the appendicular skeleton)

(1) 어깨(견부, Shoulder)와 팔(상지, Upper limb)의 근육

① 얕은가슴근육(천흉근, Superficial chest muscle) (그림 6-38, 그림 6-39, 표 6-14)

얕은가슴근육(천흉근, superficial chest m.)은 위팔(상완, arm)과 아래팔(하완, forearm) 및 어깨에 작용하는 근육으로 앞쪽에서 가슴과 팔을 잇는다.

큰가슴근(대흉근, pectoralis major m.)은 부채모양의 근육으로 가슴의 윗부분에 위치하여 가슴 앞쪽의 대부분을 덮고 있다. 빗장뼈(clavicle)와 복장뼈(sternum)에서 일어나 위팔뼈(humerus)에 닿는다. 빗장뼈부위는 위팔의 굽힘, 복장뼈부위는 위팔의 굽힘과 모음에 관여하며 큰가슴근(대흉근) 아래에는 림프절이 있어 유방암 발생 시에 림프절이 부어 유방암의 진단 지표로 사용될 수 있다.

작은가슴근(소흉근, pectoralis minor m.)은 큰가슴근 깊은 곳에 위치하며 3~5번째 갈비뼈에서 일어나 어깨뼈의 부리돌기(coracoid process)에 닿는다. 어깨뼈가 정지해있을 때 갈비뼈의 올림을, 갈비뼈가 정지해있을 때 어깨뼈의 내림을 담당하며 깊은 숨을 들이킬 때 작용하여 호흡근의 부속기로 작용한다.

빗장밑근(쇄골하근, subclavius m.)은 빗장뼈 밑에 평행하게 위치하며 빗장뼈를 아래로 당겨내리고 안정시키는 역할을 한다.

앞톱니근(전거근, serratus anterior m.)은 가슴벽의 가쪽면을 덮고 있으며 톱니모양을 하고 있다. 1~8번째 갈비뼈에서 일어나 어깨뼈의 안쪽에 닿으며 어깨뼈를 앞으로 당기거나 회전운동을 담당하여 팔을 머리 위로 들 수 있도록 한다.

② 얕은등근육(천배근, Superficial back muscle) (그림 6-40, 표 6-15)

얕은등근육(superficial back m.)은 뒤쪽에서 가슴과 팔을 잇는 근육으로 척주와 어깨뼈 사이에 연결되어 있다.

등세모근(승모근, trapezius m.)은 등의 위부분과 목을 덮고 있는 근육이며 삼각근으로 양쪽에 하나씩 존재하여 마름모 형태를 이룬다. 등세모근은 뒤통수뼈(occipital bone), 목덜미인대(nuchal ligament), 척주(vertebra)에서 일어나 빗장뼈 봉우리(acromion), 어깨가시(spine of scapula)에 닿으며, 상부의 근육은 어깨뼈의 올림, 중간부분의 근육은 어깨뼈의 벌림, 하부의 근육은 어깨뼈의 내림 운동에 관여한다.

넓은등근(광배근, latissimus dorsi m.)은 등의 반쪽과 배의 가쪽부분을 덮고 있는 넓은 삼각근으로 양쪽에 하나씩 존재한다. 넓은등근(광배근)은 허리뼈(lumbar vertebra), 엉치뼈(sacrum), 엉덩뼈능선(iliac crest), 가슴아래에서 일어나 위팔뼈의 결절사이고랑(intertubercular groove)에 닿고 위팔의 모음, 폄, 내회전 운동에 관여한다.

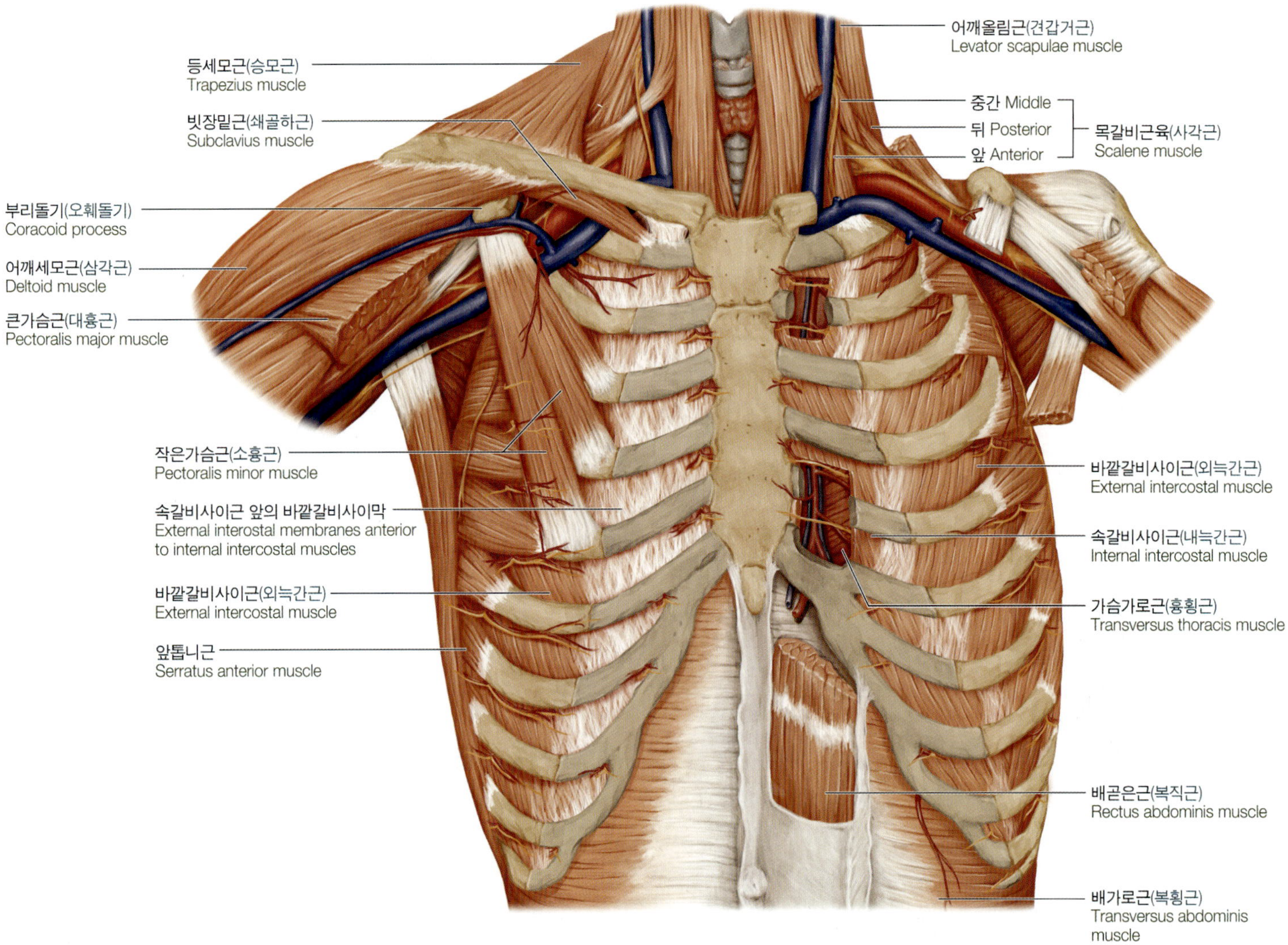

그림 6-39 얕은가슴근육(천흉근), 큰가슴근을 잘라낸 모습

표 6-14 얕은가슴근육(천흉근)

근육명	이는곳(기시부, origin)	닿는곳(정지부, insertion)	신경지배	작 용
큰가슴근(대흉근) Pectoralis major m.	빗장뼈머리, 복장갈비뼈머리	위팔뼈의 큰결절	앞가슴신경	위팔의 굽힘, 모음, 내측회전
작은가슴근(소흉근) Pectoralis minor m.	3~5번째 갈비뼈	어깨뼈의 부리돌기	앞가슴신경	어깨뼈의 내림
빗장밑근(쇄골하근) Subclavius m.	1번째 갈비뼈의 연골	빗장뼈의 아래면	빗장밑신경	빗장뼈를 앞아래로 당김
앞톱니근(전거근) Serratus anterior m.	1~8번째 갈비뼈의 가쪽면	어깨뼈의 안쪽경계	어깨등신경	어깨뼈를 앞으로 내밀고 당김

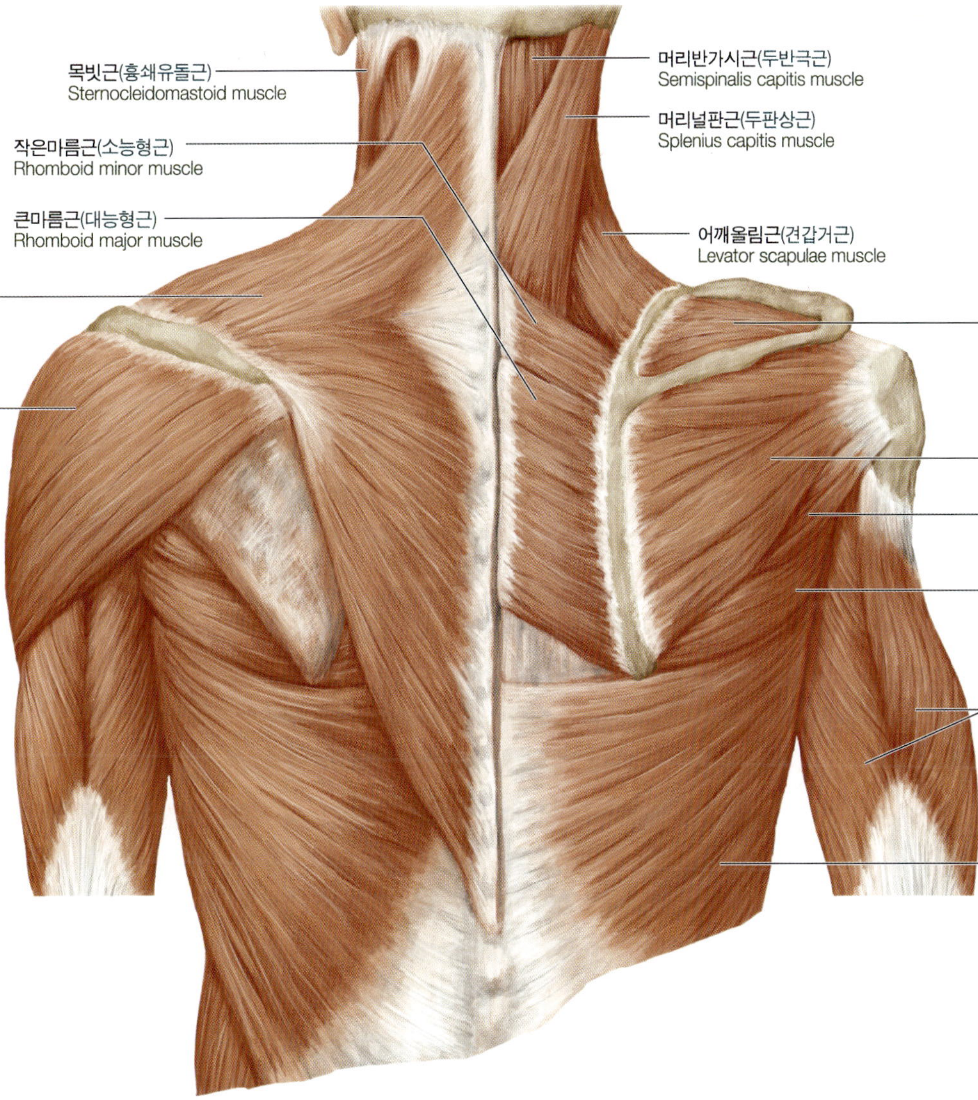

그림 6-40 얕은등근육(천배근), 뒷면

표 6-15 얕은등근육(천배근)

근육명	이는곳(기시부, origin)	닿는곳(정지부, insertion)	신경지배	작 용
등세모근(승모근) Trapezius m.	뒤통수뼈, 목덜미인대, 목뼈와 등뼈의 가시(C_7~T_{12})	빗장뼈 외측 1/3 봉우리, 어깨가시	더부신경	상부근섬유는 어깨뼈를 위로 당기고 하부근섬유는 밑으로 당김
넓은등근(광배근) Latissimus dorsi m.	7~12번째 등뼈의 가시(T_7~T_{12}), 엉덩뼈능선	위팔뼈의 결절 사이 고랑	가슴등신경	팔의 모음, 폄, 내측회전
어깨올림근(견갑거근) Levator scapulae m.	1~4번째 목뼈 가로돌기(C_1~C_4)	어깨뼈의 안쪽경계의 위부분	어깨등신경	어깨뼈를 위로 당기고 회전시킴
작은마름근(소능형근) Rhomboid minor m.	7번째 목뼈와 1번째 등뼈의 가시돌기(C_7~T_1)	어깨뼈의 안쪽경계	어깨등신경	어깨뼈를 안쪽 위로 당김
큰마름근(대능형근) Rhomboid major m.	2~5번째 등뼈의 가로돌기(T_2~T_5)	어깨뼈의 안쪽경계	어깨등신경	어깨뼈를 안쪽 위로 당김

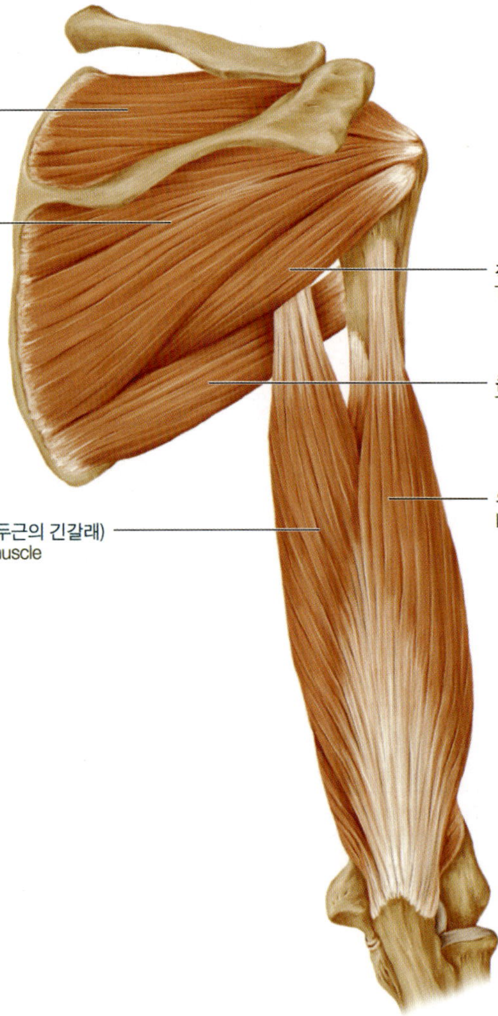

그림 6-41 어깨의 근육(견부의 근), 뒷면

표 6-16 어깨의 근육(견부의 근)

근육명	이는곳(기시부, origin)	닿는곳(정지부, insertion)	신경지배	작 용
어깨세모근(삼각근) Deltoid m.	빗장뼈의 봉우리, 어깨가시	위팔뼈의 삼각근 거친면	겨드랑신경	위팔의 굽힘, 모음, 폄
큰원근(대원근) Teres major m.	어깨뼈의 아래각	위팔뼈의 작은결절	어깨아래신경	위팔의 모음, 안쪽회전
작은원근(소원근) Teres minor m.	어깨뼈의 가쪽모서리	위팔뼈의 큰결절	겨드랑신경	위팔의 모음, 가쪽회전
가시위근(극상근) Supraspinatus m.	어깨뼈의 가시위오목	위팔뼈의 큰결절	어깨위신경	위팔의 초기 벌림
가시아래근(극하근) Infraspinatus m.	어깨뼈의 가시아래오목	위팔뼈의 큰결절	어깨위신경	위팔의 가쪽회전
어깨밑근(견갑하근) Subscapularis m.	어깨아래오목	위팔뼈의 작은결절	어깨아래신경	위팔의 모음, 안쪽회전

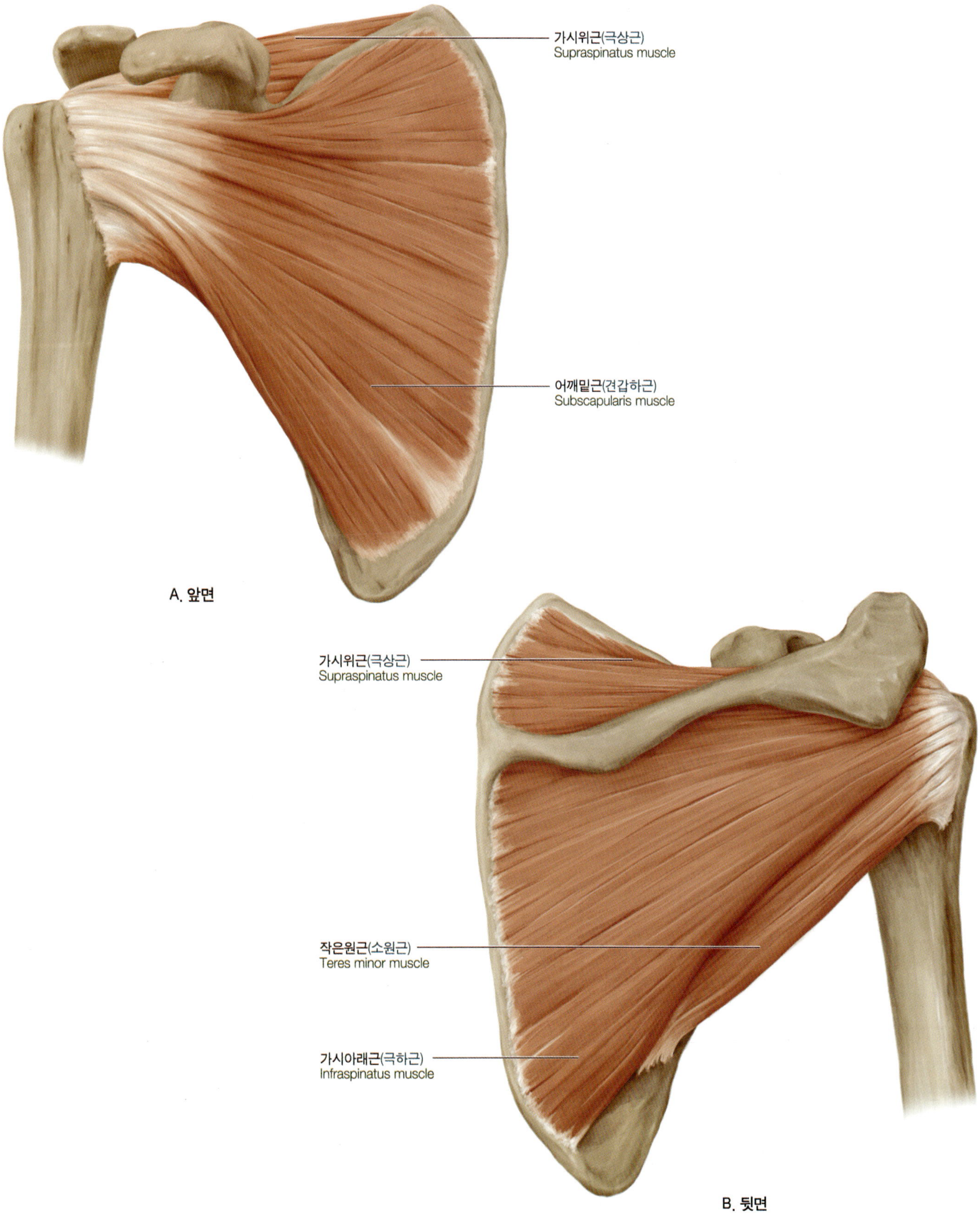

그림 6-42 돌림근띠를 구성하는 근육

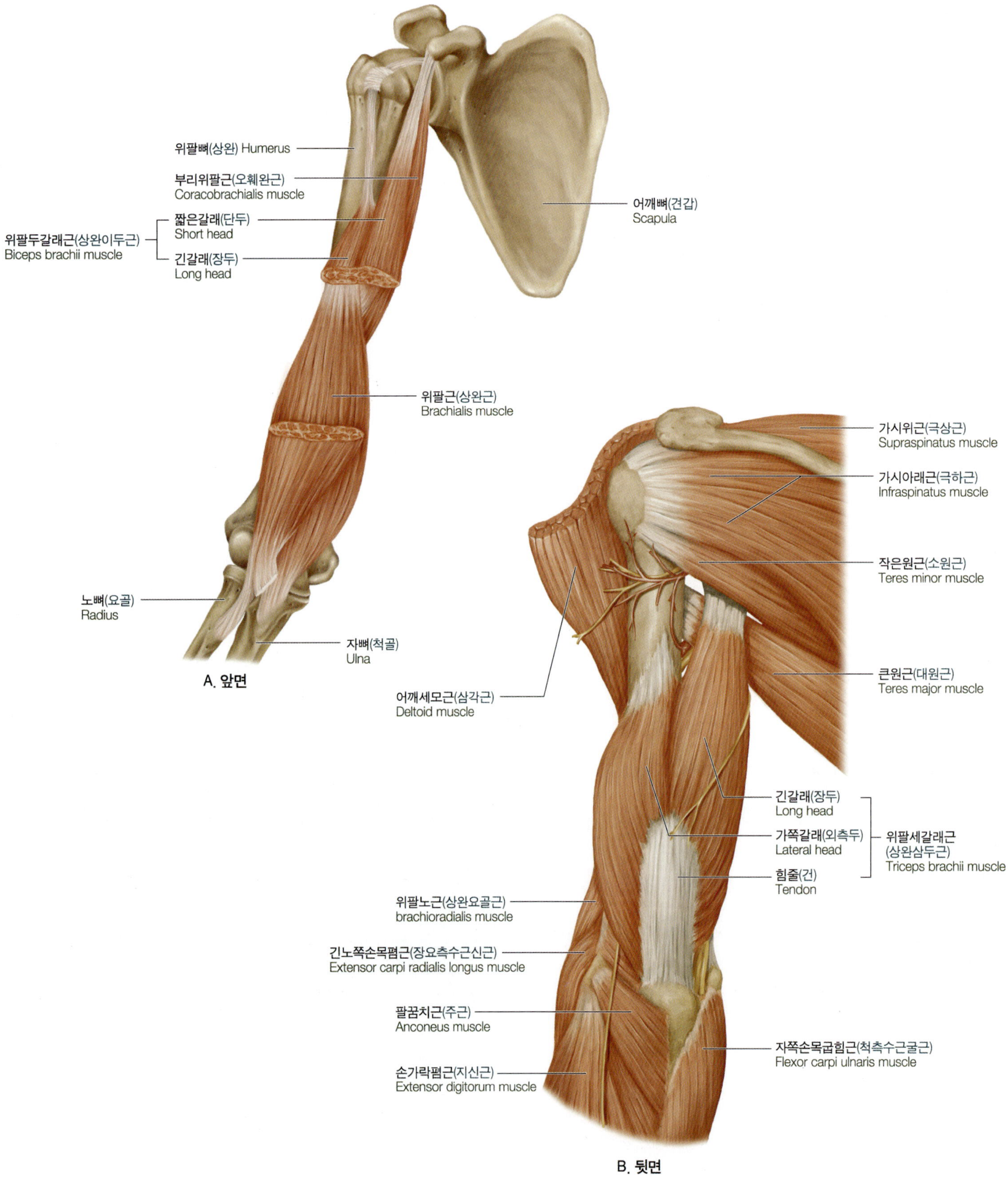

그림 6-43 위팔의 근육(상완의 근)

어깨올림근(견갑거근, levator scapulae m.), 작은마름근(소능형근, rhomboid minor m.), 큰마름근(대능형근, rhomboid major m.)은 등세모근 깊은 부분에 위치하며 이들 근육은 척주에서 일어나 어깨뼈의 내측면에 닿으며 어깨뼈의 올림, 회전운동에 관여한다.

③ 어깨의 근육(견부의 근, Muscle of the shoulder) (그림 6-42, 표 6-16)

어깨의 근육(견부의 근, muscle of the shoulder)은 대개 어깨뼈(scapula)에서 위팔뼈(humerus)로 진행하며 어깨관절에 작용한다.

어깨세모근(삼각근, deltoid m.)은 어깨의 윤곽을 결정하며 빗장뼈의 봉우리(acromion), 어깨뼈의 어깨가시(spine of scapula)에서 일어나 위팔뼈의 어깨세모근 거친면(deltoid tuberosity)에 닿는다. 어깨세모근(삼각근)의 앞쪽부위는 팔의 굽힘과 회전, 중간부는 벌림, 뒤쪽부위는 폄과 가쪽회전운동을 담당한다.

큰원근(대원근, teres major m.)은 어깨뼈의 가쪽 경계 아래쪽에서 위팔뼈로 가는 굵고 둥근 근육으로 겨드랑 뒷벽의 일부를 이룬다. 큰원근(대원근)은 어깨뼈 아래에서 일어나 위팔뼈의 작은결절에 닿으며 팔의 모음과 안쪽회전운동(med. rotation)에 관여한다.

작은원근(소원근, teres minor m.)은 가시아래근(infraspinatus m.) 바로 아래쪽에 위치하며 때로는 가시아래근과 구별이 되지 않을 정도로 붙어있다.

가시위근(극상근, supraspinatus m.)은 어깨뼈의 뒷면과 겨드랑이 모서리에서 시작하여 위팔뼈의 큰결절(greater tubercle of humerus)에 닿으며 팔의 벌림운동에 관여한다.

가시아래근(극하근, infraspinatus m.)은 등세모근(승모근)과 어깨세모근(삼각근)에 의해 덮여있으며 팔의 폄과 가쪽회전운동에 관여한다.

어깨밑근(견갑하근, subscapularis m.)은 겨드랑 뒷벽의 일부를 이루며 어깨밑오목(subscapular fossa)에서 일어나 어깨관절을 지나 위팔뼈의 작은결절에 닿는다. 팔의 폄, 모음, 안쪽회전운동에 관여하며 가시아래근(극하근), 작은원근(소원근)과 길항작용을 한다.

돌림근띠(rotator cuff)(그림 6-42)란 어깨 관절과 위팔이 움직임을 지니면서도 붙어있을 수 있게 지지해주는 근육들과 힘줄들을 묶어서 이르는 말로 가시위근(극상근), 가시아래근(극하근), 작은원근(소원근), 어깨밑근(견갑하근)으로 구성된다.

④ 위팔의 근육(상완의 근, Muscle of the arm) (그림 6-43, 표 6-17)

위팔(upper limb)은 어깨(shoulder)와 팔꿈치(elbow) 사이를 의미하며 위팔의 근육은 깊은근막(심근막, deep fascia)에서부터 위

표 6-17 위팔의 근육(상완의 근)

근육명	이는곳(기시부, origin)		닿는곳(정지부, insertion)	신경지배	작 용
앞칸(Anterior compartment)					
위팔두갈래근(상완이두근) Biceps brachii m.	긴갈래 짧은갈래	관절강의 상부 부리돌기	노뼈거친면, 두갈래근널힘줄	근육피부신경	위팔과 아래팔의 굽힘, 뒤침
위팔근(상완근) Brachialis m.	위팔뼈의 몸통		자뼈거친면	근육피부신경	아래팔의 굽힘
부리위팔근(오훼완근) Coracobrachialis m.	어깨뼈 부리돌기		위팔뼈의 안쪽면	근육피부신경	위팔의 굽힘
뒤칸(Posterior compartment)					
위팔세갈래근(상완삼두근) Triceps brachii m.	긴갈래 안쪽갈래 가쪽갈래	관절강의 하부 위팔뼈의 뒷면 안쪽 위팔뼈의 뒷면 가쪽	자뼈팔꿈치머리	노신경	위팔과 아래팔의 폄
팔꿈치근(주근) Anconeus m.	위팔뼈의 가쪽위관절융기		자뼈팔꿈치머리	노신경	아래팔의 폄

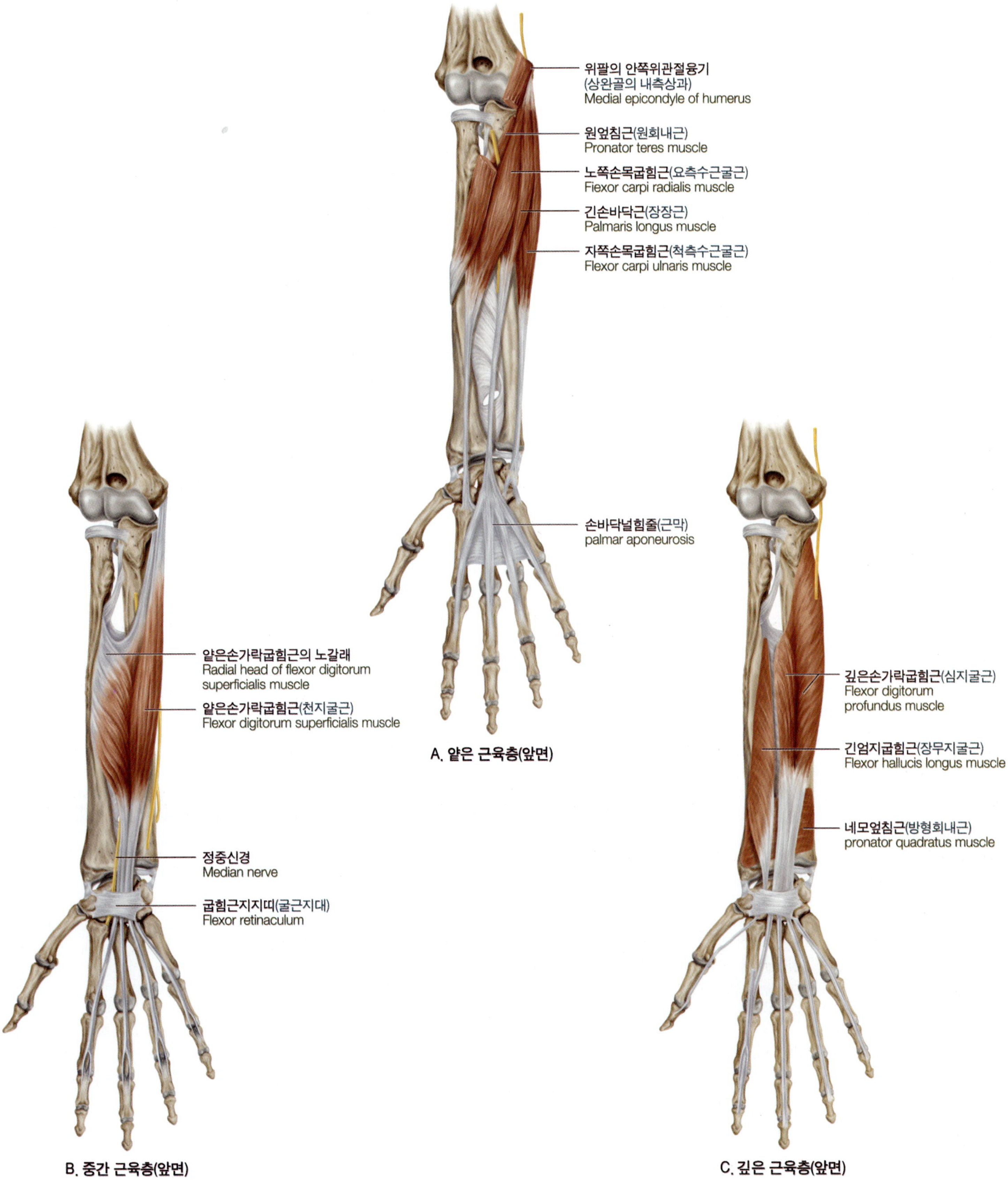

그림 6-44 아래팔 앞칸의 근육들

팔뼈(humerus)까지 걸쳐있는 안·가쪽위팔근육사이막(medial and lateral intermuscular septum)에 의해 앞칸과 뒤칸으로 나누어지며 앞칸은 굽힘근으로, 뒤칸은 폄근으로 작용한다.

▌앞칸 (Anterior compartment)

위팔두갈래근(상완이두근, biceps brachii m.)은 2개의 머리를 가진 근육으로 어깨뼈(scapula)에서 일어나 노뼈의 거친면(radial tuberosity)에 닿으며 위팔의 굽힘과 손의 뒤침운동(supination)에 관여한다.

위팔근(상완근, brachialis m.)은 위팔두갈래근(biceps brachii m.)의 깊은곳에 위치하고 위팔뼈(humerus)에서 일어나 자뼈(ulna)에 닿으며 아래팔의 굽힘과 뒤침(supination), 엎침운동(pronation)에 관여한다. 아래팔의 가장 주된 굽힘근이다.

부리위팔근(오훼완근, coracobrachialis m.)은 어깨세모근(deltoid m.)과 큰가슴근(pectoralis major m.) 깊은 곳에 위치하며 팔의 굽힘운동을 보조하며 어깨관절을 안정시킨다.

▌뒤칸 (Posterior compartment)

위팔세갈래근(상완삼두근, triceps brachii m.)은 세 개의 근육머리를 가지고 있으며 1개는 어깨뼈(scapula)에서, 2개는 위팔뼈(humerus)에서 일어나고 자뼈팔꿈치머리(olecranon)에 닿는다. 위팔의 폄과 모음운동에 관여하며 위팔두갈래근(상완이두근)과 길항작용을 한다.

팔꿈치근(주근, anconeus m.)은 위팔세갈래근(상완삼두근)과 일부 융합되어 있으며 위팔뼈(humerus)의 가쪽위관절융기(lateral epicondyle of humerus)에서 일어나 자뼈팔꿈치머리(olecranon)에 닿으며 아래팔의 폄운동에 관여한다.

⑤ 아래팔의 근육(전완의 근, Muscle of the forearm) (그림 6-44)

아래팔은 팔꿈치(elbow)와 손목(wrist) 사이를 의미하며 안쪽

표 6-18 아래팔의 앞칸근육

근육명	이는곳(기시부, origin)	닿는곳(정지부, insertion)	신경지배	작 용
얕은층 얕은곳				
원엎침근(원회내근) Pronator teres m.	위팔뼈의 안쪽위관절융기	노뼈의 중앙부	정중신경	아래팔의 엎침
노쪽손목굽힘근(요측수근굴근) Flexor carpi radialis m.	위팔뼈의 안쪽위관절융기	2~3번째 손허리뼈	정중신경	아래팔의 굽힘과 벌림
자쪽손목굽힘근(척측수근굴근) Flexor carpi ulnaris m.	위팔뼈의 안쪽위관절융기, 자뼈의 팔꿈치머리	콩알뼈, 갈고리뼈, 5번째 손허리뼈	자신경	아래팔의 굽힘과 모음
긴손바닥근(장장근) Palmaris longus m.	위팔뼈의 안쪽위관절융기	손바닥널힘줄	정중신경	아래팔의 굽힘
얕은층 깊은곳				
얕은손가락굽힘근(천지굴근) Flexor digitorum superficialis m.	위팔뼈의 안쪽관절융기, 자뼈의 팔꿈치머리, 노뼈의 앞모서리	중간손가락마디뼈	정중신경	손목과 중간손가락의 굽힘
깊은층 얕은곳				
깊은손가락굽힘근(심지굴근) Flexor digitorum profundus m.	자뼈의 앞쪽, 몸쪽의 3/4	손가락끝마디뼈	정중신경, 자신경	손목과 먼쪽손가락의 굽힘
긴엄지굽힘근(장무지굴근) Flexor pollicis longus m.	노뼈앞면, 뼈사이막, 자뼈갈고리	엄지끝마디뼈	정중신경	엄지끝마디뼈 굽힘
깊은층 깊은곳				
네모엎침근(방형회내근) Pronator quadratus m.	자뼈의 먼쪽 1/4	노뼈의 먼쪽 1/4	정중신경	아래팔의 엎침

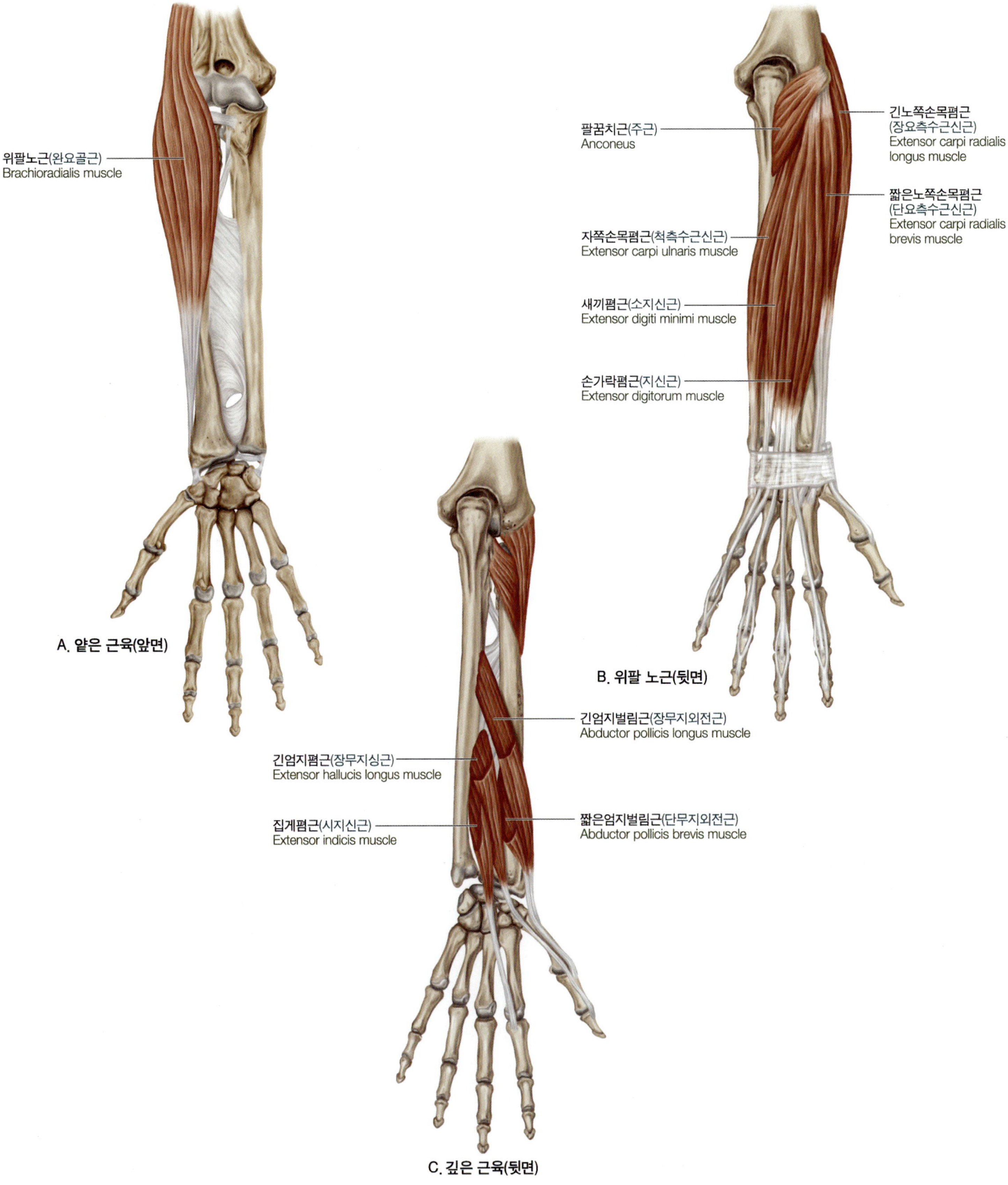

그림 6-45 아래팔 뒤칸의 근육들

의 자뼈(ulna), 가쪽의 노뼈(radius), 뼈사이막(interosseous membrane)이 위치한다. 아래팔의 근육은 굽힘운동을 담당하는 앞칸(anterior compartment)과 폄운동을 담당하는 뒤칸(posterior compartment)으로 나뉜다.

앞칸 (Anterior compartment) (표 6-18)

앞칸의 근육들은 정확히 앞에 놓여 있다기보다는 앞안쪽(anteromedial)에 부착되어 있어 굽힘근뿐 아니라 엎침근(pronator)으로써도 기능한다. 위치에 따라 얕은층(superficial group) 2개의 층과 깊은층(deep group) 2개의 층으로 구분할 수 있다.

원엎침근(원회내근, pronator teres m.)은 노자관절(radioulnar joint)의 근위부를 지나가고 노쪽손목굽힘근(요측수근굴근, flexor carpi radialis m.)은 손의 벌림운동, 자쪽손목굽힘근(척측수근굴근, flexor carpi ulnaris m.)은 손의 모음운동에 관여한다.

얕은손가락굽힘근(천지굴근, flexor digitorum superficialis m.)은 근위절간관절(proximal interphalangeal joint)의 기부를 지나고, 깊은손가락굽힘근(심지굴근, flexor digitorum profundus m.)은 손가락사이관절의 먼쪽을 지난다. 긴엄지굽힘근(장무지굴근, flexor pollicis profundus m.)은 엄지손가락의 손허리손가락관절과 손가락사이관절을 지나간다.

뒤칸 (Posterior compartment) (그림 6-45, 표 6-19)

위치에 따라 얕은층(superficial group)과 깊은층(deep group)으로 나뉘며 손과 손가락의 폄운동과 손의 뒤침운동에 관여한

표 6-19 아래팔의 뒤칸근육

근육명	이는곳(기시부, origin)	닿는곳(정지부, insertion)	신경지배	작 용
얕은근(Superficial muscle)				
위팔노근(완요골근) Brachioradialis m.	위팔뼈의 가쪽모서리	노뼈의 가쪽면	노신경	아래팔의 굽힘
긴노쪽손목폄근(장요측수근신근) Extensor carpi radialis longus m.	위팔뼈의 가쪽위관절융기	2번째 손허리뼈	노신경	손목의 폄과 벌림
짧은노쪽손목폄근(단요측수근신근) Extensor carpi radialis brevis m.	위팔뼈의 가쪽위관절융기	3번째 손허리뼈	노신경	손목의 폄과 벌림
온손가락폄근(총지신근) Extensor digitorum communis m.	위팔뼈의 가쪽위관절융기	손가락폄근 팽대부	노신경	손허리뼈, 손가락의 폄
새끼폄근(소지신근) Extensor digiti minimi m.	위팔뼈의 가쪽위관절융기	5번째 손가락폄근 팽대부	노신경	5번째 손가락의 폄
자쪽손목폄근(척측수근신근) Extensor carpi ulnaris m.	위팔뼈의 가쪽위관절융기	5번째 손허리뼈	노신경	손목의 폄과 모음
깊은근(Deep muscle)				
뒤침근(회외근) Supinator m.	위팔뼈의 가쪽위관절융기	노뼈의 몸쪽 1/3	노신경	아래팔의 뒤침
긴엄지벌림근(장무지외전근) Abductor pollicis longus m.	노뼈의 몸쪽 1/3	1번째 손허리뼈	노신경	엄지의 벌림
짧은엄지폄근(단무지신근) Extensor pollicis brevis m.	노뼈의 먼쪽 1/3	엄지첫마디뼈	노신경	엄지의 폄
긴엄지폄근(장무지신근) Extensor pollicis longus m.	자뼈의 먼쪽 1/3	엄지끝마디뼈	노신경	엄지의 폄
집게폄근(시지신근) Extensor indicis m.	자뼈의 먼쪽 1/4	2번째 손가락폄근 팽대부	노신경	집게의 폄

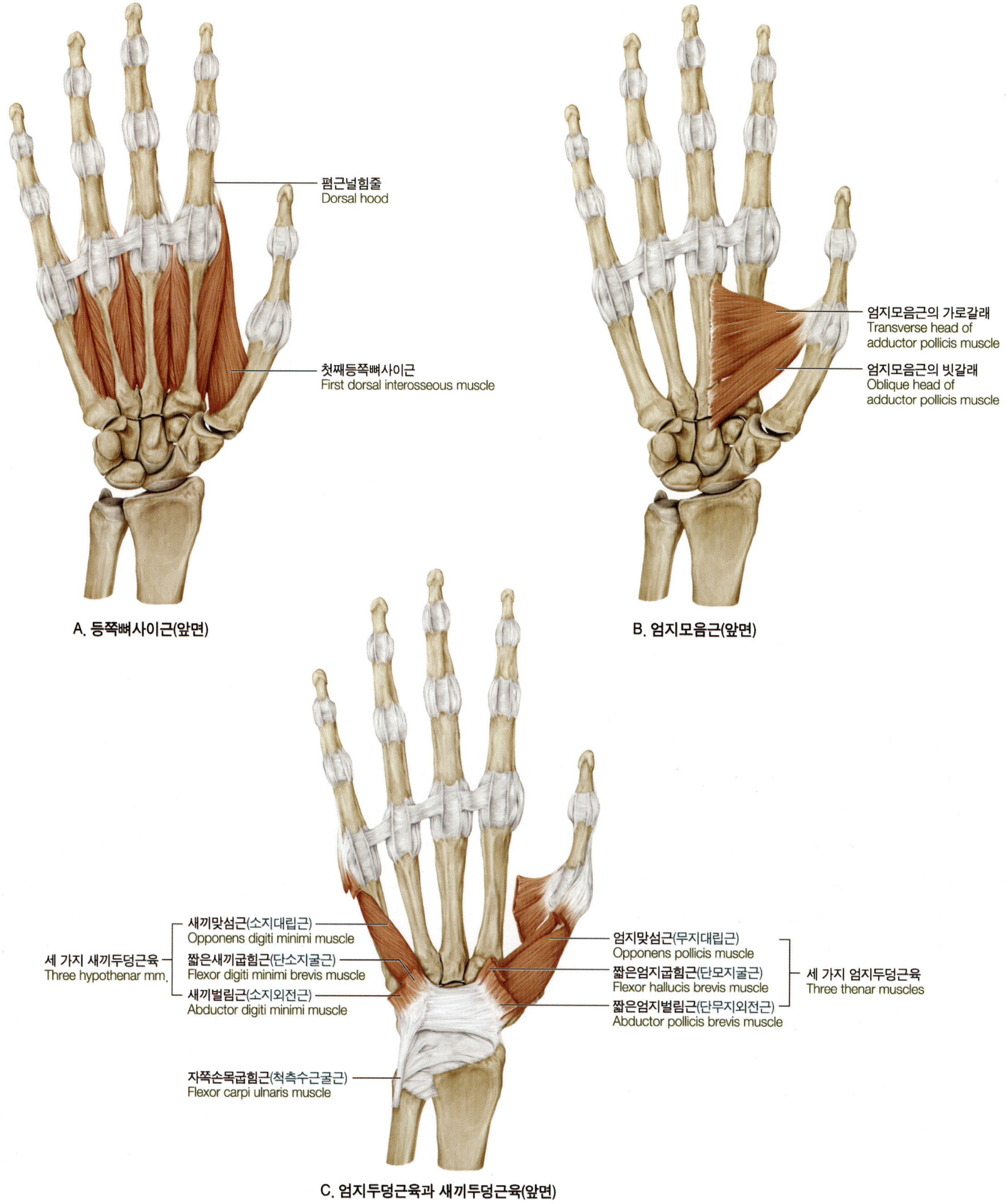

그림 6-46 손의 근육(계속)

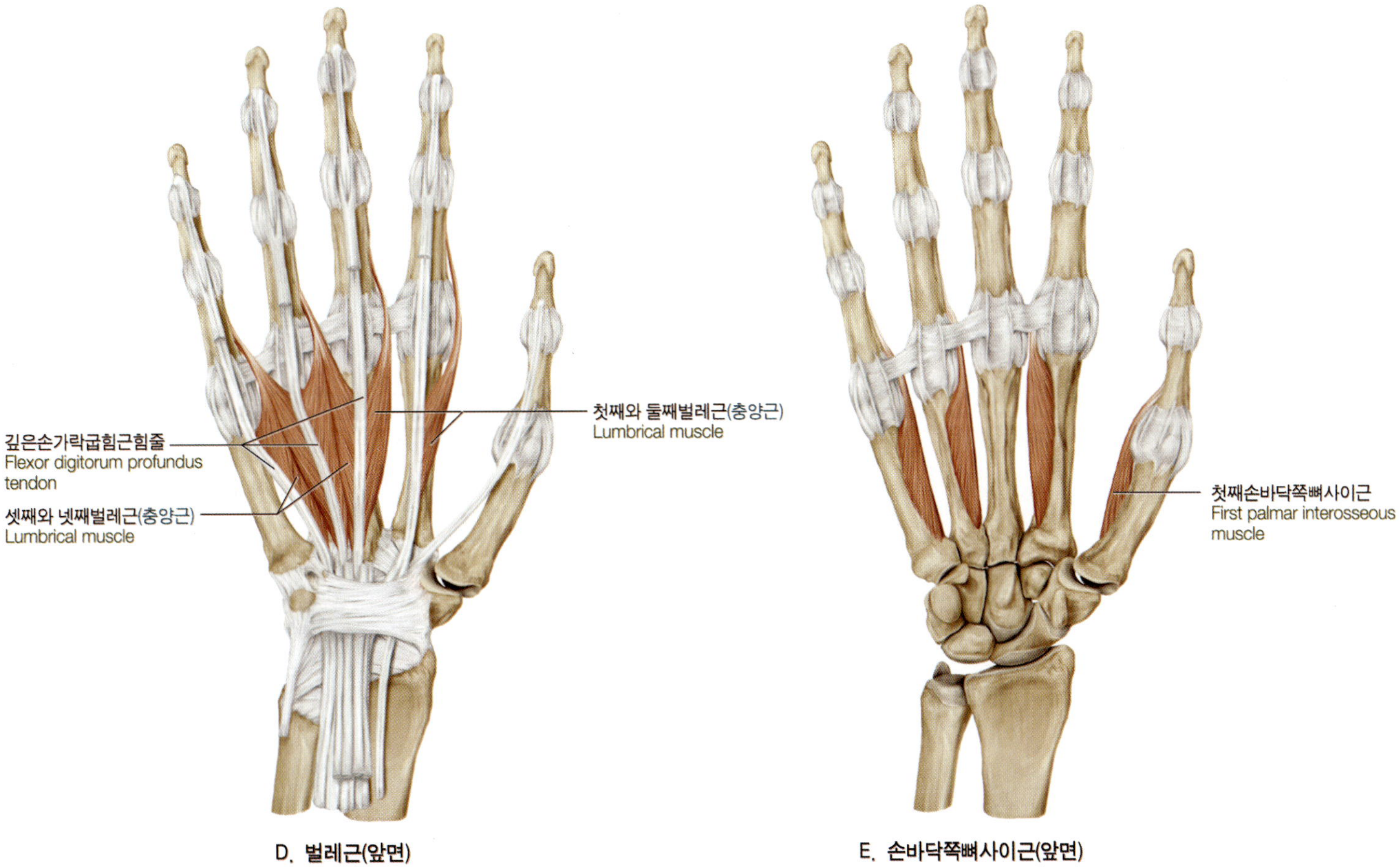

그림 6-46 손의 근육

다. 주로 위팔뼈의 가쪽위관절융기(lateral epicondyle of humerus)나 자뼈(ulna)와 노뼈(radius)에서 시작하여 손목뼈, 손허리뼈, 손가락뼈의 긴힘줄에 닿는다.

위팔노근(완요골근, brachioradialis m.)은 위치상으로는 앞칸에 존재하지만 노신경(radial n.)의 지배를 받기 때문에 뒤칸근육으로 분류하며, 아래팔(forearm)의 굽힘근(flexor)이 된다. 긴노쪽손목폄근(장요측수근신근, extensor carpi radialis longus m.)과 짧은노쪽손목폄근(단요측수근신근, extensor carpi radialis brevis m.)은 손의 회전운동에 관여하고, 자쪽손목폄근(척측수근신근, extensor carpi ulnaris m.)은 손의 중요한 폄근이며 손의 모음운동에 관여한다. 뒤침근(supinator)은 손의 뒤침운동(supination)에 관여한다.

⑥ 손의 고유근육(Intrinsic muscles of the hand) (그림 6-46, 표 6-20)

손의 고유근육(intrinsic muscles of the hand)은 작고 손가락의 섬세한 운동을 가능케 하며 엄지두덩근(thenar m.), 새끼두덩근(hypothenar m.), 중간근(intermediate m.)으로 나누어지고, 짧은손바닥근(palmaris brevis m.)은 새끼두덩근을 덮는다.

엄지두덩근(thenar m.)은 엄지두덩을 이룬다. 짧은엄지벌림근(단무지외전근, abductor pollicis brevis m.)은 손의 가장 가쪽에 있으며 엄지맞섬근(무지대립근, opponens pollicis m.)은 엄지벌림근의 심층에 위치하고 짧은엄지굽힘근(단무지굴근, flexor pollicis brevis m.)는 두 근육의 안쪽에 위치한다.

새끼두덩근(hypothenar m.)은 새끼두덩을 이루는 근이며 새끼손가락에 위치한다. 새끼벌림근(소지외전근, abductor digiti minimi m.)은 새끼손가락 근육 중 가장 안쪽에 위치하고, 짧은새끼굽힘근(단소지굴근, flexor digiti minimi m.)은 새끼벌림근의 바로 가쪽에 위치하며 새끼맞섬근(소지대립근, opponens digiti minimi m.)은 새끼벌림근과 짧은새끼굽힘근의 심층에 위치한다.

중간근(intermediate m.)은 손의 중앙에 위치한다. 벌레근(충양

표 6-20 손의 고유근육

근육명	이는곳(기시부, origin)	닿는곳(정지부, insertion)	신경지배	작 용
손바닥(palm)				
짧은손바닥근 Palmaris brevis m.	가로손목인대, 손바닥널힘줄	손바닥의 자뼈 경계쪽 피부	자신경	손바닥 굽힘
엄지두덩근육(Thenar muscles)				
짧은엄지벌림근(단무지외전근) Abductor pollicis brevis m.	굽힘근지지띠, 큰마름뼈	엄지의 첫마디	정중신경	엄지의 벌림
엄지맞섬근(무지대립근) Opponens pollicis m.	굽힘근지지띠, 큰마름뼈	1번째 손허리뼈	정중신경	엄지의 맞섬
짧은엄지굽힘근(단무지굴근) Flexor pollicis brevis m.	굽힘근지지띠, 큰마름뼈	엄지의 첫마디	정중신경	엄지의 굽힘
중간근(Intermediate muscles)				
엄지모음근(무지내전근) Adductor pollicis m.	3번째 손허리뼈	엄지의 첫마디	자신경	엄지의 모음
벌레근(충양근) Lumbrical m.	깊은손가락굽힘근힘줄	손가락의 신전근 팽대부	정중신경, 자신경	2~5번째 손가락 첫마디 굽힘과 끝마디 폄
등쪽뼈사이근(배측골간근) Dorsal interossei m.	손허리뼈	2번째 손가락 첫 번째 마디 기저부, 3~4번째 손가락 첫 번째 마디 기저부	자신경	손가락 벌림
바닥쪽뼈사이근(장측골간근) Palmar interossei m.	2번째 손허리뼈 내측, 4~5번째 손허리뼈의 가쪽	2, 4, 5번째 손가락 첫마디	자신경	손가락 모음
새끼두덩근육(Hypothenar muscles)				
새끼벌림근(소지외전근) Abductor digiti minimi m.	콩알뼈, 굽힘근지지띠	5번째 손가락의 첫 번째 마디	자신경	5번째 손가락 벌림
짧은새끼굽힘근(단소지굴근) Flexor digiti minimi brevis m.	유두골, 굽힘근지지띠	5번째 손가락의 첫 번째 마디	자신경	5번째 손가락 굽힘
새끼맞섬근(소지대립근) Opponens digiti minimi m.	유두골, 굽힘근지지띠	5번째 손허리뼈	자신경	5번째 손가락 맞섬

근, lumbrical m.)은 손허리손가락의 굽힘운동과 손가락사이관절의 폄운동에 관여하고 등쪽뼈사이근(배측골간근, dorsal interossei m.)은 4개가 있으며 손허리손가락관절의 벌림운동에 관여하며 바닥쪽뼈사이근(장측골간근, palmar interossei m.)은 3~4개가 있으며 손허리손가락관절의 모음운동에 관여한다.

⑦ 팔근육의 신경지배
(Nerve innervation to muscles of upper limb)

팔의 근육은 팔신경얼기(brachial plexus)의 지배를 받는다. 근육피부신경(musculocutaneous nerve)은 팔신경얼기의 가쪽다발에서 나와 위팔의 앞면을 지배하고 부리위팔근(오훼완근)을 뚫고 위팔두갈래근(상완이두근)과 위팔근(상완근)사이를 지난다. 이후 팔오금에서 깊은근막을 뚫고 나와서 피부신경이 되어 아래팔 부위에 넓게 분포한다.

노신경(radial nerve)은 팔신경얼기 중 가장 큰 신경이며, 팔신경얼기의 뒤신경다발(posterior cord of brachial plexus)에서 나와 아래팔앞부분으로 들어온다. 얕은 가지는 위팔노근(완요골근)의 안쪽에서 나와 피부신경이 되고 깊은가지는 위팔노근 아래에서 나와 손뒤침근(supinator)의 두 층 사이를 뚫고 아래팔 뒤로 가서 폄근(extensor)으로 가지를 낸다.

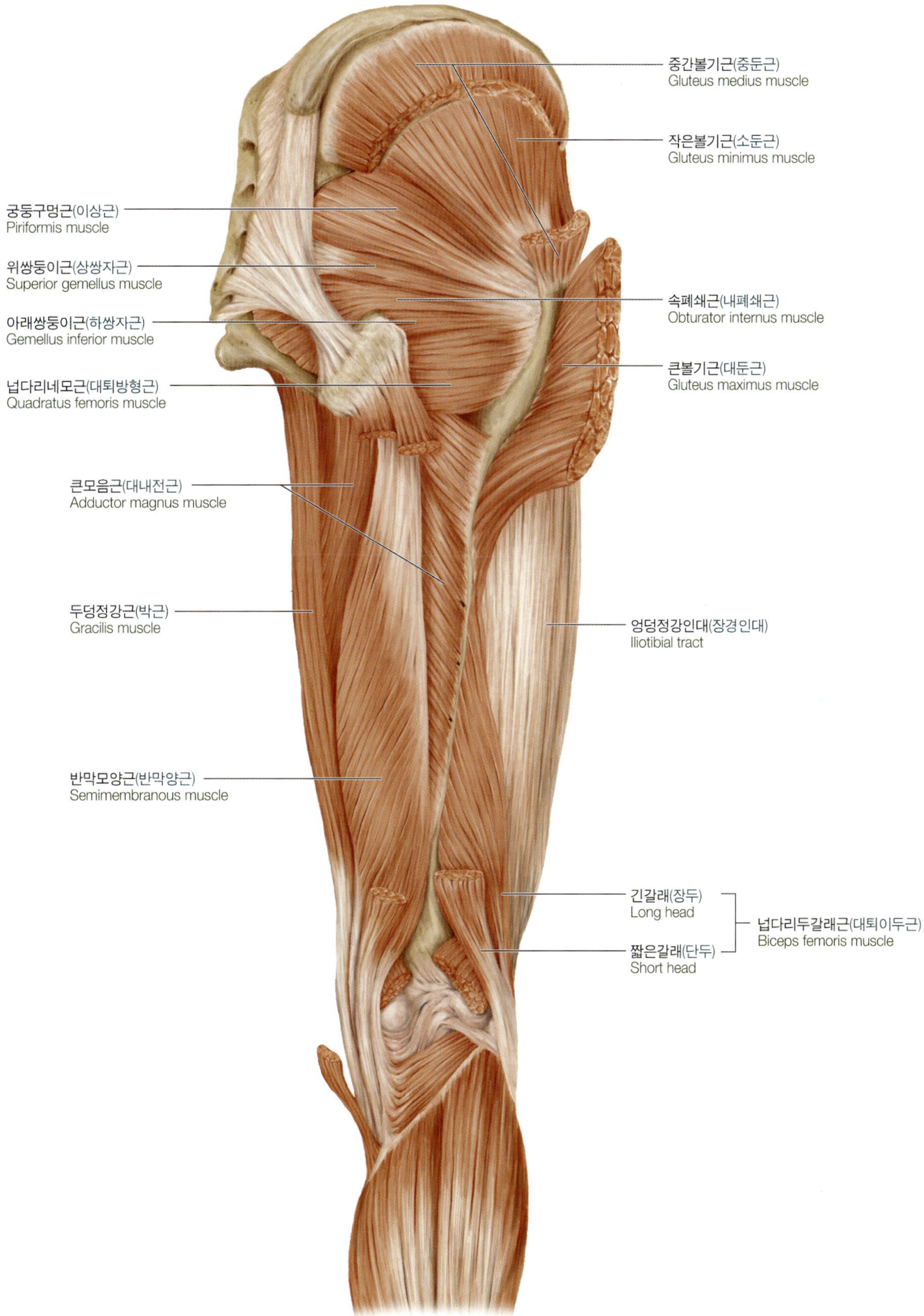

그림 6-47 볼기의 근육, 뒷면

표 6-21 볼기의 근육

근육명	이는곳(기시부, origin)	닿는곳(정지부, insertion)	신경지배	작 용
큰볼기근(대둔근) Gluteus maximus m.	엉덩뼈 윗부분, 궁둥뼈, 꼬리뼈	넙다리뼈 볼기근거친면, 엉덩정강근막띠	아래볼기신경	넙다리 폄과 가쪽회전
중간볼기근(중둔근) Gluteus medius m.	엉덩뼈 중간부분	넙다리의 큰돌기	위볼기신경	넙다리 벌림과 안쪽회전
작은볼기근(소둔근) Gluteus minimus m.	엉덩뼈 아랫부분	넙다리의 큰돌기	위볼기신경	넙다리 벌림과 안쪽회전
궁둥구멍근(이상근) Piriformis m.	볼기앞면	넙다리의 큰돌기	볼기신경얼기	넙다리의 가쪽회전
위쌍둥이근(상쌍자근) Superior gemellus m.	궁둥뼈가시	넙다리의 큰돌기	볼기신경얼기	넙다리의 가쪽회전
속폐쇄근(내폐쇄근) Obturator internus m.	두덩뼈, 폐쇄막	넙다리의 큰돌기	볼기신경얼기	넙다리의 가쪽회전
아래쌍둥이근(하쌍자근) Inferior gemellus	궁둥뼈결절	넙다리의 큰돌기	볼기신경얼기	넙다리의 가쪽회전
넙다리네모근(대퇴방형근) Quadratus femoris m.	궁둥뼈결절	돌기사이능선	볼기신경얼기	넙다리의 가쪽회전
바깥폐쇄근(외폐쇄근) Obturator externus m.	폐쇄막의 가장자리	돌기오목	폐쇄신경	넙다리의 가쪽회전

정중신경(median nerve)은 아래팔의 앞면의 굽힘 및 엎침근과 손의 엄지두덩근육을이지배한다. 자신경(ulnar nerve)은 자쪽손목굽힘근(척측수근굴근)과 깊은손가락굽힘근(심지굴근) 및 손의 고유근육을 지배한다.

(2) 골반과 다리의 근육(Muscles of pelvis and lower limb)

골반과 다리의 근육은 골반 뒤쪽에서 하지에 있는 근육을 움직이는데 주로 사용된다. 크게 볼기근(muscles of hip), 넙다리근(muscles of thigh), 다리근(muscles of leg), 발의 근육(muscles of foot)으로 구분된다.

① 볼기의 근육(Muscles of hip) (그림 6-47, 표 6-21)

볼기는 엉덩뼈능선(iliac crest)과 큰볼기근(gluteus maximus m.) 아래 모서리 사이 부분을 의미하며 넙다리의 폄과 회전에 관여한다. 볼기의 근육은 세 개의 볼기근(gluteus m.)과 여섯 개의 가쪽회전근이 포함된다.

큰볼기근(대둔근, gluteus maximus m.)은 볼기의 근육 중에서 가장 표면에 위치하며 가장 큰 근육으로 방석역할을 한다. 큰볼기근(대둔근)은 엉덩뼈(ilium), 궁둥뼈(ischium), 꼬리뼈(coccyx)에서 일어나, 엉덩정강근막띠(iliotibial tract)에서 닿는다. 넙다리를 펴고 가쪽 회전의 주동근으로 작용한다. 또한 근육이 두껍고 혈관과 신경의 분포가 상대적으로 적어 근육주사 부위로 이용되며 주로 위가쪽 4분위가 주사부위가 된다.

중간볼기근(중둔근, gluteus medius m.)은 큰볼기근(대둔근) 안에 위치하며 부채꼴 모양을 하고 있다. 작은볼기근(소둔근, gluteus minimus m.)은 중간볼기근(중둔근)보다 작은 부채꼴 근육이며 중간볼기근에 덮여서 존재한다.

볼기근 안쪽에는 여섯 개의 작은 근육들이 있어 가쪽회전에 관여한다. 각 근육의 이름은 궁둥구멍근(이상근, piriformis m.), 속폐쇄근(내폐쇄근, obturator internus m.), 위쌍둥이근(상쌍자근, superior gemellus m.), 아래쌍둥이근(하쌍자근, inferior gemellus m.), 넙다리네모근(대퇴방형근, quadratus femoris m.), 바깥폐쇄근(외폐쇄근, obturator externus m.)이다.

② 넙다리 근육(Muscles of thigh)

넙다리 근육은 근사이막(muscular septum)에 의해 앞칸, 안쪽

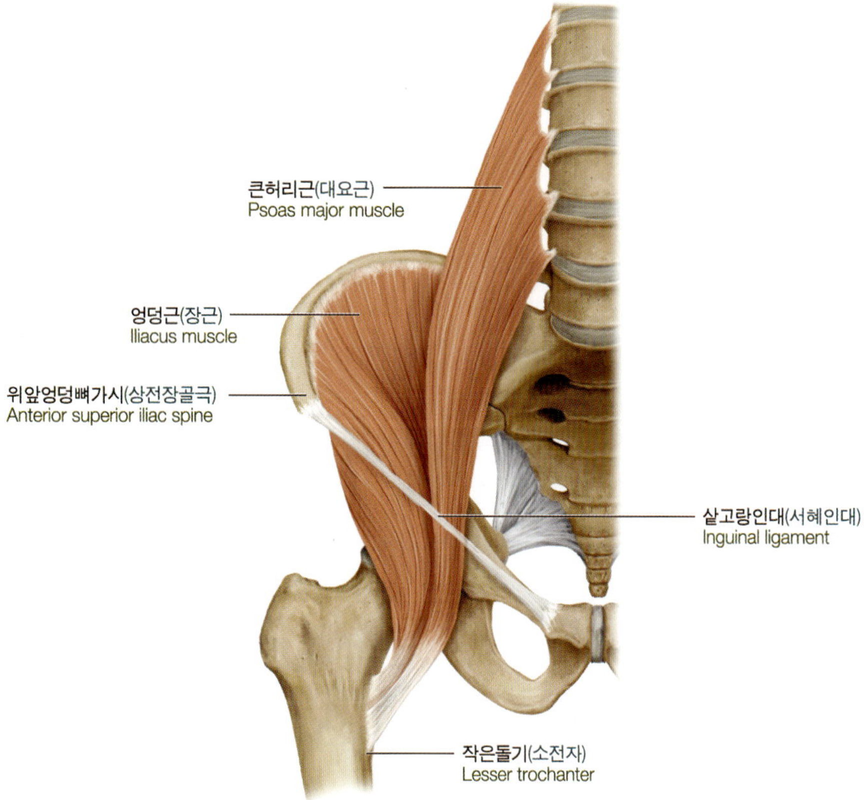

그림 6-48 큰허리근 및 엉덩근, 앞면

표 6-22 넙다리 근육의 앞칸

근육명		이는곳(기시부, origin)	닿는곳(정지부, insertion)	신경지배	작 용
엉덩허리근(장골요근) Iliopsoas m.	엉덩근(장골근) Iliacus m.	엉덩뼈오목	큰허리근힘줄	넙다리신경	넙다리 굽힘과 가쪽회전
	큰허리근(대요근) Psoas major m.	허리뼈의 가로돌기, 허리뼈 몸통	넙다리의 작은돌기	허리신경	넙다리 굽힘과 가쪽회전
	작은허리근(소요근) Psoas minor m.	12번째 등뼈(T_{12}), 1번째 허리뼈(L_1)	엉덩근막	허리신경	척주의 굽힘
넙다리근막긴장근(대퇴근막장근) Tensor fasciae latae m.		엉덩뼈능선	엉덩정강인대	위볼기신경	넙다리의 굽힘 및 안쪽회전
넙다리빗근(봉공근) Sartorius m.		위앞엉덩뼈가시	정강뼈의 안쪽면	넙다리신경	넙다리와 다리의 굽힘
넙다리네갈래근(대퇴사두근) Quadriceps femoris m.	넙다리곧은근(대퇴직근) Rectus femoris m.	아래앞엉덩뼈가시	무릎뼈	넙다리신경	넙다리의 굽힘
	가쪽넓은근(외측광근) Vastus lateralis m.	넙다리 돌기사이선	무릎뼈	넙다리신경	정강이 폄
	안쪽넓은근(내측광근) Vastus medialis m.	넙다리 돌기사이선	무릎뼈	넙다리신경	정강이 폄
	중간넓은근(중간광근) Vastus intermedius m.	넙다리의 앞, 가쪽 면	무릎뼈	넙다리신경	정강이 폄

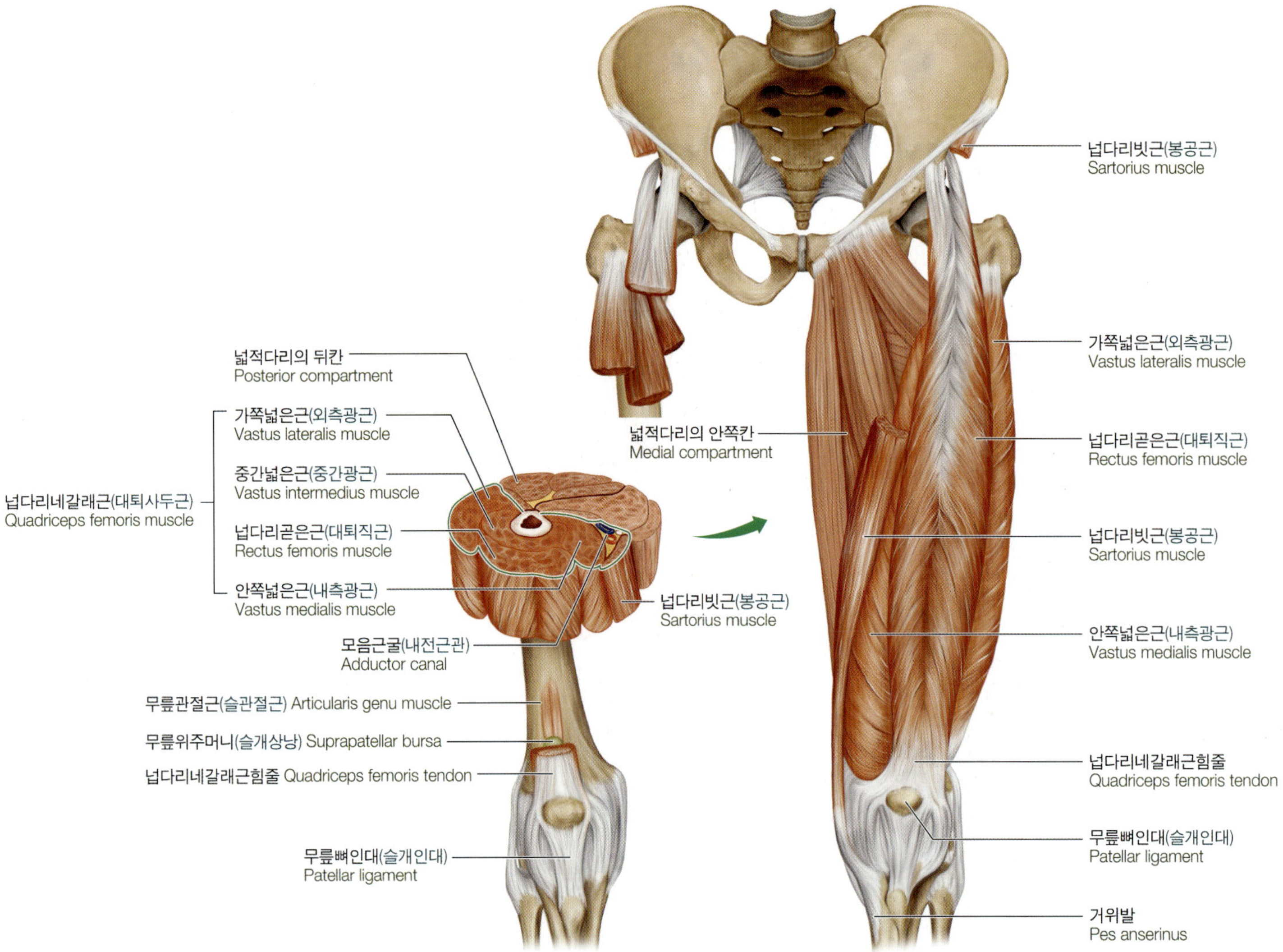

그림 6-49 넙다리 앞칸의 근육

칸, 뒤칸으로 나눌 수 있다.

▍앞칸 (Anterior compartment) (그림 6-48, 그림 6-49, 표 6-22)

앞칸의 근육에는 엉덩허리근(장골요근, iliopsoas m.), 넙다리근막긴장근(대퇴근막장근, tensor fasciae latae m.), 넙다리빗근(봉공근, sartorius m.), 넙다리네갈래근(quadriceps femoris m.)이 있다.

엉덩허리근(장골요근, iliopsoas m.)은 다시 엉덩근(장골근, iliacus m.), 큰허리근(대요근, psoas major m.), 작은허리근(소요근, psoas minor m.)으로 나눌 수 있는데 엉덩근은 골반의 엉덩뼈오목(iliac fossa)에서 시작하는 삼각형 근육이며, 큰허리근은 허리뼈의 가로돌기에서 시작되는 방추형의 근육이다. 엉덩허리근(장골요근)은 넙다리의 가쪽돌림에 관여한다.

넙다리근막긴장근(tensor fasicae latae m.)은 납작한 근육으로 넙다리 가쪽에 팽팽하게 존재하며 넙다리의 굽힘과 안쪽돌림에 관여한다. 넙다리빗근(봉공근, sartorius m.)은 넓적다리를 위가쪽에서 아래안쪽으로 비스듬히 가로지르는 근육으로 넙다리를 굽히는데 관여한다.

넙다리네갈래근(quadriceps femoris m.)은 4곳에서 일어난 근육이 하나로 합쳐진 것으로 넙다리의 앞면을 덮고 있는 커다란 근육이다. 이 근육은 다리를 펴는 주동근으로 작용한다.

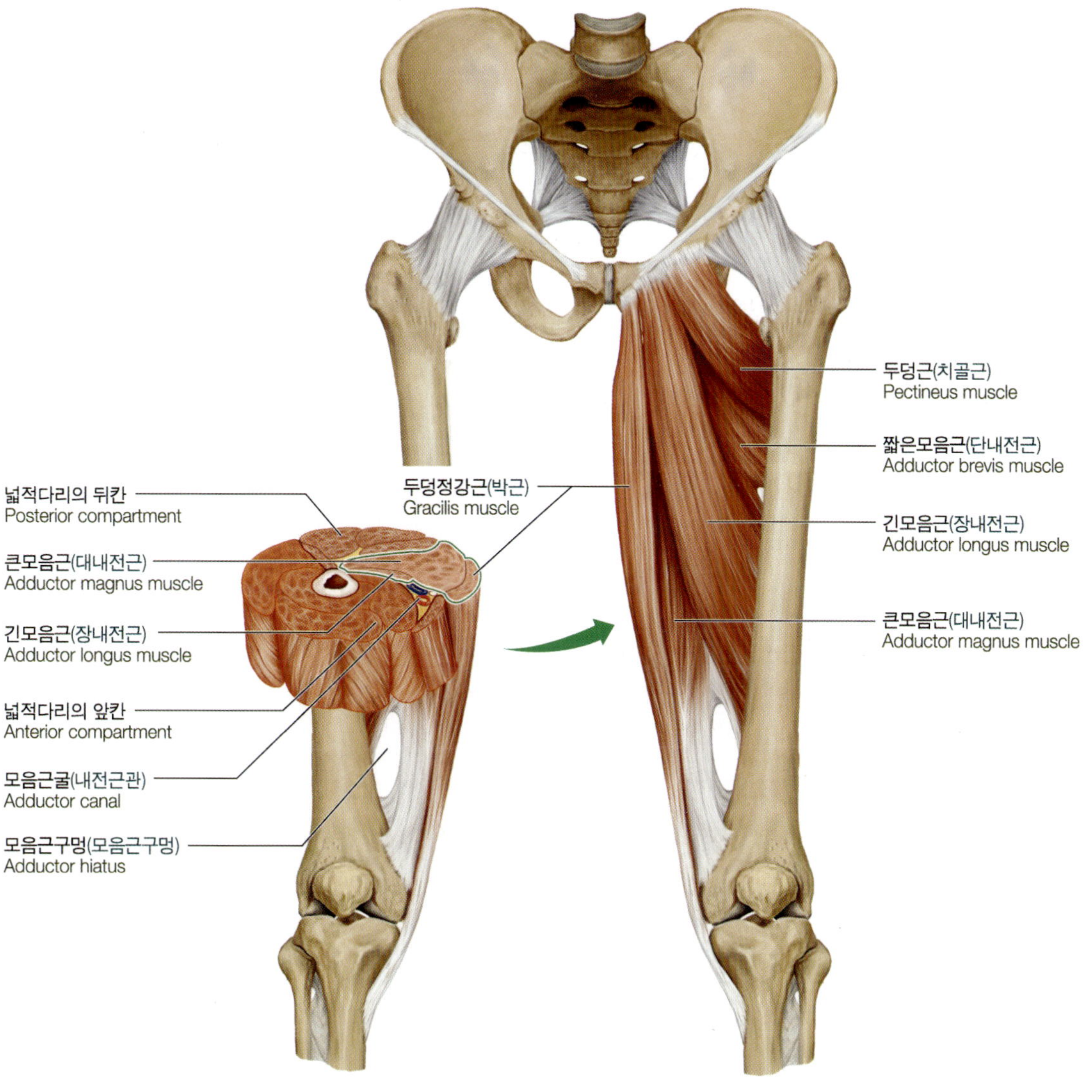

그림 6-50 넙다리 안쪽칸의 근육

표 6-23 넙다리 근육의 안쪽칸

근육명	이는곳(기시부, origin)	닿는곳(정지부, insertion)	신경지배	작 용
두덩근(치골근) Pectineus m.	두덩뼈의 치골선	넙다리뼈의 치골선	넙다리신경, 폐쇄신경	넙다리의 굽힘과 모음
긴모음근(장내전근) Adductor longus m.	두덩뼈몸통	거친선의 안쪽입술	폐쇄신경	넙다리의 굽힘, 모음, 가쪽회전
짧은모음근(단내전근) Adductor brevis m.	두덩뼈몸통, 두덩뼈 아래가지	넙다리뼈의 치골선, 거친선	폐쇄신경	넙다리의 굽힘, 모음
큰모음근(대내전근) Adductor magnus m.	궁둥뼈결절, 궁둥뼈가지	거친선, 넙다리뼈의 모음근 결절	모음근부분 : 폐쇄신경, 폄근부분 : 궁둥신경	모음근부분 : 넙다리의 굽힘, 모음, 가쪽회전
두덩정강근(박근) Gracilis m.	두덩뼈의 몸통, 두덩뼈의 아래가지	정강뼈몸통의 안쪽면	폐쇄신경	넙다리의 굽힘과 모음

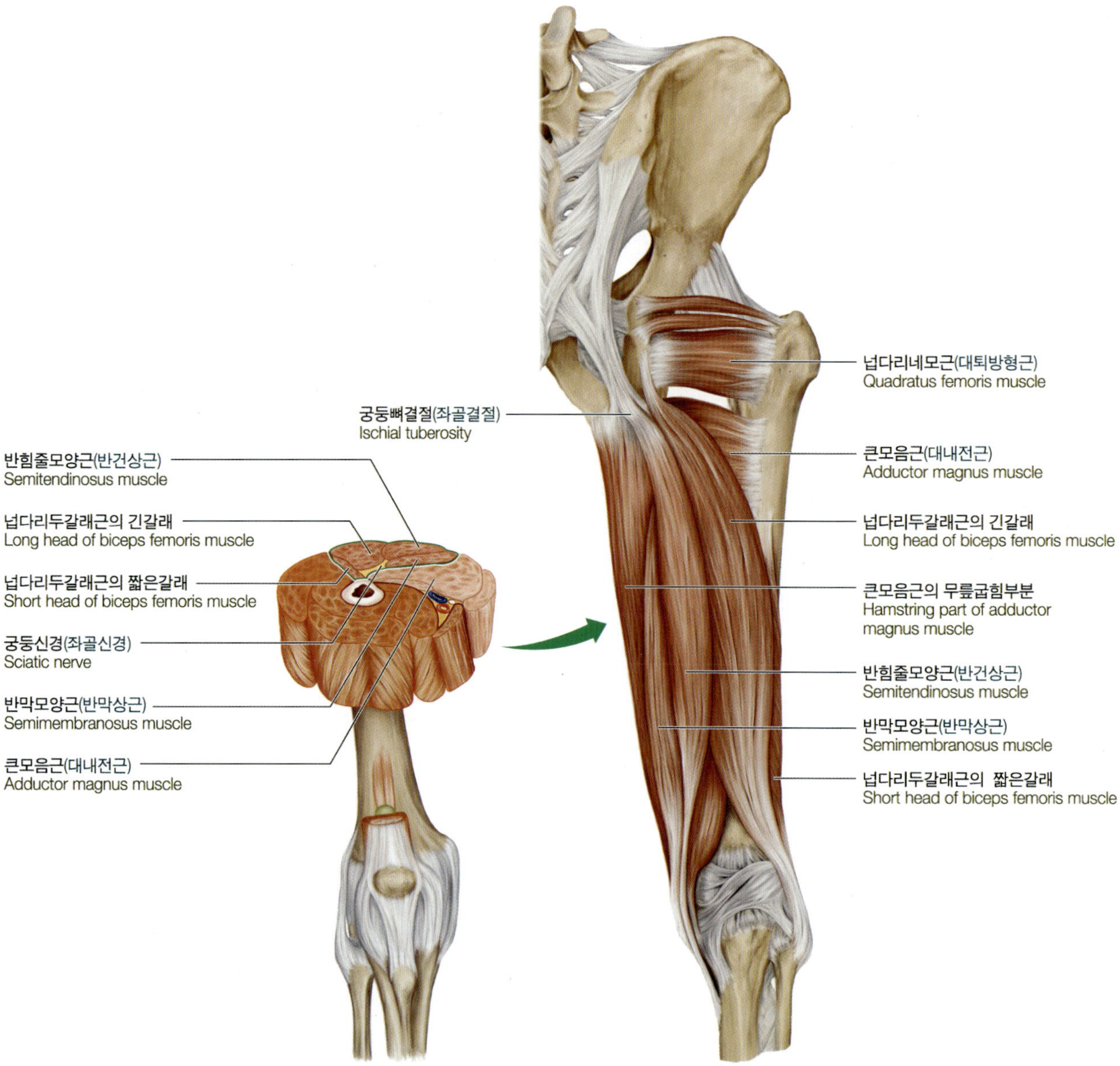

그림 6-51 넙다리 뒤쪽칸의 근육

표 6-24 넙다리 근육의 뒤칸

근육명		이는곳(기시부, origin)	닿는곳(정지부, insertion)	신경지배	작 용
넙다리두갈래근(대퇴이두근) Biceps femoris m.	긴갈래 Long head	궁둥뼈결절	종아리뼈머리	궁둥신경	다리의 굽힘과 가쪽회전
	짧은갈래 Short head	거친선의 가쪽입술		온종아리신경	
반힘줄모양근(반건양근) Semitendinosus m.		궁둥뼈결절	정강뼈의 안쪽면	궁둥신경	정강뼈의 굽힘과 안쪽회전, 넙다리뼈 폄
반막모양근(반막양근) Semimembranosus m.		궁둥뼈결절	정강뼈의 안쪽관절융기	궁둥신경	정강뼈의 굽힘과 안쪽회전, 넙다리뼈 폄

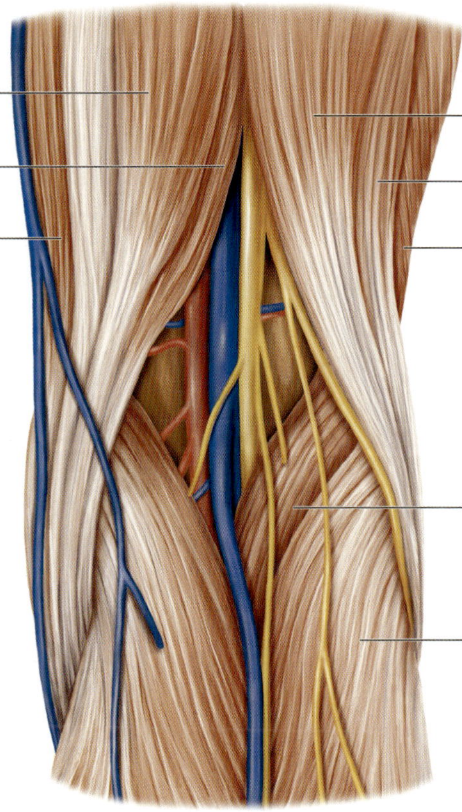

그림 6-52 오른쪽 오금주위 근육

▌안쪽칸 (Medial compartment) (그림 6-50, 표 6-23)

안쪽칸의 근육에는 두덩근(치골근, pectineus m.), 긴모음근(장내전근, adductor longus m.), 짧은모음근(단내전근, adductor brevis m.), 큰모음근(대내전근, adductor magnus m.), 두덩정강근(박근, gracilis m.)이 존재하며 두덩뼈(pubis)와 궁둥뼈(ischium)에서 일어나 넙다리뼈 뒤면 위쪽에서 아래쪽까지, 정강뼈 몸쪽 안쪽면까지 따라가며 붙는 일련의 근육들을 의미한다. 주로 넙다리 굽힘, 회전운동에 관여하며 세 개의 모음근은 표면에 긴모음근(장내전근), 중간에 짧은모음근(단내전근), 깊숙한 곳에 큰모음근(대내전근)이 위치한다. 큰모음근의 먼쪽부분은 특이하게 넓적다리를 펴는 운동을 일으킨다.

▌뒤칸 (Posterior compartment) (그림 3-51, 표 6-24)

넙다리 뒤쪽에 존재하는 세 개의 근육은 넙다리뒤근육(hamstring m.)이라 불리며 모두 궁둥결절(ischial tuberosity)에서 일어나고 엉덩관절과 무릎관절을 모두 지난다.

넙다리두갈래근(대퇴이두근)은 가쪽의 넙다리뒤근육으로 종아리뼈머리에 닿고 반힘줄모양근(반건양근)과 반막모양근(반막양근)의 힘줄은 정강뼈의 안쪽면에 닿는다. 이 세 개의 넙다리뒤근육은 넙다리를 펴고 다리를 굽히는데 관여한다.

③ 오금 (Popliteal fossa) (그림 6-52)

오금(popliteal fossa)은 무릎 바로 뒤쪽의 마름모꼴 공간을 의미하며 주요 구조물들로는 오금혈관(popliteal vessel), 정강신경(tibial n.), 온종아리신경(common peroneal n.) 등이 있다.

④ 다리의 근육 (Muscles of the leg)

다리의 근육은 정강뼈(tibia), 종아리뼈(fibula), 뼈사이막(interosseous membrane), 근막(fascia)에 의해 앞칸(ant. compartment), 가쪽칸(lat. compartment), 뒤칸(post. compartment)으로 나누어진다.

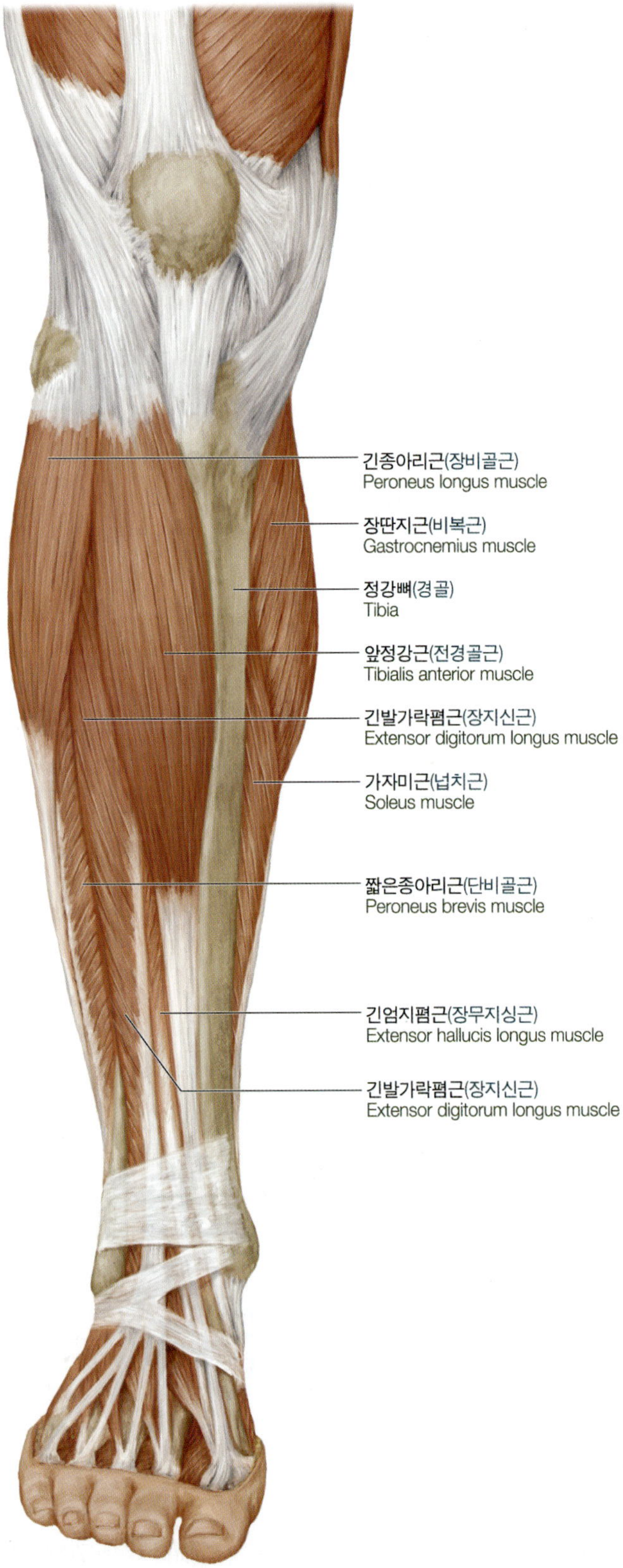

그림 6-53 오른앞다리근육

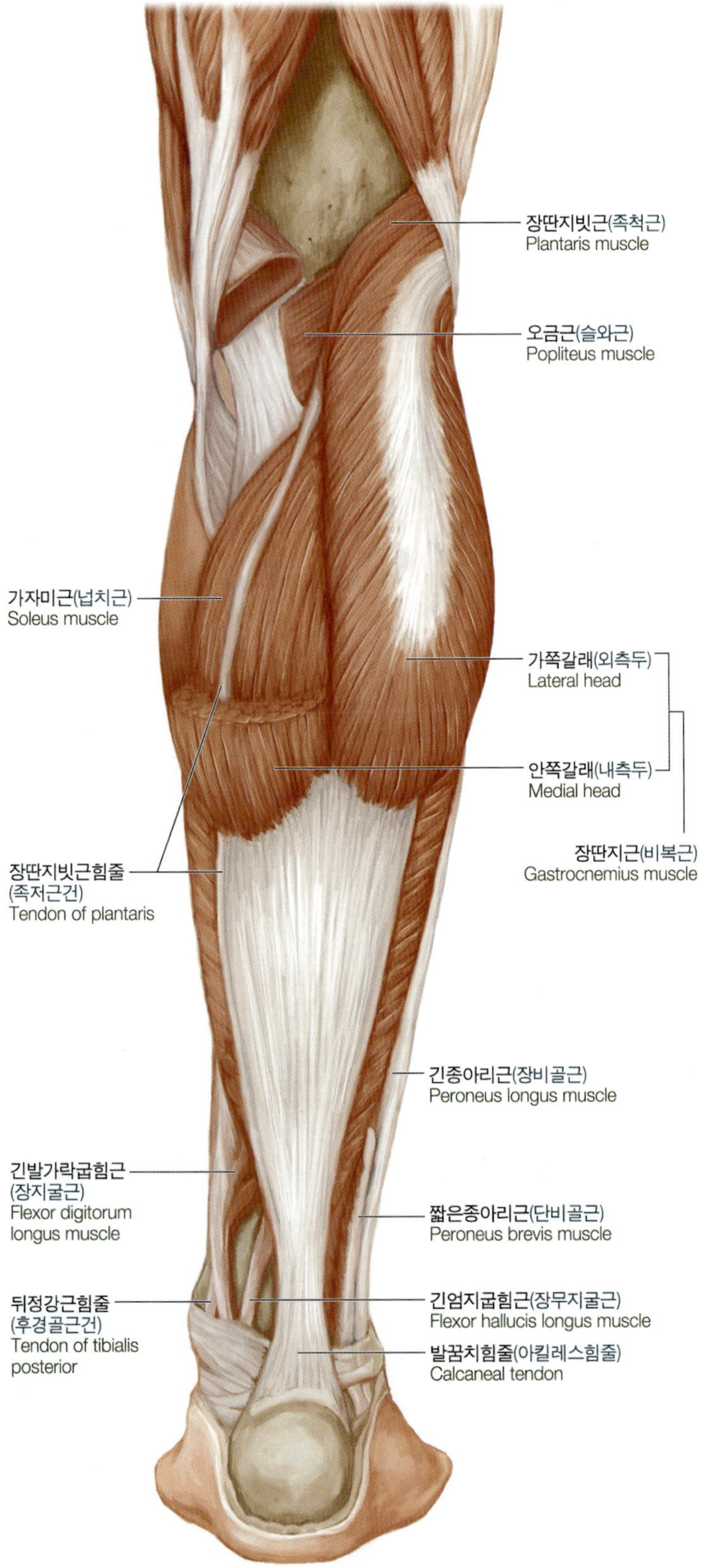

그림 6-54 종아리뒤쪽의 근육(얕은층)

표 6-25 앞칸과 가쪽칸의 근육

근육명	이는곳(기시부, origin)	닿는곳(정지부, insertion)	신경지배	작 용
앞칸(Ant. compartment)				
앞정강근(전경골근) Tibialis anterior m.	정강뼈몸통의 2/3, 뼈사이막	안쪽쐐기뼈, 1번째 발허리뼈	깊은종아리신경	발등 굽힘, 발의 안쪽번짐
긴엄지폄근(장무지신근) Extensor hallucis longus m.	종아리뼈 중간면, 뼈사이막	엄지의 끝마디뼈	깊은종아리신경	발등 굽힘, 엄지발가락 폄
긴발가락폄근(장지신근) Extensor digitorum longus m.	종아리뼈 몸통 안쪽위부분 3/4, 뼈사이막	2~5번째 발가락 중간마디, 먼쪽마디 등쪽면	깊은종아리신경	발등 굽힘, 발가락 폄
셋째종아리근(제3비골근) Peroneus tertius m.	정강뼈 아래 안쪽면	5번째 발허리뼈	깊은종아리신경	발등 굽힘, 발의 가쪽번짐
가쪽칸(Lat. compartment)				
긴종아리근(장비골근) Peroneus longus m.	가쪽정강관절융기, 종아리뼈의 위 2/3	안쪽쐐기뼈, 1번째 발허리뼈	얕은종아리신경	발바닥 굽힘, 발의 가쪽번짐
짧은종아리근(단비골근) Peroneus brevis m.	정강뼈몸통의 아래 2/3	5번째 발허리뼈	얕은종아리신경	발바닥 굽힘, 발의 가쪽번짐

표 6-26 뒤칸의 근육

근육명		이는곳(기시부, origin)	닿는곳(정지부, insertion)	신경지배	작 용
얕은근육(천근, supf muscle)					
장딴지근(비복근) Gastrocnemius m.	안쪽갈래	넙다리뼈의 안쪽관절융기	발꿈치뼈	정강신경	발바닥 굽힘
	가쪽갈래	넙다리뼈의 가쪽 관절융기			
가자미근(넙치근) Soleus m.		정강뼈의 가자미근선	발꿈치뼈	정강신경	발바닥 굽힘
장딴지빗근(족척근) Plantaris m.		넙다리뼈가쪽관절융기	발꿈치뼈의 안쪽부분	정강신경	발바닥 굽힘
깊은근육(deep muscle)					
오금근(슬와근) Popliteus m.		넙다리뼈가쪽관절융기	가자미근선 위쪽	정강신경	다리 굽힘
긴엄지굽힘근(장무지굴근) Flexor hallucis longus m.		종아리뼈 뒤쪽 하부 2/3	엄지발가락의 끝마디뼈	정강신경	엄지발가락 굽힘
긴발가락굽힘근(장지굴근) Flexor digitorum longus m.		정강뼈 뒤쪽 3/5	2~5번째 먼쪽 발가락	정강신경	발가락 굽힘
뒤정강근(후경골근) Tibialis posterior m.		정강뼈관절융기, 뼈사이막, 종아리뼈	발배뼈,입방뼈, 쐐기뼈, 2~4번째 발허리뼈	정강신경	발바닥 굽힘, 발의 안쪽번짐

앞칸(Anterior compartment) (그림 6-53, 표 6-25)

앞칸(ant. compartment)의 근육에는 앞정강근(전경골근, tibialis anterior m.), 긴엄지폄근(장무지신근, extensor hallucis longus m.), 긴발가락폄근(장지신근, extensor digitorum longus m.), 셋째종아리근(제3비골근, peroneus tertius m.)이 있으며 발등굽힘(dorsiflexion)과 발가락폄(extension) 운동에 관여한다.

앞정강근(전경골근)은 길게 정강이 앞쪽에 위치하며 촉진이 가능하다. 강력한 발등굽힘근으로 작용하고 발의 안쪽번짐을 일

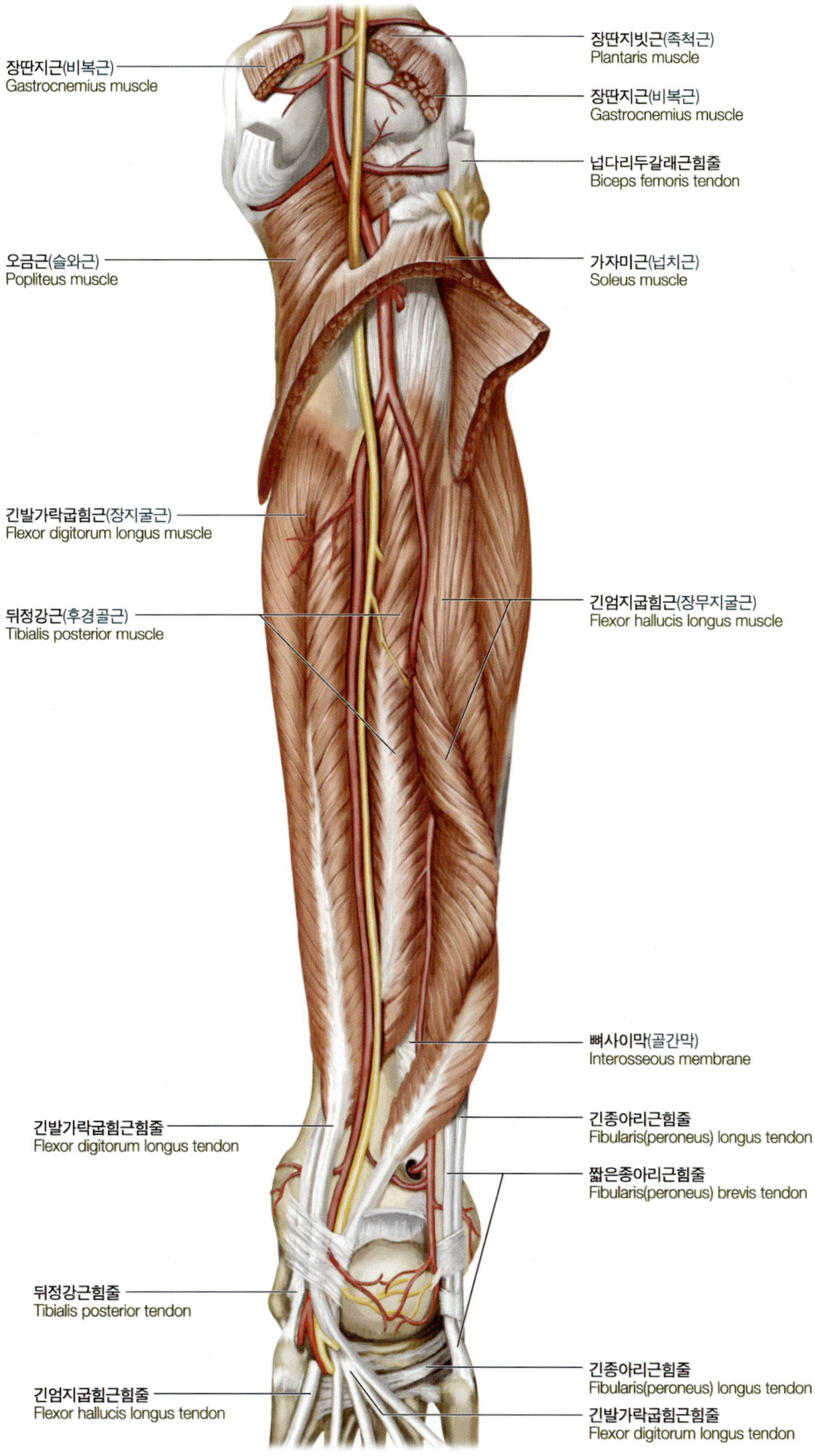

그림 6-55 종아리 뒤쪽의 근육(깊은층)

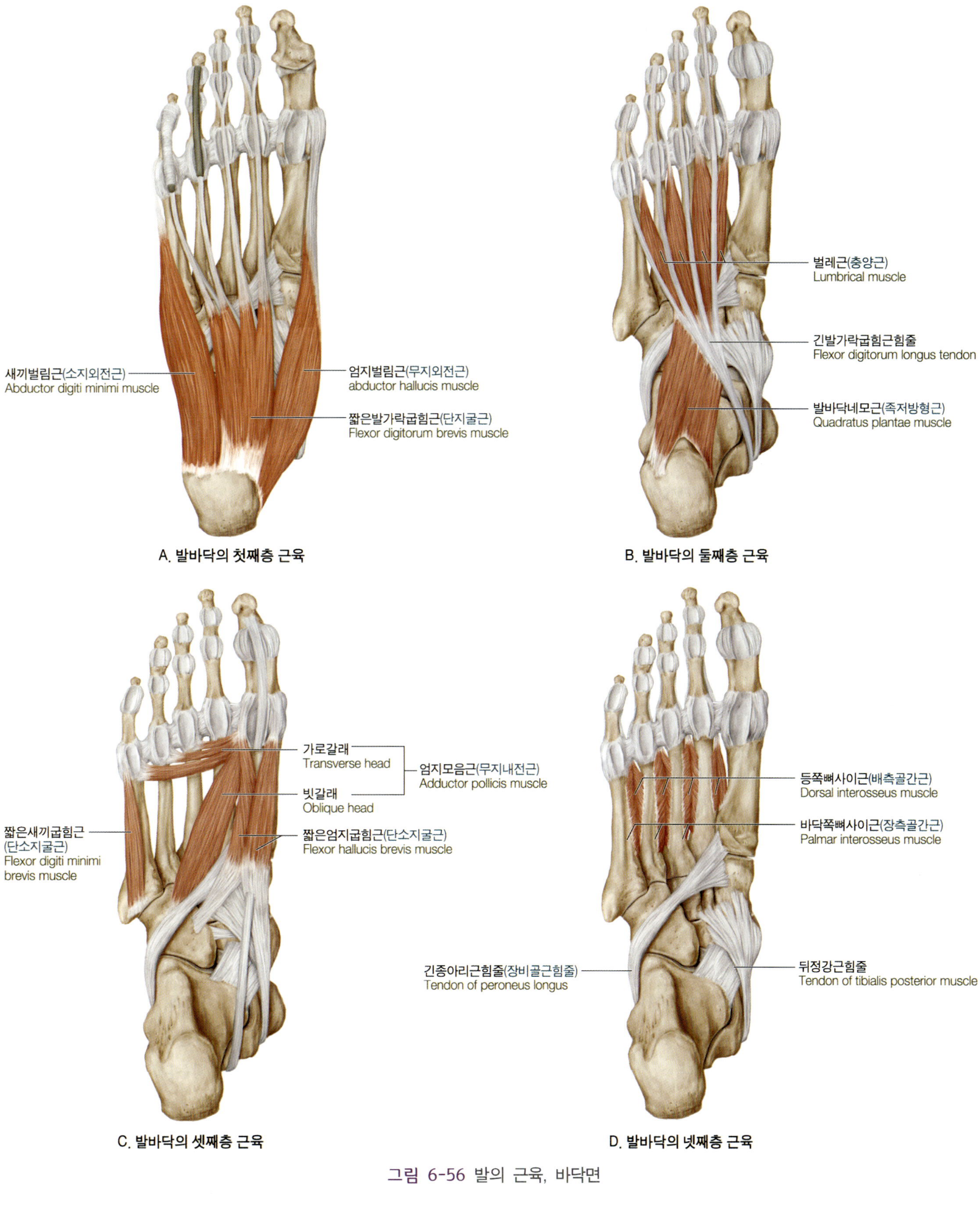

그림 6-56 발의 근육, 바닥면

1. 중증근무력증(Myasthenia gravis)

자가면역질환 중 하나로 신경근육접합부에서 근육에 존재하는 아세틸콜린수용체에 대한 항체가 체내에서 생성되어, 항체가 아세틸콜린수용체에 결합함으로써 아세틸콜린이 수용체에 결합하는 것을 방해하여 발생하는 질환이다. 신경근육접합부에 발생하는 질병 중 가장 흔하다.

흔한 증상으로는 근력이 약화되고 근육이 피곤해지는 증상이 있다. 특히 눈꺼풀이나 눈바깥근육의 근력 약화에 의한 눈꺼풀처짐이나 복시가 발생하고, 발음곤란, 연하곤란, 얼굴근력의 약화 등도 흔히 동반된다.

과거에는 예후가 좋지 않았으나 최근 치료약의 발달로, 항아세콜린의 투여, 면역요법, 글로불린 주사 등이 치료에 사용되며 대부분 환자가 정상 생활이 가능한 수준에 이르렀다.

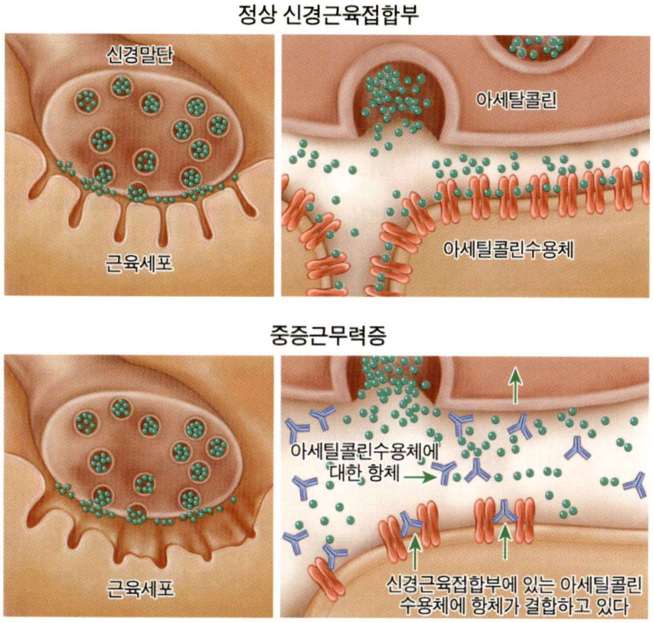

그림 1 중증근무력증의 발생기전

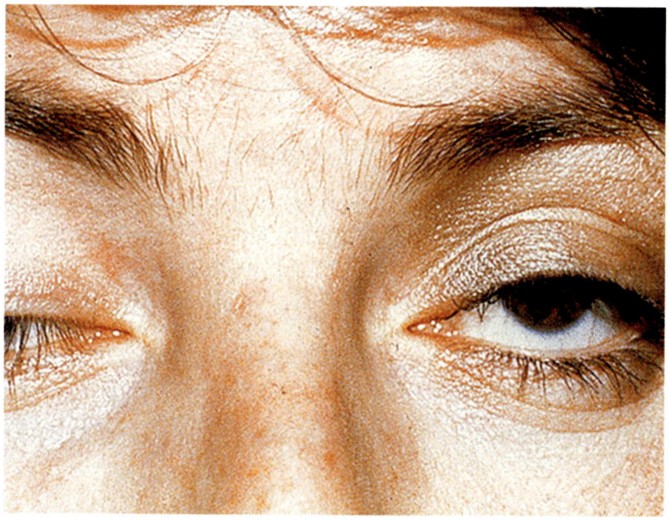

그림 2 중증근무력증 환자의 눈꺼풀처짐

07
CHAPTER

심장혈관계통

Cardiovascular System

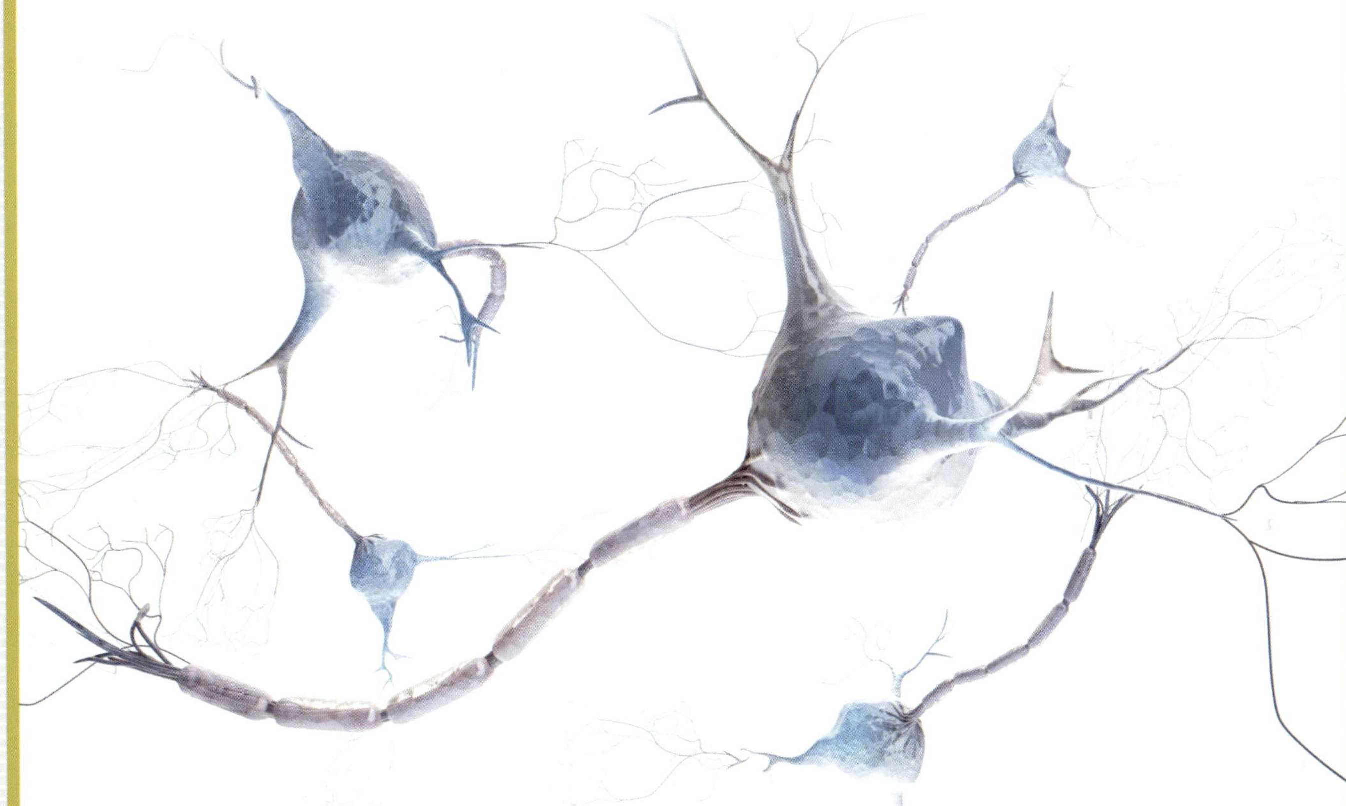

07 CHAPTER

심장혈관계통
Cardiovascular System

심장혈관계통은 혈액순환의 원동력인 심장, 전신에 분포되어 있는 혈관과 그 속에 들어있는 혈액으로 이루어진다. 심장의 펌프작용으로 혈액은 혈관을 통해 일정한 방향성을 갖고 흐른다.

심장

심장은 순환계의 중추기관으로 혈액을 온몸에 공급하는 펌프 역할을 한다. 심장은 가슴안(흉강, thoracic cavity) 중앙의 가슴세로칸(mediastinum)에 위치하며 양쪽 허파 사이, 복장뼈(흉골, sternum)와 갈비뼈연골(늑연골, costal cartilage) 뒤, 식도(esophagus)와 가슴대동맥(흉대동맥, thoracic aorta) 앞 및 가로막(횡격막, diaphragm) 상부에 위치한다. 심장은 복장뼈(흉골)의 중앙선에서 좌측으로 약간 치우쳐 있다. 심장의 편평한 윗면을 심장바닥(심저, base), 심장의 뾰족한 아래부위를 심장끝(심첨, apex)이라고 한다 (그림 7-1).

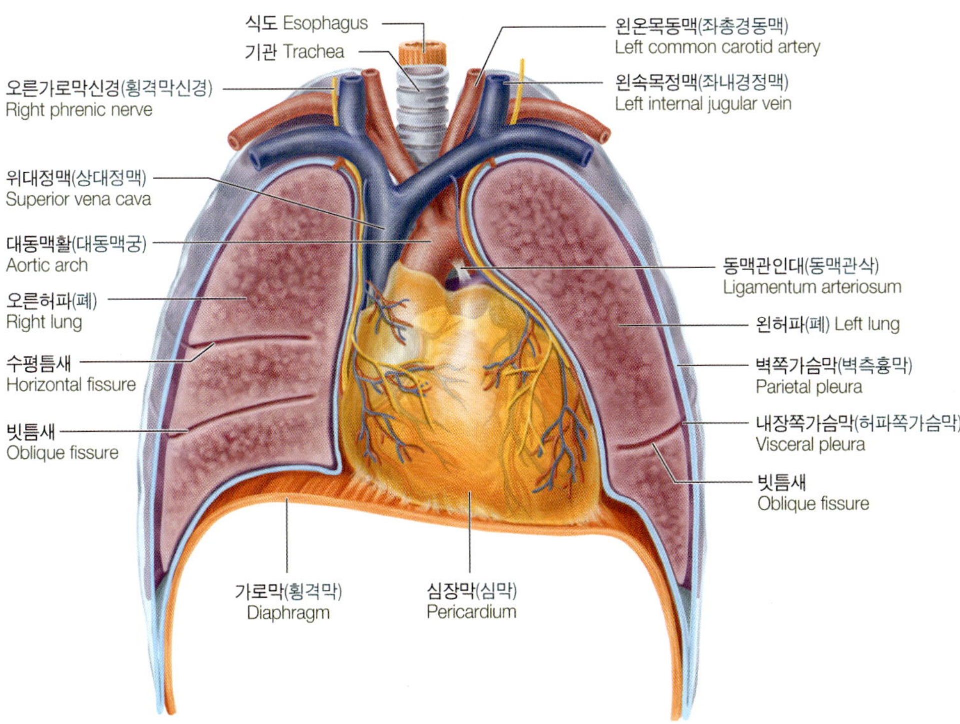

그림 7-1 심장의 위치

1 성인의 심장혈류

심장은 왼·오른심방(left and right atrium), 왼·오른심실(left and right ventricle)의 2심방 2심실로 구성되어 있다(그림 7-2).

오른심방(right atrium)은 전신순환(체순환, systemic circulation)을 끝낸 정맥혈을 받아들여 오른심실(right ventricle)로 보내며, 오른심실로 들어간 혈액은 허파동맥(pulmonary artery)을 통해 허파로 유입된다. 왼심방(left atrium)은 허파정맥(pulmonary vein)으로부터 동맥혈을 받아들여 왼심실(left ventricle)로 보내며, 왼심실은 펌프작용을 통해 온몸으로 혈액을 공급한다. 정상적인 상황에서 심장의 왼편과 오른편은 분리되어 있어 정맥혈과 동맥혈은 서로 섞이지 않는다.

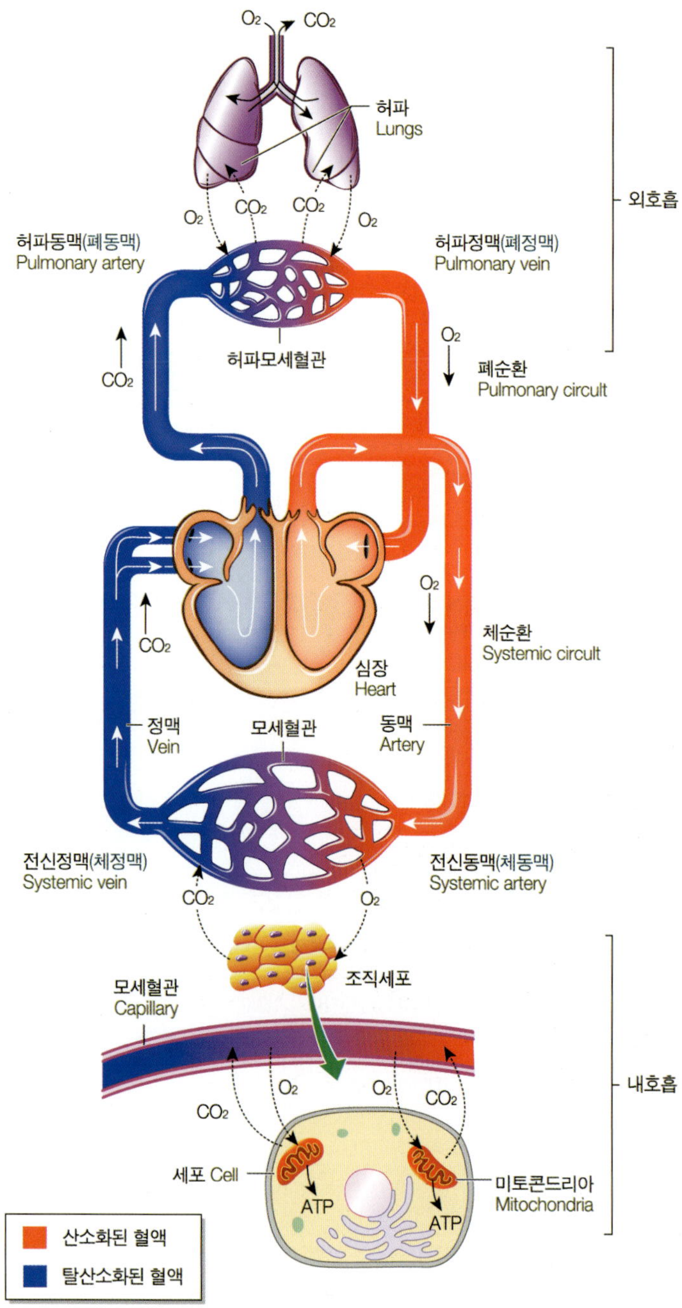

그림 7-2 온몸순환과 허파순환의 모식도

1) 산소농도에 따른 혈액의 분류

(1) 동맥혈

심장에서 혈액이 나가는 줄기를 동맥이라 하며, 동맥혈은 허파에서 산소를 충분히 공급받아 산소가 풍부한 선홍색의 혈액을 뜻한다. 온몸순환(체순환)에서는 대동맥에, 허파순환(폐순환)에서는 허파정맥에 흐르는 혈액이 대표적인 예이다.

(2) 정맥혈

심장으로 들어오는 혈관을 정맥이라고 하고, 정맥혈은 산소 함량이 적고 이산화탄소 함량이 많은 암적색의 혈액을 뜻한다. 온몸순환(체순환)에서는 대정맥에, 허파순환(폐순환)에서는 허파동맥에 흐르는 혈액이 대표적인 예이다.

2 맨눈해부

1) 외부구조

(1) 심장막

심장막(pericardium)은 심장을 둘러싸는 주머니로, 심장뿐만 아니라 심장과 연결된 큰혈관들의 시작부위를 둘러싸면서 자연스럽게 이어주고 있다. 심장막은 크게 바깥쪽의 섬유심장막(섬유성심막, fibrous pericardium)과 안쪽의 장막심장막(장막성심막, serous pericardium) 두 층으로 구성된다. 또한 장막심장막은 다시 섬유심장막 안쪽면에 결합하여 분리되지 않는 벽쪽심장막(벽측심막, parietal pericardium)과 심장근육층을 싸는 내장쪽심

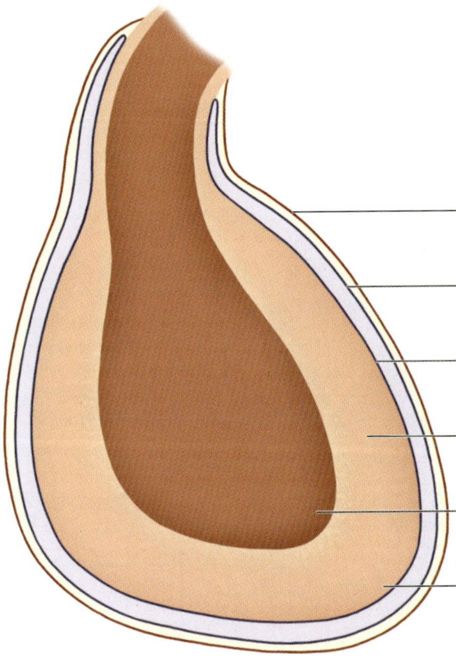

그림 7-3 섬유심장막과 장막심장막 모식도

장막(장측심막, visceral pericardium)으로 나뉜다. 참고로, 내장쪽심장막은 심장을 이루는 3겹의 심장벽을 기준으로 심장바깥막에 해당한다 (그림 7-3).

벽쪽심장막과 내장쪽심장막과 사이에는 15mL 정도의 윤활액으로 차 있는 공간이 존재하는데 이를 심장막안(심막강, pericardial cavity)이라고 한다. 윤활액은 심장이 운동할 때 발생하는 표면 마찰을 줄이고 심장의 과도한 팽창을 방지하는 역할을 한다.

(2) 심장 외형

심장은 자신의 주먹만한 크기이며 성인의 경우 약 350~600g으로 남자가 여자보다 더 무겁다. 심장은 심장바닥(심저부), 심장끝(심첨), 두 개의 면, 두 개의 모서리와 여러 개의 고랑(groove)으로 이루어져 있다.

심장의 심장바닥(심저부)은 우측으로 치우쳐 뒤위쪽을 향하며 오른심방(우심방)의 일부와 왼심방(좌심방)으로 이루어진다. 심장끝(심첨)은 왼측으로 치우쳐 앞아래쪽을 향하며 주로 왼심실로 이루어진다. 정중면에서 왼쪽으로 8~9cm 떨어진 다섯째 갈비뼈사이공간(제5늑간, 5th intercostal space)에 위치한다.

오른심방은 심장의 위뒤쪽부분으로, 오른심방의 일부가 대동맥 앞쪽을 덮는 날개모양의 부속물을 오른심방귀라고 한다. 오른심방과 오른심방귀는 얕은 홈으로 보이는 분계고랑(sulcus terminalis)으로 경계되어 진다.

왼심방은 심장의 가장 뒤쪽에 위치하며 왼심방벽은 오른심방벽보다 두껍다. 왼심방귀는 심장을 앞에서 봤을 때 보이는 구조물로 왼심방으로 연결되는 부분이 오른심방보다 좁고 작다.

2) 내부구조

심장의 내부구조는 상부에 위치한 2개의 심방과 하부에 위치한 2개의 심실로 구분된다. 심장은 심방사이막(심방중격, interatrial septum)과 심실사이막(심실중격, interventricular septum)에 의해 방(chamber)이 구분된다. 또한, 심방과 심실 사이에는 방실판막(atrioventricular valve)이 존재한다 (그림 7-4).

(1) 오른심방 (Right atrium and auricle)

오른심방(우심방)은 얇은 벽으로 된 공간이며 내면에서 대정맥이 열리는 부위는 매끈하나, 심방귀와 삼첨판막부위는 분계능선(Crista terminalis; 바깥면의 분계고랑에 해당) 과 수직으로 달리는 빗살근(즐상근, pectinate muscle)이라는 근육다발로 이루어

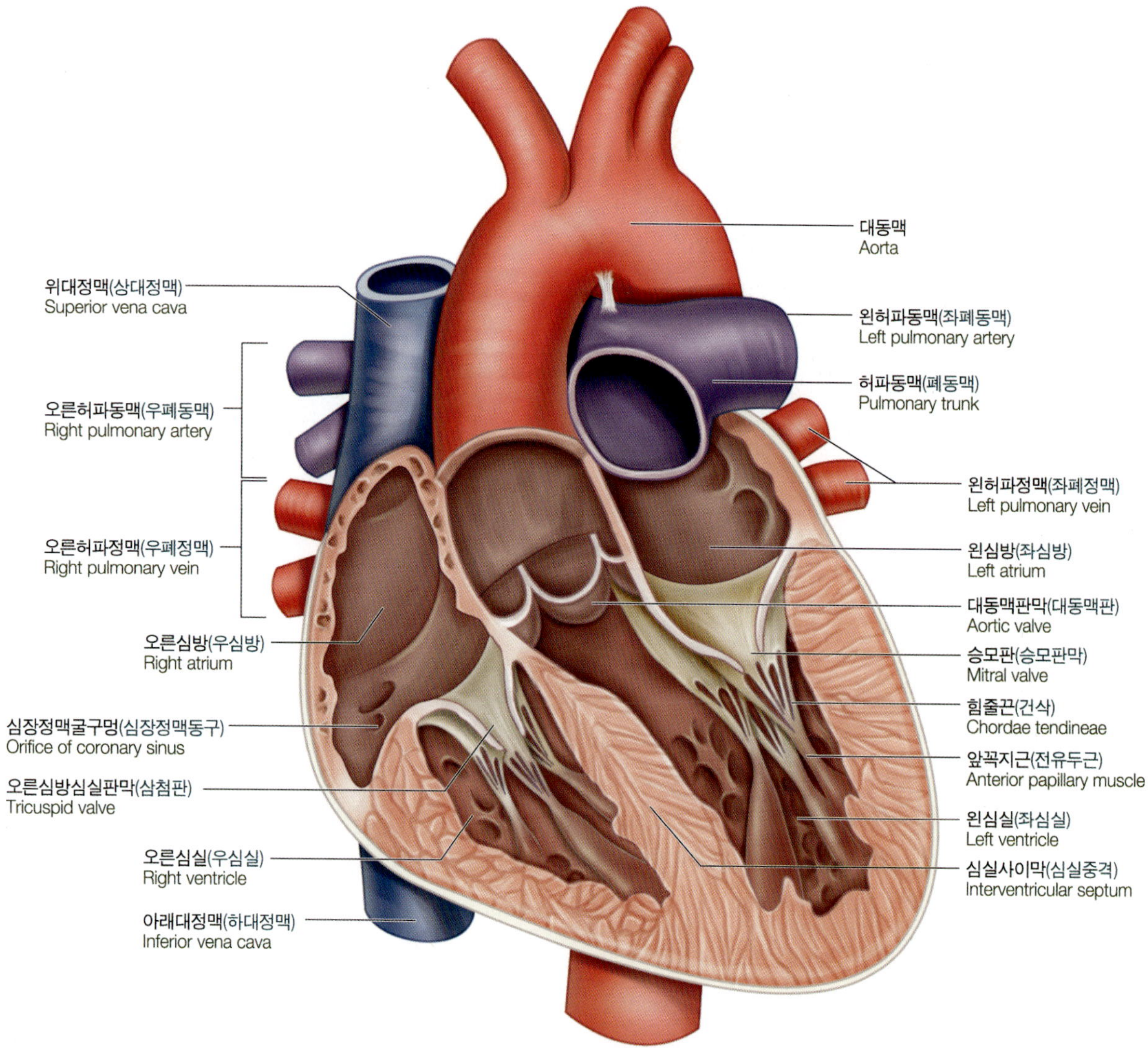

그림 7-4 심장의 구조

져 있어 울퉁불퉁하다. 심방사이막(심방중격)에 존재하는 타원오목(난원와, fossa ovalis)은 태아 심장의 중요한 구조물인 타원구멍(난원공, foramen ovale)이 닫히면서 남은 흔적이다.

총 3개의 혈관이 오른심방으로 열린다. 상반신으로부터 온 정맥혈은 위대정맥(상대정맥, superior vena cava)을 통해, 하반신으로부터 온 정맥혈은 아래대정맥(하대정맥, inferior vena cava)을 통해 오른심방으로 유입된다 (그림 7-5). 심장근육으로부터의 정맥혈을 회수하는 심장정맥굴(관상정맥동, coronary sinus)은 삼첨판막과 아래대정맥 개구부 사이로 들어간다.

(2) 오른심실 (Right ventricle)

오른심실(우심실)은 펌프역할을 하기 때문에 오른심방(우심방)보다 벽이 두껍다. 오른심실의 내면은 근육기둥(trabeculae carneae)이라 불리는 불규칙한 근육융기의 묶음으로 이루어져 있다. 오른방실판막(right atrioventricular valve)은 오른심방에서 오른심실로 들어가는 혈류의 역류를 방지한다. 이 판막은 삼각형모양의 판 3개로 이루어져 있어 삼첨판막(tricuspid valve)라고도 불린다. 꼭지근(유두근, papillary muscle)이 심실벽으로부터 돌출되어 힘줄끈으로 삼첨판막으로 이어지며 이로 인해 판막은 심방쪽으로 뒤집혀지지 않는다. 판막과 꼭지근은 심실 수축시

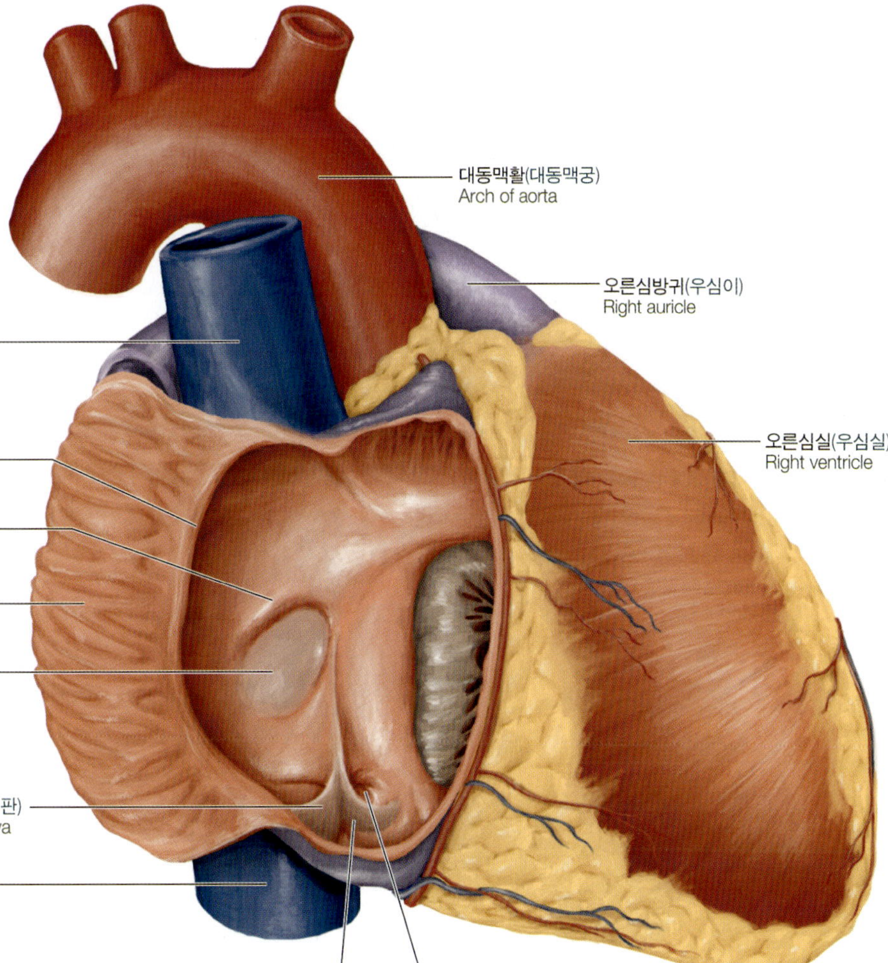

그림 7-5 오른심방과 오른심방귀의 해부

심방보다 높아진 심실 압력에 의해 혈액이 심방쪽으로 역류하는 것을 방지하는 역할을 한다.

허파동맥줄기(폐동맥간, pulmonary trunk)는 오른심실에서 나오는 혈관으로, 심장에서 나온 후 왼·오른 허파동맥(폐동맥, pulmonary artery)로 갈라져 가스교환을 위해 허파로 혈액을 운반한다. 허파동맥줄기로 나가는 혈류는 허파동맥판막(폐동맥판, pulmonary valve)에 의해 조절되는데 이 판막은 반달모양의 판 3개로 이루어져 있어 반달판막(반월판, semilunar valve)이라 불리기도 한다. 심실이 수축할 때에는 분출되는 혈류의 힘에 의해 반달판막이 혈관 벽 쪽으로 밀리면서 허파동맥판막이 열리고, 심실이 이완할 때에는 허파동맥줄기에 있는 혈액이 역류하여 컵 모양의 판을 채우게 되므로 반달판막(반월판)이 닫혀 혈액의 역류를 방지하는 역할을 한다 (그림 7-6).

(3) 왼심방 (Left atrium and auricle)

왼심방(좌심방)의 내면은 오른심방(우심방)과 유사하게 매끄러운 부분과 빗살근육부분으로 나뉘어져 있으나 분계고랑은 없다. 왼심방은 허파에서 가스교환을 마치고 산소로 포화되어 있는 동맥혈이 허파정맥을 통해 왼심방의 뒤편으로 유입된다.

(4) 왼심실 (Left ventricle)

왼심실(좌심실)의 벽은 4개의 방(chamber) 중에서 가장 두껍다. 이는 허파를 향해서 펌프질을 해야 하는 오른심실과는 달리 왼심실의 경우 온몸으로 혈액을 보내야 하기 때문이다. 왼심실

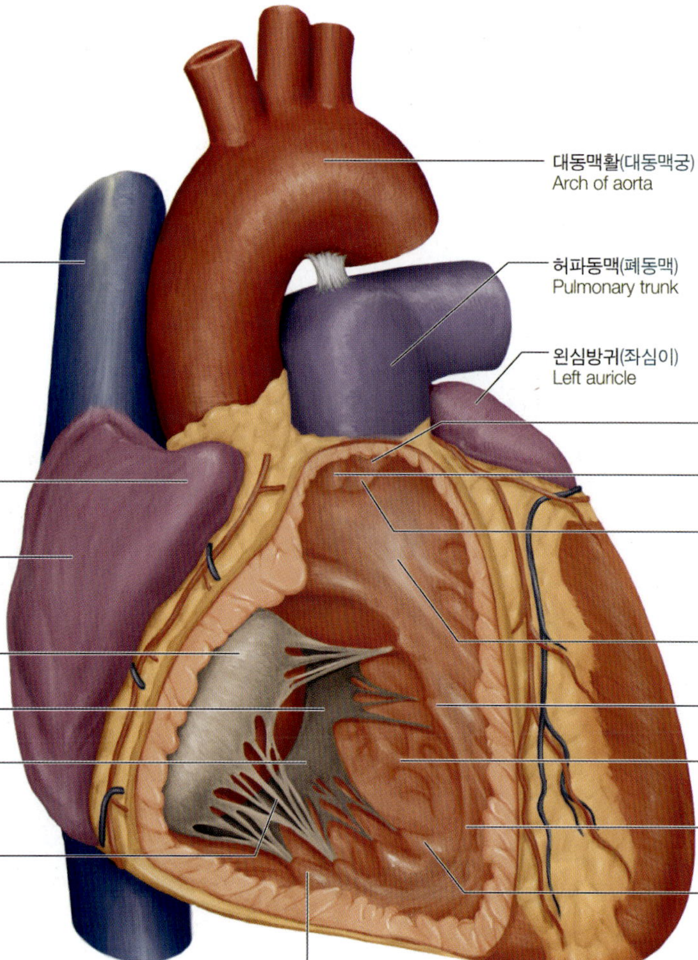

그림 7-6 오른심실의 해부

의 내면에는 많은 근육기둥이 있으며 오른심실과 마찬가지로 꼭지근(유두근)이 솟아있다. 왼심실과 왼심방(좌심방) 사이에도 혈액의 역류를 방지하는 왼방실판막(left atrioventricular valve)이 존재한다.

이 판막은 삼각형 모양의 판 2개로 이루어져 있어 이첨판막(bicuspid valve)이라하며, 승모판막(mitral valve)이라 불리기도 한다. 각 판은 꼭지근(유두근)과 힘줄끈(건삭)에 의해 심실의 벽에 고정되어 있어 혈액의 역류를 방지하는 역할을 할 수 있게 된다. 왼심실로 유입된 동맥혈은 대동맥(aorta)을 통해 온몸으로 퍼져 조직에 산소를 공급하게 된다. 왼심실과 대동맥 사이에도 대동맥판막(aortic valve)라는 판막이 존재하며 이 또한 3개의 반달모양의 판으로 이루어져 있다. 대동맥판막은 대동맥을 통해 나가는 혈액의 역류를 방지하는 역할을 하며 허파동맥판막(폐동맥판)보다 크기가 크다 (그림 7-7).

3 조직해부

1) 심장벽의 구조

심장벽은 3겹으로 구성되어 있으며 심장속막(심내막, endocardium), 심장근육(심근층, myocardium), 심장바깥막(심외막, epi-

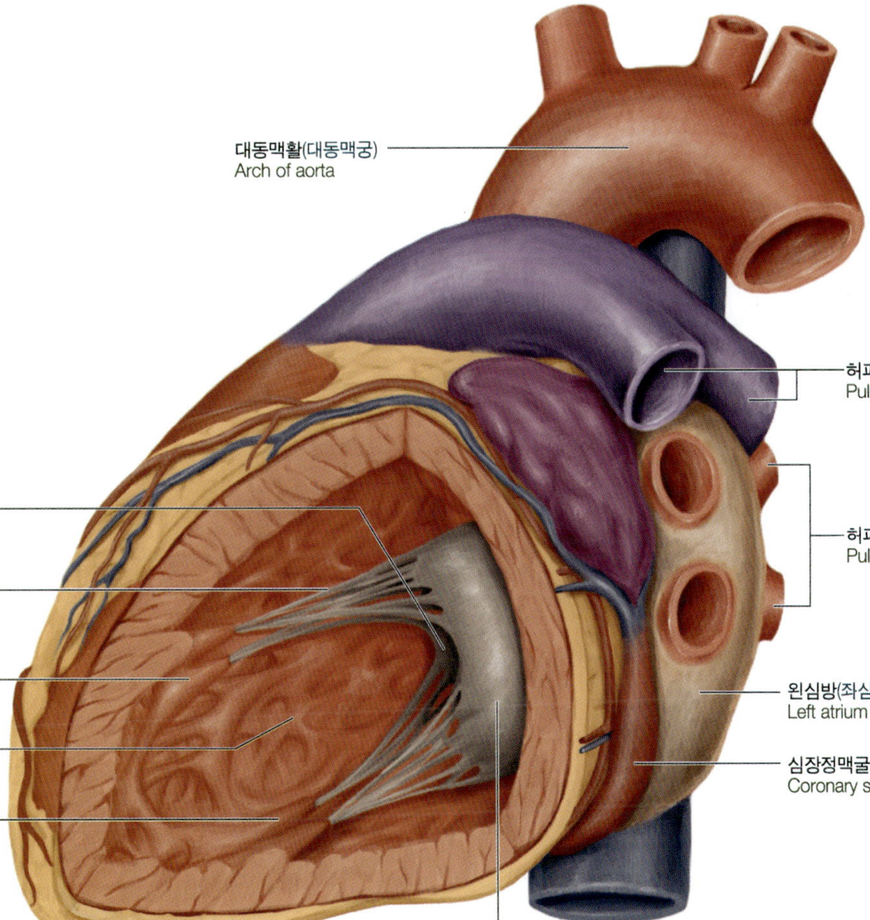

그림 7-7 왼심실의 해부

cardium)으로 이루어져 있다 (그림 7-8).

(1) 심장속막 (Endocardium)

심장속막(심내막)은 혈액과 직접 닿는 부위로 심장의 속면을 덮고 있는 한 층의 내피세포(endothelium)와 그 아래의 결합조직으로 이루어져 있다. 심장의 판막들은 심장속막의 주름으로 형성된다.

(2) 심장근육층 (Myocardium)

심장근육층(심근층)은 심장벽의 층 중에서 가장 두꺼운 층이다. 또한 심실은 심방보다 더 높은 압력을 견뎌야 하기 때문에 심방에 비해 심장근육층(심근층)이 더 두껍다. 보통 심방근육은 2개의 층으로, 심실근육은 3개의 층으로 이루어져 있다. 심장근육의 섬유들은 불규칙한 방향으로 얽혀 있어 펌프질 하는데 적합한 구조를 가지고 있다.

(3) 심장바깥막 (Epicardium)

심장바깥막(심외막)은 심장을 바짝 싸고 있는 막으로써, 장막심장막(장막성심막, serous pericardium) 중 내장쪽심장막(장측심막, visceral pericardium)을 의미하며, 심장근육층을 덮는 결합조직층이다. 심장 자체에 영양을 공급하는 심장혈관들은 심장근육층과 심장바깥막 사이에 분포하며 많은 지방이 끼어있다.

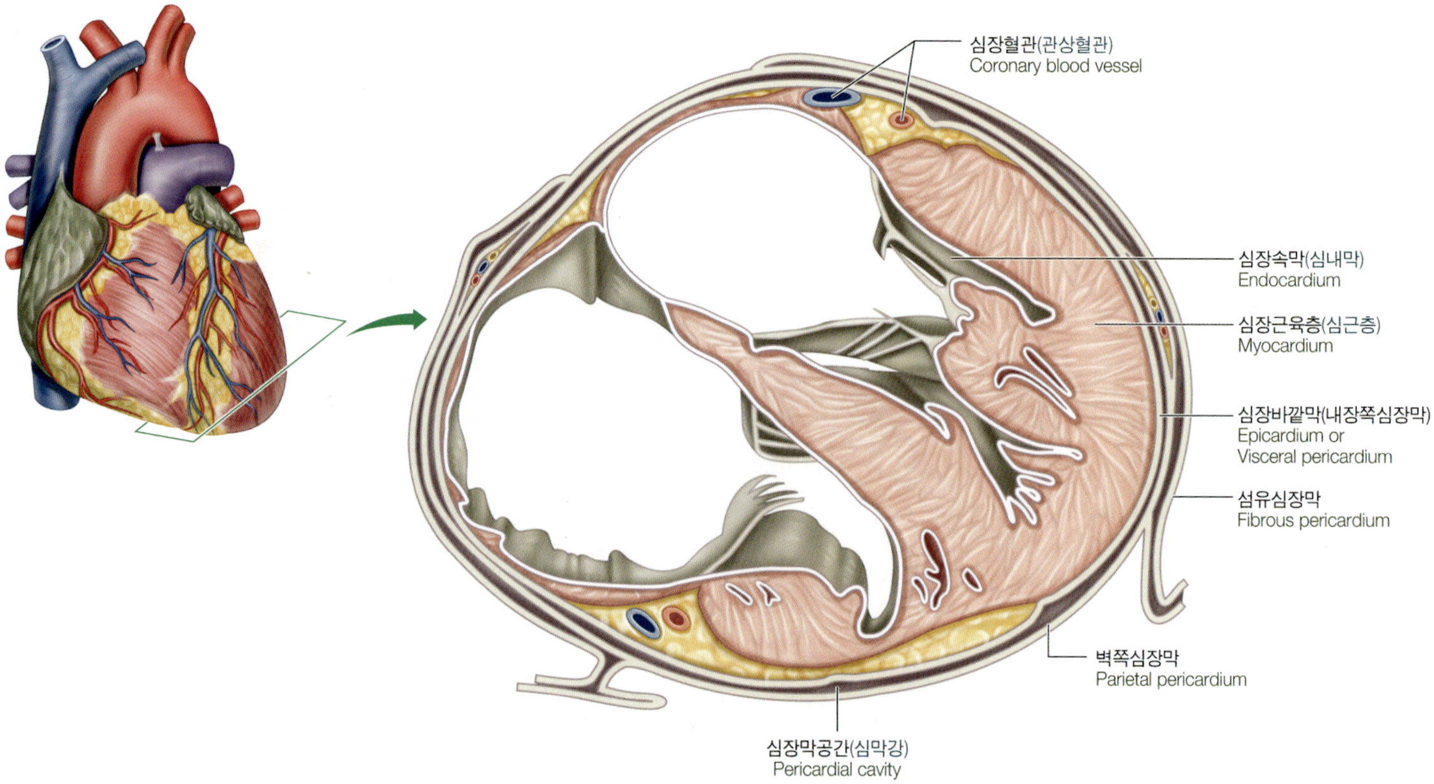

그림 7-8 심장의 가로절단면

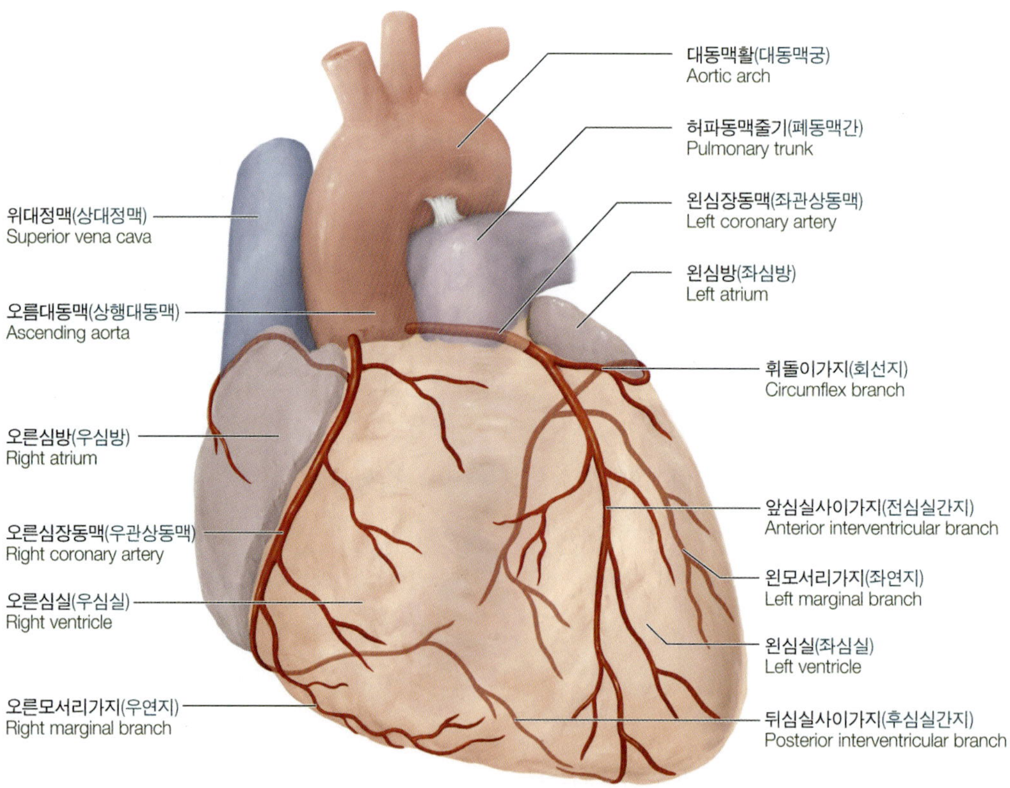

그림 7-9 심장벽의 동맥혈공급

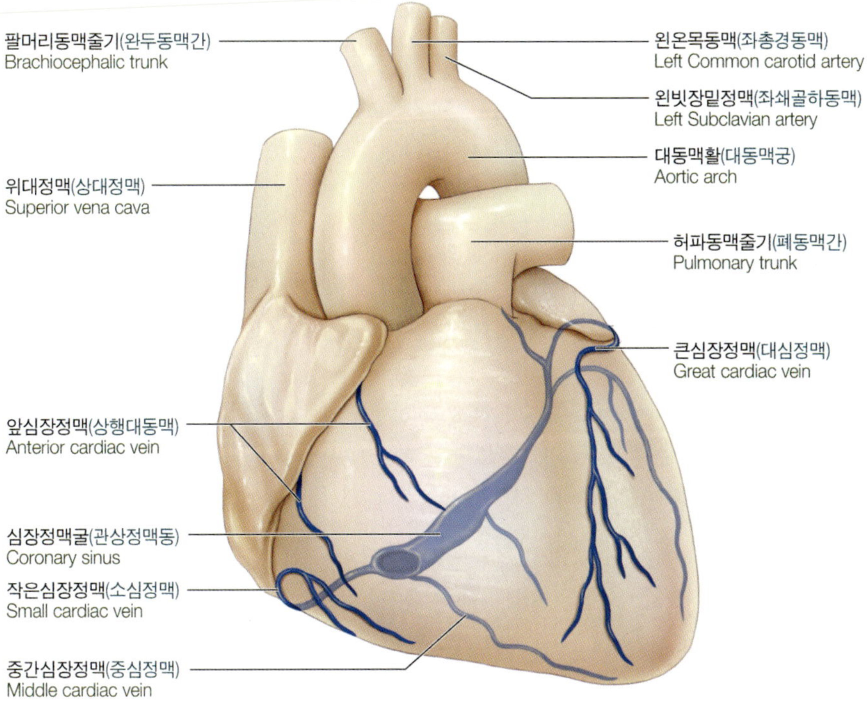

A. 전면부

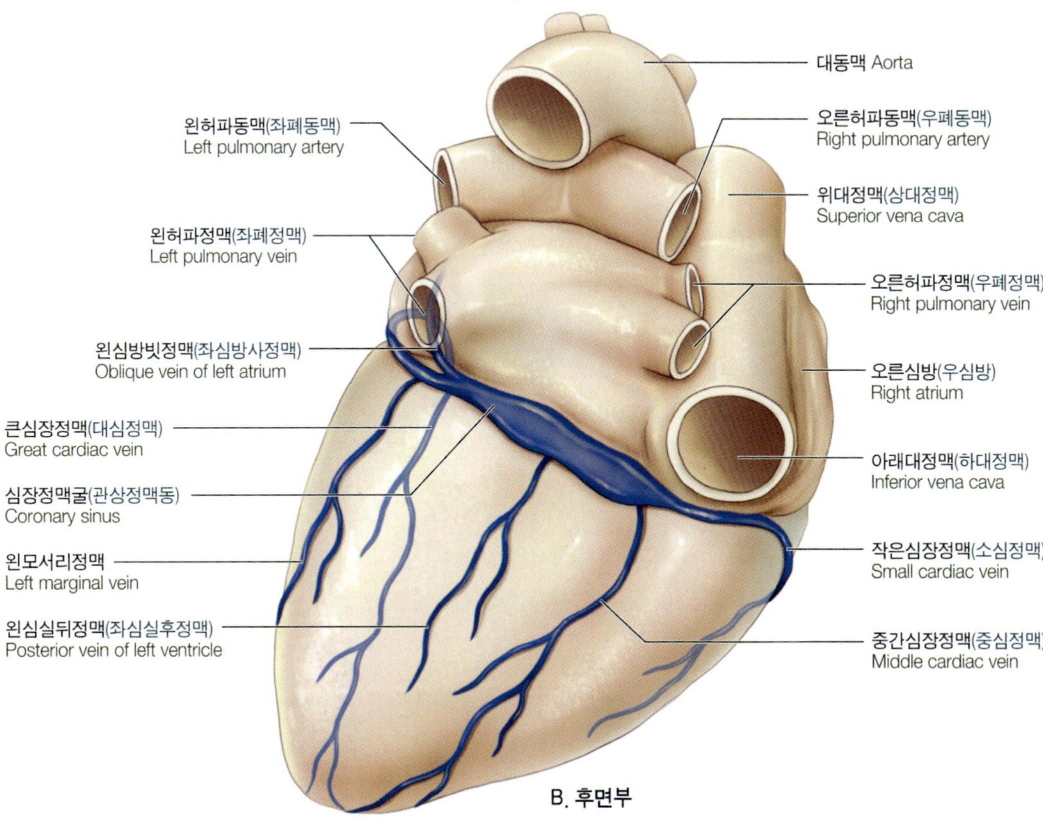

B. 후면부

그림 7-10 심장벽의 정맥혈 순환

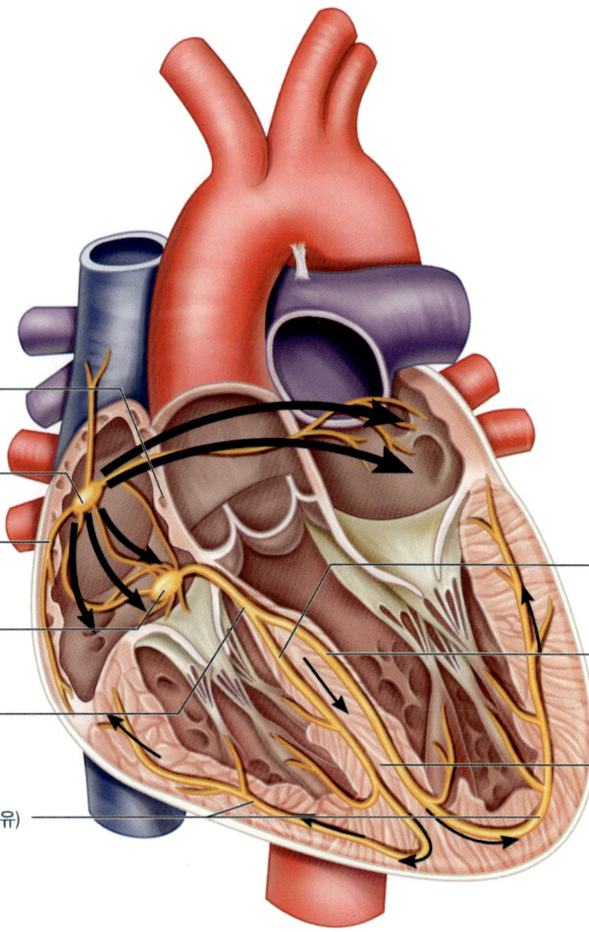

그림 7-11 심장벽의 내적 신경경로

2) 심장벽의 혈액공급

(1) 동맥혈 공급

심장근육층(심근층)은 대동맥굴(대동맥동, aortic sinus)에서 시작되는 왼·오른 심장동맥(관상동맥, left and right coronary artery)으로부터 동맥혈을 공급받는다.

오른심장동맥(right coronary artery)은 대동맥굴에서 일어나 허파동맥과 심방귀 사이를 지나 방실사이고랑에서부터 수직으로 내려가 심장끝(심첨)에서 끝나며 오른심방(우심방)과 오른심실(우심실), 대동맥의 기시부와 허파동맥줄기(폐동맥간)에 혈액을 공급한다.

왼심장동맥은 오른심장동맥보다 크고 더 많은 근육에 분포한다. 왼심장동맥은 2개의 가지로 나뉘어지는데, 앞왼쪽을 주행하는 앞심실사이가지(전심실간지, anterior interventricular branch)와 방실사이고랑에서 왼모서리를 돌아 뒤로 주행하는 휘돌이가지(circumflex branch)로 나뉜다. 앞심실사이가지(전심실간지)는 오른심장동맥의 뒤심실사이가지와 연결되며, 특히 이곳으로 공급되는 혈류가 차단되는 경우 방실다발(atrioventricular bundle, bundle of His)이 손상되어 심장운동에 장애가 올 수 있다. 휘돌이가지는 심장의 뒷면으로 주행하여 오른심장동맥과 연결되며, 왼심방(좌심방)과 왼심실(좌심실)에 혈액을 공급한다 (그림 7-9).

(2) 정맥혈 순환

심장정맥굴(관상정맥동, coronary sinus)은 심장 뒷면의 심장고랑에 위치하여 심장근육층에 산소와 영양분을 공급하고 돌아오는 정맥혈을 받아들이는 역할을 한다 (그림 7-10).

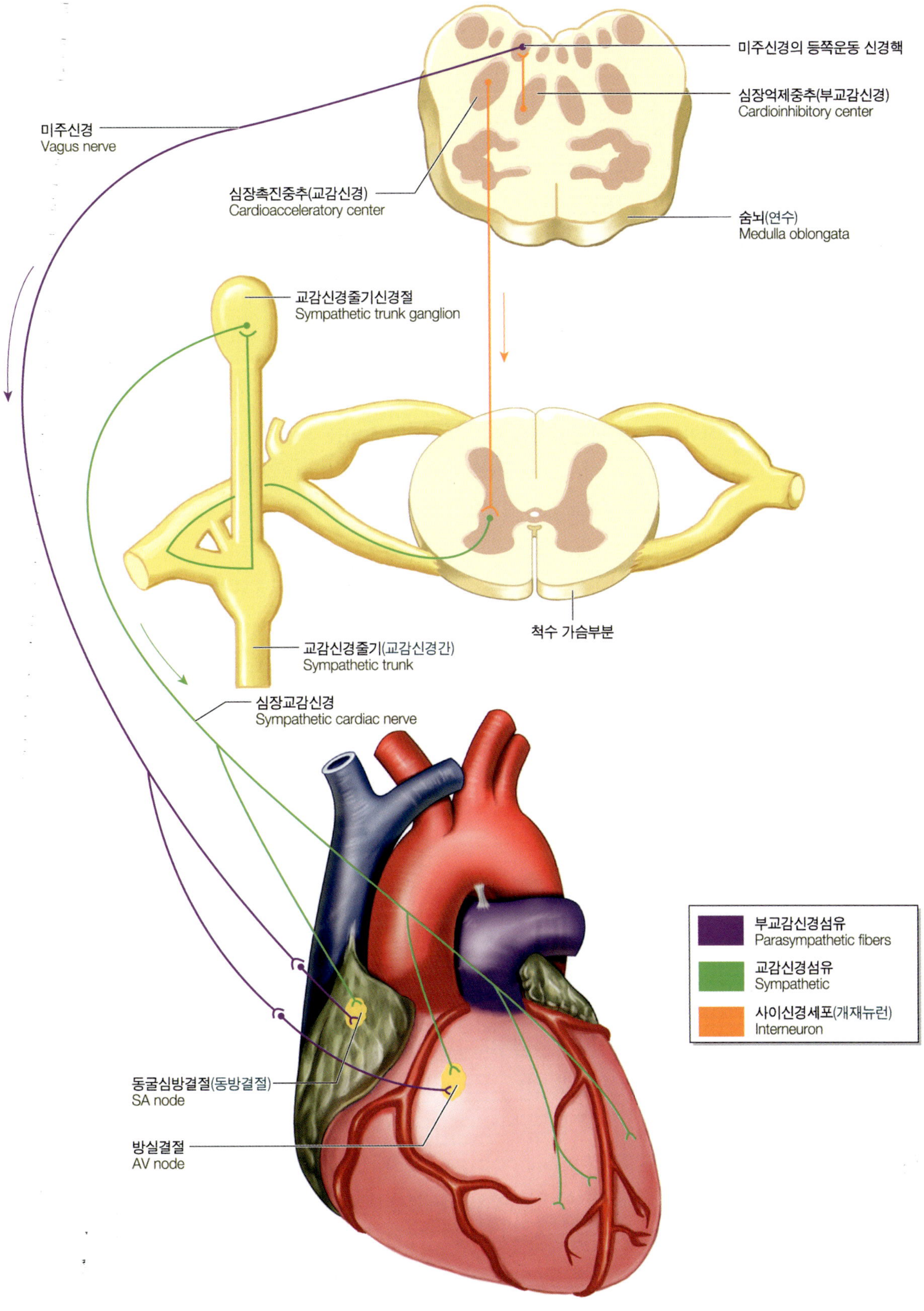

그림 7-12 심장기능 조절을 담당하는 자율신경계

3) 심장벽의 신경지배

(1) 내적 신경지배

심장은 스스로 심근섬유의 수축력을 발생시키고 조절하는 능력을 가지고 있다. 이러한 자극전도계를 심장전도계통(conduction system of heart)이라고 하며, 이는 그물모양의 특수한 심근섬유들로 구성된다 (그림 7-11).

① 굴심방결절(동방결절, Sinoatrial node, SA node)

위대정맥이 오른심방(우심방)으로 열리는 곳 근처에 존재하는 특수한 심근섬유이다. 심장근육의 수축을 맨 처음 발생시키고 조절하는 역할을 한다. 심장의 박동적인 리듬을 만들어내기 때문에 심장박동조율기(cardiac pacemaker)라고 불리기도 한다. 굴심방결절(동방결절)에서 발생한 전기적인 흥분은 양쪽 심방으로 퍼져나가 심방을 수축시킨다.

② 방실결절(Atrioventricular node, AV node)

심장정맥굴(관상정맥동)이 오른심방(우심방)으로 열리는 곳 바로 위에 위치하는 특수한 심근섬유이다. 굴심방결절(동방결절)에서 발생한 전기적 흥분을 방실다발로 전달하는 역할을 한다.

③ 방실다발(Atrioventricular bundle)

방실결절에서 시작된 심근섬유는 심실사이막으로 들어가서 좌우로 분지된다. 분지된 방실속은 심실중격의 양쪽 벽을 따라 내려가게 되는데 이는 다시 가느다란 섬유다발이 되어 심실 근육층에 그물구조로 분포한다. 심실벽에 그물구조로 분포한 심근섬유를 푸르키녜 섬유(Purkinje fiber)라고 하는데 방실다발은 푸르키녜 섬유(Purkinje fiber)를 방실결절과 이어주는 역할을 한다.

(2) 외적 신경지배

심장의 박동은 심장박동조율기(cardiac pacemaker)인 굴심방결절(동방결절)에서 만들어지지만 심장의 전기적 흥분의 전도는 자율신경계(autonomic nervous system)를 통해 조절될 수 있다. 자율신경계는 인체의 생리적 변화에 따라 심박수(heart rate)와 심박출량(cardiac output)을 조절한다. 교감신경(sympathetic nerve)은 굴심방결절과 방실결절을 자극하여 심박수와 심박출량을 증가시키고, 부교감신경(parasympathetic nerve)은 그 반대 작용을 한다 (그림 7-12).

4 심장의 기능

1) 심전도

심전도(electrocardiogram, ECG, EKG)는 심장의 전기적 활동을 그래프로 기록한 것이다. 정상 심전도는 세 개의 서로 다른 파형(wave)을 보인다. 그것은 P파, QRS파, T파로 이루어져 있고, 각 파의 사이인 PQ, ST, TP 분절 등이 있다. 이것은 심방과 심실의 수축과 이완을 조절하는 심장의 전기적 활동을 나타낸다 (그림 7-13).

- P파(P wave) : 심방의 탈분극을 나타낸다. 굴심방결절에서 흥분이 시작되어 심방을 통한 전도시간에 해당된다.
- QRS군(QRS complex) : 심실의 탈분극에 의해 형성되는데, 이는 흥분이 방실결절에서 방실다발, 방실다발가지, 심장전도근육 섬유를 따라 심실근육에 차례로 전달되는 과정이 기록된 것이다. 처음으로 시작되는 음성파를 Q파라 하고, 양성파를 R파, R파 뒤에 나타나는 음성파를 S파라 한다. QRS군은 다른 파에 비해 크고 급속하게 나타나기 때문에 쉽게 구별할 수 있다. 심방의 재분극은 심전도에서 보이지 않는데 이는 QRS군에 묻혀 보이지 않기 때문이다. QRS군의 기간과 P파의 기간은 비슷한데, 심실이 심방보다 훨씬 크다는 것을 생각해 보면 놀라운 일이다. 이것은 방실다발–심장전도근육섬유계의 전도속도가 심방의 전도속도보다 훨씬 빠르기 때문이다.
- T파(T wave) : 심실의 재분극에 의해 형성되며 탈분극에 비해 느리고 완만하게 나타난다.
- U파(U wave) : 보통은 보이지 않는 작은 파로 T파 이후 다음 주기의 P파 앞에 나타나며, 심실내 전도계의 뒤늦은 재분극에 의해 형성된다.
- PR(PQ) 간격 : P파의 시작부터 QRS군의 시작까지의 부분이며, 심방과 심실의 흥분전도 시간을 의미한다.

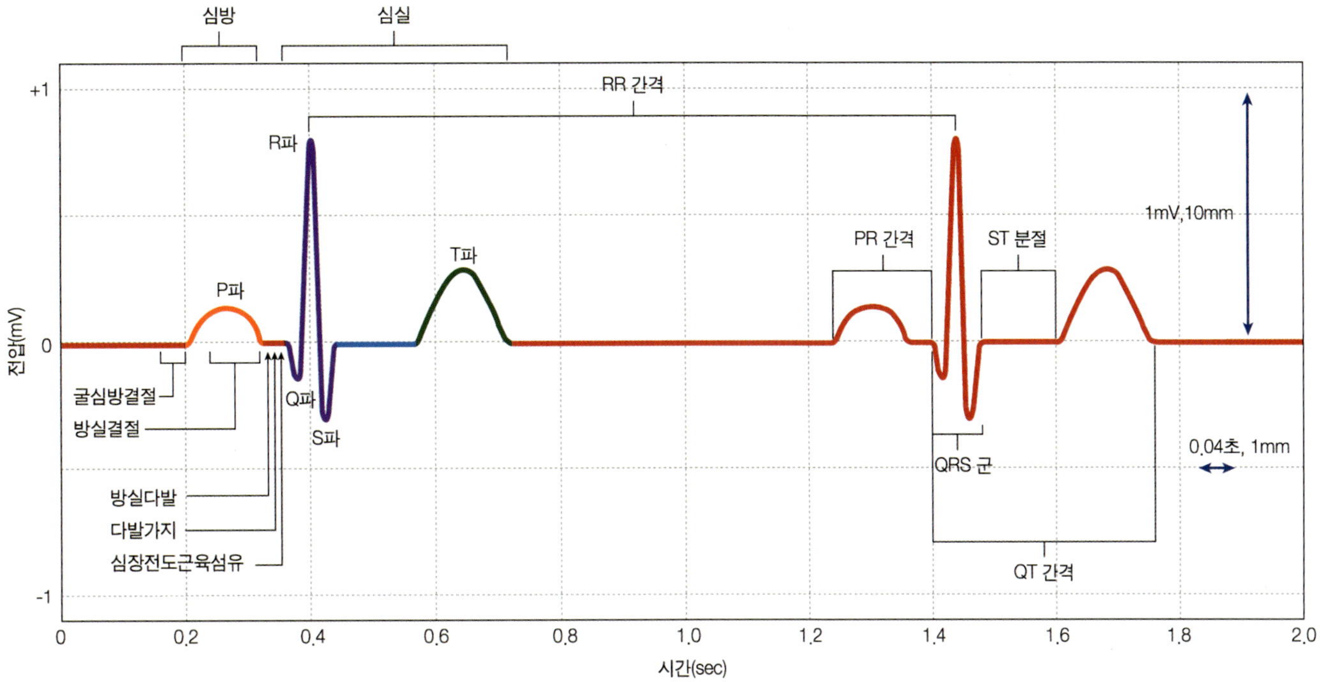

그림 7-13 심전도

- ST분절(ST segment) : QRS군의 끝에서 T파 시작까지이며, 심실 전체가 탈분극되는 시기이다.
- TP분절(TP segment) : T파의 끝부터 다음 주기의 P파의 시작까지의 부분을 말하며 보통 이 시기의 수준을 기저선으로 한다.

심박동수(heart rate)는 가장 잘 분별되는 QRS군의 수를 이용하여 분당 측정하면 알 수 있다.

2) 심장주기

심장이 한 번 수축을 시작하여 다음의 수축이 시작될 때까지 일어나는 일련의 전기적·물리적 변화를 심장주기(cardiac cycle)라고 하고 이 주기적인 활동이 심장박동이다.

심장근육층의 수축력을 이용하여 허파순환(폐순환)과 온몸순환(체순환)으로 보내는 작용은 평균적으로 1분당 70회 정도 일어난다. 매회 수축과 함께 심장근육층은 이완을 동반한다. 매회 심장의 주기는 다음과 같이 이루어진다.

(1) 이완기

심장의 주기 중에서 심근이 이완되며 혈액이 심장 내로 흘러 들어오는 기간을 뜻한다. 심방과 심실의 이완기를 구분할 수 있는데 보통 심실에 초점을 맞춰서 사용하는 용어이다. 즉, 충만 심방의 혈액이 심실로 흘러 들어가는 기간을 뜻하며 이때에 방실판막은 열려 있다.

(2) 수축기

심방 또는 심실이 수축되는 있는 기간을 뜻하며 심방과 심실은 동시에 수축하지 않는다. 이완기와 마찬가지로 수축기는 보통 심실의 수축기를 일컫는다. 왼·오른심실의 수축에 의해서 혈액이 대동맥과 허파동맥줄기로 유입된다.

3) 심장음

심장의 수축과 이완시에 판막이 열리고 닫힘과 여기에 따른 혈류변화에 의한 심방벽이나 혈관벽의 진동으로 발생하는 소리를 심장음(heart sound)이라 한다. 이 소리는 심장부위의 신체표면에 귀를 직접 대거나 청진기(stethoscope)를 사용하여 들을 수 있다. 그 중 제1심장음과 제2심장음은 청진기로도 뚜렷하게 들리며, 심장판막의 닫힘과 그로 인한 혈류의 급정지로 인해 심장과 흉곽에 발생하는 진동의 결과로 생긴다 (그림 7-14).

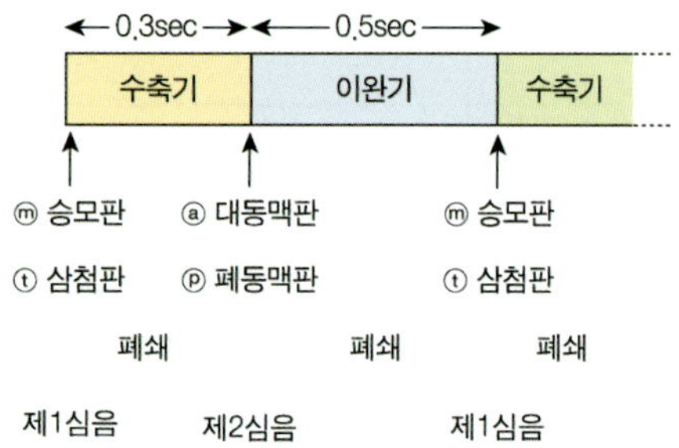

그림 7-14 심장음

제1심장음은 심방수축이 끝나고 심실수축이 시작하는 순간에 나는 소리로 방실판막이 닫히는 소리와 대동맥으로 혈액이 박출되면서 일으키는 혈액의 흐름 및 혈관의 심장벽의 진동 등이 원인이다. 제1심장음은 낮고 부드러우며 비교적 긴 음(0.14초)이며 '럽'하는 소리처럼 들린다.

제2심장음은 심실수축이 끝나고 대동맥판막과 허파동맥판막이 닫히면서 판막과 심실벽에 진동을 일으키며 내는 소리이다. 제2심장음은 높고 짧으며(0.11초) 날카롭게 들리는데 종종 '덥'과 같이 들린다.

제3심장음은 심방에서 심실로 혈액 유입기의 초기에 혈액의 빠른 유입에 의해 발생하며 약하고 낮은 소리이다.

제4심장음은 심방음(atrial sound)이라고도 불리며, 심방수축으로 인한 심실로의 혈액이 유입되면서 발생하는데 귀로는 들을 수가 없다.

제1심장음은 심실수축기의 시작을 제2심장음은 심실이완기의 시작을 알리는 소리이다.

심장음 청취부위로 승모판막(mitral valve)음은 심장꼭대기에서, 삼첨판막(tricuspid valve)음은 제5늑골 사이의 복장뼈 왼쪽 모서리에서, 대동맥판막음은 제2늑골 사이의 복장뼈 오른쪽모서리에서, 허파동맥판막음은 제2늑골 사이의 복장뼈 왼쪽 모서리에서 잘 들린다 (그림 7-15).

4) 심박출량

1분간 심실에서 동맥으로 박출되는 총혈액량을 말한다. 1분

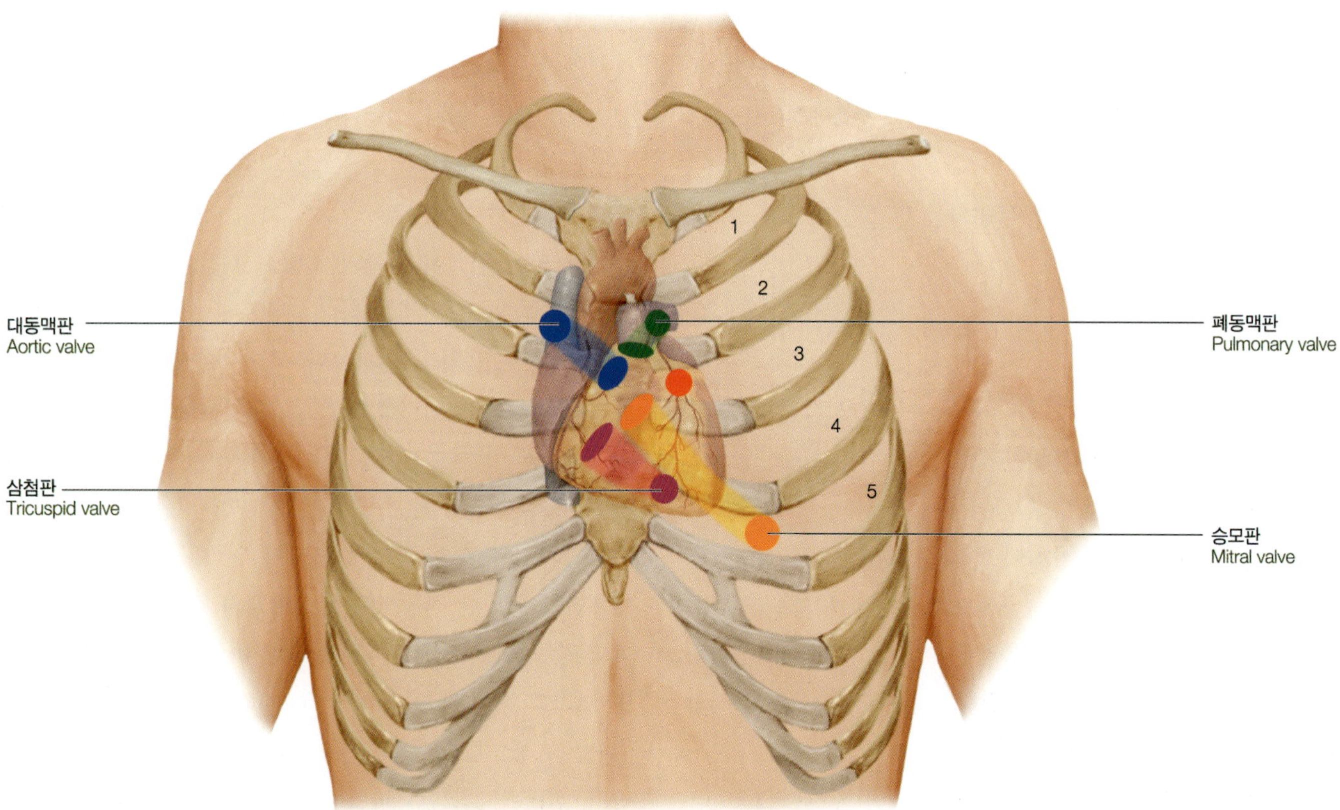

그림 7-15 심장음 청취부위

동안에 심장이 뛰는 수를 심박동수(heart rate)라 하고 심실이 한 번 수축하여 박출하는 혈액량을 일회박출량(박동량, stroke volume)이라 하는데, 심장박출량＝심박동수×일회박출량으로 계산된다. 안정시 정상인은 분당 약 5L의 혈액을 박출한다. 교감신경이 흥분하면 심박수가 증가할 뿐만 아니라 일회박출량도 증가하여 심박출량이 증가한다. 반면에 부교감 신경을 자극하면 심박수가 감소되어 심박출량이 줄어든다.

(1) 구출률

구출률(ejection fraction)은 심실의 이완기말 용적(end-diastolic volume) 중에서 몇 %가 심실의 수축시 박출되었는지를 나타내는 값(일회박출량/이완기말용적×100)으로 정상 구출률은 약 55%이다. 심실의 수축력이 증가하면 구출률은 증가하는데, 운동중이나 교감신경이 흥분할 때 구출률이 증가한다.

혈액

혈액은 혈액 속에 부유하는 세포성분인 혈구와 액체성분인 혈장으로 구성된다. 혈액은 체중 1kg당 평균 79mL이며, 일반적으로 남성은 5～6L, 여성은 4～5L이다.

1 혈액의 기능

- 조직에 산소와 영양소를 공급하고 이산화탄소 및 대사 노폐물을 제거한다.
- 식세포, 면역활동세포 및 체액성 항체 등을 운반하여 면역기능을 담당한다.
- 출혈시 응고 작용을 통해 손상된 부분을 스스로 복구한다.
- 호르몬이나 기타 세포 분비물 등을 운반한다.
- 체내의 수분, 삼투압, pH의 조절을 통해 항상성을 유지한다.
- 생산된 열을 피부나 폐와 같은 열방출기관으로 운반하여 체온을 균등하고 일정하게 유지한다.

2 구성요소

혈구는 적혈구(erythrocyte, red blood cell), 백혈구(leukocyte, white blood cell), 혈소판(platelet)으로 구성된다. 평균적으로 혈구성분은 총 혈액 용적의 38～52%를 차지한다. 혈구는 분화되지 않은 중배엽세포인 혈구아세포(hemocytoblast, hematopoeitic stem cell)로부터 생겨난다 (그림 7-16).

초기 혈액세포는 발생 4주부터 배아시기에 일시적으로 존재하는 난황에서 생성되고, 발생 2개월 동안은 간에서 생성된다. 후에 이러한 조혈기능은 지라(비장)로 옮겨진다. 발생 5개월부터 혈액세포는 적색골수에서 생성된다. 혈액질환이나 다량의 출혈이 있는 경우에는 간과 지라 또한 조혈작용을 할 수 있다 (그림 7-17).

1) 적혈구(Erythrocyte, red blood cell)

성숙한 적혈구는 핵이 없으며 오목한 원반모양이다. 이는 산소운반을 위하여 특화된 구조로 지름은 7～8μm이며 유연성이 있어 좁은 모세혈관을 통과할 수 있다. 적혈구는 산소와 이산화탄소를 운반하기 위하여 헤모글로빈(hemoglobin)이라는 혈색소를 가지고 있다. 혈색소 헤모글로빈은 철분이 함유된 색소인 헴(heme)과 단백질인 글로빈(globin)으로 구성되며 산소와 결합한 혈색소는 선홍색을 띠게 되는데 이것이 피가 붉게 보이는 이유이다. 산소가 떨어져 나간 탈산소혈색소의 경우에는 적청색을 띠며 정맥혈에 많다. 평균적으로 정상적인 성인 남자는 혈액 100mL당 16g의 혈색소를, 성인 여자는 14g을 갖고 있다.

적혈구는 혈액 1mm3당 정상적인 성인 남자에서 약 540만개, 여성에서는 약 480만개가 존재한다. 적혈구 생성자극인자(erythropoietin)의 자극으로 핵이 존재하는 적혈구 아세포(erythroblast)가 형성되며 비타민 B_{12}에 의해 적혈구 아세포는 적혈구로 성숙한다. 적혈구 아세포의 원형질 내에서 혈색소가 축적되는 동안 세포 소기관은 퇴화하여 정상적아구(normoblast)가 되며, 정상적아구는 말초순환으로 배출되기 전에 핵이 소실되며 망상적혈구(reticulocyte)가 되고 최종적으로 성숙한 적혈구가 만들어진다. 적혈구의 평균 수명은 약 120일이며 수명이 다 된 적혈구는 간과 지라(비장)에서 파괴된다. 이 때 파괴된 적혈구로부터 나온 혈색소의 철분은 다시 재활용되고 나머지 혈색소는 빌리루빈

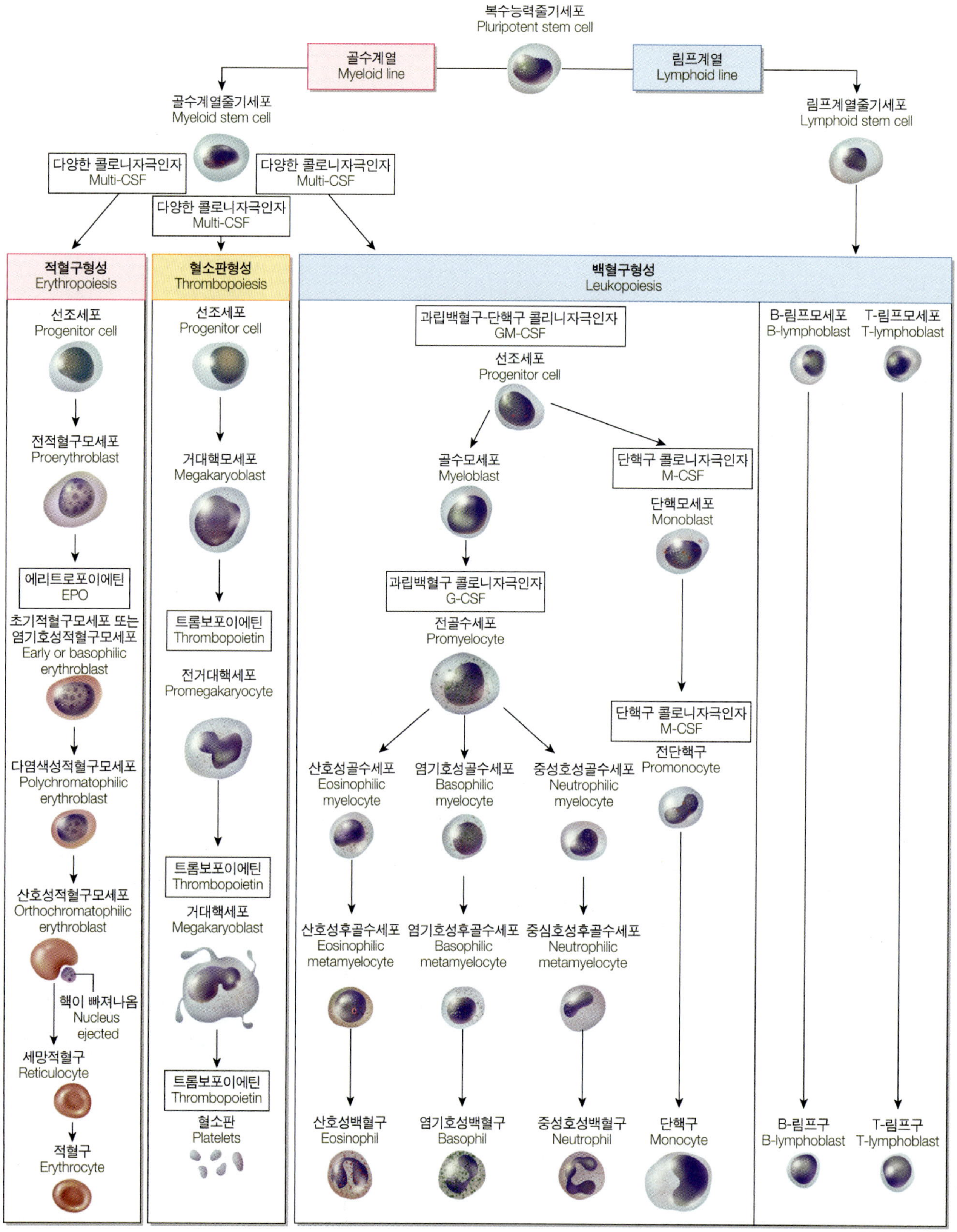

복수능력줄기세포
Pluripotent stem cell
골수계열
Myeloid line
림프계열
Lymphoid line
골수계열줄기세포
Myeloid stem cell
림프계열줄기세포
Lymphoid stem cell
다양한 콜로니자극인자
Multi-CSF
다양한 콜로니자극인자
Multi-CSF
다양한 콜로니자극인자
Multi-CSF
적혈구형성
Erythropoiesis
선조세포
Progenitor cell
전적혈구모세포
Proerythroblast
에리트로포이에틴
EPO
초기적혈구모세포 또는 염기호성적혈구모세포
Early or basophilic erythroblast
다염색성적혈구모세포
Polychromatophilic erythroblast
산호성적혈구모세포
Orthochromatophilic erythroblast
핵이 빠져나옴
Nucleus ejected
세망적혈구
Reticulocyte
적혈구
Erythrocyte
혈소판형성
Thrombopoiesis
선조세포
Progenitor cell
거대핵모세포
Megakaryoblast
트롬보포이에틴
Thrombopoietin
전거대핵세포
Promegakaryocyte
트롬보포이에틴
Thrombopoietin
거대핵세포
Megakaryoblast
트롬보포이에틴
Thrombopoietin
혈소판
Platelets
백혈구형성
Leukopoiesis
과립백혈구-단핵구 콜리니자극인자
GM-CSF
선조세포
Progenitor cell
골수모세포
Myeloblast
단핵구 콜로니자극인자
M-CSF
단핵모세포
Monoblast
과립백혈구 콜로니자극인자
G-CSF
전골수세포
Promyelocyte
단핵구 콜로니자극인자
M-CSF
전단핵구
Promonocyte
산호성골수세포
Eosinophilic myelocyte
염기호성골수세포
Basophilic myelocyte
중성호성골수세포
Neutrophilic myelocyte
산호성후골수세포
Eosinophilic metamyelocyte
염기호성후골수세포
Basophilic metamyelocyte
중심호성후골수세포
Neutrophilic metamyelocyte
산호성백혈구
Eosinophil
염기호성백혈구
Basophil
중성호성백혈구
Neutrophil
단핵구
Monocyte
B-림프모세포
B-lymphoblast
T-림프모세포
T-lymphoblast
B-림프구
B-lymphoblast
T-림프구
T-lymphoblast

그림 7-16 혈구의 분화

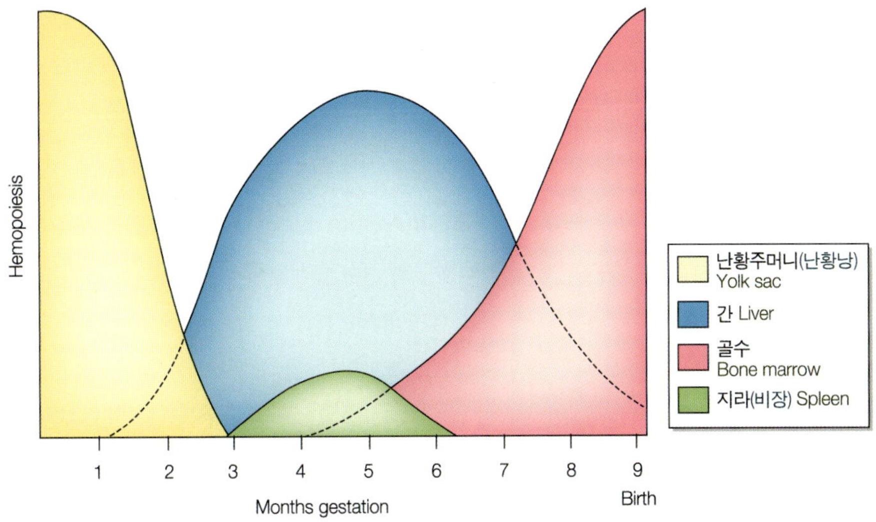

그림 7-17 발생기간에 따른 조혈기관의 변화

(bilirubin)으로 전환되어 쓸개즙과 함께 간에서 분비된다.

2) 백혈구(Leukocyte, white blood cell)

아메바운동을 통해 혈관 밖으로 나와 외부로부터 침입한 세균 혹은 이물질을 포식하거나 항체를 생성하는 혈구세포이다. 적혈구와 달리 핵이 존재하며 무색성이다. 우리 몸의 조직이 손상되는 경우 파괴된 세포로부터 류코탁신(leukotaxine)이라는 물질이 분비되는데 이 물질에 의해 백혈구가 감염·염증 부위로 몰려든다. 모여든 백혈구는 세균 혹은 이물질을 용해소체 등을 통해 분해하는 식균 작용을 하거나 항체를 생성한다.

건강한 사람은 백혈구가 1mm^{3}당 평균 5,000~10,000개 정도 존재한다. 백혈구는 세포질 내의 과립 유무에 따라 과립백혈구(granular leukocyte)와 무과립백혈구(agranular leukocyte)로 나뉜다 (그림 7-18).

(1) 과립백혈구(Granular leukocyte)

과립의 염색성에 따라 호중구(neutrophil), 호산구(eosinophil), 호염기구(basophil)로 나뉜다. 과립백혈구는 골수아세포(myeloblast)로부터 생성되는데 골수아세포가 성숙할 때 세포질과립이 형성된다. 미성숙한 과립구는 말발굽 모양의 핵을 가지고 있으며 말초순환으로 나오기 직전에 엽상의 핵으로 바뀌게 된다. 말초순환혈액에서 미성숙한 과립구가 증가하는 경우는 백혈구의 수가 증가되는 상황을 의미한다.

① 호중성구(Neutrophil)

전체 백혈구 중 50~80%를 차지하며 지름은 10~12μm로 3~5개의 엽(lobe)으로 된 핵을 볼 수 있다. 성숙한 중성구의 세포질은 Wright 염색법에 의하여 옅은 자주색으로 염색되는데 이는 용해소체(lysosome) 때문이다. 중성구는 급성감염에서 병원균을 포식하는 역할을 한다. 심한 감염이나 세균의 독성이 높은 경우 중성구가 대량으로 죽게 되는데 이 때 죽은 혈구와 세균이 모여 고름을 생성하기도 한다.

② 호산구(Eosinophil)

전체 백혈구 중 1~3%를 차지한다. 지름은 10~15μm이고 2개의 엽으로 된 핵을 가지며 Wright 염색법을 통해 붉은색으로 염색되는 큰 과립을 가진다. 천식과 같은 알레르기성 질환이나 기생충 감염이 발생하는 경우 크게 증가하는 양상을 보인다. 여러 가지 물질 분비를 유도하거나 식균 작용을 할 수 있다.

③ 호염기구(Basophil)

전체 백혈구 중 0.5% 가량으로 소량으로 존재한다. 8~10μm의 지름을 갖고 있으며 2엽으로 이루어진 핵을 관찰할 수 있다. Wright 염색법에서 진한 보라색으로 염색되는 과립을 갖고 있

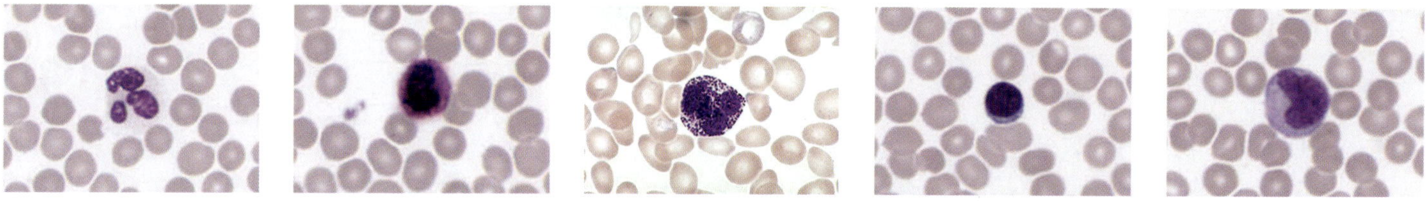

A. 중성구　B. 호산구　C. 호염기구　D. 림프구　E. 단핵구

그림 7-18 과립백혈구와 무과립백혈구

으며 과립은 히스타민과 헤파린을 함유한다. 호중구, 호산구와 다르게 식균 작용은 없다.

(2) 무과립백혈구(Agranular leukocyte)

과립이 없는 백혈구를 뜻한다. 핵의 모양은 구형이며 세포질 과립 또한 존재하지 않는다. 림프구(lymphocyte)와 단핵구(monocyte)로 구성된다.

① 림프구(Lymphocyte)

전체 백혈구의 25%를 차지한다. 핵이 매우 커서 세포질이 적어보이는 양상을 띤다. 지름이 8μm 정도인 소형림프구가 대부분을 차지하며 대형림프구의 경우에는 지름이 10μm에 이른다. 크기에 따른 분류는 절대적인 기준이 아니며 기능적인 차이를 기준으로 구분하는 것이 일반적이다. 림프구는 기능에 따라 크게 T 림프구, B 림프구, NK 림프구로 나뉜다. 림프구는 림프아세포(lymphoblast)로부터 생성되며 성숙한 림프구는 림프계로 방출되어 최종적으로 심장혈관계통으로 들어간다. 림프구는 신체의 면역학적 기전에 중요한 역할을 담당한다. T 림프구와 B 림프구의 경우 후천성면역반응(adaptive immune response)에 관여하며 특히 항체 생성에 중요한 역할을 담당한다. NK 림프구의 경우 선천성면역반응(innate immune response)에 작용한다.

② 단핵구(Monocyte)

전체 백혈구의 5%를 차지하며 지름은 15μm로 혈구 중 가장 크기가 크다. 단핵아세포(monoblast)라는 전구물질로부터 적색골수 내에서 생성된다. 말초순환으로 방출된 후 모세혈관을 따라 조직으로 유입되어 대식세포(macrophage)로 분화한다. 대식세포로 분화한 단핵구는 조직 내의 작은 미립자, 기생충 및 수명을 다한 호중성구 등을 탐식작용을 통해 청소하는 역할을 담당한다.

3) 혈소판(Platelet)

핵이 없는 작은 난원판으로서 지름이 2~5μm로 혈구 중 가장 작으며 혈액 응고나 지혈작용에 관여한다. 거핵세포(megakaryocyte)라는 골수세포의 세포질이 떨어져 나오며 혈소판을 생성한다. 생성된 혈소판은 말초순환으로 방출되어 일주일 정도의 수명을 가진다. 수명을 다한 혈소판은 지라(비장)나 허파(폐)에서 파괴된다.

혈소판은 혈관이 손상되어 출혈이 생겼을 경우에 가장 먼저 활성화 된다.혈소판은 공기와 맞닿게 되면 손상된 혈관벽에 붙어 프로트롬빈(prothrombin)을 트롬빈(thrombin)으로 전환시킨다. 트롬빈은 섬유소원(fibrinogen)을 섬유소(fibrin)로 전환시키는 역할을 하며 이렇게 생성된 피브린이 혈액을 응고시킨다. 혈소판은 혈관 손상 부위에서 혈관수축제인 세로토닌(serotonin)을 방출하여 혈관벽 수축을 통해 혈액의 손실을 최소화한다.

4) 혈장(Blood plasma)

혈액 중 세포성분인 혈구를 제외한 액체성분을 말한다. 담황색을 띤 알칼리성의 액체로 세포외액(extracellular fluid)과 그 조성이 비슷하나 단백질 함량이 더 많은 특징을 보인다. 물이 90%, 혈장단백질이 7~8%를 차지한다.

(1) 혈장단백질(Plasma protein)

혈장의 교질삼투압을 만들어내는 원인이 되는 물질이다. 단백질 운반체로서 알부민(albumin), α 및 β 글로불린(α, β globulin)과 γ 글로불린(γ globulin) 등이 존재한다. 프로트롬빈이나 섬유

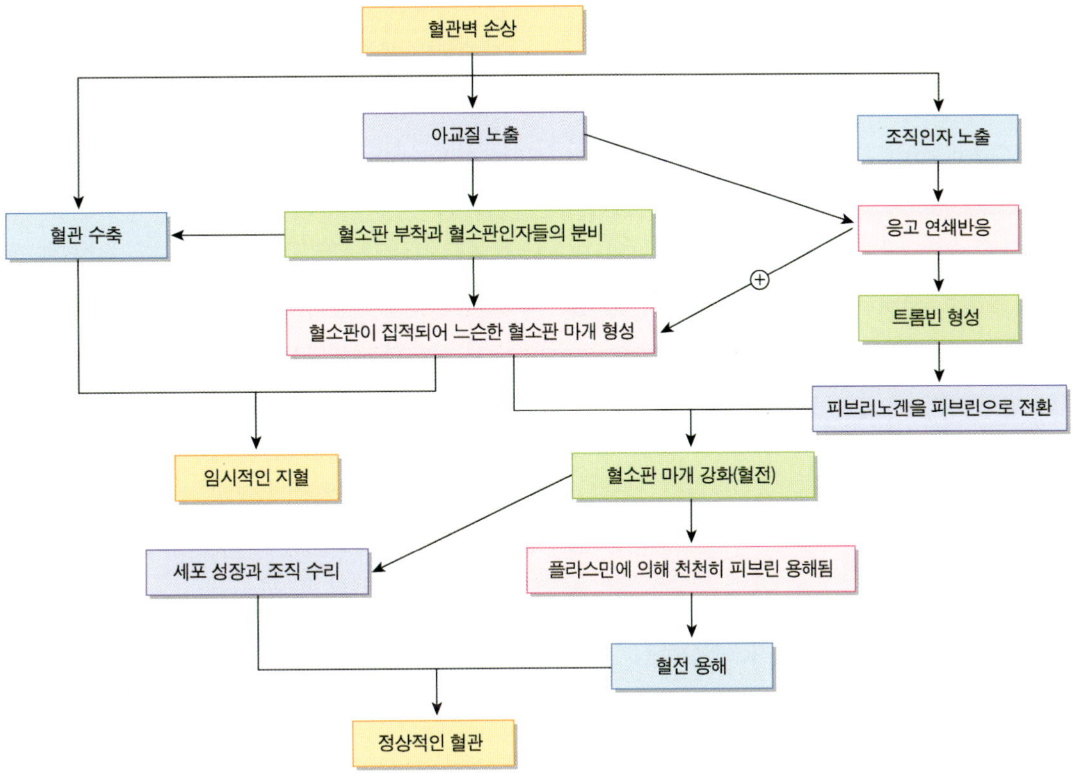

그림 7-19 지혈과정과 조직 수리의 개관

소원과 같은 혈액응고인자도 혈장 단백질에 포함된다.

(2) 영양소

포도당(glucose), 탄수화물(carbohydrate), 아미노산(amino acid), 지질(lipid)이 포함된다.

(3) 노폐물 (Waste product)

요소(urea), 요산(uric acid), 젖산(lactic acid), 크레아티닌(creatinine), 암모늄염(ammonium salt) 등이 포함된다.

(4) 무기원소 (Inorganic element)

구리, 철, 마그네슘, 아연이 등과 같은 혈장에 미량 존재하는 무기원소를 말한다.

(5) 전해질 (Electrolytes)

전해질은 체내 삼투압을 일정 범위 내로 유지하는 역할을 하는 이온물질들로 나트륨(Na^+), 칼륨(K^+), 칼슘(Ca_2^+), 마그네슘(Mg_2^+)이 주된 양이온으로 존재한다. 또한 주된 음이온으로는 염소(Cl^-), 중탄산이온(HCO_3^-), 인산(HPO_4^- 또는 $H_2PO_4^-$), 황산(SO_4^-)이 존재한다.

(6) 혈청 (Serum)

혈장에서 섬유소원을 제거한 것을 의미한다.

3 지혈과 혈액응고

지혈(hemostasis)이란 혈관이 손상을 받아 출혈을 일으킬 때 이것을 막는 작용이다. 지혈과정은 혈관, 혈소판 및 혈액응고인자 사이의 상호작용이며 연속적 반응이라고 할 수 있다.

세가지 중요한 단계로 구성되는데, ① 혈관 수축, ② 혈소판에 의한 손상된 부위의 일시적 봉합, ③ 손상된 조직이 수리될 때까지 상처부위를 막을 수 있는 혈액응고 또는 피덩이의 형성이 필요하다 (그림 7-19).

1) 혈관의 수축단계

세동맥이나 세정맥이 잘리거나 손상을 받으면 혈관벽의 민무늬근(평활근)이 수축하여 혈류량을 감소시키고 또한 손상부위를 축소시키며 출혈을 감소시킨다.

혈관수축(vascular spasm)은 혈관벽에 분포하는 신경의 국소적 반사반응에 의하여, 그리고 혈관내피세포 및 손상부위에 응집한 혈소판에서 유리된 혈관수축 물질인 세로토닌과 트롬복산 A_2에 의해 일어난다.

2) 혈소판 응집에 의한 마개형성

손상된 혈관의 내피세포층 아래에 있는 아교질조직(collagen tissue)이 노출되면 혈소판이 그곳에 달라붙는다. 손상부위 혈관 내피세포와 혈소판이 세포토닌, 트롬복산 A_2 등을 분비하여 혈소판 응집을 촉진하여 혈소판마개(platelet plug)를 형성하여 혈관의 구멍을 막는다. 이 마개는 작은 손상으로부터 혈액이 손실되는 것은 방지할 수 있으나, 큰 손상의 경우 출혈을 막기 위하여 혈액응고(blood clot)의 형성이 필요하다.

3) 혈액응고

가장 효과적인 지혈과정인 혈액응고 기전은 약 50여 가지의 혈액응고인자와 항응고인자가 관여하는 아주 복잡한 과정이다. 표 7-1는 혈액응고에 관여하는 대표적인 혈액응고인자들이다. 또한, 혈액응고 과정(coagulation phase)를 요약하면 다음 3단계로 구분한다 (그림 7-20).

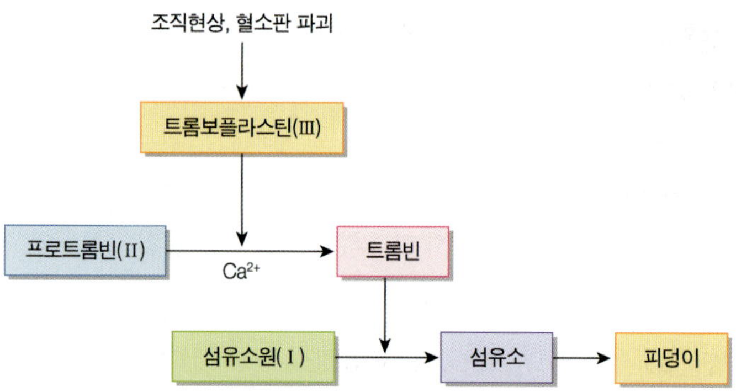

그림 7-20 혈액응고 세 단계

표 7-1 혈액응고 인자

번호	인자명	생성장소
I	Fibrinogen	간
II	Prothrombin	간, 비타민 K 필요
III	Thromboplastin	손상된 조직, 활성화된 혈소판
IV	Ca^{2+}	음식, 뼈, 혈소판
V	Proaccelerin	간에서 합성, 혈소판에서 분비
VII	Procenvertin	간, 비타민 K 필요
VIII	Antihemophilic factor(AHF)	혈소판과 내피세포에서 분비
IX	Christmas factor	간, 비타민 K 필요
X	Stuart-Prower factor	간, 비타민 K 필요
XI	Thromboplastin antecedent	간
XII	Hageman factor	간
XIII	Fibrin stabilizing factor	간에서 합성, 혈소판에서 분비

*인자 VI는 사용하지 않음

혈관계

혈관은 심장과 심장으로 들어가고 나가는 혈관으로 구성되어 있으며, 크게 허파순환(폐순환)과 온몸순환(체순환)으로 분류된다.

1 혈관

1) 조직해부

모든 혈관은 내강에 내피(endothelium)를 가진다. 모세혈관보다 큰 혈관의 경우에는 벽이 크게 세층으로 나뉜다 (그림 7-21).

(1) 속막 (내막, Tunica intima)

속막(내막) 또한 크게 세 부분으로 나뉜다. 가장 안쪽에서 내강에 접하며 단층편평상피로 이루어진 내피세포, 그 아래의 결합조직으로 이루어져있다.

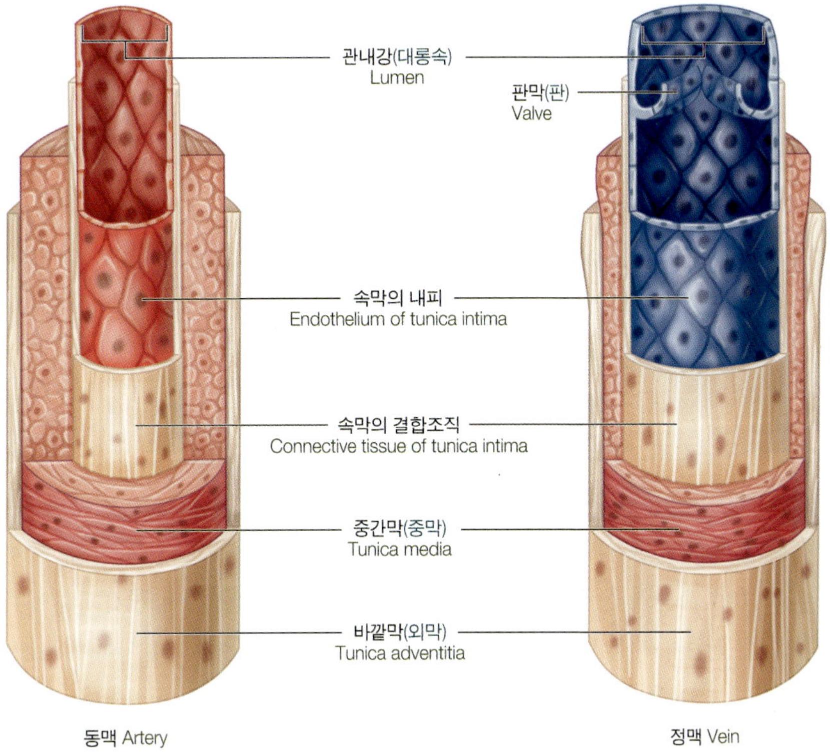

그림 7-21 혈관벽의 구조

(2) 중간막(중막, Tunica media)

주로 탄력섬유와 민무늬근으로 구성되어 있으며 대개 고리형(circular)으로 배열되어 있다.

(3) 바깥막(외막, Tunica adventitia)

혈관의 가장 바깥층을 이루며 섬유성 결합조직으로 구성된다. 바깥막은 뚜렷한 경계가 없이 주별의 장기와 이어진다. 큰 혈관의 경우 혈관자체에 영양을 공급하는 작은 혈관(맥관벽혈관, vasa vasorum)과 신경 및 림프관이 바깥막에 존재하기도 한다.

2) 혈관의 분류

혈관은 크게 동맥(artery), 정맥(vein), 모세혈관(capillary)으로 나뉜다.

(1) 동맥(Artery)

심장으로부터 나온 혈액을 온몸으로 보내는 혈관으로 높은 압력을 견디기 위해 혈관벽이 매우 두껍다. 두꺼운 혈관벽은 갑작스러운 혈압의 변화에 대응할 수 있게 하며 동맥허탈을 방지한다. 동맥은 크기, 벽의 구조와 기능에 따라 큰탄력동맥, 근육형동맥(중간크기), 작은동맥, 세동맥으로 구분된다.

① 큰탄력동맥(Large elastic artery)

탄력섬유가 많이 분포하고 심장에서 직접 혹은 대동맥활(대동맥궁, aortic arch)에서 갈라져 나간 가지들이 탄력성 동맥에 해당한다. 3층으로 이루어진 벽 구조 중 다른 혈관에 비해 중간막이 두꺼운 것이 특징이다. 중간막은 탄력막과 민무늬근이 동심원적으로 배열되어 있다.

대동맥의 경우 특히 혈관벽에 탄력섬유가 많이 존재하여 심장수축에 따른 압력변화에 견딜 수 있으며, 심장의 박동에 따라 단속적으로 흐르는 혈액의 흐름을 연속적으로 흐를 수 있게 하는 역할을 수행한다. 대동맥은 혈류를 근육성 혈관으로 전도하기 때문에 기능적으로 전도성 동맥(conducting artery)로 분류하기도 한다.

② 근육형동맥(Medium sized Muscular artery)

민무늬근(평활근) 층이 특징적으로 두껍고 인체 동맥의 대부분을 차지하는 동맥으로 중간막이 발달한 두꺼운 혈관벽을 가지며 민무늬근이 나선형으로 배열되어 탄력성 섬유 사이로 퍼져 들어가 있다. 근육형동맥에서는 속막과 중간막, 중간막과 바깥막의 사이에 각각 뚜렷한 내·외 탄력막이 존재하여 뚜렷하게 경계를 구분짓는다. 기관과 체벽에 존재하는 소동맥에 혈액을 분배하는 기능을 수행하므로 기능적으로 배분동맥(distributing artery)로 구분된다.

③ 작은동맥과 세동맥(Small artery and arteriole)

모세혈관계(capillary bed) 이전의 혈관으로, 구조적 요소들이 대동맥이나 중동맥과 많이 다르다. 소동맥과 세동맥의 분류기준은 다른 동맥에 비해 비교적 모호하나 대개 중간막에 존재하는 민무늬근 층의 수를 기준으로 분류한다. 소동맥의 경우 8~10개 정도의 민무늬근근 층이 중간막에 존재하며, 세동맥의 경우 1~2층의 민무늬근근 층이 존재한다. 또한 세동맥 벽은 비교적 두꺼우나 내강이 좁다. 세동맥의 끝부분을 메타세동맥(metarteriole)이라고 하는데 메타세동맥에 존재하는 근육섬유는 모세혈관으로 유입되는 혈류량을 조절하는 역할을 한다.

세동맥에서 모세혈관으로 이행하는 부위에는 모세혈관이전괄약근(precapillary sphincter)이 존재하는데 이 근육이 수축하면 모세혈관으로의 혈류유입이 차단되고 이완하면 혈류유입이 증가한다. 따라서 혈류의 배분은 각 기관과 조직에 존재하는 모세혈관이전괄약근의 수축정도에 따라 결정된다.

(2) 모세혈관(Capillary)

지름이 7~10μm으로 세동맥(arteriole)과 세정맥(venule)을 연결하는 가느다란 그물 형태의 혈관 구조물이다. 지름이 매우 작아 적혈구 1개가 겨우 통과할 수 있으며 내피세포 한층으로 되어 있기 때문에 쉽게 물질교환이 일어날 수 있다.

가스는 확산에 의해 내피세포를 통과하며, 작은 분자들은 음세포작용(pinocytosis)을 통해 교환된다. 적혈구와 혈장단백질은 정상적인 상황에서 모세혈관벽을 통과할 수 없는 반면에 백혈

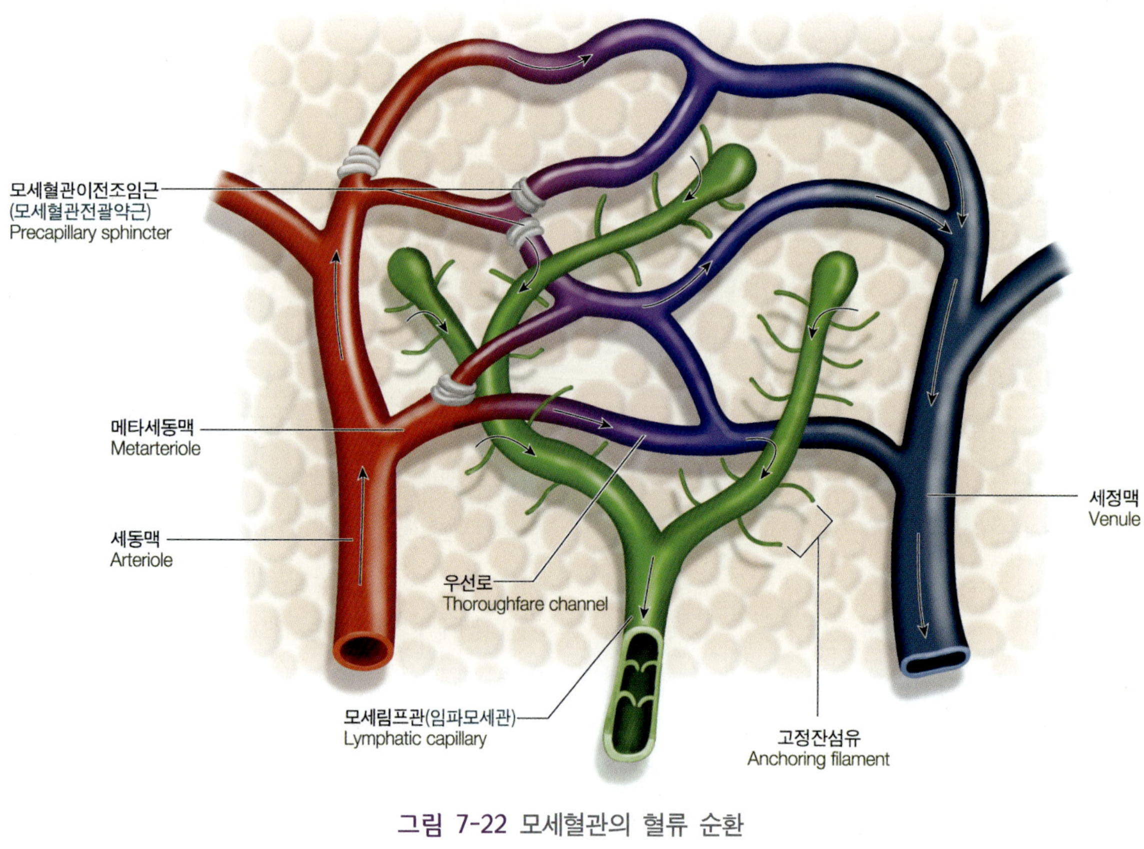

그림 7-22 모세혈관의 혈류 순환

구의 경우 아메바 운동을 통해 모세혈관을 빠져나갈 수 있다.

모세혈관은 전신에 걸쳐 모세혈관계(capillary bed)를 형성한다. 이 때 형성된 모세혈관계의 크기는 분포하는 장소의 구조와 기능적 작용에 따라 다르다. 모세혈관계로 유입되는 혈류량은 세동맥에 존재하는 모세혈관이전괄약근(precapillary sphincter)에 의해 조절된다 (그림 7-22).

(3) 정맥(Vein)

모세혈관에서 물질교환이 일어난 후의 압력이 낮은 혈액을 운반하는 혈관으로 비슷한 크기의 동맥과 비교하여 혈관벽이 얇고 내강이 넓다. 혈관벽이 얇기 때문에 낮은 외부 압력에도 쉽게 유착되는 현상을 보이며 낮은 혈압에 의한 혈액의 역류를 방지하기 위해 판막구조가 존재한다. 동맥과 마찬가지로 정맥 또한 세정맥과 작은정맥(venule and small vein), 중간정맥(medium sized vein), 큰정맥(large vein), 굴모양혈관과 정맥굴(sinusoid and sinus)로 구분된다.

① 세정맥과 작은정맥(Venule and small vein)

모세혈관계로부터 혈액을 회수하는 역할을 담당한다. 모세혈관과 바로 연결되는 혈관을 모세혈관이후세정맥(postcapillary venule)이라고 한다. 세정맥은 중간막과 바깥막이 존재하지 않으나 혈관주위세포(pericyte)가 존재하여 혈관벽이 지지된다. 세정맥은 섬유아세포(fibroblast)나 세망섬유(reticular fiber)로 싸여 있기도 있다.

② 중간 정맥(Medium sized vein)

인체 정맥의 대부분을 구성하는 혈관으로 역시 같은 크기의 동맥보다 벽이 얇고 내강이 크다. 속막이 변형된 구조물인 판막이 존재하여 혈액의 역류를 방지한다. 중간막은 2~3층의 민무늬근과 탄력섬유로 이루어져 있으며 바깥막은 섬유성 결합조직과 민무늬근 섬유로 이루어져 있고 중간막보다 두껍다 (그림 7-23).

③ 큰정맥(Large vein)

일반적으로 지름이 10mm 이상인 정맥을 일컫는다. 중간막의 민무늬근 섬유가 적고 얇으며 바깥막이 현저하게 발달한 것이

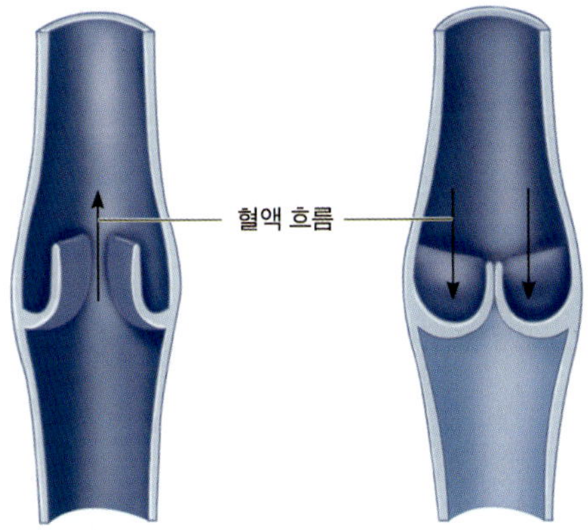

그림 7-23 정맥의 판막

특징이다. 바깥막이 가장 두꺼우며 섬유성 결합조직과 많은 민무늬근 섬유로 이루어져 있다. 중간크기 정맥과 다르게 판막이 존재하지 않는다.

④ 굴모양혈관과 정맥굴(Sinusoid and sinus)

굴모양혈관이란 모세혈관과 정맥을 대신하여 혈액 통로의 기능을 수행하는 불규칙한 관 모양의 혈관을 뜻한다. 간이나 지라, 골수 등과 같은 내분비기관에 주로 분포한다. 지름이 크고 벽이 얇으며 외막이 없고 그물내피(reticuloendothelium)로 덮여 있다.

정맥굴 역시 내강이 큰 혈액의 통로로 외막이 없는 크고 불규칙한 형태로 존재하며, 정맥계 특유의 구조를 가지고 있지 않은 것도 있다. 뇌를 싸고 있는 경질막(dura mater)의 두 층 사이에 있는 경막동(dural sinus)이 정맥굴의 대표적인 예이다.

2 허파순환(폐순환, Pulmonary circulation)

온몸순환(체순환)에 상대적인 개념으로서 소순환이라고도 한다. 오른심실(우심실)에서 허파동맥을 거쳐 허파모세혈관을 지난 후 허파정맥, 왼심방(좌심방)에 이르는 경로를 말한다. 산소가 적고 이산화탄소가 많은 정맥혈을 허파로 운반하고, 모세혈관 가스교환을 통해 산소가 풍부한 동맥혈로 바꾸어 왼심방으로 운반하는 역할을 한다 (그림 7-24).

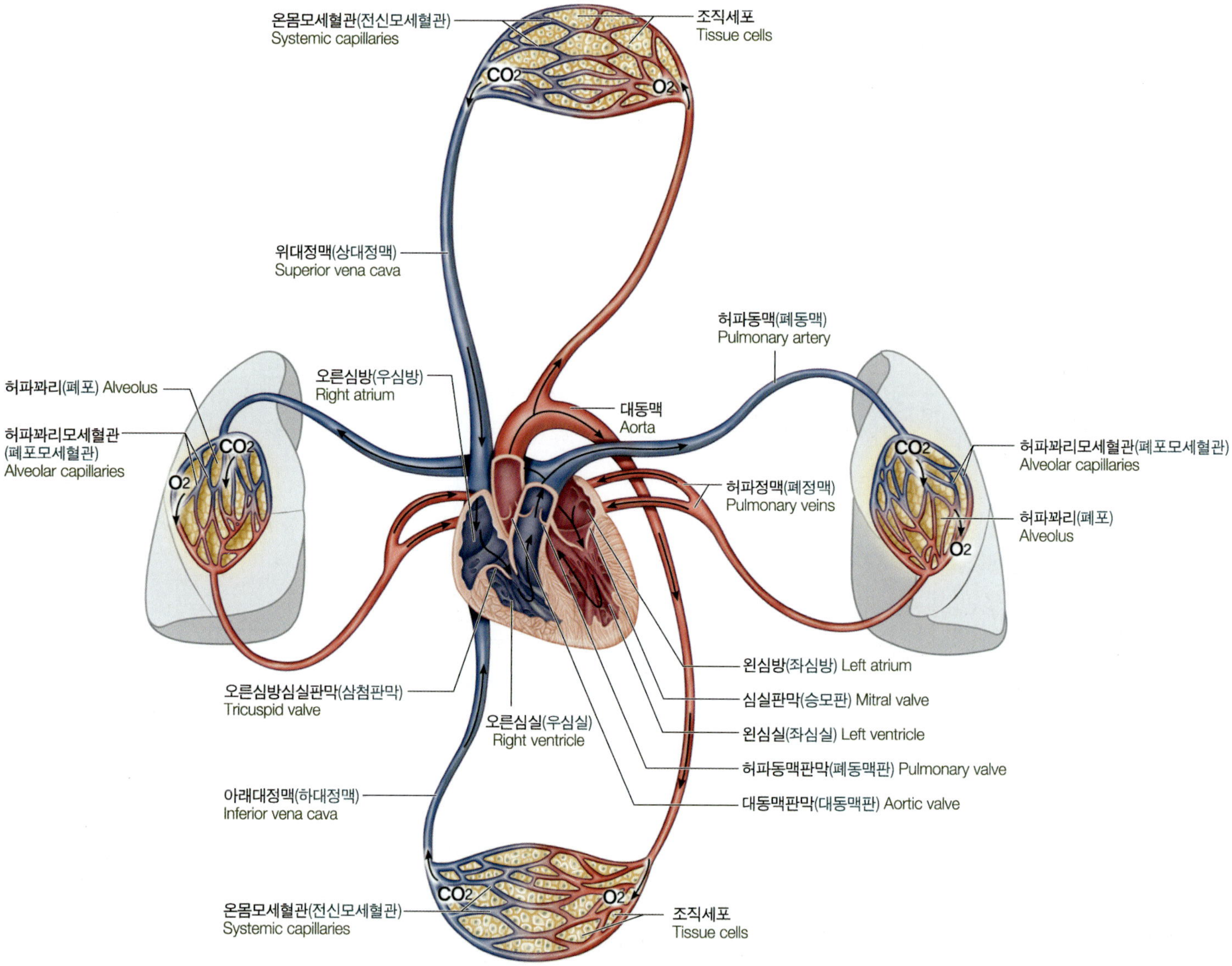

그림 7-24 허파순환과 온몸순환

1) 허파동맥(폐동맥, Pulmonary artery)

오른심실(우심실)에서 시작되는 허파동맥(폐동맥)은 정맥혈을 심장에서 허파(폐)로 운반하는 역할을 한다. 대동맥활의 바로 밑에서 왼·오른 허파동맥이 갈라진다. 두 허파동맥은 각각 허파(폐)의 폐문(pulmonary hilum)으로 들어간다. 허파동맥줄기(폐동맥간, pulmonary trunk)에는 태아기에 존재하던 동맥관(ductus arteriosus)의 잔유물인 동맥인대(ligamentum arteriosum)이 대동맥활과 연결되어 있다.

2) 허파모세혈관(폐모세혈관, Pulmonary capillary)

허파(폐)의 허파꽈리(폐포)와 밀접하게 존재하는 모세혈관으로 산소와 이산화탄소의 교환이 일어나는 장소이다. 허파모세혈관(폐모세혈관)을 지난 정맥혈은 산소분압이 높은 동맥혈로 바뀌게 된다.

3) 허파정맥(폐정맥, Pulmonary vein)

허파(폐)로부터 심장으로 혈액을 돌려보내는 역할을 한다. 왼·오른 허파로부터 각각 두 개씩 총 4개의 허파정맥(폐정맥)이 왼심방(좌심방)의 뒷벽으로 들어간다.

3 온몸순환(체순환, Systemic circulation)

왼심실(좌심실)에서 나온 혈액이 큰탄력동맥, 근육형동맥, 세동맥, 모세혈관을 거쳐 온몸의 세포에 산소와 영양분을 공급한 다음 정맥을 통해 우심방으로 돌아오는 순환계로 대순환이라고도 한다. 온몸순환(체순환)을 통해 조직으로 산소와 영양분이 공급되고, 이산화탄소와 노폐물은 제거된다.

1) 온몸동맥(Systemic artery) – 가슴, 배, 골반, 다리

온몸동맥은 허파(폐)를 제외한 모든 신체의 부위에 혈액을 공급한다. 온몸동맥 중 가장 큰 동맥으로는 대동맥이 있으며 이는 왼심실(좌심실)로부터 나와 네 번째 허리뼈(제4요추)까지 뻗어 있다. 대동맥은 크게 오름대동맥(ascending aorta), 대동맥활(aortic arch), 내림대동맥(descending aorta)의 3부위로 나뉜다. 척추 앞으로 주행하는 내림대동맥의 경우 가슴안(thoracic cavity) 내부를 주행할 때에는 가슴대동맥(thoracic aorta), 배안(abdominal cavity)을 주행할 때에는 배대동맥(abdominal aorta)으로 명칭이 바뀌게 된다 (그림 7-25).

(1) 오름대동맥(Ascending aorta)

오름대동맥은 왼심실(좌심실)의 바닥에서 시작된다. 왼심실에서 나오자마자 심장근육층에 혈액을 공급하는 왼·오른 심장동맥을 분지하고 위오른쪽을 향해 주행한다 (그림 7-26).

(2) 대동맥활(Aortic arch)

대동맥활은 오름대동맥의 연장으로 내림대동맥으로 연결되는 부위이다. 기관지와 척주의 왼쪽에 위치해 있다. 대동맥활에서는 총 3개의 가지가 분지된다. 팔머리동맥줄기(완두동맥간, brachiocephalic trunk)는 오른쪽으로 향하고, 왼온목동맥(좌총경동맥, common carotid artery)은 위쪽으로, 왼빗장밑동맥(좌쇄골하동맥, left subclavian artery)은 왼쪽으로 주행한다.

① 팔머리동맥줄기(Brachiocephalic trunk)

팔머리동맥은 대동맥활에서 제일 처음으로 분지되는 동맥으로 오른쪽 복장빗장관절(right sternoclavicular joint)까지 올라가서 오른온목동맥(우총경동맥, right common carotid artery)과 오른빗장밑동맥(우쇄골하동맥, right subclavian artery)으로 나뉜다.

② 왼온목동맥(Left common carotid artery)

대동맥활에서 두 번째로 분지되는 동맥으로 위쪽으로 주행하며 목부위에서 속목동맥(내경동맥)과 바깥목동맥(외경동맥)으로 나뉜다.

③ 왼빗장밑동맥(Left subclavian artery)

대동맥활에서 마지막으로 분지되는 동맥으로 왼팔에 혈액을 공급한다.

(3) 내림대동맥(Descending aorta)

대동맥활이 연장된 동맥으로 척주 앞으로 내려가는 대동맥을 뜻한다. 가슴대동맥(thoracic aorta)과 배대동맥(abdominal aorta)으로 구성되며 그 경계는 가로막(횡격막)을 기준으로 한다.

① 가슴대동맥(흉대동맥, Thoracic aorta) (그림 7-27)

가슴안(흉강, thoracic cavity) 내부에 위치하는 내림대동맥으로 대동맥활에서 연속된 동맥이다. 네 번째 등뼈(제4흉추)의 아래모서리로부터 가로막(횡격막)까지 뻗어있는 동맥으로 가로막(횡격막)을 통과하여 복강 내로 들어간 이후로는 배대동맥으로 명칭이 바뀌며 이어진다. 가슴대동맥의 윗부분은 척주의 왼쪽에 위치하다가 아래로 주행하면서 척주의 앞쪽으로 주행하게 된다. 가슴대동맥은 가슴안(흉강내)에서 가슴벽(흉벽)과 내장에 가지를 내어 혈액을 공급한다.

▌벽쪽가지(벽측지, Parietal branch)

가슴대동맥의 벽쪽가지로는 9쌍의 뒤갈비사이동맥(후늑간동맥, posterior intercostal artery)과 1쌍의 갈비밑동맥(늑하동맥, subcostal artery)이 존재하며 복부의 근육과 피부에 분포한다. 또한 1쌍의 위가로막동맥(superior phrenic artery)이 가로막(횡격막)의 윗면에 혈액을 공급한다.

▌내장쪽가지(장측지, Visceral branch)

가슴대동맥의 내장쪽가지는 심장막동맥(pericardial artery), 기

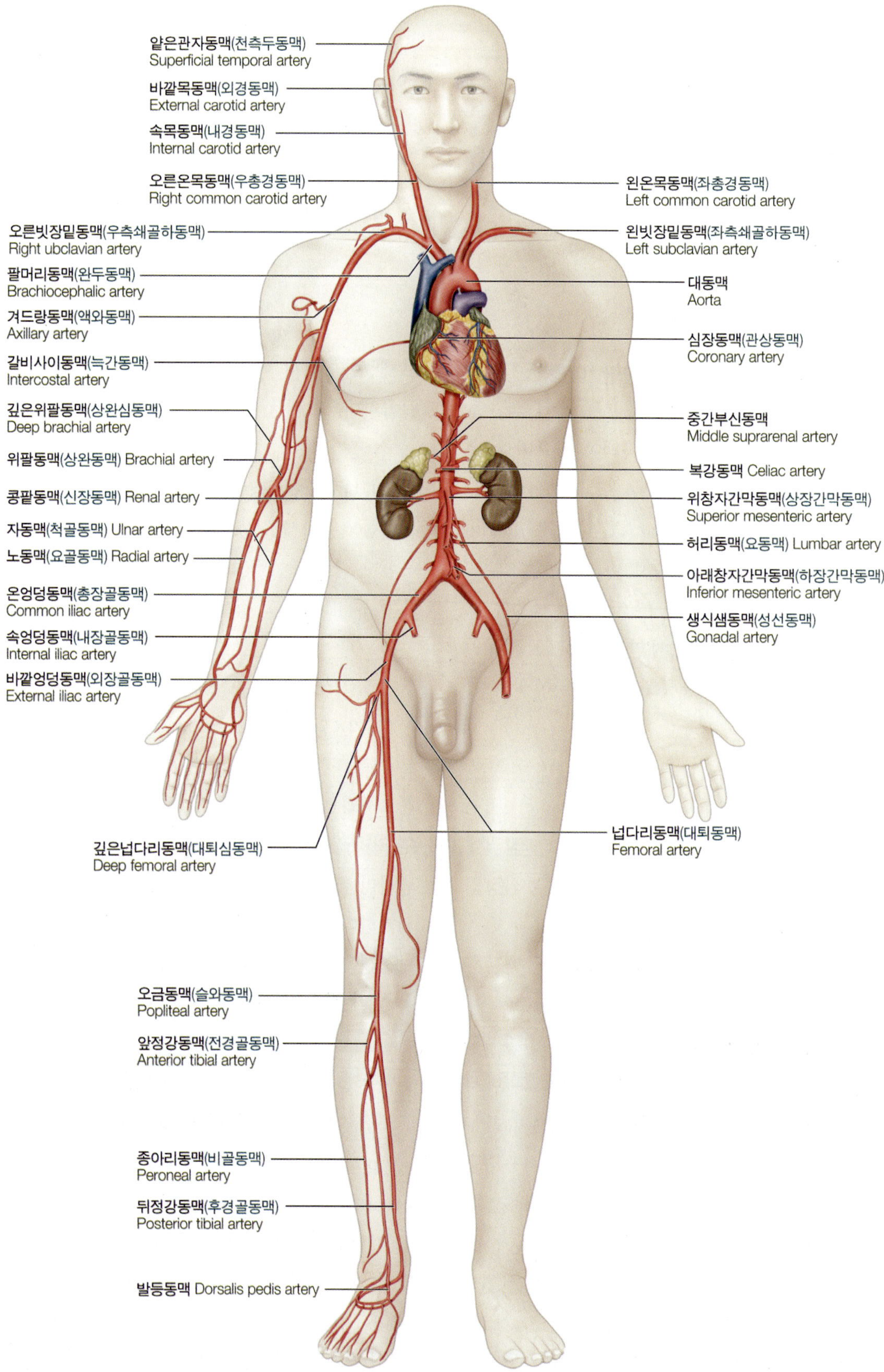
얕은관자동맥(천측두동맥)
Superficial temporal artery
바깥목동맥(외경동맥)
External carotid artery
속목동맥(내경동맥)
Internal carotid artery
오른온목동맥(우총경동맥)
Right common carotid artery
오른빗장밑동맥(우측쇄골하동맥)
Right ubclavian artery
팔머리동맥(완두동맥)
Brachiocephalic artery
겨드랑동맥(액와동맥)
Axillary artery
갈비사이동맥(늑간동맥)
Intercostal artery
깊은위팔동맥(상완심동맥)
Deep brachial artery
위팔동맥(상완동맥) Brachial artery
콩팥동맥(신장동맥) Renal artery
자동맥(척골동맥) Ulnar artery
노동맥(요골동맥) Radial artery
온엉덩동맥(총장골동맥)
Common iliac artery
속엉덩동맥(내장골동맥)
Internal iliac artery
바깥엉덩동맥(외장골동맥)
External iliac artery
깊은넙다리동맥(대퇴심동맥)
Deep femoral artery
오금동맥(슬와동맥)
Popliteal artery
앞정강동맥(전경골동맥)
Anterior tibial artery
종아리동맥(비골동맥)
Peroneal artery
뒤정강동맥(후경골동맥)
Posterior tibial artery
발등동맥 Dorsalis pedis artery
왼온목동맥(좌총경동맥)
Left common carotid artery
왼빗장밑동맥(좌측쇄골하동맥)
Left subclavian artery
대동맥
Aorta
심장동맥(관상동맥)
Coronary artery
중간부신동맥
Middle suprarenal artery
복강동맥 Celiac artery
위창자간막동맥(상장간막동맥)
Superior mesenteric artery
허리동맥(요동맥) Lumbar artery
아래창자간막동맥(하장간막동맥)
Inferior mesenteric artery
생식샘동맥(성선동맥)
Gonadal artery
넙다리동맥(대퇴동맥)
Femoral artery

그림 7-25 온몸동맥

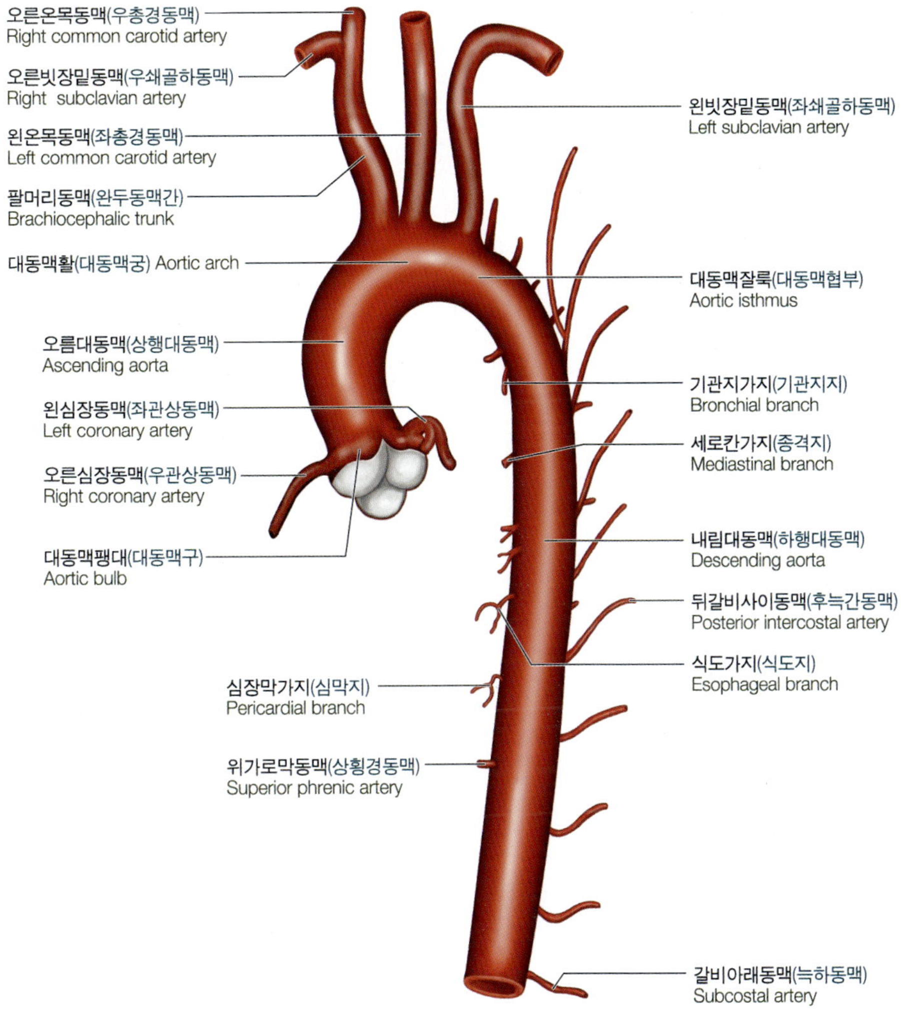

그림 7-26 가슴대동맥의 혈관분지

관지동맥(bronchial artery), 식도동맥(esophageal artery), 세로칸동맥(mediastinal artery)으로 구성되어 있다. 심장막동맥은 심장막 주머니(pericardial sac)에 혈액을 공급하며, 기관지동맥은 기관지와 허파(폐)의 실질에 분포한다. 식도동맥은 식도에 혈액을 공급하는 4~5개의 동맥으로 이루어져 있으며 세로칸동맥은 가슴세로칸(종격)의 뒷면에 분포한다.

② 배대동맥(복대동맥, Abdominal aorta) (그림 7-28)

배대동맥은 가슴대동맥의 연장으로 가로막(횡격막)의 대동맥구멍(aortic hiatus)을 통해 복강 내로 들어온다. 네 번째 허리뼈(제4요추)까지 주행하면서 여러 동맥 가지를 분지하고 골반에 이르러 두 개의 말단 가지로 나누어진다.

▎아래가로막(횡격막)동맥 (Inferior phrenic artery)

가로막(횡격막) 아래면에 혈액을 공급하는 1쌍의 동맥이다.

▎허리동맥 (요동맥, Lumbar artery)

뒤배벽(후복벽)에 혈액을 공급하는 동맥으로 좌·우 4쌍으로 존재한다.

▎복강동맥줄기 (Celiac trunk artery) (그림 7-29)

배대동맥이 대동맥구멍에서 나오자마자 가로막(횡격막) 아래에서 바로 분지되는 가지로 3개의 분지를 낸다. 복강동맥으로부터 분지되는 가지는 왼위동맥(좌위동맥, left gastric artery), 지라동맥(비동맥, splenic artery), 온간동맥(총간동맥, common hepatic

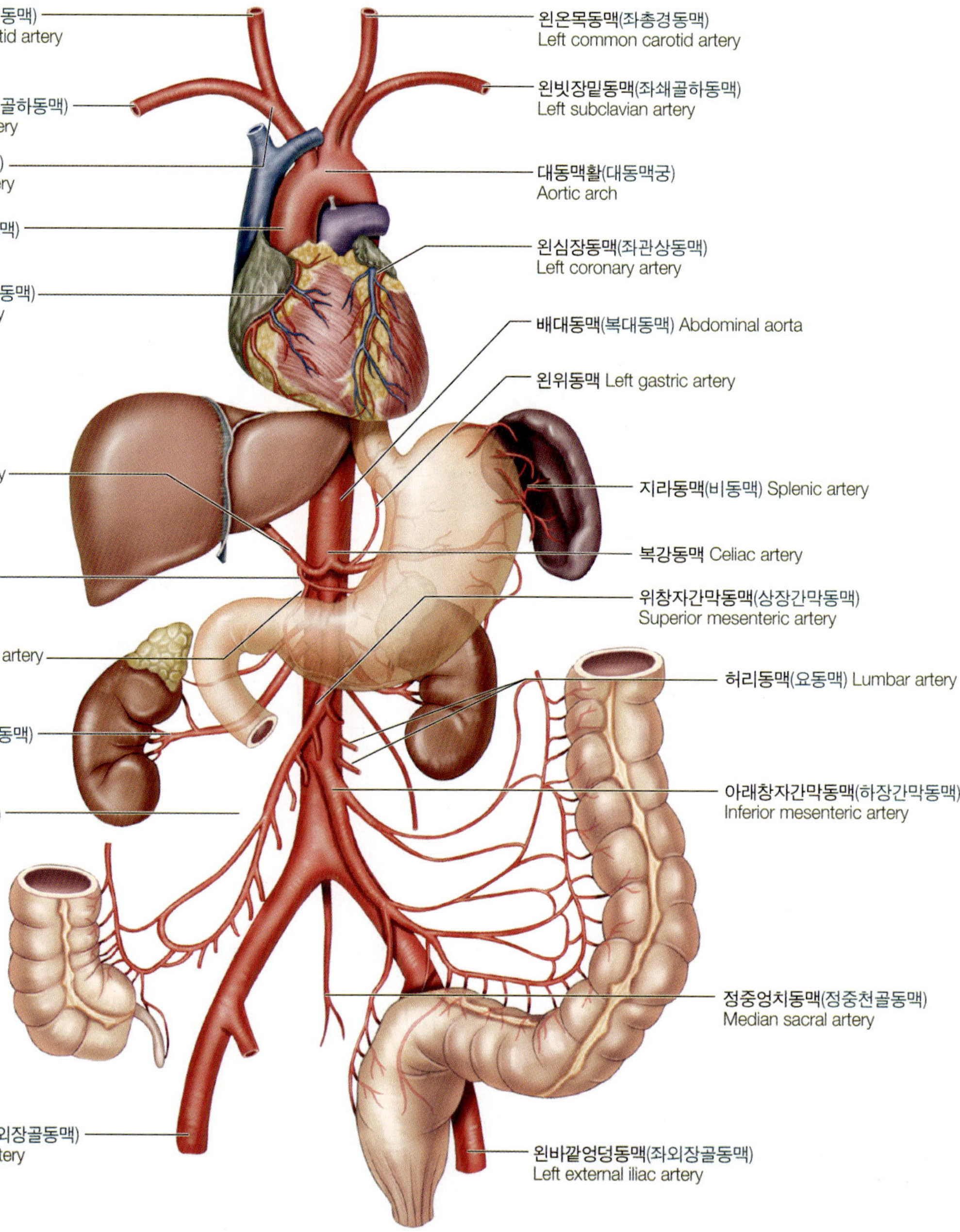

그림 7-27 가슴대동맥의 분지

artery)이다. 왼위동맥은 위의 좌측에서부터 우측으로 작은굽이(소만)를 따라 분포하며 식도와 위의 일부 부위에 혈액을 공급한다. 지라동맥은 이자(췌장)의 모서리를 따라 왼쪽으로 주행하며 위와 이자(췌장)에 가지를 내고 지라(비장)로 들어간다. 온간동맥은 우측으로 주행하여 간에 혈액을 공급하고 위, 이자(췌장), 샘창자(십이지장), 쓸개(담낭)에 가지를 낸다.

▌위창자간막동맥(상장간막동맥, Superior mesenteric artery) (그림 7-30)

복강동맥 바로 밑에서 시작하는 큰 혈관으로 배대동맥 앞쪽으로 나오며 샘창자(십이지장)의 아래부위부터 가로잘록창자(횡행결장, transverse colon)의 왼쪽 3분의 2 정도까지의 혈액을 공급한다.

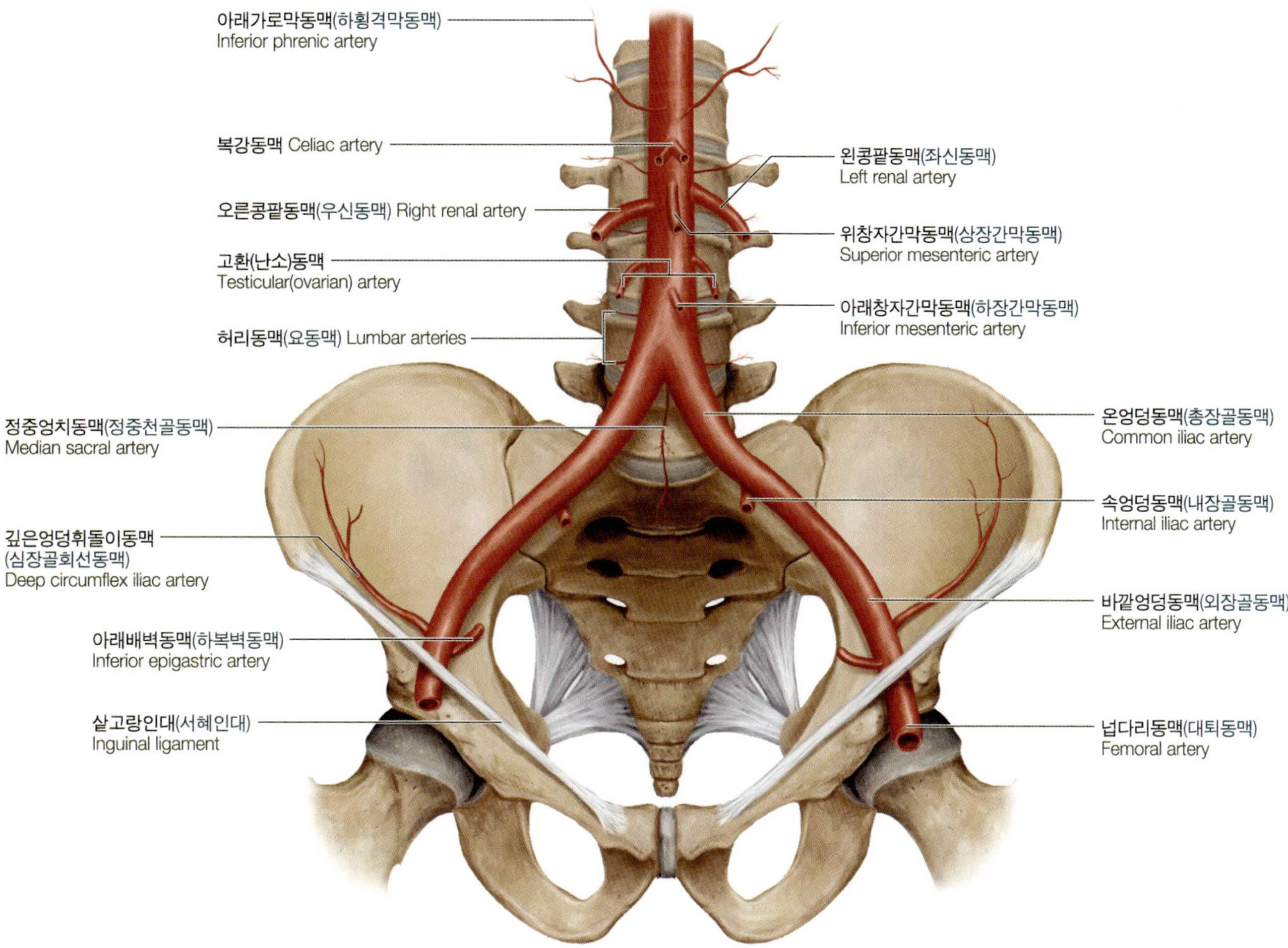

그림 7-28 배대동맥의 분지

▌부신동맥 (Adrenal artery)

위창자간막동맥의 높이에서 배대동맥 외측으로 분지되는 1쌍의 가지로 부신에 분포한다.

▌콩팥동맥 (신동맥, Renal artery)

위창자간막동맥 아래 높이에서 배대동맥 외측으로 분지되는 1쌍의 가지로 양쪽의 콩팥에 혈액을 공급하며 일반적으로 오른콩팥동맥이 왼콩팥동맥보다 길다.

▌생식샘(생식기)동맥 (Gonadal artery)

콩팥동맥 아래 높이에서 배대동맥 외측으로 분지되는 1쌍의 가지이다. 남성에서는 고환동맥(testicular artery)으로, 여성에서는 난소동맥(ovarian artery)으로 존재한다.

▌아래창자간막동맥 (하장간막동맥, Inferior mesenteric artery)

배대동맥의 아래 부위에서 앞쪽으로 나오는 중간 크기의 혈관으로 배안의 왼쪽아래 4분의 1지점에 분포하며 위곧창자동맥(상직장동맥, superior rectal artery)으로 끝나게 된다. 가로잘록창자 오른쪽 3분의 1 정도부터 내림잘록창자(하행결장), 곧창자(직장)의 일부까지 혈액을 공급한다 (그림 7-31).

▌정중엉치동맥 (정중천골동맥, Median sacral artery)

네 번째 허리뼈(제4요추) 높이에서 배대동맥으로부터 갈라져 나온 작고 가느다란 혈관이다. 엉치뼈(천골)를 따라 꼬리뼈(미골)로 내려오면서 골반뒤벽과 곧창자(직장)에 분지를 낸다 (그림7-27).

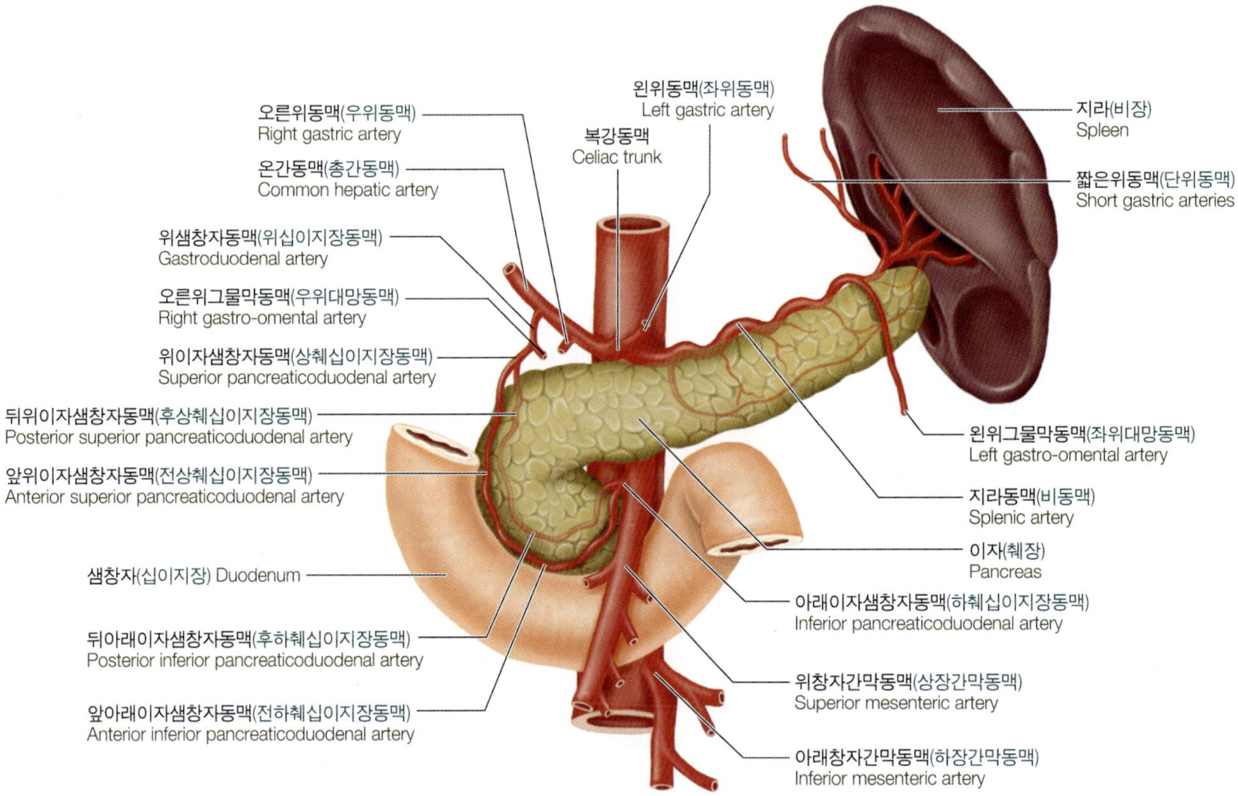

그림 7-29 복강동맥줄기의 분지

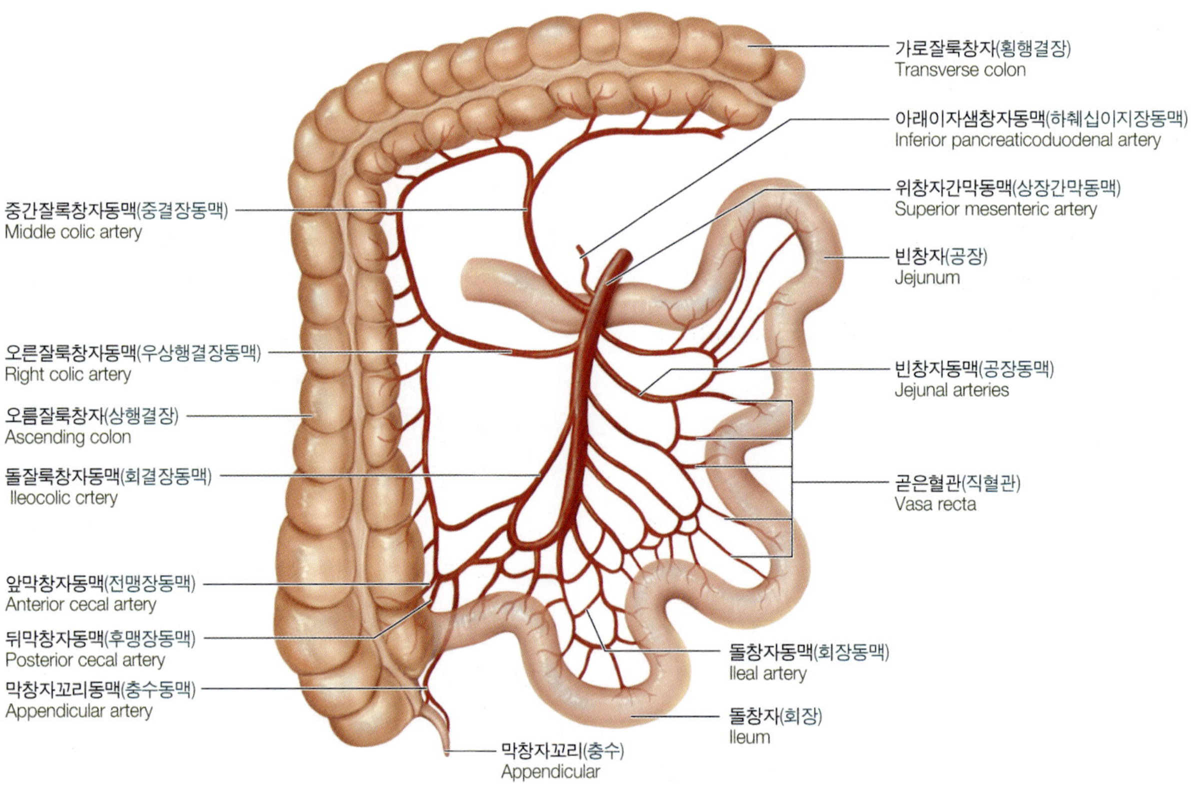

그림 7-30 위창자간막동맥의 분지

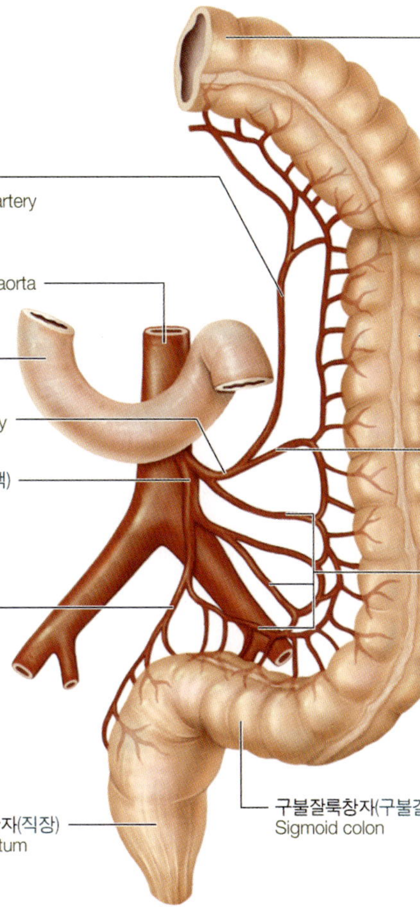

그림 7-31 아래창자간막동맥의 분지

(4) 온엉덩동맥(총장골동맥, Common iliac artery)

배대동맥이 네 번째 허리뼈(제4요추) 높이에서 양쪽으로 갈라져 이어지는 혈관이다. 엉치엉덩관절 높이에서 다시 각각 속엉덩동맥과 바깥엉덩동맥(internal and external iliac artery)으로 갈라진다.

① 속엉덩동맥(내장골동맥, Internal iliac artery)

온엉덩동맥에서 갈라져 골반에 분포하는 주요한 동맥으로 골반의 내장기관, 볼기, 생식기관과 넙다리의 안쪽 부위에 혈액을 공급한다.

② 바깥엉덩(외장골)동맥(외장골동맥, External iliac artery)

온엉덩동맥의 또 다른 가지로 샅고랑인대(서혜인대)를 통과하면서 바깥쪽으로 내려온다. 샅고랑인대를 통과한 바깥엉덩동맥은 넙다리 부위로 들어가 넙다리동맥(대퇴동맥, femoral artery)이 된다. 샅고랑인대를 통과하기 전에 배벽의 앞쪽에 분포하는 아래배벽동맥(하복벽동맥, inferior epigastric artery)을 분지한다.

③ 넙다리동맥(넙다리동맥, Femoral artery)

바깥엉덩동맥이 연속된 혈관으로 넙다리뼈(대퇴골)의 안쪽을 따라 아래로 주행하다가 안쪽위관절융기(medial epicondyle) 바로 위에서 큰모음근(대내전근, adductor magnus)을 뚫고 오금(슬와)으로 들어가 오금동맥(슬와동맥, popliteal artery)이 된다. 샅고랑인대 아래부위에서 가쪽으로 깊은넙다리동맥(심대퇴동맥, deep femoral artery)이 나와 넙다리(대퇴)의 뒷부분에 분포한다(그림 7-32).

④ 오금동맥(슬와동맥, Popliteal artery)

넙다리동맥(대퇴동맥)이 연속된 혈관으로 오금근(슬와근, pop-

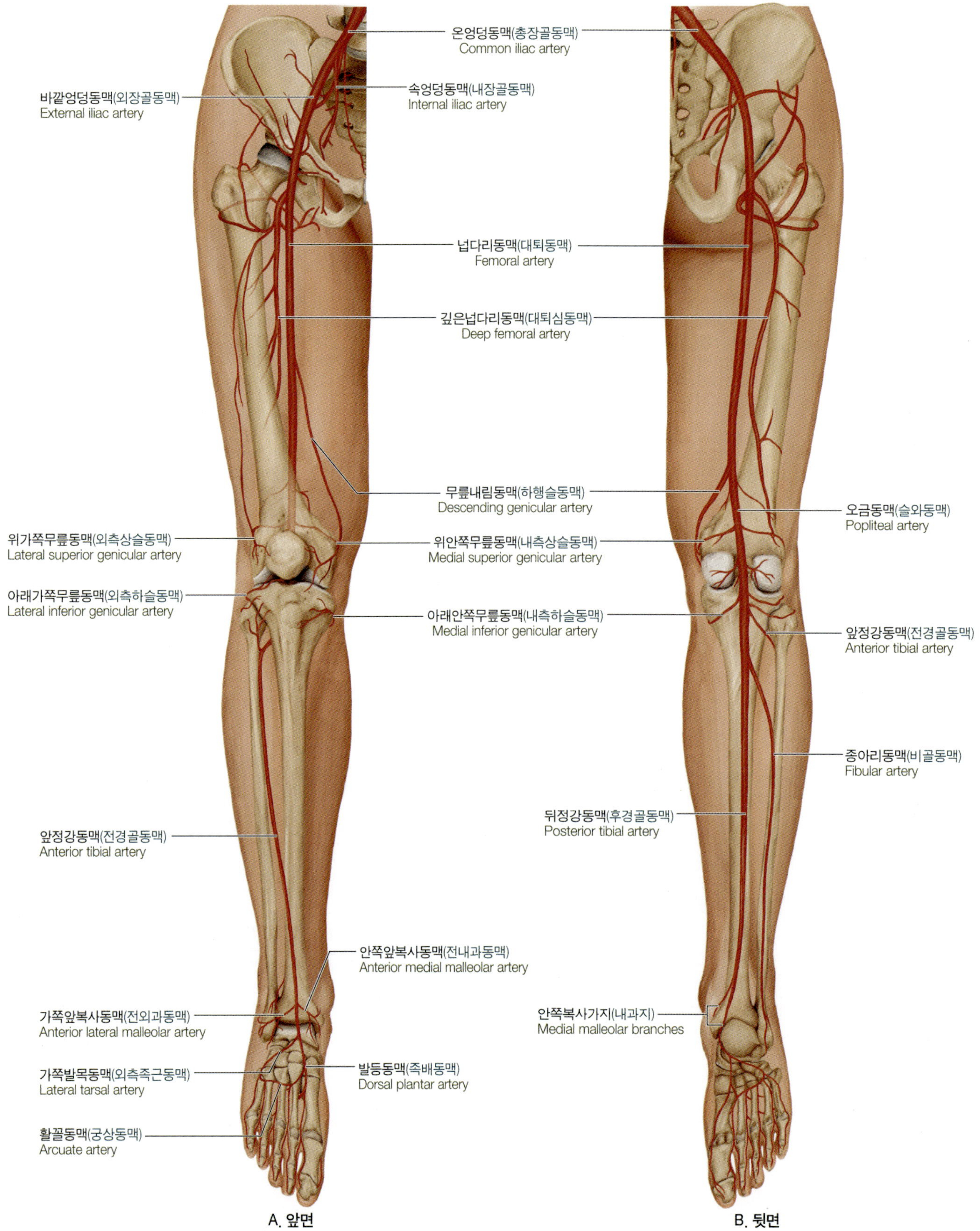

그림 7-32 넙다리동맥의 분지

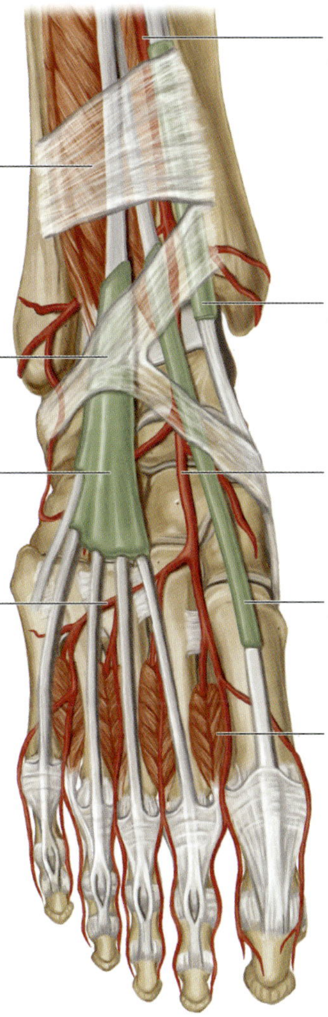

그림 7-33 발등동맥의 분지

liteus muscle) 밑에서 다리의 앞·뒤로 주행하는 앞·뒤정강동맥(anterior and posterior tibial arteries)으로 갈라진다.

⑤ 앞정강동맥(전경골동맥, Anterior tibial artery)

오금동맥이 다리의 앞부분으로 계속되어 주행하는 혈관이다. 정강뼈(경골)와 종아리뼈(비골)의 뼈사이막(골간막, interosseous membrane) 앞면을 따라 주행한다. 발등으로 내려온 후 발등동맥(족배동맥, dorsalis pedis artery)이 된다.

⑥ 발등동맥(족배동맥, Dorsalis pedis artery)

앞정강동맥(전경골동맥)이 발등으로 계속되는 혈관으로 발등을 지나 첫째발가락과 둘째발가락 사이로 주행한다. 바깥쪽으로 횡단하면서 활꼴동맥(궁상동맥, arcuate artery)을 형성한다 (그림 7-33).

⑦ 뒤정강동맥(후경골동맥, Posterior tibial artery)

오금동맥(슬와동맥)이 갈라져 다리의 뒷부분으로 주행하는 혈관으로 정강뼈(경골)와 종아리뼈(비골)의 뼈사이막(골간막) 뒷면을 따라 수직으로 내려온다. 정강뼈(경골)의 안쪽복사(내과, medial malleolus)의 뒤를 지나 발바닥으로 내려온다. 발바닥에서 안쪽·가쪽 발바닥동맥(medial and lateral plantar arteries)으로 갈라진다.

⑧ 종아리동맥(비골동맥, Peroneal artery)

뒤정강동맥(후경골동맥)이 시작되는 부위에서 바깥쪽으로 분지되는 동맥으로 종아리뼈(비골)의 뒤쪽을 따라 뒤정강동맥의 가쪽으로 주행한다. 발꿈치의 바깥쪽에서 끝난다.

⑨ 안쪽발바닥동맥(내족저동맥, Medial plantar artery)

뒤정강동맥(후경골동맥)으로부터 분지된 혈관으로 발바닥의 내측을 따라 엄지발가락을 향해 주행한다.

⑩ 가쪽발바닥동맥(외족저동맥, Lateral plantar artery)

뒤정강동맥(후경골동맥)으로부터 분지된 혈관으로 발바닥의 바깥쪽을 따라 주행한다. 다섯째 발바닥뼈까지 주행한 후 안쪽으로 횡단하여 발바닥동맥활(족저동맥활, plantar arch)을 형성하고 발가락과 발바닥에 분포한다.

2) 온몸동맥(Systemic artery) – 머리, 목, 팔, 가슴

(1) 뇌 공급 혈관계

뇌에 공급되는 혈액은 크게 두 가지로 나뉜다. 하나는 대동맥활에서 분지된 온목동맥(총경동맥)의 가지인 속목동맥(내경동맥)이고, 다른 하나는 빗장밑동맥(쇄골하동맥)에서 분지된 척추동맥(추골동맥, vertebral artery)이다. 두 동맥은 뇌바닥에서 서로 문합하여 대뇌동맥고리(circulus arteriosus, circle of Willis)를 이룬다 (그림 7-34).

① 속목동맥계(내경동맥계, Internal carotid system) (그림 7-35)

▮ 앞대뇌동맥(Anterior cerebral artery)

좌우 1쌍이 존재하며 이마엽(전두엽, frontal lobe)과 마루엽(두정엽, parietal lobe)의 내측부, 뇌들보(뇌량, corpus callosum)에 혈액을 공급한다.

▮ 중간대뇌동맥(Middle cerebral artery)

좌우 1쌍이 존재하며 이마엽(전두엽), 마루엽(두정엽), 관자엽(측두엽)의 외측부에 혈액을 공급한다.

▮ 뇌하수체동맥(Hypophyseal artery)

좌우 2쌍이 존재하며 뇌하수체와 시상하부에 혈액을 공급한다.

② 척추동맥계(추골동맥계, Vertebral system)

▮ 뒤대뇌동맥(Posterior cerebral artery)

좌우 1쌍이 존재하며 뒤통수엽(후두엽), 관자엽(측두엽)의 내측부에 혈액을 공급한다.

▮ 뇌바닥동맥(Basilar artery)

왼·오른 척추동맥이 다리뇌 밑에서 합쳐져서 만들어진 1개의 동맥으로 다리뇌(pons)에 혈액을 공급한다.

▮ 소뇌동맥(Cerebellar artery)

좌우 3쌍이 존재하며, 소뇌에 혈액을 공급한다.

(2) 온목동맥(총경동맥, Common carotid artery)

온목동맥(총경동맥)은 머리와 목에 혈액을 공급하는 큰탄력동맥이다. 오른온목동맥(우총경동맥)은 팔머리동맥줄기으로부터 분지되며 왼온목동맥(좌총경동맥)은 대동맥활에서 직접 분지된다. 각각의 온목동맥은 셋째목뼈(제3경추) 높이에서 속·바깥 목동맥(internal and external carotid arteries)으로 갈라진다 (그림 7-36).

속목동맥과 바깥목동맥이 분지되는 부위에는 목동맥토리(carotid body)가 존재한다. 목동맥토리는 이산화탄소의 농도와 pH의 변화를 감지하여 호흡중추에 전달하는 화학수용기로서의 역할을 수행한다 (그림 7-37).

(3) 속목동맥(내경동맥, Internal carotid artery)

온목동맥(총경동맥)이 갈라진 가지로, 목에서 가지를 내지않고 목동맥관(carotid canal)을 통해 머리뼈(두개골) 속으로 들어간다. 좌·우 두 개의 속목(내경)동맥은 혈관그물을 형성하여 뇌에 혈액을 공급한다.

속목동맥이 온목동맥으로부터 갈라지는 지점에는 목동맥팽대(경동맥동, carotid sinus)라고 하는 압력수용기가 존재한다. 목동맥팽대에 이어진 신경종말은 혈압 변화에 대한 정보를 뇌의 심혈관중추로 보낸다 (그림 7-38). 속목동맥은 크게 경부(cervical portion), 암석부(petrous portion), 해면정맥동부(cavernous portion), 대뇌부(cerebral portion)의 네 부분으로 나뉜다. 머리뼈(두개골) 내부로 들어간 속목동맥은 뇌하수체와 눈에 혈액을 공급하는

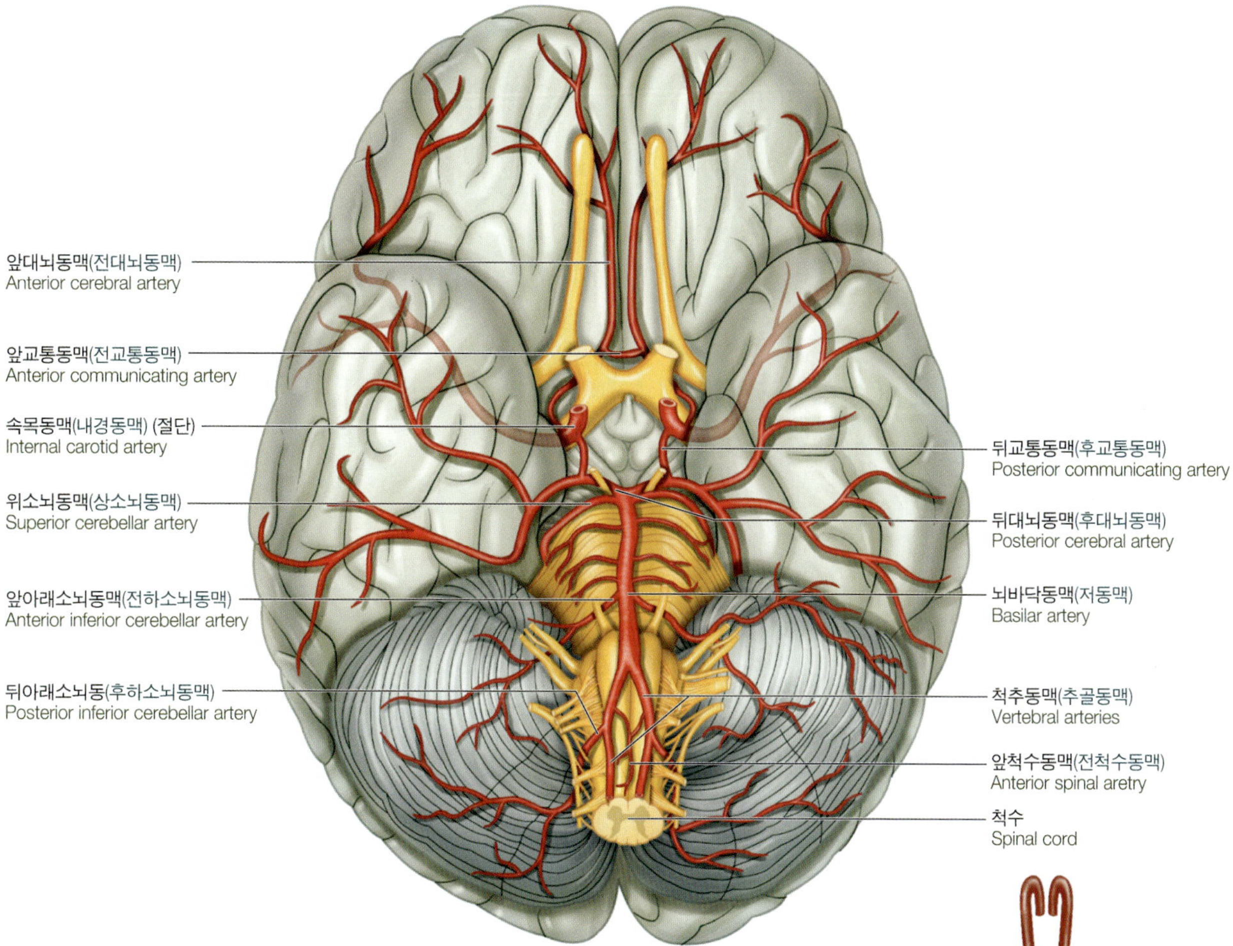

A. 대뇌 아래면의 혈관분지

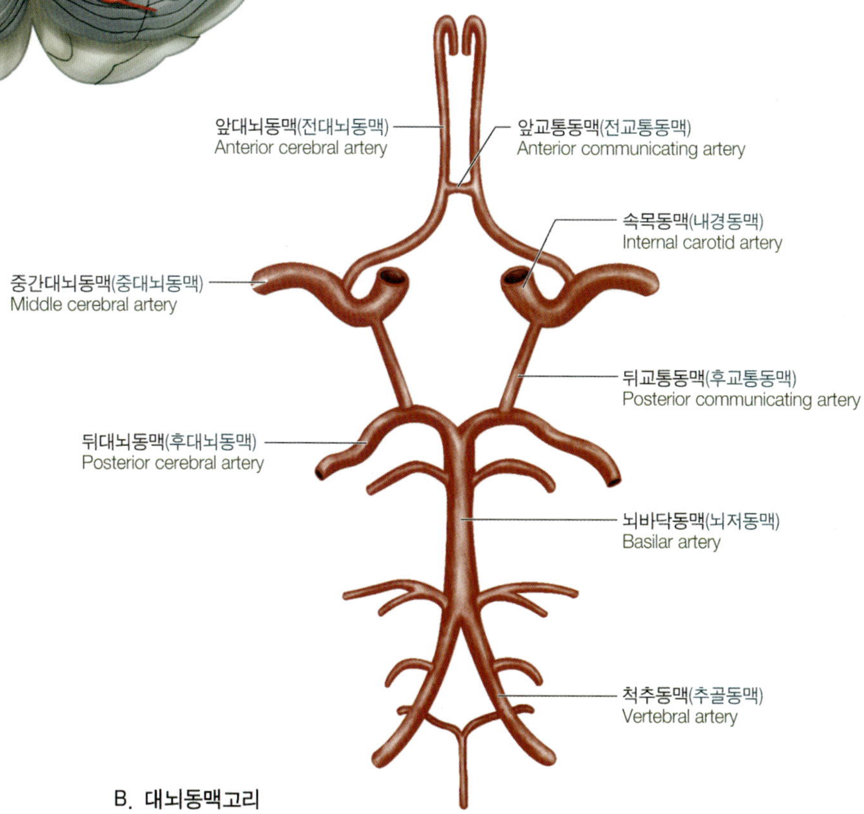

B. 대뇌동맥고리

그림 7-34 뇌의 혈액공급

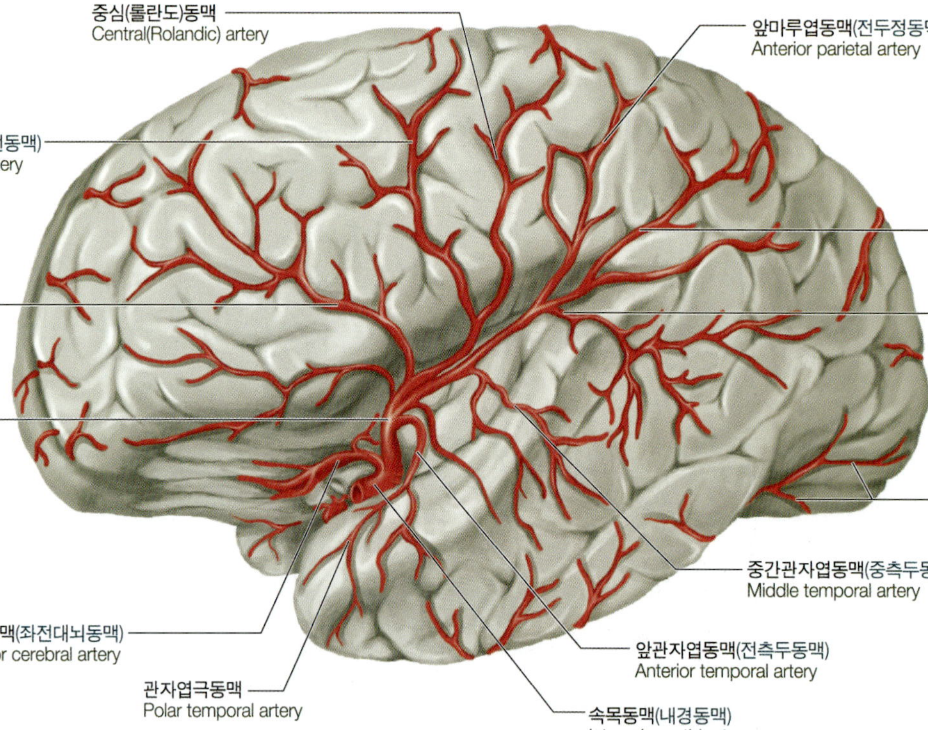

A. 대뇌 외측면

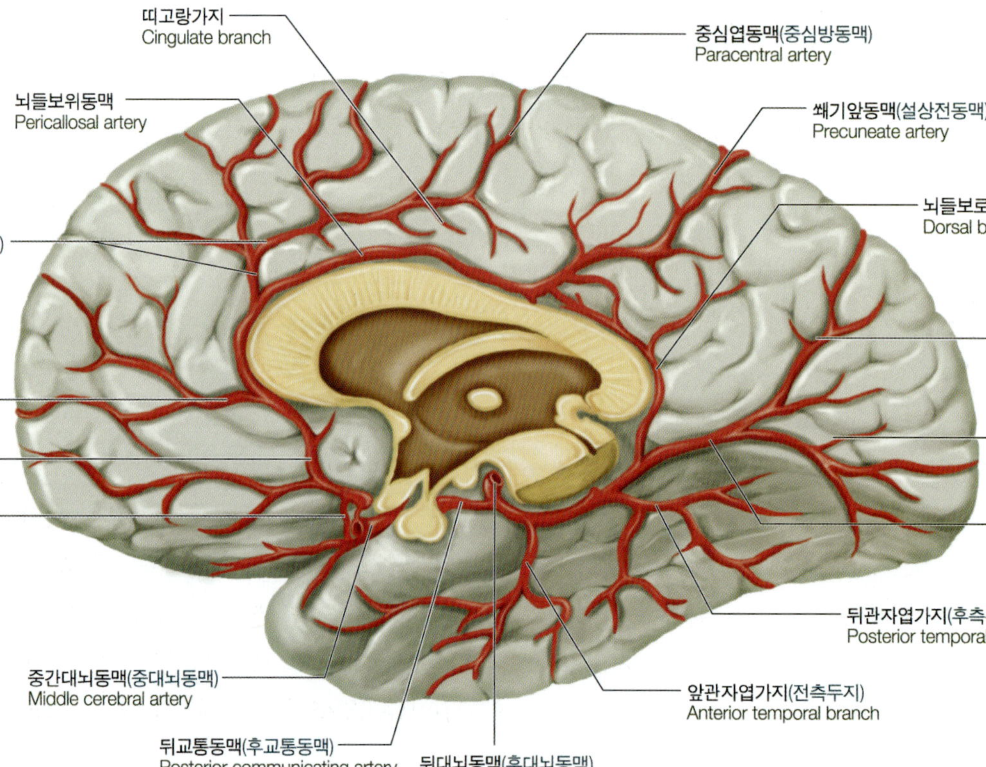

B. 대뇌 정중면

그림 7-35 대뇌의 혈액공급

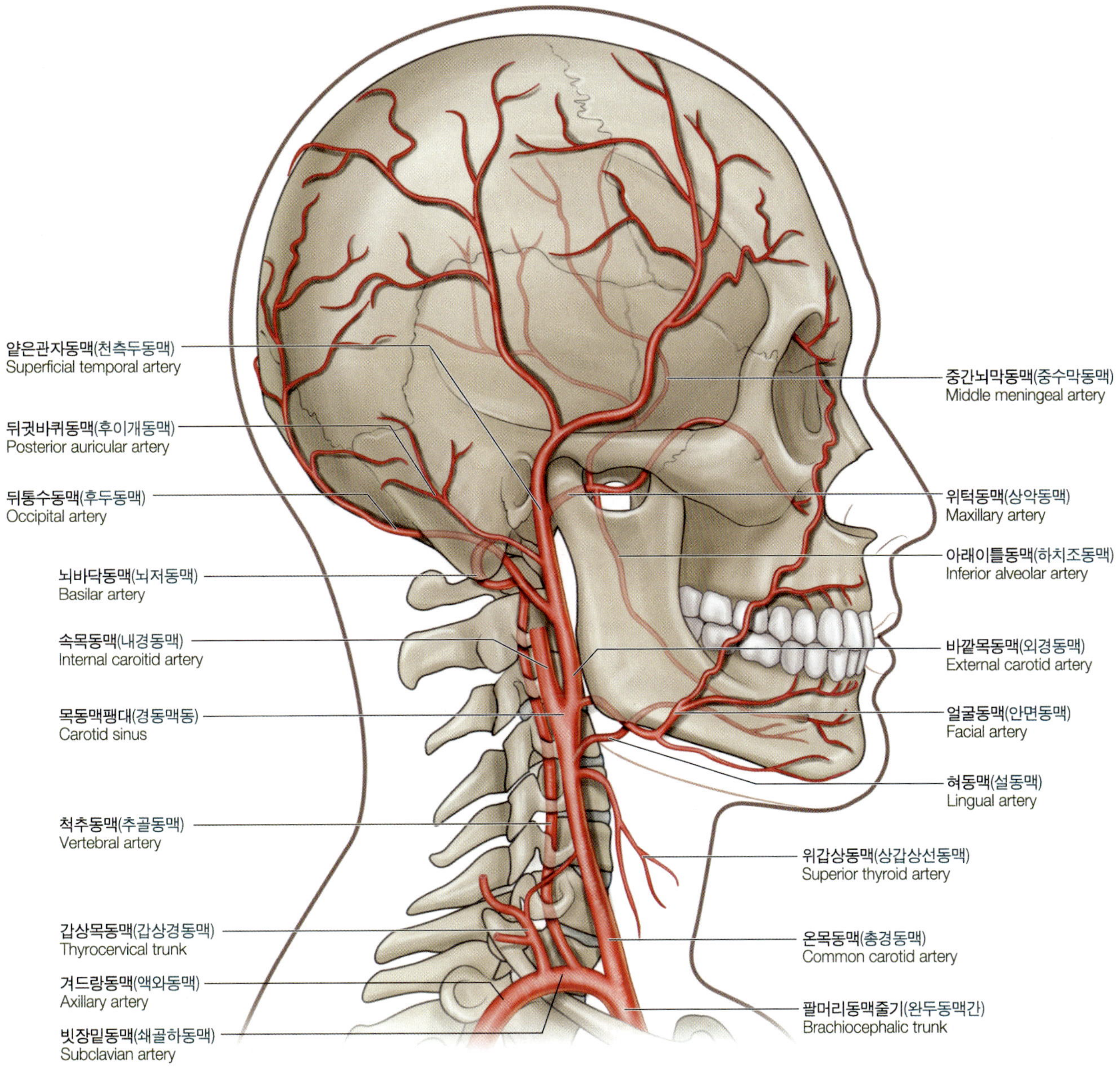

그림 7-36 온목동맥의 분지

가지를 내고 대뇌동맥고리를 형성하여 대뇌에 혈액을 공급하는 가지들을 분지한다.

(4) 바깥목동맥 (외경동맥, External carotid artery)

바깥목동맥(외경동맥)은 목뼈(경추)의 옆을 따라 올라가면서 주로 머리와 목부위의 표층에 분포하는 많은 가지를 낸다. 따라서 머리와 목의 얕은 구조물과 머리뼈바닥 아래에 위치한 머리의 깊은 구조물에 혈액을 공급한다 (그림 7-38).

① 위갑상샘동맥(Superior thyroid artery)

갑상선과 후두(larynx)에 혈액을 공급한다.

② 혀동맥(Lingual artery)

혀에 혈액을 공급한다.

③ 뒤통수동맥(Occipital artery)

뒤쪽의 두피에 혈액을 공급한다.

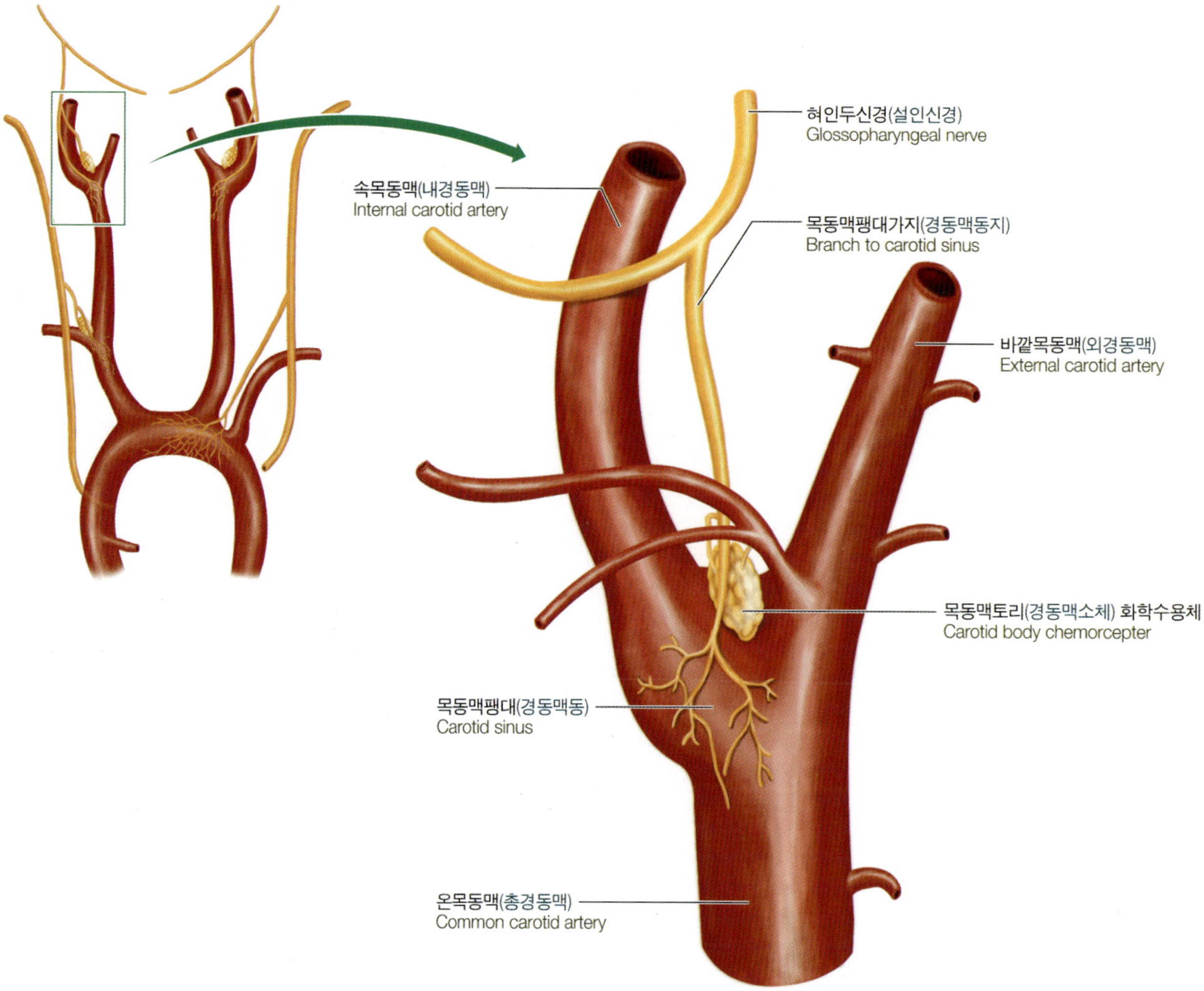

그림 7-37 목동맥팽대의 압력수용기와 화학수용체

④ 얼굴동맥(안면동맥, Facial artery)

입술, 코와 같은 얼굴의 구조물에 혈액을 공급한다.

⑤ 위턱동맥(상악동맥, Maxillary artery)

얼굴 깊은 곳에 분포하며 위아래 치아, 볼의 근육 등에 혈액을 공급한다.

⑥ 얕은관자동맥(천측두동맥, Superficial temporal artery)

앞부분과 관자(측두)부분의 머리덮개에 혈액을 공급한다.

(5) 빗장밑동맥(쇄골하동맥, Subclavian artery)

빗장밑동맥(쇄골하동맥)은 좌·우에서 이는 곳이 각각 다르다. 왼빗장밑동맥(좌쇄골하동맥)은 대동맥활에서 직접 분지되고, 오른빗장밑동맥(우쇄골하동맥)은 팔머리동맥줄기(완두동맥간)에서 분지된다. 두 빗장밑동맥 모두 목의 밑부위로 들어가 첫 번째 갈비뼈(제1늑골)의 바깥쪽 면 위를 가로지른다. 첫 번째 갈비뼈를 지난 빗장밑동맥은 겨드랑동맥(액와동맥, axillary artery)으로 명칭이 바뀌며 명칭이 바뀌기 전에 여러 가지를 분지한다(그림 7-39). 빗장밑동맥으로부터 분지된 가지들은 다음과 같다.

① 척추동맥(추골동맥, Vertebral artery)

척추동맥(추골동맥)은 뇌에 혈액을 공급하기 위해 목에서 가지를 내지 않고, 여섯 번째 목뼈(제6경추)부터 첫 번째 목뼈(제1경추)의 가로구멍(횡돌기공)을 통해 보호받으며 주행하다가 큰

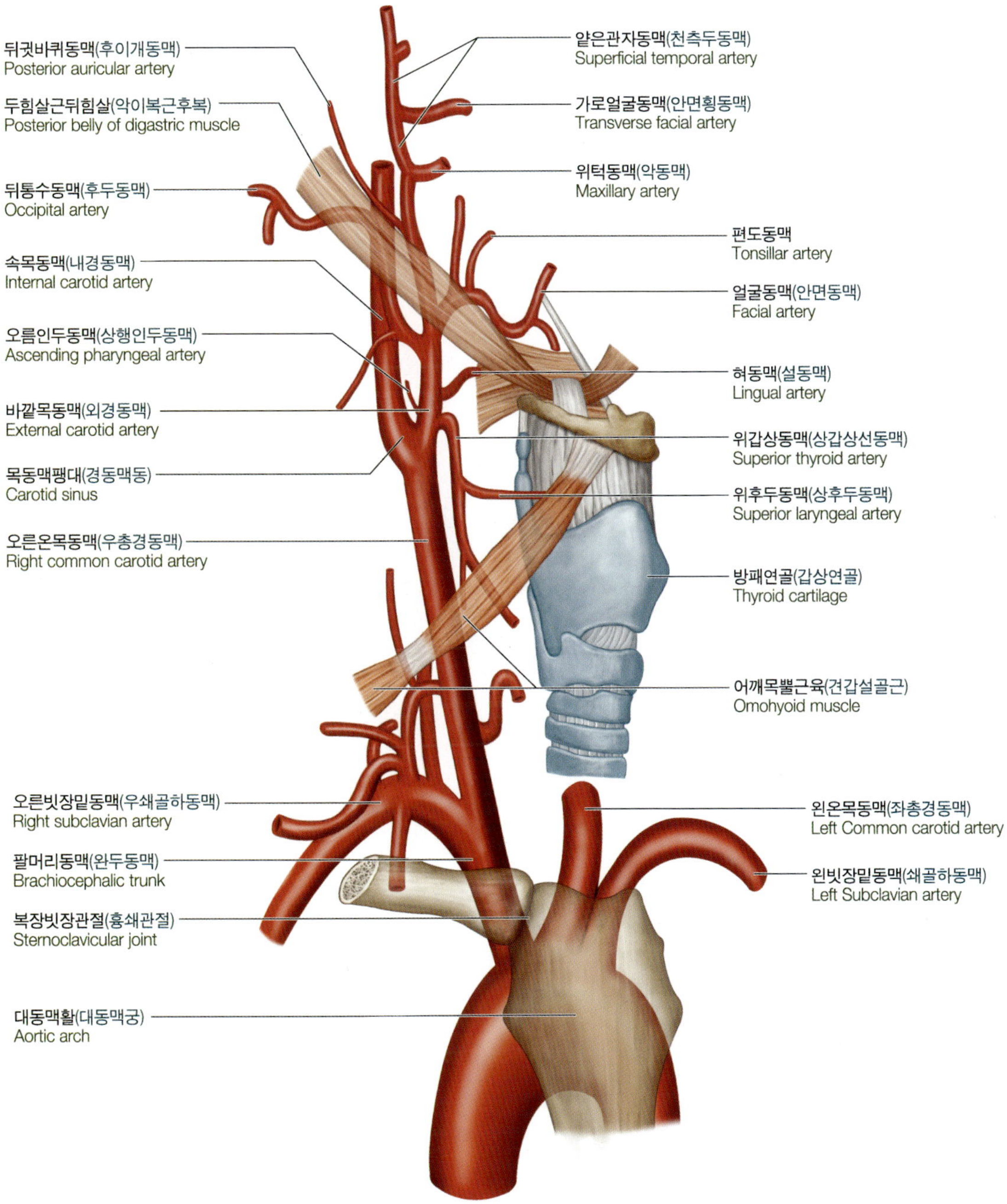

그림 7-38 바깥목동맥의 분지

뒤통수구멍(대후두공, foramen magnum)을 통해 머리뼈(두개골) 내부로 들어간다.

머리뼈(두개골) 내부로 들어간 양쪽의 척추동맥은 하나로 합쳐져서 뇌바닥동맥(뇌저동맥, basilar artery)이 되며 대뇌동맥고리의 일부를 형성한다.

② 갑상목동맥줄기(갑상경동맥간, Thyrocervical trunk)

변이가 많은 혈관으로 어깨 부위 근육, 갑상샘 등에 분포한다. 아래갑상샘동맥(inferior thyroid artery), 가로목동맥(transverse cervical artery), 어깨위동맥(견갑상동맥, suprascapular artery)을 분지한다.

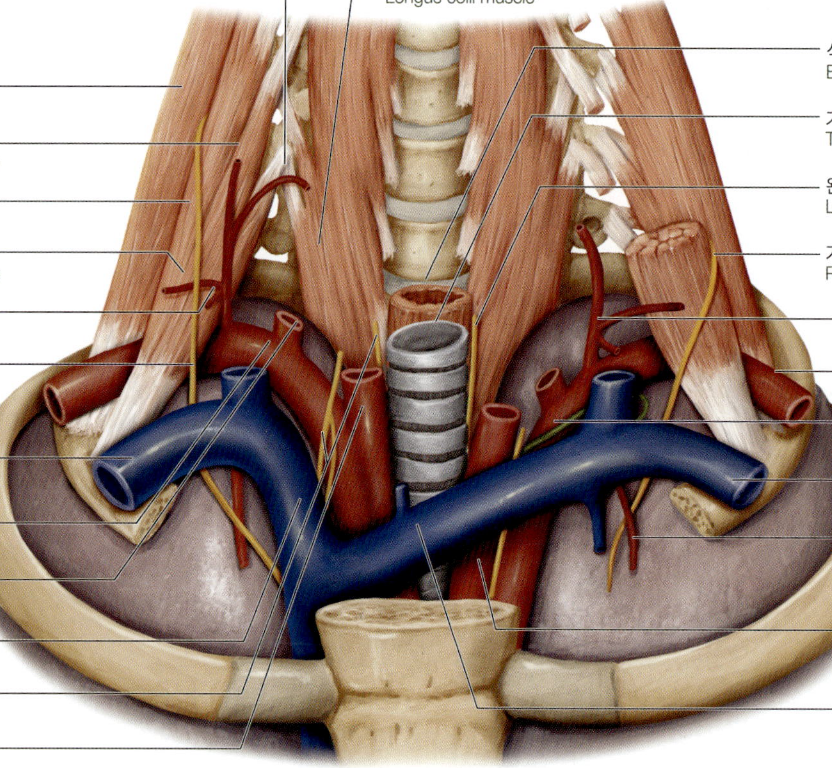

그림 7-39 빗장밑동맥의 분지

③ 속가슴동맥(내흉동맥, Internal thoracic artery)

복장뼈(흉골)에 평행하게 가슴우리(흉곽)의 앞벽을 따라 내려가는 동맥이다. 가슴근(흉근, pectoral muscle), 젖샘에 분포하며 앞갈비사이분지(전늑간지, anterior intercostal branch)를 낸다. 여섯 번째 갈비사이(제6늑간) 공간에서 앞바깥쪽 복벽의 위쪽을 향하는 가지인 위배벽동맥(상복벽동맥, superior epigastric artery)을 낸다.

(6) 겨드랑동맥(액와동맥, Axillary artery)

겨드랑(액와) 부위에 위치하는 동맥으로 빗장밑동맥(쇄골하동맥)의 연장이다. 큰원근(대원근, teres major muscle)의 아래쪽 가장자리를 지나면서 위팔동맥(상완동맥, brachial artery)으로 명칭이 바뀐다. 가슴벽(흉벽)과 어깨부위에 가지를 낸다(그림 7-40).

① 가슴봉우리동맥(흉견봉동맥, Thoracoacromial artery)

작은가슴근(소흉근)의 위모서리에서 겨드랑동맥으로부터 분지되어 가슴벽의 상부에 분포한다.

② 가쪽가슴동맥(외측흉동맥, Lateral thoracic artery)

가슴우리(흉곽)의 외측면을 따라 주행하며 작은가슴근(소흉근)의 가쪽모서리에 분포한다.

③ 어깨밑동맥(견갑하동맥, Subscapular artery)

겨드랑동맥(액와동맥)의 가장 큰 분지로 어깨뼈의 아래각을 따라 내려와 주변 동맥들과 어깨뼈 주위에서 문합을 형성한다.

④ 위팔휘돌이동맥(상완회선동맥, Humeral circumflex artery)

위팔뼈(상완골)의 외과목(외과경)의 앞·뒤로 돌아 위팔(상완)의 가쪽 부위에 분포한다.

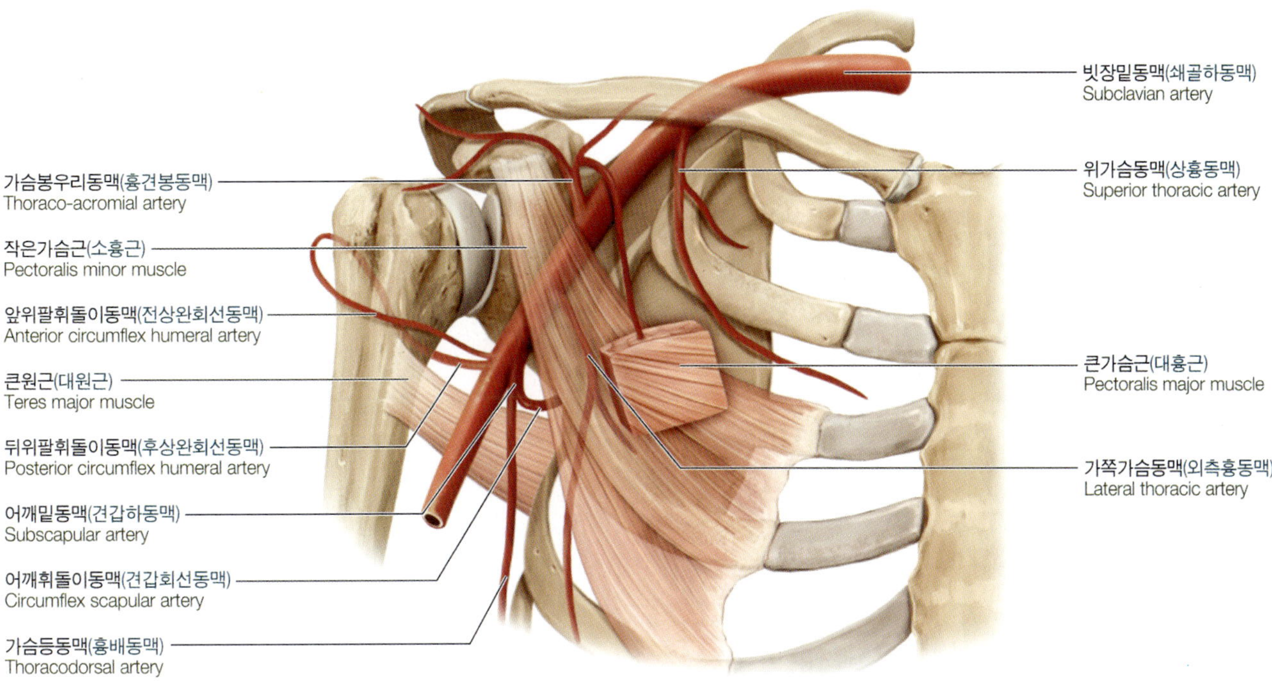

그림 7-40 겨드랑동맥의 분지

(7) 위팔동맥 (상완동맥, Brachial artery)

겨드랑동맥(액와동맥)이 큰원근(대원근)을 지나면서 이어지는 동맥으로 위팔두갈래근(상완이두근, biceps brachii muscle)의 안쪽모서리를 따라 주행한다. 팔꿈치관절(주관절) 바로 밑에서 가쪽으로 주행하는 노동맥(radial artery)과 안쪽으로 주행하는 자동맥(ulnar artery)으로 갈라진다 (그림 7-41).

(8) 자동맥 (척골동맥, Ulnar artery)

위팔동맥(상완동맥)이 끝나는 팔꿉관절(주관절)아래에서 시작하여 아래팔 안쪽으로 주행한다. 손바닥의 중간부위에서 얕게, 안쪽에서 바깥쪽으로 가로로 주행하여 얕은손바닥동맥활(천장동맥활, superficial palmar arch)을 형성한다.

(9) 노동맥 (요골동맥, Radial artery)

위팔동맥(상완동맥)이 끝나는 팔꿉관절(주관절)아래에서 시작하여 아래팔의 가쪽으로 주행한다. 손바닥의 중간부위에서 깊게 위치하며 바깥쪽에서 안쪽으로 가로로 주행하여 얕은손바닥동맥활보다 깊은 곳에서 깊은손바닥동맥활(심장동맥활, deep palmar arch)을 형성한다.

3) 온몸모세혈관(전신모세혈관, Systemic capillary)

온몸모세혈관은 골격근육과 내장에 모세혈관계를 형성하나 모든 모세혈관계에 동일한 혈류량이 공급되지는 않는다. 뇌, 콩팥(신장), 간과 같은 생명장기(vital organ)에는 장기의 크기에 비례하여 지속적으로 많은 양의 혈액이 공급된다. 반면 골격근육의 경우 생명활동을 영위하는데 필수적인 생명장기가 아니므로 평상시에는 적은 양의 혈액을 공급받는다. 그러나 운동시에는 모세혈관계에 많은 양의 혈액량이 공급되고 상대적으로 소화기관의 모세혈관계에는 혈액의 공급량이 줄어든다.

4) 온몸정맥(전신정맥, Systemic vein)

온몸순환정맥은 심장정맥굴(coronary sinus)의 분지, 대정맥(vena cava)의 분지, 문맥(portal vein)의 분지로 나눌 수 있다. 정맥계는 그 위치에 따라 얕은정맥(superficial systemic vein)과 깊은정맥(deep systemic vein)으로 나뉘게 된다.

얕은정맥은 피하조직(subcutaneous tissue)에 위치하며 몸의

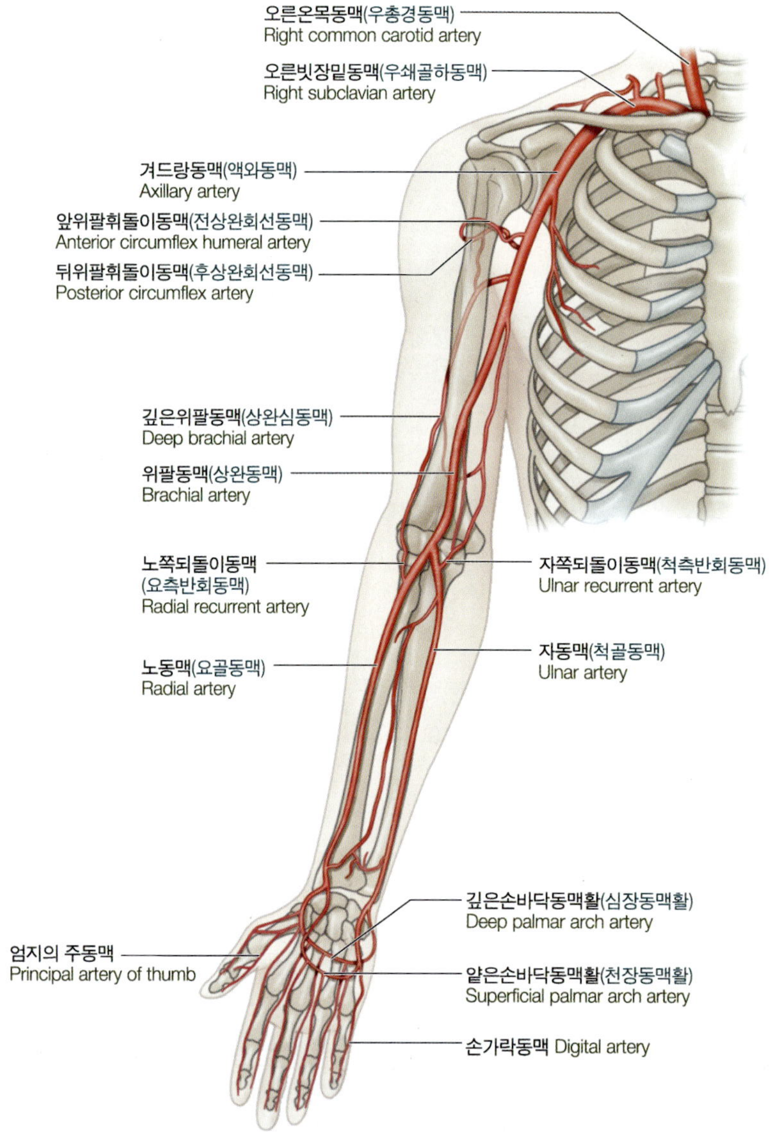

그림 7-41 위팔동맥의 분지

표면으로부터 혈액을 회수하는 역할을 담당한다. 얕은정맥의 분포는 사람에 따라 다양한 분포를 보이며 특정한 명칭은 거의 없고, 여러 곳에서 깊은정맥과 연결된다.

깊은정맥의 경우 대개 동맥과 함께 주행하며 대부분 동맥과 동일한 명칭을 갖는다. 큰 동맥에 동반하는 정맥을 동반정맥(반행정맥, accompanying vein)이라고 한다 (그림 7-42).

(1) 심장정맥굴 (관상정맥동, Coronary sinus)

심장정맥굴(관상정맥동)은 심장근육으로부터 회수되는 혈액을 받아들이는 넓은 정맥이다. 심장정맥굴은 오른심방으로 열리며 대·중·소 심장정맥(great and middle and small cardiac vein)의 3가지 지류로부터 정맥혈을 회수한다.

(2) 뇌의 특수정맥

머리뼈(두개골)내에서 뇌를 싸고 있는 두 겹의 경질막(경막)사이에는 정맥이 형성되어 있다. 이를 경질막정맥굴(dural venous sinus)이라고 한다. 이 경질막정맥굴은 뇌에 흐르는 정맥혈을 모아 속목정맥(내경정맥)을 통하여 심장으로 보낸다.

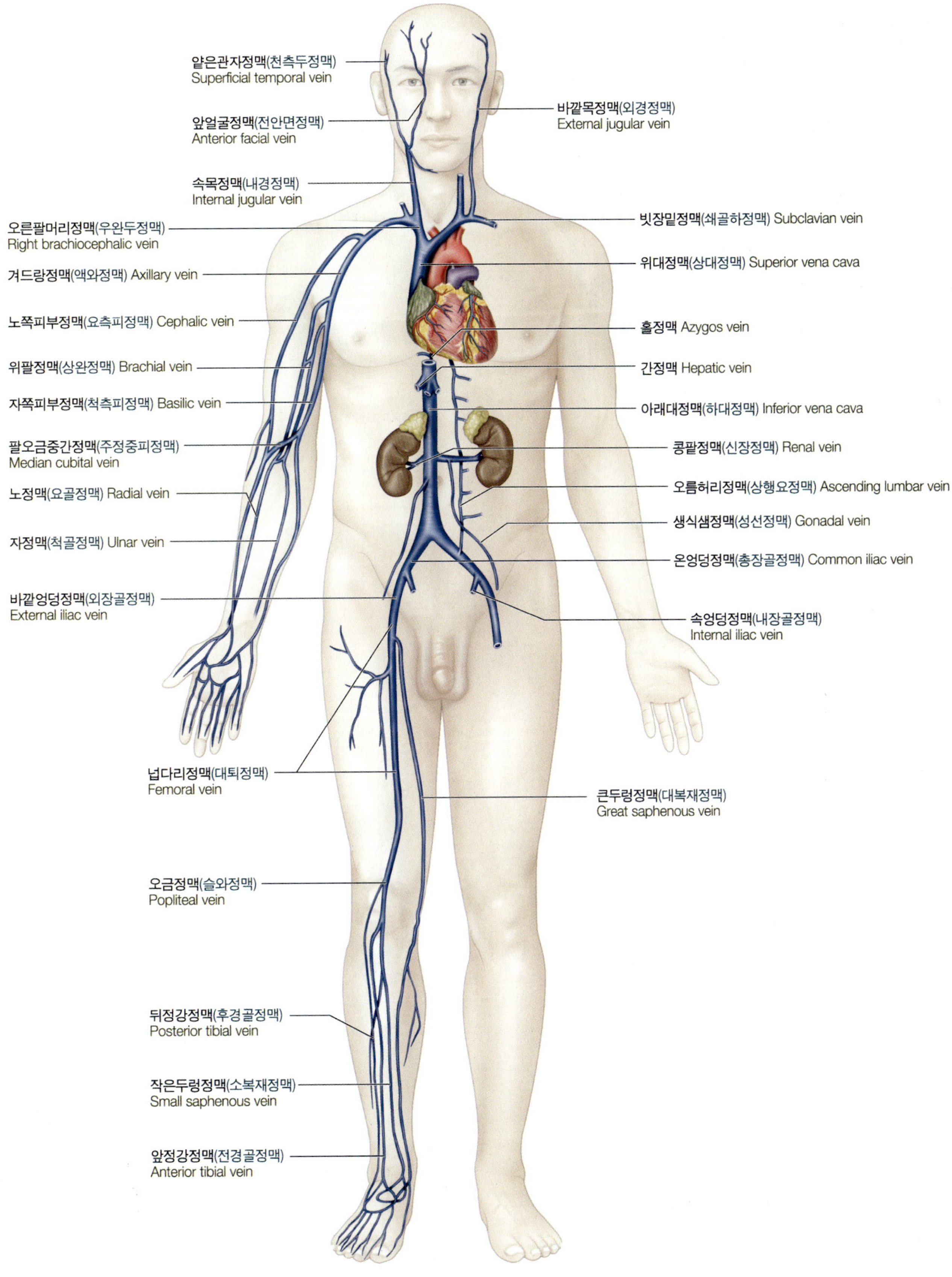
얕은관자정맥(천측두정맥)
Superficial temporal vein
앞얼굴정맥(전안면정맥)
Anterior facial vein
속목정맥(내경정맥)
Internal jugular vein
오른팔머리정맥(우완두정맥)
Right brachiocephalic vein
겨드랑정맥(액와정맥) Axillary vein
노쪽피부정맥(요측피정맥) Cephalic vein
위팔정맥(상완정맥) Brachial vein
자쪽피부정맥(척측피정맥) Basilic vein
팔오금중간정맥(주정중피정맥)
Median cubital vein
노정맥(요골정맥) Radial vein
자정맥(척골정맥) Ulnar vein
바깥엉덩정맥(외장골정맥)
External iliac vein
넙다리정맥(대퇴정맥)
Femoral vein
오금정맥(슬와정맥)
Popliteal vein
뒤정강정맥(후경골정맥)
Posterior tibial vein
작은두렁정맥(소복재정맥)
Small saphenous vein
앞정강정맥(전경골정맥)
Anterior tibial vein
바깥목정맥(외경정맥)
External jugular vein
빗장밑정맥(쇄골하정맥) Subclavian vein
위대정맥(상대정맥) Superior vena cava
홀정맥 Azygos vein
간정맥 Hepatic vein
아래대정맥(하대정맥) Inferior vena cava
콩팥정맥(신장정맥) Renal vein
오름허리정맥(상행요정맥) Ascending lumbar vein
생식샘정맥(성선정맥) Gonadal vein
온엉덩정맥(총장골정맥) Common iliac vein
속엉덩정맥(내장골정맥)
Internal iliac vein
큰두렁정맥(대복재정맥)
Great saphenous vein

그림 7-42 온몸정맥

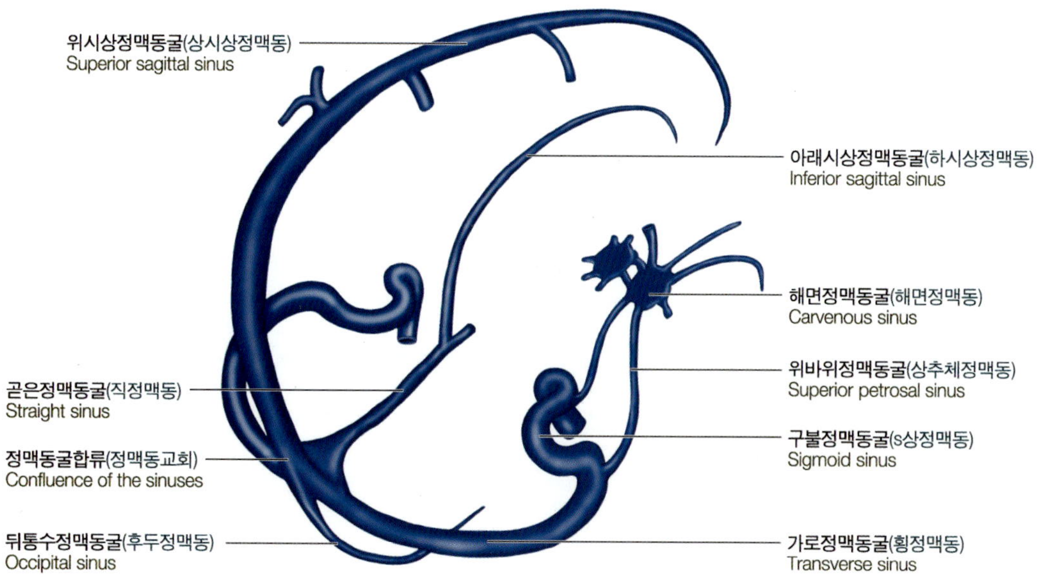

A. 경질막 정맥굴

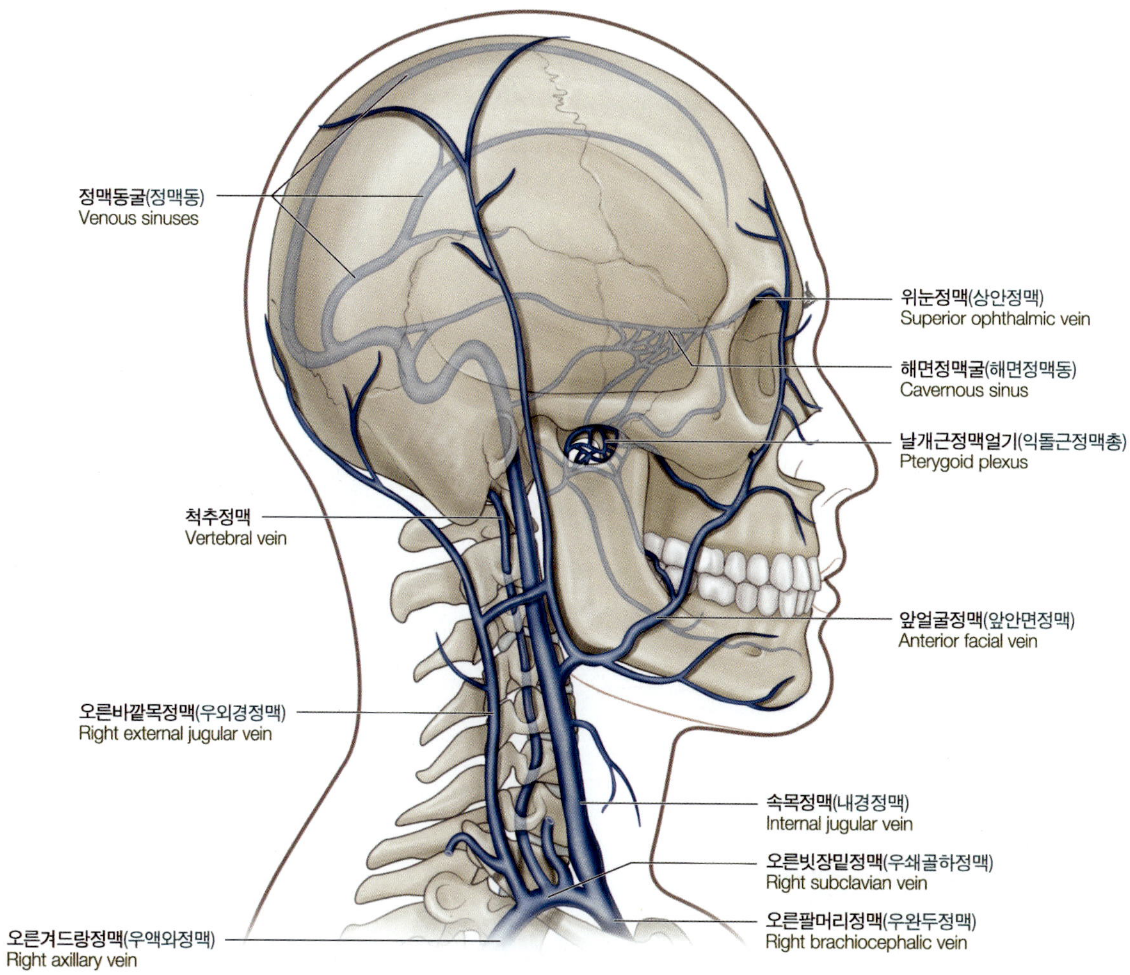

B. 두개골의 정맥분지

그림 7-43 뇌의 정맥

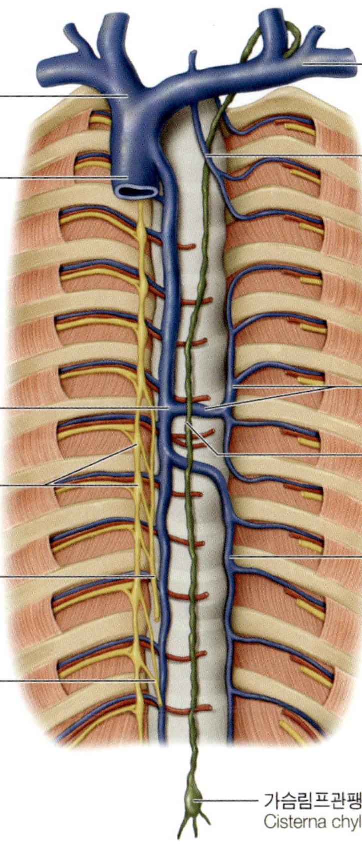

그림 7-44 대정맥의 분지

① 위·아래 시상정맥굴(Superior and inferior sagittal sinus)

머리뼈(두개골)의 안쪽의 정중선을 따라 주행한다. 경질막(경막) 상·하에 각각 형성된다.

② 곧은정맥굴(직정맥굴, Straight sinus)

아래시상정맥굴에서 시작하여 뒤쪽으로 주행한 후 정맥굴합류(confluence of sinuses)로 유입된다.

③ 가로정맥굴(횡정맥동, Transverse sinus)

정맥굴합류에서 시작하여 뒤통수뼈(후두골)의 안쪽면을 가로로 주행하여 구불(S상)정맥굴에 합류한다.

④ 정맥굴합류(Confluence of sinuses)

뒤통수뼈(후두골)의 속뒤통수뼈융기(internal occipital prominence)에 위치한 정맥굴이다. 위·아래시상정맥굴과 곧은정맥굴, 양쪽의 가로정맥굴까지 총 5개의 정맥굴이 정맥굴합류와 연결되어 있다. 위·아래시상정맥굴과 곧은정맥굴의 혈액을 가로정맥굴로 보내는 역할을 한다.

⑤ 구불정맥굴(S상정맥동, Sigmoid sinus)

가로정맥굴의 혈액을 받아 머리바닥의 목정맥을 통하여 속목정맥으로 보내는 역할을 한다 (그림 7-43).

(3) 위대정맥(Superior vena cava)

대동맥에 상응하는 전신정맥으로 위대정맥(상대정맥, superior vena cava)과 아래대정맥(하대정맥, inferior vena cava) 두 개의 정맥이 존재한다. 그 중 위대정맥(상대정맥)은 오름대동맥과 대동맥활에 상응하는 정맥으로 머리·얼굴·팔 부위 등의 혈액을 모으는 역할을 한다. 왼·오른 팔머리정맥(left and right brachiocephalic vein)과 홀정맥(기정맥, azygos vein)이 위대정맥으로 들어간다 (그림 7-44).

① 팔머리정맥(완두정맥, Brachiocephalic vein)

왼·오른 팔머리정맥(완두정맥)은 복장뼈(흉골)의 오른가장자리, 첫 번째 갈비뼈(제1늑골) 밑에서 합쳐져 위대정맥이 된다. 속목정맥(내경정맥, internal jugular vein)과 빗장밑정맥(쇄골하정맥, subclavian vein)이 주가지로 팔머리정맥으로 들어온다. 빗장밑(쇄골하)정맥은 척추정맥(추골정맥, vertebral vein)과 속가슴정맥(내흉정맥, internal thoracic vein)을 받는다.

② 머리와 목의 정맥

바깥목정맥(외경정맥, external jugular vein)은 얼굴의 깊은정맥과 두피의 얕은정맥으로부터 혈액을 회수하여 빗장밑정맥으로 들어간다. 속목정맥(내경정맥, internal jugular vein)은 뇌, 얼굴의 얕은 정맥과 목으로부터 혈액을 회수한다. 속목정맥은 머리뼈(두개골) 바닥의 목정맥구멍(경정맥공, jugular foramen)으로부터 시작되어 온목동맥(총경동맥)을 따라 주행한다. 목아래 부위에서 빗장밑정맥(쇄골하정맥)과 합쳐져 팔머리정맥(완두정맥)을 이룬다.

③ 상지의 정맥

상지에 분포하는 깊은 정맥은 동맥과 동일한 명칭을 가지고 함께 주행한다. 노정맥(요골정맥)은 심장동맥활(deep palmar arch)의 가지와 자정맥(척골정맥)은 얕은손바닥정맥활(superficial palmar arch)의 가지로부터 혈액을 받는다. 노정맥과 자정맥은 합쳐져서 위팔정맥(상완정맥, brachial vein)을 형성한다. 위팔정맥은 위팔두갈래근(상완이두근)의 안쪽으로 주행하여 큰원근(대원근, teres major muscle)의 아래모서리에서 겨드랑정맥(액와정맥, axillary vein)이 된다. 겨드랑정맥은 첫 번째 갈비뼈(제1늑골)를 지나면서 빗장밑정맥(쇄골하정맥)으로 명칭이 바뀌게 된다. 빗장밑정맥은 속목정맥(내경정맥)과 합쳐져서 팔머리정맥(완두정맥)을 이룬다.

팔부위의 피하조직에 존재하는 얕은정맥은 겨드랑정맥과 이어지게 된다. 노쪽피부정맥(요측피정맥, cephalic vein)은 손등의 얕은 정맥이 모여 가쪽으로 주행하며 위로 올라간다. 위팔에서는 위팔두갈래근(상완이두근)의 가쪽모서리로 주행하며 빗장뼈(쇄골)밑에서 겨드랑정맥으로 합쳐진다. 자쪽피부정맥(척측피정맥, basilic vein) 또한 손등에서 시작하여 안쪽으로 주행한 후 위팔두갈래근(상완이두근) 깊숙이 들어가 겨드랑정맥으로 유입된다. 팔오금에 위치한 팔오금중간정맥(정중피정맥, median cubital vein)은 노쪽피부정맥과 자쪽피부정맥을 잇는 역할을 하며 정맥혈 채취시 이용되는 정맥이기도 하다 (그림 7-45).

(4) 홀정맥계 (기정맥계, Azygos system)

홀정맥계(기정맥계)란 홀정맥(기정맥, azygos vein)과 반홀정맥(반기정맥, hemiazygos vein), 덧반홀정맥(부반기정맥, accessory hemiazygos vein)을 합쳐서 이르는 말이다. 홀정맥계 가지는 가슴우리(흉곽) 내벽과 내장으로부터 혈액을 회수하여 위대정맥(상대정맥)으로 운반하는 역할을 수행한다.

열두번째 등뼈(제12흉추) 높이에서 오른 갈비밑정맥과 합쳐진 오른 오름허리정맥(상행요정맥, ascending lumbar vein)은 홀정맥으로 연속된다. 가슴우리(흉곽)를 통과하는 홀정맥으로 오른 갈비뼈사이 및 갈비밑정맥(right intercostal and subcostal vein), 기관지정맥(bronchial vein), 식도정맥(esophageal vein), 심막정맥(pericardial vein)들이 합류한다.

반홀정맥 또한 왼오름허리정맥(left ascending vein)으로부터 시작되어 여덟 번째 등뼈(제8흉추)에서 가슴대동맥, 식도, 가슴림프관의 뒤를 가로질러 오른쪽으로 가서 홀정맥과 합쳐진다. 덧반홀정맥은 척주의 좌측으로 주행하며 위대정맥에 연결된다. 덧반홀정맥의 변이는 다양하며 홀정맥이나 반홀정맥으로 열릴 수도 있다. 홀정맥계는 아래대정맥(하대정맥)이 폐쇄될 경우에 곁순환 경로로서 생명을 유지하는데 중요한 역할을 한다 (그림 7-46).

(5) 아래대정맥 (하대정맥, Inferior vena cava)

아래대정맥(하대정맥)은 인체에서 가장 큰 정맥이다. 배안(복강내)에서 다섯 번째 허리뼈(제5요추) 높이에서 시작하여 대동맥의 우측에서 함께 주행한다. 가로막(횡격막)에 존재하는 대정맥 구멍(caval opening)을 통과하여 가슴안(흉강내)으로 들어간다 (그림 7-23). 배안에서 배벽(복벽)과 장기의 가지가 합쳐지고 양쪽의 온엉덩정맥(총장골정맥, common iliac vein)으로부터 혈액을 받는다.

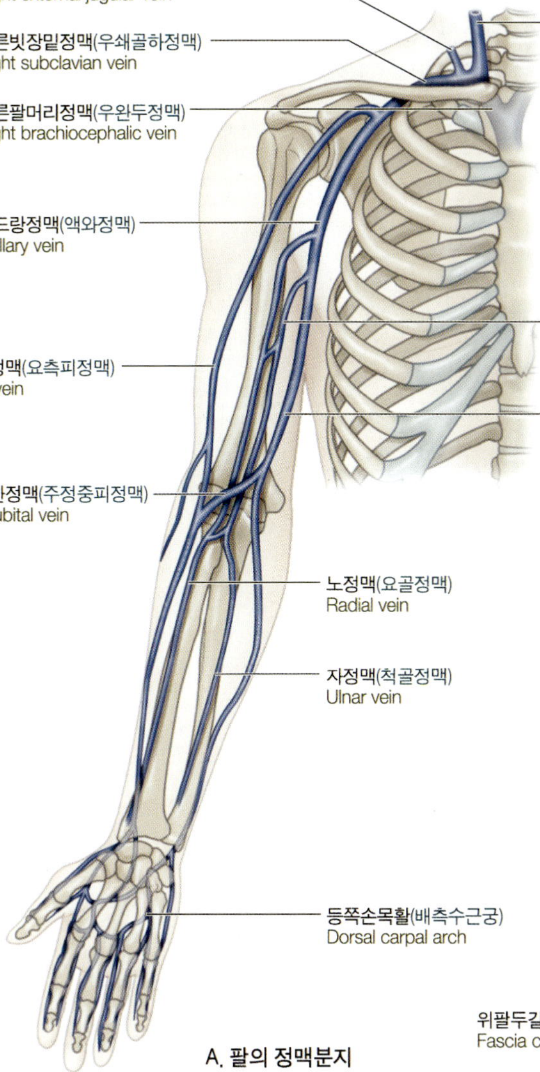

A. 팔의 정맥분지

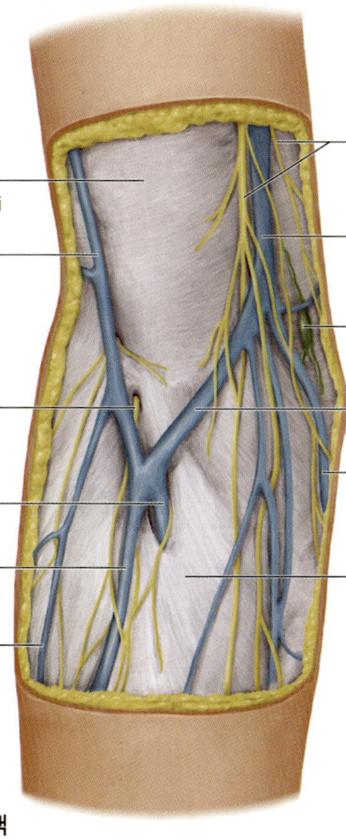

B. 피부정맥

그림 7-45 상지의 정맥분지

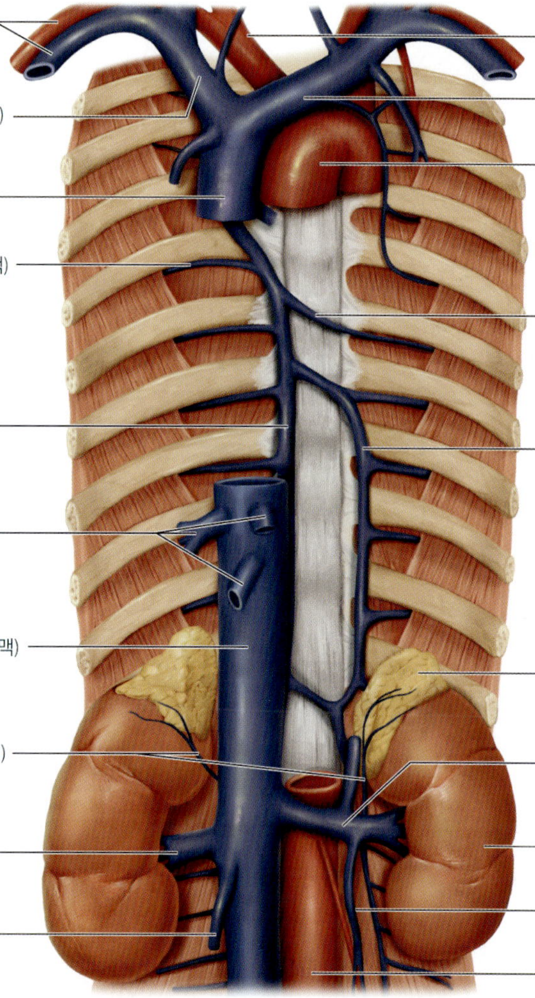

그림 7-46 홀정맥계와 아래대정맥의 분지

① 벽쪽가지 (Parietal tributary)

▌아래가로막정맥 (하횡격막정맥, Inferior phrenic vein)

가로막(횡격막) 아래면에 분포하는 정맥으로 1쌍이 존재한다.

▌허리정맥 (요정맥, Lumbar vein)

뒤배벽(후복벽)으로부터 혈액을 회수하여 아래(하)대정맥으로 유입된다.

② 내장쪽가지 (Visceral tributary)

▌간정맥 (Hepatic vein)

간으로부터 혈액을 회수하여 아래(하)대정맥으로 보내는 역할을 담당한다.

▌콩팥정맥 (신정맥, Renal vein)

콩팥에서 혈액을 회수하는 1쌍의 정맥이다. 왼콩팥정맥은 오른콩팥정맥에 비해 길이가 길다.

▌생식샘정맥 (Gonadal vein)

좌·우 한쌍으로 존재하며 남자에서는 고환으로부터, 여자에게서는 난소로부터 혈액을 회수한다. 오른 생식샘정맥은 아래대정맥(하대정맥)으로 직접 들어가고, 왼생식샘정맥은 왼콩팥정맥으로 간 후에 아래대정맥으로 합쳐진다.

(6) 온엉덩정맥 (총장골정맥, Common iliac vein)

좌·우로 각각 하나씩 위치하는 온엉덩정맥(총장골정맥)은 다

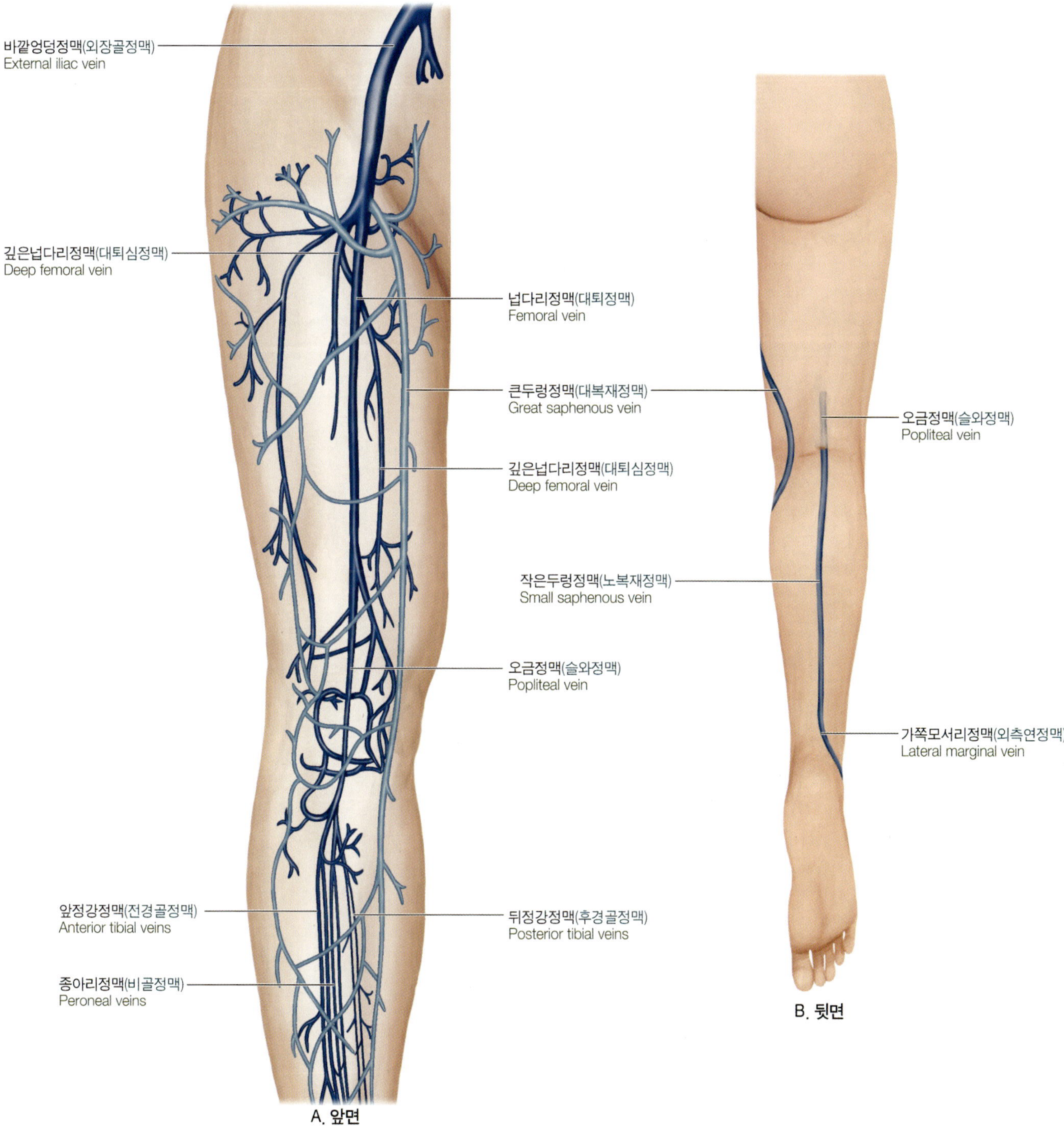

그림 7-47 다리의 정맥

섯 번째 허리뼈(제5요추) 높이에서 합쳐져서 아래대정맥(하대정맥)이 된다. 양쪽 온엉덩정맥은 엉치엉덩관절(천장관절, sacroiliac joint) 앞에서 속·바깥엉덩정맥(internal and external iliac veins)이 합쳐진 것이다. 골반뒤벽에서 혈액을 회수하는 정중엉치정맥(정중천골정맥)은 왼온엉덩정맥으로 들어가는 가지이다.

① 골반의 정맥

골반 뒤벽으로부터는 벽쪽가지(벽측지류, parietal tributary)를

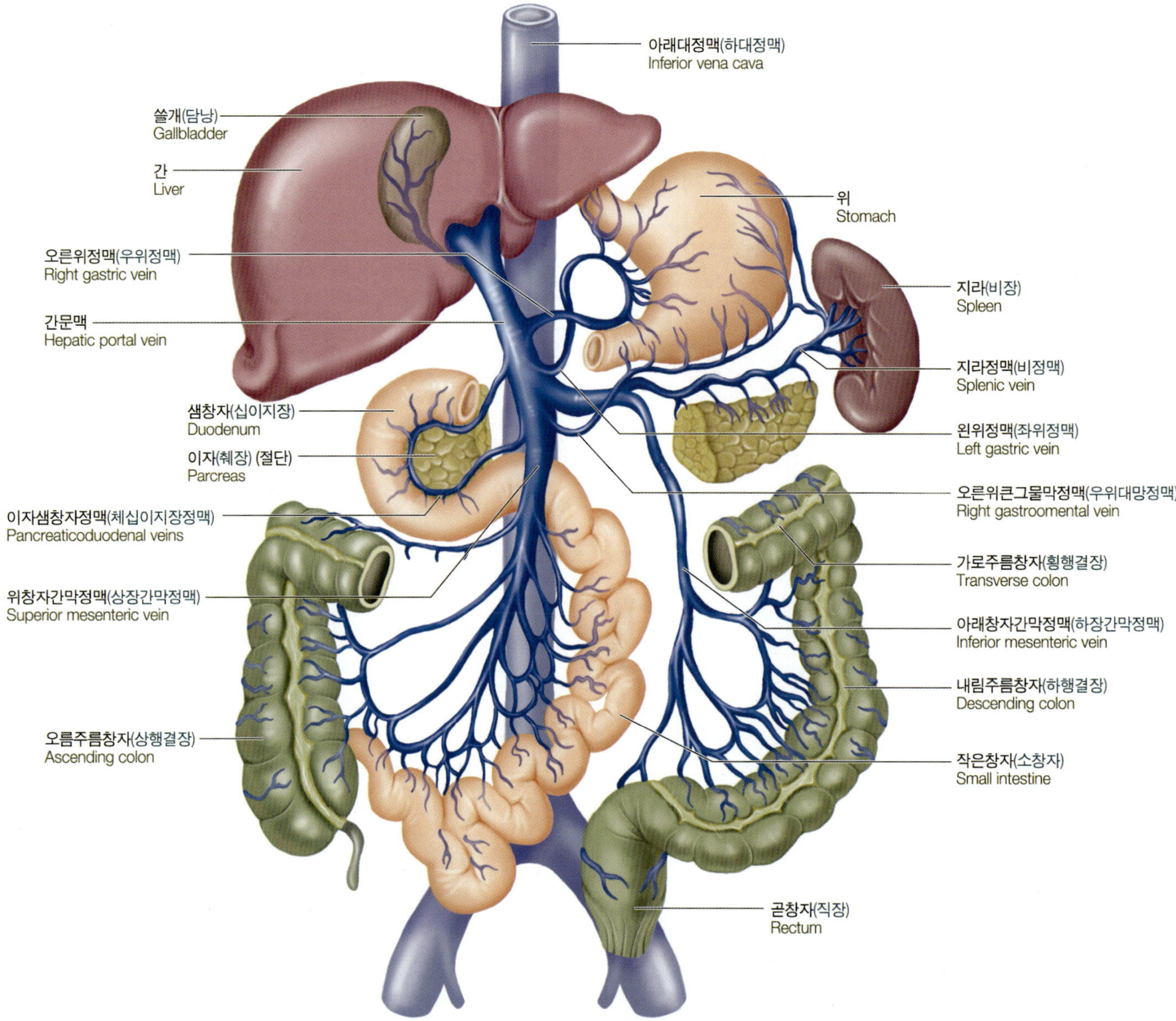

그림 7-48 간문맥계

통해, 엉덩이 부위와 외부생식기로부터는 볼기가지(둔부지류, gluteal tributary)를 통해 혈액이 유입된다. 골반장기의 혈액은 내장쪽가지분지(장측지류, visceral tributary)를 통해 혈액이 회수된다.

② 다리의 정맥 (그림 7-47)

종아리부위의 정맥은 깊은정맥과 얕은정맥 모두 혈액의 역류를 막기 위해 판막이 발달되어 있다. 깊은정맥의 경우 함께 주행하는 동맥과 명칭이 동일하다. 앞정강정맥(전경골정맥, anterior tibial vein)은 발등정맥활(족배정맥궁, dorsal venous arch)로부터 오는 혈류를 받으며 뒤정강정맥(후경골정맥, posterior tibial vein)은 발바닥정맥활(족저정맥궁, plantar venous arch)로부터 오는 가지를 받는다.

앞·뒤정강정맥은 오금에서 만나 오금정맥(슬와정맥, popliteal vein)을 이룬다. 오금정맥은 모음근구멍(내전근열공, adductor hiatus)을 통해 넙다리부위의 앞쪽으로 주행하여 넙다리정맥(대퇴정맥, femoral vein)이 된다. 넙다리정맥은 샅고랑인대(서혜인대) 밑을 지나 바깥엉덩정맥(외장골정맥)으로 명칭이 바뀌며 배안(복강내)으로 들어간다. 배안(복강내)으로 들어간 바깥엉덩정맥은 속엉덩정맥(내장골정맥)과 합쳐져 아래대정맥으로 유입된다.

큰두렁정맥(대복재정맥, great saphenous vein)은 인체에서 가장 길고 피하조직에서 주행하는 얕은 정맥으로 발목의 안쪽복사(내과) 앞을 지나 종아리와 넓적다리의 안쪽으로 주행한다. 샅고랑(서혜부)에 이르러 넙다리정맥으로 합류한다.

작은두렁정맥(소복재정맥, small saphenous vein)의 경우 발등의 가쪽에서 시작하여 종아리(하퇴) 뒤편의 정중선을 따라 주행하다 오금부위에서 근막을 뚫고 들어가 오금정맥과 합쳐진다. 두렁정맥은 얕은 정맥으로서 정맥류(varicosity)가 발생하기 쉬워 임상적으로 중요하다.

③ 간문맥계(Hepatic portal system)

간문맥(hepatic portal vein)은 직접 심장으로 연결되지 않는 특수한 정맥이다. 위, 창자로부터 오는 혈액과 이자(췌장), 지라(비장), 쓸개(담낭)로부터 오는 혈액은 직접적으로 아래대정맥(하대정맥)으로 유입되지 않고 간문맥을 통해 간을 거치게 된다. 간으로 유입된 혈액은 간정맥(hepatic vein)을 통해 아래대정맥으로 들어간다.

위창자간막정맥(상장간막정맥, superior mesenteric vein)과 지라정맥(비정맥, splenic vein)이 합쳐져서 간문맥을 형성한다. 간문맥을 이루는 지라정맥은 아래창자간막정맥(하장간막정맥, inferior mesenteric vein)과 직접적으로 연결되며 이외에도 이자정맥, 왼위큰그물막정맥(좌위대망정맥), 오른위큰그물막정맥(우위대망정맥)이 지라정맥과 합쳐진다. 간문맥은 직접적으로 위정맥(gastric vein)과 쓸개(담낭)정맥(cystic vein)으로부터 혈액을 받는다 (그림 7-48).

간실질로 들어간 간문맥은 간 내부에서 갈라져 모세혈관과 비슷한 굴모양혈관(동양혈관, sinusoidal vessel)을 형성한다. 굴모양혈관의 내부에는 문맥을 통하여 유입된 정맥혈과 간동맥(hepatic artery)을 통하여 들어온 동맥혈이 섞여서 흐른다. 즉, 굴모양혈관에는 간문맥과 간동맥이라는 2개의 혈관을 통하여 유입된 혈액이 흐르는 셈이다. 굴모양혈관의 혈액은 간정맥을 통해 아래대정맥으로 배출된다.

굴모양혈관으로 들어가는 혈액의 75%는 간문맥으로부터 25%는 간동맥으로부터 공급된다. 작은창자(소장)로부터 영양분이 풍부한 혈액을 공급받은 간문맥의 혈액은 굴모양혈관으로 흐르게 된다. 반면에 간동맥은 간에 산소가 풍부한 혈액을 수송한다. 간세포는 간문맥으로부터 공급받은 충분한 영양분을 이용하여 체내 항상성을 유지하는 선에서 정맥혈의 화학적 조성을 변화시켜 간정맥을 통해 내보낸다.

간의 병적인 변화로 인하여 혈액순환장애가 생기는 경우 간문맥이 분포하고 있는 영역에서 곁순환경로가 형성된다. 문맥순환장애 또는 문맥폐쇄가 올 경우 문맥혈이 식도정맥, 배꼽옆정맥(paraumbilical vein), 위곧창자정맥(상직장정맥, superior rectal vein)을 통해 위대정맥으로 빠져나간다.

4 태아순환

태아순환은 허파싹이 성장 중에 있어 허파(폐)기능이 제대로 작동하지 않는다는 점에서 성인순환과 다르다. 태아순환의 경우 허파(폐)의 기능을 태반이 담당한다. 태반은 탯줄(제대, umbilical cord) 속에 들어있는 배꼽동맥과 배꼽정맥(umbilical artery and vein)을 통해 산소·영양분과 이산화탄소·노폐물을 교환한다.

배꼽정맥은 혈관의 이름은 태아의 심장쪽으로 들어오는 혈관이기 때문에 배꼽정맥이지만 태반으로부터 영양분과 산소를 가진 동맥혈을 태아에게 운반하는 역할을 담당한다. 태아의 체내로 들어온 배꼽정맥은 일부는 문맥계로 들어가 간을 거친 후에 아래대정맥으로 들어가며 또 다른 일부는 정맥관(ductus venosus)을 통해 직접 아래대정맥으로 유입된다.

종아리(하퇴) 부위에서 수거된 혈액 또한 아래대정맥으로 연속된다. 태아의 아래대정맥은 산소가 풍부한 배꼽정맥의 유입으로 인해 산소포화도가 높아진 상태로 오른심방(우심방)으로 들어가게 된다. 태아의 심장에는 타원구멍(난원공)이라는 구조물이 존재하여 오른심방과 왼심방(좌심방)이 서로 통하게 되어 있다. 그래서 아래대정맥으로부터 온 혈액은 타원구멍(난원공)을 거쳐 왼심방으로 들어간다.

위대정맥은 아래대정맥에 비해 산소포화도가 낮다. 위대정맥으로부터 온 혈액은 우심방, 우심실을 거쳐 허파동맥(폐동맥)으로 들어가 허파순환(폐순환)을 하게 된다. 그러나 태아의 허파

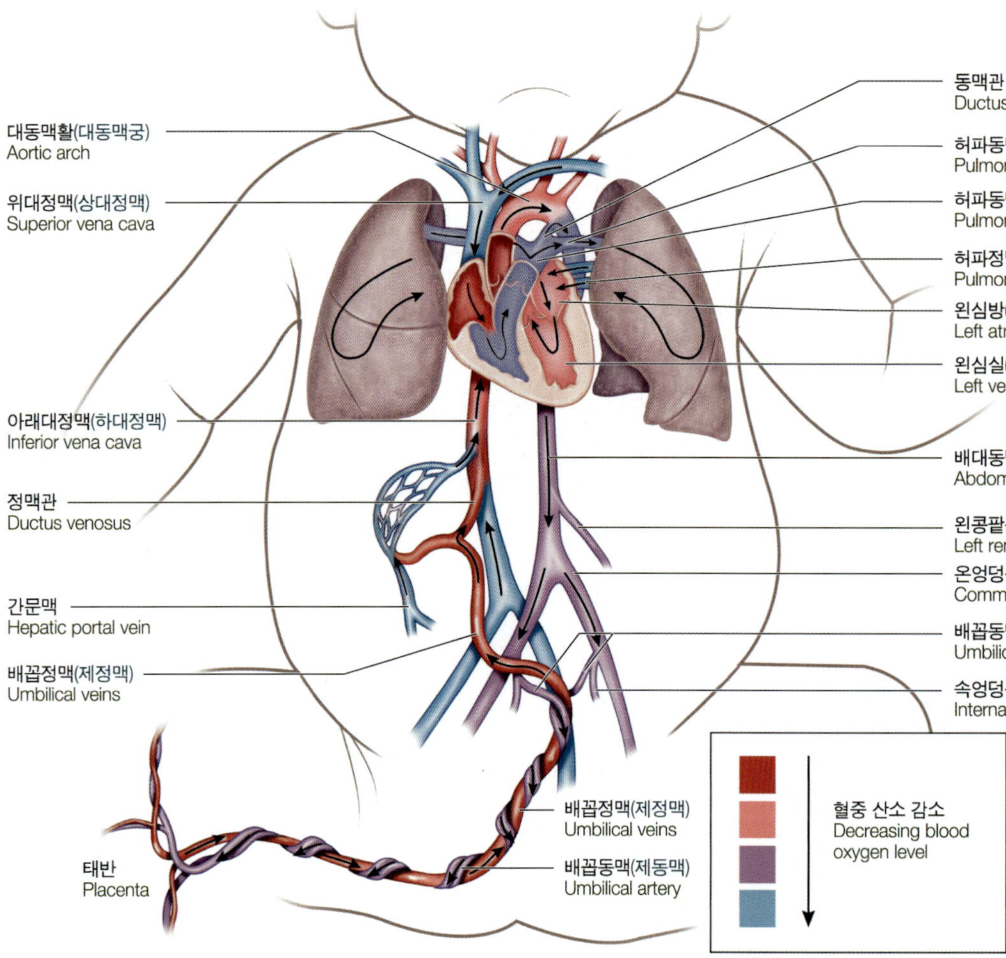

그림 7-49 태아의 혈액순환

는 허탈되어 있으므로 허파동맥으로 들어간 혈액의 대부분은 동맥관(ductus arteriosus)라는 태아기의 특징적인 구조물을 통해 대동맥으로 직접 유입된다.

대동맥의 혈액은 온몸(체)순환을 통해 태아의 모든 조직에 혈액을 공급한 후 배꼽동맥으로 모여 태반으로 보내고 모체로부터 다시 산소와 영양분을 공급받는다.

태아의 순환계는 출생과 더불어 그 양상이 급격하게 변화한다. 허파(폐)의 기능이 시작되면 태아순환은 폐쇄되고 성인순환의 경로를 따르게 된다.

배꼽정맥과 배꼽동맥은 각각 간원인대(round ligament of liver)와 안쪽배꼽인대(내측체인대, medial umbilical ligament)가 된다. 정맥관과 동맥관 또한 각각 정맥관인대(ligamentum venosum)와 동맥관인대(ligamentum arteriosum)로 바뀐다. 타원구멍(난원공)은 막혀서 타원오목(난원와)이라는 흔적으로 남는다 (그림 7-49).

5 혈압

일반적으로 혈압(blood pressure)이란 동맥내의 압력을 의미한다. 좌심실의 수축기에는 혈액이 동맥내로 박출되어 동맥압이 증가하는데, 이를 수축기혈압(systolic blood pressure)이라 하며, 정상인의 경우 120mmHg 내외이다. 좌심실의 이완기 동안 혈액은 말초조직으로 흘러나가 동맥압이 80mmHg까지 감소하는데,

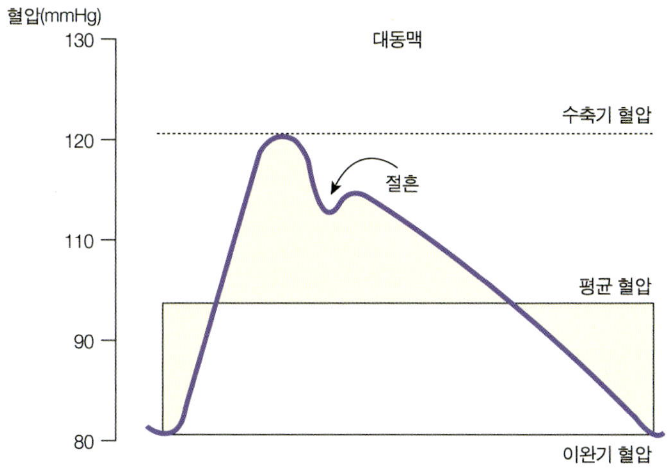

그림 7-50 대동맥에서의 수축기 혈압, 이완기 혈압, 평균 혈압

이를 이완기혈압(diastolic blood pressure)이라 한다 (그림 7-50). 수축기혈압과 이완기혈압의 차이를 맥압(pulse pressure)이라 하며, 정상인의 경우 약 40mmHg 정도가 된다. 동맥벽이 딱딱해져 탄력성이 감소되면 수축기혈압은 증가하고 이완기혈압은 감소되어 맥압이 증가한다. 따라서 나이가 들어 동맥이 경화되면 맥압은 증가한다.

1) 혈압에 영향을 미치는 요인

(1) 혈액량

혈압의 직접적인 영향요인은 혈관에 있는 혈액량이다. 예를 들어 동맥 내의 혈액량이 많으면 많을수록 혈액이 동맥의 벽에 작용하는 혈압과 동맥혈압은 더 커질 것이다. 반대로 동맥에 혈액이 적을수록 혈압은 더 낮아지는 경향을 보일 것이다. 출혈은 혈액량과 혈압 사이의 이런 관계를 증명한다. 출혈은 혈액량을 감소시켜 현저한 혈압 감소를 가져온다. 출혈의 가장 중요한 증후가 혈압의 급속한 저하이다.

(2) 심장수축력

심장수축 횟수(rate)와 강도(strength)는 심박출량(cardiac output)에 영향을 미쳐 혈압에 변화를 준다. 심박출량 감소는 동맥의 혈액량을 감소시키고 감소된 동맥의 혈액량은 동맥혈압을 감소시킨다. 즉, 심박동력은 심장수축이 강력하면 혈압이 증가하고 약해지면 혈압이 감소한다.

(3) 심박수

심장박동의 속도 또한 동맥혈압에 영향을 준다. 심박동수가 빨라졌을 때 더 많은 혈액이 대동맥으로 유입되어 동맥 혈액량과 혈압은 증가할 것이다. 즉 심박동수가 증가할 때 일회박출량이 감소하지 않으면 역시 혈압은 증가한다. 심박동수의 증가는 혈압을 증가시키고 심박동수의 감소는 혈압을 감소시킨다고 할 수 있다. 그러나 실질적으로 심박동수의 변화로 혈압 변화를 만드는 것은 일회박출량이 변화하는가에 달려 있다.

(4) 혈액점성

혈액점성은 혈액의 끈적임을 말하는 것인데, 혈액이 정상보다 점도가 떨어지면 혈압은 감소할 것이다. 예를 들어 출혈이 심하게 있을 경우 간질액에서 혈액으로 체액이 이동할 것이다. 이것은 혈액을 희석시키고 점도를 감소시켜 결국 혈압을 떨어뜨린다.

2) 중심정맥압과 정맥환류

정맥혈압은 큰 혈관에서 매우 낮고 혈액이 대정맥을 지나 오른심방으로 귀환할 때 거의 0까지 떨어진다. 오른 심방 안에서 정맥혈압을 중심정맥압(central venous pressure)이라고 한다. 이 압력은 큰 말초정맥압에 영향을 주기 때문에 중요하다. 심박동이 강하면 혈액이 효율적으로 심장 안을 드나들기 때문에 중심정맥압은 낮아진다. 그러나 심박동수가 약해지면 중심정맥압은 증가하고 오른심방으로의 혈류는 느려진다.

정맥혈액이 순환계를 통해 오른심방으로 귀환하는 것을 돕는 5가지의 기전은 다음과 같다.

- 온몸순환을 통해 혈액을 분출하는 지속적인 심장의 박동
- 혈액이 동맥과 정맥으로 흐를 수 있도록 하는 충분하고 적당한 혈압
- 심장으로 향하는 방향으로 혈액이 지속적으로 흐르게 하는 정맥혈관내의 반달판막(semilunar valves)
- 정맥을 눌러 수축시키는 뼈대근육의 수축
- 호흡 동안 체강의 압력 변화

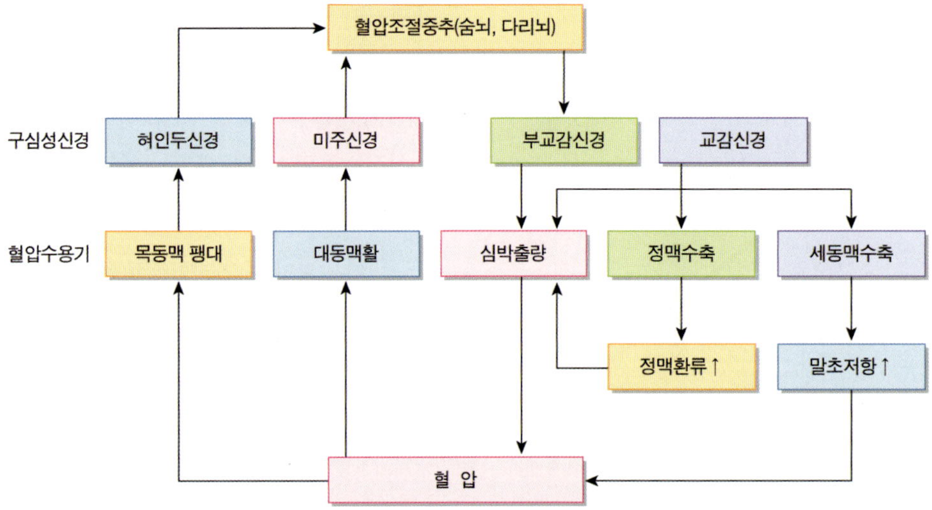

그림 7-51 압수용기 반사 경로

3) 혈압조절

(1) 신경에 의한 혈압조절

대동맥활(aortic arch)과 목동맥팽대(carotid sinus)에는 혈압의 높고 낮음을 감지하는 압력수용기(baroreceptor)가 있다. 압력수용기는 혈압을 감지하여 얻는 정보를 미주신경(vagus nerve)과 혀인두신경(glossopharyngeal nerve)를 통해 숨뇌(medulla)와 다리뇌(pons)에 있는 혈압조절중추(blood pressure regulation center)로 보낸다.

혈압조절중추는 혈압의 높고 낮음을 판정하여 부교감신경과 교감신경을 통해 심장의 기능(심장 수축력과 박동수)과 혈관의 기능(말초저항과 정맥환류)을 조절하여 혈압을 정상으로 유지한다. 이와 같이 압력수용기, 혈압조절중추 및 심혈관계가 신경을 통해 정보를 주고받으며 혈압을 정상으로 유지하는 기전을 압력수용기 반사(baroreceptor reflex)라고 한다 (그림 7-51).

(2) 호르몬에 의한 혈압조절

여러 종류의 호르몬들이 혈압조절에 관여하고 있다 (그림 7-52). 부신수질(adrenal medulla)에서 분비되는 에피네프린(epinephrine)과 노르에피네프린(norepinephrine)은 심장의 β_1-수용기에, 그리고 정맥 및 저항혈관의 α_1-수용기에 작용한다. 그 결과 심장의 수축력과 박동수가 증가하고, 정맥환류와 말초저항이 증가하여 혈압이 상승한다.

부신수질호르몬 외에 안지오텐신(angiotensin), 알도스테론(aldosterone), 바소프레신(vasopressin) 등이 혈압조절에 관여한다. 안지오텐신은 비활성상태로 혈장에 떠돌아다니다 혈압이 감소하면 신장에서 분비되는 레닌(renin)에 의해 활성형으로 바뀐다. 활성화된 안지오텐신은 혈관수축을 통해 말초저항을 증가시키고, 신장에서 전해질과 수분의 재흡수를 통해 혈장량을 증가시킨다. 결과적으로 혈압을 증가시키는 호르몬이다.

알도스테론은 부신겉질(adrenal cortex)에서 분비되는 스테로이드호르몬(steroid hormone)의 한 종류이다. 알도스테론에 의해 신세뇨관에서 Na^+와 물의 재흡수가 증가되면 혈장량이 많아져 혈압이 높아진다. 바소프레신은 뇌하수체뒤엽(posterior pituitary gland)에서 분비되며 항이뇨호르몬(antidiuretic hormone; ADH)이라고도 불린다. 이 호르몬은 항이뇨작용과 혈관수축작용을 하여 혈압을 증가시킨다.

(3) 콩팥에 의한 혈압조절

콩팥에 의한 혈압조절은 혈장량(plasma volume)을 조절함으로써 이루어진다. 혈장량이 많아 혈압이 상승하면 소변량을 증가시켜 혈장량을 감소시키고, 반대로 탈수 등으로 혈장량이 줄어들어 혈압이 낮아지면 소변량을 감소시켜 더 이상 혈장량이 줄어드는 것을 막아준다. 신경과 호르몬에 의한 혈압조절은 수초 또는 수분 내에 이루어지는 반면에, 신장에 의한 혈압조절은

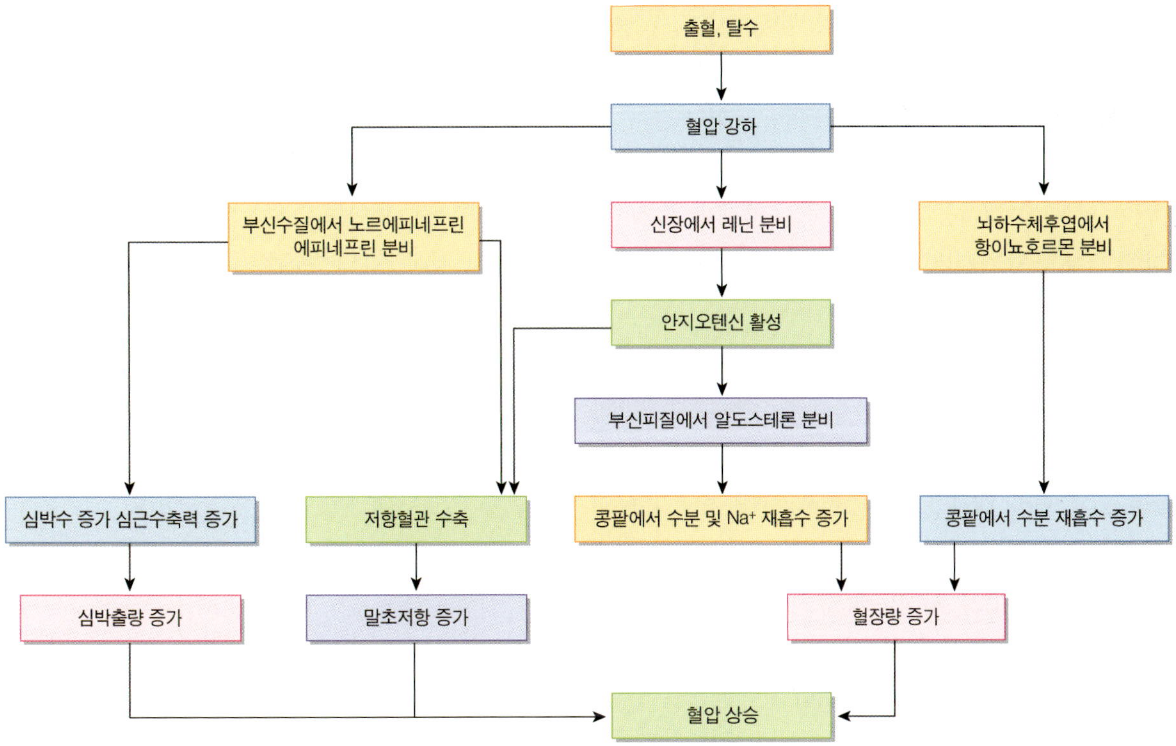

그림 7-52 호르몬에 의한 혈압조절

수시간, 수일간에 걸쳐 이루어진다.

4) 국소혈류량의 조절

(1) 국소혈류량 조절기전

신체의 각 조직으로 가는 혈류량은 각 조직이 필요로 하는 산소의 양에 따라 결정된다.

① 대사성 자동조절

특정 부위에서 조직의 대사율이 증가하면 혈류량을 조절하는 저항혈관이 이완되어 조직이 요구하는 만큼의 혈액이 공급된다. 조직의 대사율에 비례해서 혈류량이 조절되는 현상을 대사성 자동조절(metabolic autoregulation)이라 하며, 여기에서는 대사율과 혈류량 조절과의 관계에서 대사산물들이 중요한 역할을 한다. 예를 들면 운동에 참여하는 골격근의 대사량이 증가하면 H^+, K^+, CO_2와 같은 대사산물들이 혈액 속에 많아지게 된다. 이러한 물질들은 운동에 참여하는 골격근내의 저항혈관들을 이완시켜 뼈대근육으로 향하는 혈류를 일시적으로 증가시킨다.

② 근원육성 자동조절

말초저항이 일정한 상태에서 혈압이 높아지게 되면 각 조직으로 가는 혈류량이 증가하게 된다. 결과적으로 각 조직이 필요로 하는 혈류량보다 더 많은 혈액을 공급받게 되어 혈류량 조절의 원칙에 어긋나게 된다. 이와 같이 혈압이 높아져 혈류량이 필요 이상으로 증가하면 각 조직으로 가는 저항혈관이 수축하여 불필요하게 혈류량이 증가하는 것을 막아준다. 이러한 현상을 근육성 자동조절(myogenic autoregulation)이라 한다.

(2) 장기별 혈류량 조절의 특징

① 허파순환

허파순환은 산소에 의해 조절된다. 신체 각 부위의 저항혈관들은 혈액의 산소분압이 낮아지면(hypoxia) 확장하여 혈류를 증가시키나, 허파의 저항혈관은 산소분압이 낮아지면 오히려 수축되어 혈류를 감소시킨다. 호흡곤란(respiratory distress)에 의해 허파꽈리(alveoli)의 산소분압이 낮아지면 허파꽈리 모세혈관에 혈액공급을 조절하는 저항혈관이 수축하여 꽈리로 향하는 혈류가 감소한다. 이는 환기(ventilation)가 잘 되지 않는 부위의 허파꽈리(산소분압이 낮은)에 혈액공급을 억제하고 환기가 잘 되는 부위의 꽈리에 혈류를 증가시켜 허파를 순환하는 혈액의 산소 포화도(O_2 saturation)를 높이기 위함이다.

② 심장순환

심장동맥(coronary artery)을 통한 혈류는 대부분 국소 대사산물(local metabolites)에 의한 대사성 자동조절에 의해 조절되고, 교감신경계의 역할은 매우 제한적이다. 심장의 일이 증가하면 심장근의 산소분압은 낮아지고, 아데노신(adenosine)의 생성이 많아져 심장동맥이 확장되므로 혈류량이 증가한다.

심장동맥 순환의 특성은 심장의 수축기 동안에 발생하는 심장동맥의 기계적인 압박효과이다. 이러한 압박은 혈류저항을 높여 혈류의 감소를 유발한다. 수축기간이 끝나면 혈류를 증가시켜 수축기 동안에 발생하였던 산소부채(oxygen debt)를 없앤다. 이와 같이 일시적으로 발생한 산소부채를 없애기 위해 혈류량이 증가하는 것을 반응성 충혈(reactive hyperemia)이라고 한다.

③ 뇌순환

뇌순환은 심장순환과 마찬가지로 국소대사산물에 의해 조절된다. 뇌순환에서 가장 중요한 국소혈관 확장제는 CO_2이다. 뇌의 CO_2 분압이 증가하면 뇌동맥이 확장되어 혈류가 증가하여 지나치게 많아진 CO_2의 제거를 돕는다. 큰 분자들은 혈액-뇌장벽(blood-brain barrier)을 통과할 수 없기 때문에 다른 혈관 확장물질들(아데노신 등)은 뇌순환에 영향을 주지 못한다.

④ 뼈대근육 순환

골격근뼈대근육 의 크기가 매우 크기 때문에 골격근뼈대근육의 혈관수축은 총말초저항의 중요한 결정요소이다.

안정시 뼈대근육의 혈류는 혈관민무늬근의 교감신경에 의해 조절된다. 골격근의 혈관은 수축성인 α_1-수용기와 이완성인 β_2-수용기가 분포하나 β_2-수용기의 기능이 더 우세하다. 따라서 교감신경이 흥분하면 혈관은 이완하여 혈류량이 증가한다. 이러한 특성에 의해 운동시작 전 긴장하면 뼈대근육으로 가는 혈류량이 증가하여 운동을 준비하는 데 도움이 된다. 그러나 출혈이 심하여 교감신경이 과도하게 흥분하면 α_1-수용기의 작용으로 혈류량의 증가는 일어나지 않는다.

운동시 뼈대근육의 혈류는 국소대사산물에 의해 조절된다. 뼈대근육에서의 국소적인 혈관이완물질은 젖산(lactic acid), 아데노신(adenosine) 및 K^+ 등이다. 운동 중에 뼈대근육 수축에 의한 혈관의 기계적인 압박이 발생할 수 있으며 이로 인해 순간적인 혈류의 폐쇄가 일어난다. 폐쇄가 끝나면 혈류가 증가하여(반응성 충혈) 산소부채를 되갚을 수 있다.

⑤ 콩팥순환

혈장량의 변화는 콩팥혈류량에 가장 큰 영향을 미친다. 출혈이나 탈수 등에 의해 혈장량이 감소하면 신장 혈류량이 급격하게 줄고 심하면 아예 소변의 형성(urine formation)이 이루어지지 않는다. 이는 콩팥의 저항혈관에는 교감신경과 α_1-수용기가 많이 분포하여 혈장량 감소시 쉽게 수축하기 때문에 나타나는 현상이다. 반면에 혈장량이 증가하거나 혈압이 증가하면 콩팥혈류량이 증가하며 소변의 형성이 증가된다. 이와 같이 콩팥순환은 혈장량조절을 통해 혈압조절에 중요한 역할을 한다.

⑥ 피부순환

피부혈관은 교감신경이 밀집되어 있다. 출혈이나 탈수가 심하면 교감신경 흥분에 의해 피부혈관이 수축되어 피부혈류는 감소한다. 그러나 체온이 증가하면 피부혈류는 교감신경의 영향에서 벗어난다. 이러한 선택적 억제에 의해 운동시 피부동맥이 확장되면 따뜻한 혈액이 피부쪽으로 순환하여 혈액에 실려온 열이 체외로 방출된다.

6 문합(Anastomosis)

문합이란 둘 이상의 혈관들이 교통하는 것을 뜻한다. 특정 혈관에 혈류장애가 있는 경우 문합을 통해 해당 부위의 허혈손상을 막을 수 있다. 문합은 주로 생명유지와 밀접한 연관이 있는 중요 장기들에서 형성이 된다. 속목동맥(내경동맥)과 척추동맥(추골동맥)은 뇌의 바닥에서 문합하여 대뇌동맥고리를 이루고 왼·오른심장동맥의 가지들은 심장근육층 내에서 문합한다. 손·발에서 얕은·깊은동맥활이 만나는 것 또한 문합의 한 예이다. 정맥의 경우 아래대정맥의 가지와 문맥계의 가지가 서로 교통하며 문합한다.

1) 곁순환(Collateral circulation)

혈액 일부의 내강이 막히거나 좁아진 경우 주변에 연결되는 다른 경로를 통해 혈액이 공급되는 순환이다. 주된 혈관 주위에 문합이 형성되어 이루어지며 주로 정맥에 많다.

곁순환혈관이 충분히 큰 경우에는 주혈관이 폐쇄되는 즉시 곁순환혈관을 통해 혈액이 흐를 수 있다. 그러나 곁순환혈관이 작은 경우에는 주혈관이 서서히 폐쇄되는 경우에 한하여 곁순환이 가능하다. 곁순환이 존재하지 않는 동맥을 끝동맥(end artery)라고 한다.

7 맥박(Pulse)

왼심실로부터 대동맥 속으로 유입되는 혈압이 동맥에 나타나는 것을 맥박(pulse)이라고 한다. 맥박은 체표면 가까이에 위치하며 눌렀을 때 뼈에 닿을 수 있는 동맥으로부터 느낄 수 있다. 일반적인 성인은 분당 70~80회 정도의 맥박수를 갖는다.

8 출혈

혈관손상이 일어나 혈액이 혈관 밖으로 나오는 현상을 뜻한다. 손상부위에 따라 동맥출혈·모세관출혈·정맥출혈로 나뉠 수 있다. 동맥출혈의 경우 혈압이 높으므로 지혈이 어렵고 혈액손실이 빠르다. 동맥출혈의 경우 지혈을 위해서는 동맥 밑에 있는 뼈를 향해 압박해야 한다. 정맥출혈의 경우 혈액이 스며나오기 때문에 혈액손실이 느리게 나타난다.

1. 협심증(Angina pectoris)

심장은 크게 3개의 심장동맥(관상동맥)으로부터 혈액을 공급받는다. 이 심장동맥들이 동맥경화증이나 혈전에 의하여 좁아지게 되면 막힌 부위의 혈관이 혈액을 공급하는 심장부위에 일시적인 허혈이 발생하게 되는데 이를 협심증이라 한다.

협심증은 안정협심증, 죽종이 파열되어 색전이 일어나거나 혈관의 연축이 발생하는 불안정형 협심증, 심장동맥이 일시적인 연축을 일으켜 심장동맥이 좁아지는 변이형 협심증이 있다.

협심증은 급성심근경색증으로 이어질 수 있어 임상적으로 매우 중요하다. 안정협심증의 경우 복장뼈(sternum)뒤쪽에서 가슴을 조이고 쥐어짜고 짓누르는 듯한 느낌의 심한 통증이 2~10분간 지속되며, 운동, 스트레스, 추위 노출 등에 의해 악화되고, 휴식에 의해 완화되는 양상을 보인다.

진단은 협심증의 종류에 따라 다르며 심전도, 혈액검사, 운동부하검사, 심장동맥조영술 등이 이용된다. 협심증의 치료는 약물치료와 협착이 심한 혈관을 넓혀주는 심혈관성형술이나 스텐트삽입술이 사용된다.

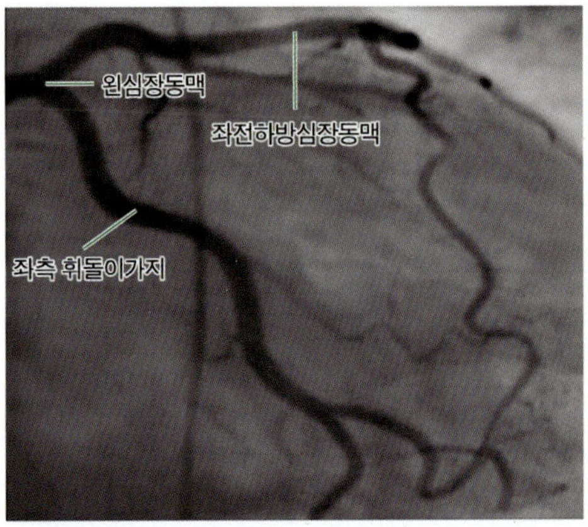

그림 1 심장동맥조영술로 본 정상 관상동맥

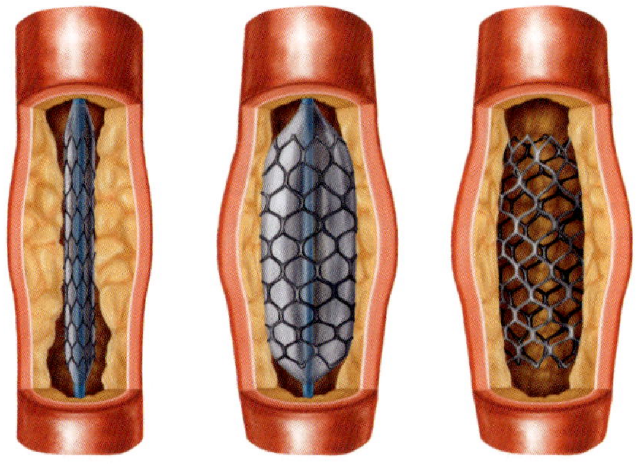

그림 2 좁아진 심장동맥에 스텐트를 삽입하는 모식도

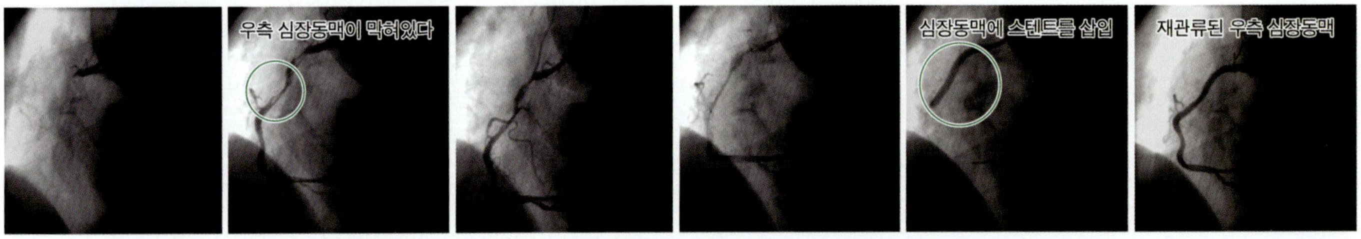

그림 3 심근경색 의심 환자의 경피적 심장동맥 스텐트 삽입술 시행사진

2. 대동맥류(Aortic aneurysm)

정상적인 대동맥은 긴 원통형의 관모양이다. 이런 대동맥이 국소적으로 풍선모양 같이 확장되는 것을 대동맥류라고 한다. 가장 흔한 원인으로는 동맥경화증과 고혈압에 의해 동맥벽이 변성되어 약해진 부위가 혈압을 이기지 못하고 늘어나는 것이다.

동맥류가 생기는 위치로는 배대동맥, 내림대동맥, 오름대동맥, 대동맥활 순으로 호발하며 이중에서 배대동맥이 전체의 3/4를 차지한다. 발생위치와 관계없이 시간이 경과하면 대동맥류는 점점 커져 결국 파열하게 된다.

증상으로는 동맥이 늘어나면서 동맥벽의 신경을 자극하여 통증을 호소하거나 주위의 신경이나 혈관, 기타 인접한 장기를 압박하여 증상이 나타날 수 있으나, 기본적으로는 증상이 없다.

수술의 적응증은 증상이 있거나, 빠르게 커지는 경우(6개월간 0.5cm 이상), 무증상이더라도 크기 >5.5cm 일 때이다.

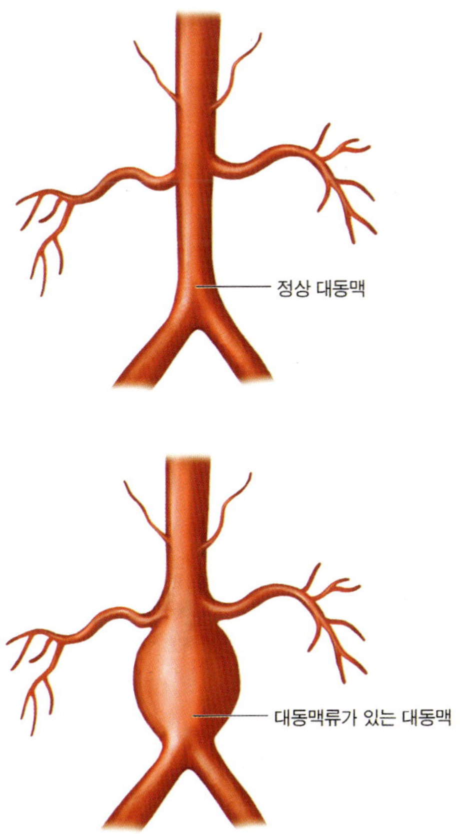

그림 4 대동맥류

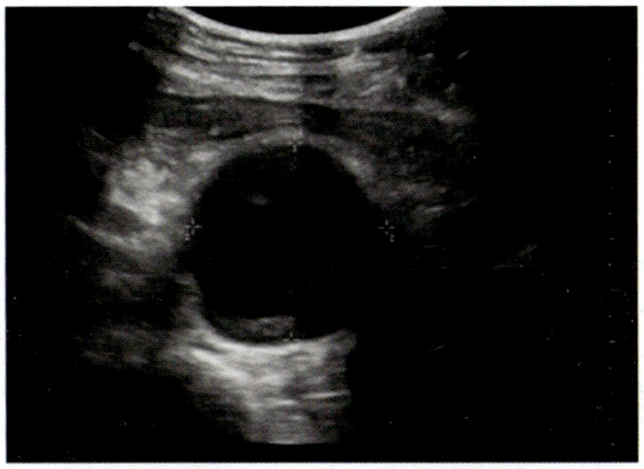

그림 5 대동맥류 초음파 사진

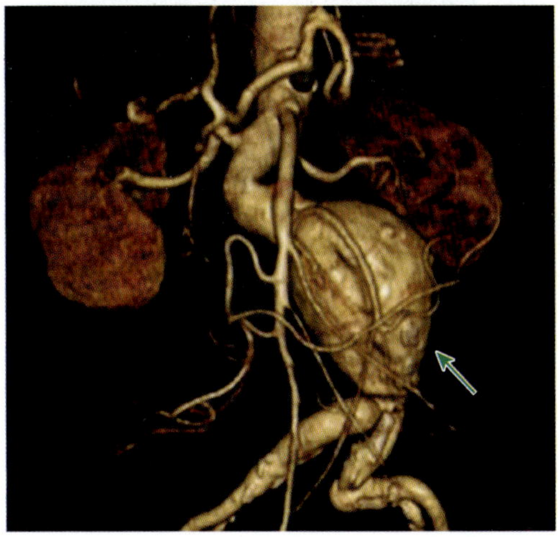

그림 6 대동맥류 컴퓨터단층촬영 사진

3. 대동맥 박리(Aortic dissection)

앞서 공부하였듯이 혈관은 속막, 중간막, 바깥막 3층의 막으로 구성되어 있다. 대동맥 내막에 파열이 발생하게 되면 대동맥의 높은 압력으로 인해 대동맥의 중간막이 길이방향으로 찢어지면서 진성내강(true lumen)과 가성내강(false lumen)으로 분리되는 것을 대동맥 박리라고 한다(그림 7).

원인으로는 고혈압이 가장 중요한 원인이고, 터너증후군, 마판증후군(Marfan's syndrome), 엘러스-단로스 증후군(Ehlers-Danlos syndrome)과 같은 선천적 요인에 의해 생기기도 한다.

증상은 갑자기 시작되고 찢어지는 듯한 매우 심한 통증이 가슴의 앞쪽이나 뒤쪽에서 발생하여 중간막이 찢어지는 방향을 따라 이동한다. 혈역학적 불안정으로 인해 의식장애, 실신, 저혈압이 나타날 수 있고 대동맥 분지가 찢어지면서 해당 장기에 허혈이 올 수 있다.

진단은 가슴 X-ray 촬영 상 정상보다 훨씬 넓어진 대동맥을 볼 수 있고, 이외의 검사도 많으나 일차적으로 컴퓨터단층촬영을 시행하는 것이 일반적이다(그림 8). 발견 즉시 중환자실에서 혈압을 낮추는 치료를 시작하며 증상과 박리의 유형에 따라 수술을 결정하게 된다.

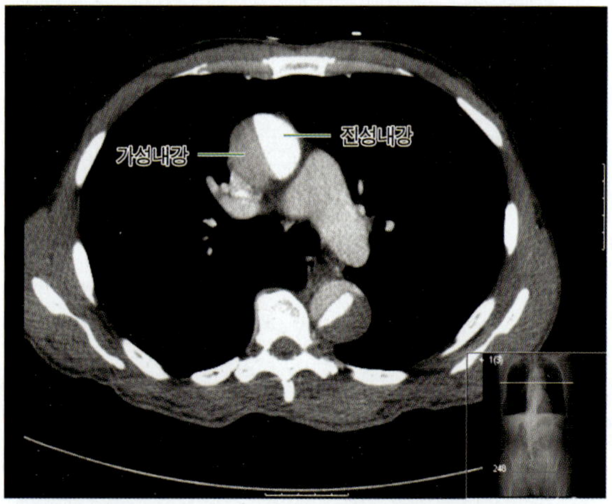

그림 7 대동맥박리 컴퓨터단층촬영 사진

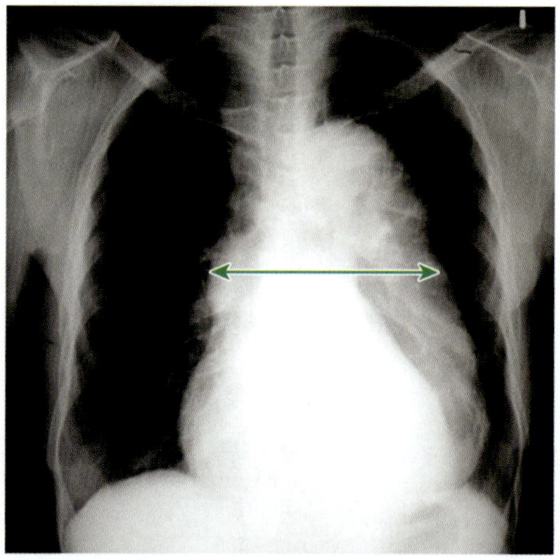

그림 8 대동맥박리 X-ray 사진
(넓어진 대동맥이 보인다)

프의 작용이 커지므로 이 경우 또한 림프관을 따라 흐르는 속도가 빨라진다.

2 림프조직과 기관(Lymphoid tissue and organs)

림프조직은 인체 여러 부위에 위치해 있으며 각 위치마다 다양한 기능을 수행한다. 림프조직에는 무피막형(unencapsulated)과 피막형(encapsulated) 두 종류가 있다.

1) 림프조직의 구성(Structure of lymphoid tissue)

림프조직은 다음과 같은 6가지 요소로 이루어져 있다.

- 그물섬유(Reticular fiber) : 림프조직을 지지하는 기질을 이룬다.
- 그물세포(Reticular cell) : 그물섬유를 생성한다.
- 고정 대식세포(Fixed macrophage) : 식균 작용을 통해 병원체를 제거한다.
- 자유 대식세포(Free macrophage) : 식균 작용을 통해 병원체를 제거한다.
- 림프구(Lymphocyte) : 백혈구의 일종으로 면역작용에 관여한다.
- 형질세포(Plasma cell) : 림프구에서 분화한 세포로 체액성 항체를 생성한다.

2) 림프조직의 기능(Function of lymphoid tissue)

림프조직은 림프가 통과하면서 미생물, 이물질 등이 순환계로 들어갈 수 없도록 거르는 역할을 한다. 또한 림프조직은 골수에서 분화된 림프구를 저장하고 성숙시키는 역할도 담당하며 림프조직 내의 형질세포는 항체를 생산한다.

(1) 방어기능 : 생물학적 여과

림프조직은 림프가 통과하면서 미생물, 이물질 등이 순환계로 들어갈 수 없도록 거르는 역할을 한다. 림프절을 통과하면서 림프는 여과 과정을 통해 세균, 암세포, 손상된 조직세포를 제거함으로써 이들이 혈액으로 들어가 전신으로 순환하는 것을 방지한다. 또한, 림프조직은 골수에서 분화된 림프구를 저장하고 성숙시키는 역할도 담당하며 림프조직내의 형질세포는 항체를 생산한다.

3) 무피막형 림프조직 (Unencapsulated diffused lymphoid tissue)

무피막형 림프조직은 산재되어 있는 림프조직(diffuse lymphoid tissue)으로서 소화기와 호흡기 점막에 존재한다.

(1) 림프소절(Lymph nodule)

림프소절은 세포와 세포들을 지지하는 불규칙한 그물섬유로 구성되어 있다. 종자중심(germinal center)은 대식세포, 림프구, 세망세포로 이루어져 있으며 림프절의 한 가운데에 위치해 있어 피질로 둘러싸여 있다.

(2) 무리림프소절(집합림프소절, Aggregated lymphatic nodule)

무리림프소절은 돌창자(ileum)에 위치한 림프소절의 집합체로 파이어 반점(Peyer's patch)이라고 한다. 조직액을 여과해서 림프관으로 내보내는 면역기능을 담당하고 있다.

4) 피막형 림프조직(Encapsulated lymphoid tissue)

피막형 림프조직은 무피막형 림프조직보다 조직적인 림프조직으로 편도, 림프절, 지라, 가슴샘이 이에 속한다.

(1) 편도

① 맨눈해부

구강에서 인두로 이행되는 부위를 둘러싸고 있는 세 그룹의 림프조직으로 이루어져 있는 림프조직을 편도고리(Waldeyer's ring)라고 한다(그림 8-8).

▌구개편도(Palatine tonsil)

입안(oral cavity)과 인두(Pharynx) 사이의 입천장활(oral arch)에 존재하는 림프조직의 집단으로 편도절제술(tonsillectomy)은 이 부위를 제거하는 것이다.

▌인두편도(Pharyngeal tonsil)

코인두(nasopharynx)의 뒷벽에 위치한다.

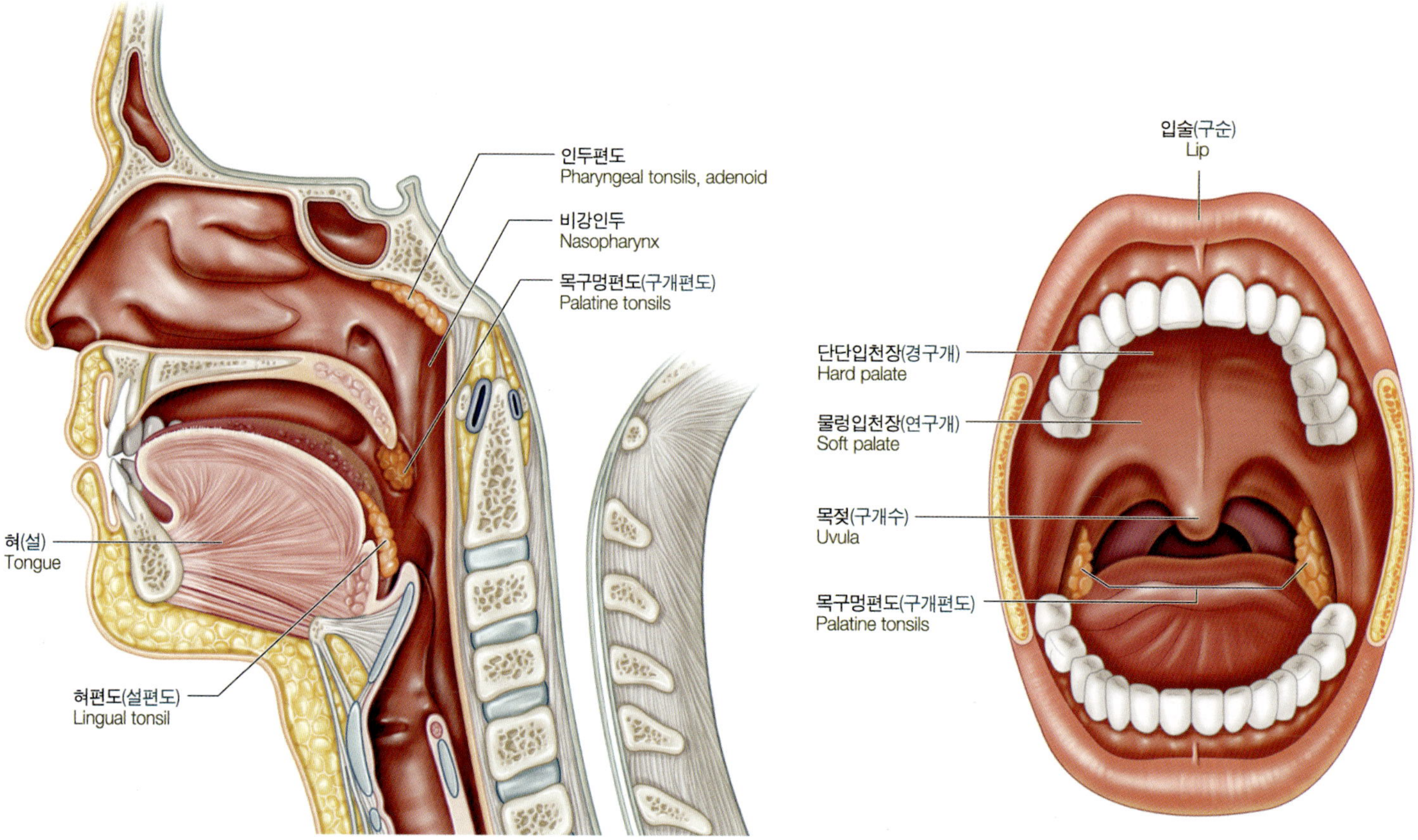

그림 8-8 편도의 위치

▌혀편도(Lingual tonsil)

혀의 뒤 1/3에 위치하는 림프조직이다.

② 미세구조

편도의 림프조직과 실질은 결합조직으로 되어 있는 피막으로 둘러싸여 있으며 이 피막이 내부로 기둥처럼 뻗어서 편도 실질이 엽(lobe)으로 세분화된다. 편도의 표면상피는 중층편평상피(stratified squamous epithelium)로 덮여져 있고 상피가 함입된 곳은 편도움(tonsillar crypt)이라는 구조물이 존재하여 구개편도를 관통한다. 이곳에 박테리아가 집합되어 있어 염증반응이 일어나기도 한다.

③ 기능

편도는 외부와 접촉이 잦은 인두 주위의 조직액을 여과해서 항체를 생성하고 대식작용을 하여 미생물의 침입을 방어한다. 면역과정에서 편도에 염증이 발생하면 편도가 비대해지기 쉬운데, 비대가 심할 경우 음식물을 삼키기 어렵거나 숨 쉬는 것이 어려워질 수도 있다. 염증이 빈번하게 발생하거나 통증을 동반하거나, 편도 비대가 심해 수면무호흡증(sleep apnea)이 있는 경우 등에는 편도절제술을 시행하는데 편도와 아데노이드가 외부로부터 일차적으로 호흡기와 소화기의 감염을 방어하는 역할을 하고 있기 때문에 편도절제술과 아데노이드절제술을 빈번하게 시행하지 않는다. 아이들의 편도 크기는 성인보다 현저히 크다.

(2) 림프절(Lymph node) (그림 8-9)

림프절은 림프관의 경로를 따라 존재하며 신체의 특정 부위에 집단으로 모여 있다. 납작한 타원형으로 크기는 지름 2~3mm 정도에서부터 다양하게 분포한다.

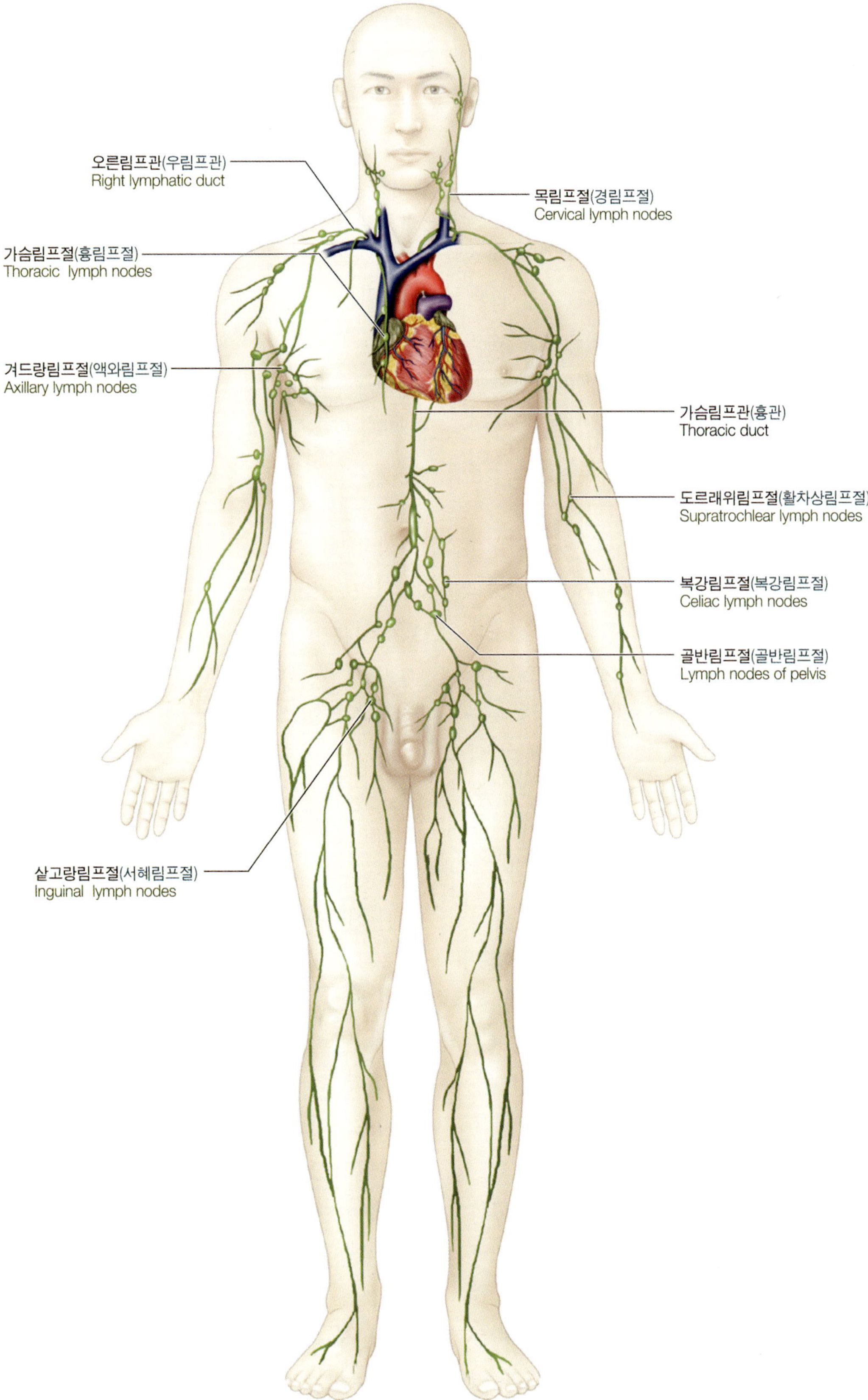

그림 8-9 대표적인 림프절의 위치

① 맨눈해부

림프절은 피부밑근막과 근막 아래에 주로 정맥을 따라서 단독으로 존재하거나 집단으로 모여 있으며 인체에 염증이 생기면 활발한 면역작용으로 인해 해당 부위의 림프절에 부종이 생긴다.

▌머리와 목의 림프절

머리와 목 부위의 림프절은 깊은 부분과 얕은 부분으로 나뉜다. 얕은목림프절(superficial cervical lymph node)은 표층에 위치하며 바깥목정맥(외경정맥, external jugular vein)을 따라 분포한다. 깊은목림프절(deep cervical lymph node)는 뇌바닥과 목의 깊은 부위에서 속목정맥(내경정맥, internal jugular vein)을 따라 분포한다.

▌팔부위의 림프절

팔부위와 가슴에서 유입되는 림프는 겨드랑림프절(액와림프절, axillary lymph node)을 통과한다. 얕은 부분과 깊은 부분으로 이루어져 있는데 대개 이 림프절을 통해 유방암의 림프전이가 일어난다. 따라서 림프전이 여부를 알아보기 위해 유방암 수술시 동결절편검사를 시행하며, 전이가 확인될 경우 이곳의 림프절을 모두 제거하게 된다.

▌가슴의 림프절

가슴의 림프절은 흉강 내부 깊숙이 위치한다. 흉벽에서 유입되는 림프액을 받는 갈비사이림프절(늑간림프절)과 속가슴림프절(내흉림프절, internal thoracic lymph node), 허파와 심장 등 가슴안(흉강내) 장기로부터 림프액이 유입되는 세로칸림프절(종격림프절)과 기관지림프절이 있다.

▌배의 림프절

배의 림프절은 대동맥과 대동맥 분지를 따라서 분포해 있으며 각 장기의 림프는 서로 다른 경로를 통해서 가슴림프관팽대(유미조, cisterna chyli)로 유입된다. 뒤배벽에 위치해 있는 콩팥과 부신의 림프는 허리림프절(요림프절, lumbar lymph node)로 유입된다. 배안에 있는 위, 지라, 간, 장, 이자, 샘창자(duodenum) 등의 림프는 복강림프절(복강림프절, celiac lymph node)로 유입된다. 빈창자(jejunum), 돌창자(ileum), 큰창자(large intestine)의 근위(proximal) 부분은 위창자간막림프절(superior mesenteric lymph node)로 유입된다. 그 이후의 잘록창자의 먼쪽(distal) 부분과 곧창자(rectum)의 림프는 아래창자간막림프절(inferior mesenteric lymph node)로 유입된다.

▌골반의 림프절

골반의 림프절은 골반동맥을 따라서 위치하며 골반 내의 장기, 회음부, 둔부, 골반뒤벽에서 들어온 림프를 여과해서 대동맥주위림프절(para-aortic lymph node)로 보낸다. 크게 바깥엉덩림프절(external iliac lymph node)과 속엉덩림프절(internal iliac lymph node)로 나뉘는데 각각의 림프절은 바깥엉덩동맥과 속엉덩동맥을 따라 위치한다.

▌다리부위의 림프절

다리부위의 림프는 샅고랑(서혜) 부위에 위치한 얕은샅고랑림프절(superficial inguinal lymph node)과 깊은샅고랑림프절(deep inguinal lymph node)로 나뉜다. 최종적으로 다리 부위의 림프는 깊은샅고랑림프절로 모이고 바깥엉덩림프절로 유입된다.

② 조직해부

림프절은 문(hilum) 부분이 오목하게 들어간 완두콩 형태이다. 림프절 표면은 섬유성결합조직인 피막으로 덮여 있고 피막에서 잔기둥이 나와서 림프절을 세분한다. 피막 아래에 위치한 림프절의 외부층을 겉질(피질)이라고 하고 내부를 속질(수질)이라고 한다 (그림 8-10).

③ 기능

림프절의 볼록한 부분으로 들림프관(afferent lymphatic vessel)이 여러 곳의 림프를 모아서 림프절 내로 들어오며 내부에서 림프굴(sinus)과 통한다. 림프절을 통과한 림프는 문(hilum)에 있는 날림프관(efferent lymphatic vessel)을 통해서 나간다.

(3) 지라 (비장, Spleen) (그림 8-11)

① 맨눈해부

지라(비장)는 복강의 왼갈비아래부위에 위쪽은 가로막(횡격

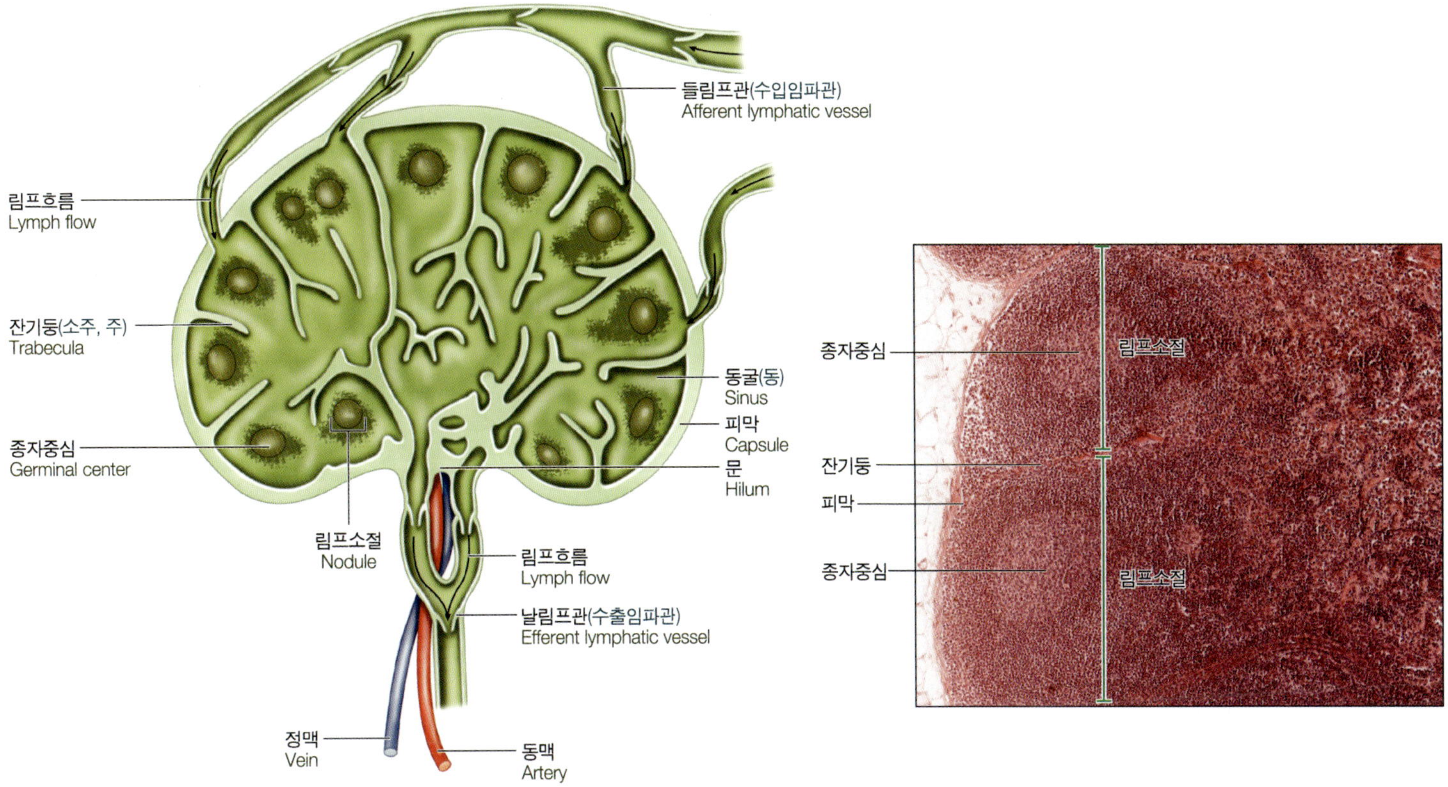

그림 8-10 림프절의 구조와 현미경 사진

막, diaphragm)과 접해있고 아래로는 위, 콩팥, 잘록창자(결장, colon)와 접해있다. 림프기관 중 가장 큰 장기로 혈액 필터기능을 가지고 있다. 아래로 장기와 접하는 면에 있는 지라문(splenic hilum)으로 혈관, 림프관, 신경이 출입하며 무게는 75～130g 정도로 암적색을 띠는 장기이다.

② 미세구조

지라(비장)는 지라문을 제외한 모든 면이 복막에 덮여 있다. 표면은 피막에 싸여 있으며 피막은 지라(비장) 내부로 계속되어 잔기둥(splenic trabecula)을 형성한다. 이를 따라서 혈관이 분포한다. 지라(비장)의 속질은 림프구가 모여 있는 림프소절로 이루어진 백색속질(white pulp)과 적혈구로 차 있는 적색속질(red pulp)로 나눌 수 있다.

③ 혈액공급

복강동맥(celiac artery)에서 나온 지라동맥(splenic artery)은 이자의 윗면을 따라서 지라문에 도달하며 지라문을 통해 들어온 지라동맥은 지라 잔기둥을 타고 백색속질을 통과하여 모세혈관으로 이어진다. 지라문을 통해서 나온 지라정맥은 위, 아래창자간막정맥과 합쳐져서 간문맥을 이뤄서 간으로 들어간다.

④ 기능

지라(비장)는 태아 시절에 5개월까지 혈액 생산의 기능을 담당하며 성인에서는 적색속질은 노화된 적혈구를 파괴하는 혈액의 여과를 담당한다. 백색속질은 림프구를 생산하며 면역기능을 담당한다.

(4) 가슴샘(흉선, Thymus) (그림 8-12)

가슴샘(흉선)은 면역계통의 기관이며 어릴 때는 육안으로 볼 수 있을 정도로 크나 사춘기 이후에 퇴화되어 지방세포로 교체가 되므로 성인에서는 관찰하기가 힘들다.

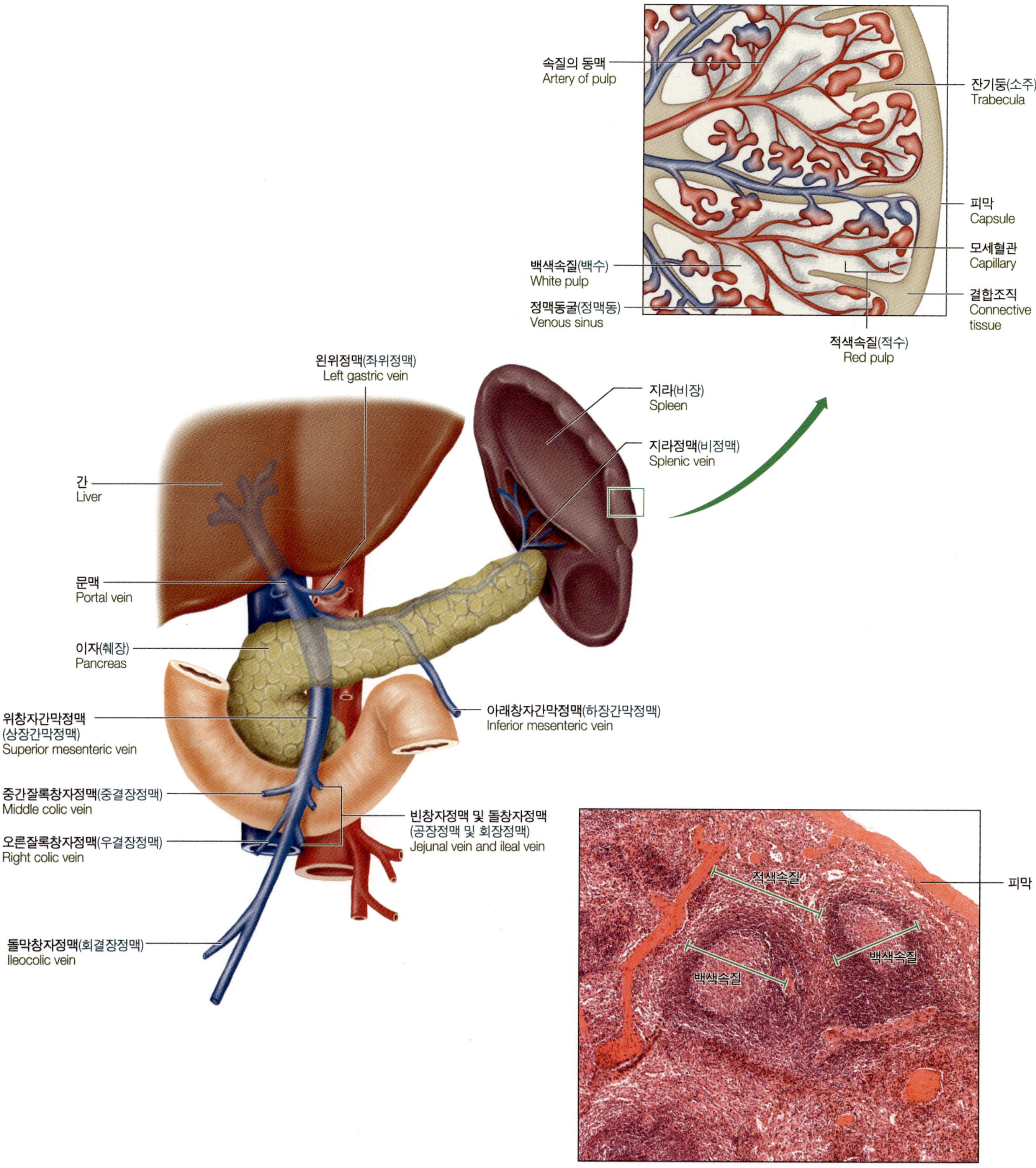

지라의 현미경 사진

그림 8-11 지라의 해부학적 위치와 구조

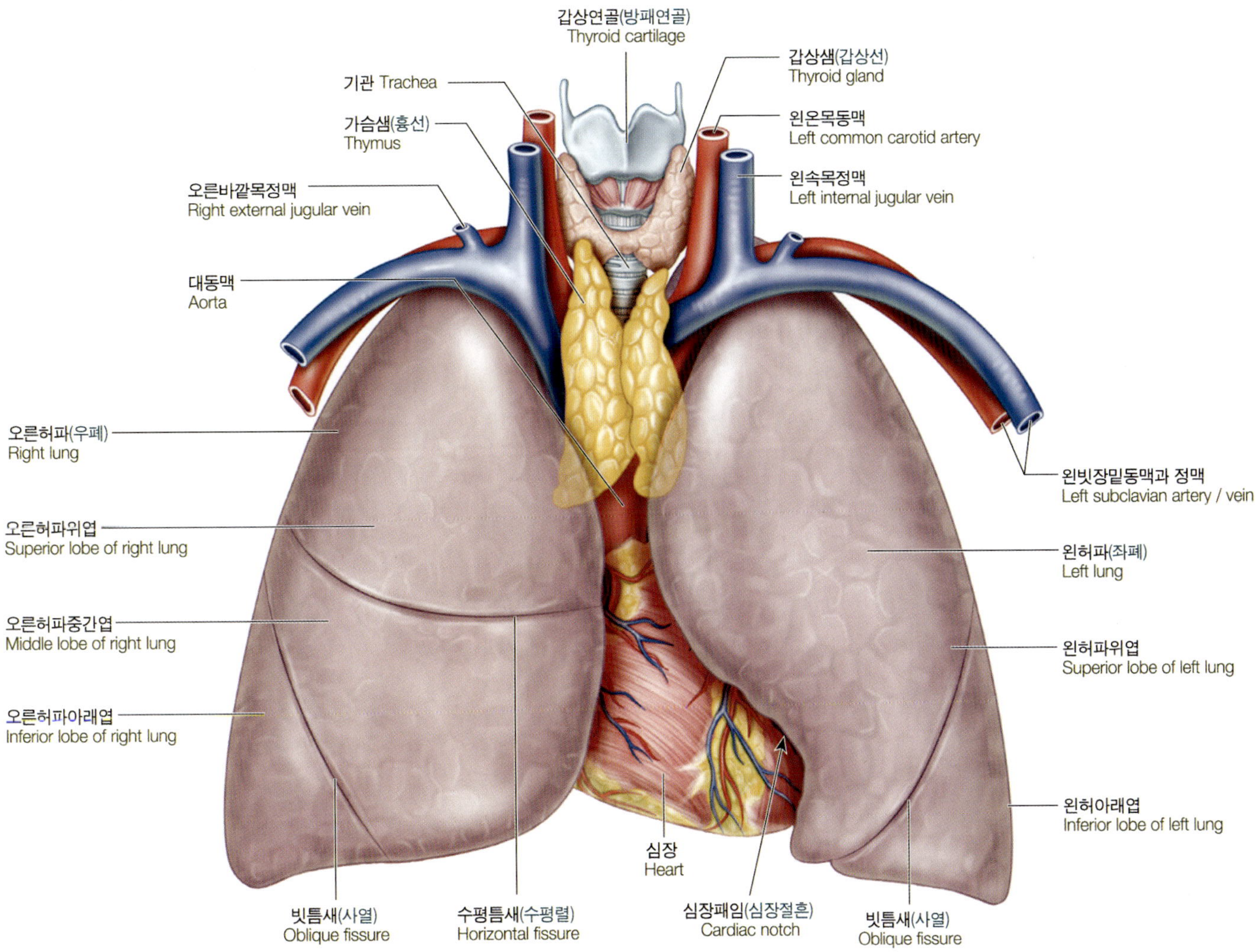

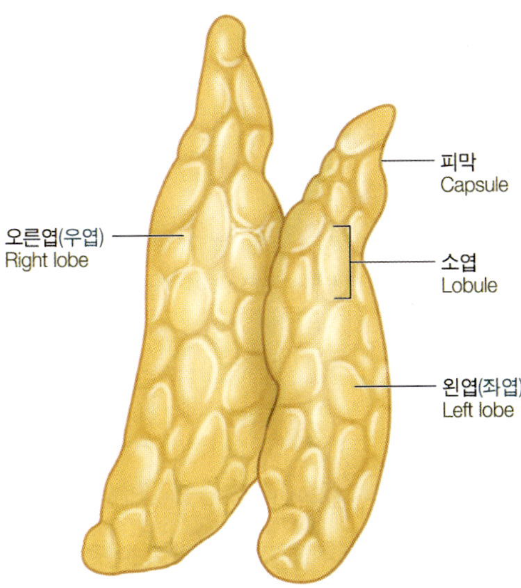

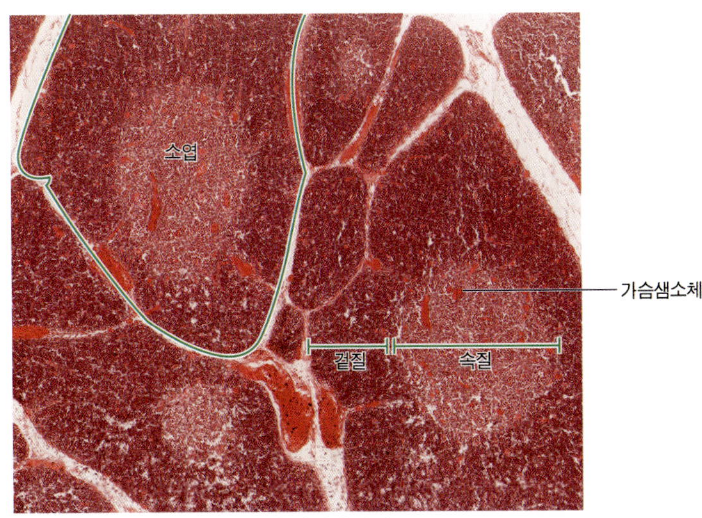

가슴샘의 현미경 사진

그림 8-12 가슴샘의 해부학적 위치와 구조

① 맨눈해부

복장뼈(흉골, sternum) 뒤와 심장 앞의 가슴세로칸(종격동, mediastinum) 상부에 위치한다.

② 미세구조

가슴샘(흉선)은 동일한 두 개의 엽으로 이루어져 있으며 다른 림프기관들과 마찬가지로 얇은 섬유성피막으로 덮여 있고 피막에서 잔기둥이 나와서 가슴샘(흉선)을 소엽(lobule)으로 나눈다. 가슴샘(흉선)의 실질은 겉질과 속질로 구분이 되며 가슴소체(thymic corpuscle)가 수질에 있으나 그 기능은 밝혀지지 않았다.

③ 기능

가슴샘(흉선)은 후천성면역반응(adaptive immune system)에 중요한 세포인 T 림프구의 성숙이 일어나는 장소이다. T 림프구는 골수에서 생성이 되나 가슴샘(흉선)에서 성숙되며 이후 미분화된 T 림프구(naive T lymphocyte)가 항원을 만나 활성화된 T 림프구로 분화한다.

3 면역

면역(immunity)이란 외부물질(foreign matter)이나 자신의 세포가 아닌 비정상세포에 대해 저항하거나 제거하는 것, 즉 몸의 방어시스템을 말한다. 여기에서 외부물질이란 인체에 해를 주는 세균, 바이러스, 곰팡이, 기생충, 독소, 금속물질 등 몸 밖의 물질을 말하며, 비정상세포란 자기(self)의 몸속에서 발생하는 종양이나 감염된 세포 등 자기의 정상세포와 다른 세포를 말한다. 면역반응은 자기(self)와 비자기(non-self)를 구분할 수 있는 능력에 기초를 두고 있다. 자신의 것이 아닌 물질, 즉 외부물질은 면역반응을 일으킬 수 있는 분자인 항원(antigen)으로 작용한다. 일반적으로 감염에 대한 인체의 방어 방법에는 비특이적 면역(nonspecific immunity) 혹은 선천적 면역(innate immunity)과 특이적 면역(specific immunity) 혹은 후천적 면역(acquired immunity)가 있다.

1) 비특이적 면역

비특이적 면역은 내적 환경을 위협하는 자극물질이나 이상물질을 공격하는 기전이다. 피부와 같은 물리적 장벽이나 분비물 속의 화학물질, 혈액 속의 단백질, 백혈구 등에 의한 방어를 말한다. 이는 병원체의 종류나 침입 횟수와 상관없이 동일한 방법으로 특이성 없이 몸을 방어한다. 몸의 바깥을 둘러싸는 피부, 그리고 호흡계통, 소화계통, 비뇨계통의 통로를 덮고 있는 세포, 섬모, 점막 등은 병원체가 침입하는 것을 막아주는 물리적 방어벽 역할을 한다. 땀, 침, 눈물에는 리소자임(lysozyme)이라는 효소를 함유하여 항균효과를 가지고 있다. 소화계통에서는 위산(HCl)이나 소화효소에 의해 음식물 속의 병원체는 대부분 죽게 된다. 이러한 물리적, 화학적 장벽은 적의 침입에 대한 성벽과 같은 강력한 제1방어선 역할을 한다.

혈장이나 다른 체액 중에 보체(complement)라는 약 20여 가지의 단백질 집합체가 있다. 보체가 활성화되면 침입한 병원체의 세포막에 구멍을 뚫어 용해시키거나 병원체에 붙어서 포식세포들에 잡아먹기 쉽게 하는 옵소닌화(opsonization) 한다. 보체는 병원체가 침입한 곳으로 중성구나 대식세포를 끌어들이는 화학주성(chemotaxis) 기능도 한다.

백혈구나 자연세포독성세포(natural killer cell)는 혈액과 조직에서 병원체의 침입이나, 암세포나 바이러스 감염된 세포들의 출혈을 감시하고 있다가 비특이적으로 공격하여 파괴한다. 방어단백질이나 백혈구, 자연세포 독성세포는 제2방어선 역할을 한다.

염증반응(inflammatory response)은 인체에서 흔히 나타나는 비특이적 반응이다. 세균이 조직 손상을 일으키고 이는 다양한 면역세포에서 자극물질이나 매개물질을 방출하게 한다. 이러한 매개물질들은 백혈구를 손상부위로 끌어들이다 (그림 8-13). 이러한 요소들이 특징적인 염증 징후를 나타낸다. 열감, 발적, 통증, 부종과 같은 징후는 손상된 부위에 증가된 혈류와 혈관의 투과도로 나타난다.

2) 특이적 면역

특이적 면역은 체내에 침입하거나 혹은 체내에서 생성되는 이물질에 따라 각각 특정한 방어세포가 작용하여 이물질을 제거하는 반응이다. 특이적 면역반응의 특성에는 특이성(specificity), 다양성(diversity), 기억성(memory), 특별성(specialization), 자기(self)

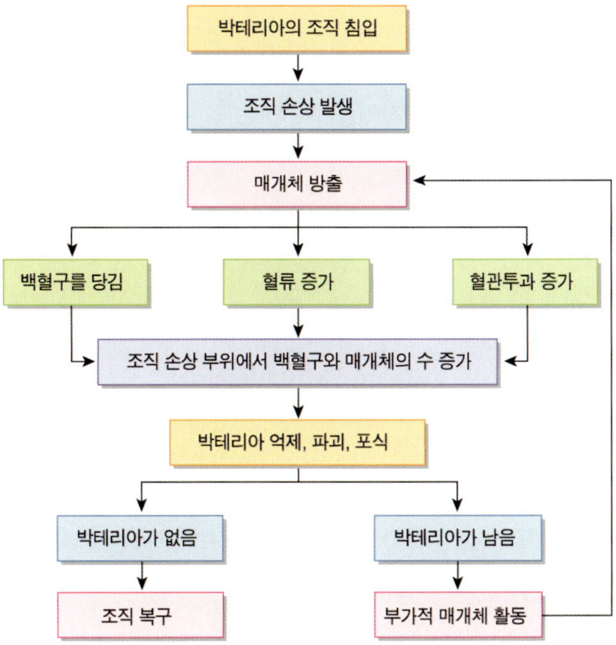

그림 8-13 염증 반응 단계

와 비자기(non-self)의 구분 등이 있다. 특이적 면역은 B림프구에 의한 체액성 면역(humoral immunity)과 T림프구에 의한 세포성면역(cellular immunity)으로 분류된다 (표 8-1, 그림 8-14).

(1) 림프구의 종류와 분화

림프구 이름의 어원은 분화와 성숙되는 장소에서 유래되었는데 T림프구(T lymphocytes)는 가슴샘(흉선, thymus)에서, B림프구(B lymphocytes)는 조류의 bursa of Fabricius에서 처음 발견되어 각 앞글자를 따서 명명되었다. 태아 발생 중에 골수의 줄기세포에서 생성되어 미분화 상태로 혈액으로 나와서 T세포는 흉선에서 분화되어 T림프구 또는 T세포(T cell)가 된다. 이 T림프구는 순환하는 림프구의 70~80%를 차지하며 우리 몸 여러 림프기관에 풍부하게 존재한다 (그림 8-15).

B림프구 또는 B세포(B cell)는 태생기 8~9주 동안에는 간에서, 그 후에는 주로 골수에서 생성되어 혈액으로 나오고 순환하는 림프구의 20~30%를 차지한다. 주로 림프절에 정착하여 종자세포로 작용한다. 림프구는 림프절을 포함한 림프조직에 분포하다가 혈액으로, 다시 림프조직으로 이동하는 과정을 반복하면서 생존한다.

① T세포와 세포성면역

T세포는 박테리아와 같이 밖에서 들어 온 항원을 소유한 세포에 직접 부착하여 세포와 세포 사이에 직접 작용하여 세포성면역(cellular immunity)이라 한다. T세포는 인터루킨(interleukins), 인터페론(interferons), 종양괴사인자와 같은 사이토카인(cytokines)이라는 화학물질을 분비하여 면역반응을 조절한다. T세포의 종류는 기능에 따라 도움 T세포(helper T cells), 세포독성 T세포(cytotoxic T cells), 억제 T세포(suppressor T cells), 자연살해세포(natural killer cell) 등으로 나눈다.

도움 T세포는 T세포의 75% 이상을 차지하며 다양한 물질을 분비하여 T세포와 B세포 뿐 아니라 큰 포식세포 등을 활성화시킴으로서 세포성 면역반응 및 체액성 면역반응을 증강하고 촉진시킨다.

세포독성 T세포와 자연살해세포는 세균, 암세포, 바이러스 감염 세포 및 조직 이식세포 등의 항원부위와 강하게 결합하여 직접적으로 항원을 죽일 수 있는 독성물질(antigen specific cytotoxic agents(예 : lymphotoxin))을 방출하여 항원을 파괴시킨다.

억제 T세포는 체액성 면역반응과 세포성 면역반응이 일어난 후 적절한 시기에 이 면역반응들을 종식시키는 작용을 한다.

② B세포와 체액성면역

항원의 자극에 의하여 B세포는 분열하고 분화하여 형질세포

표 8-1 세포성 면역과 체액성 면역

구 분	세포성 면역	체액성 면역
관련 림프구	T세포	B세포
분화	도움 T세포, 억제 T세포, 세포독성 T세포, 기억 T세포	형질세포(항체생산), 기억 B세포
작용기전	비자기인 세포의 표면항원에 결합하여 구멍을 내고 독소를 분비	항체를 체액에 분비

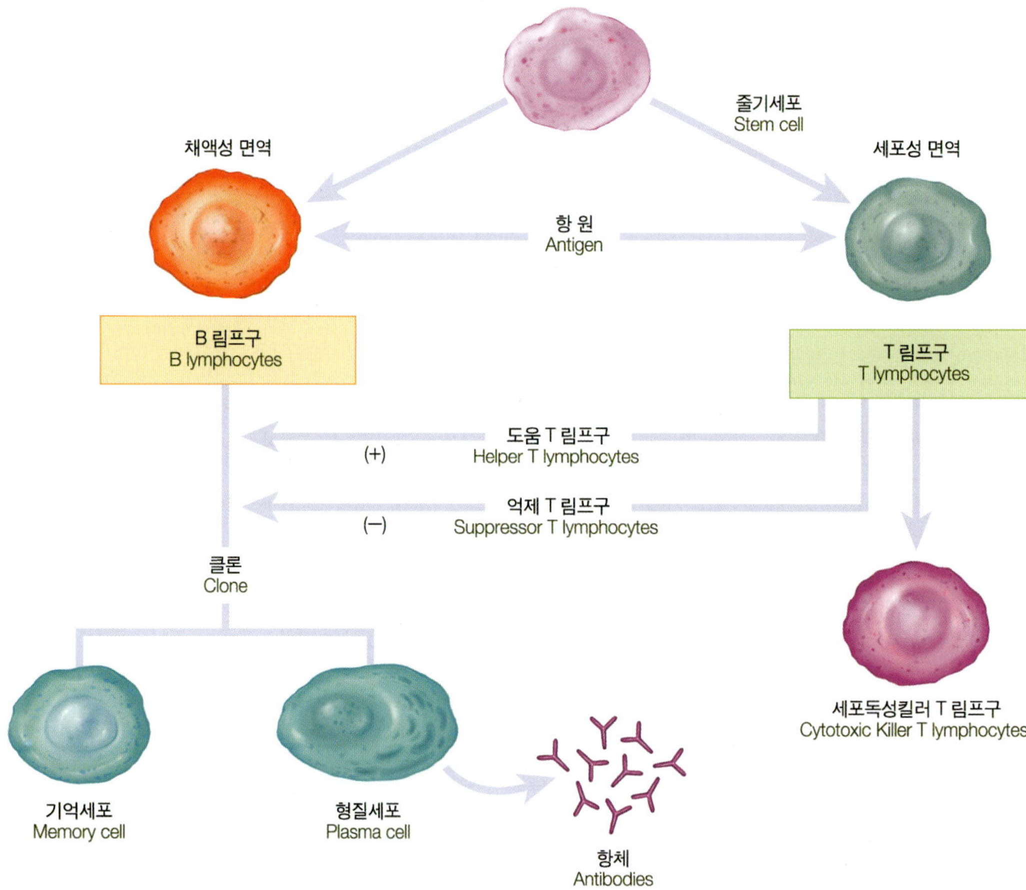

그림 8-14 림프절의 구조와 현미경 사진

(plasma cells)와 기억세포(memory cells)로 분화된다.

형질세포는 면역글로블린(immunoglobulin)인 항체(antibody)를 생산하여 체액에 분비한다. 항체는 혈액과 림프액 등을 통해 순환하다가 침입한 병원체를 파괴시키는데 이와 같은 면역방법을 체액성면역(humoral immunity)이라고 한다.

기억세포는 처음 노출된 항원을 기억했다가 다시 반복 노출이 되면 더 빠르고, 더 강하게 항체를 생산하여 즉각적으로 병원체를 파괴시키는 역할을 한다. 즉 어떤 항원이 처음 침입하였을 때는 항체 생산 기간이 길고 양도 적지만 2차 침입시에는 기억세포가 즉시 활성화되어 더욱 짧은 시간에, 더 많은 항체가 생성되어 면역성이 증강된다. 이 원리를 이용하여 예방접종은 일정한 간격으로 반복 시행한다.

항체가 항원을 파괴하는 작용기전은 항원에 직접 결합하거나, 보체를 활성화하여 항원을 파괴하는데 도움체에 의한 간접방법이 더 강력하다.

항체는 혈장 단백질 중 감마 글로불린으로 구성되며 다음 다섯 가지로 분류된다.

IgG

세포외액에 다량 존재하며 전체 면역 글로블린의 80%를 차지한다. 면역반응 후기에 생산되어 이차반응(secondary response)의 주요 항체로 작용하며 보체계를 활성화시킨다. 또한 태반을 통해 이동하여 태반에서 수동 면역을 전해줄 수 있는 유일한 면역 글로블린이다.

IgM

혈관내에 주로 존재하며 전체 면역 글로불린의 6%를 차지한다. 면역반응 초기에 생산되어 일차반응(primary response)의 주

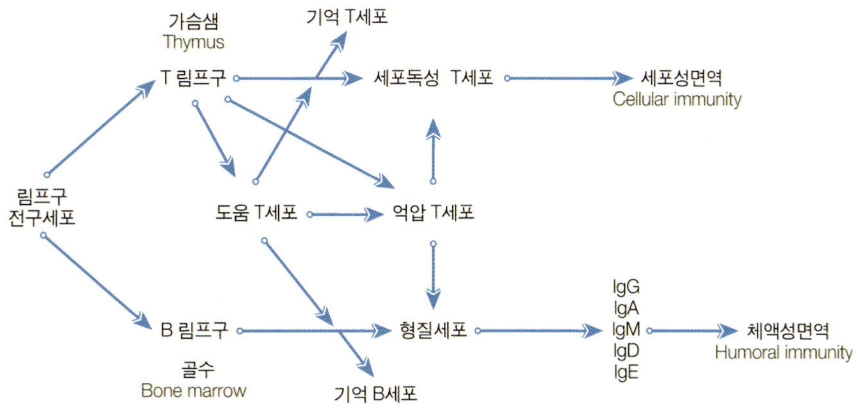

그림 8-15 림프구의 종류와 분화

요 항체로 작용하며 보체계를 활성화시킨다.

▌IgA

눈물, 침, 장액, 기관지액, 초유와 같은 인체의 분비물에 다량 함유되어 있으며 전체 면역 글로부린의 13%를 차지한다. 혈청 내엔 소량 존재하고 IgA는 분비항체(secondary antibody)를 만들어 점막으로 분비되므로 일명 분비항체라 한다.

▌IgD

대부분의 B세포 표면의 항원 수용체에 작용하며 B세포의 분화에 관여한다.

▌IgE

호염기구와 비만세포의 세포막에 결합하여 항원이 IgE와 결합하면 히스타민과 단백질 분해효소 등 다양한 물질을 분비시켜 알레르기성 질환인 천식, 두드러기, 건초열(hay fever), 페니실린 쇼크 등을 유발하는 항체이다.

▌포식세포 (Phagocytes)

인체 방어의 제2방어선으로 주요한 구성요소로 포식작용이 있다. 이종세포나 다른 작은 미립자들을 섭취하고 소화한다. 우리 몸 안에 포식작용을 할 수 있는 다양한 형태의 포식세포가 있다. 많은 대식세포들은 골수에서 생성된 후 혈류로 분비된다. 혈류에는 약간 남아있지만 대부분은 조직으로 이동한다. 포식작용이 다양한 외부물질로부터 우리 몸을 방어하는 것이기 때문에 이를 선천적 면역(innate immunity)이라 하지만 대식세포들은 또한 후천적 면역(adaptive immunity)으로서 중요한 역할을 한다. 이물질로 인식되는 파편들을 섭취시킨 후에, 포식세포는 포식세포 표면에 그 파편물질들의 단백질-펩타이드를 보여준다. 후천적 면역 반응에 관여하는 세포들에 의해 이러한 펩타이드들은 항원으로서 인식된다. 즉 전시된 항원은 다른 면역세포가 특이적 면역반응을 더 잘 할 수 있도록 유발하도록 하는 것이다. 결과적으로 이것은 후천적 면역반응을 강화시킬 수 있다. 이러한 기능을 하는 포식세포를 항원전달세포(antigen presenting cells)라고 한다. 반면 다른 포식세포들은 다양한 장기들에 상주하여 작용한다. 상주하는 기관에 따라 다른 이름을 가지고 있다 (표 8-2).

표 8-2 포식세포계통의 세포 예시

포식세포	위 치
단핵구(monocyte)	혈액
큰포식세포(macrophage)	모든 조직(비장, 림프절, 골수)
별큰포식세포(쿠퍼세포:kupffer cell)	간
폐포 큰포식세포[(alveolar macrophage, 먼지세포(dust cell)]	허파(폐)
미세아교세포(소교세포:microglia)	중추신경계

09
CHAPTER

비뇨기계통

Urinary System

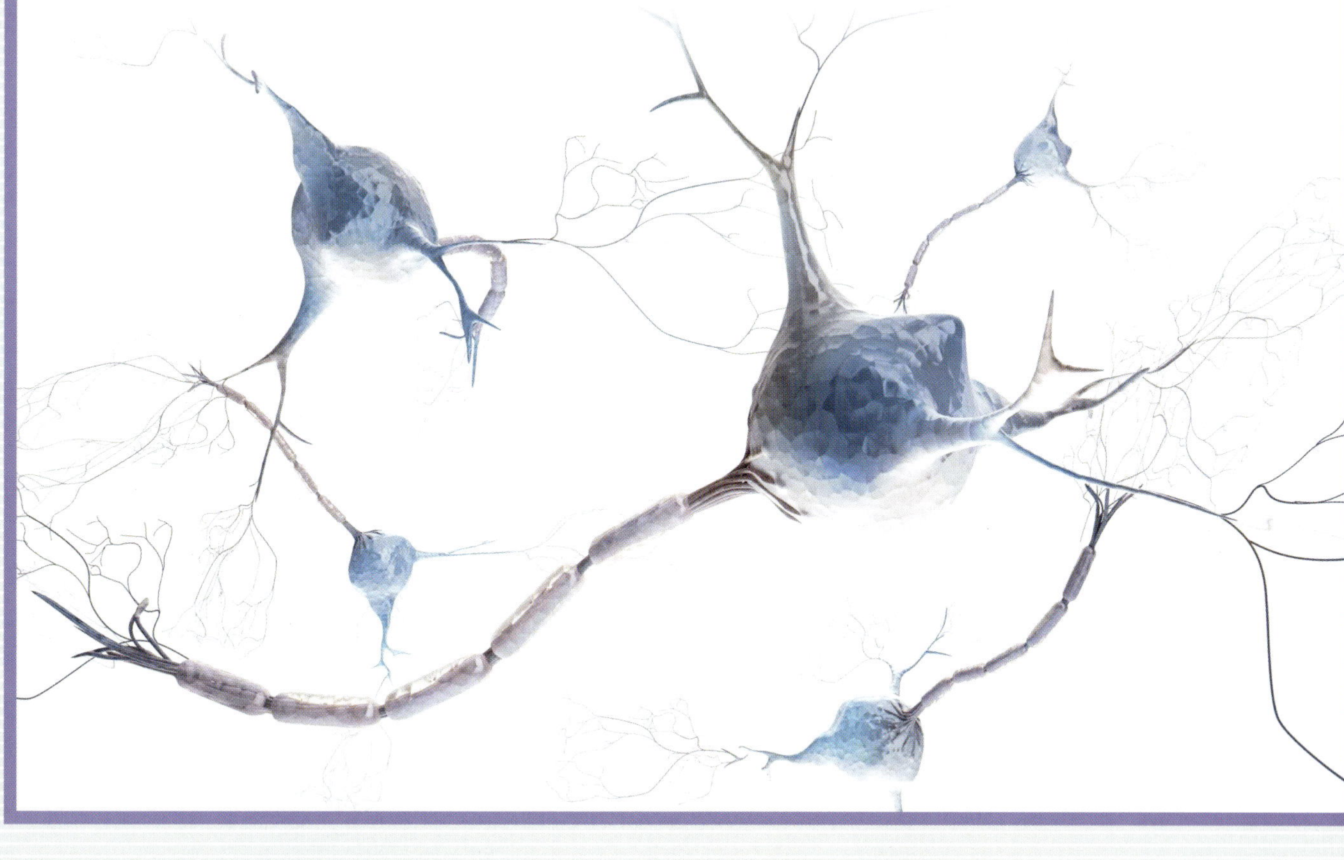

09 CHAPTER

비뇨기계통 Urinary System

비뇨기계는 1쌍의 콩팥(신장, kidney)과 1쌍의 요관(ureter), 1개의 방광(urinary bladder)과 1개의 요도(urethra)로 구성되어 있다. 비뇨기계는 우리 몸에서 아미노산의 대사산물인 요소(urea)와 체내의 여러 전해질 등을 배출하며 체내의 수용성 노폐물을 혈액으로부터 제거하는 역할을 한다. 뿐만 아니라 체액의 양과 전해질 균형을 조절하는 기능도 수행한다 (그림 9-1).

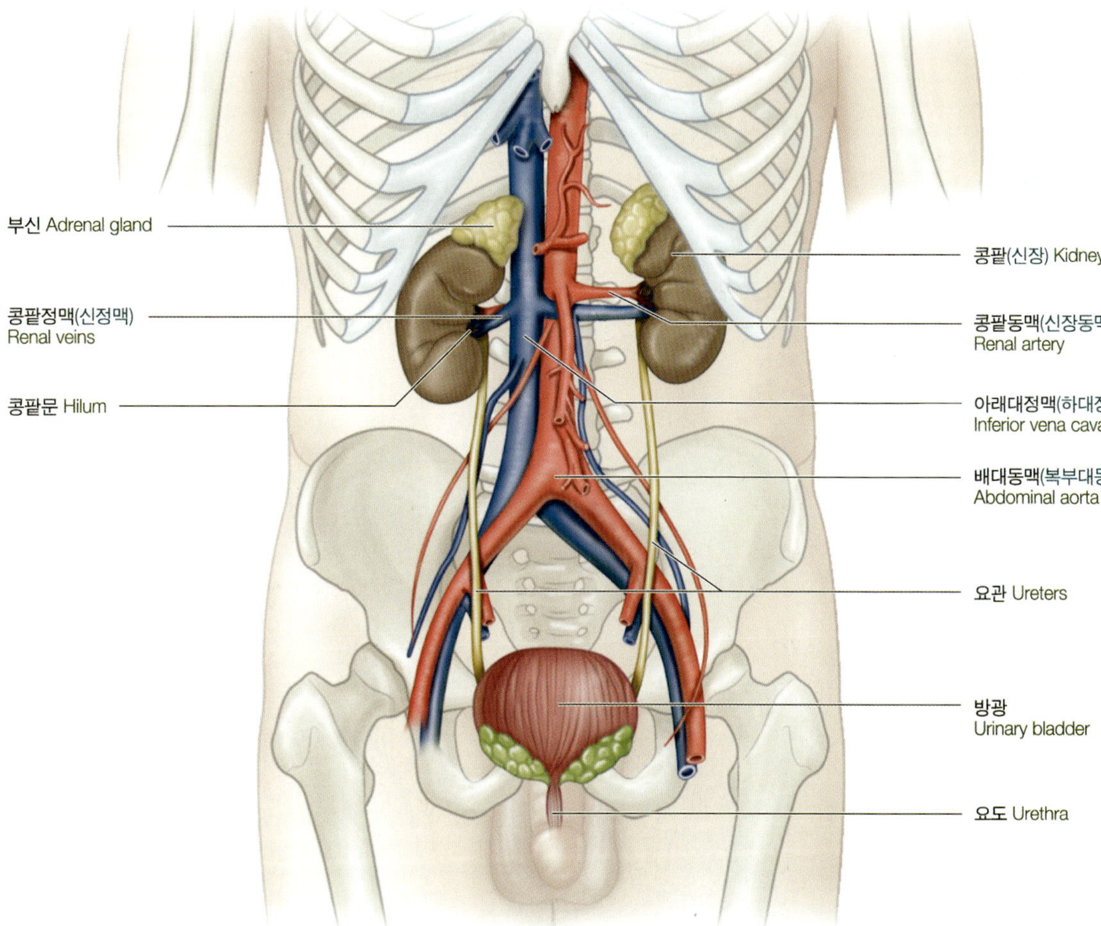

그림 9-1 비뇨기계의 구성

1 비뇨기기관(Urinary organ)

1) 콩팥(신장, Kidney)

(1) 맨눈해부

① 외부구조

콩팥(신장, kidney)은 복막 뒤에 좌우 1쌍으로 위치한 강낭콩 모양의 장기이다. 길이 약 10cm, 너비 5cm에 무게는 약 150g으로 열두 번째 등뼈(제12흉추, 12th thoracic vertebra)에서 세 번째 허리뼈(제3요추, 3rd lumbar vertebra) 사이에 양쪽으로 위치한다. 오른쪽 콩팥이 왼쪽 콩팥보다 약간 아래쪽에 위치하는데 이는 오른쪽 콩팥 위에 간이 위치하기 때문이다. 콩팥 바로 위에는 부신이 있으며 콩팥과 부신은 각각 치밀결합조직(dense connective tissue)인 피막으로 각각 싸여있다.

콩팥과 부신 주변에 위치하는 콩팥주위지방(perirenal fat)은 충격을 흡수하며 콩팥을 보호한다. 성긴결합조직(loose connective tissue)인 콩팥근막(renal fascia)이 콩팥주위지방까지 포함해서 콩팥을 둘러싸고 있다. 콩팥의 가쪽은 볼록하고 안쪽은 오목하다. 안쪽의 오목한 부위는 쐐기형의 함몰부위로 콩팥혈관, 신경, 림프관과 콩팥깔때기(신우, renal pelvis)가 출입하는데

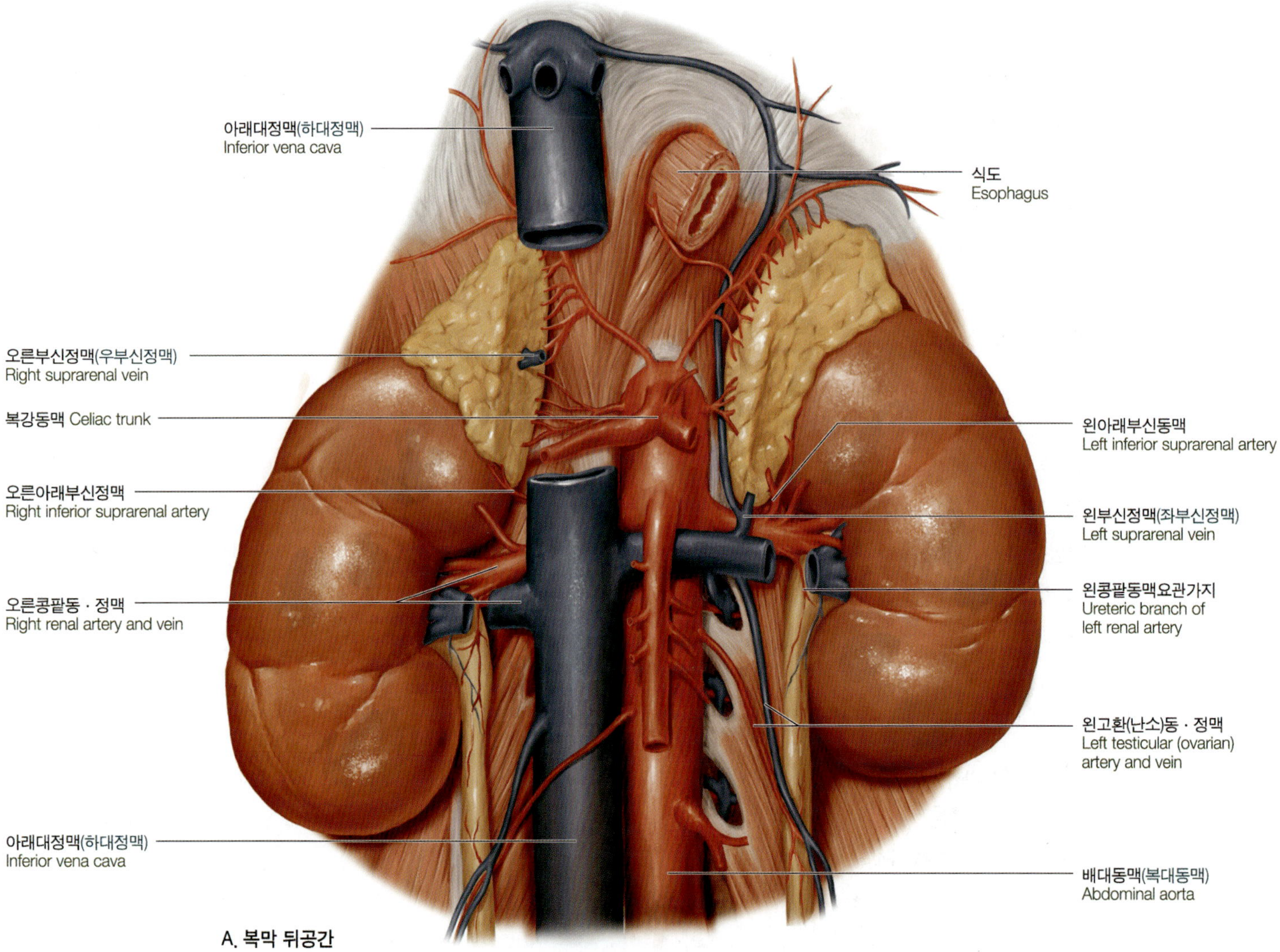

그림 9-2 콩팥의 해부학적 위치 (계속)

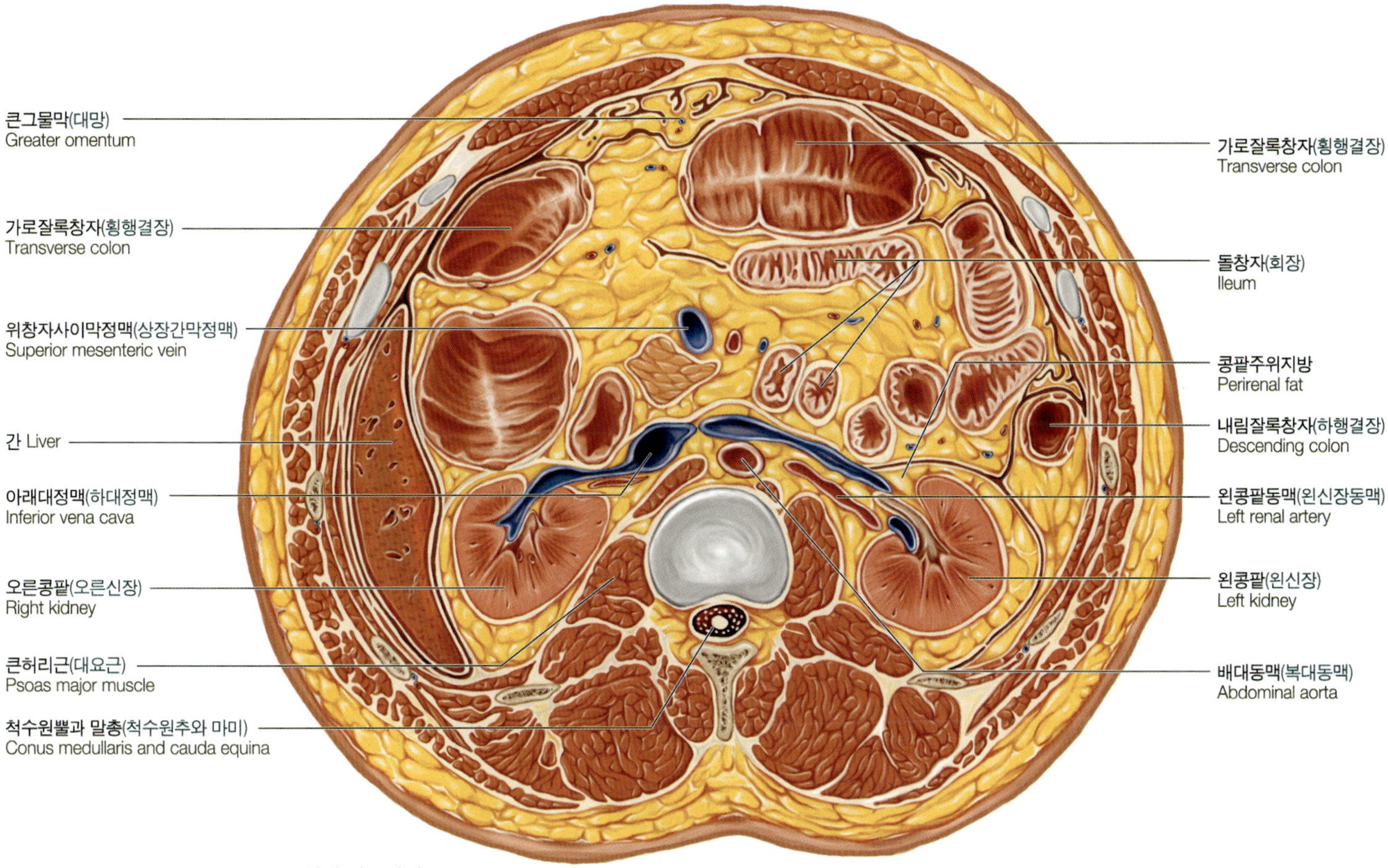

B. 신체 가로단면

그림 9-2 콩팥의 해부학적 위치

이 부분을 콩팥문(hilum)이라고 하며 안쪽의 콩팥굴(renal sinus)로 이어진다 (그림 9-2).

② 내부구조

콩팥은 콩팥굴(renal sinus), 속질(수질, medulla), 겉질(피질, cortex)로 나뉜다. 콩팥굴은 콩팥문이 콩팥 안으로 이어지는 빈 공간으로서 콩팥문에서부터 들어온 콩팥깔때기와 콩팥 혈관, 림프, 신경이 위치하는 곳이다. 콩팥굴에 있는 구조물 사이사이에는 지방결합조직이 존재한다. 속질피라밋(medullary pyramid)의 꼭지점(apex) 부분은 콩팥굴 속으로 뻗어있으며 꼭지점에서 나온 여러 개의 콩팥유두(renal papilla)가 작은콩팥잔(minor calyx)으로 생성된 소변을 내보낸다. 작은 콩팥잔이 여러 개 모여서 큰콩팥잔(major calyx)을 이루며 큰 콩팥잔이 여러 개 모여서 콩팥깔때기를 이룬다.

속질에는 8~18개의 속질피라밋이 위치해있고 속질피라밋 사이에는 콩팥기둥(renal column)이 위치해있다. 속질피라밋의 바닥(base) 부분을 이으면 속질과 겉질의 경계가 되며 그 경계의 안쪽 흑갈색 부분을 수질이라고 한다. 콩팥기둥은 겉질조직(cortical tissue)과 조직학적으로 비슷한 구조이나 위치적으로 속질의 일부분으로 분류된다. 속질피라밋은 콩팥유두 끝으로 개구하는 종관이 여러 개 위치해서 줄무늬를 이룬다. 각 피라밋 하나와 그 바깥쪽으로 하나의 피라밋과 연결되어 있는 겉질을 합쳐서 콩팥엽(lobe)이라고 한다.

겉질은 콩팥실질의 가장 바깥부분으로 속질과 피막사이의 적갈색 부분을 말한다. 겉질에는 콩팥혈류의 90~95%가 위치하고 있으며 작고 둥근 소체인 콩팥소체가 많이 있어서 미세한 과립 모양을 이룬다 (그림 9-3).

CHAPTER 9

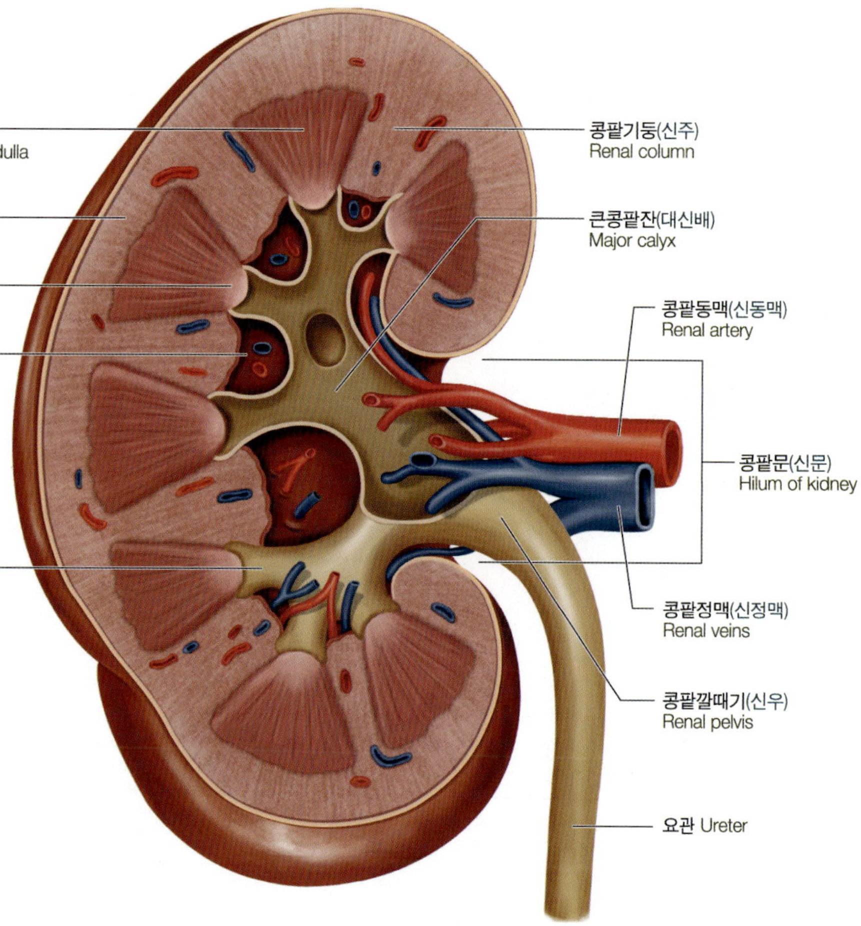

그림 9-3 콩팥의 내부구조

(2) 조직해부

콩팥은 조직학적으로 소변을 생성하는 부위인 실질(parenchyma)과 결합조직으로 구성된 간질(stroma)로 분류할 수 있다. 간질은 콩팥의 표면에서 피막을 이루며 실질을 둘러싸고 있다. 콩팥의 실질은 소변을 생성하는 콩팥단위(nephron)와 분비관 역할을 하는 집합세관(collecting tubule)으로 나눌 수 있다. 두 부위는 발생학적으로 다른 부위에서 유래한다.

콩팥단위는 길고 구불구불한 상피관으로 소변형성의 기능적 단위이며 콩팥 하나에 약 100만개가 존재한다. 콩팥단위는 겉질 근처에 위치하는 겉질콩팥단위(cortical nephron)와 겉질과 속질 경계에 위치하는 속질근접콩팥단위(juxtamedullary nephron)가 있다. 속질근접콩팥단위는 전체 콩팥단위의 약 1/8 정도로 겉질콩팥단위보다 그 수가 적다. 콩팥단위는 콩팥소체(renal corpuscle), 토리쪽곱슬세관(proximal convoluted tubule), 헨레고리(loop of Henle), 먼쪽곱슬세관(distal convoluted tubule)의 네 부분으로 구성된다 (그림 9-4).

① 콩팥소체(Renal corpuscle)

콩팥소체는 토리(사구체, glomerulus)와 토리주머니(보먼주머니, Bowman's capsule)로 이루어져 있다. 토리는 들세동맥(수입세동맥, afferent arteriole)과 날세동맥(수출세동맥, efferent arteriole) 사이의 모세혈관이 공 모양으로 뭉쳐있는 것이다.

토리주머니는 토리를 받치는 컵 모양의 구조물로 단층편평상피로 이루어져 있다. 토리주머니의 바깥층은 토리쪽곱슬세관(근위곡요세관, proximal convoluted tubule)의 상피와 연결되고, 안쪽층은 토리의 상피와 연접되어 있다. 바깥층과 안쪽층의 사이 공간을 요공간(urinary space)이라고 한다. 콩팥소체에는 동맥이 들어오고 나가는 곳인 혈관극(맥관극, vascular pole)과 토리주머

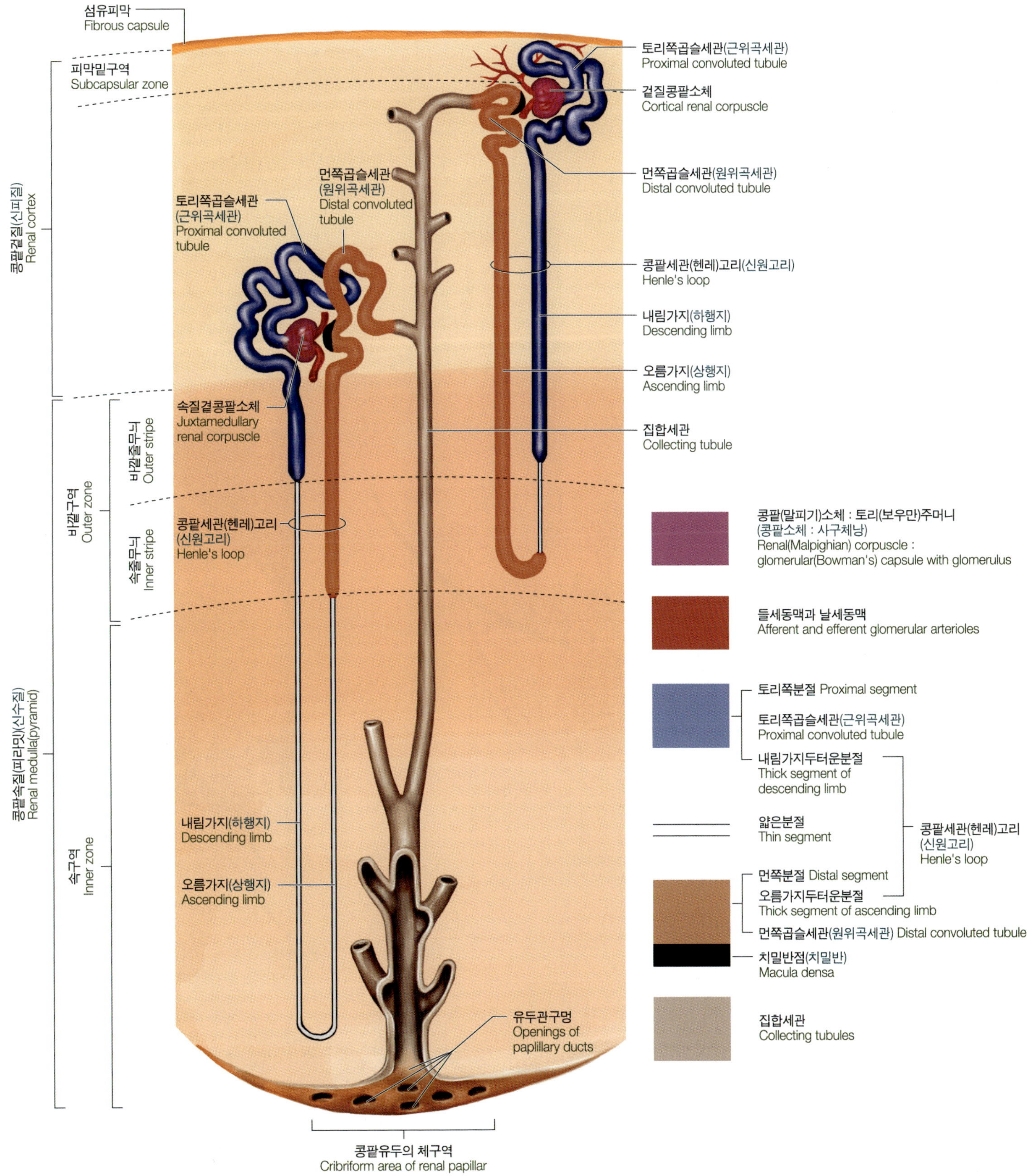

그림 9-4 콩팥의 미세구조

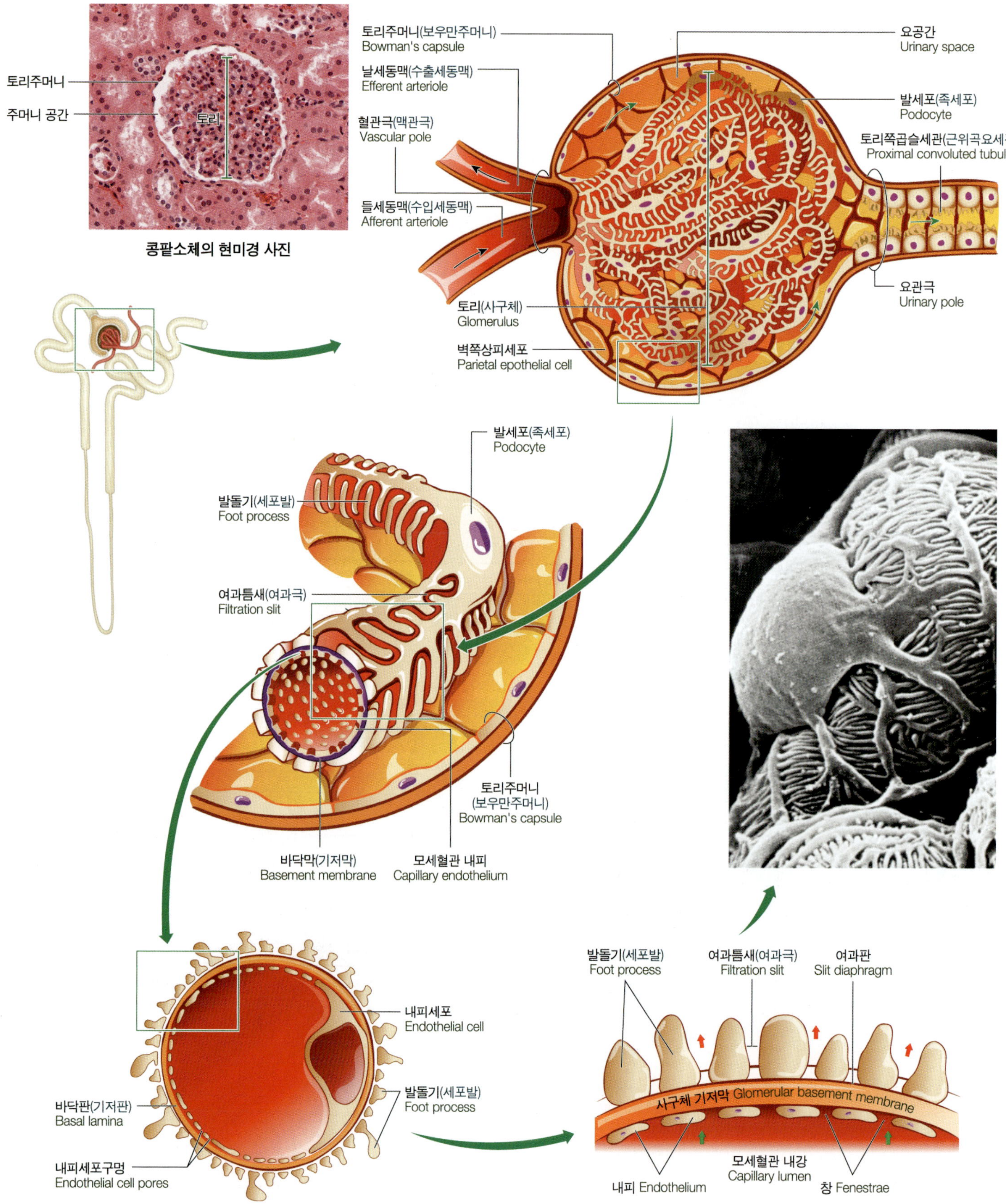

그림 9-5 콩팥 소체의 구조

니, 토리쪽곱슬세관이 연결된 요관극(urinary pole)이 존재한다.

혈장은 혈관의 안쪽에서 여과막을 통과하여 바깥쪽으로 여과된다. 여과막은 차례대로 토리 내피세포(endothelium), 토리바닥막(glomerular basement membrane), 발세포(podocyte)로 구성된다. 발세포는 토리주머니의 안쪽 벽이 특수하게 분화된 것으로, 토리바닥막쪽으로 발돌기(foot process)를 내어 여과막의 일부를 형성한다. 발돌기는 촘촘하게 배열되어 있어 혈구나 큰 혈장단백질의 통과를 막는데, 그 틈새를 여과틈새(filtration slit)라고 한다. 혈액에서 알부민과 적혈구와 같은 큰 물질은 여과되지 못하며 나머지 혈장성분은 요공간(urinary space)으로 여과된다. 여과막이 손상되었을 경우 소변으로 알부민이나 적혈구가 나올 수 있다 (그림 9-5).

② 토리쪽곱슬세관(근위곡세뇨관, Proximal convoluted tubule)

콩팥소체와 바로 연결되어 있는 토리쪽곱슬세관(근위곡세뇨관)은 겉질에서는 구불구불하게 꼬여 있다가 속질에서는 곧게 내려간다. 토리쪽곱슬세관은 토리여과율의 70%를 재흡수하고 약물이나 독성물질 등을 분비하기 때문에, 노폐물의 배설과 전해질 균형에서 가장 중요한 역할을 한다. 토리쪽곱슬세관의 상피세포에서는 확산과 능동적 수송이 활발하게 일어나며, 내강쪽 세포막(apical membrane)이 미세융모(microvilli)로 구성되어 그 표면적이 넓다. 이 미세융모는 광학현미경에서 지저분한 솔가장자리(brush border)로 관찰된다.

③ 헨레고리(Loop of Henle)

토리쪽곱슬세관과 먼쪽곱슬세관을 잇는 관으로 겉질에서 속질로 내려가면서 U자를 이룬다. 크게 내림가지(하행부위)와 얇은분절(thin segment), 오름가지(상행부위)로 나뉘며 단층편평상피로 이루어진 얇은분절을 제외하고는 단층입방상피로 구성되어 있다. 내림가지와 얇은분절에서는 수분의 투과가 가능해 소변이 농축이 되지만 오름가지에서는 수분의 투과가 어렵고 전해질의 재흡수만 일어나 소변이 희석된다 (그림 9-6).

④ 먼쪽곱슬세관(원위곡세뇨관, Distal convoluted tubule)

콩팥단위의 마지막 부분으로 콩팥소체 부위에서 구불구불하게 꼬여있다가 집합세관으로 이어진다. 일부 전해질과 수분에 대한 수송체와 통로가 있어 전해질 및 수분균형의 정밀한 조절을 담당하는 곳이다.

⑤ 토리곁장치(Juxtaglomerular apparatus)

먼쪽곱슬세관이 콩팥소체 가까이에서 혈관극과 맞닿는 부분에서 세포들이 특수하게 변형된 구조물을 토리곁장치(juxtaglomerular apparatus)라고 한다. 토리곁장치 중에서 토리곁세포(juxtaglomerular cell)는 들세동맥(수입세동맥)의 평활근 세포가 특수하게 변형된 구조물로, 들세동맥(수입세동맥)의 콩팥혈류가 감소하거나 나트륨(Na^+)의 재흡수가 감소하여 먼쪽곱슬세관 내강액의 나트륨(Na^+) 농도가 높아진 경우 레닌(renin)이라는 호르몬을 분비한다.

레닌(renin)은 레닌－안지오텐신－알도스테론계(Renin-angiotensin-aldosterone system, RAAS system)를 통해서 알도스테론(aldosterone)의 분비를 촉진한다. 알도스테론(aldosterone)은 부신겉질에서 분비하는 호르몬으로 먼쪽곱슬세관에서 나트륨(Na^+)의 재흡수를 증가시킨다. 나트륨(Na^+)의 재흡수 증가로 인해 전체적으로 수분의 재흡수가 증가하며 결과적으로 혈압과 혈류량이 증가하게 된다.

토리곁장치 중에서 치밀반점(macula densa)은 먼쪽곱슬세관의 상피세포가 특수하게 변형된 구조물이다. 치밀반점은 세관액의 나트륨(Na^+)의 농도 변화를 감지하여 토리곁세포에 정보를 전달한다 (그림 9-7).

⑥ 집합세관(Collecting tubule)

집합세관은 몸의 체액 상태에 따라 소변의 희석과 농축을 조절하여 소변의 농도를 결정하는 곳이다. 집합세관은 콩팥단위와 바로 연결되는 겉질 쪽의 연결세관(connecting tubule)과 연결세관과 바로 연결되는 곧은세관(straight tubule)으로 구분된다.

곧은세관은 속질에서 집합세관을 형성하며 집합세관이 모여서 유두관(papillary duct)을 형성한다. 10～25개 정도의 유두관이 속질피라밋의 꼭지점으로 열려서 작은콩팥잔으로 소변을 내보낸다. 집합세관에는 물 통과채널인 아쿠아포린(aquaporin)이 분포한다. 항이뇨호르몬(antidiuretic hormone, ADH)의 분비에 따라 집합세관에 아쿠아포린 발현정도가 조절되어 수분의 재흡수 정도가 결정된다. 항이뇨호르몬은 집합세관 뿐 아니라 먼쪽

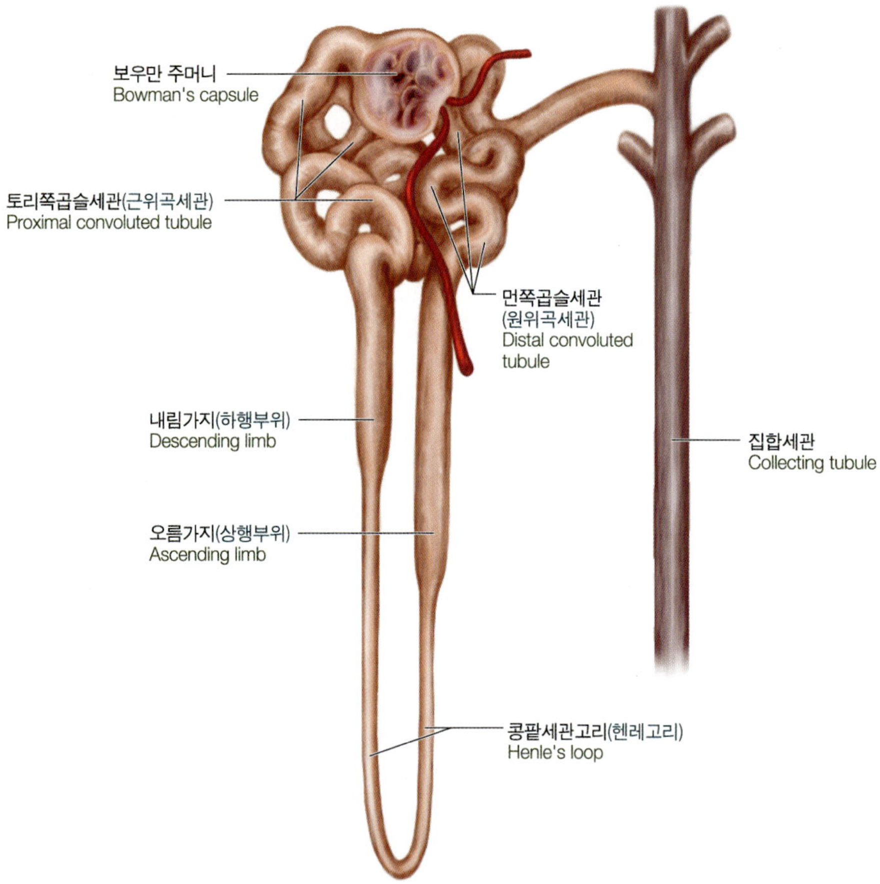

그림 9-6 콩팥단위와 집합관의 연결

곱슬세관의 아쿠아포린 발현에도 관련이 있다.

(3) 혈액공급 및 신경지배 (그림 9-8)

콩팥은 대사산물을 제거하는 기능을 담당하고 있으며, 심박출량의 25%에 달하는 1.25L/min의 혈액이 통과하는 장기이다. 배대동맥(복부대동맥, abdominal aorta)에서 나온 왼·오른콩팥동맥(좌·우신동맥, left and right renal artery)은 콩팥문(hilum)을 통해서 콩팥으로 들어가며 2~3개로 나뉘어 콩팥굴을 통과한다. 동맥은 나뉘어서 엽사이동맥(interlobar artery)이 되어 콩팥기둥으로 올라가며 겉질과 속질의 경계인 속질피라밋의 바닥(base)을 따라 굽어서 활꼴동맥(arcuate artery)이 된다. 활꼴동맥에서 다시 몇 개의 소엽사이동맥(interlobular artery)이 수직으로 피막쪽으로 뻗어나가며 몇 개의 곁가지가 나와서 들세동맥(수입세동맥)을 이룬다.

들세동맥은 이후 차례로 토리모세혈관과 날세동맥(수출세동맥)이 되고 세관 근처에서는 재흡수와 분비를 위해서 다시 한 번 세관주위모세혈관(peritubular capillary)이 된다. 이 모세혈관 중 헨레고리를 따라서 곧게 내려가는 혈관을 특별히 곧은혈관(직혈관, vasa recta)이라고 부른다. 모세혈관을 거치고 정맥이 된 혈관은 콩팥 안에서 분포했던 경로를 역주행해서 콩팥정맥으로 모이며 콩팥정맥은 아래대정맥(하대정맥, inferior vena cava)으로 들어간다.

콩팥은 배안신경얼기(복강신경총, celiac plexus)에서 나온 콩팥신경섬유라는 자율신경계 중 교감신경의 지배를 받는다. 콩팥신경섬유는 콩팥혈관과 같이 콩팥문을 통해 콩팥으로 들어가서 혈관벽에 분포한다.

(4) 기능

콩팥의 주요 기능은 혈장을 제거하고 소변을 배출하는 것이다. 이러한 기능들은 우리 몸의 항상성 균형을 유지하기 때문에

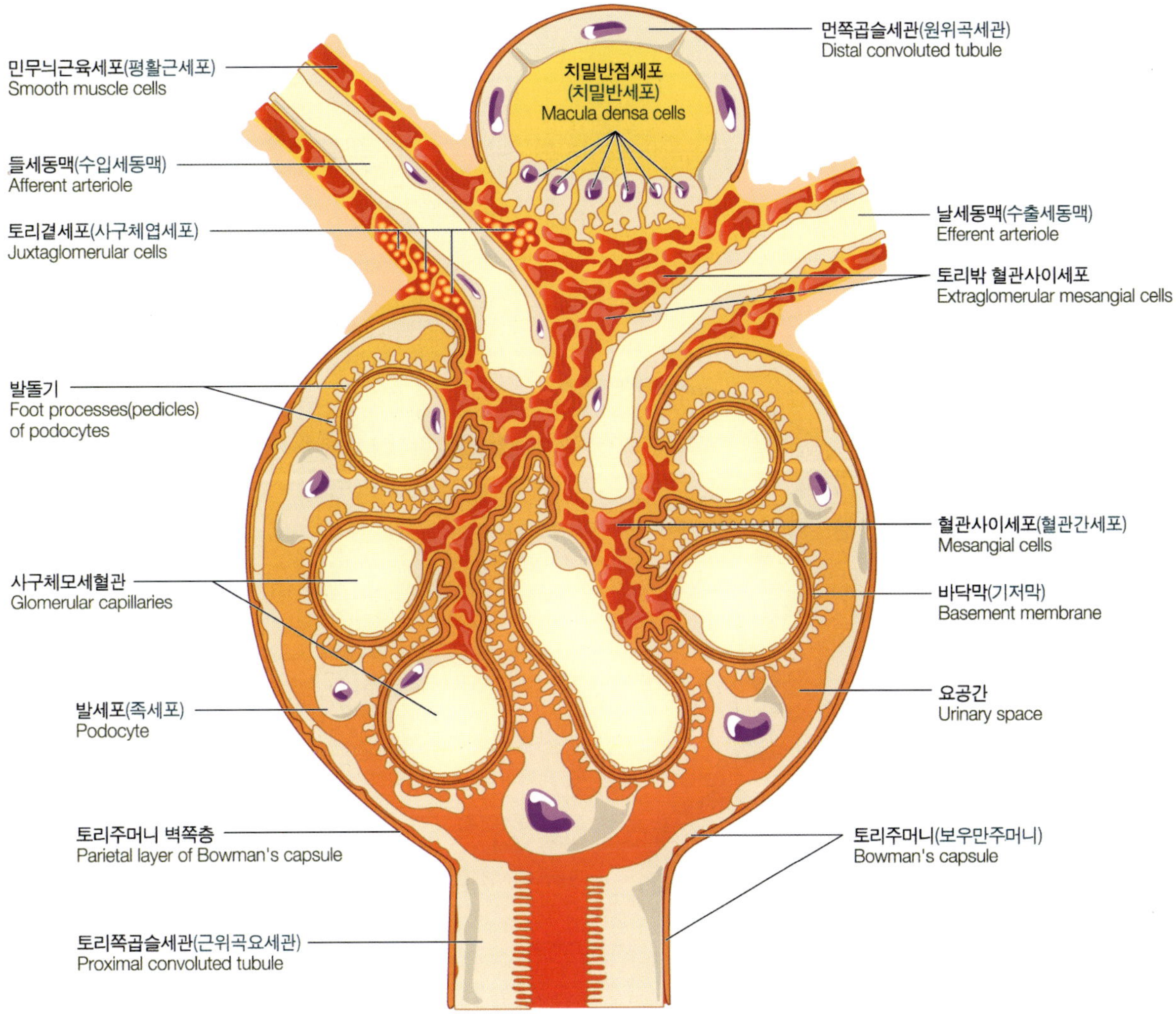

그림 9-7 콩팥소체내 토리곁장치의 모습

필수적이다. 예를 들어, 콩팥은 우리 몸의 수분-전해질 유지와 산염기 균형을 위해 중요한 기관으로 작용한다. 단백질 대사 산물인 질소 노폐물(nitrogen), 특히 요소는 혈중에서 나가서 콩팥으로 들어간다.

만약 콩팥 기능이 손상되면 아래와 같은 몇몇 혈중 구성요소들은 정상범위를 유지하지 못한다.

- 나트륨
- 칼륨
- 염소
- 질소 노폐물(특히 요소)

즉, 콩팥부전증은 항상성 실패를 의미한다. 만약 콩팥이 회복되지 않는다면, 죽음을 피할 수 없다.

그 외에, 콩팥은 또한 다른 중요한 기능을 수행한다. 콩팥은 항이뇨호르몬(antidiuretic hormone, ADH)과 알도스테론의 분비율에 영향을 준다. 그리고 erythropoietin(EPO), 비타민 D, 그리고 프로스타글란딘(prostaglandin, PG)의 활동형의 합성에 영향을 준다.

콩팥의 기능적 단위는 콩팥단위이다. 두 가지 큰 부분인 콩팥소체와 콩팥세관은 이러한 세가지 과정에 의해 소변을 생성한다.

- 여과(Filtration) : 토리주머니의 주머니 공간 안으로 토리소체막을 가로질러 토리 안으로 혈액 속에 있던 수분과 분해된 물질이 이동
- 재흡수(Tubular reabsortion) : 말초혈액 안으로 세관으로부터 이동

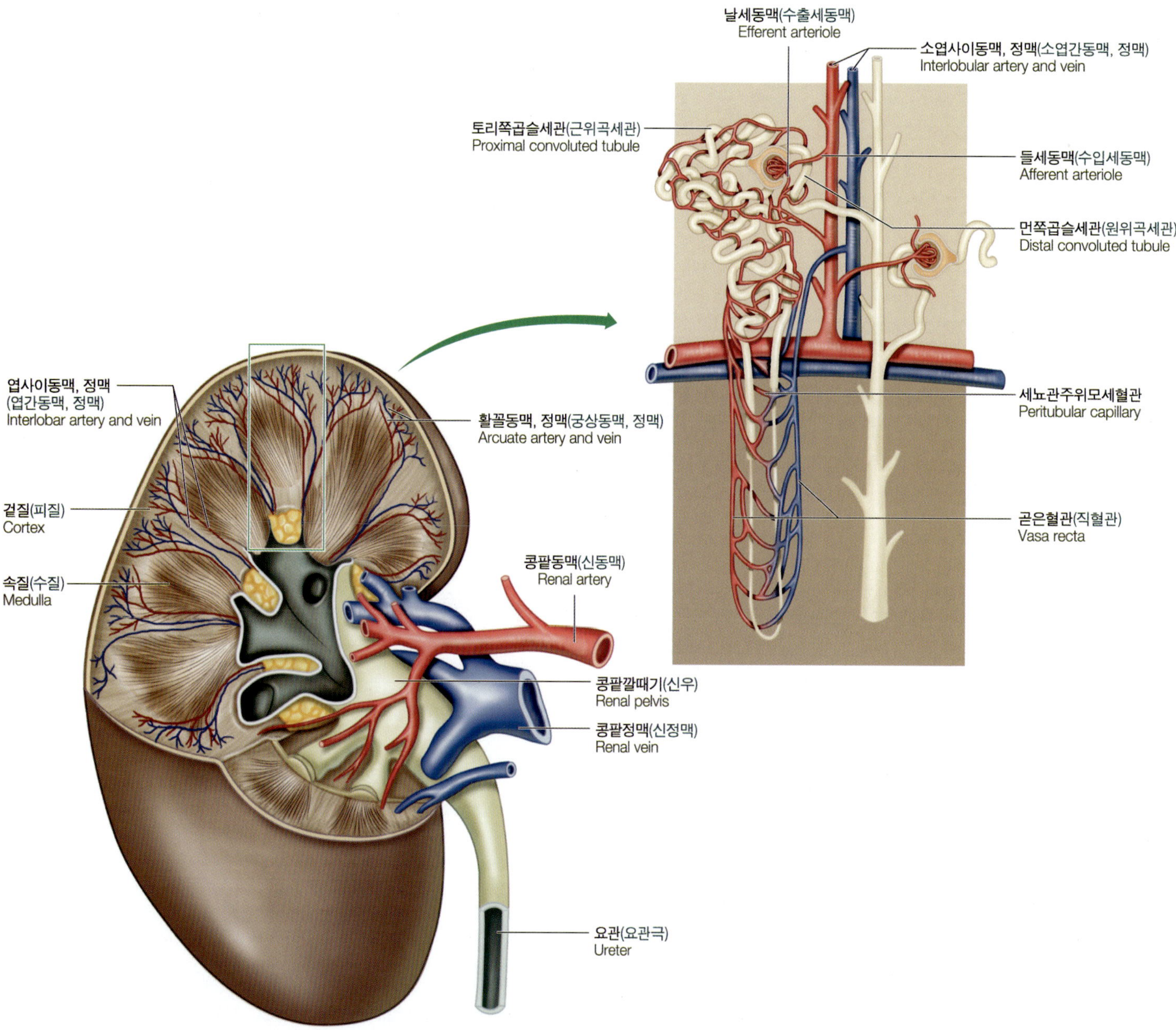

그림 9-8 콩팥의 혈액공급

- 분비(Tubular secretion) : 배출을 위해 말초혈액 밖 세관으로 이동

이러한 기전들은 혈장을 조절하고, 소변을 만들어내는 과정이다. 첫번째, 정수압은 콩팥단위(nephron)로 많은 혈장들이 여과하는 것을 점차 증가시킨다. 여과되는 물질들은 우리 몸에서 꼭 보존해야 하는 물질들이다. 콩팥단위의 벽들은 혈액 안으로 이러한 물질들이 다시 들어가도록 재흡수를 시작한다. 여과된 소변이 콩팥단위에서 나가기 시작할 때, 콩팥은 배설될 소변으로 분비시킨다.

① 여과

혈액 제거에 제일 처음 단계인 여과는 250만개의 콩팥 소체에서 발생되는 신체 과정이다. 토리 모세혈관을 통한 혈액 흐름으로, 수분과 작은 물질들이 혈액의 밖, 토리주머니 안으로

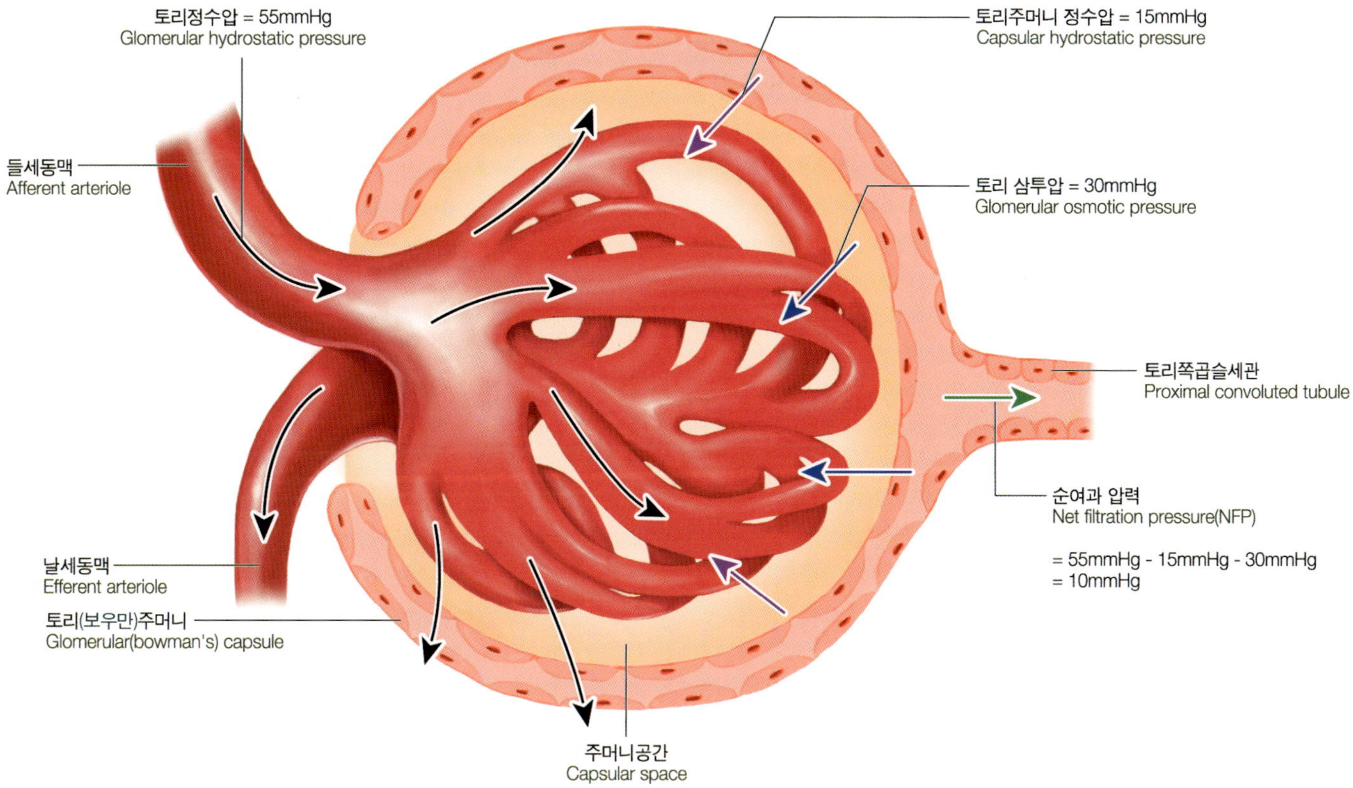

그림 9-9 콩팥의 혈액공급

걸러진다. 밖으로 걸러지지 않는 혈액성분들은 오직 혈액 세포들과 대부분의 혈장 단백질뿐이다. 결과적으로 180리터가 토리여과량으로 만들어진다. 이 여과는 토리주머니막을 통해 이루어진다.

② 여과기전

토리부터 토리주머니 안으로 여과는 압력 경도가 존재하기 때문에 다른 모세혈관에서 간질액으로 발생되는 여과와 같은 기전으로 발생한다. 토리 안 혈액 사이에 압력 경도와 토리주머니 안으로 여과를 형성하는 주요한 요인은 토리 혈액의 정수압이다. 토리주머니 안에서 토리 혈장 밖으로 여과시킨다.

토리 정수압의 강도는 혈압과 토리 모세혈관을 통한 혈류의 저항에 의해서 영향 받게 된다. 그러나, 서로 반대 방향에서 가해지는 압력은 토리 혈장의 삼투압과 토리주머니 여과의 정수압이다. 순여과압(effective filtration pressure, EFP)은 토리 정수압에서 토리 삼투압과 주머니 정수압을 합한 것을 뺀 값과 같다. 예를 들어, 아래와 같이 압력을 가정해보면

- 토리 정수압＝55mmHg
- 토리 삼투압＝30mmHg
- 토리주머니 정수압＝15mmHg
- 토리주머니 삼투압＝극소량(± 0mmHg)

순여과압은＝(55＋0)－(30＋15)로 10mmHg와 같다(그림 9-9). 어떤 연구자들에 따르면 1mmHg의 순여과압은 분당 12.5mL의 토리여과율(양쪽 콩팥을 포함하여)을 생산한다고 한다. 10mmHg의 순여과율을 가지면, 토리여과율(glomerular filtration rate, GFR)은 분당 125mL이 될 것이고, 24시간 동안 180리터를 여과할 것이다(건강한 성인에서 하루에 토리여과율은 150～250리터이다). 매일 배출되는 소변은 단지 1.5리터이기 때문에, 여과된 소변의 99%보다 더 많은 양은 콩팥단위(nephron)의 세관부분에서 재흡수되어진다.

다른 조직 모세혈관보다 토리 밖으로의 여과가 좀 더 빠르게 이루어진다. 이것의 이유는 토리의 내피와 조직의 모세혈관 사이에 구조적인 차이가 있기 때문이다. 토리의 모세혈관벽은 편평한 내피세포 한 층으로 이루어져 있고, 내피세포엔 커다란 구

표 9-1 여과액, 재흡수 그리고 소변 중 성분

물 질	여과량*	재흡수량	소변 중 배설량
수 분	180L	178~179L	1~2L
단백질	2.0g	1.9g	0.1g
Na^+	579g	575g	4g
Cl^-	640g	633.8g	6.3g
HCO_3^-	275g	274.97g	0.03g
포도당	162g	162g	0g
요 소	54g	24g	30g
K^+	29.6g	29.6g	2.0g**
요 산	8.5g	7.7g	0.8g
creatinine	1.6g	0g	1.6g

* GFR은 대략 180L/day이다.

** 여과되고 재흡수 된 후 집합관의 으뜸세포(chief cell)에서 분비될 수 있으며 그 양은 변동이 있다.

멍(fenestration)이 존재하여 물질을 투과하기가 매우 쉽다. 그 구멍의 크기가 직경 70~100nm 정도로 매우 커서 혈액 중 혈구세포를 제외한 대부분의 물질을 이동시킬 수 있는데, 다른 곳의 모세혈관보다 100배 정도 더 많은 물과 용질을 투과시킬 수 있다.

③ 토리여과율

토리여과율은 1분 동안 콩팥에 의해 생산되는 여과액으로 여자는 115mL/분이고 남자는 125mL/분이다. 이것은 하루에 약 180L에 해당하는 양으로 혈액의 전체 부피가 5.5L이므로 40분마다 전체혈액이 여과된다는 것이며 모든 혈장이 매일 약 60회씩 토리를 통과한다는 것을 의미한다. 또 토리의 혈장유량이 625mL/분이므로 토리를 흐르는 혈장의 약 20%가 여과되는 셈이다.

토리여과율은 직접 측정할 수 없어서 이눌린(inulin)의 토리 청소율(glomerular clearance)을 이용하여 간접적으로 측정한다. 토리여과율 측정에 쓰이는 물질은 이눌린 외에도 만니톨(mannitol), 내인성크레아틴(endogenous creatine), 크레아티닌(creatinine) 등이 있다. 이눌린은 토리에서 자유롭게 여과되어 나오지만 콩팥세관에서 재흡수되거나 분비되지 않는다. 따라서 여과된 이눌린은 고스란히 소변으로 배출되어 소변 속의 이눌린 양을 측정하면 혈장 이눌린 농도로부터 토리가 여과해 낸 혈장량을 정확히 계산할 수 있다. 따라서 토리여과율은 이눌린의 콩팥청소율(clearance)과 같은데, 콩팥청소율은 콩팥의 물질 제거 능력, 즉 혈장으로 들어온 물질인 혈장을 완전히 빠져나가서 깨끗해지는 비율이다. 토리여과율이 125mL/분이고, 하루에 토리에서 여과해내는 양이 180L인데 배출되는 소변량은 1.5L이다. 이것은 토리에서 여과되는 혈장량의 99% 이상이 콩팥세관과 집합관에서 혈액으로 재흡수되는 것을 의미한다. 따라서 소변의 구성성분과 토리여과액의 성분은 전혀 다르다(표 9-1).

④ 재흡수

소변형성에 두번째 단계인 재흡수는 콩팥세관의 모든 부분으로부터 수동적 그리고 능동적 운반 기전의 수단에 의해 이루어진다. 많은 영양소들과 수분과 전해질들은 토리쪽곱슬세관으로부터 재흡수된다.

⑤ 토리쪽곱슬세관에서 재흡수

분비된 180리터 대부분은 토리주머니에서 콩팥세관으로 들어간다. 2/3보다 더 많은 양이 토리쪽곱슬세관의 끝부분에 도달하기 전에 재흡수된다.

재흡수 과정은 나트륨 이온(Na^+)이 세관 내강 밖 세관주위 혈액으로 능동적으로 운반되는 것으로 시작한다. 세관 벽에 있는 각각의 상피세포의 내강 표면에 있는 미세융모는 세관 전체 내면의 흡수성 표면 공간에서 증가한다. 염소이온이 간질액에 축적됨으로서, 세관액에 비해 일시적으로 증가하게 된다. 이러한 전기적 경사는 간질액 안으로, 결과적으로 세관주위 혈액 안으로 여과를 통한 음이온의 확산을 유도한다. 다시 말하면, 음이온과 양이온 사이에 끌어당기기는 힘은 세관 밖으로 다른 음이온과 염소이온(Cl^-), 인산(PO_4^{3-})의 수동적 운반을 유도하는데 사용된다. 세관주위 혈액에 이온들의 집중이 증가함으로서, 혈액은 일시적으로 세관액에 비해 고장액이 된다. 삼투압의 과정을 통해, 수분은 세관액에서 세관주위 혈액으로 빨리 퍼지게 된다. 이 과정을 통해 세관액과 세관주위 혈액 모두가 등장액이 된다. 즉, 토리쪽곱슬세관 밖의 이온 운반은 세관 밖 수분의 삼투압을 유도한다. 이것이 강제적 수분 재흡수이다. 강제적이라는 것은 삼투압의 이론에 의해 이루어지는 것이기 때문이다. 신장에서 삼투압은 아쿠아포린(aquaporin)이라 불리는 수분채널의 적당한 기능과 유용성을 필요로 한다.

토리쪽곱슬세관은 나트륨 운반(sodium transport)이라 불리는 능동적 운반 기전의 특별한 형태를 이용해서 세관액으로부터 당이나 아미노산과 같은 영양분을 세관주위 혈액으로 재흡수시킨다. 이 기전은 세포막에 운반단백질에 나트륨과 당이 제일 먼저 붙는 것과 관련이 있다. 운반단백질은 세포 내부에 토리쪽곱슬세관의 솔가장자리(brush border)를 통해 두 물질을 수동적으로 운반한다(촉진확산). 세포의 다른 방향 밖으로 나트륨이 능동수송됨으로 농도차가 지속되기 때문에 나트륨은 세포안쪽으로 이동한다. 당은 실질적으로 당의 농도차로 위로 이동하지만, 나트륨에 편승함으로 에너지가 필요하지 않다. 세포안에서는 나트륨과 당들이 운반단백질로부터 분리되고, 세포의 먼쪽으로 확산된다. 그 물질들은 다른 기전에 의해 상피세포 밖으로 이동한다. 나트륨은 능동적으로 이동하고 당은 수동적으로 이동된다.

일반적으로, 모든 당들은 이러한 나트륨 동반수송 기전에 의해 혈액으로 돌아가기 위해서 토리 밖으로 여과된다. 그로 인해, 매우 적은 양의 당이 소변으로 나가게 된다. 그러나 만약, 혈중 당수치가 지나치게 높다면(보통 130~300mg/100mL), 모든 당이 재흡수 될 수는 없다. 과잉된 당은 소변으로 배출된다. 혈중으로 다시 당분자를 이동하는데 대한 최대 수용량은 이용할 수 있는 동반수송 단백질들의 숫자에 의해 결정된다. 어떠한 물질들을 이동시키는데 최대 수용량은 그 물질의 운반 최대량(transport maximum, Tm)이라 불리는 분자들의 유용성에 따라 제한된다.

요소는 단백질 이화작용의 결과물로 형성된 질소를 포함한 노폐물이다. 실질적으로 독성의 암모니아는 제일 처음 만들어지지만, 독성이 덜한 요소로 빨리 변환된다. 나트륨, 요소 그리고 수분이 혈액 안으로 재흡수 되는 반면 세관액에 있는 요소는 토리쪽곱슬세관에 남아있는다. 이러한 물질들이 한번 나가게 되면, 세관에서 요소는 큰 수치로 남아있게 된다. 세관 안에 요소량이 세관주위 혈액의 요소량보다 더 많기 때문에 요소는 수동적으로 혈중으로 확산된다. 세관 안에 존재하는 반정도의 요소는 이러한 방식으로 토리쪽곱슬세관에 남아있게 된다.

토리쪽곱슬세관에 재흡수는 아래와 같이 요약될 수 있다:

- 나트륨은 세관액 밖 혈중으로 능동적으로 이동된다.
- 나트륨과 함께 당과 아미노산은 나트륨 동반수송 기전의 수단을 통해 세관액 밖으로 수동적으로 운반된다.
- 염소 이온은 전기적 부하의 불균형 때문에 혈장으로 수동적으로 운반된다(많은 양의 염소 이온은 애초에 밖으로 이동하여서 혈장에는 양이 많으며, 세관에는 그 양이 적다).
- 혈장 안 세관액 밖으로 나트륨과 염소의 이동은 삼투압 불균형을 만들어내며(혈액은 여과에 있어 고장액이다), 수분은 삼투압 이론에 의해 의무적, 수동적으로 혈중 안으로 이동된다.
- 세관에 있는 요소의 반 정도는 세관 밖으로 수동적으로 이동한다. 반 정도 남은 요소는 헨리고리로 이동한다.
- 여과된 모든 요소들은 토리쪽곱슬세관을 나가는 시점에 크게 감소된다. 수분과 용질의 대부분은 혈액에 의해 회복되고, 단지 수액의 적은 양만이 세관의 다음 부분인 헨리고리로 가기 위해 남는다.

⑥ 헨리고리에서 재흡수

속질결콩팥단위에서 – 겉질 아래 속질과 가까운 – 헨리고리와 그것의 곧은 세동맥은 역류기전(countercurrent mechanism)이라 불리는 유일한 과정에 참여한다. 역류성 구조는 물질들이 반대

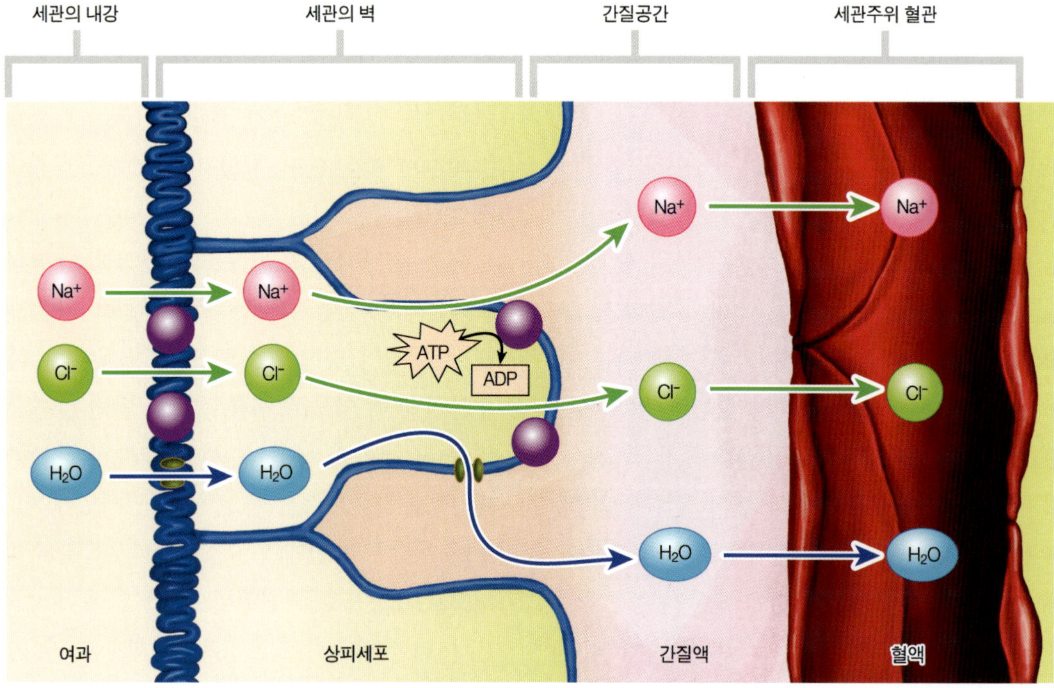

그림 9-10 헨리고리에서 재흡수 – 역류기전

방향으로 흐르는 평행한 통로로 이루어져 있다(그림 9-10). 오름가지에 있는 물질들이 내림가지에서 소변의 흐름의 반대방향으로 흐르기 때문에 헨리고리는 역류성 구조를 가지고 있다. 곧은 세동맥 또한 정맥혈이 겉질 방향으로 올라가고, 동맥혈이 속질로 내려가기 때문에 역류성 구조를 가지고 있다. 콩팥의 역류기전은 속질의 용질 농축력을 극도로 높여주기 위해 기능한다.

내림가지는 오름가지의 두꺼운 부분보다 더 얇은 벽에 의해 형성된다. 중요한 것은, 두 벽들의 투과성과 운반 능력은 매우 다르다는 것이다. 얇은 벽두께를 가진 내림가지는 수분과 요소가 농도 경사에 따라 세관의 안과 밖으로 자유롭게 확산되도록 한다. 세관 밖 간질액으로 선택된 분자들이 능동적으로 이동하는 반면, 두꺼운 벽을 가진 오름가지는 그러나 많은 분자(수분, 나트륨, 염소, 그리고 요소)들의 확산을 억제한다.

일반적으로, 나트륨과 염소이온은 단순히 평형을 얻기 위해 세관액 안으로 거슬러 단순 확산된다. 오름 가지는 그들이 간질액 안에서 "올가매는(trapped)" 것으로 이러한 이온들이 확산하는 것을 막는다. 일반적으로 수분은 삼투압 평형을 얻기 위해 세관액에서 간질액으로 이동한다. 그러나, 오름 가지의 벽은 수분에 대해 비침투적이다. 짧게 말하면, 나트륨 이온들은 오름가지의 밖으로 나가게 되나, 수분은 뒤따르는 삼투성 이동에서 배제된다. 그리고 이러한 세관액은 낮은 용질 농도로 변하고(낮은 삼투압), 그리고 간질액은 높은 용질 농도로 변한다(높은 삼투압).

오름가지에 있는 이온 펌프는 세관벽 사이에 200mOsm의 삼투압차를 유지시킬 수 있다(그림 9-11). 어느 정도의 비슷한 수평적 농도상에서 세관 밖으로 나트륨의 이동은 세관액과 간질액 사이에 200mOsm의 차이를 만든다. 나트륨은 지속적으로 세관액에 더해지고, 간질액은 매우 농축된다. 수질의 간질액에서 이러한 높은 용질 농도는 오름 가지에 의한 나트륨의 지속적인 펌프 작용에 의해 만들어지거나 유지된다. 이러한 이유로, 이 과정은 종종 역류증폭기전(countercurrent multiplier mechanism)이라 불린다.

내림가지 안에 세관액은 간질액과 함께 쉽게 평형을 이룬다. 간질액은 높은 용질 농도(오름가지에서 이온 펌프에 의해 만들어진)를 가지고 있기 때문에, 내림가지 안에 용액은 삼투압에 의해 수분을 잃게 된다. 이러한 세관액의 용질 농도는 좀 더 높아진다. 요소는 콩팥 속질에서 또한 농축이 더 되고, 세관액 조차도 용질 농도가 좀 더 증가함으로 내림가지 안 세관액으로 확산된다. 그러나, 용액은 오름가지의 두꺼운 부분으로 이동하기 시작하고, 나

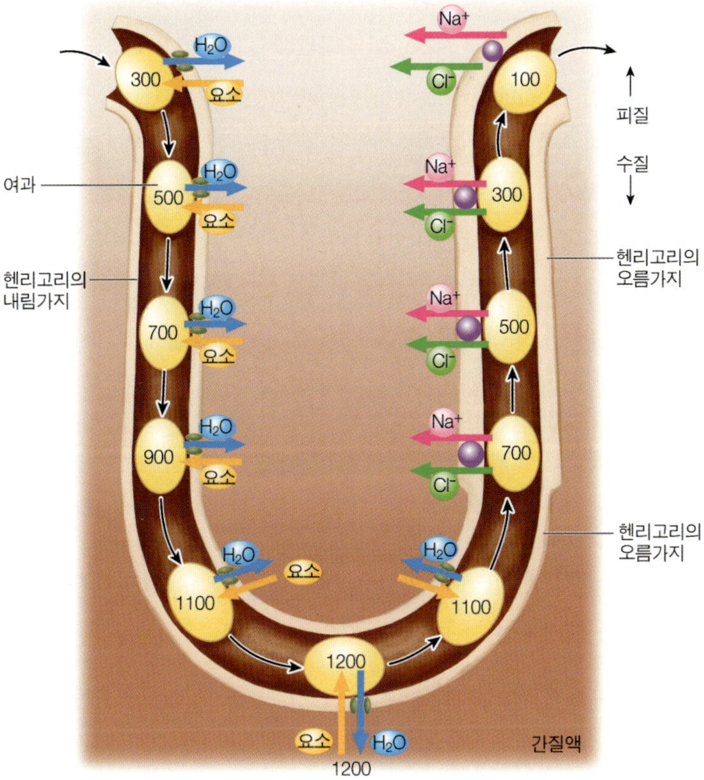

그림 9-11 헨리고리에서 역류증폭 기전

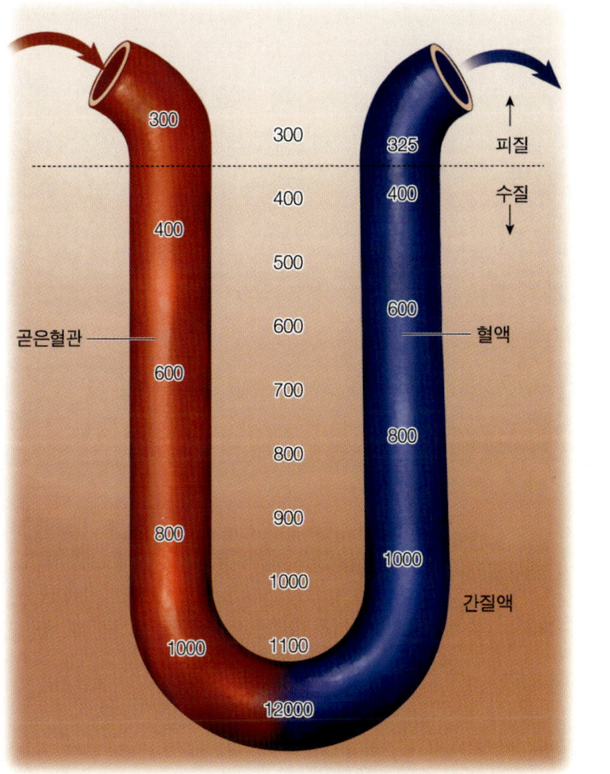

그림 9-12 곧은 세동맥 역류기전

트륨과 염소는 제거되고, 용질 농도는 점차 낮아지게 된다.

세관액이 헨리고리로 들어갈 때, 300mOsm 정도 된다(대부분의 몸의 용액에 비해 등장액). 헨리고리를 떠날 때, 그것은 100mOsm 정도 된다(대부분의 몸의 용액에 비해 저장액). 수분은 내림가지 안 용액으로부터 재흡수됨으로 세관액의 부피가 감소한다. 그리고 요소는 내림 가지에서 세관액으로 들어가기 때문에, 세관액에 요소 농도는 증가한다.

곧은 세동맥은 역류성 교환 기전이라 불리는 나름의 역류기전을 가지고 있다 (그림 9-12). 속질 안 곧은 혈관의 고리로 내려간 후, 겉질로 거꾸로 올라온다. 그것은 너무 많은 용질이 축적되는 것을 막는다. 속질에서 높은 용질 농도 때문에 완전한 결정체를 이루는 것을 예방하기 위해, 적정 수준의 용질은 제거된다.

헨리고리의 기본적인 기능은 아래와 같이 요약될 수 있다.

- 헨리고리는 그것의 내림 가지안에서 세관액으로부터(간질액으로부터 요소을 제거하며), 수분을 재흡수한다.
- 오름가지로부터 나트륨을 재흡수함으로서, 세관액은 희석된다(저장액).
- 오름가지에서 나트륨의 재흡수는 수질 간질액의 높은 용질 농도나 높은 삼투압을 유지하고 또한 만들어낸다.

⑦ 먼쪽세관과 집합관에서 재흡수

먼쪽곱슬세관은 능동 운반에 의한 나트륨의 재흡수가 이루어지기 때문에 토리쪽곱슬세관과 비슷하다. 그러나 그 양이 매우 적다. 먼쪽세관 벽을 이루고 있는 세포들은 수분을 잘 투과시키지 않는다. 이것은 나트륨은 제거될 수 있으나, 수분은 삼투압을 따르지 않는다는 것이다. 그리고 세관액의 용질 농도는 감소하여 유지된다. 세관액은 헨리 고리에 역류기전 때문에 이 시점에 몸의 용액에 비해 저장액이 된다.

집합관의 벽을 구성하는 세포들은 또한 삼투압에 의한 여과로 수분이 이동하는 것을 막는다. 집합관이 고장성 수질 부분을 통해 세관액을 모으지만, 평형은 이루어지지 않는다.

콩팥은 매우 희석된(저장성) 소변을 만들어내고, 배출한다. 이것은 우리 몸이 곧 탈수될 수 있기 때문에 위험하다. 정상적인 콩팥 바깥쪽에 위치한 조절 기전은 수분의 과도한 소실을 방지한다. 이 기전에는 뇌하수체 후엽에서 분비되는 호르몬인 항이뇨호르몬(antidiuretic hormone, ADH)이 있다.

ADH는 먼쪽세관과 집합관의 세포에 작용하며, 혈장막으로 아쿠아포린이 이동하는데 필요한 세포들을 동원시킨다. 이러한 아쿠아포린은 수분이 좀 더 잘 침투할 수 있도록 세관벽을 만든다. 수분은 그리하여 평형을 유지시키기 위해, 세관 밖 간질액으로 흐르게 된다. 좀 더 많은 ADH가 존재하게 되면, 많은 아쿠아포린들은 세관 밖으로 좀 더 많은 수분을 이동시킬 수 있다. 그리고 세관액의 용질 농도는 점차 주위 조직액과 비슷해질 수 있다.

이런 방식으로, 속질의 간질액이 좀 더 많아질 수 있기 때문에, 세관액의 삼투압은 1200mOsm보다 더 높아질 수 있다. 배출되는 소변의 희석 농도는 ADH 양에 의존한다.

수분이 ADH의 영향 아래 재흡수 될 때, 집합관에서 요소의 재흡수 또한 발생한다. 수분이 집합관을 통한 하강액에서 재흡수 됨으로시, 수액의 요소 농도는 증가한다. 요소의 농도가 주위의 간질액에서보다 집합관 하부에서 높기 때문에, 요소는 집합관 하부에서 밖으로 확산된다. 속질의 간질액에서 추가된 요소는 속질에서 높은 용질 농도를 유지하도록 도와준다. 집합관에서 떠난 요소 중 반보다 적은 양은 곧은혈관에서 제거된다. 속질의 간질액에 있는 많은 양의 요소는 헨리 고리의 내림가지로 확산된다. 그리하여 요소는 헨리 고리와 곧은 혈관의 역류기전과 함께 역류성 교환 기전의 한 종류로 참여하게 되는데, 소변을 농축하는데 필요한 높은 삼투압을 유지하고 그로 인한 탈수를 막는다.

⑧ 세관의 분비

재흡수에 추가로, 세관 세포들은 또한 몇몇의 물질들을 분비한다. 세관 분비는 혈액 밖, 세관액 안으로 물질들의 이동을 의미한다.

헨리고리의 내림가지는 확산을 통해 요소를 제거한다. 먼쪽세관과 집합관은 포타슘, 수소, 암모니아 이온을 분비한다. 그것들은 능동적으로 혈액 안으로 나트륨(Na^+) 이온을 되돌려 확산시키기 위한 교환으로 포타슘 이온(K^+)이나 수소 이온(H^+)을 혈액 밖 세관액 안으로 이동시킨다. 혈액 내 알도스테론(aldosterone) 농도가 증가할 때 포타슘 분비는 증가한다. 부신 겉질의 호르몬인 알도스테론은 먼쪽세관과 집합관 세포를 타겟으로 세관 안으로는 포타슘을 세관 밖으로는 나트륨을 이동시키는 나트륨-포타슘 펌프(sodium-potassium pump)의 활동을 증가시킨다. 혈중 수소 이온 농도가 증가할 때 수소 이온 분비가 증가한다. 암모니아 이온은 그것들이 합성되는 장소인 세관 세포 밖으로 확산되어 세관액 안으로 분비된다.

세관 세포들은 또한 다양한 기관 이온과 화합물을 또한 분비한다. 페니실린과 파라아미노마뇨산(paraaminohippurate acid, PAH)와 같은 다양한 독소들과 많은 약물들이 이러한 방식으로 혈장에서부터 제거되어질 수 있다.

2) 요관(Ureter)

요관은 콩팥과 함께 복막 뒤에 위치한 장기로 콩팥에서 생성된 소변을 방광까지 운반한다. 길이는 약 25~30cm로 양쪽에 1쌍이 위치하는 근육성 관이다 (그림 9-13).

(1) 맨눈해부

요관은 벽측복막 뒤에 위치하며 위 1/2은 허리뼈가로돌기(요추횡돌기, lumbar vertebral transverse process)부근을 따라서 뒤배벽(후복벽) 근육 앞을 수직으로 내려온다. 온엉덩동맥(총장골동맥, common iliac artery)이 갈라지는 부위에서 속엉덩동맥(내장골동맥, internal iliac artery) 앞쪽을 따라 주행한 다음, 골반강(pelvic cavity) 안쪽으로 들어오며 큰궁둥패임(대좌골절흔, great sciatic notch) 부위에서 앞안쪽으로 굽어서 방광 뒤쪽으로 접근하여 방광 뒷벽을 비스듬히 통과하면서 방광으로 이어진다. 여자는 요관이 자궁목 가까이에 위치하므로 자궁적출술(hysterectomy)시 요관이 손상되기 쉽다.

(2) 조직해부

요관은 작은 내강에 비해서 비교적 두꺼운 벽을 가진 가느다란 근육성 관이다. 요관벽의 구조는 혈관구조랑 유사하게 안쪽에서부터 점막(mucosa), 근육층(muscularis), 바깥막(adventitia)으로 구성되어 있다. 점막층은 4~5층의 이행상피(transitional epithelium)로 되어있는 상피층과 섬유결합조직으로 이루어진 점막고유층(lamina propria)으로 되어있다.

근육층은 평활근섬유로 이루어져 있으며 콩팥깔때기(신우,

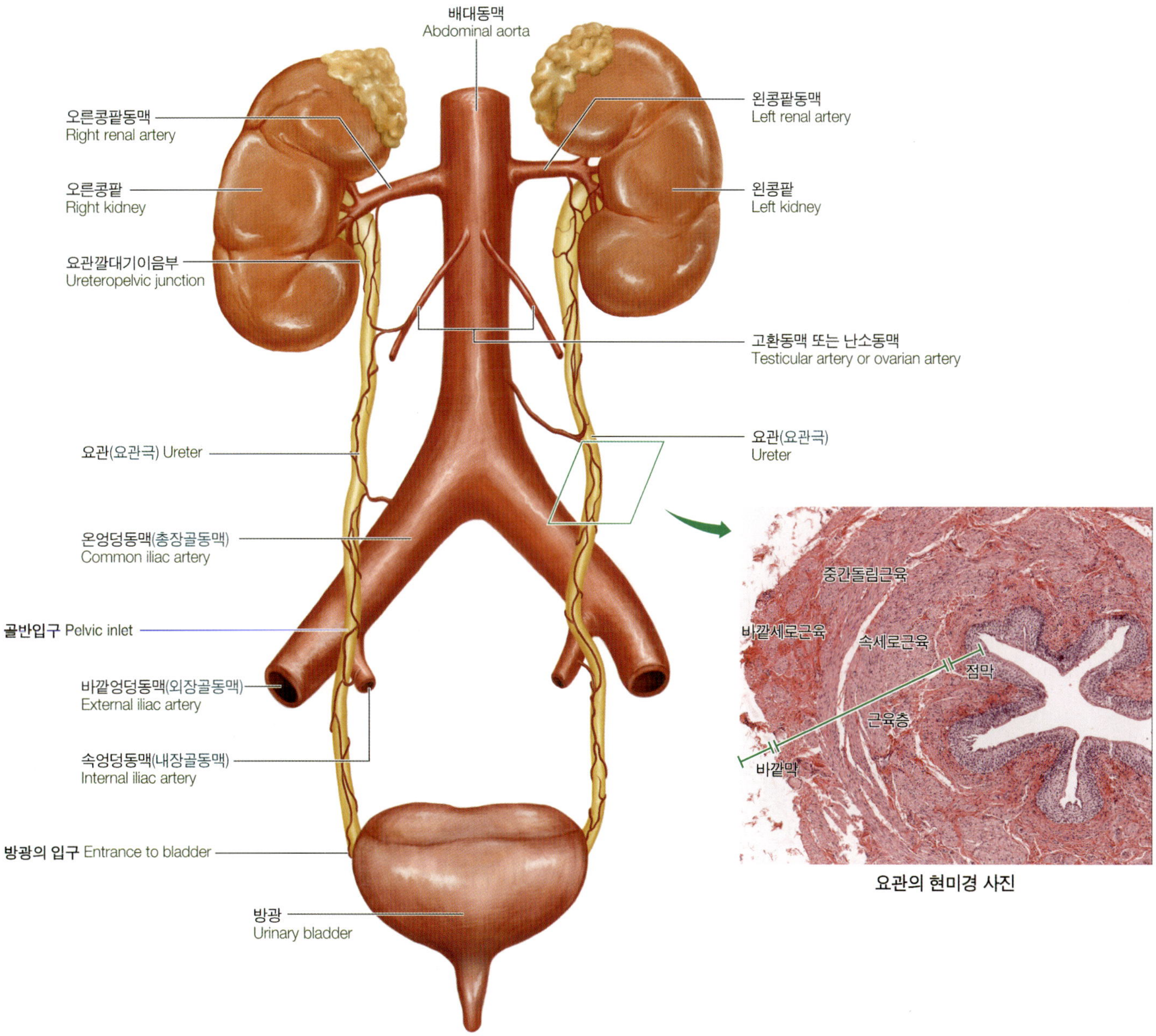

요관의 현미경 사진

그림 9-13 비뇨기계의 혈액공급 및 신경지배

renal pelvis) 근처의 위쪽은 속세로근육(internal longitudinal smooth muscle)과 바깥돌림근육(outer circular muscle)으로 구성되어 있고 나머지 부분의 요관 근육층은 속세로근육, 중간돌림근육, 바깥세로근육으로 이루어져 있다. 두꺼운 근육층은 연동운동(peristalsis)을 통해 소변을 방광으로 내려 보내는 역할을 한다. 바깥막은 섬유결합조직으로 되어있으며 요관의 위쪽 바깥막은 콩팥근막과, 아래쪽 바깥막은 방광외막과 이어진다.

(3) 혈액공급 및 신경지배

요관은 그 위치에 따라 콩팥동맥(renal artery), 위방광동맥(superior vesical artery), 아래방광동맥(inferior vesical artery), 속엉덩동맥(internal iliac artery), 생식샘동맥(gonadal artery), 배대동맥(abdominal aorta)에서 가지가 나와서 혈액을 공급받으며 정맥혈은 같은 이름의 정맥으로 빠져나간다.

아래창자간막신경절(inferior mesenteric ganglion), 생식샘신경얼기(gonadal plexus), 골반신경얼기(pelvic plexus)에서 자율신경

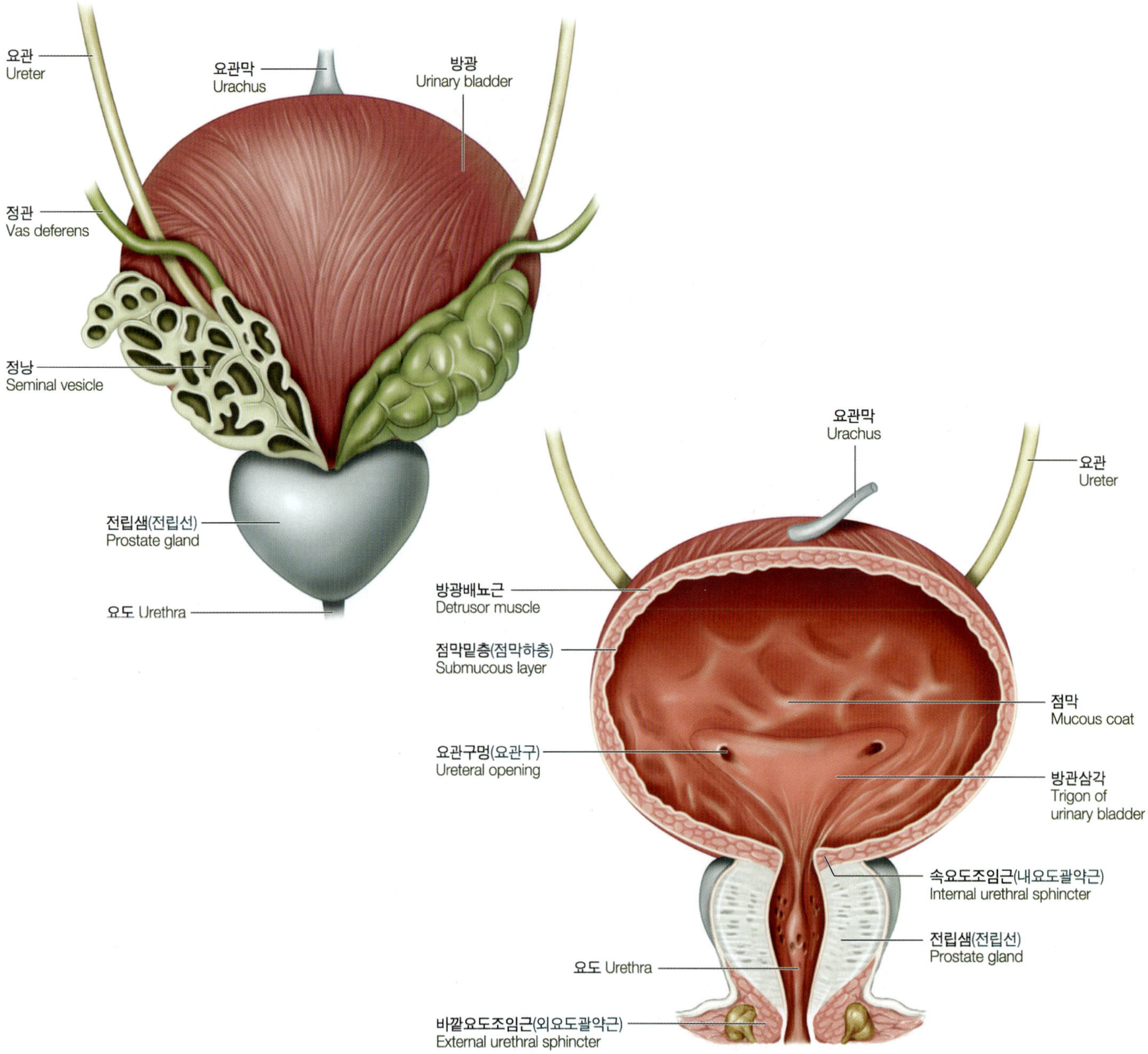

그림 9-14 방광의 해부학적 구조(남)

이 나와 요관에 분포한다. 이 신경얼기 중 교감신경성분은 방광배뇨근(detrusor muscle)을 이완시키고, 속요도조임근(내요도괄약근, internal urethral sphincter)을 수축시켜 배뇨를 억제한다. 반면 부교감신경성분은 방광배뇨근을 수축시키고, 속요도조임근을 이완시켜 배뇨를 촉진한다. 요관에는 통각수용기가 많이 분포해있어 요로결석이 발생할 경우 콩팥산통(신산통, renal colic)이라 불리는 극심한 통증이 발생하게 된다.

3) 방광(Bladder)

(1) 맨눈해부

방광은 소변을 저장해두었다가 일정량 이상이 되면 배출하는 장기로서 근육성 관이 주머니 모양으로 확장된 형태이다. 방광은 골반 앞부분의 두덩결합(pubic symphysis)과 직장 사이에 위치해 있으며 아래로는 골반가로막(pelvic diaphragm)에 의해 지

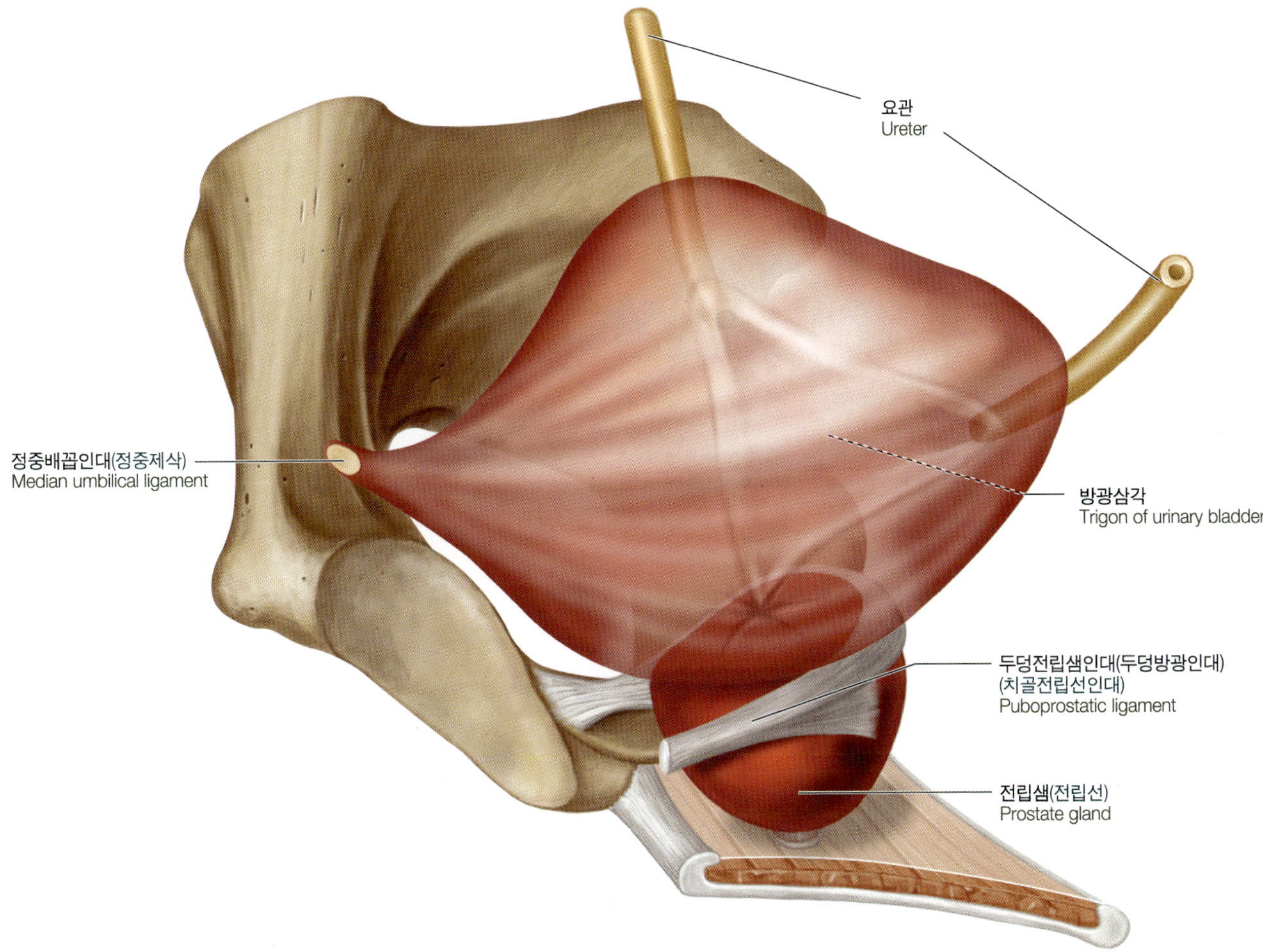

그림 9-15 방광의 해부학적 구조(남)

지받고 있다. 남자는 직장과 방광 사이에 정낭과 정관의 끝부분이 위치하고 있으며 여자는 직장과 방광 사이에 자궁과 질이 위치해 있다 (그림 9-14).

방광은 꼭대기(apex), 목(neck), 몸통(body), 바닥(base) 부분으로 나눠져 있으며 그 모양과 위치는 안에 소변이 차 있는 정도에 따라서 결정이 되는데 소변이 차 있는 경우는 공모양으로 복강 안까지 올라가며 비어있는 경우에는 4개의 면을 가진 삼각뿔 모양으로 두덩결합까지만 올라간다. 빈 방광은 4개의 삼각면과 4개의 각을 가진다. 4개의 삼각면은 복강 쪽을 향하는 윗면(상면, superior surface), 측복벽을 향하며 정중선에서 서로 만나는 2개의 밑면(하면, infero-lateral surface)과 뒤의 곧창자(직장, rectum)를 향하는 뒷면(후면, infero-posterior surface)으로 구성되어 있다. 4개의 각은 앞배벽(전배벽)과 요막관으로 연결되어 있는 앞각, 뒤쪽에서 2개의 요관과 연결되는 뒤측각, 아래로 요도와 연결되는 밑측각으로 이루어져 있다 (그림 9-15).

방광의 안쪽면에는 뒷벽에 요관구멍 2개와 요도구멍이 위치해있는데 이들을 연결한 삼각형을 방광삼각(trigone)이라고 한다. 방광삼각을 제외한 나머지 방광 내벽은 방광이 비어 있을 때는 주름이 져 있다가 소변저장을 위해 방광이 확장되면 주름이 사라진다.

(2) 조직해부

방광벽은 안쪽에서부터 점막, 근육층과 바깥막으로 구성된다. 점막은 여러 층으로 이루어진 이행상피(transitional epithelium)로 방광에 있는 소변의 양에 따라서 세포의 모양이 바뀐다. 상피 아래에는 두꺼운 성긴결합조직(loose connective tissue)이 존

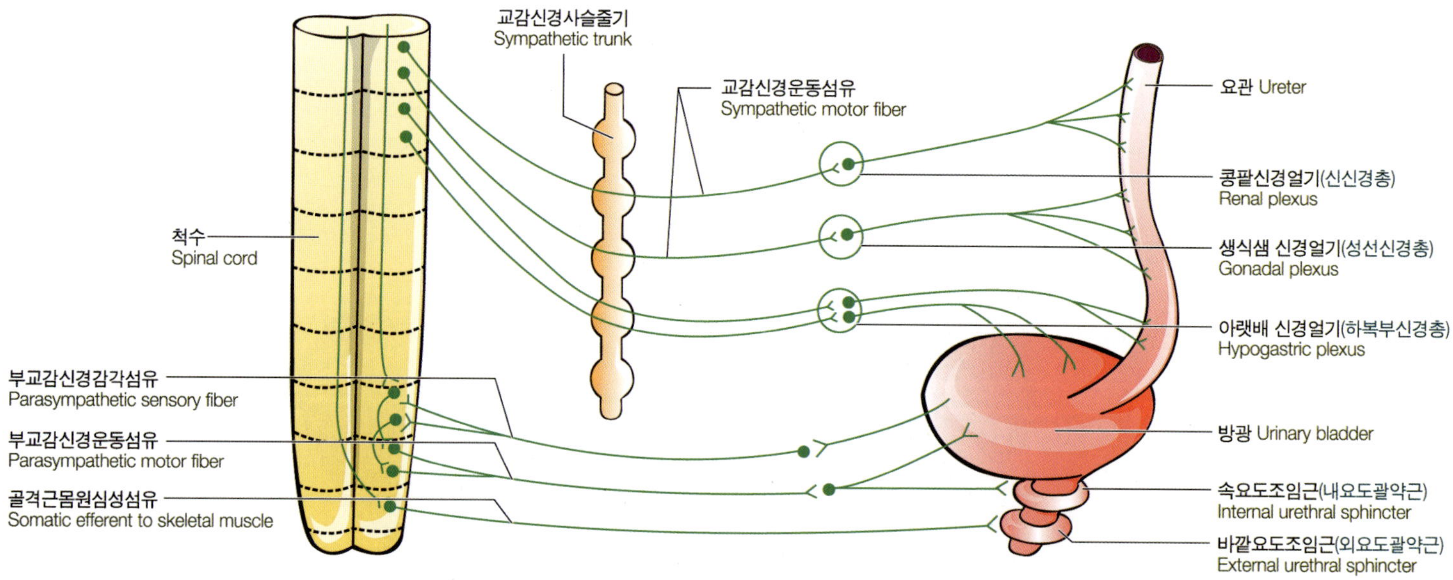

그림 9-16 방광의 신경지배

재해서 방광 수축시에 방광벽에 방광삼각을 제외한 부분에 주름을 만든다. 근육층은 두꺼운 평활근이 여러 방향으로 복잡하게 얽혀있는 배뇨근(detrusor muscle)과 요관과 요도구 근처를 싸는 속요도조임근(내요도괄약근, internal urethral sphincter muscle) 역할을 하는 방광삼각근으로 구성되어 있다. 방광의 위와 뒤 부분은 복막으로 덮여 있다.

(3) 혈액공급 및 신경지배

속엉덩동맥(내장골동맥, internal iliac artery)에서 위방광동맥(superior vesical artery)과 아래방광동맥(inferior vesical artery)이 분지되어 방광에 혈액을 공급한다. 여자의 경우는 아래방광동맥 발달이 덜 되고 대신에 자궁동맥(uterine artery)의 가지인 질동맥(vaginal artery)이 방광의 아랫부분의 혈액을 공급한다. 정맥혈은 방광바닥과 밑부분에서 광범위하게 방광정맥얼기를 형성한 후 속엉덩정맥(내장골정맥, internal iliac vein)으로 들어간다.

방광은 자율신경의 지배를 받는데 1번과 2번 허리신경(요신경)에서 나온 교감신경은 배뇨근(detrusor muscle)의 이완과 속요도조임근(내요도괄약근, internal urethral sphincter)의 수축을 통해 방광에 소변을 저장하도록 한다. 2번과 3번 엉치신경(천골신경, sacral nerve)에서 나온 부교감신경은 반대로 배뇨근의 수축과 속요도조임근(내요도괄약근)의 이완을 통해 방광에서 소변을 배출하게 한다 (그림 9-16).

(4) 기능

방광은 콩팥에서 만들어진 소변을 저장하는 장소이며 정상적인 성인은 약 300~350mL를 저장할 수 있다. 방광에 있는 소변이 밖으로 배출되는 과정을 배뇨(micturition)라 하는데, 이는 뇌고위중추가 연관되어 있는 자율반사이다. 방광에 소변이 차면 방광벽이 늘어나 늘임수용기(신전수용기, stretch receptor)가 흥분하게 되고 이 신호를 배뇨중추(pontine micturition center)로 전달하면 배뇨반사가 진행된다.

배뇨반사의 결과 방광배뇨근(detrusor muscle)은 수축하고, 속요도조임근은 이완하여 배뇨작용을 일으키게 된다. 이와 같은 작용은 뼈대근(골격근, skeletal muscle)인 바깥요도조임근의 작용으로 일시적으로 멈출 수 있다. 그렇지만, 소변이 배출되지 않고 지속적으로 방광에 축적되어 방광이 자신의 수용한계에 다다르게 되면, 배뇨반사의 빈도와 강도가 강해지고 바깥요도조임근도 피로해지기 때문에, 더 이상 배뇨를 수의적으로 억제하기 어렵게 된다.

4) 요도(Urethra)

요도는 방광에서 신체 외부로 소변을 배출하는 관으로 성별

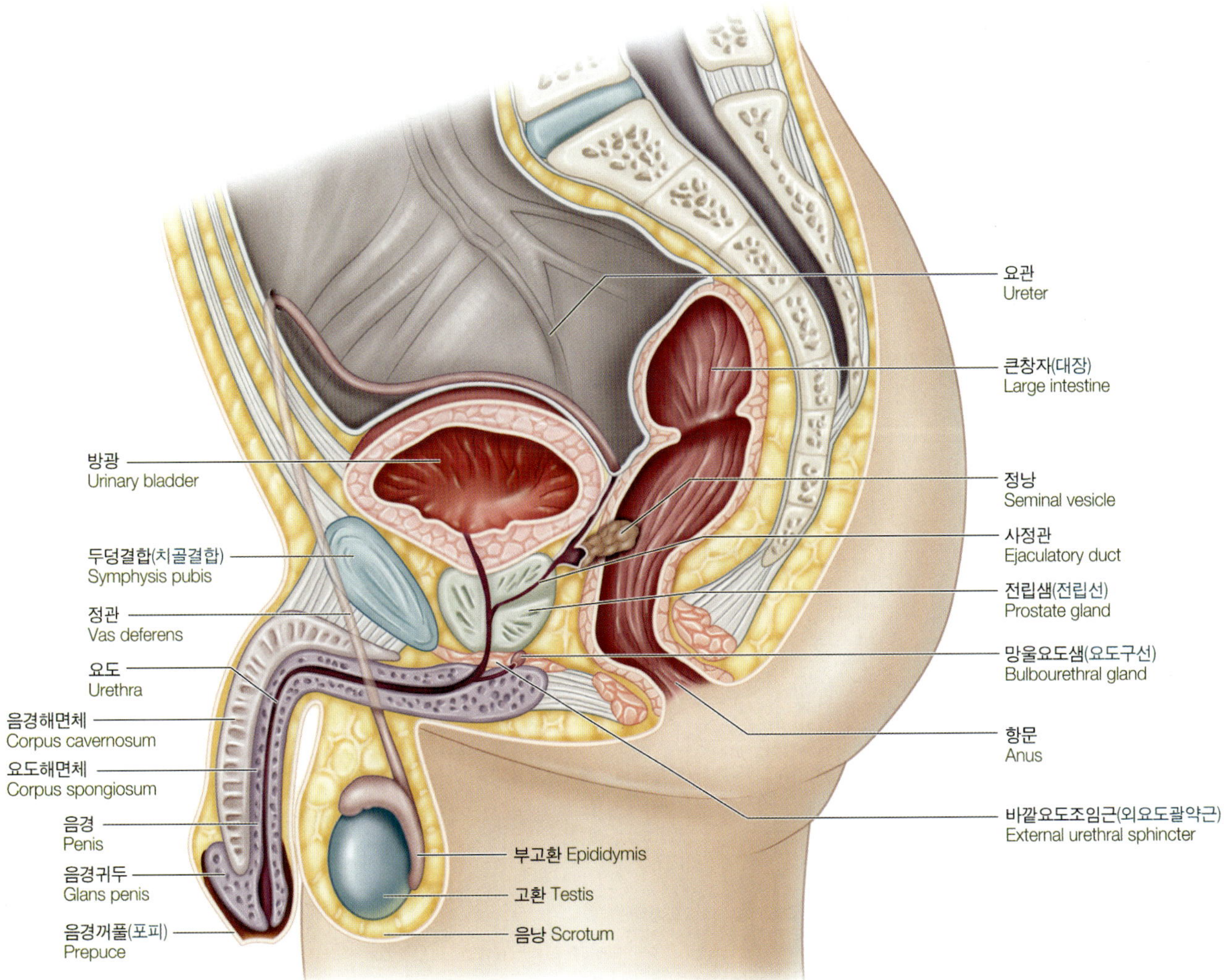

그림 9-17 남성 요도의 해부학적 구조

에 따라 그 구조와 기능에 차이가 있다.

(1) 남성 요도

① 맨눈해부

남성의 요도는 길이가 약 20cm 정도로 전립샘요도, 막요도, 해면체요도 세 부분으로 나눌 수 있다 (그림 9-17).

▌전립샘요도 (Prostatic portion)

전립샘요도는 방광에서 나오는 부분부터 비뇨생식가로막(요생식격막, urogenital diaphragm) 위 모서리까지 위치하며 전립샘으로 둘러싸인 약 2.5cm의 관이다. 전립샘은 전립샘 요도 부분의 많은 관을 통해 연결되어 있다.

▌막요도 (Membranous portion)

요도가 비뇨생식가로막을 통과하는 부위로 길이 약 1.3cm이며 수의근인 바깥요도조임근(외요도괄약근)이 위치한다.

▌해면체요도 (Penile portion)

비뇨생식가로막 아래 모서리에서 음경 끝부분까지 약 16cm 정도 되는 부위이며 전체를 요도해면체가 감싸고 있다. 비뇨생식가로막에서 쿠퍼액을 분비하는 1쌍의 망울요도샘(요도구선,

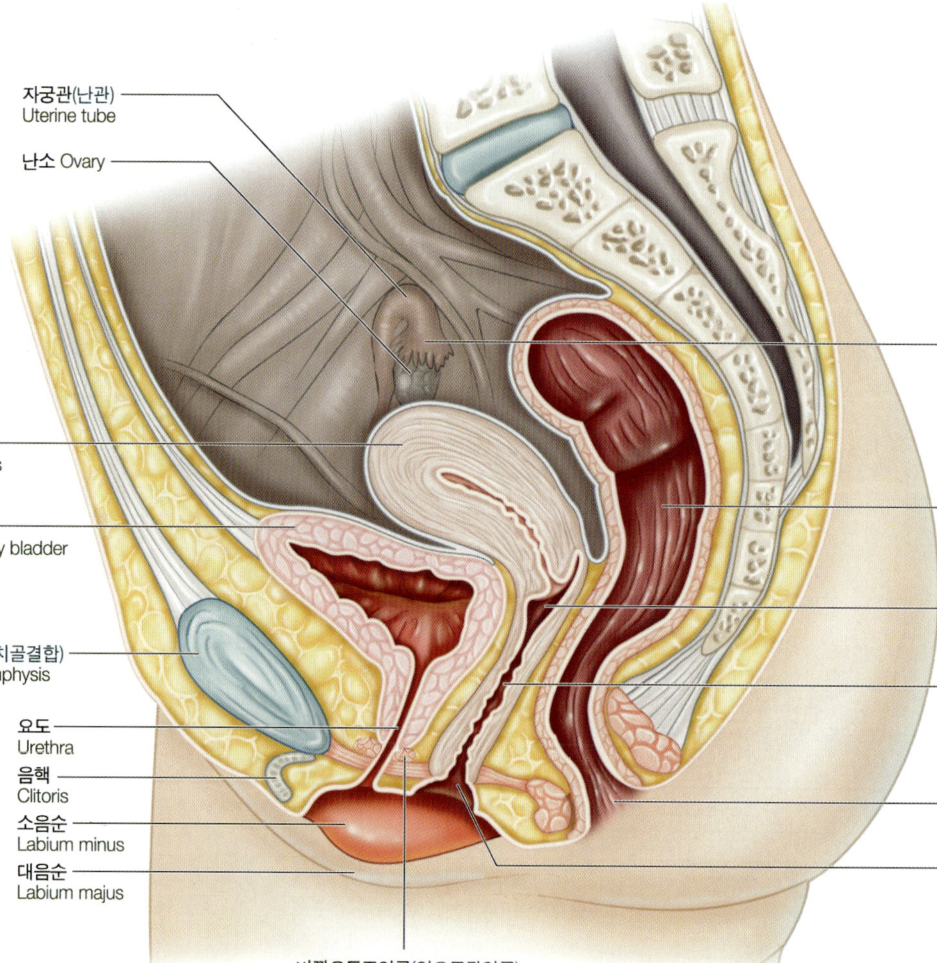

그림 9-18 여성 요도의 해부학적 구조

bulbourethral gland)이 요도해면체로 연결되어 있다.

② 조직해부

요도의 내부상피는 안쪽 부분부터 이행상피(transitional epithelium)에서 중층원주상피(stratified columnar epithelium), 중층편평상피(stratified squamous epithelium)로 점차적으로 바뀐다.

③ 혈액공급 및 신경지배

요도의 혈액공급은 부위별로 조금씩 다르다. 전립샘요도 부분은 아래방광동맥의 가지인 전립선동맥가지(prostatic branch of inferior vesical artery)에서 혈액을 공급받으며 막요도와 해면체요도부분은 속음부동맥(내음부동맥, internal pudendal artery)에서 요도해면체로 분지한 혈관에서 동맥혈을 공급받는다. 정맥혈은 깊은음경등정맥(deep dorsal vein of penis)으로 모여서 전립샘정맥얼기를 통해 거두어진다. 요도는 음부신경(pudendal nerve)에서 나온 자율신경과 몸신경(체성신경, somatic nerve)의 지배를 동시에 받는다. 남성요도는 소변을 체외로 배출하는 것 외에 정액을 여성생식기관으로 전달하는 기능도 수행한다.

(2) 여성요도

① 맨눈해부

여성의 요도는 3~4cm 정도의 근육성의 곧은 관으로 남성의 전립선요도에 해당하는 상동기관이다. 요도는 방광삼각의 밑부분에서 샅부위(회음, perineum)까지 이어져있고 외부와 통하기 전에 바깥요도조임근이 있는 비뇨생식가로막(요생식격막)을 통과한다. 요도의 바깥구멍은 질전정(vaginal vestibule)의 바깥질구멍(외질구) 바로 앞과 음핵(clitoris)의 뒤 2.5cm 정도에 위치한다 (그림 9-18).

② 조직해부

요도 내강은 방광근처 부위만 이행상피로 이루어져있고 나머지 부분은 중층편평상피로 되어 있으며 상피층은 남성의 음경해면체 발기성조직과 유사한 두꺼운 성긴결합조직 위에 놓여있다. 요도의 근육층은 두꺼운 민무늬근육으로 이루어져있다.

③ 혈액공급 및 신경지배

요도는 아래방광동맥과 속음부동맥(내음부동맥, internal pudendal artery)으로부터 혈액을 공급받으며 정맥혈은 방광과 질근처의 정맥얼기를 통해서 거두어진다. 요도는 음부신경의 자율신경과 몸신경의 지배를 동시에 받는다.

1. 신우신염(깔대기콩팥염, Pyelonephritis)

신우신염은 요로감염의 일종으로 콩팥에 세균 감염이 발생한 것을 말한다. 감염을 일으키는 세균은 대부분 대장균이며 해부학적으로 요도가 짧고 직선구조이며 항문과 거리가 가까운 여성에서 남성에 비해 더 흔하게 발생한다.

증상은 고열, 오한, 옆구리 통증, 오심, 구토 등이 있다. 소변검사에서 심한 농뇨, 세균뇨, 단백뇨가 흔히 관찰되며 대개 적절한 항생제 치료로 호전된다.

적절한 항생제치료에도 불구하고 72시간 내에 증상이 좋아지지 않는 경우에는 비뇨생식기에 구조적이상이나 콩팥에 농양이 형성되었는지 등을 알아보기 위하여 초음파나 컴퓨터단층촬영을 시행한다. 만약 5cm 이상의 콩팥농양이 있는 경우에는 경피천자배출을 시행할 수 있다.

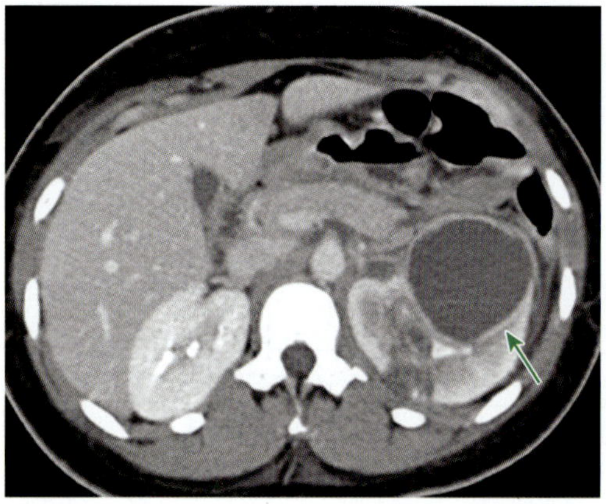

그림 1 신우신염과 동반된 콩팥농양(화살표)

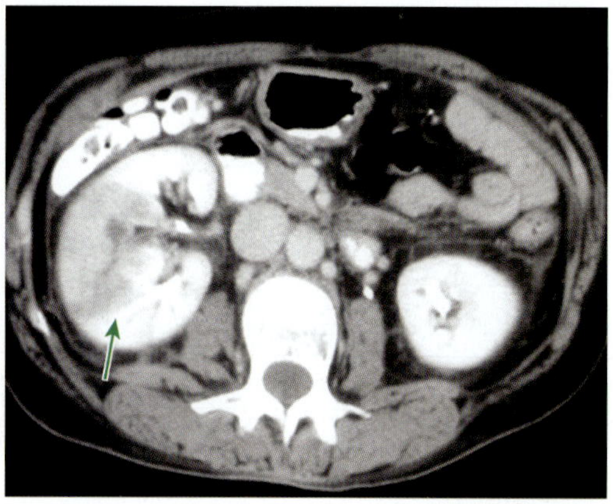

그림 2 신우신염 컴퓨터단층촬영 사진
조영증강이 감소된 부위가 보인다(화살표)

2. 요로돌(요로결석, Urinary stone)

요로결석이라고도 하며 요로계에 요석이 발생한 것을 의미한다. 결석으로 인해 소변의 흐름이 막히게 되면 그보다 윗부분의 요로계가 팽창되며, 콩팥산통(신산통, renal colic)이라 불리는 옆구리쪽의 특징적인 통증이 발생한다.

콩팥산통은 갑작스럽게 발생하는 극심한 옆구리 통증으로, 요로계의 연동운동에 의해 악화와 완화를 반복하는 양상으로 나타난다. 이외에도 요로돌이 있을 경우 오심, 구토, 복부팽만이 나타나고 요석이 주위조직을 자극하여 혈뇨도 동반될 수 있다.

요석의 90% 이상이 X-ray 비투과성을 보이므로 단순 X-ray 요로촬영을 가장 먼저 시행하고 경정맥성 요로조영술, 컴퓨터단층촬영, 초음파 등도 시행할 수 있다.

기본적으로 요석의 제거를 위해서는 요석의 크기와 동반된 증상의 중증도를 고려하는 것이 중요하다. 일반적으로, 요석의 크기가 4~5mm로 크기가 작고, 통증이 참을 만하며, 동반된 감염이나 요로폐색이 없을 경우에는 요석이 자연배출 될 때까지 기다릴 수 있다. 그러나 크기가 크거나, 통증이나 콩팥의 손상이 예상될 경우 체외충격파쇄석술, 요관경하 배석술, 경피적 쇄석술, 심하면 개복수술 등이 필요할 수 있다. 일단 요석을 제거한 후에는 요석이 생기기 쉬운 내과적 상태의 교정 역시 고려해야 한다.

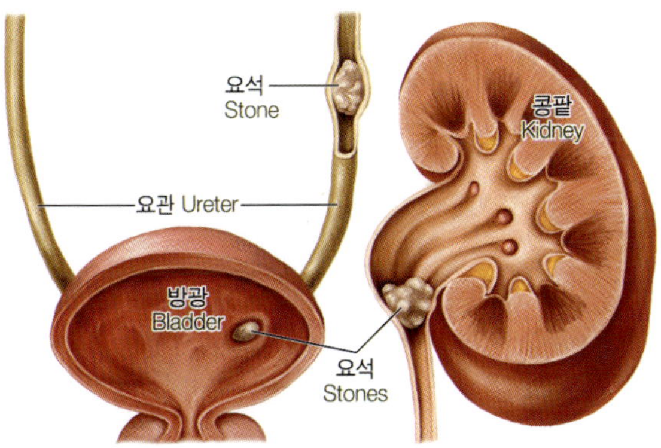

그림 3 요로결석

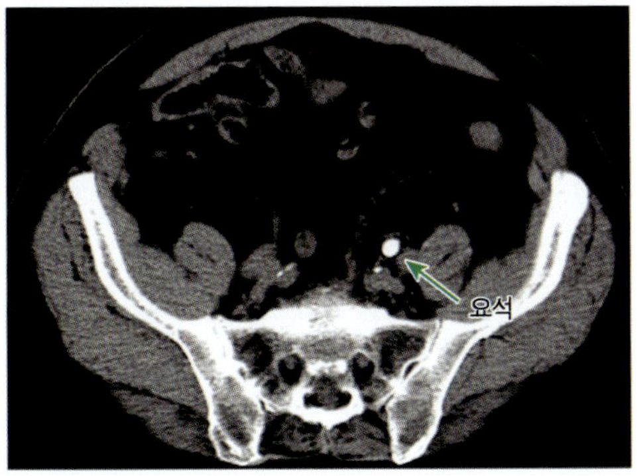

그림 4 요로결석의 컴퓨터단층촬영 사진

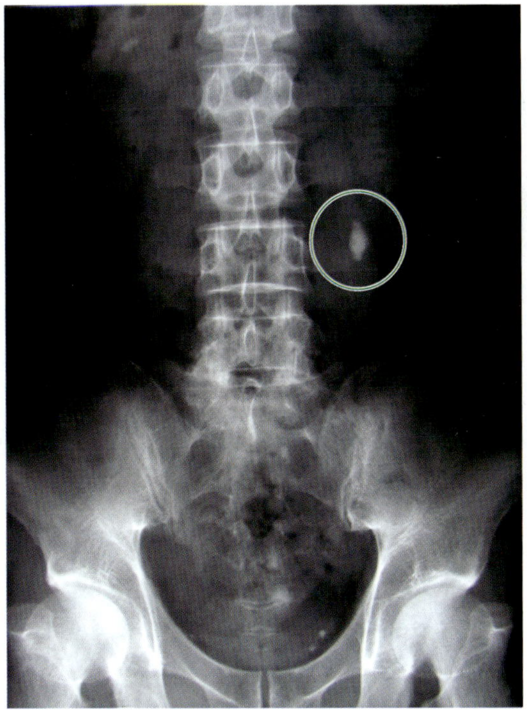

그림 5 요로결석 X-ray 사진

3. 사슬알균 감염 후 토리콩팥염(Poststreptococcal glomerulonephritis, PSGN)

A형 베타용혈사슬알균 감염 후에 형성된 면역복합체가 토리에 쌓여 발생하는 제 3형 과민반응이다. 증상은 인두염은 1~3주, 피부감염은 2~6 주의 잠복기가 있은 후에 발생하며, 대개 전형적인 콩팥염(신장염, nephritic) 양상으로 나타난다. 부종, 고혈압, 핍뇨 등의 요로계 증상과 두통, 무력감, 식욕부진 등의 전신증상이 나타날 수 있다. 종종 요로돌에서 나타나는 옆구리의 통증을 호소하는 경우도 있는데, 이는 콩팥피막의 부종에 의해 발생되는 것으로 생각된다. 소변검사상 혈뇨, 농뇨, 적혈구원주가 관찰될 수 있다.

면역형광 현미경검사에서 면역글로불린(주로 IgG) 및 C_3가 과립모양으로 토리바닥막 및 토리사이질에 침착을 보인다. 전자현미경검사에서는 토리바닥막의 상피밑 부위에 낙타의 혹 모양으로 전자밀도침착(subepithelial deposit)이 특징적으로 나타난다.

치료는 대개 고혈압, 부종에 대한 대증치료로 충분하지만, 필요할 경우 투석을 시행하기도 한다. 사슬알균감염에 대한 항생제 치료는 환자 본인뿐만 아니라, 함께 살고 있는 사람들에게도 시행해야 한다. 면역억제제의 투여는 별다른 효과가 없는 것으로 보이므로, 시행하지 않는다.

사슬알균 감염이 재발하더라도, 토리콩팥염이 재발하는 경우는 드물다. 전반적인 예후는 매우 좋아서, 사망이나 만성콩팥병 등으로 진행하는 경우는 매우 드물다. 그러나 영아나 노인에서는 콩팥의 질환이 지속되거나 사망할 수도 있으므로, 주의가 필요하다.

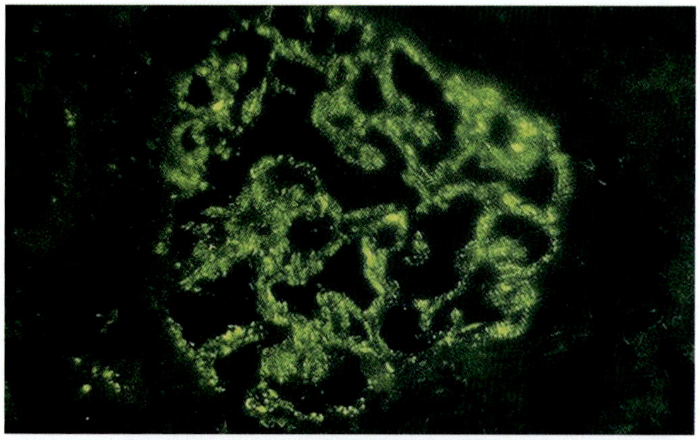

그림 6 PSGN 면역형광현미경 검사
면역글로불린이 침착되어 형광으로 보인다

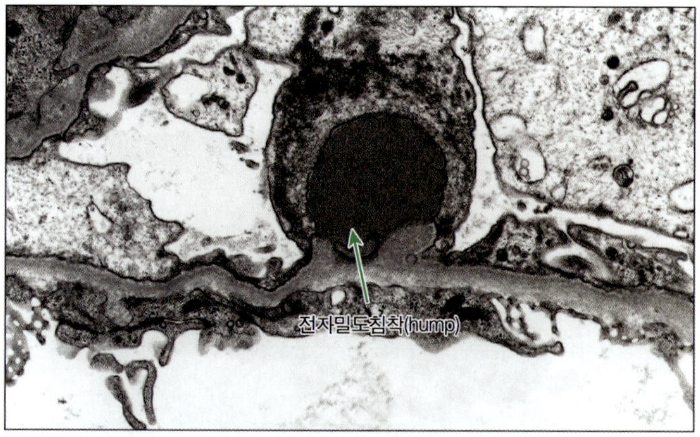

그림 7 PSGN 전자현미경 소견

10
CHAPTER

호흡기계통

Respiratory System

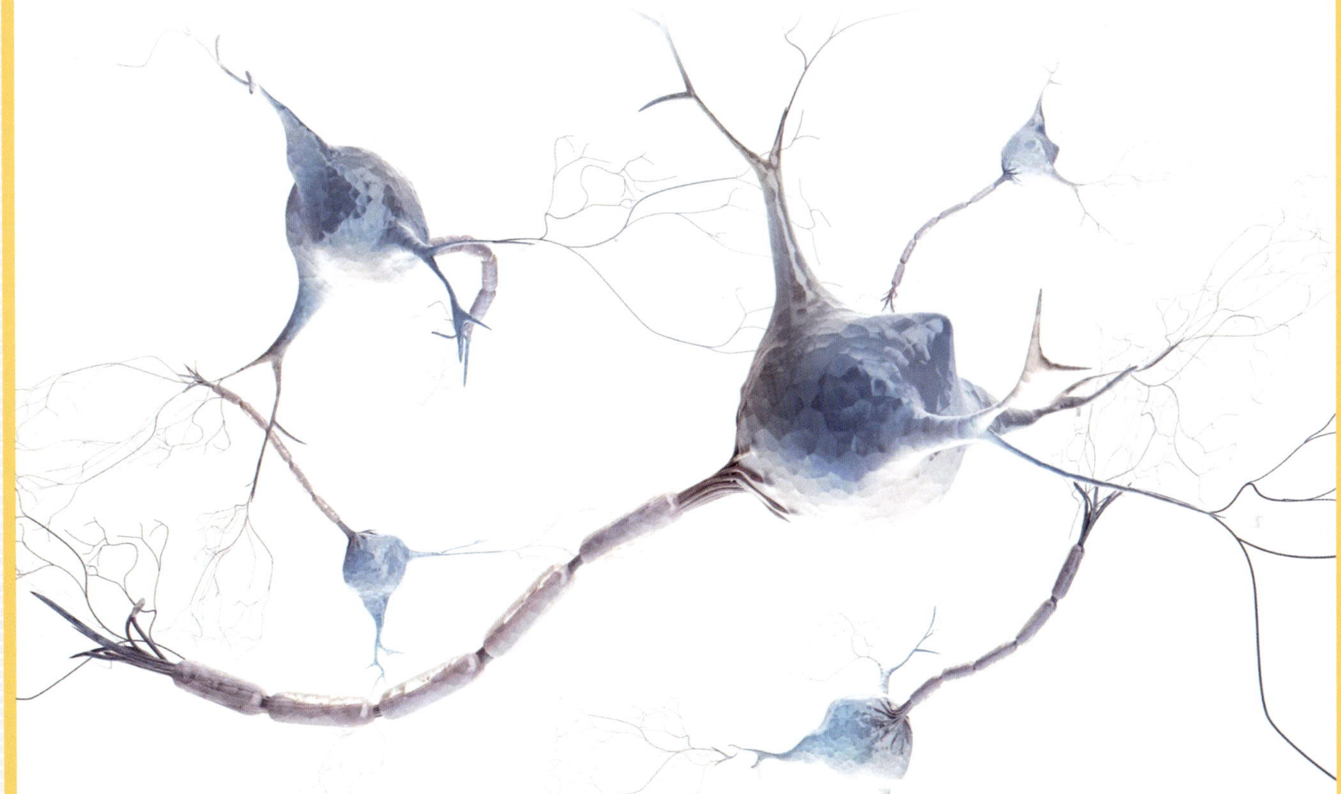

10 CHAPTER

호흡기계통
Respiratory System

생명활동을 유지하기 위한 대부분의 에너지는 산소를 이용한 대사활동으로 만들어진다. 대사에 필요한 산소를 받아들이고 그 결과 만들어진 이산화탄소를 배출하는 과정을 호흡(respiration)이라고 하며 외부와 조직/세포간의 산소와 이산화탄소의 교환은 호흡기계통을 통해 이루어진다 (그림 10-1).

인체의 호흡기계는 위치에 따라 상부호흡기(upper respiratory track)와 하부호흡기(lower respiratory track)로 구분되며 기능에 따라 공기의 이동통로가 되는 전도부(conducting portion)와 실제 공기의 교환 작용이 일어나는 호흡부(respiratory portion)로 나눌 수 있다. 전도부(conducting portion)는 코(nose), 인두(pharynx), 후두(larynx), 기관(trachea), 기관지(bronchi)로 구성되고 호흡부(respiratory portion)는 허파(폐, lung)로 구성된다. 호흡은 크게 외

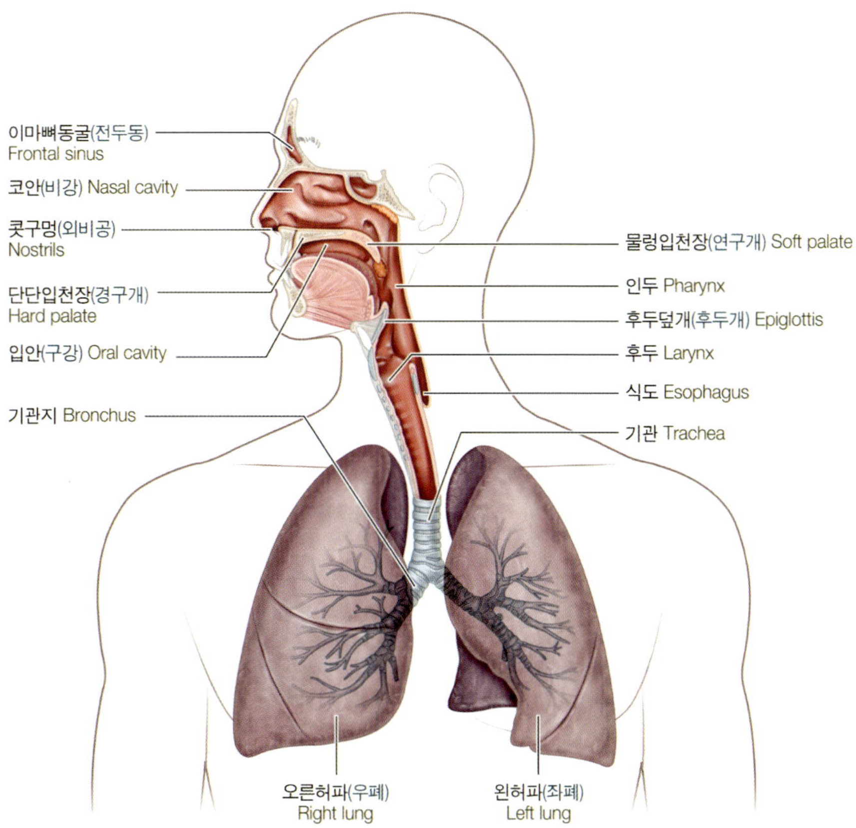

그림 10-1 호흡기계통

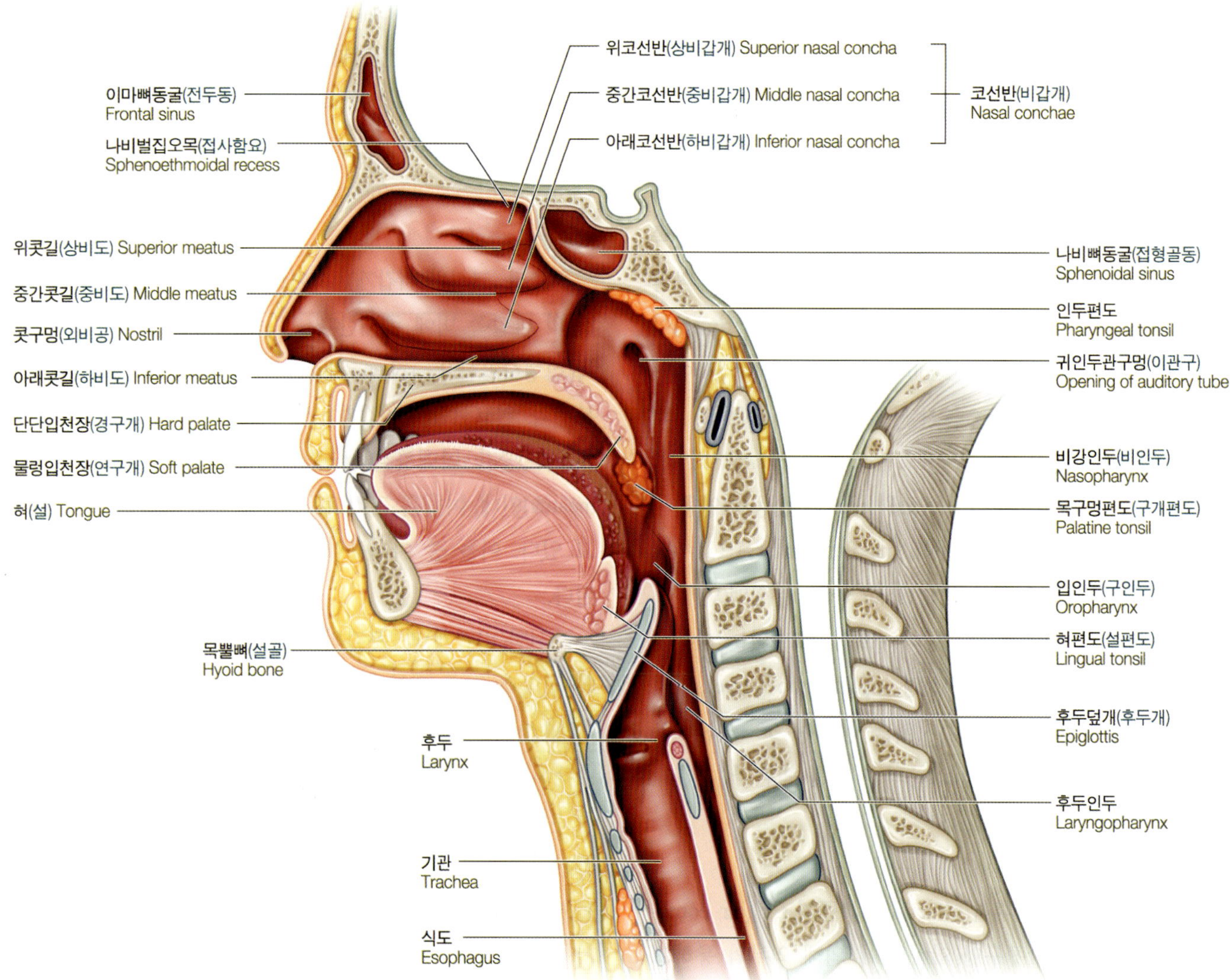

그림 10-3 코안(비강)

기 내 물질이 걸러진다. 점막 아래에는 혈관이 잘 발달되어 있어서 점막과 공기의 온도를 조절한다.

② 후각점막(Olfactory mucosa) (그림 10-4)

후각점막은 코안(비강)의 상부, 코 중격의 상부, 위코선반 부위를 덮고 있다. 후각을 담당하는 부위는 황색을 띠고 있으므로 붉은 색을 띠는 다른 부위와 육안으로도 구별할 수 있다. 상피층은 지지세포(supporting cell)와 후각세포(olfactory cell)의 두 종류의 세포로 이루어져 있는데, 이 중 지지세포는 거짓중층원주세포이고 후각세포는 변형된 양극성 신경세포이다. 후각세포는 벌집뼈(사골)의 벌집체판의 구멍을 통해 뇌의 후각망울(olfactory bulb)에 도달한다.

이 부위의 결합조직에는 후각샘(후각선, olfactory gland)이 있어서 장액성 분비물이 계속 분비되는데 이 분비물은 후각상피를 촉촉하게 유지하는 습윤제의 기능뿐만 아니라, 냄새물질을 녹이는 용매의 기능도 한다.

냄새물질은 용해된 후에야 후각세포 수용기를 자극할 수 있다. 후각세포가 흥분되면 후각망울을 통해 뇌의 후각중추로 신경자극이 전달된다. 이후, 수용기에 결합한 냄새물질은 후각샘의 분비물에 의해 제거되기 때문에, 후각세포는 새로운 자극에 흥분할 수 있게 된다.

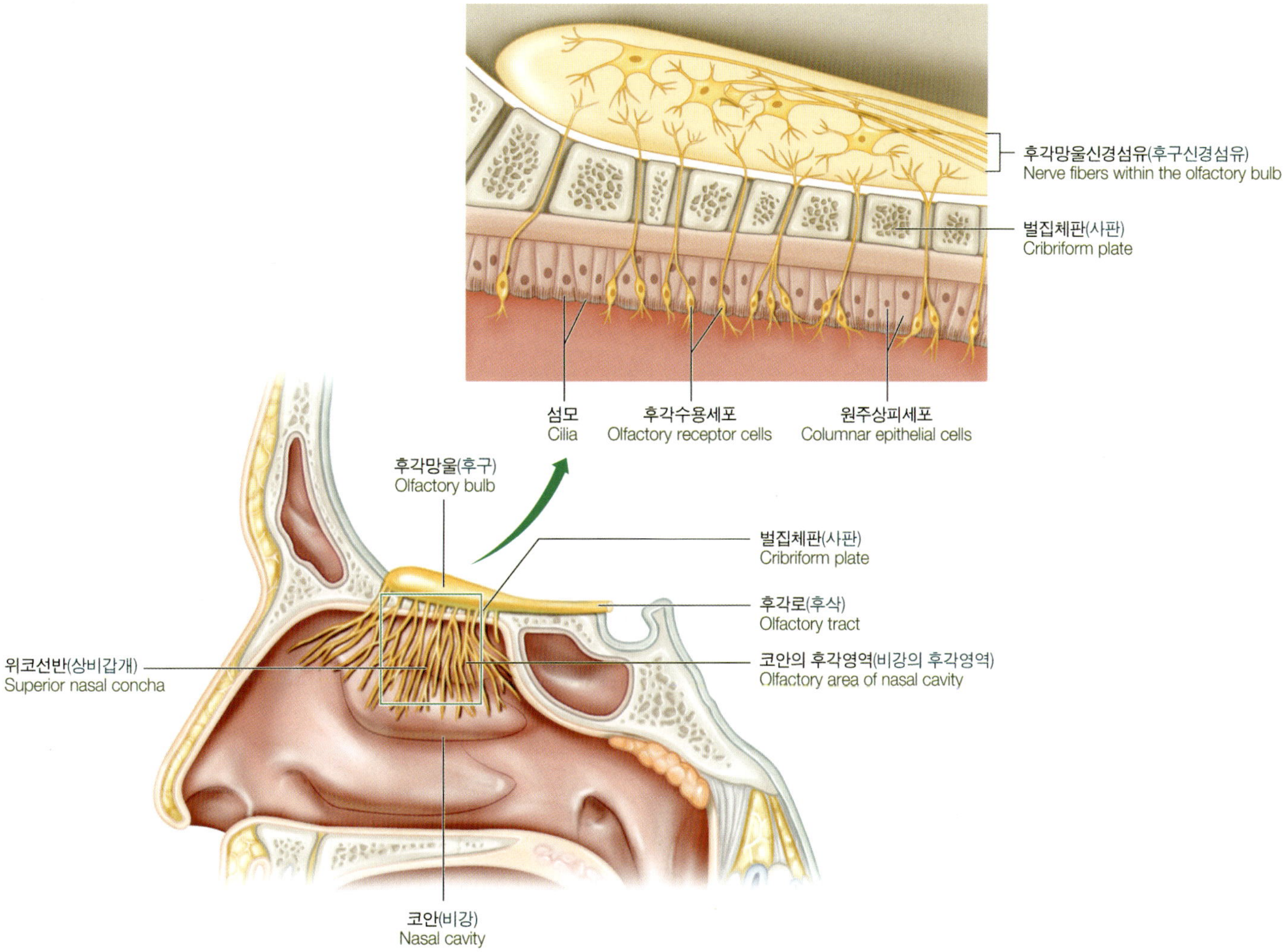

그림 10-4 후각점막

(3) 혈액공급 및 신경지배

코안(비강)은 얼굴·위턱·눈 동맥가지로부터 혈액을 공급받으며 나비구개·얼굴·눈정맥(접형구개·안면·안정맥, sphenopalatine·facial·ophthalmic vein)으로 혈액을 내보낸다. 몇 개의 정맥은 뇌의 이마엽(전두엽)에서부터 오는 정맥과도 교통하고 있으므로 코안의 감염이 이를 통해 뇌로 전파될 수 있다. 코점막의 일반감각은 삼차신경가지인 눈·위턱신경(안·상악신경)에 의해, 특수감각은 후각신경에 의해 지배된다. 또한 점액선은 얼굴신경가지의 부교감신경의 지배를 받는다 (그림 10-5, 그림 10-6).

3) 코곁굴(부비동, Paranasal sinuses)

코곁굴(부비동)은 머리뼈(두개골)와 얼굴뼈(안면골) 내에 공기로 채워진 공간으로 코안(비강)과 연결되어 있다. 코곁굴(부비동)은 머리무게를 가볍게 하고 발성 시 공명방(resonating chamber)의 기능을 한다 (그림 10-7).

(1) 맨눈해부

코곁굴(부비동)은 그것이 위치하고 있는 뼈의 명칭에 따라 이름 붙여졌으며 이마굴(전두동)·위턱굴(상악동)·벌집굴(사골동)·나비굴(접형골동)이 있다.

① 이마굴(전두동, Frontal sinus)

이마굴(전두동)은 이마뼈(전두골)에 위치하며 1쌍이 존재한다. 주로 피라밋형이지만 사람마다 형태적 다양성이 크다. 이마

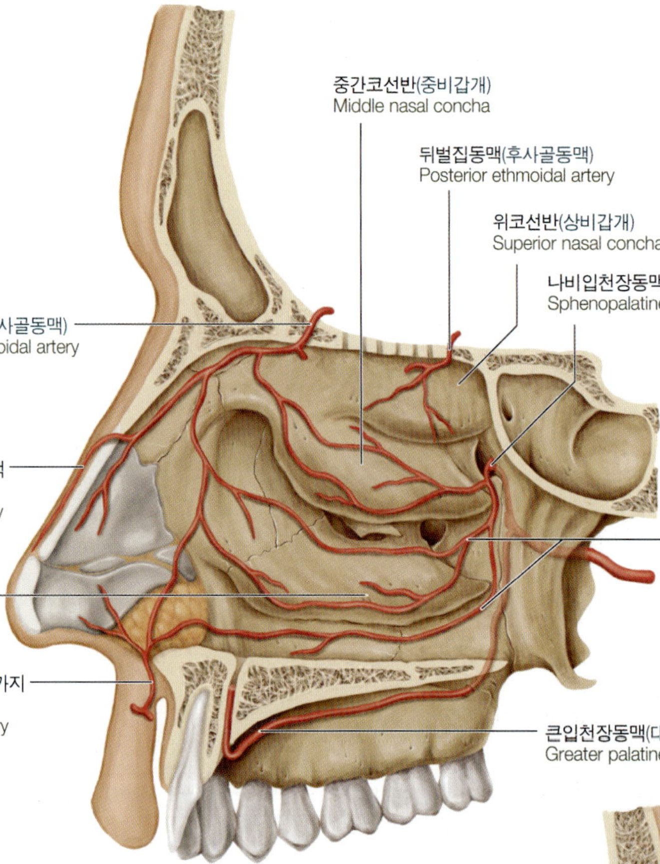

A. 오른코안의 가쪽벽

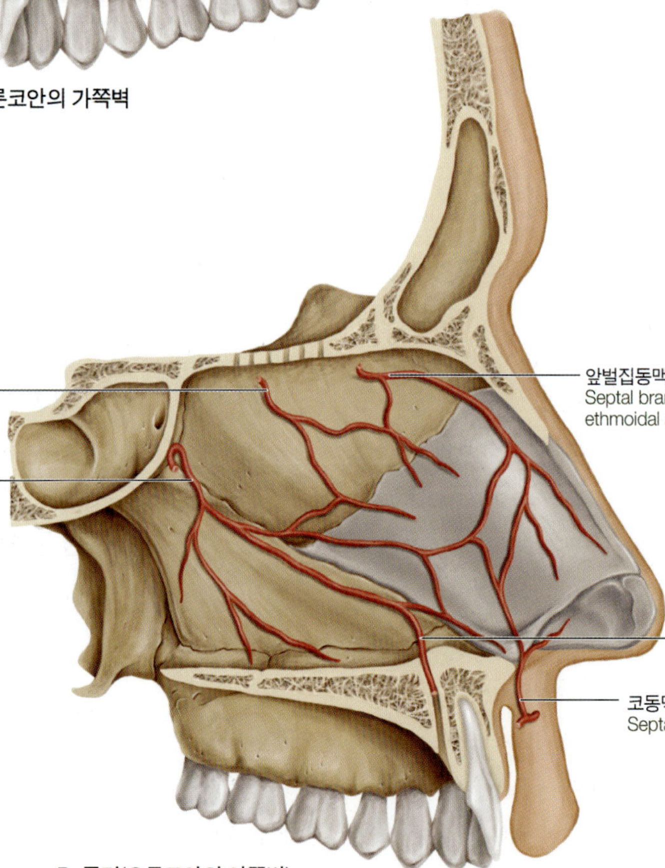

B. 중격(오른코안의 안쪽벽)

그림 10-5 코안의 동맥과 정맥 (계속)

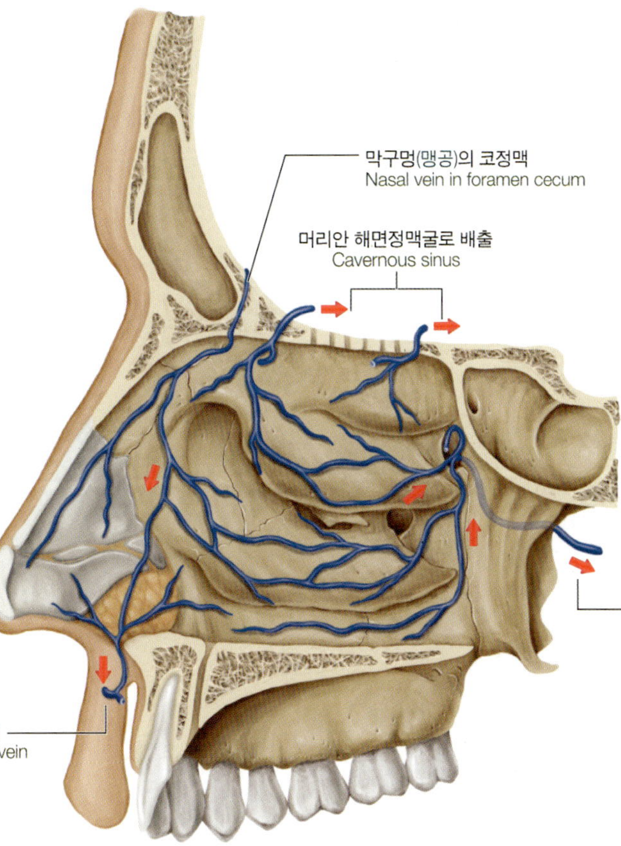

C. 오른코안의 가쪽벽

그림 10-5 코안의 동맥과 정맥

굴(전두동)은 이마코관(전두비관, frontonasal duct)을 통해 코안(비강)의 중간콧길로 연결되어 열린다.

② 위턱굴(상악동, Maxillary sinus)

위턱굴(상악동)은 위턱뼈(상악골)에 위치하며 코곁굴(부비동) 중에 가장 크다. 위턱굴(상악동)은 안쪽 벽의 윗부분에 나있는 구멍을 통해 중간콧길로 연결된다.

③ 벌집굴(사골동, Ethmoidal sinus)

벌집굴(사골동)은 벌집뼈(사골) 외측부에 위치하며 여러 개의 작은 봉소들(air cells)로 이루어져있다. 이들 중 앞 절반은 중간콧길과 연결되고 뒤 절반은 위콧길과 연결된다.

④ 나비굴(접형골동, Sphenoidal sinus)

나비굴(접형골동)은 나비뼈(접형골) 몸통에 위치한다. 1쌍이 존재하지만 비대칭적이며 크기와 모양이 다양하다. 나비굴은 나비벌집오목(접형사골함요, sphenoethmoidal recess)과 연결된다.

(2) 조직해부

코곁굴(부비동)은 코안(비강)과 연속되는 호흡점막으로 덮여 있으며 코안(비강)과 통해 있으므로 염증이 퍼져나가는 통로가 되기도 한다.

2 인두(Pharynx)

인두는 머리뼈바닥(두개저)아래에서 식도 전(제6목뼈)까지 약 12cm에 이르는 근육성 관이다. 인두는 소화기와 호흡기로서의 역할을 하는 기관으로 공기를 코안(비강)에서 후두로 보내고 음

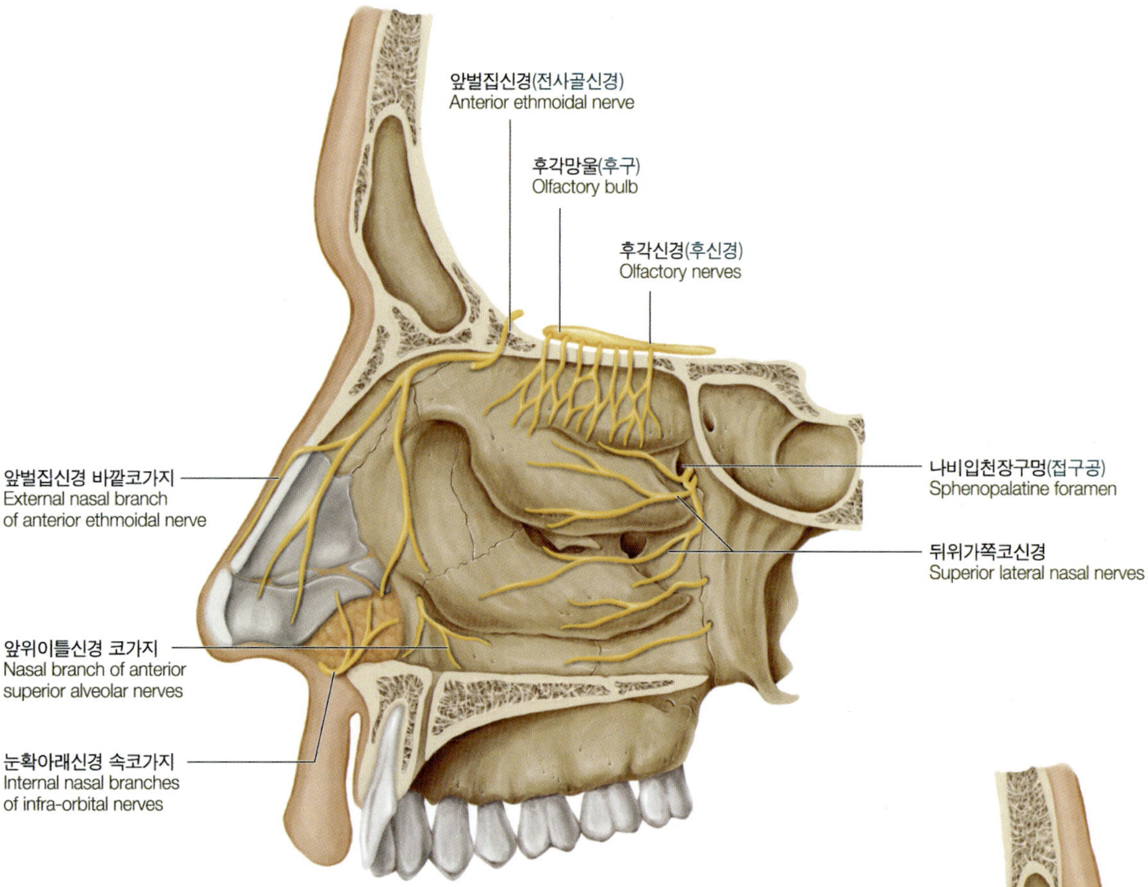

A. 오른코안의 가쪽벽

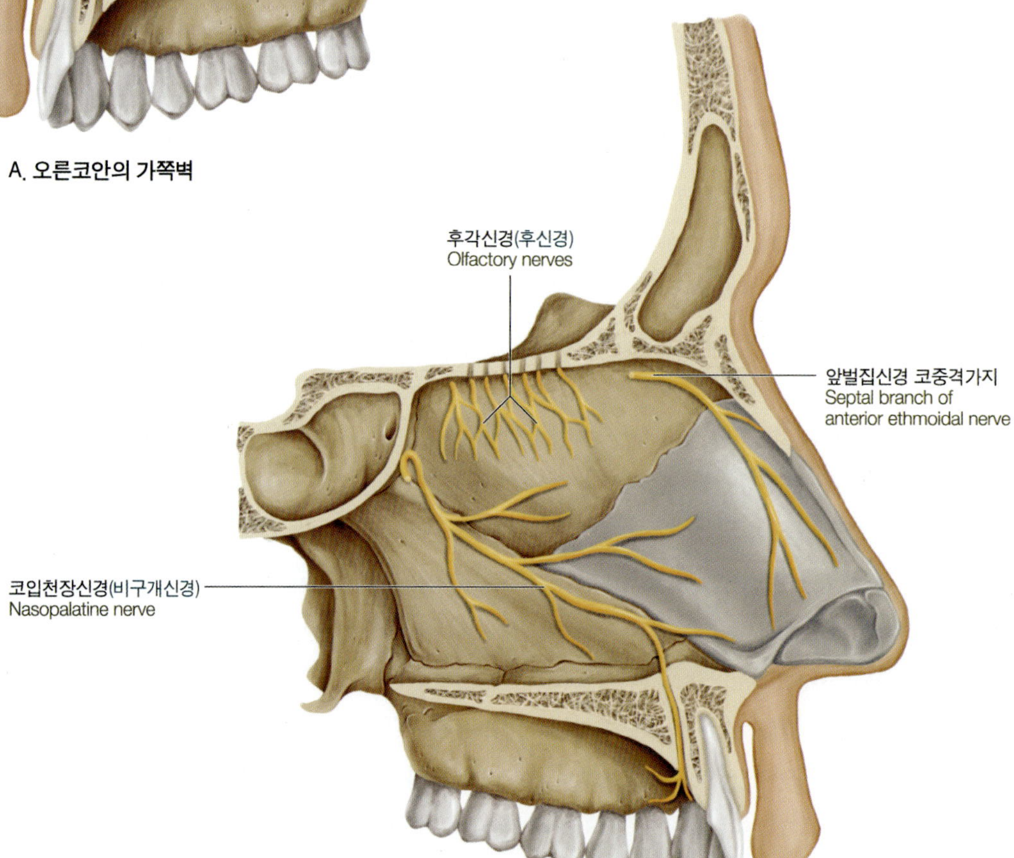

B. 오른코안의 안쪽벽

그림 10-6 코안의 신경지배

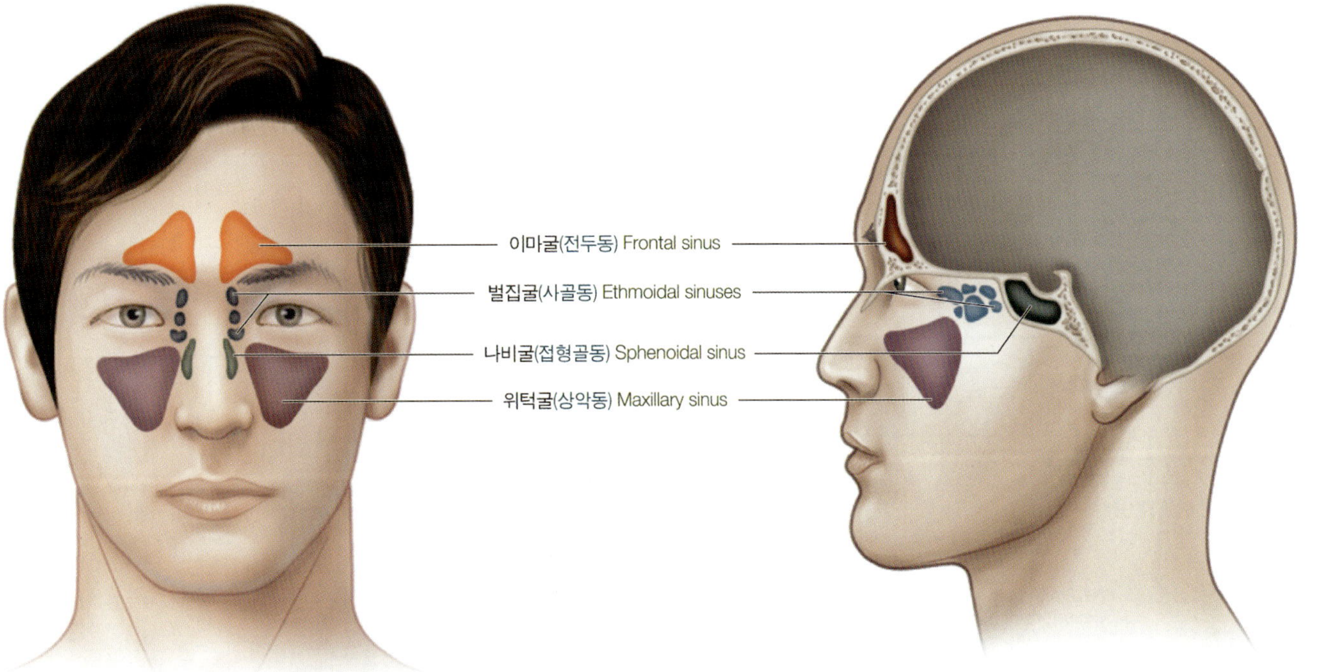

그림 10-7 코곁굴(부비동)

식물과 액체를 구강에서 식도로 보내는 교차로 이다.

1) 맨눈해부 (그림 10-8)

인두는 코 안의 뒷부분인 코인두(비인두), 구강 뒷부분인 입인두(구인두), 그리고 후두와 접하는 후두인두로 나눌 수 있다.

(1) 코인두 (비인두, Nasopharynx)

코인두(비인두)는 인두의 세 부분 중 가장 윗부분으로 머리뼈바닥(두개저)에서 물렁입천장(연구개) 높이까지이다. 코인두(비인두)의 앞은 코선반을 통해 코 안(비강)과 교통하고 있으며 뒷벽과 옆벽은 뼈와 붙어있다.

특히 옆벽에는 가운데귀(중이, middle ear)와 코안(비강)을 연결하여 가운데귀의 압력을 조절하는 귀인두관(이관, auditory tube)의 입구가 열려있다. 인두의 뒷벽에는 인두편도(pharyngeal tonsil or adenoid)라고 하는 림프조직이 있는데, 이 조직이 비대해지면 코호흡이 어려워진다. 인두에는 인두편도(pharyngeal tonsil or adenoid), 목구멍편도(구개편도, palatine tonsil), 혀편도(설편도, lingual tonsil)가 존재하여 외부로부터 유입된 세균, 바이러스 등을 제거하는 면역기능을 수행한다.

(2) 입인두 (구인두, Oropharynx)

입인두(구인두)는 코인두(비인두)의 아래로 이어지는 부분으로 물렁입천장(연구개)에서 목뿔뼈(설골, hyoid bone)까지를 말한다. 입인두(구인두)는 호흡기계, 소화기계 모두로 작용하며 앞벽은 목구멍(구협, fauces)를 통해 구강과 연결된다.

(3) 후두인두 (Laryngopharynx)

후두인두는 인두의 가장 아랫부분으로 역시 호흡과 소화기계 모두로 작용한다. 목뿔뼈(설골)부터 반지연골(윤상연골) 높이까지 이어지며 아래로는 식도와 연결된다. 또한 후두인두는 후두의 뒷부분에 위치하여 앞벽에 있는 후두구멍을 통해 후두와 교통한다.

2) 조직해부

인두관은 점막(mucosa), 근육층(muscularis), 바깥막(외막, adventitia)의 세층으로 되어있다. 점막은 코인두(비인두)에서는 거

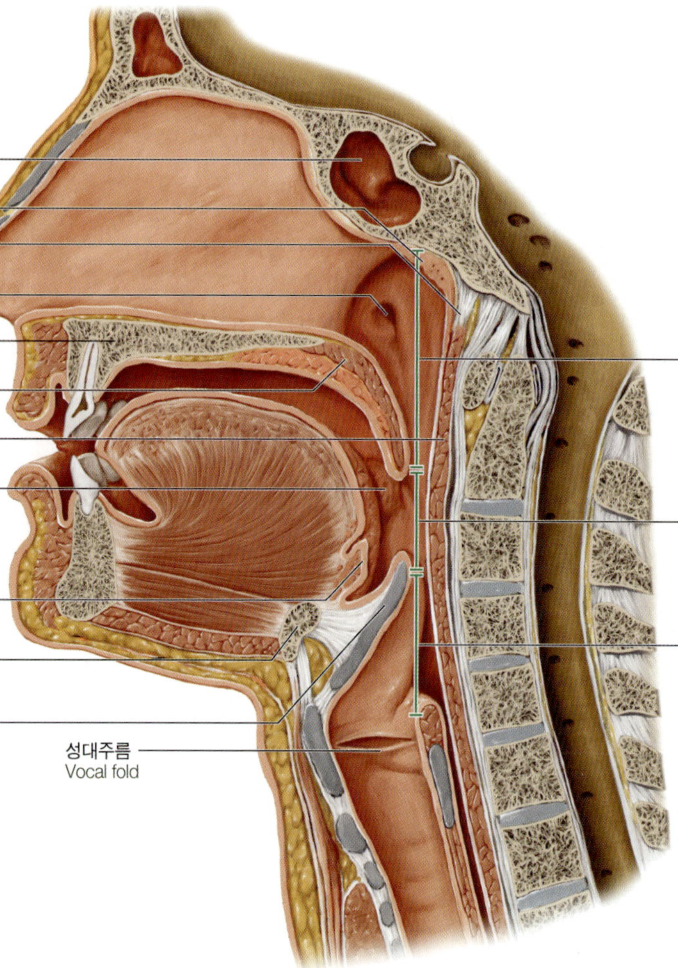

그림 10-8 인두를 중심으로 한 정중시상 해부도

짓중층섬모원주상피이지만, 음식물에 의해 계속적인 자극을 받는 입인두(구인두)와 후두인두에서는 중층편평상피이다. 근육층은 골격근으로 음식을 삼켜서 넘기는 연하작용에 중요하며 얇은 속세로근(내종주근)과 두꺼운 바깥돌림근(외윤주근)으로 되어 있다.

3) 혈액공급 및 신경지배

인두의 혈액은 오름인두동맥(상행인두동맥, ascending pharyngeal artery)과 얼굴·위턱동맥(안면·상악동맥, facial·maxillary artery)으로부터 공급받으며, 인두벽의 정맥총은 속목정맥가지인 인두정맥으로 이어져 나간다. 인두는 혀밑신경과 인두신경총의 미주신경이 지배한다.

3 후두(Larynx)

후두(larynx)는 인두와 기관을 연결하는 약 4cm의 짧은 관으로, 식도의 앞에 위치하며 높이는 제4~6목뼈(제4~6경추)사이에 있다. 후두는 공기의 통로이자 발성기관으로서 중요한 기능을 한다. 호기 시에 성대사이를 지나는 공기가 성대를 진동시켜서 음성을 만들게 되며 소리의 높낮이는 성대의 긴장 정도와 후두강의 크기에 따라 결정된다. 남성의 경우 여성보다 성대가 더 길고 후두강이 크므로 낮은 소리를 낸다. 소리의 질은 코안(비강)과 코곁굴(부비동), 인두의 공명에 의해 변화될 수 있다.

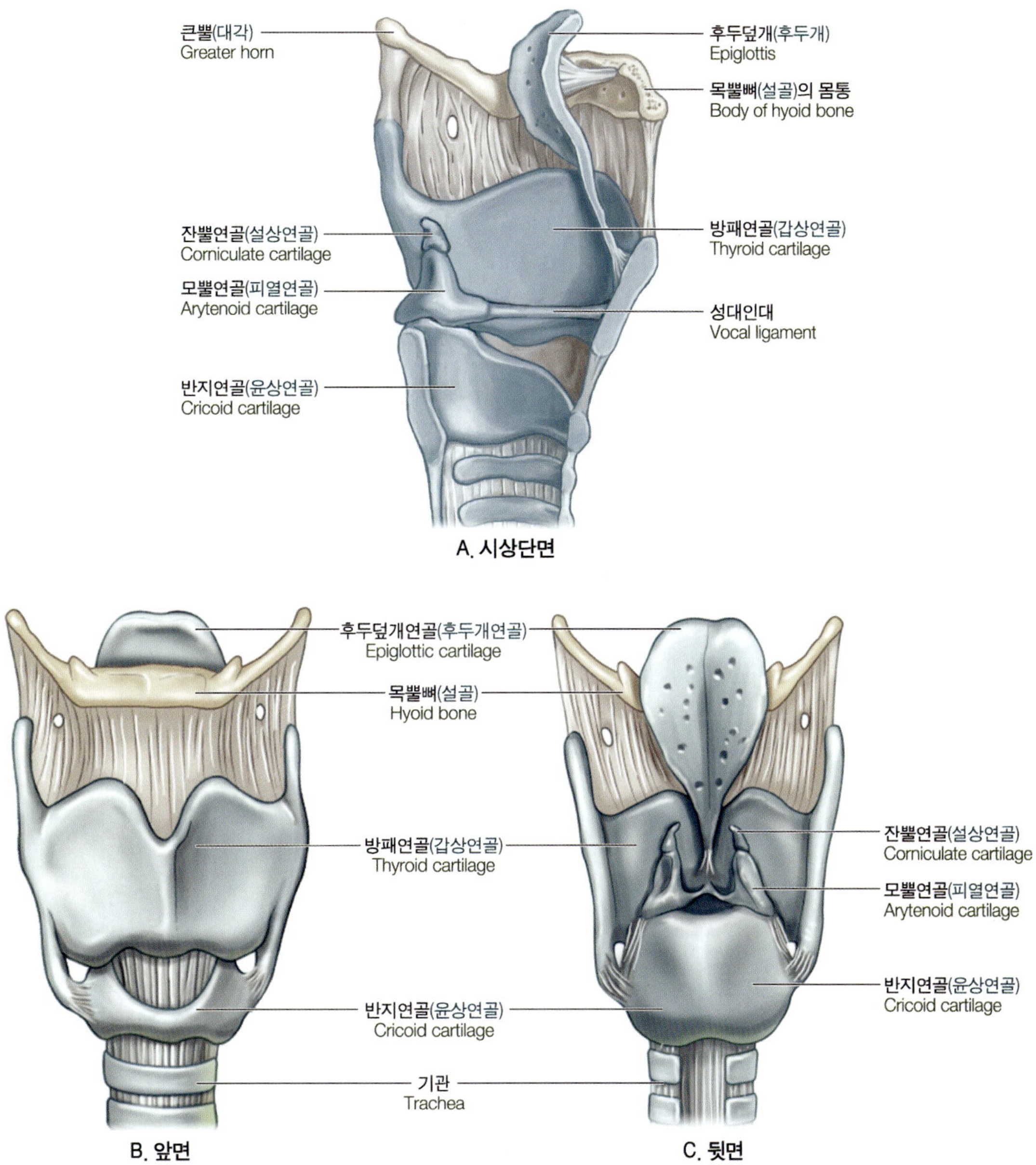

그림 10-9 후두

1) 맨눈해부

후두는 인대·막·골격근에 의해 함께 연결된 아홉 개의 연골로 이루어져있으며 내부는 점막이 둘러싸고 있다. 가운데에 관 모양의 통로를 후두강이라 한다.

(1) 연골(Cartilage)

후두연골은 큰 구조를 이루는 연골인 방패·반지·후두덮개연골(갑상·윤상·후두개연골, thyroid·cricoid·epiglottic cartilage)과 세 쌍의 작은 연골인 모뿔·잔뿔·쐐기연골(피열·소각·설상연골, arytenoid·corniculate·cuneiform cartilage)로 구성된 9개의 연골로 이루어져 있다. 후두의 연골은 여러 인대들에 의해 각 연골과 주변 구조물들과 단단하게 연결되어 있다(그림 10-9).

① 방패연골(갑상연골, Thyroid cartilage)

방패연골(갑상연골)은 후두를 이루는 연골 중 가장 크다. 후두의 옆면과 앞면에 방패모양으로 존재하며 방패연골을 이루는 양쪽 판(lamina)이 정중선에서 특정한 각도로 만나 융기구조를 이룬다. 남성에서는 남성호르몬인 테스토스테론(testosterone)의 영향으로 인해 융기구조가 더 뚜렷하며, 피하에 두드러지게 나타나는 이 융기를 후두융기(laryngeal prominence or Adam's apple)라 한다.

② 반지연골(윤상연골, Cricoid cartilage)

반지연골(윤상연골)은 방패연골(갑상연골)의 아래에 위치하는 원형의 연골로 뒷부분은 넓은 판 형태를 이루지만 앞부분은 얇은 활의 형태를 이룬다. 아래로는 첫 번째 기관연골(제1기관연골)과 연결된다.

③ 후두덮개(후두개, Epiglottis)

후두덮개(후두개)는 후두뚜껑을 이루는 탄력연골로서 점막으로 덮여있다. 후두덮개의 아래쪽 끝이 방패연골(갑상연골)의 내부에 닿아있으며 윗부분은 혀 뒤쪽으로 비스듬하게 놓여있다. 음식을 삼키는 연하작용(deglutition)을 할 때 후두덮개가 뚜껑처럼 후두구멍을 닫아서 음식물이 기도가 아닌 식도로만 통과할 수 있도록 한다.

④ 모뿔연골(피열연골, Arytenoid cartilage)

모뿔연골(피열연골)은 작은 피라밋형의 한 쌍의 연골로 반지연골의 넓은 뒤판의 위에 위치한다. 성대는 모뿔연골과 방패연골 사이에 존재하는데, 성대의 뒷부분은 모뿔연골에 부착되어있고 앞부분은 방패연골에 부착되어 고정되어있다. 모뿔연골과 연결되어 있는 근육의 운동으로 인해 성대의 위치와 긴장도가 조절된다.

⑤ 잔뿔연골(소각연골, Corniculate cartilage)

잔뿔연골(소각연골)은 모뿔연골(피열연골) 위에 위치하는 한 쌍의 작은 연골 결절로 가끔 모뿔연골과 융합되기도 한다.

⑥ 쐐기연골(설상연골, Cuneiform cartilage)

쐐기연골(설상연골)은 후두덮개와 모뿔연골(피열연골) 사이의

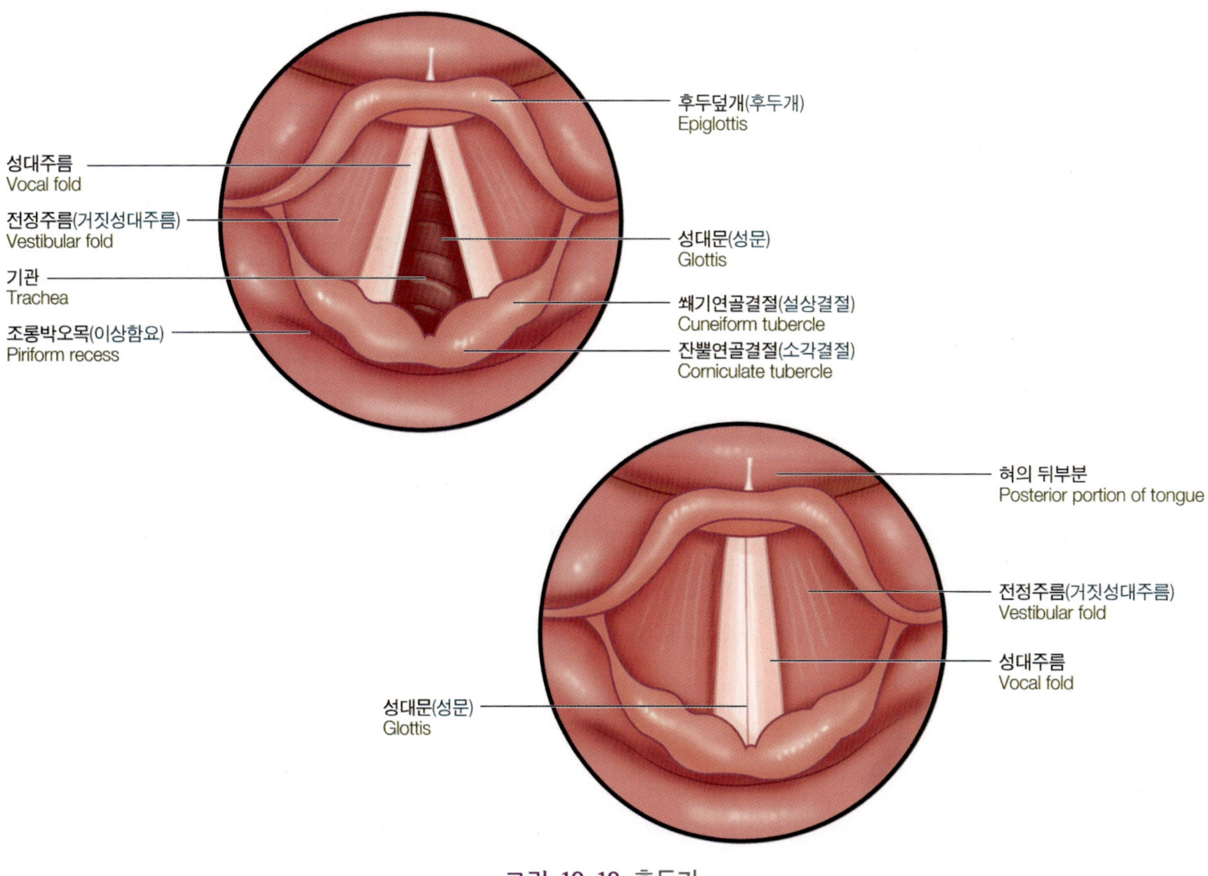

그림 10-10 후두강

표 10-1 고유후두근

근육명		이는곳(기시부)	닿는곳(정지부)	지배신경	작용
뒤반지모뿔근(후윤상피열근) Posterior cricoarytenoid		반지연골뒷면(윤상연골후면)	모뿔연골(피열연골) 근육부	되돌이신경(반회신경)	성대문벌림(성대외전) 성대문틈새(성문열) 넓힘
가쪽반지모뿔근(외측윤상피열근) Lateral cricoarytenoid		반지연골활(윤상연골궁)	모뿔연골(피열연골) 근육부	되돌이신경(반회신경)	성대문모음(성대내전) 성대문틈새(성문열) 좁힘
모뿔근(피열근) Arytenoid	가로근(횡근) Transverse	모뿔연골뒷면(피열연골후면)	반대편 모뿔연골뒷면(피열연골후면)	되돌이신경(반회신경)	성대문틈새(성문열) 닫음
	빗근(사근) Oblique	모뿔연골(피열연골) 근육돌기	반대편 모뿔연골꼭대기(피열연골첨)	되돌이신경(반회신경)	성대문틈새(성문열) 닫음
반지방패근(윤상갑상근) Cricothyroid		반지연골활(윤상연골궁)	방패연골판(갑상연골판)	위후두신경(상후두신경)	성대를 긴장시킴
방패모뿔근(갑상피열근) Thyroarytenoid, vocalis		방패연골뿔(갑상연골각)	모뿔연골(피열연골) 성대돌기	되돌이신경(반회신경)	성대를 이완시킴

점막주름 속에 위치하는 한 쌍의 작은 연골성 막대이다.

(2) 후두강(Laryngeal cavity) (그림 10-10)

후두구멍의 앞과 위쪽으로는 후두덮개가 위치하고 옆에는 모뿔후두덮개주름이, 뒤에는 모뿔연골(피열연골)이 위치하고 있다. 후두강에는 두 쌍의 주름이 아래위로 나란히 가쪽에서 안쪽으로 돌출되어 가운데 틈을 형성하고 있다. 이들 중 윗부분에 있는 한 쌍의 주름은 안뜰주름(전정주름, vestibular fold) 혹은 거짓성대주름(가성대주름, false vocal cold)으로써 발성에 기여하지 않으며, 아래에 있는 한 쌍의 주름이 성대주름(vocal fold) 혹은 참성대(진성대, true vocal cord)를 이룬다.

성대주름 안에는 탄력성인 성대 인대가 존재하여 모뿔인대(피열인대)부터 방패인대(갑상인대)까지 연결되어 있고 모뿔연골의 회전에 의해 성대주름 사이의 틈이 결정된다. 성대주름 사이의 틈새는 성대문틈새(성문열, rima glottidis)이라고 부른다.

(3) 근육

후두에 작용하는 근육에는 고유근육과 외래근육이 있다.

① 외래근육(Extrinsic muscles)

목뿔아래근(설골하근)으로 구성된다(6장 참조).

② 고유근육(Intrinsic muscles) (표 10-1)

고유근육은 성대의 운동과 긴장성, 성문열의 넓이를 조절한다. 뒤반지모뿔근(후윤상피열근)은 성대와 모뿔연골(피열연골)을 밖으로 회전시켜서 성대문틈새(성문열)를 넓히며, 가쪽반지모뿔근(외측윤상피열근)은 이와 반대로 성대와 모뿔연골(피열연골)을 안쪽으로 회전시켜서 성대문틈새(성문열)를 좁힌다. 모뿔근(피열근)은 모뿔연골(피열연골)을 맞닿게 하여 성대문틈새(성문열)가 닫히게 한다. 반지방패근(윤상갑상근)은 성대를 긴장시키고 방패모뿔근(갑상피열근)은 성대를 이완시킨다.

2) 조직해부

후두 점막은 거짓중층섬모원주상피와 중층편평상피 두 가지로 되어있다. 중층편평상피는 성대주변에만 존재하는데 모뿔덮개주름(피열후두개주름, aryepiglottic fold)과 후두덮개, 성대를 덮고 있다. 후두연골 중 방패·반지·모뿔연골(갑상·윤상·피열연골)은 유리연골(hyaline cartilage)이며, 나머지는 탄력연골(elastic cartilage)이다.

3) 혈액공급 및 신경지배

후두는 위·아래갑상샘동맥(상·하갑상선동맥)의 가지인 후두동맥에 의해 혈액을 공급받고, 후두정맥으로 혈액이 나간다. 후두 대부분의 신경지배는 미주신경가지인 되돌이후두신경(반

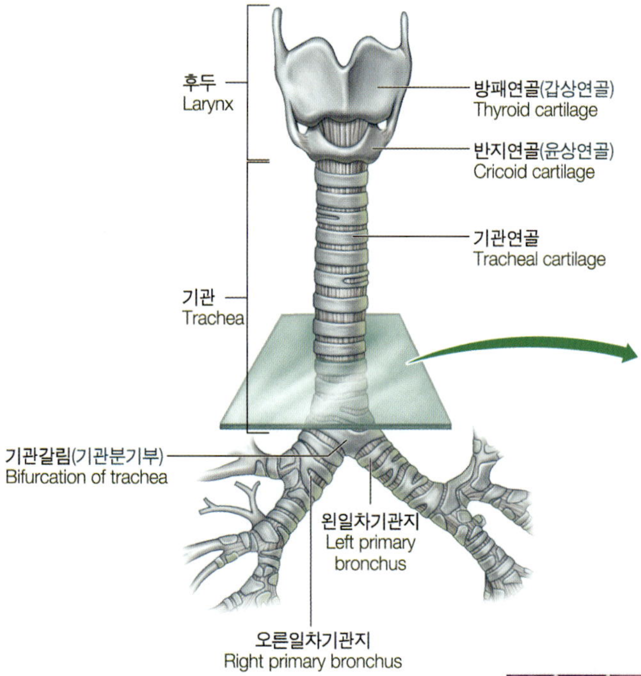

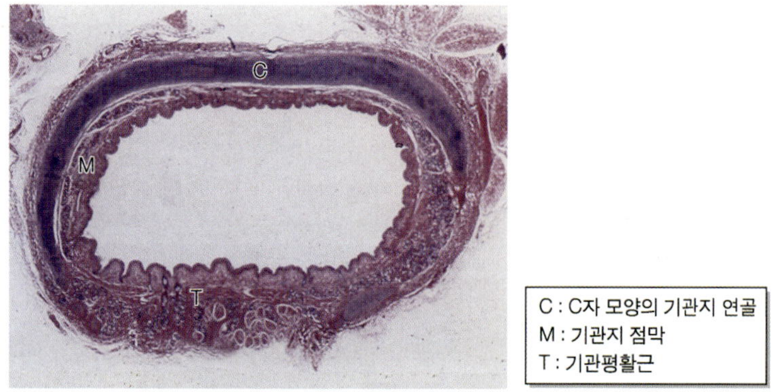

기관의 가로단면 현미경 사진

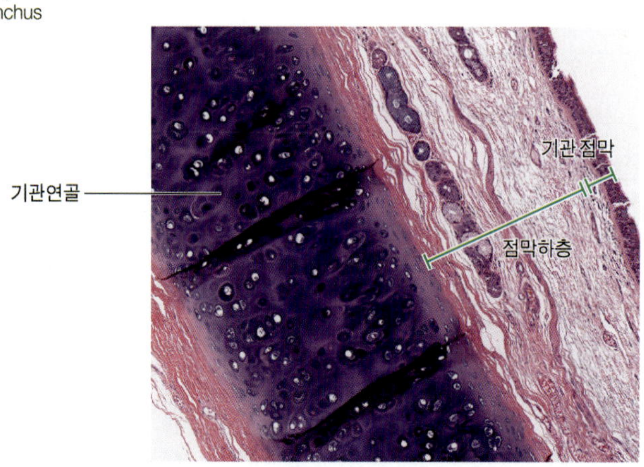

기관의 세로단면 현미경 사진

그림 10-11 기관

회후두신경, recurrent laryngeal nerve)이 한다. 예외적으로 반지방패근(윤상갑상근)만 미주신경의 또 다른 가지인 위후두신경(superior laryngeal nerve)의 외측가지에 의해 지배를 받는다.

4 기관(Trachea)

기관은 하부호흡기(lower respiratory track)의 첫 부분으로서 공기의 이동통로 외의 다른 기능은 없다.

1) 맨눈해부

기관은 후두에서 이어지는 길이 약 12cm, 직경 약 2.5cm의 탄력성관으로 식도 앞을 따라 수직으로 내려가서 가슴안(흉강)으로 들어간다. 가슴안(흉강)에서 기관은 제5등뼈(제5흉추) 위치에서 좌·우 기관지로 갈라지며, 이 부위를 기관분기(bifurcation of trachea) 또는 기관용골(carina)이라고 한다.

2) 조직해부 (그림 10-11)

기관벽은 점막(mucosa)·점막밑(submucosa)·바깥막(adventitia)의 세 층으로 구성되어있다. 기관점막은 거짓중층섬모원주상피

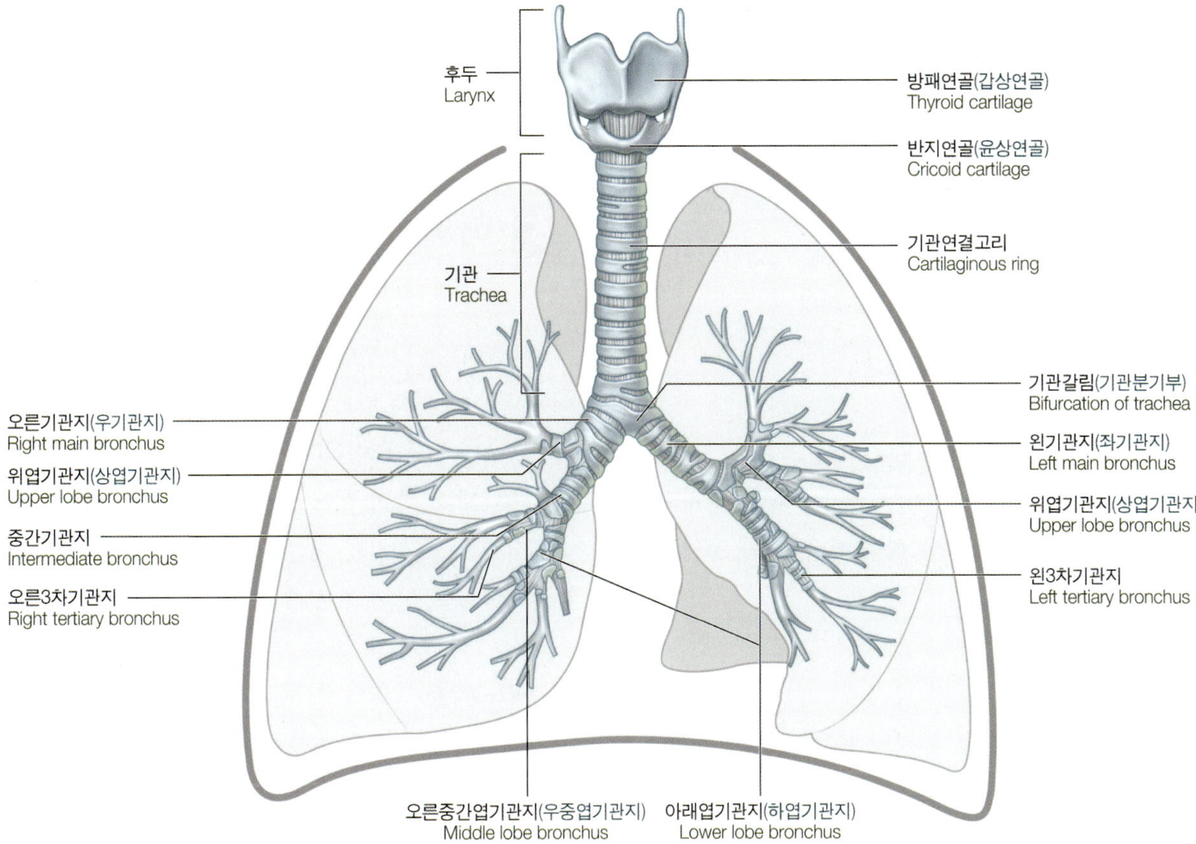

그림 10-12 기관지

와 그 아래의 치밀결합조직으로 구성되며 탄력섬유가 많이 함유되어 있다. 점막밑층은 장액과 점액선이 많은 두꺼운 결합조직이며 바깥막에는 16~20개의 C자 모양 유리연골이 기관의 앞쪽을 감싸며 배열되어있다. 기관의 바로 뒤쪽은 식도가 맞닿아 있으므로 연골이 없고, 대신 민무늬근(평활근)이 있어서 음식물을 넘길 때 식도가 팽창할 수 있게 한다.

3) 혈액공급 및 신경지배

기관은 아래갑상샘동맥으로부터 혈액을 공급받고 갑상샘정맥얼기의 종말정맥으로 정맥혈이 유출된다. 기관은 자율신경의 지배를 받는데 미주신경의 되돌이후두신경(반회후두신경, recurrent laryngeal nerve)으로부터 부교감신경섬유가, 교감신경줄기로부터 교감신경가지가 나와 분포한다.

기관절개술(tracheostomy)은 기관을 절개하여 상기도를 통하지 않는 새로운 공기통로를 만들어주는 것으로, 급성 상기도 폐쇄 환자나 장기적인 기계환기가 예정된 환자에게 시행한다. 엄격한 의미에서의 기관절개술은 2~3번 기관 고리 사이를 절개하여 기관내관(endotracheal tube)을 삽입하는 것을 의미한다.

5 기관지(Bronchus)

기관지는 기관이 양쪽으로 가지를 낸 후 폐로 이어지는 중간통로가 된다.

1) 맨눈해부

기관이 기관지로 이어지면 기관기관지나무(기관기관지수, tracheobronchial tree)가 탄력성 관을 계속 뻗어 나가면서 여러 분지를 낸다. 이들 분지는 1차, 2차, 3차 기관지로 나눈다 (그림 10-12).

(1) 1차기관지(Primary bronchi)

처음으로 기관이 이분되는 것은 다섯째 등뼈(제5흉추) 위치로 이를 왼·오른 1차 기관지(좌·우 1차 기관지)라 하며 허파(폐)안으로 들어가기 직전의 부분이다. 오른 1차 기관지가 왼쪽보다 더 짧고 굵으며 수직에 가깝기 때문에 동전이나 땅콩 등의 작은 물질이 기도로 넘어갈 경우 오른 1차 기관지로 들어가기 쉽다. 길이는 오른쪽이 3cm, 왼쪽이 4∼5cm 정도이다.

(2) 2차기관지(Secondary bronchi)

1차 기관지가 폐로 들어오면 다시 분지하여 2차기관지가 된다. 오른 1차 기관지는 셋으로, 왼 1차 기관지는 둘로 분지되어 2차 기관지를 이루며 이는 각 부분의 허파(폐) 엽수와 동일하므로 엽기관지(lobar bronchi)라고 부르기도 한다.

(3) 3차기관지(Tertiary bronchi)

2차 기관지는 더욱 많은 가지로 분지되어 3차 기관지가 되는데 왼 허파에서는 8개, 오른 허파에서는 10개의 분지를 낸다. 3차 기관지가 오른쪽, 왼쪽의 폐 구역에 분지되어 있어 이를 구역기관지(segmental bronchi)라고도 한다.

2) 조직해부

기관지와 세기관지의 내부는 기관과 유사하며 같은 종류의 상피로 덮여있다. 그러나 기관지가 점점 가늘어짐에 따라 바깥막의 연골은 감소하고 대신 민무늬근(평활근)과 점막의 탄력섬유가 증가하여 탄력성을 유지한다. C자 형태로 존재하던 연골의 형태 또한 바뀌어서 판 형태가 되어 내경과 길이 변화에 관여하지 않고 단지 기관지를 지지해주는 역할만 하게 된다. 기관지벽의 민무늬근(평활근)은 나선형 배열을 하고 있으므로 수축 시 내강(lumen)을 좁혀준다. 탄력섬유의 촘촘한 망구조(dense meshwork)는 흡기 시에 내강을 팽창시키고, 호기 시에 수축시킨다.

3) 혈액공급 및 신경지배

혈액은 대동맥의 전면에서 시작되는 기관지동맥으로부터 공급받으며, 기관지·허파정맥으로 배출된다. 기관지는 자율신경에 의해 지배를 받는다. 교감신경은 기관지 민무늬근(평활근)을 이완시켜 기관지를 확장시키며 부교감신경은 민무늬근(평활근)을 수축시켜 기관지를 축소시키며, 점막에서의 점액분비를 활성화 시킨다.

6 허파(폐, Lung)

허파(폐)는 가슴우리(흉곽)에 위치한 한 쌍의 장기로 심장을 사이에 두고 오른쪽 반과 왼쪽 반을 차지하고 있다. 허파는 가슴막(흉막, 늑막, pleura)이라고 불리는 두 겹의 장막으로 둘러싸여 있다. 허파(폐)는 흡기 시에 산소가 풍부한 공기가 들어오면 허파꽈리에서 폐 모세혈관의 이산화탄소를 산소로 교환해 주고, 산소가 부족해진 공기를 호기 시에 몸 밖으로 배출시키는 일을 한다.

1) 맨눈해부

허파는 연분홍색의 스펀지 같은 장기로 전반적으로 원추형이다. 아래쪽에는 넓은 면인 허파바닥(폐저, base)이 가로막에 닿아있어 오목한 가로막면(횡격면, diaphragm surface)을 형성하며, 위쪽으로는 허파꼭대기(폐첨, apex)가 빗장뼈(쇄골)위 1∼3cm까지 올라가 있다. 외측면은 갈비뼈(늑골, ribs)와 닿아있어 갈비뼈면(costal surface)을 형성하며 갈비뼈에 의해 만들어진 자국도 있다. 안쪽면은 가슴세로칸면(종격면, mediastinal surface)이라고 하며 여기에는 심장이 닿아있다. 심장에 의한 자국인 심장패임(심압흔, cardiac impression)과 심장에서 나오는 대동맥에 의한 자국을 허파(폐)의 안쪽면에서 쉽게 찾을 수 있다.

허파(폐)에는 각 면의 경계가 되는 앞·뒤·아래 모서리가 있다. 또한 폐에는 깊이 팬 틈새(열, fissure)가 있어서 엽(lobe)으로 분리된다. 오른허파(우폐, right lung)는 2개의 틈새인 수평틈새(수평열, horizontal fissure)와 빗틈새(사열, oblique fissure)에 의해 위엽(상엽, superior lobe or upper lobe), 중간엽(중엽, middle lobe), 아래엽(하엽, inferior lobe or lower lobe)으로 나뉘고, 왼허파(좌폐, left lung)는 빗틈새(사열, oblique fissure)에 의해 위엽(상엽, superior lobe or upper lobe), 아래엽(하엽, inferior lobe or lower lobe)으로 나뉜다. 왼허파의 위엽에는 중간엽이 없는 대신, 오른허파에는 없는 혀구역(lingular segment)이라고 불리는 혀 모양의 구역이 있다 (그림 10-13).

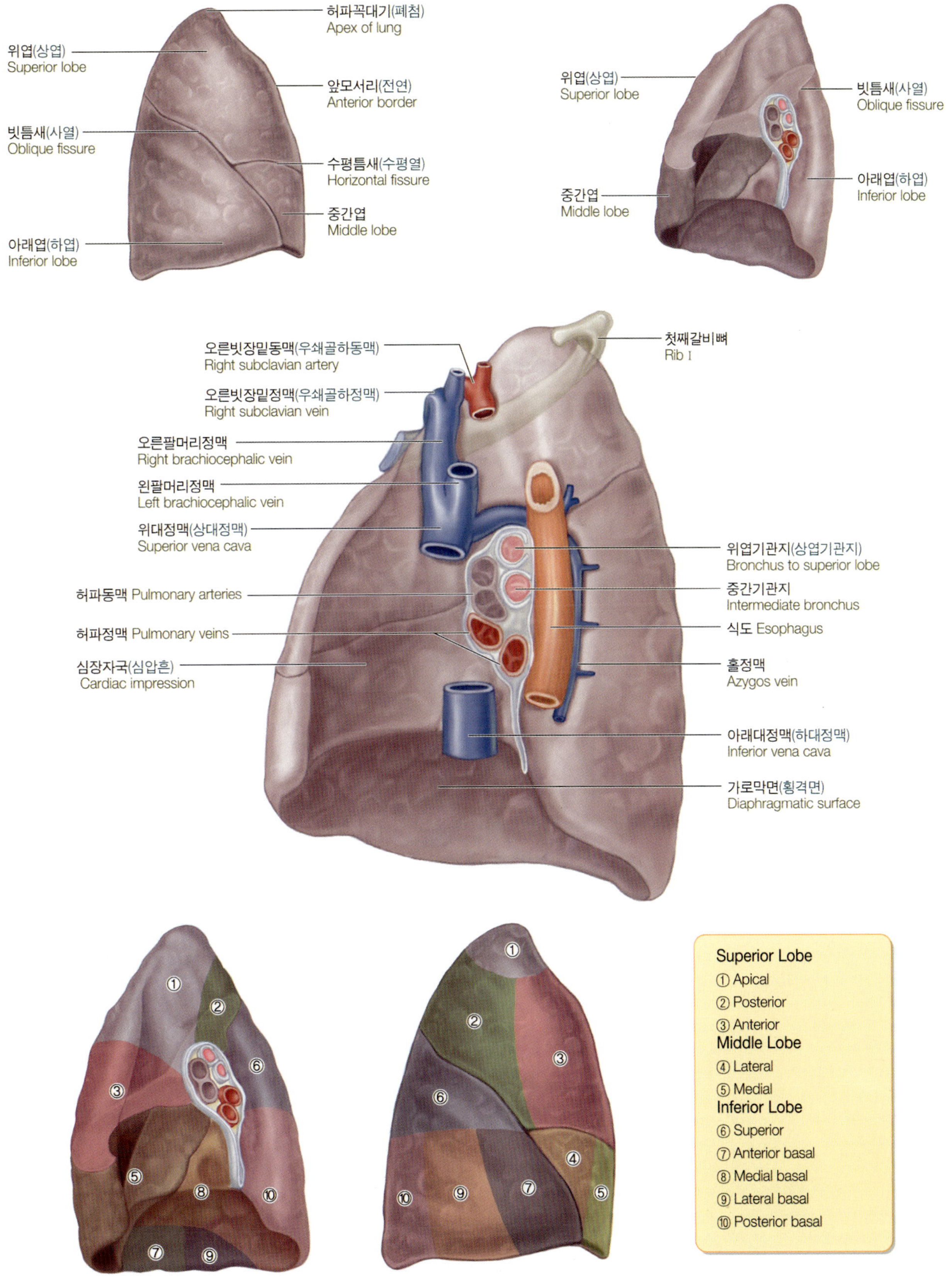

그림 10-13 허파(폐)의 구역, 오른허파 (계속)

CHAPTER 10

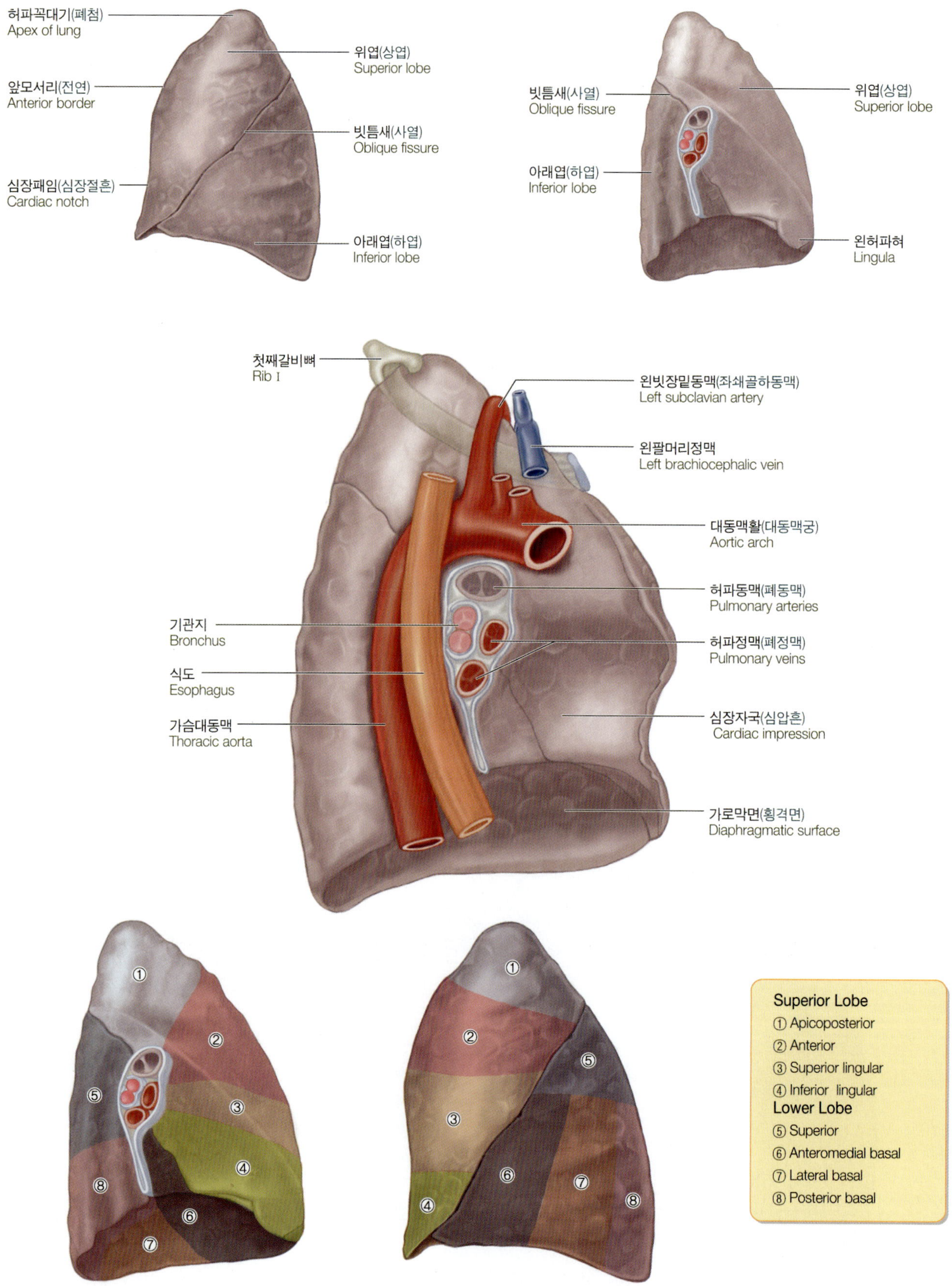

그림 10-13 허파(폐)의 구역, 왼허파

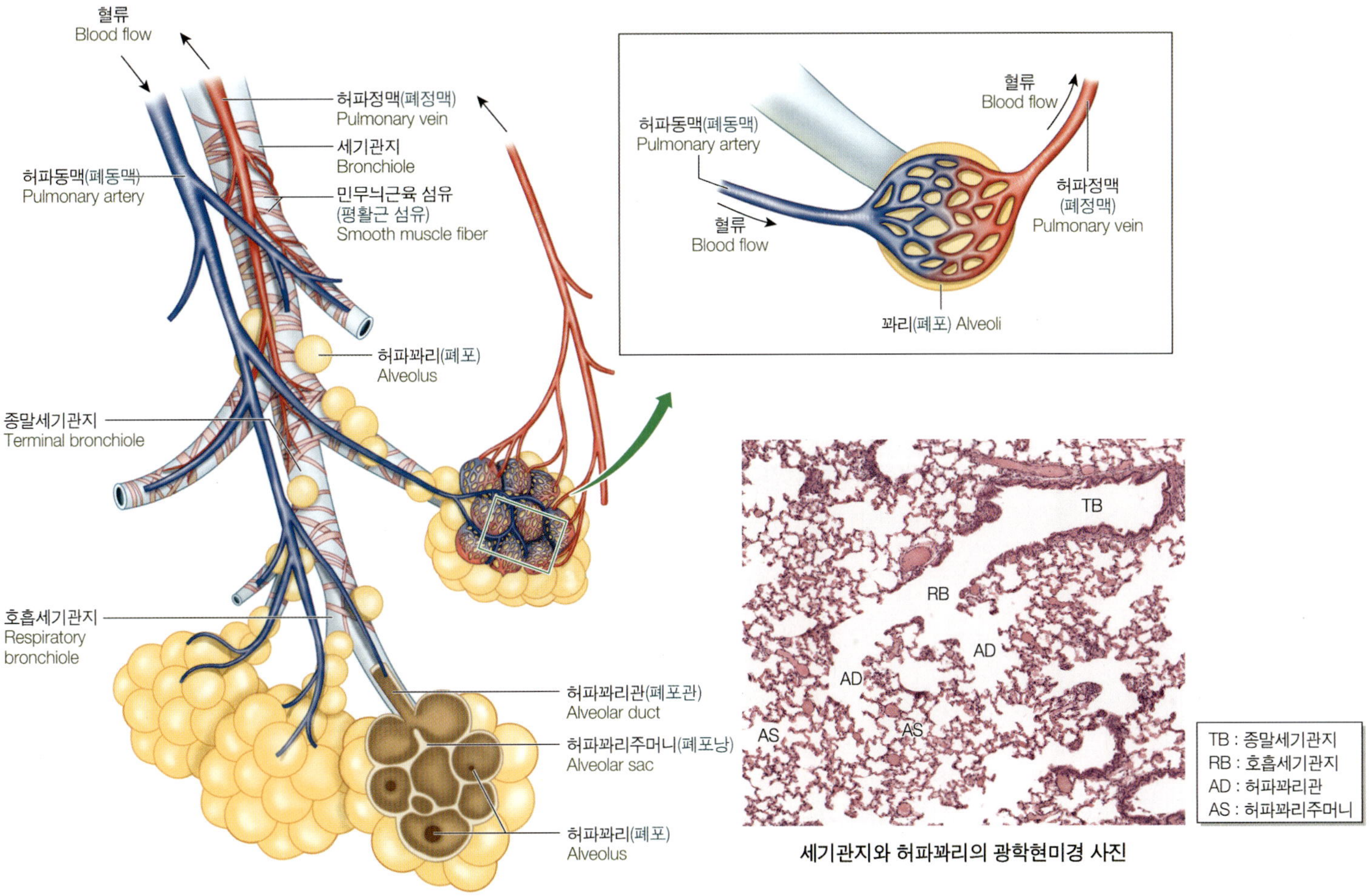

그림 10-14 세기관지와 허파꽈리

각 폐엽은 기관지허파구역(bronchopulmonary segment)으로 나뉘어져 왼허파에는 8개, 오른허파는 10개의 허파구역이 있다. 허파구역은 기능적으로 독립되어 있어, 허파 수술 시에 질병에 걸린 허파구역만을 제거하면 다른 구역에 손상을 최소화할 수 있다.

2) 조직해부

(1) 세기관지(Bronchiole)

3차 기관지는 허파(폐) 실질 내에서 더 작은 가지로 분지하면서 점점 지름이 작아져 1.0mm에 이르게 되는데, 이렇게 작아진 기관지를 세기관지라 한다. 세기관지에 이르면 바깥막의 연골은 완전히 없어지고 다량의 민무늬근(평활근)을 통해 소동맥에서와 같이 내경을 조절할 수 있게 된다.

세기관지에는 종말세기관지(terminal bronchiole)와 호흡세기관지(respiratory bronchiole)가 있는데, 종말세기관지가 더 세분되면 호흡세기관지가 된다. 종말세기관지에는 단층섬모원주상피, 호흡세기관지에는 단층입방상피로 덮여 있다. 호흡세기관지에 이르면 지름은 0.5mm 정도로 더 작아지며 평활근도 더 줄어든다. 여기에는 허파꽈리가 붙어서 돌출되어 있기도 하다.

일차소엽(primary lobule)은 허파(폐)에서 산소와 이산화탄소의 교환이 일어나는 기능적 단위이다. 일차소엽은 호흡세기관지와 분지들로 구성된다(그림 10-14).

(2) 허파꽈리관(폐포관) 및 허파꽈리주머니(폐포낭)

호흡세기관지에서 마지막으로 허파꽈리관(폐포관, alveolar duct)이 분지된다. 허파꽈리관(폐포관)의 끝은 포도알 같은 허파꽈리(폐포)들로 이루어지는데 허파꽈리(폐포)들이 여러 개 모여 이

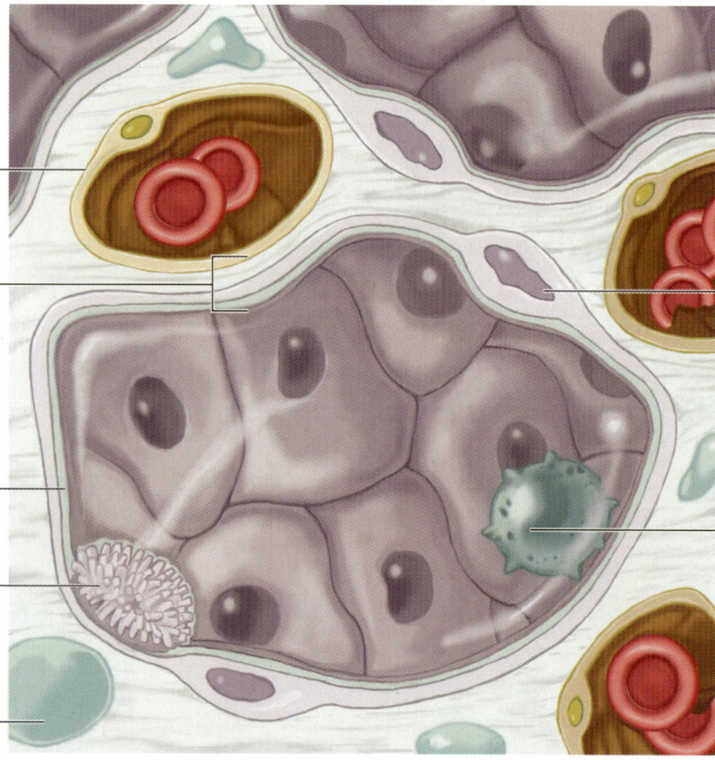

그림 10-15 허파꽈리(폐포)의 절단면

루는 것이 허파꽈리주머니(폐포낭, alveolar sac)이다. 허파꽈리관(폐포관)에 이르면 상피도 얇아져서 단층편평상피가 된다. 민무늬근(평활근)은 허파꽈리(폐포)의 입구에만 있어서 허파꽈리조임근(괄약근)과 같은 기능을 한다.

(3) 허파꽈리 (폐포, Alveoli) (그림 10-15)

허파꽈리(폐포)는 주변의 모세혈관에 산소를 공급하고 혈액으로부터 이산화탄소를 받아들이는 꽈리 모양의 작은 주머니이다. 각각의 폐에는 약 1억 5천만 개의 허파꽈리(폐포)가 있고 그 표면적은 90∼100m^{2}에 이른다. 또한, 각각의 허파꽈리(폐포)는 얇은 단층편평상피로 구성되어 있기 때문에, 산소와 이산화탄소를 교환하는데 이점을 준다.

허파꽈리(폐포)에는 편평상피로 된 호흡허파꽈리세포(호흡상피세포, Alveolar cell type Ⅰ)와 허파꽈리공간(폐포강, alveolar cavity) 쪽으로 돌출되어 있는 입방형의 과립허파꽈리세포(대폐포세포, Alveolar cell type Ⅱ), 그리고 큰포식세포(폐포대식세포, alveolar macrophage)가 있다. 호흡허파꽈리세포는 허파꽈리를 형성하는 얇은 상피세포로 허파꽈리의 형태를 이루며, 공기구역(air space)과 모세혈관을 나누는 역할을 한다.

과립허파꽈리세포(대폐포세포)는 허파꽈리 안쪽 벽에 계면활성제(surfactant)를 분비하여 흡기 시 허파꽈리가 쉽게 늘어나게 해주며, 반대로, 호기 시 허파꽈리 벽이 서로 맞붙지 않게 하여 일정 용적을 유지하게 한다. 허파꽈리큰포식세포(폐포대식세포, alveolar macrophage)는 허파꽈리 내에 존재하는 대식세포로, 허파꽈리(폐포)로 들어온 먼지나 이물질에 대한 포식작용을 한다.

(4) 호흡막 (Respiratory membrane)

호흡막 또는 혈액－공기장벽(blood-air barrier)은 허파꽈리(폐포)의 산소와 모세혈관 내 적혈구의 이산화탄소가 서로 교환되는 막을 말한다. 호흡막은 허파꽈리상피세포, 바닥막(기저막, basement membrane), 모세혈관 내피세포의 세 층으로 구성되며 그 두께는 1μm 이하로 매우 얇아 가스 교환이 원활히 이루어진다. 세 층 중 하나 이상의 이상은 혈액과의 가스 교환에 장애를 일으킬 수 있다 (그림 10-16).

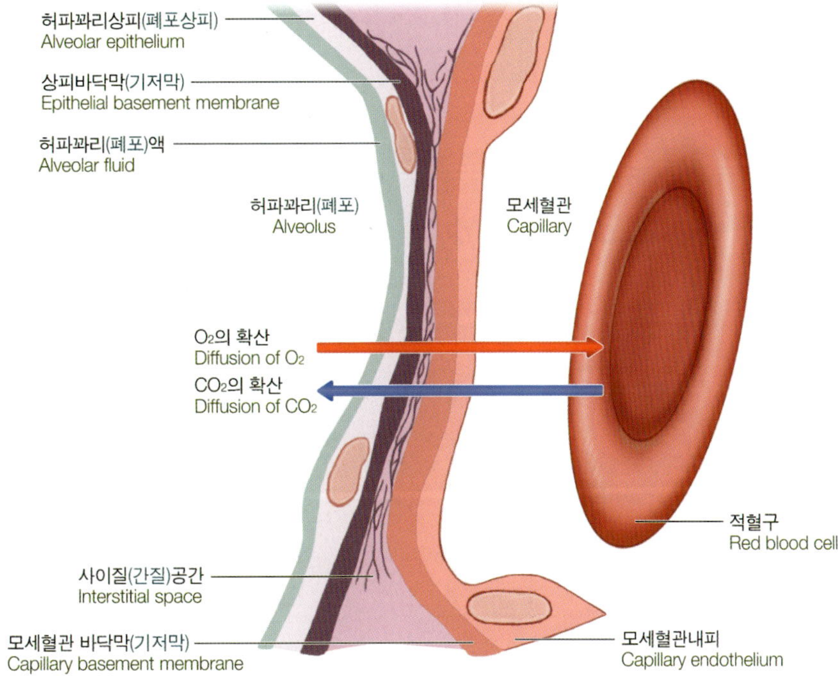

그림 10-16 허파꽈리(폐포)와 호흡막

3) 혈액공급 및 신경지배

허파(폐)의 혈액공급을 담당하는 혈관은 허파동맥(폐동맥, pulmonary artery)과 기관지동맥(bronchial artery) 두 가지이다. 이 중 허파동맥은 전신을 순환하고 우심실에서 나오는 동맥으로, 산소가 부족한 정맥혈이 흐르는 혈관이라는 점에서 다른 동맥들과 차이가 있다. 심장에서 나온 허파동맥(폐동맥)은 허파(폐)로 들어와서 허파꽈리(폐포)를 둘러싸는 모세혈관망을 형성하고 호흡막을 통한 가스교환 후 허파정맥(폐정맥, pulmonary vein)이 되어 다시 심장으로 돌아간다.

한편 기관지동맥은 대동맥이나 갈비사이동맥 등에서 나와 기관지벽과 주변 결합조직에 산소가 풍부한 동맥혈을 공급하는 혈관이다. 이렇게 유입된 혈액의 일부는 기관지정맥(bronchial vein)으로 빠져나지만, 나머지 일부는 허파정맥(폐정맥, pulmonary vein)과 연결(문합, anastomosis)을 형성해 빠져나간다.

허파(폐)는 자율신경의 지배를 받는다. 교감신경섬유는 교감신경줄기로부터 나오며 부교감신경섬유는 미주신경(vagus nerve)에서 나와 허파신경얼기를 경유하여 허파(폐)에 분포한다. 허파에 대한 자율신경의 작용은 기관이나 기관지의 그것과 유사하여, 교감신경은 평활근의 이완을, 부교감신경은 평활근의 수축과 점액분비의 촉진을 일으킨다.

7 가슴막(흉막·늑막, Pleura)

가슴막(흉막)은 허파(폐)를 싸고 있는 두 겹의 장막이다. 허파(폐)에 밀착한 채로 허파(폐)를 둘러싸는 내장쪽가슴막(장측흉막, visceral pleura)과 가슴벽(흉벽)에 붙어있는 벽쪽가슴막(벽쪽흉막, parietal pleura)이 있다.

두 가슴막 사이에는 얇은 공간이 있는데 이를 가슴막안(흉막강, pleural cavity)이라 한다. 가슴막안(흉막강)에는 주로 벽쪽가슴막에서 형성되어 벽쪽가슴막의 림프계로 흡수되는 소량의 가슴막액(흉수, pleural fluid)이 존재한다. 가슴막액(흉수)은 호흡운동으로 폐의 크기가 변화할 때 두 가슴막 사이의 마찰력을 줄여주는 역할을 한다. 그러나 가슴막이나 주변의 장기에 이상이 발생할 경우 가슴막액(흉수)이 비정상적으로 생성되어 가슴막안(흉막강) 안에 쌓이는 현상이 발생하는데, 이를 가슴막삼출(흉막삼출)이라고 한다 (그림 10-17).

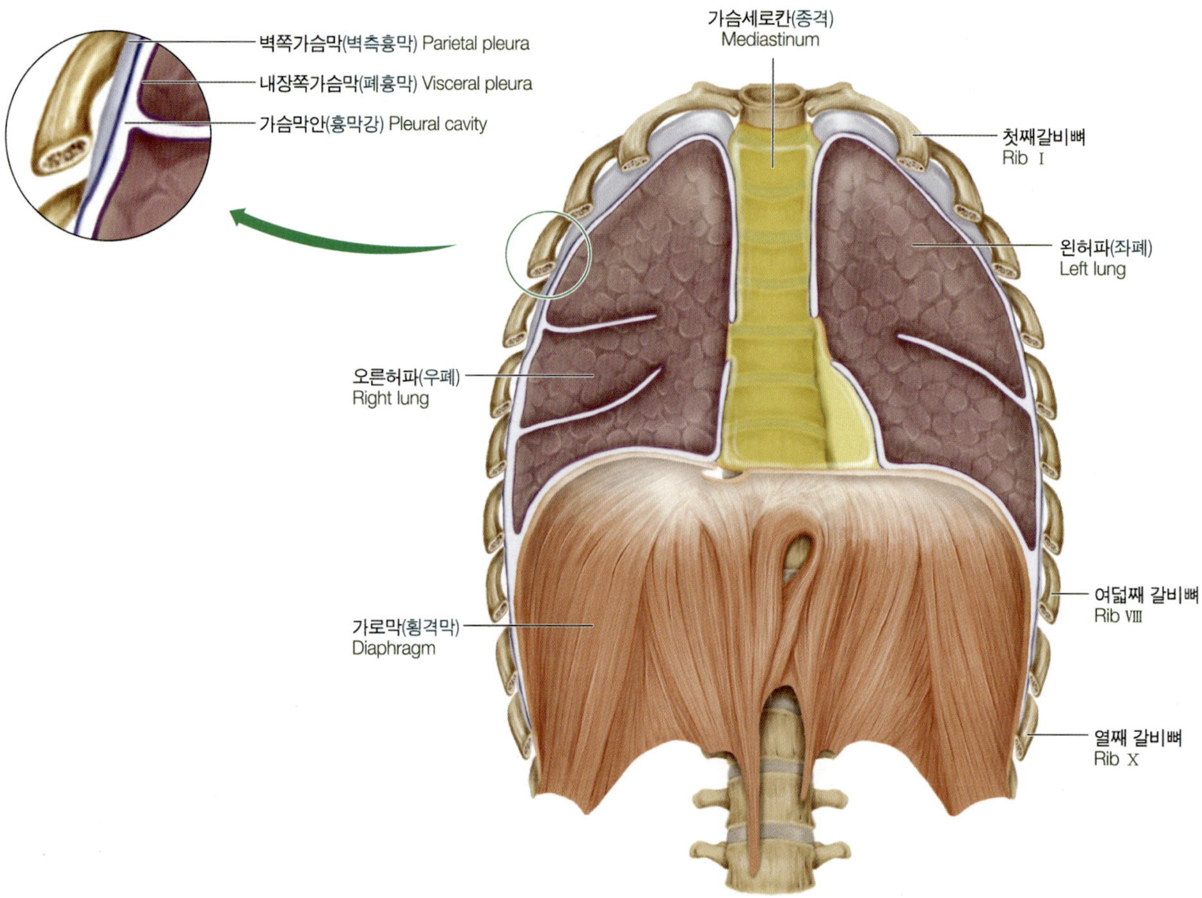

그림 10-17 가슴막(흉막)

8 가슴세로칸(종격, Mediastinum)

가슴세로칸(종격)은 가슴안(흉강)의 부위 중 양쪽 폐 사이중앙부의 공간을 말한다. 가슴세로칸의 앞은 복장뼈(흉골)가, 뒤는 등뼈(흉추)가 둘러싸고 있으며, 좌·우는 허파(폐)가, 아래는 가로막(횡격막)이, 위는 가슴우리(흉곽)의 상부가 각각 둘러싸고 있다. 가슴세로칸(종격)은 여러 개의 공간으로 다시 나누어지는데 복장뼈와 제4등뼈의 아랫면을 연결하는 선에 의해 위·아래로 나뉘며, 그 중 아랫부분은 심장(심)막을 중심으로 앞·중간·뒤로 다시 나뉜다 (그림 10-18).

위세로칸(superior mediastinum)은 심장보다 위에 있는 부분으로 이 공간에는 기관, 식도, 흉선, 대동맥, 위대정맥(상대정맥, superior vena cava) 등이 있다. 앞세로칸(anterior mediastinum)에는 가슴샘, 속가슴동정맥 등이 있다. 중간세로칸(middle mediastinum)에는 심장이 있으며, 심장막, 가로막신경 및 그 동반혈관이 위치한다. 뒤세로칸(posterior mediastinum)에는 식도, 미주신경, 대동맥, 가슴관 등이 지난다.

9 호흡운동

호흡은 공기를 허파 속으로 들이마시는 들숨(inspiration)과 공기를 밖으로 내보내는 날숨(expiration)으로 이루어진다. 허파는 탄력성 있는 조직으로 가슴의 확대와 축소에 따라 확장과 감소가 일어난다. 이 때 폐의 용적 변화는 허파꽈리압력의 변화를 가져오고 대기압과 차이에 의하여 공기가 폐 내로 유입되거나

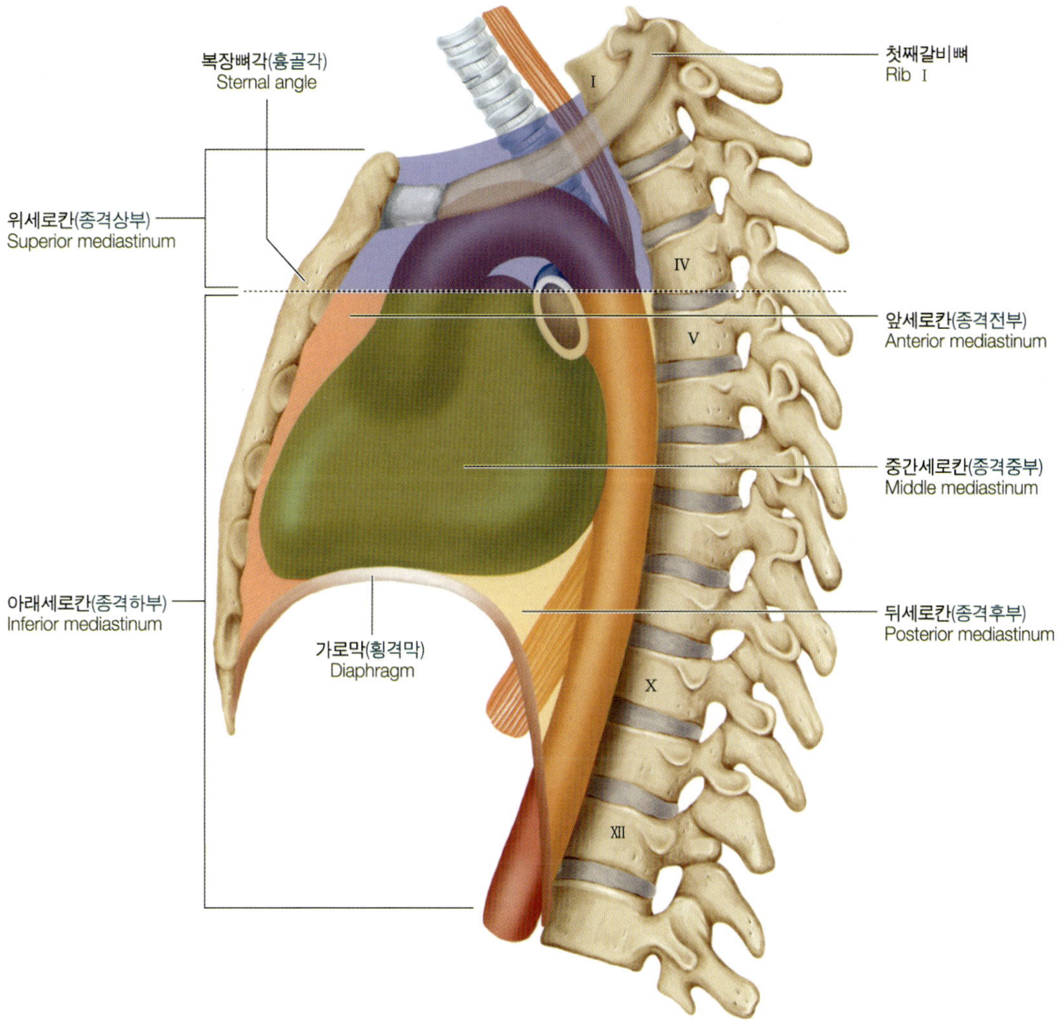

그림 10-18 가슴세로칸(종격)

폐 밖으로 배출된다. 안정 시 호흡에 있어서 가슴의 운동은 확장할 때는 가로막과 바깥갈비사이근의 수축으로 이루어지기 때문에 능동적으로 들숨운동이 일어나고, 감소할 때는 수축되었던 근육들이 이완되어 날숨운동이 일어난다 (그림 10-19).

1) 들숨 운동

(1) 가로막

가로막(phrenic nerve)이 흥분하면 가로막(diaphragm)이 수축하게 된다. 평상시 가로막은 둥근 지방 모양(dome)으로 위로 볼록 튀어 나온 상태인데 가로막이 수축하면 가로막이 배쪽으로 내려오면서 가슴 용적이 증가하게 된다. 따라서 가슴속 압력이 낮아지고 허파꽈리가 확장되어 들숨운동이 진행된다.

(2) 바깥갈비사이근

갈비뼈 사이에 근육에 배열방향이 다른 2 개의 근육이 있는데, 바깥갈비사이근(external intercostals muscle)은 갈비뼈의 아래모서리와 바로 아래 갈비뼈와 윗모서리가 연결되어 비스듬히 부착되어 있다. 갈비사이신경(intercostals nerve)이 흥분하여 바깥갈비사이근이 수축하면 갈비뼈를 상승시키고, 그 결과 복장뼈(sternum)가 위쪽과 앞쪽으로 움직이게 되어 가슴안 공간이 확장된다. 따라서 가슴안 압력이 낮아지고 허파꽈리는 확장되어 들숨운동이 진행된다. 이것을 가슴호흡(thoracic respiration)이라고 한다.

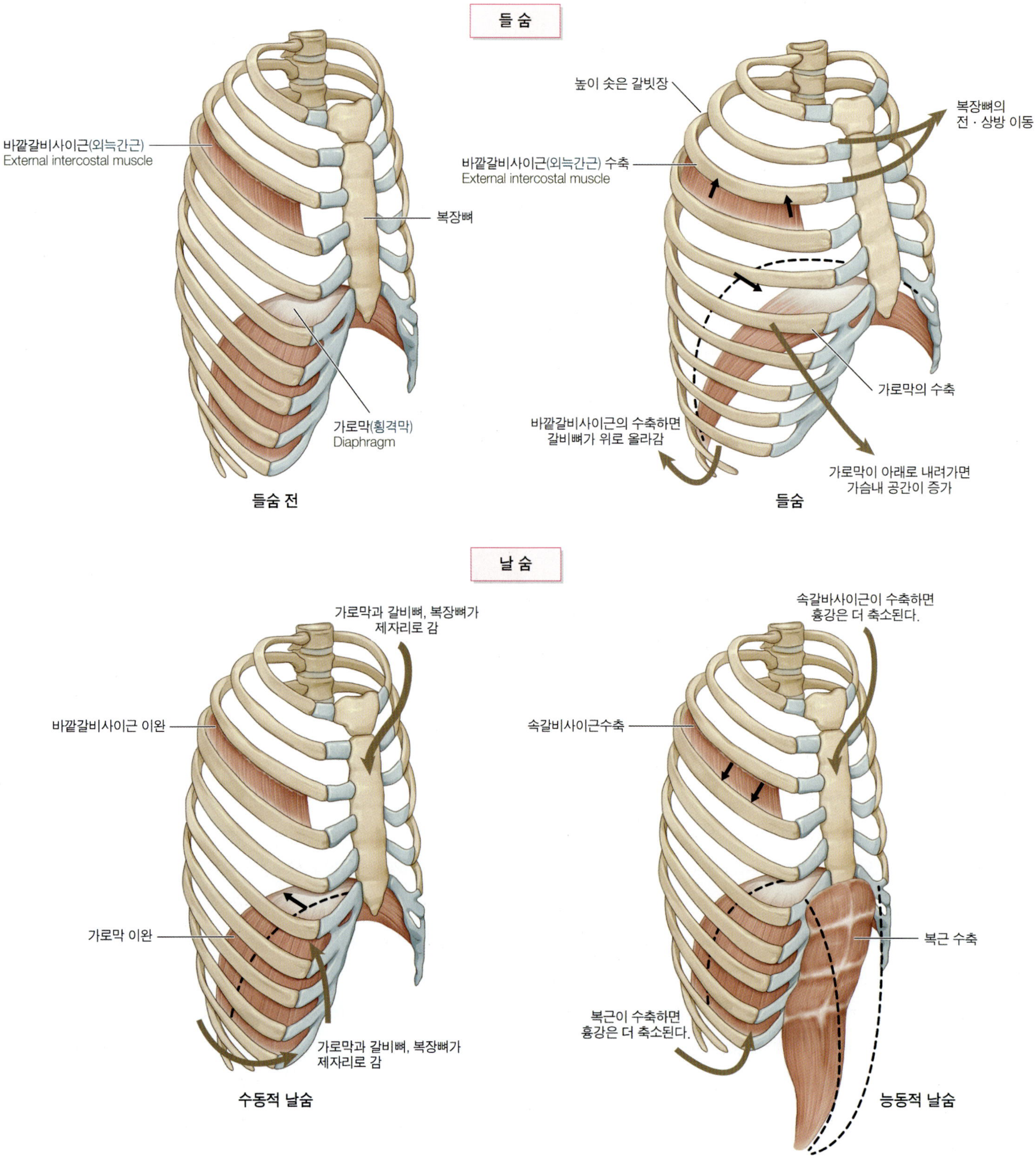

그림 10-19 호흡근육의 영향에 의한 들숨과 날숨 기전

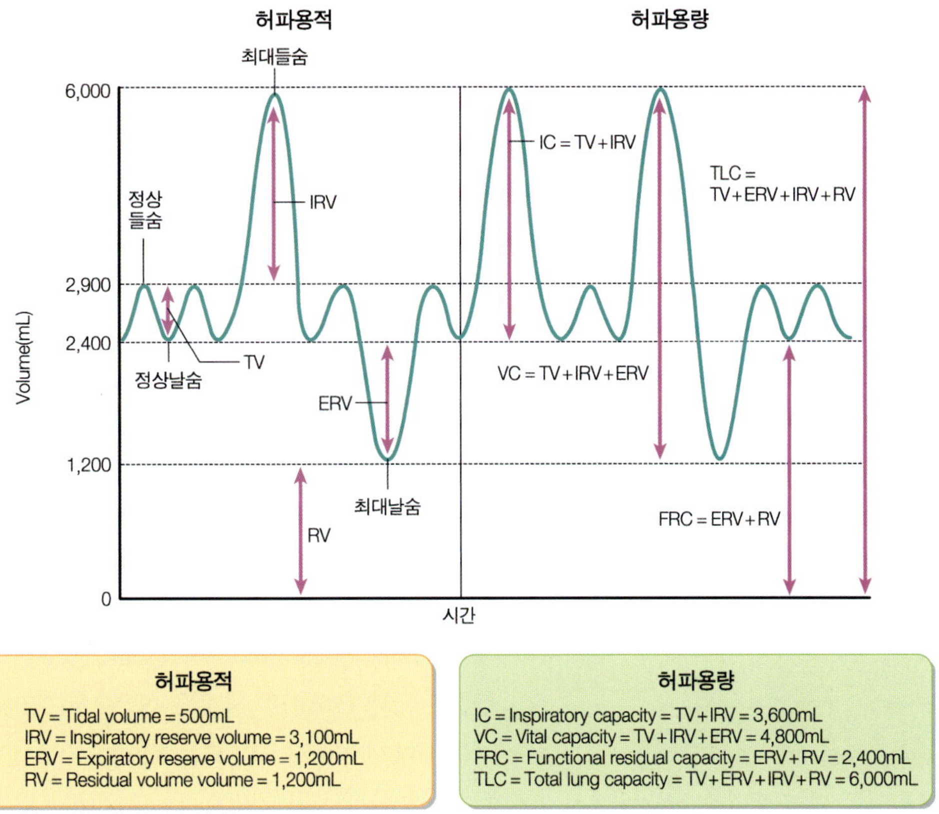

그림 10-20 허파 용적과 허파 용량을 나타낸 호흡곡선

2) 날숨 운동

일반적으로 폐는 들숨 후에 원상태로 돌아가려는 경향이 있기 때문에 날숨운동은 허파꽈리 속의 공기를 밖으로 배출하는 수동적 과정이다. 안정상태의 날숨은 들숨 때 수축되었던 가로막과 바깥갈비사이근의 이완으로 가슴안 공간이 축소되고 폐 내 압력의 상승으로 허파꽈리가 축소되어 이루어진다. 하지만 운동 또는 과호흡 시에는 이러한 수동적 날숨이 불충분하여 날숨근들이 관여하게 된다. 속갈비사이근 및 배근육의 수축으로 가슴안의 용적이 감소하고 허파꽈리 속 압력이 더욱 증가하게 되어 더 많은 공기가 밖으로 나오는 능동적 날숨 운동이 일어난다.

10 허파 기능 검사

허파 속의 공기의 양은 연령, 성별, 개체에 따라 차이가 있다. 허파 속의 공기의 양을 용적(volume)과 용량(capacity)으로 나타내는데, 2종 이상의 허파 용적의 합을 허파 용량이라 한다. 일반적으로 여성들의 허파용적과 허파용량은 남성보다 작다. 호흡에서 교환되는 가스의 양을 측정하기 위해 폐활량계(spirometer)라는 특수한 장치를 사용한다. 측정결과를 나타내는 허파의 용적곡선을 호흡곡선(spirogram)이라 한다 (그림 10-20). 이것은 허파의 기능을 측정하고 허파의 질환을 진단·치료하는데 활용된다.

1) 허파 용적

(1) 일회호흡량(Tidal volume, TV, VT)

안정 상태에서 1회 숨쉬기에 드나드는 공기량으로 약 500mL이다.

(2) 들숨예비량(Inspiratory reserve volume, IRV)

안정 상태에서 들숨 후 최대로 더 들여 마실 수 있는 공기량으로 약 3,100mL이다.

(3) 날숨예비량 (Expiratory reserve volume, ERV)

안정 상태에서 날숨 후 최대로 더 내보낼 수 있는 공기량으로 약 1,200mL이다.

(4) 잔기량 (Residual volume, RV)

최대로 노력하여 공기를 배출하여도 허파꽈리에 어느 정도 공기가 남아 있는데 이것을 잔기량이라 하며 약 1,200mL이다. 잔기량은 태아에겐 없으나 출산 후 한 번의 들숨으로 인하여 생긴다. 호흡을 해본 허파가 물에 뜨는 성질을 이용하여 법의학에서 태아의 사망시간을 추정하고 있다.

2) 허파 용량

(1) 폐활량 (Vital capacity, VC)

최대로 들이마신 후 최대로 내쉴 수 있는 공기량으로 건장한 남자의 경우 약 4,800mL이다. 폐활량은 허파 속에서 가능한 최대의 부피 변화를 나타내어 허파의 기능적 용량을 확인하는데 유용하다.

(2) 들숨용량 (Inspiratory capacity, IC)

안정 상태에서 날숨 후 최대한 들이마실 수 있는 공기량으로을 일회호흡량과 들숨예비량을 합한 것이다. 건장한 남자의 경우 약 3,600mL이다.

(3) 기능적 잔기용량 (Functional residual capacity, FRC)

정상 상태에서 1회 날숨 후 허파 속에 남아있는 공기량으로 허파에는 잔기량과 날숨예비량을 합한 정도의 기체가 존재한다. 허파에 어느 정도의 기체가 존재한다는 것은 허파꽈리 속의 가스 조성을 일정 범위 내에서 유지하게 한다는 것인데, 약 2,400mL이다.

(4) 총폐용량 (Total lung capacity, TLC)

최대로 숨을 들이마셨을 때 허파 안에 들어 있는 폐활량과 잔기량을 합한 것으로 약 6,000mL이다. 총폐용량은 연령, 성별 및 신체의 크기에 따라 다르다. 또 누워 있을 때와 서 있을 때 약 300~400mL 정도 차이가 난다. 누워 있을 때 허파에 고여 있던 혈액이 일어서게 되면 중력에 의해 허파 밖으로 빠져 나오기 때문이다.

11 사강과 허파꽈리환기

호흡 과정 중 기관을 통해서 들어오는 공기 중 일부는 허파꽈리까지 도달하지 못하고, 코, 입, 후두, 기관, 기관지, 세기관지 등에 머무르게 되는데, 이 부피를 해부학적 사강(anatomic dead space)이라 하며 150mL 정도이다. 일회호흡량 500mL 중에서 150mL은 사강에 머무르고 350mL만 실지 대기와 허파꽈리 사이에서 교환되는 셈이다.

허파꽈리환기(alveolar ventilation)는 분당 공기와 허파꽈리 사이에 교환되는 공기의 부피를 말하며, 허파꽈리에 도달하고 실제적으로 혈액과 가스 교환에 쓰인 공기를 의미하므로 중요하다. 허파꼬리 환기를 결정할 때는 해부학적 무효 공간을 고려해서 계산해야 한다.

허파꽈리에 들어가 가스 교환에 참여하는 공기의 양은 일회호흡량(TV, 500mL)를 뺀 값이 된다. 그 값에 안정 시 호흡수(12회/분)을 곱하면 허파꽈리 환기량(alveolar ventilation, 4,200mL/분)이 된다. 허파꽈리환기량은 허파꽈리 내의 산소와 이산화탄소 농도에 영향을 주는 중요한 인자이다.

허파꽈리환기량 = (일회호흡량 500mL − 사강 150mL) × 분당호흡수 12회/분 = 4,200mL/분

12 가스교환

1) 허파꽈리 내의 P_{O2}와 P_{CO2} (표 10-2)

허파꽈리 속의 공기는 대기와 같은 구성이 아니다. 공기가 호흡기도에 들어가면 습한 기도에 노출되어 수증기압이 포화된다.

표 10-2 호흡기체의 조성과 가스 분압(해수면 높이, mmHg)

	대기		허파꽈리	날숨
	건조한 공기	습한 공기		
질소	600.2(78.98%)	563.4(74.09%)	569.0(74.9%)	566.0(74.5%)
산소	159.5(20.98%)	149.3(19.67%)	104.0(13.6%)	120.0(15.7%)
이산화탄소	0.3(0.04%)	0.3(0.04%)	40.0(5.3%)	27.0(3.6%)
수증기	0	47(6.2%)	47.0(6.2%)	47.0(6.2%)
계	760.0(100%)	760.0(100.0%)	760.0(100.0%)	760.0(100.0%)

정상체온에서 수증기 분압은 47mmHg로 일정하다. 대기 가스 혼합물의 21%가 산소로 구성되어 있으므로 수증기가 포화된 허파꽈리 내에서 산소의 분압은 (760－47)×21/100＝150mmHg이다. 그리고 허파꽈리 공기의 14%만이 숨쉴 때 신선한 공기로 교체되어, 허파 속 산소 산소분압은 (760－47)×14/100＝100mmHg가 된다. 따라서 허파꽈리의 산소분압은 대기중에 존재하는 수증기압과 허파 내 잔류 공기와의 혼합에 의해 100mmHg로 감소한다. 이산화탄소의 경우 대기 중에서는 양이 적지만 허파꽈리에서 약 40mmHg 정도를 나타낸다.

2) 허파꽈리에서의 가스교환

허파꽈리의 총 면적이 매우 넓고 허파꽈리 속 공기와 모세혈관 혈액 사이의 짧은 거리로 인해 혈액과 허파꽈리 사이의 기체 교환은 매우 빠르게 일어난다. 이러한 기능은 허파꽈리를 둘러싸는 엄청난 수의 모세혈관에 의해 더욱 촉진된다.

허파꽈리에서의 기체교환은 물리적인 확산에 의하여 이루어지는데, 확산은 허파꽈리와 모세혈관벽으로 이루어진 경계 양쪽의 기체 분압차에 의하여 기체가 확산하는 방향과 속도가 결정된다. 즉 확산은 기체 가 접하는 표면적이 클수록, 양쪽 기체분압의 차가 클수록, 그리고 막의 두께에 반비례하여 증가한다.

허파꽈리의 모세혈관에 도달하는 혈액은 허파동맥을 통해 들어온 정맥혈액이다. 따라서 체조직을 순환한 정맥혈액은 산소분압 P_{O2} 40mmHg, 이산화탄소분압 P_{CO2} 46mmHg를 나타낸다. 혈액이 허파꽈리의 모세혈관을 흐를 때 허파꽈리내 공기에 노출된다. 허파꽈리내 산소분압은 100mmHg로 모세혈관 내 산소분압 40mmHg보다 높기 때문에 60mmHg의 분압차가 생겨 산소와 허파꽈리내의 산소는 모세혈관 내 혈액으로 확산한다.

이산화탄소의 경우 허파꽈리 모세혈관으로 들어가는 정맥혈액에서는 46mmHg, 허파꽈리내에서는 40mmHg의 이산화탄소 분압을 나타내어 6mmHg의 분압차가 생겨 평형이 될 때까지 이산화탄소는 혈액에서 허파꽈리로 확산한다. 따라서 허파의 모세혈관을 나가는 혈액은 40mmHg의 이산화탄소분압을 나타내게 된다.

이렇게 확산에 의해 기체를 교환하여 100mmHg의 산소와 40mmHg의 이산화탄소를 가진 혈액은 심장을 거친 후 동맥 혈액으로써 전신 순환을 시작하게 된다. 그러나 분압차 외에도 기체이동 속도에 영향을 미치는 인자로 기체의 용해도(solubility)가 있다. 이산화탄소의 경우 산소보다 체조직에서 더 잘 녹기 때문에 호흡막을 가로지르는 이산화탄소의 확산속도는 주어진 분압경사 때문에 산소보다 20배 더 빠르다. 그래서 실제로 호흡 시 대략 같은 양의 산소와 이산화탄소가 교환하게 된다(그림 10-21).

3) 말초조직에서의 기체교환

허파꽈리의 모세혈관에서에서와 마찬가지로 전신의 모세혈관과 조직세포 사이에서도 기체의 분압 차이에 따라 단순 수동 확산이 일어난다.

산소의 경우 말초 모세혈관에서는 100mmHg, 조직세포 내에서는 40mmHg의 분압을 나타내므로 산소는 모세혈관에서 조직세포 내로 확산한다. 이산화탄소 분압은 조직세포에서는 약 46mmHg 모세혈관에서는 40mmHg이므로 이산화탄소는 조직세포에서 모세혈관으로 확산하게 된다.

혈액 내 산소 분자는 재빨리 조직의 모세혈관막을 통해 간질

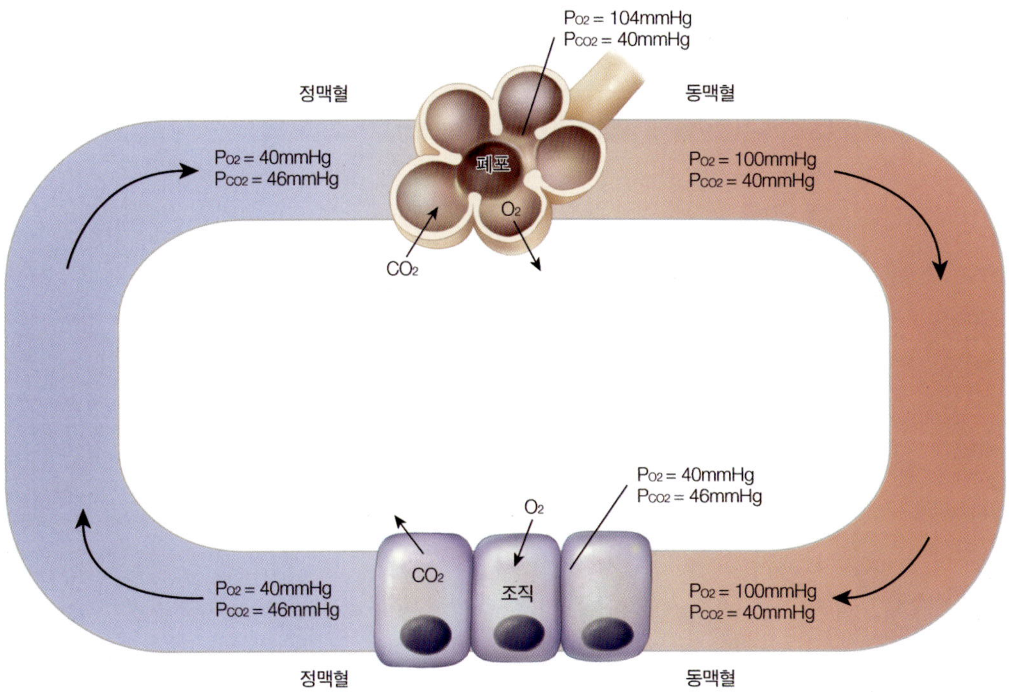

그림 10-21 허파꽈리와 말초조직에서의 기체교환

액과 조직을 구성하고 있는 세포 안으로 이동한다. 세포는 이렇게 유입된 산소를 대사 활동을 통해 사용한다. 즉, 확산을 통해 산소는 고농도 지역에서 산소가 필요한 저농도 지역인 세포로 이동한다. 산소의 확산이 발생하는 동안 이산화탄소는 세포를 떠나 조직의 모세혈관으로 들어가게 되는데, 다시 한 번 확산이 일어난 이산화탄소가 고농도인 세포에서 저농도인 모세혈관 혈액으로 이동한다. 즉 산화된 혈액이 조직의 모세혈관을 거치면서 산소와 결합하지 않은 혈액으로 바뀌게 되는 것이다. 산소를 잃는 과정에서 노폐물인 이산화탄소가 모여 허파로 수송되고 결국 신체로부터 제거된다.

13 가스 운반

혈액은 호흡가스인 산소와 이산화탄소를 옮겨준다.

1) 산소 운반

산소는 혈액 속에서 두 가지 형태로 존재하여 수송된다. 물리적으로 용해된 상태와 화학적으로 헤모글로빈과 결합된 상태이다.

(1) 헤모글로빈에 의한 산소운반

적혈구 내의 혈색소(hemoglobin, Hb)는 글로빈(globin)이라는 4개의 폴리펩티드 사슬을 함유하고, 폴리펩티드 사슬 하나에 하나의 Heme이 각각 결합되어 있다. Heme은 그 중앙에 한 원자의 철(Fe)을 함유하며 한 개의 철 원자에 O_2 한 분자가 결합할 수 있으며 이 결합은 가역적이다. 따라서 Hb 한 분자는 최대로 4분자의 O_2를 결합하여 운반할 수 있다.

허파에서 혈액으로 들어온 산소의 대부분(98.5%)은 헤모글로빈에 결합된 형태로 혈액 속을 이동하게 된다. O_2와 결합하지 않은 Hb은 디옥시헤모글로빈(deoxyHb)이라 하고 O_2와 결합한 Hb은 옥시헤모글로빈(oxyHb)이라 한다.

$$\text{Hb(deoxyHb)} + O_2 \leftrightarrow \text{HbO}_2\text{(oxyHb)}$$

(2) 물리적 용해

산소는 체액에 잘 녹지 않기 때문에 단지 1.5%의 산소만이 혈장에 물리적으로 용해된다. 남은 98.5%는 헤모글로빈과 결합

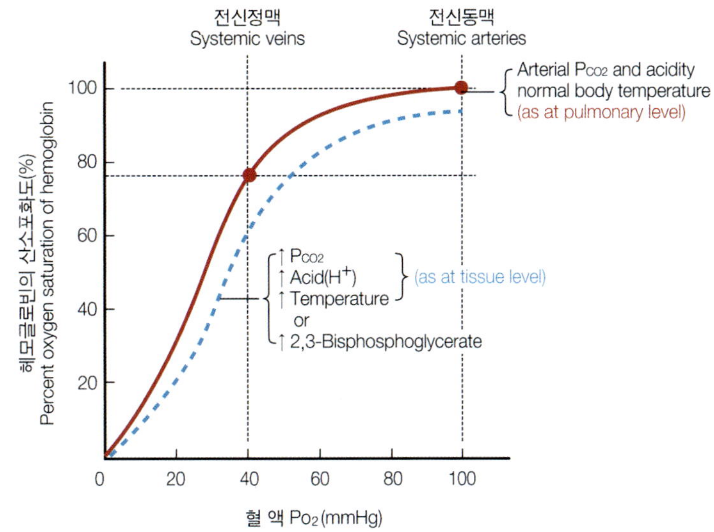

그림 10-22 산소해리곡선과 이동

하여 운반된다.

(3) 산소해리곡선

산소해리곡선(oxygen dissociation curve)는 산소분압과 헤모글로빈 포화도의 관계를 나타낸 그래프로 S자 곡선 모양이다(그림 10-22).

① 산소분압

혈액의 산소분압이 증가하면 헤모글로빈의 산소결합은 증가하여 허파 모세혈관에서 HbO_2의 형성은 증가한다. 한편, 혈액의 산소분압이 감소하면 헤모글로빈의 산소결합은 감소하여 HbO_2가 해리하여 Hb에서 산소가 유리된다. 따라서 허파와 다른 조직에서의 산소분압 차이 때문에 허파에서 Hb은 산소와 결합하고 산소를 소모하는 조직에서는 산소를 유리시킨다.

산소해리곡선은 S자형으로 곡선의 평탄한 부분은 산소분압이 높은 경우 산소분압이 더 증가하더라도 Hb의 산소포화도는 그다지 증가하지 않는다는 것을 의미한다. 정상적인 허파꽈리 내의 산소분압은 100mmHg인데 이 경우 97.4%의 Hb이 산소와 결합하고 있으며 산소분압이 더 증가하더라도 산소와 결합할 수 있는 Hb은 2.6% 밖에 남아 있지 않으므로 혈액의 산소함유량 증가는 아주 작다. 이것은 혈액의 산소운반능력에 안정성을 제공한다.

한편 산소분압이 낮은 경우에는 산소분압이 조금만 더 낮아지더라도 Hb의 산소포화도는 크게 감소한다. 즉 산소분압이 낮을 경우 Hb에서 산소가 쉽게 분리된다는 의미이다. 이것은 온몸의 모세혈관에서 산소분압의 작은 차이가 생기더라도 활동적으로 대사되고 있는 조직에 충분한 산소를 공급할 수 있다는 점에서 효율적이다.

② 이산화탄소분압

이산화탄소분압의 증가는 산소해리곡선을 오른쪽으로 이동시킨다. 혈액으로 들어온 CO_2는 O_2에 대한 Hb의 친화도를 감소시켜서 조직에서 더 많은 O_2를 조직에 공급하게 된다.

③ pH

혈액의 산도가 산성으로 기울어 pH가 낮아지면 산소해리곡선은 오른쪽으로 이동한다. CO_2가 탄소를 발생시키기 때문에 혈액은 조직에서 CO_2를 가져가는 만큼 온 몸의 모세혈관에서 더 산성이 된다. 증가한 산도는 O_2에 대한 Hb의 친화도를 감소시켜 더 많은 O_2를 유리하게 만든다.

Hb과 산소의 결합에 있어서 pH의 영향을 보어효과(Bohr effect)라 한다. 이산화탄소가 많아지면 pH는 감소하고 Hb의 산소친화성은 감소하기 때문에 보어효과는 이산화탄소 생산이 증가

될 때 조직에 더 많은 산소를 공급하도록 돕는다.

④ 온도

온도의 상승은 Hb과 산소의 결합력을 약화시켜 산소를 유리하게 한다. 따라서 온도가 상승하면 산소해리곡선은 오른쪽으로 이동한다. 운동 근육 또는 다른 활동적으로 대사중인 세포는 열을 발생한다. 따라서 온도가 증가하는 활동 중인 조직에 더 많은 산소를 공급하는데 효율적이다.

2) 이산화탄소 운반

세포에서 대사과정의 결과 발생한 이산화탄소는 분압경사에 의해 세포에서 혈액으로 확산되며 이산화탄소는 세 가지 형태로 혈액 속에서 운반된다.

(1) 중탄산이온

혈액 내 이산화탄소 운반에 가장 중요한 것은 중탄산이온(bicarbonate, HCO_3^-)을 형성하여 운반하는 형태로 약 60%의 이산화탄소가 이 형태로 운반된다.

이산화탄소는 물과 결합하여 탄산을 형성한다. 이 반응은 혈장에서 느린 속도로 진행된다. 그러나 적혈구는 탄산탈수효소(carbonic anhydrase)가 있어서 빠르게 진행된다. 이 효소는 적혈구에만 한정되어 있기 때문에 탄산의 대부분은 혈장보다 오히려 적혈구에서 생산된다.

$$CO_2 + H_2O \leftrightarrow H_2CO_3 \leftrightarrow HCO_3^- + H^+$$

적혈구에 탄산이 증가하면 H^+과 HCO_3^-로 해리한다. 해리에 의하여 방출된 수소이온은 적혈구에서 옥시헤모글로빈과 결합하여 많이 완충된다. 완충되지 않은 수소이온은 자유롭게 적혈구 밖으로 확산되어 나가지만 H^+보다 더 많은 양의 HCO_3^-가 혈장으로 확산된다.

Hb의 결합에 의해 적혈구에 H^+이 들어오고 HCO_3^-가 밖으로 확산되어 나감으로써 적혈구 내부는 양전하를 띠게 된다. 따라서 전기적 평형을 이루기 위해서 양이온이 나가거나 혈장으로부터 음이온이 들어와야 한다. 양이온인 K^+은 적혈구 내에 가장 많은 양이온이지만 적혈구 막을 통과하기가 어렵기 때문에 대신에 혈장에 있는 음이온인 Cl^-이 적혈구 속으로 들어오게 된다. 즉, HCO_3^-가 적혈구에서 혈장으로 나갈 때 반대로 Cl^-은 혈장에서 적혈구 안으로 들어간다. 혈액이 조직 모세혈관을 통과할 때에 나타나는 이러한 음이온의 교환을 염소이온 이동(chloride shift)이라고 한다 (그림 10-23).

(2) 헤모글로빈과 결합

이산화탄소의 약 30%는 Hb과 결합한 carbamino hemoglobin ($HbCO_2$)의 형태로 운반된다. 이산화탄소는 Heme 분자와 결합하는 산소와는 달리 Hb의 글로빈 부분에 결합한다.

디옥시헤모글로빈(deoxyHb)은 옥시헤모글로빈(oxyHb)보다 CO_2에 대해 큰 친화도를 나타낸다. 조직에서 Hb이 산소를 방출하고 나면 이산화탄소에 대한 친화력이 커져 이산화탄소 운반이 용이해진다.

$$Hb + CO_2 \leftrightarrow HbCO_2$$

(3) 물리적 용해

이산화탄소는 총 함유량의 약 10% 정도가 물리적으로 혈장에 용해되어 운반된다.

14 호흡의 조절

생존을 유지하기 위해서 인체는 계속해서 호흡해야 하며 정상적인 호흡은 개체가 의식하지 못하는 상태에서 이루어지고 있다.

정상적인 호흡은 호흡근의 적절한 기능에 의존한다. 이러한 근육들은 뇌의 숨뇌(medulla)와 다리뇌(pons)에 있는 호흡조절 중추(respiratory control centers)에서 기원하는 신경자극에 의해 자극받는다. 또한 이러한 중추들은 신체 여러 부위에 위치하고 있는 수용기들이 보내는 수많은 메시지에 의해 차례로 통제된다. 즉 수용기들은 호흡의 수와 깊이를 바꿔야 할 때 그 필요를 감지하고 호흡중추에 신호를 보내어 체액의 항상성을 유지할 수 있도록 한다. 또 어떤 수용기들은 이산화탄소와 산소 수치를 감지하며, 또 다른 수용체들은 혈중 산(acid) 수치나 허파조직의 팽창 정도를 파악한다. 가장 중요한 조절중추는 숨뇌에 있는 들숨중추(inspiratory center)와 날숨중추(expiratory center)이며 숨뇌의 신경세포군이 율동적인 호흡을 생성한다 (그림 10-24).

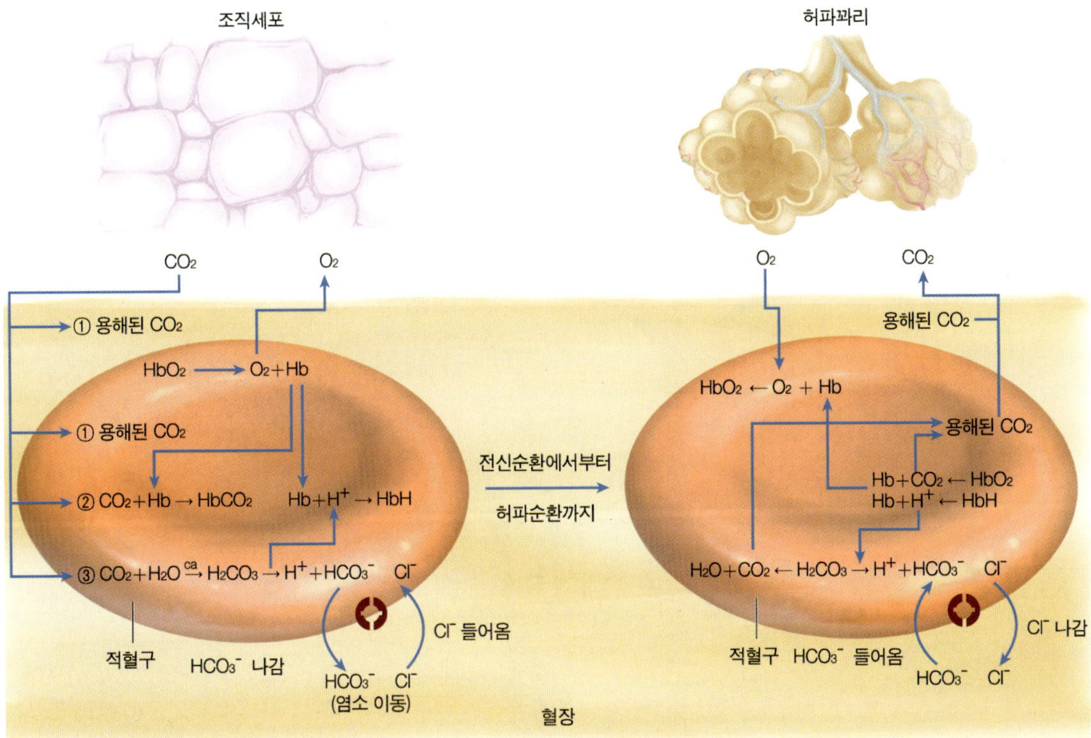

ca = 탄산탈수효소

조직 세포에서 이동된 이산화탄소(CO_2)는 세가지 방법으로 허파까지 혈액에서 수송된다. ① 물리적으로 용해되고, ② 헤모글로빈(Hb)과 결합, ③ 중탄산이온(HCO_3)으로 수송된다. HCO_3^- 생성을 촉매하는 효소인 탄산탈수효소는 오직 적혈구에만 존재한다. HCO_3^- 생산 동안 발생된 H^+도 역시 Hb과 결합한다. 중탄산이온은 적혈구에서 혈장으로 농도 경사에 의해 확산된다. 그리고 염소이온(Cl^-)은 HCO_3^-의 바깥쪽으로의 확산에 의해 만들어진 전기적 경사에의해 적혈구 안으로 같은 운반체에 의해 움직인다. 조직 수준에서 일어나는 반응은 허파에서 반대로 되어, CO_2가 허파꽈리로 들어가기 위해 혈액 밖으로 확산된다.

그림 10-23 혈액에서 이산화탄소의 수송

다리 뇌에 있는 중추는 수정(modifying)기능을 갖고 있다. 만약 사람이 휴식하고 있는 상태라면 들숨과 날숨중추에 있는 신경세포(neuron)는 분당 12~18회 호흡하도록 신호를 보낼 것이다. 기본적인 호흡수와 호흡량은 숨뇌의 신경세포들에 의해 조절되더라도 뇌의 다른 부분이나 중추신경계 밖에 위치하고 있는 특별한 수용기들에 의해 호흡의 깊이와 횟수가 영향을 받는다.

1) 대뇌피질(Cerebral cortex)

대뇌피질은 숨뇌에 있는 들숨 및 날숨중추의 신경세포가 전달한 호흡수를 사정함으로써 호흡에 영향을 미친다. 즉 임의로 호흡을 빨리 하거나 천천히 하거나 활동 중 호흡 유형을 크게 변화시킬 수 있다. 그러나 자의적인 호흡 통제는 한계가 있다. 예를 들면 혈중 이산화탄소 수치 같은 다른 요인들이 의식적 조절보다 더 강하게 호흡을 통제할 수 있다.

2) 호흡에 영향을 주는 수용체

호흡수와 깊이에 영향을 미치는 인자는 다양하다. 체액 내 P_{CO_2}, P_{O_2}, 혈액 내 pH가 대표적이며, 그 외에 허파조직이 팽창할 수 있는 정도, 감정적인 상태도 포함된다.

O_2, CO_2, pH의 변화에 예민하게 반응하는 화학수용기(chemoreceptor)에는 2가지가 있다. 숨뇌의 등쪽에 있는 중추화학수용기(central chemoreceptor)와 목동맥(carotid body)와 대동맥(aortic body)에 있는 말초 화학수용기(peripheral chemoreceptor)가 있다.

(1) O_2의 영향

목동맥과 대동맥에 위치하는 말초화학수용기는 산소수치 변화에 민감한 반면 동맥내 P_{CO_2},의 작은 감소에는 예민하지 않다. 그러나 P_{O_2}가 60mmHg 이하로 떨어지면 말초화학수용기가 자

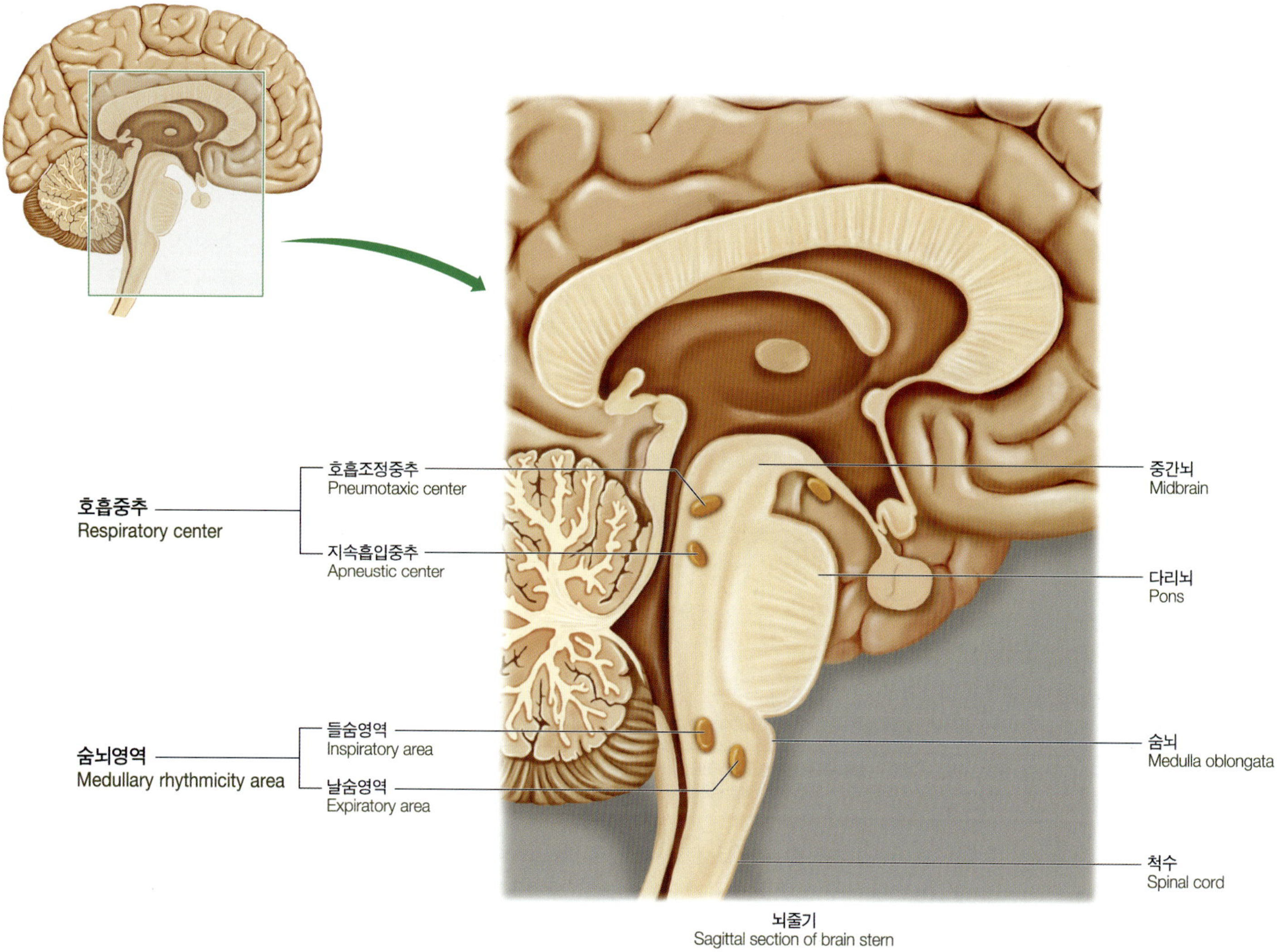

그림 10-24 호흡조절중추

극되어 목동맥에서는 혀인두신경, 대동맥에서는 미주신경을 통해 흥분이 전달되어 호흡중추를 자극하여 호흡 빈도와 일회호흡량이 증가하고 허파 환기량이 증가한다.

(2) CO_2와 pH의 영향

산소가 호흡의 주기적 조절에 기여하지 못하는 것과는 다르게 이산화탄소는 안정상태일 때 호흡을 조절하는데 가장 중요한 역할을 한다.

CO_2가 증가하면 목동맥과 대동맥에 존재하는 말초화학수용기는 약하게 반응하여 환기를 자극하는데 직접적으로 작용하지 않는 반면, 숨뇌에 존재하는 중추화학수용기가 흥분하여 호흡중추를 자극하고 호흡빈도를 증가시킨다. 이 중추화학수용기를 흥분시키는 것은 CO_2 그 자체보다는 뇌척수액에서 CO_2 로부터 발생하는 수소이온이다. 즉 이산화탄소는 뇌척수액 속의 물과 결합하여 탄산을 만들고 탄산은 곧 이온화하여 수소이온 H^+과 중탄산이온 HCO_3^-을 내게 된다. 이 때 발생한 H^+이 직접적으로 중추화학수용기를 자극한다.

CO_2는 혈액뇌장벽을 자유로이 통과하여 동맥 내 CO_2가 증가하고 뇌척수액으로 CO_2가 확산된다. 증가된 CO_2는 $CO_2 + H_2O \leftrightarrow H_2CO_3 \leftrightarrow HCO_3^- + H^+$반응에 의해 H^+를 증가시킨다. 뇌의 세포외액에서의 H^+ 농도 상승은 직접적으로 중추화학수용기를 자극하고 호흡중추를 자극하여 환기를 증가시킨다.

한편 H^+는 혈액뇌장벽을 통과할 수 없어서 혈장에 존재하는 H^+은 중추화학수용기에 영향을 미치지 못한다. 따라서 중추 화학수용기는 CO_2 유입에 의해 뇌척수액에서 발생하는 H+에만 반응한다. 따라서 안정 시 환기를 조절하는 주 기전은 뇌척수액 H^+ 농도조절과 이로 인한 동맥의 CO_2 조절에 의한다.

호흡의 조절에 있어서 CO_2의 농도 증가가 호흡을 증가시키는데, 너무 높은 농도의 CO_2는 오히려 호흡중추를 약화시킨다. 70~80mmHg의 P_{CO2}까지는 호흡조절중추를 자극하여 환기를 증가시켜 과잉의 CO_2를 배출하려는 활동이 일어난다. 그러나 70~80mmHg를 넘는 P_{CO2}는 호흡조절중추를 마비시켜 더 이상 환기를 증가시키지 못하고 심각한 호흡성산증을 일으켜 치사수준에 이를 수 있다.

한편 말초화학수용기는 동맥 내 H^+ 농도 변화에 대해 민감하게 반응한다. 그러나 H^+ 농도 변화를 감지하여 말초 화학수용기가 자극되어 환기를 조절하는 것은 강력한 중추 화학수용기의 기전보다 덜 중요하다.

말초 화학수용기는 P_{CO2}와는 관계없이 동맥 내 H^+ 농도 변화에 따라 환기를 조절하는데, 이러한 기전은 인체의 산-염기 균형 조절에 매우 중요하게 작용한다.

1. 급성편도염(Acute tonsilitis)

급성편도염은 주로 구개편도에 세균이나 바이러스의 감염을 통해 일어나는 급성 염증을 말한다.

급성편도염은 대개 감기를 일으키는 바이러스에 의해서 발생하지만 β용혈성 연쇄상구균과 같은 세균에 의해서도 발생할 수 있다. 이외에도 폐렴구균, 포도상구균도 드물게 급성편도염을 일으킬 수 있다.

증상으로는 갑작스런 고열과 오한을 동반한 인후통이 대표적이다. 이외에도 두통, 쇠약감, 몸살 등의 증상이 동반된다. 이때 인후부위를 관찰하면 충혈 되고 비대해진 편도를 관찰할 수 있고 때로 편도가 흰색 삼출액으로 덮여 있는 것도 볼 수 있다(그림 1).

진통제와 해열제 등 증상치료를 시행하며, 편도염의 원인이 세균일 경우 항생제를 사용해야 한다. 그렇지만, 편도염이 반복적으로 발생하는 경우에는 편도절제술을 고려해야 한다.

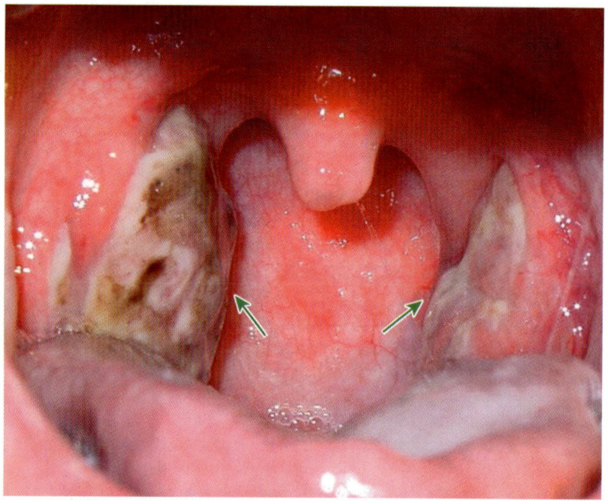

그림 1 급성편도염 환자의 편도

2. 기흉(Pneumothorax) (그림 2, 그림 3)

기흉이란 가슴막공간에 공기가 유입된 것으로, 외상이나 폐의 손상, 큰공기집(bulla)의 파열 등이 원인이다.

외상이나 다른 이유 없이 발생하는 기흉을 일차성 자연기흉(primary spontaneous pneumothorax)이라 하는데, 키가 크고 마른 남자에게 많이 발생하며, 거의 흡연자에서만 발생한다. 이외에도 총상, 교통사고, 추락 등 외상에 의하여 발생하는 외상성 기흉(traumatic pneumothorax)이나 수술이나 시술, 기계호흡 등 의학적 치료에 의해 발생하는 의인성 기흉(iatrogenic pneumothorax)도 있다. 기흉환자는 가슴 엑스선 검사에서 폐를 누르고 있는 공기음영이 관찰되며, 공기음영은 정상 폐조직에 비해 방사선투과도가 좋아 더 검게 관찰되며, 폐혈관 음영이 관찰되지 않는다. 기흉의 크기는 벽측가슴막과 장측가슴막까지의 거리를 측정하여 나타낸다.

기흉이 심할 경우, 정상 폐조직과 심장을 압박하여 호흡 및 심장의 기능을 방해할 수 있는데, 이를 긴장성 기흉(tension pneumothorax)이라 한다. 긴장성 기흉은 적절한 산소공급에도 불구하고, 혈액의 산소포화도가 높아지지 않고, 저혈압이 지속되는 것으로 정의할 수 있는데, 기계호흡을 받는 환자에서 발생하기 쉽다. 긴장성 기흉은 응급상황이므로, 의심될 경우 빠른 진찰 후에 가슴벽에 바늘을 삽입하여, 가슴공간내의 압력을 낮추어야 한다.

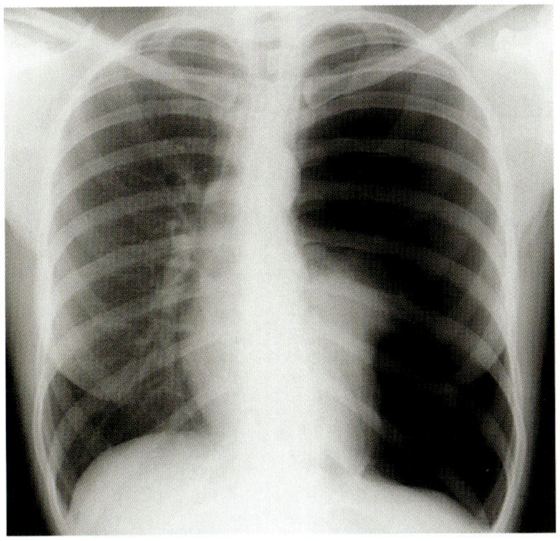

그림 2 기흉 X-ray 사진
좌측 폐공간이 공기로 채워져 음영이 감소하였다

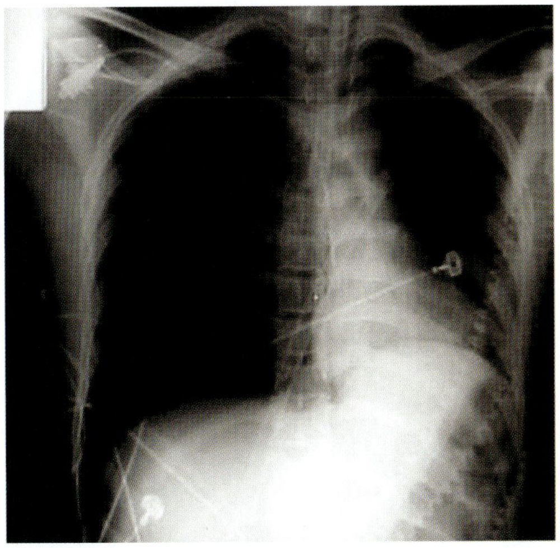

그림 3 긴장성기흉
우측 폐공간의 기흉에 의해 심장이 좌측으로 밀려있다

3. 급성 코곁굴염(Acute sinusitis)

급성 코곁굴염은 코곁굴염 점막에 급성으로 발생하는 염증성 질환을 말한다. 코곁굴은 코와 구멍을 통해 연결되어 있어 이를 통하여 코곁굴의 공기의 환기 및 분비물의 배설이 이루어진다. 이 구멍이 막히는 것이 코곁굴염의 중요한 원인이며 이 외에도 섬모의 비정상적인 움직임, 콧물의 점도 변화도 원인이 될 수 있다.

증상으로는 10~14일 이상 지속되는 콧물, 기침 등이 있고 고열(39℃ 이상)과 고름콧물, 코막힘, 눈주위 부종을 동반할 수도 있다. 진단은 임상증상과 코곁굴 X-ray 검사(water's view), 컴퓨터 단층촬영으로 점막비후, 공기액체층이 있으면 진단할 수 있다 (그림 4, 그림 5, 그림 6). 항생제를 사용하여 치료하고 증상이 소실된 후에도 1주일에서 2주일간 유지하여야 한다.

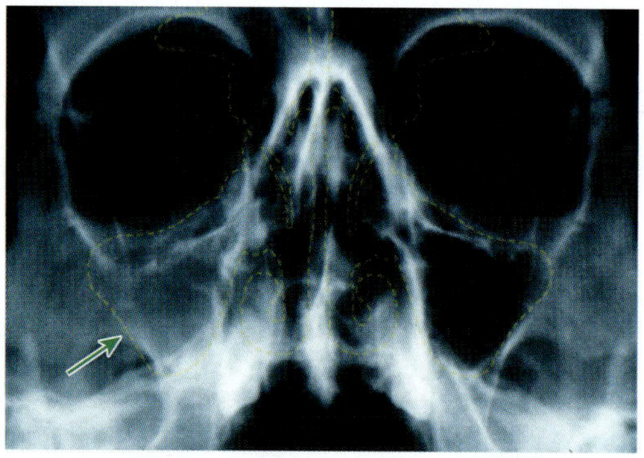

그림 4 코곁굴염의 X-ray 사진
우측 코곁굴의 음영이 증가되어 보인다

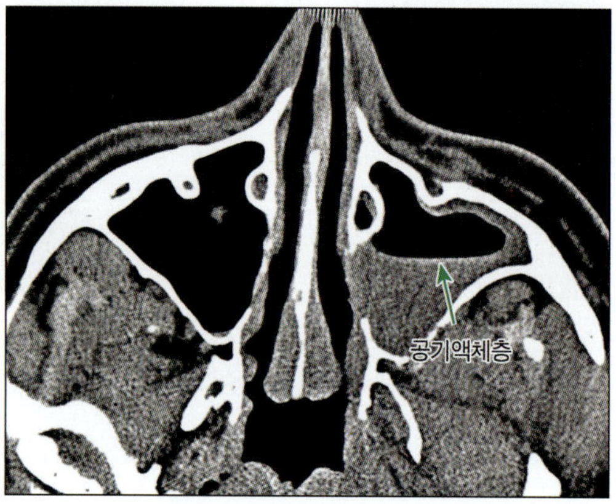

그림 5 코곁굴염의 컴퓨터단층촬영 사진

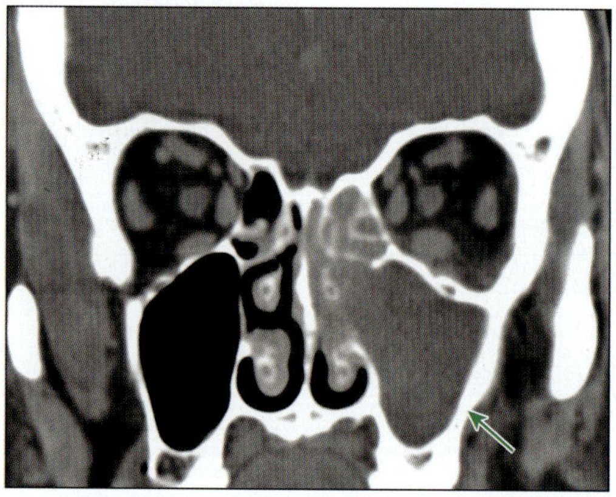

그림 6 코곁굴염의 컴퓨터단층촬영 사진
좌측 코곁굴이 삼출액으로 채워진 모습

4. 급성 후두개염(Acute epiglottitis)

세균에 의해 후두개와 성문 상부구조에 염증과 부종이 발생하여 생기는 질환이다. 가장 중요한 원인균은 *H. influenza* type b로 2~6세 소아에서 흔하게 발생한다.

증상으로 고열, 목앓이, 호흡곤란과 빠르게 진행하는 기도폐쇄를 특징으로 하는데 삼킴곤란과 호흡곤란을 보이고, 침흘림을 동반하고 기도를 유지하기 위하여 목을 과신전한다. 후두경검사로 크고 부푼 붉은 빛의 후두덮개를 확인하거나 목의 X-ray 검사에서 후두덮개의 종창을 확인함으로 진단할 수 있다(그림 7, 그림 8). 호흡곤란이 있으면 내과적 응급으로 기관내 삽관이나 기관절개로 기도를 확보하여야 한다.

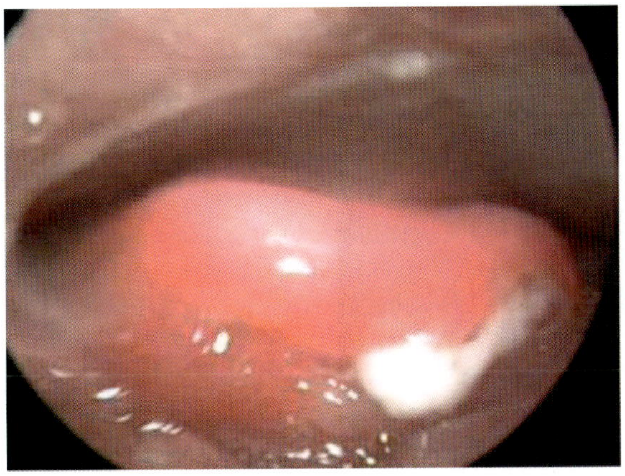

그림 7 후두덮개염의 후두경검사 소견

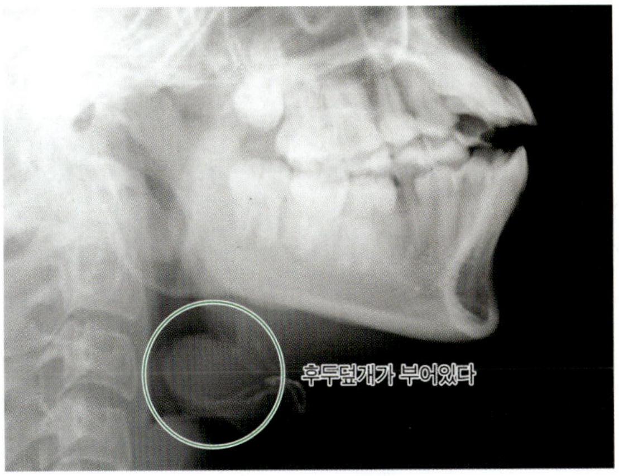

그림 8 후두덮개염의 X-ray 사진

5. 폐렴(Pneumonia)

폐렴은 종말세기관지(terminal bronchiole)이하 폐실질 조직의 염증을 말하며, 주로 감염에 의해서 일어난다. 폐렴은 국한된 한 엽을 침범하는 엽폐렴(lobar pneumonia), 간질을 침범하는 간질폐렴(interstitial pneumonia), 기관지와 소엽, 간질 모두를 침범하는 기관지폐렴(bronchopneumonia)로 나뉜다. 혼재된 양상을 보이기도 하지만 보통 각각은 특징적인 영상 소견을 보이기 때문에 구분이 가능하다 (그림 9, 그림 10, 그림 11).

원인에 따른 분류로는 세균이나 바이러스에 감염으로 생기는 감염 폐렴과 흡인, 알레르기, 약품, 방사선 손상, 위식도 역류 등으로 발생하는 비감염폐렴으로 나눌 수 있다.

증상으로는 기침, 가래, 호흡곤란 등의 폐증상을 주로 보이는데 구역, 구토, 피로감, 근육통, 관절통 등 전신증상을 동반하는 경우도 흔하다.

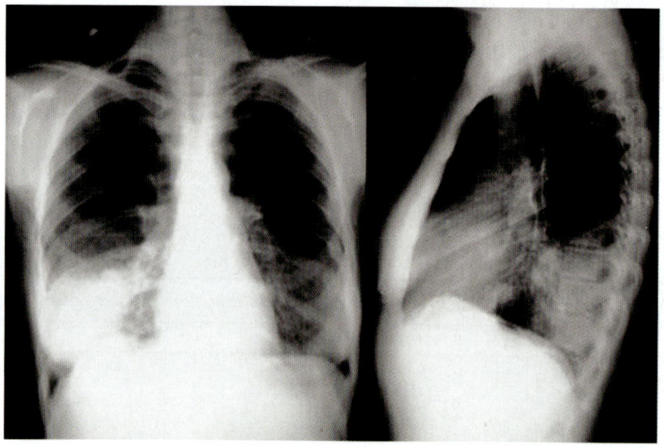

그림 9 오른 아래엽의 폐렴 X-ray 사진
오른 아래엽에 국한된 음영증가가 보이고 틈새(fissure)가 뚜렷히 구분되어 보인다

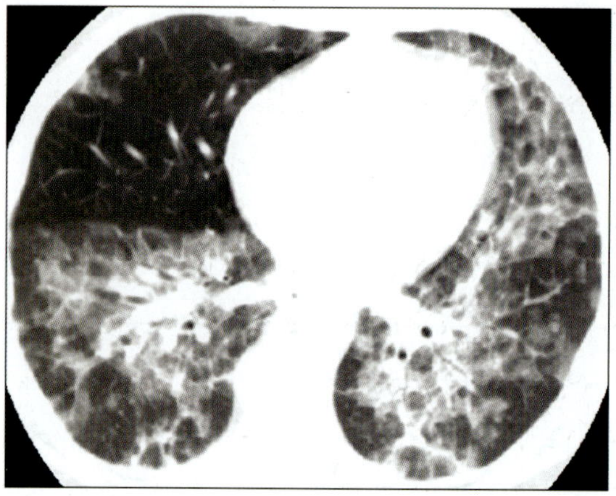

그림 10 간질성폐렴의 컴퓨터단층촬영 사진
엽사이막이 두꺼워지고 간질공간에 음영이 증가한 것을 볼 수 있다

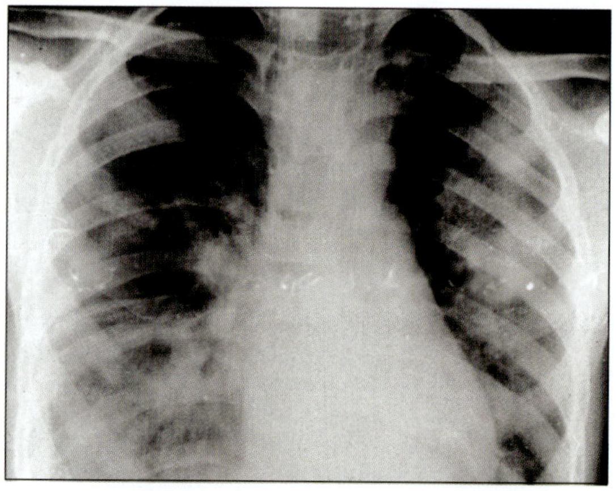

그림 11 기관지폐렴의 X-ray 사진
말단기관지 부위의 음영이 전체적으로 증가한 것이 보인다

11
CHAPTER

소화기계통

Digestive System

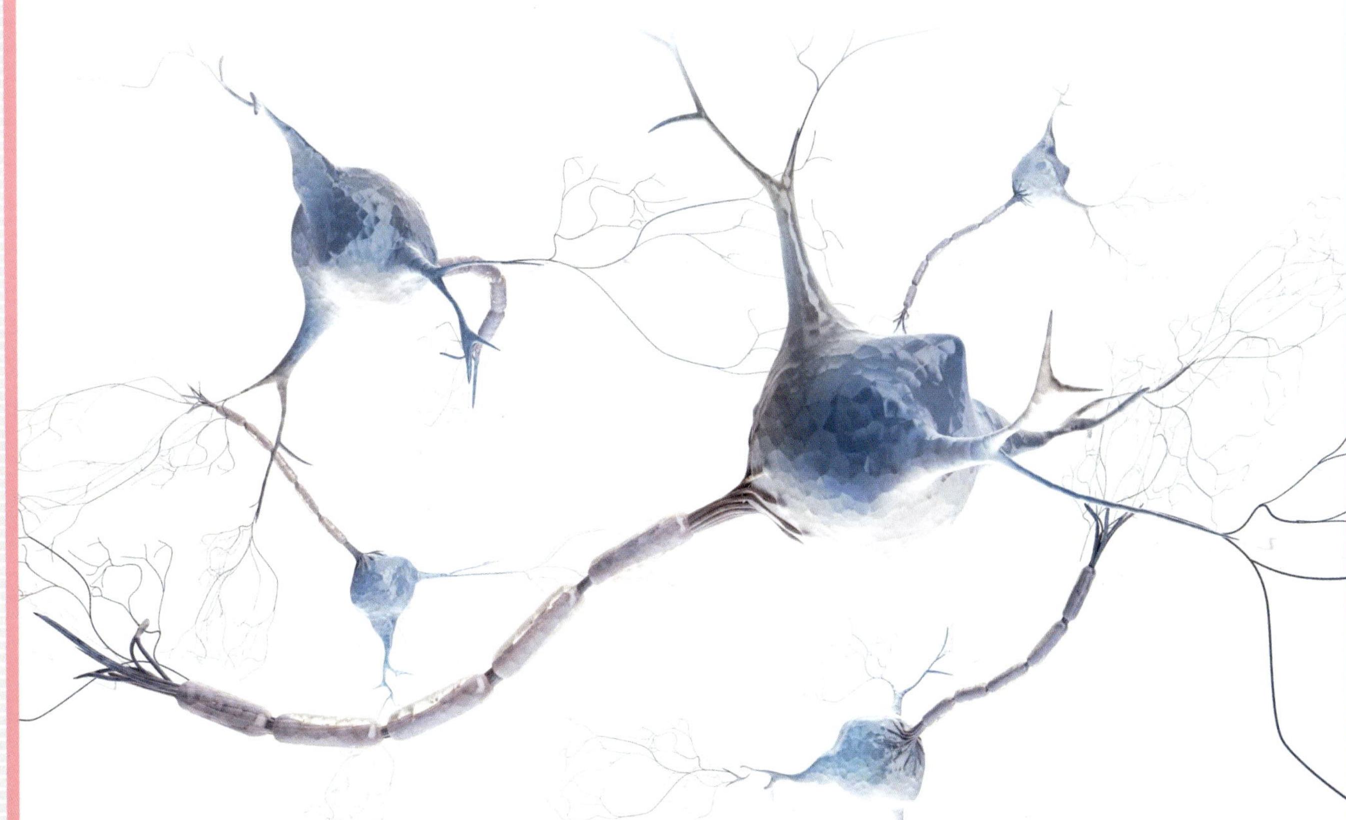

11 CHAPTER

소화기계통
Digestive system

소화기계는 음식물의 이동, 소화, 흡수, 분비를 담당하는 기관으로 약 9m 길이의 위창자관(gastrointestinal tract)과 이를 돕는 부속 소화기관으로 구성된다. 위창자관은 입안(구강, oral cavity), 인두(pharynx), 식도(esophagus), 위(stomach), 작은창자(소장, small intestine), 큰창자(대장, large intestine)를 포함하는 긴 관이다. 한다. 부속 소화기관은 이(치아, teeth), 혀(tongue), 침샘(타액선, salivary gland), 간(liver), 이자(췌장, pancreas)등이 포함되며 다양한 소화액을 위창자관으로 분비하여 소화를 돕는다 (그림 11-1).

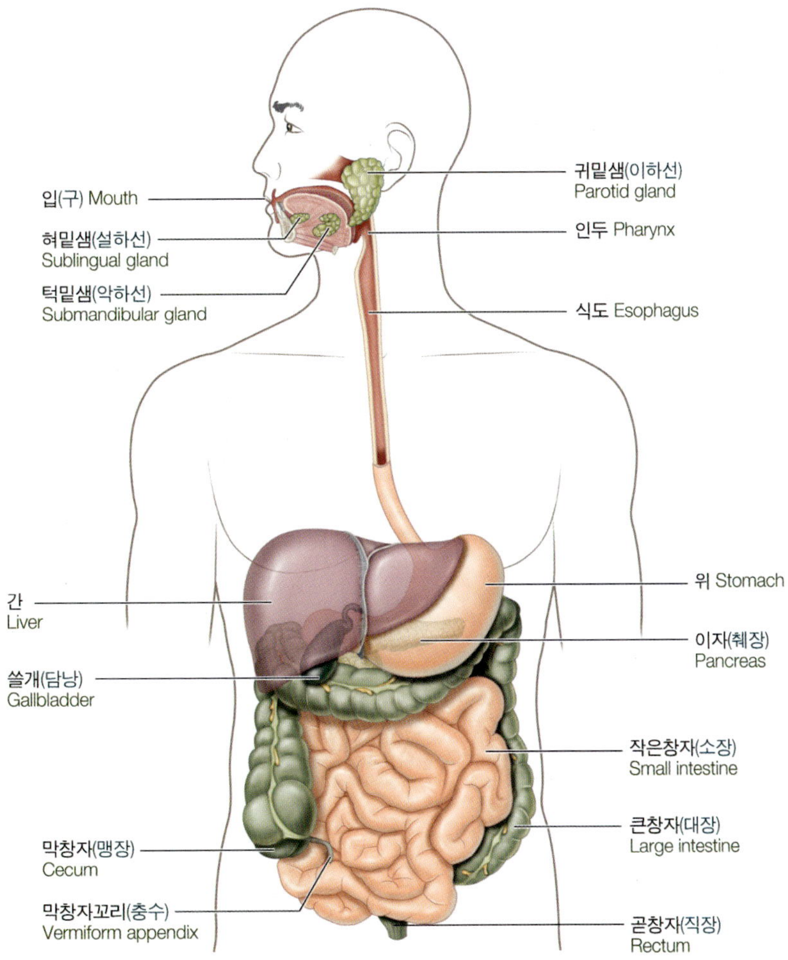

그림 11-1 소화기계

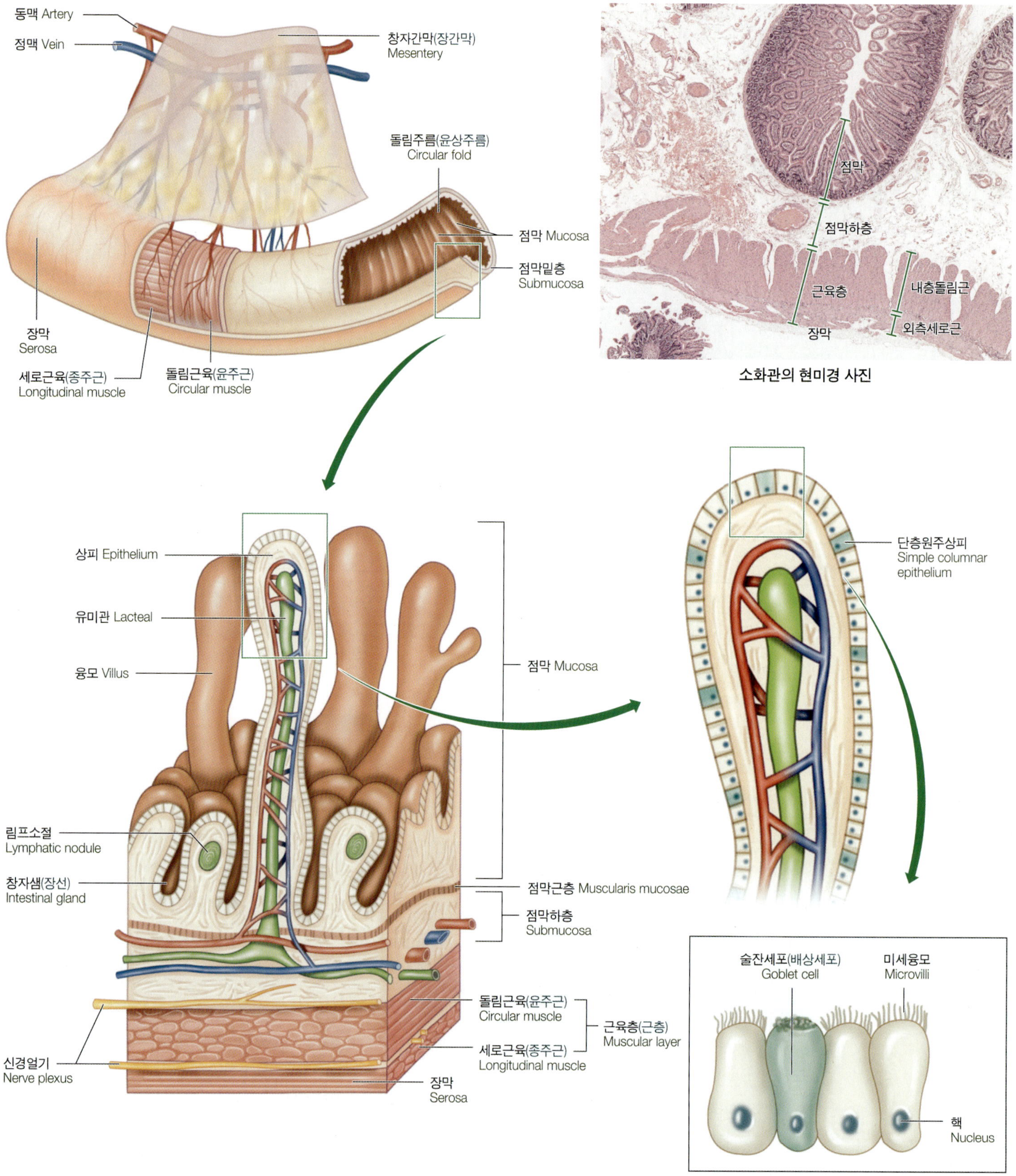
동맥 Artery
정맥 Vein
창자간막(장간막)
Mesentery
돌림주름(윤상주름)
Circular fold
점막 Mucosa
점막밑층
Submucosa
장막
Serosa
세로근육(종주근)
Longitudinal muscle
돌림근육(윤주근)
Circular muscle
점막
점막하층
근육층
장막
내층돌림근
외측세로근
소화관의 현미경 사진
상피 Epithelium
유미관 Lacteal
융모 Villus
점막 Mucosa
림프소절
Lymphatic nodule
창자샘(장선)
Intestinal gland
점막근층 Muscularis mucosae
점막하층
Submucosa
돌림근육(윤주근)
Circular muscle
근육층(근층)
Muscular layer
세로근육(종주근)
Longitudinal muscle
신경얼기
Nerve plexus
장막
Serosa
단층원주상피
Simple columnar
epithelium
술잔세포(배상세포)
Goblet cell
미세융모
Microvilli
핵
Nucleus

그림 11-2 소화관 벽

위창자관의 내강은 입에서 항문까지 연결되어 있다. 입에서 음식물을 섭취하여 삼키면 위창자관 근육의 연동운동과 혼합운동을 통해 음식이 이동한다. 이동하는 음식물은 각종 소화효소에 의해 잘게 쪼개지고 작은창자(소장)에서 흡수되어 혈액과 림프를 통해 온몸으로 운반된다. 흡수된 음식물에 저장되어 있던 에너지는 세포내에서 ATP 형태로 전환되어 신체의 여러 활동에 이용된다. 흡수되고 남은 음식물은 배변을 통해 몸 밖으로 배출된다.

1 소화관 벽(The wall of the digestive system)

소화기관의 벽은 점막층(mucosa), 점막밑층(점막하층, submucosa), 근육층(muscularis externa), 장막층(serosa) 혹은 외막층(adventitia)의 네 층으로 구성되어 있다 (그림 11-2).

1) 점막층(Mucosa)

흡수와 분비의 기능을 하는 점막은 세 부분으로 이루어져 있다. 가장 표면에 음식물과 맞닿는 상피세포(surface epithelium)가 있고, 그 아래에 점막 고유판(lamina propria)이 있으며, 가장 아래쪽에 점막근층(muscularis mucosae)이 있다.

점막의 상피세포는 흡수 기능을 주로 하는 단순원주상피세포(simple columnar epithelium)이고, 점액을 분비하는 술잔세포(배상세포, goblet cell)가 사이사이에 분포하고 있다. 점막고유판은 얇은 결합조직으로 소화기관의 면역기능을 담당해주는 림프절을 가지고 있다. 점막근층에는 얇은 민무늬근이 있어서 점막의 국소적인 운동을 돕는다.

2) 점막밑(하)층(Submucosa)

점막밑층은 비교적 두꺼운 결합 조직이다. 점막밑층에는 혈관이 발달되어 있으며 또한 신경, 림프관, 샘 등이 있다. 점막밑층에 존재하는 신경을 점막밑신경얼기(submucosal nerve plexus ; Meissner's plexus)라 하며 자율신경에 의해 점막층의 샘(선) 과 민무늬근육(평활근)의 활동을 조절한다.

3) 근육층(Muscularis externa)

근육층은 내층의 돌림근(환상근, inner circular muscle)과 외층의 세로근(종주근, outer longitudinal muscle)의 두 층으로 구성되어 있으며 위창자관의 분절운동과 연동운동을 담당한다. 내층의 돌림근(환상근)이 수축하면 장의 내경이 좁아지고, 바깥층의 세로근(종주근)이 수축하면 장의 길이가 짧아진다.

돌림근(환상근)이 두껍게 발달한 부위에는 조임근(괄약근)이 존재하여 음식물의 배출 속도를 조절하기도 한다. 두 근육층 사이에는 근육층신경얼기(장근신경총, myenteric nerve plexus ; Auerbach's plexus)가 있어서 근육의 운동을 조절한다.

4) 장막층(Serosa)

위창자관의 가장 외층에 있는 막으로 소화관을 보호·지지한다. 단순편평상피세포와 성긴결합조직(소성결합조직, loose connective tissue)으로 이루어져있다.

2 배막(복막, Peritoneum)

배막(복막, peritoneum)은 내장을 싸고 있는 두 겹의 막이다. 내장에 밀착하여 둘러싸고 있는 막을 내장쪽복막(장측복막, visceral peritoneum)이라 하고, 배안(복강, abdominal cavity)의 배벽쪽에서 내장을 전체적으로 둘러싸고 있는 막을 벽쪽복막(벽측복막, parietal peritoneum)이라 한다. 두 복막의 사이에는 소량의 복막액(peritoneal fluid)이 존재하여 내장움직임에 대한 마찰을 줄여주는 역할을 한다.

내장쪽복막과 벽쪽복막은 창자간막(장간막, mesentery)을 통해 연결된다. 창자간막(장간막)은 두 층의 벽쪽 복막(벽측복막)이 융합된 구조로 이곳을 통해 혈관과 신경이 들어와 내장에 분포한다. 잘록창자간막(결장간막, mesocolon)은 창자간막(장간막)의 특수한 부분으로 잘록창자(결장)를 지지해준다 (그림 11-3).

또한 배막으로 이루어진 특수한 구조물로 작은그물막(소망, lesser omentum)과 큰그물막(대망, greater omentum)이 있다. 작은그물막(소망)은 위(stomach)의 작은만곡(lesser curvature)과 샘창자(십이지장, duodenum) 윗부분을 간(liver)의 아랫면과 연결

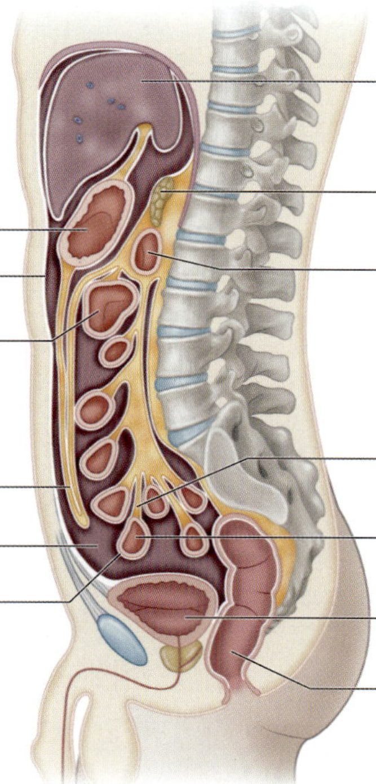
간 Liver
위 Stomach
이자(췌장) Pancreas
벽쪽복막(벽측복막)
Parietal peritoneum
샘창자(십이지장)
Duodenum
가로주름창자(횡행결장)
Transverse colon
창자간막(장간막)
Mesentery
큰그물막(대망)
Greater omentum
복막안(복막강)
Peritoneal cavity
작은창자(소장)
Small intestine
내장쪽복막(장측복막)
Visceral peritoneum
방광
Urinary bladder
곧창자(직장)
Rectum

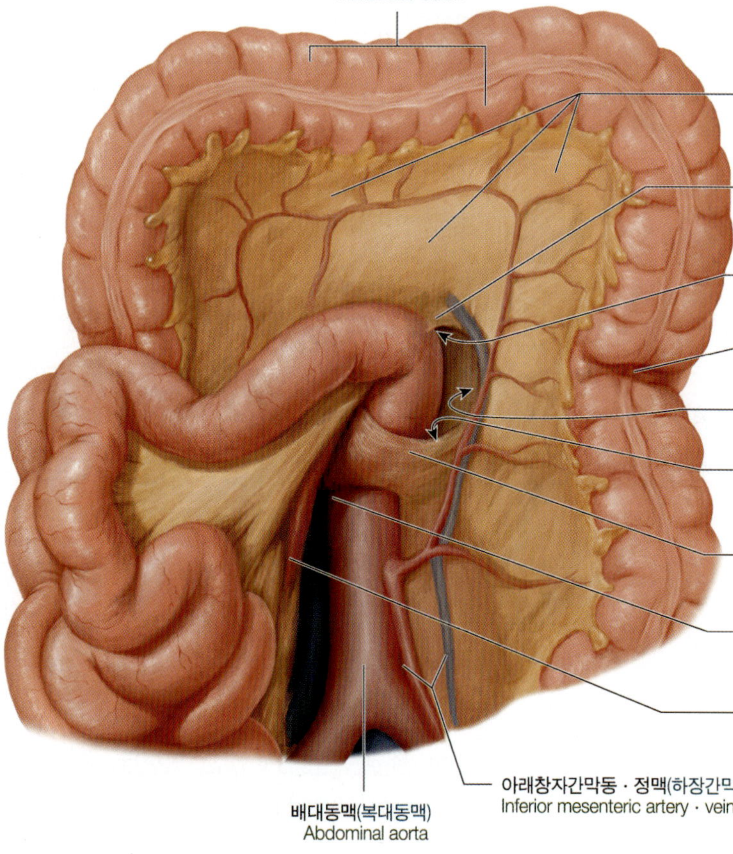
가로잘록창자(횡행결장)
Transverse colon
가로잘록창자간막
Transverse mesocolon
위샘창자주름(상십이지장주름)
Superior duodenal fold
위샘창자오목(상십이지장와)
Supeprior duodenal fossa
왼(잘록)창자굽이
Left colic flexure
샘창자곁오목(십이지장방와)
Paraduodenal fossa
아래샘창자오목(하십이지장와)
Inferior duodenal fossa
아래샘창자주름(하십이지장주름)
Inferior duodenal fold
창자간막벽쪽오목
Mesentericoparietal recess(fossa)
창자간막뿌리내 위창자간막동맥
Superior mesenteric artery
in root of mesentery
아래창자간막동 · 정맥(하장간막동맥 · 정맥)
Inferior mesenteric artery · vein
배대동맥(복대동맥)
Abdominal aorta

그림 11-3 배막(복막)

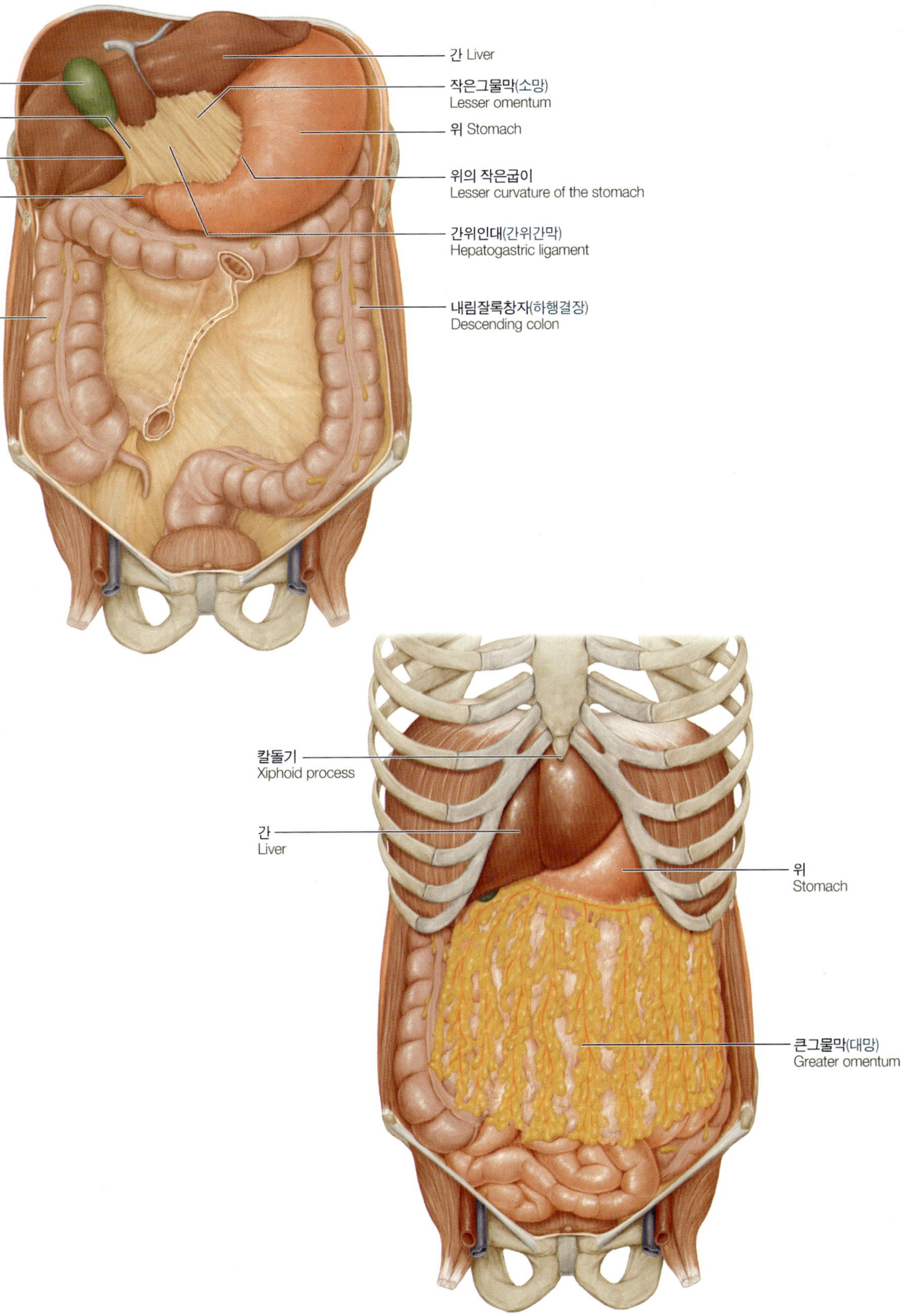

그림 11-4 작은 그물막과 큰 그물막

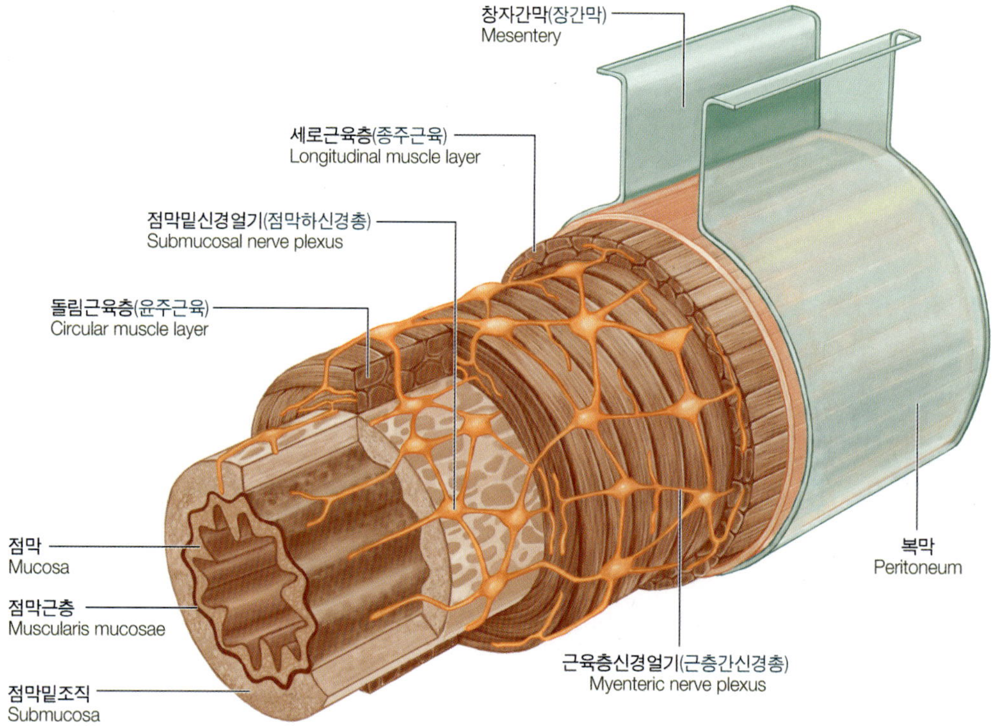

그림 11-5 소화관 신경계

하고 지지하는 기능을 한다.

큰그물막(대망)은 위의 큰만곡(greater curvature)에서부터 내려와 앞치마처럼 작은창자의 대부분을 덮은 다음 다시 접혀 올라가 가로잘록창자(횡행결장, transverse colon)에 연결된다. 큰그물막(대망)은 지방을 저장하고, 내장에 전해지는 충격을 줄여주는 쿠션역할을 하거나 림프절을 지지하는 것과 동시에 감염이 확장되는 것을 막는 기능을 한다 (그림 11-4).

배안의 뒤쪽에 존재하여 벽쪽복막으로 한 면만 덮여져 있는 기관을 복막뒤기관(복막후장기, retroperitoneal organ)이라 한다. 복막뒤기관(복막후장기)에는 이자(췌장)의 대부분과 콩팥(신장), 샘창자(십이지장), 일부 배(복)동맥이 포함된다.

3 소화관 신경계

소화관은 자율신경인 교감신경과 부교감 신경에 의해 조절을 받는다. 이와는 별개로 소화관은 자체적인 신경계를 가지고 있어서 소화기계 활동을 조절하는데 이를 장벽신경계(enteric nervous system)라고 한다.

소화관에는 점막밑신경얼기(점막하신경총, submucosal nerve plexus)와 근육층신경얼기(장근신경총, myenteric nerve plexus)이라는 두 종류의 신경다발이 있다. 점막밑신경얼기(점막하신경총)는 주로 점막층의 샘(선)의 분비와 민무늬근의 활동을 조절한다. 근육층신경얼기(장근신경총)는 돌림근(환상근)과 세로근(종주근) 사이에서 근육의 움직임을 조절한다. 부교감신경의 자극이 오면 소화관의 분비와 운동이 활성화되고 반면에 교감신경이 자극되면 소화관의 활동이 억제된다 (그림 11-5).

4 소화관의 구조

1) 입과 인두

입은 체내로 음식을 섭취하고 치아를 이용한 저작운동을 통해 음식을 물리적으로 잘게 쪼개는 기관이다. 또한 침의 화학적

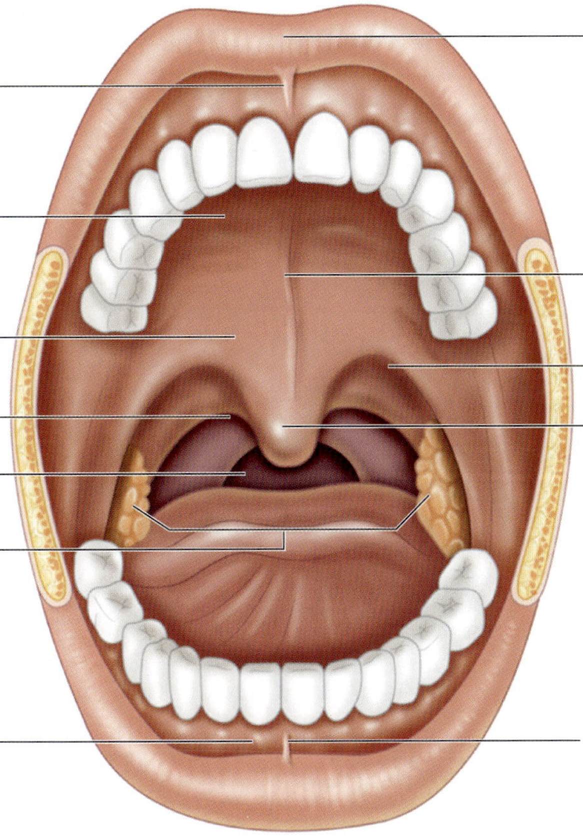

그림 11-6 입안(구강)의 구조

작용을 통해 음식물을 일부(주로 다당류) 소화시키며 음식물을 덩어리(식괴, bolus) 형태로 만들어 삼킬 수 있게 한다.

인두는 입의 뒤쪽에서 식도로 연결되기 전의 부위를 말하며 호흡기계와 소화기계의 공통경로이다. 입과 인두의 상피는 중층편평상피조직(stratified squamous epithelium)으로 이루어져 있다.

입안(구강, oral cavity)은 뺨(볼, cheeks), 입술(lip), 단단입천장(경구개, hard palate), 물렁입천장(연구개, soft palate), 혀로 구성되어있다. 입안의 안뜰(전정, vestibule)은 잇몸(gum)과 치아(tooth)의 바깥과 볼점막 및 입술 안쪽에 있는 좁은 간극을 말한다. 입술 사이공간인 입틈새(입구, oral orifice)를 통해 바깥으로 열리며 목구멍(구협, fauces)을 통해 인두와 연결된다 (그림 11-6).

2) 뺨(볼)과 입술(Cheek and lip)

뺨(볼)의 바깥쪽은 피부, 피하지방, 얼굴(안면)근육으로 되어 있으며 내면은 입안과 닿아있는 부분으로 중층편평상피로 구성되어 있다. 입안의 음식물을 이동시킬 때 보조적인 역할을 한다.

입술은 입둘레근(구륜근)과 관련된 결합조직으로 구성되며 부드럽고 유연한 피부로 덮여있다. 위·아래입술 속벽의 정중(median)에는 얇은 점막 주름 띠인 위·아래 입술주름띠(입술소대, superior and inferior labial frenulum)가 형성되어 있다.

입술은 상피가까이에 모세혈관이 잘 발달되어 있어 붉게 나타난다. 또한 이 부위에는 샘이 없어 표면이 건조하고 털도 나지 않는다. 음식을 이동시키고 표정을 짓는데 중요한 역할을 한다.

3) 혀(Tongue)

혀는 자유로운 움직임을 통해 음식물이 입안에서 잘 섞이게 하여 저작운동에 도움을 주는 부속 소화기관이다. 또한 혀에는 맛을 감지할 수 있는 감각기관이 발달해 있어 맛을 느낄 수 있다.

혀는 뼈대근육(골격근)으로 구성되어 있으며 외부는 점막으로 덮여 있다. 혀의 점막에는 작은침샘(소타액선)인 혀샘(설선, lingual gland)들이 많이 분포되어 있다. 혀의 앞쪽 2/3는 입안에 있고, 목뿔뼈(설골)에 부착된 혀뿌리를 포함한 혀의 뒤쪽 1/3은

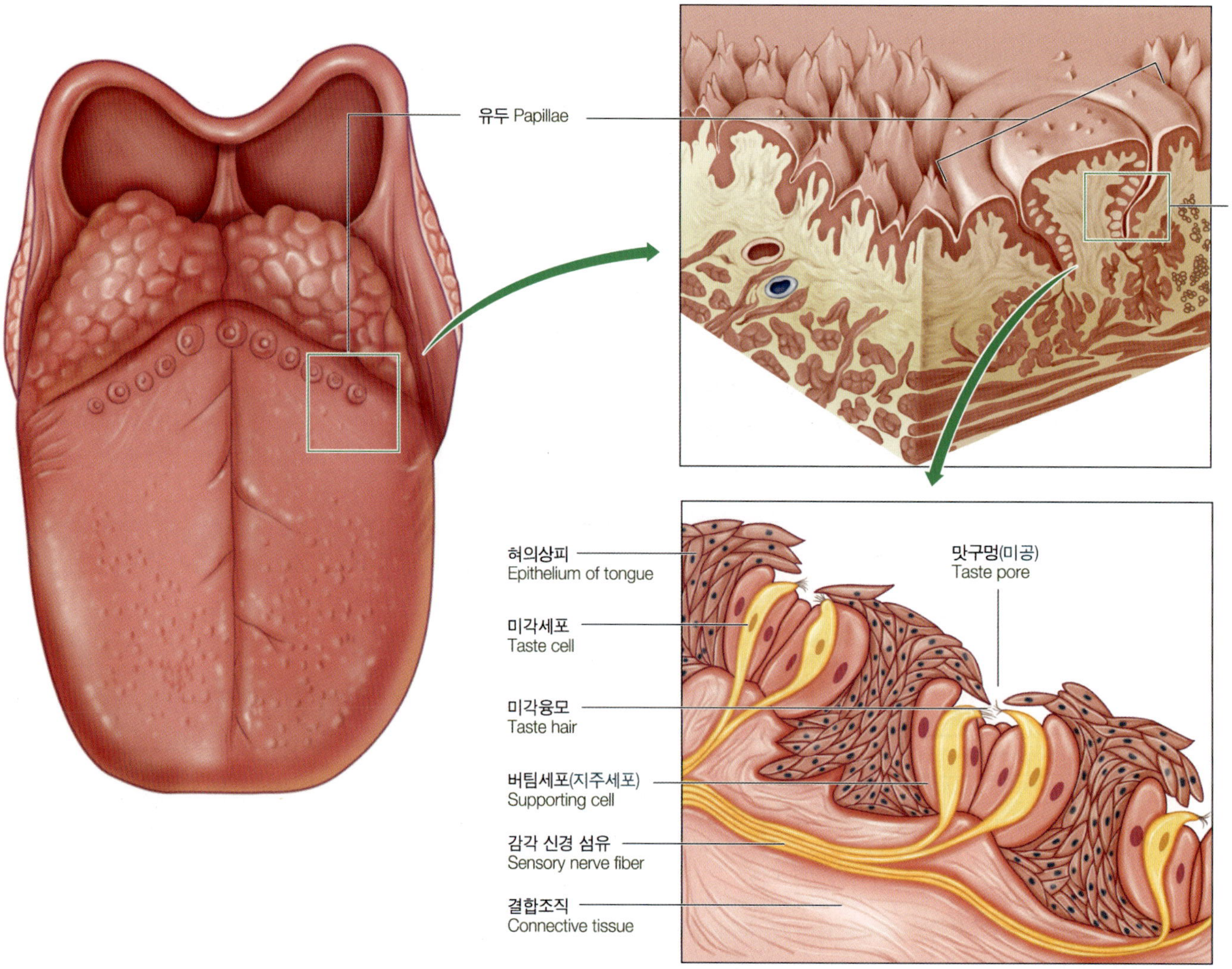

그림 11-7 혀의 유두

인두에 위치하고 있다. 혀의 뒷부분에는 혀편도(설편도, lingual tonsil)라고 불리는 림프조직이 위치해 있다.

혀를 위로 들어올리면 아래쪽에서 혀를 입의 바닥에 연결시켜주는 혀주름띠(설소대, lingual frenulum)를 볼 수 있다. 혀주름띠(설소대)가 짧은 경우 혀의 움직임이 제한되어 말하기나 젖빨기가 어려울 수 있는데 이를 혀유착증(tongue-tie)이라고 한다.

맛의 감각은 혀의 등쪽에 존재하는 맛봉오리(미뢰, taste bud)가 담당한다. 맛봉오리(미뢰)는 작은 융기 구조인 유두(papillae)에 포함되어 있다. 유두는 형태에 따라 실유두(사상유두, filiform papillae), 버섯유두(심상유두, fungiform papillae), 성곽유두(유곽유두, circumvallate papillae), 엽상유두(foliate papillae)로 나눌 수 있는데, 이 중 엽상유두는 성인에서는 관찰되지 않는다.

실유두(사상유두)는 작고 홀쭉한 비늘모양으로 혀 등쪽 전반에 걸쳐서 분포하고 그 수가 가장 많지만, 맛봉오리(미뢰)는 존재하지 않는다. 버섯유두(심상유두)는 실유두(사상유두)보다 크고 둥글며 실유두(사상유두) 사이에 불규칙적으로 분포하고 있다. 성곽유두(유곽유두)는 혀의 뒷부분에 V형태로 배열되어 있는데 크기가 가장 크며 둘레에 깊은 고랑이 형성되어 있고, 고랑 주변으로 많은 수의 맛봉오리(미뢰)가 발달해 있다 (그림 11-7).

4) 입천장(구개, Palate)

입천장(구개)은 구강의 윗면을 이루는 구조로 앞쪽은 단단입천장(경구개, hard palate), 뒤쪽은 물렁입천장(연구개, soft palate)으로 구성된다.

표 11-1 주요침샘

샘(선)	위 치	관	구강내입구	분비형태
귀밑샘(이하선)	귓바퀴(이개) 앞아래면, 깨물근(교근)위의 피층	귀밑샘관(이하선관)	위큰어금니측면	장액성 분비물, 염분, 효소
턱밑샘(악하선)	혀의바닥(기저)부 아래	턱밑샘관(악하선관)	혀주름띠(설소대)측면	장액성 분비물과 점액
혀밑샘(설하선)	턱밑샘(악하선)앞, 혀아래	혀의바닥(기저)부	혀의바닥(기저)부	대부분 점액, 염분, 효소

단단입천장(경구개)은 뼈에 얇은 점막이 부착된 구조로 여러 개의 가로주름이 있고, 정중선에는 입천장돌기(구개봉선, palatine raphe)라고 하는 세로 능선이 있다. 음식을 씹고 섞는 동안 단단입천장(경구개)은 혀가 음식에 힘을 가할 수 있는 지지판 역할을 한다.

물렁입천장(연구개)은 근육의 바깥을 점막이 둘러싼 형태로 뒤쪽에 원추형 돌기인 목젖(uvula)이 있다. 음식을 삼키는 삼킴반사(연하반사)가 일어날 때 물렁입천장과 목젖은 위로 당겨 올려지고 코(비)인두는 닫혀서 음식물이 코안(비강)으로 들어가는 것을 방지한다. 물렁입천장(연구개)에는 두 개의 점막 주름이 있어서 활(arch)을 형성한다. 혀입천장활(설구개궁, glossopalatine arch)은 혀와 연결되고, 인두입천장활(구개궁, pharyngopalatine arch)은 인두와 연결된다. 두 주름 사이에는 목구멍편도(구개편도, palatine tonsil)가 자리 잡고 있다.

5) 치아(Tooth)

치아는 물리적 소화과정 중 하나인 저작운동을 담당하는 기관이다. 치아는 노출부분인 치아머리(치아관, crown)와 뼈 속에 묻힌 부분인 치아뿌리(치근, dental root), 그리고 이 둘의 경계부분인 치아목(치경, dental neck)으로 이루어진다. 치아의 뿌리는 위턱뼈 및 아래턱뼈의 이틀돌기(치조돌기, alveolar process) 내에 있는 이틀(치조, alveolus)에 들어가 있다. 치조돌기는 점막 구조인 잇몸(gingiva or gum)에 의해 둘러싸여 있으며, 치아가 들어있는 치조는 결합조직인 치아주위막(periodontal membrane)으로 둘러싸여 있다.

치아뿌리(치근)는 시멘트질(cementum)이라는 뼈와 같은 성분으로 덮여서 치아주위막과 맞닿아 있다. 치아주위막내의 섬유는 시멘트질내로도 들어가 있어서 치아를 단단하게 고정 시켜준다.

치아의 대부분은 뼈와 비슷하지만 더 단단한 상아질(dentin)로 구성되어있다. 상아질의 바깥쪽에는 매우 단단한 사기질(에나멜)이 치아머리(치아관)를 형성하면서 덮고 있다. 사기질(에나멜)의 구성 물질은 주로 인산칼슘으로 되어 있다.

치아의 중심에는 치아속질(치수, pulp)이 차있는 치아속질공간(치수강, pulp cavity)이 있다. 치아속질은 아교섬유 결합조직으로서 혈관과 신경, 림프가 분포하고 있다. 치아속질공간(치수강)은 치아의 뿌리 끝에 있는 치아뿌리끝구멍(근천공, apical foramen)을 통해 외부와 통한다.

인간의 앞니(절치, incisor)는 8개로 음식을 물거나 씹는데 사용된다. 위·아래 앞니는 수직겹침(피개교합, overbite)이 정상적인 형태이다. 송곳니(견치, canine)는 4개로 음식물을 찢는데 사용되며 끝이 뾰족하다. 어금니에는 작은 어금니(전구치, premolar)와 큰 어금니(대구치, molar)가 있는데 이들은 표면이 둥글고 거칠어 음식물을 연마하거나 분쇄하는데 사용된다. 앞니와 송곳니는 뿌리를 하나씩 가지고 있지만, 어금니는 두 개 또는 세 개의 뿌리를 가진다.

출생 후 6개월부터 24개월 사이에 나오는 20개의 치아는 성장기를 거치면서 차차 빠지게 되므로 이들을 탈락치아(deciduous tooth) 또는 젖니(유치아, milk tooth)라 한다. 이들이 빠진 후에는 32개의 간니(영구치, permanent tooth)가 자라나 일생동안 남아있게 되는데, 이 과정은 약 6세에서 17세까지 지속된다. 이 후 마지막으로 셋째 어금니(third molar) 혹은 사랑니(wisdom tooth)가 나기도 하는데, 보통 17세에서 25세 사이에 생긴다(그림 11-8).

6) 침샘(타액선, Salivary gland)

침샘(타액선)은 하루에 1,000~1,500mL 정도의 침(타액)을 분비하는 부속 소화기관이다. 침은 치아를 보호하고, 분해효소를 분비하여 음식물의 분해를 돕기도 하며, 윤활제로도 작용해 음식을 인두로 넘기기 쉽게 한다. 침샘(타액선)에는 두 종류의 분

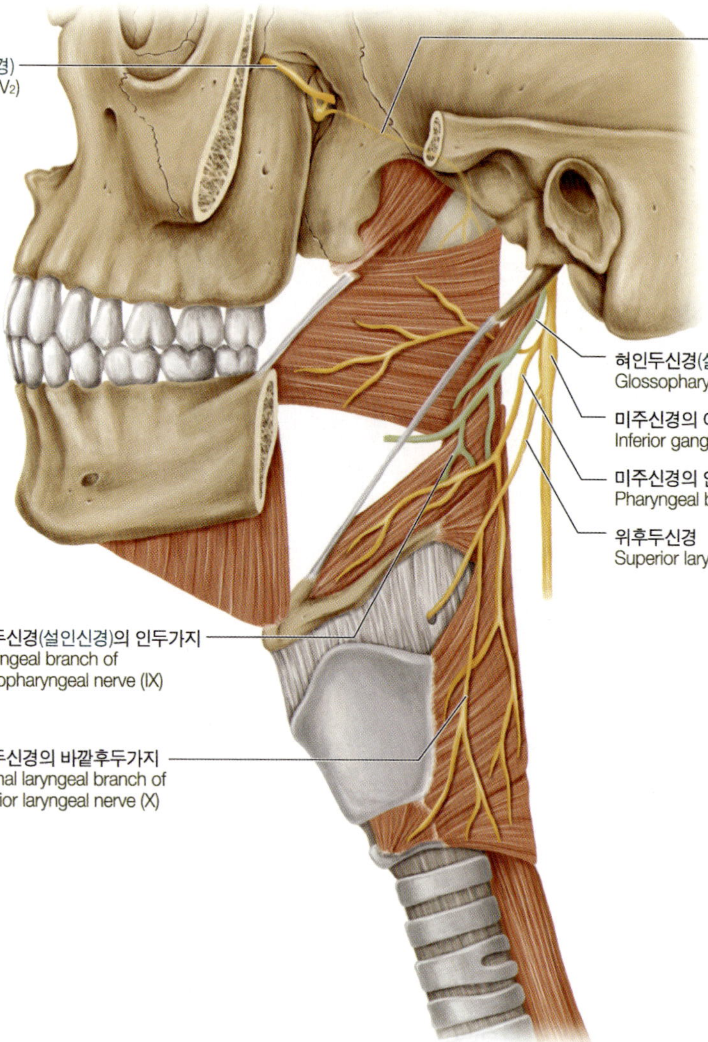

그림 11-10 인두와 후두의 신경지배

(1) 인두벽의 구조

인두의 벽은 점막, 근육, 바깥막으로 구성되어 있다. 인두의 점막은 비각질 중층편평상피(nonkeratinized stratified squamous epithelium)로 구성되어 있으며 근육은 가로무늬근(횡문근)으로 이루어져 있다. 인두의 근육은 음식을 삼키거나 호흡할 때 인두를 수축시켜주는 수축근(constrictor muscle) 및 인두를 위로 들어올리는 올림근(거근, levator muscle)으로 작용한다.

(2) 혈액공급 및 신경지배

인두는 바깥목동맥(외경동맥, external carotid artery)의 분지인 오름인두동맥(상행인두동맥, ascending pharyngeal artery)과 아래갑상샘동맥(inferior thyroid artery)으로부터 혈액을 공급받고 속목정맥(내경정맥, internal carotid vein)을 통해 혈액을 내보낸다. 인두의 신경지배 대부분은 혀인두신경(설인신경(Ⅸ))과 미주신경(Ⅹ)에 의해 형성된 인두신경얼기(총)에서 담당한다 (그림 11-10).

8) 식도(Esophagus)

식도는 인두와 위를 연결하는 소화기관이다. 길이는 약 25cm로 가슴세로칸(종격동)에서 기관의 바로 뒤에 위치한다. 식도는 점막, 근육층, 바깥막으로 구성되어 있는데 위창자관과 달리 점막밑층이 존재하지 않는 것이 특징적이다. 식도의 점막은 비각

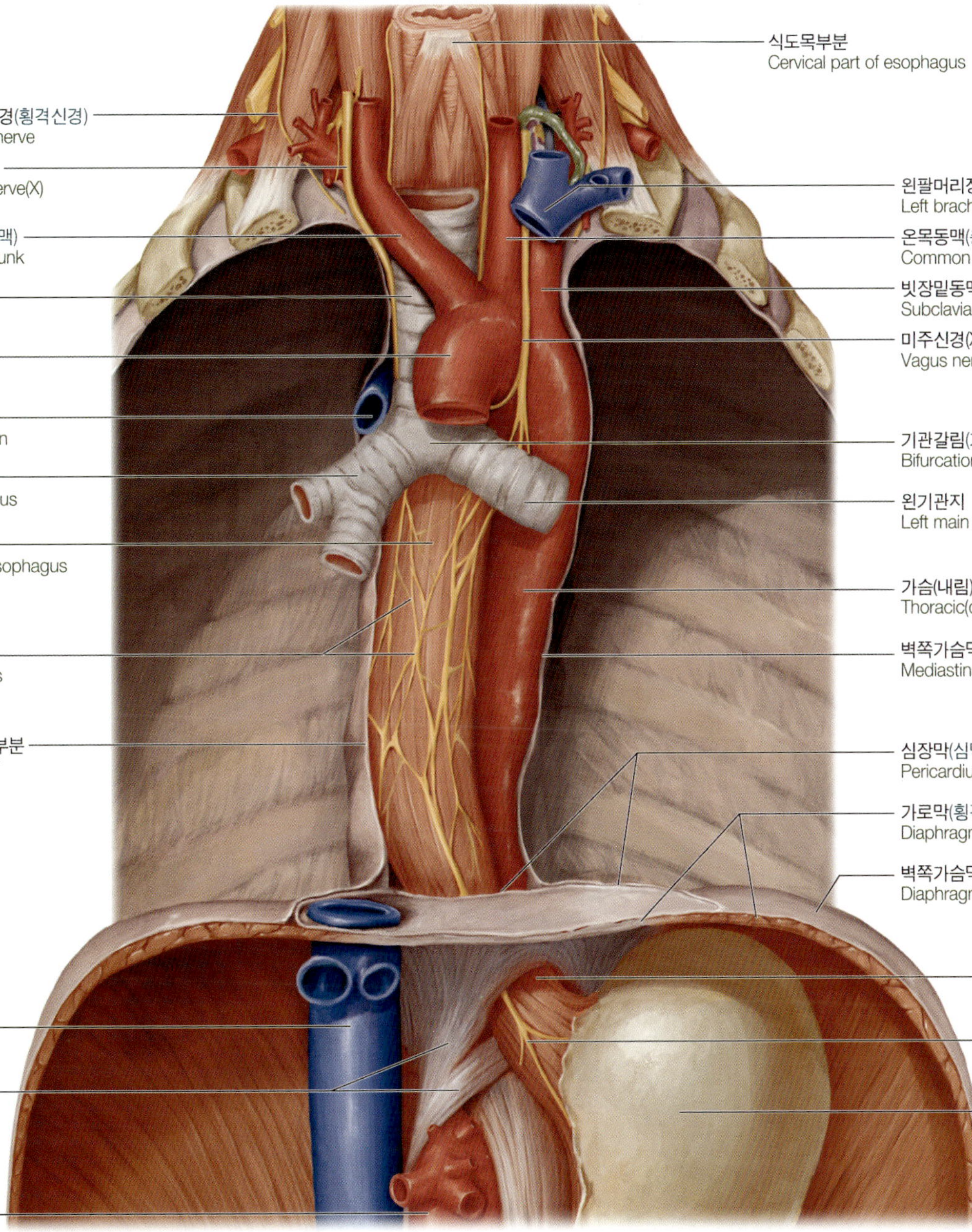

그림 11-11 식도

CHAPTER 11

질 중층편평상피로 구성되어 있으며 연동운동을 통해 음식물을 위(stomach)로 내려보내는 기능을 하므로 점막층에도 점막근육(muscularis mucosae)이 발달해 있다. 근육층에는 가로무늬근(횡문근)과 민무늬근(평활근)이 동시에 존재하며 위치에 따라 구성이 바뀐다. 위쪽 1/3은 주로 가로무늬근으로 이루어져 있고, 중간 1/3은 가로무늬근과 민무늬근이 섞여 있으며, 아래쪽 1/3에서는 주로 민무늬근만으로 이루어져 있다.

식도에는 근육층의 돌림근(환상근)이 발달하여 조임근(괄약근)을 형성하고 있는 부분이 두 군데 있다. 상부식도조임근(upper esophageal sphincter)은 식도가 시작하는 부분에 위치하고 있고, 하부식도조임근(lower esophageal sphincter)은 위와 식도의 경계점에 존재한다. 하부식도조임근은 위식도조임근(gastroesophageal sphincter)이라고도 하며 위(stomach)로부터 음식물이 역류되는 것을 방지한다 (그림 11-11).

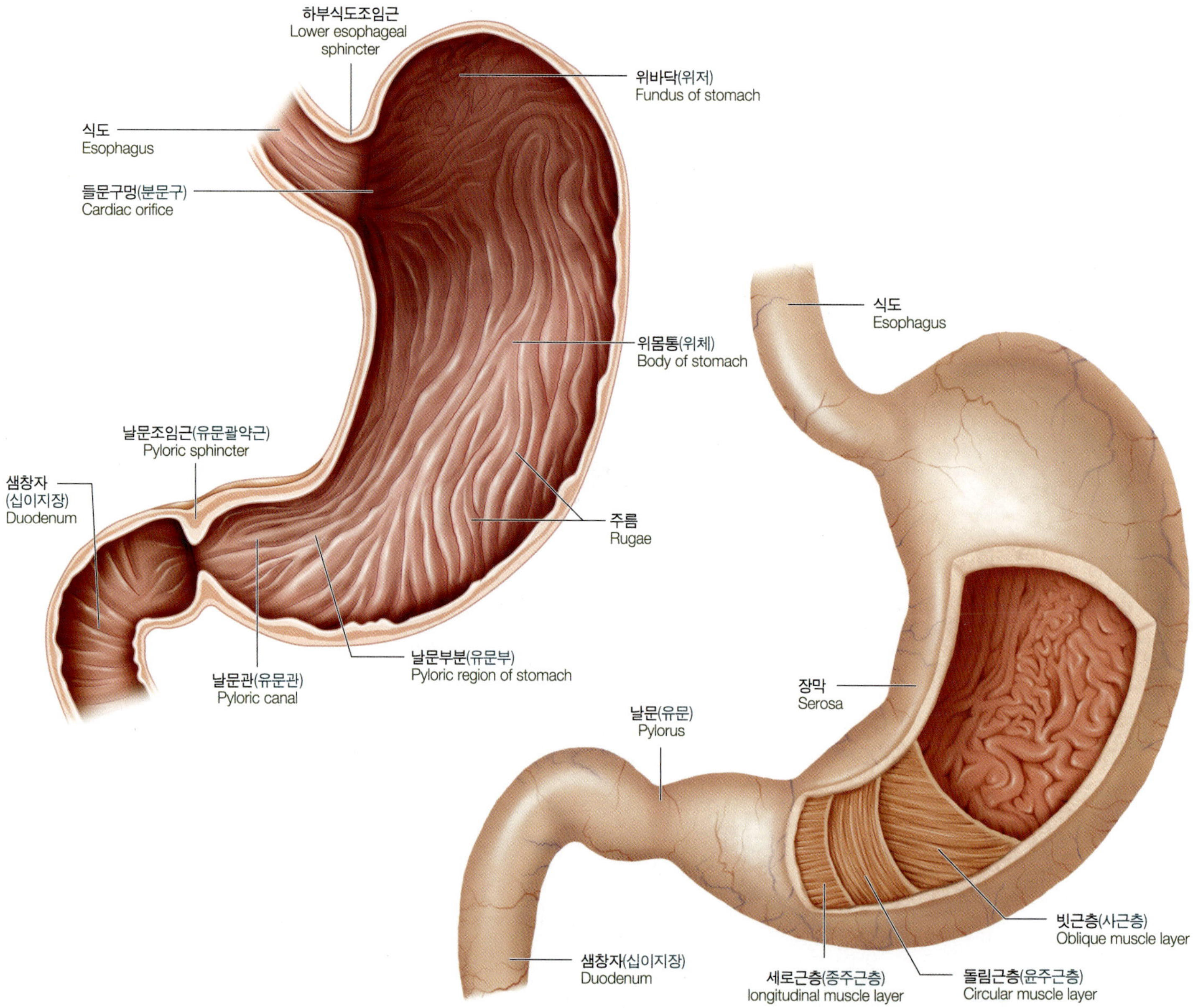

그림 11-12 위

9) 위

위는 식도가 가로막(횡격막)을 뚫고 배안으로 들어오면서 바로 시작된다. J자 형태로 정중면에서 왼쪽으로 치우쳐져 있으며 아래로는 샘창자(십이지장, duodenum)와 연결된다. 소화기관중 가장 크게 확장될 수 있는 구조로 음식물의 저장 및 부분적인 소화·흡수의 기능을 담당한다 (그림 11-12).

(1) 위의 부위

위는 크게 들문부(분문부, cardia), 바닥부(기저부, fundus), 몸통부(체부, body), 날문부(유문부, pylorus)의 4부위로 나눌 수 있다. 들문부는 하부식도조임근 바로 아래 위치하는 좁은 부위를 말한다. 바닥부는 위가 왼쪽 위로 불룩하게 팽창되어 가로막(횡격막)과 닿는 부위를 지칭한다. 몸통부는 중앙의 커다란 부위를 말하고 날문부는 다시 좁아져 샘창자(십이지장)와 연결되는 부위를 말한다. 날문부에는 돌림근(환상근)이 두껍게 발달하여 날문조임근을 형성하는데 이것은 샘창자로의 소화물의 이동을 조절하고 역류를 방지하는 역할을 한다.

위는 넓고 둥근 앞·뒤 면과 오른쪽·왼쪽의 가장자리 부위를

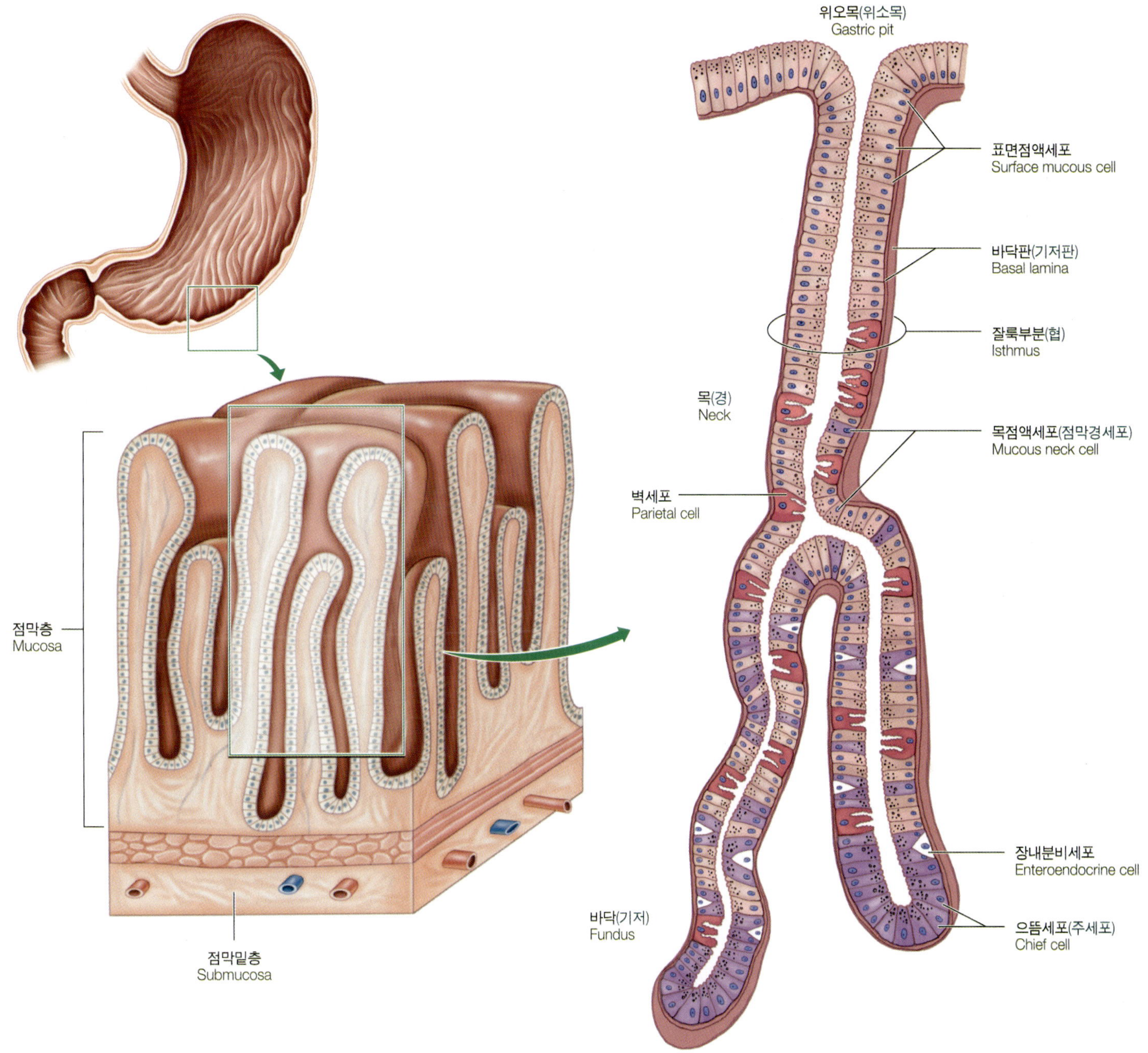

그림 11-13 위벽 점막층의 구조

가지고 있다. 위는 왼쪽으로 넓게 확장된 구조이기 때문에 왼쪽 가장자리가 큰굽이(대만, greater curvature)를 형성하고 오른쪽 가장자리가 작은굽이(소만, lesser curvature)를 형성한다. 작은굽이(소만)와 큰굽이(대만)에는 각각 복막주름인 작은그물막(소망, lesser omentum)과 큰그물막(대망, greater omentum)이 연결되어 있다.

(2) 위벽의 구조

위의 벽은 점막층, 점막밑층, 근육층, 장막층의 네 층으로 구성되어 있다. 점막은 불규칙적으로 점막주름(rugae)이라는 구조를 이루어 음식물이 들어왔을 때 위의 확장에 기여한다. 위의 점막층은 단순원주상피(simple columnar epithelium)로 구성되어 있고 주름 사이로 오목하게 들어간 오목(pit)에 위샘(gastric gland)

이 존재하고 있다. 근육층은 보통의 일반적인 위창자관이 갖는 두 층 구조에 한 층이 추가된 세로(종주)근, 돌림(환상)근, 속빗(사)근의 세 층으로 이루어진다.

위샘에는 점액세포(mocous cell), 벽세포(parietal cell), 으뜸세포(chief cell), 내분비세포(endocrine cell) 등 여러 종류의 세포가 존재하는데 이 세포들의 분비물이 위액(gastric juice)을 형성한다. 가장 많이 존재하는 세포는 술잔세포(배상세포, goblet cell)로 점액을 분비하여 위벽을 보호한다. 벽세포(parietal cell)는 염산과 내인성인자(intrinsic factor)를 분비한다. 으뜸세포(주세포, chief cell)는 단백질 소화효소인 펩신을 비활성형인 펩시노겐(pepsinogen)의 형태로 분비한다. G세포(G cell)는 다른 세포들이 위의 내강 쪽으로 생성물을 분비하는 것과 반대로 혈액을 통해 호르몬의 일종인 가스트린을 분비한다 (그림 11-13). 사람의 위는 보통 하루에 1~2L의 위액을 생성하는데 위 벽 근육의 연동운동으로 음식물과 위액이 섞이면서 미즙(chyme)이 형성되고 반고형물 형태의 위 내용물은 십이지장쪽으로 이동한다. 호르몬과 신경조절이 위액 분비 및 위의 운동성에 관여한다.

(3) 염산과 펩신

벽세포에서 분비하는 염산은 중요한 기능을 한다. 염산은 으뜸세포에서 비활성형으로 분비한 펩시노겐을 활성형인 펩신으로 활성화한다. 또한 위의 산도를 pH 2 이하로 조절하여 펩신

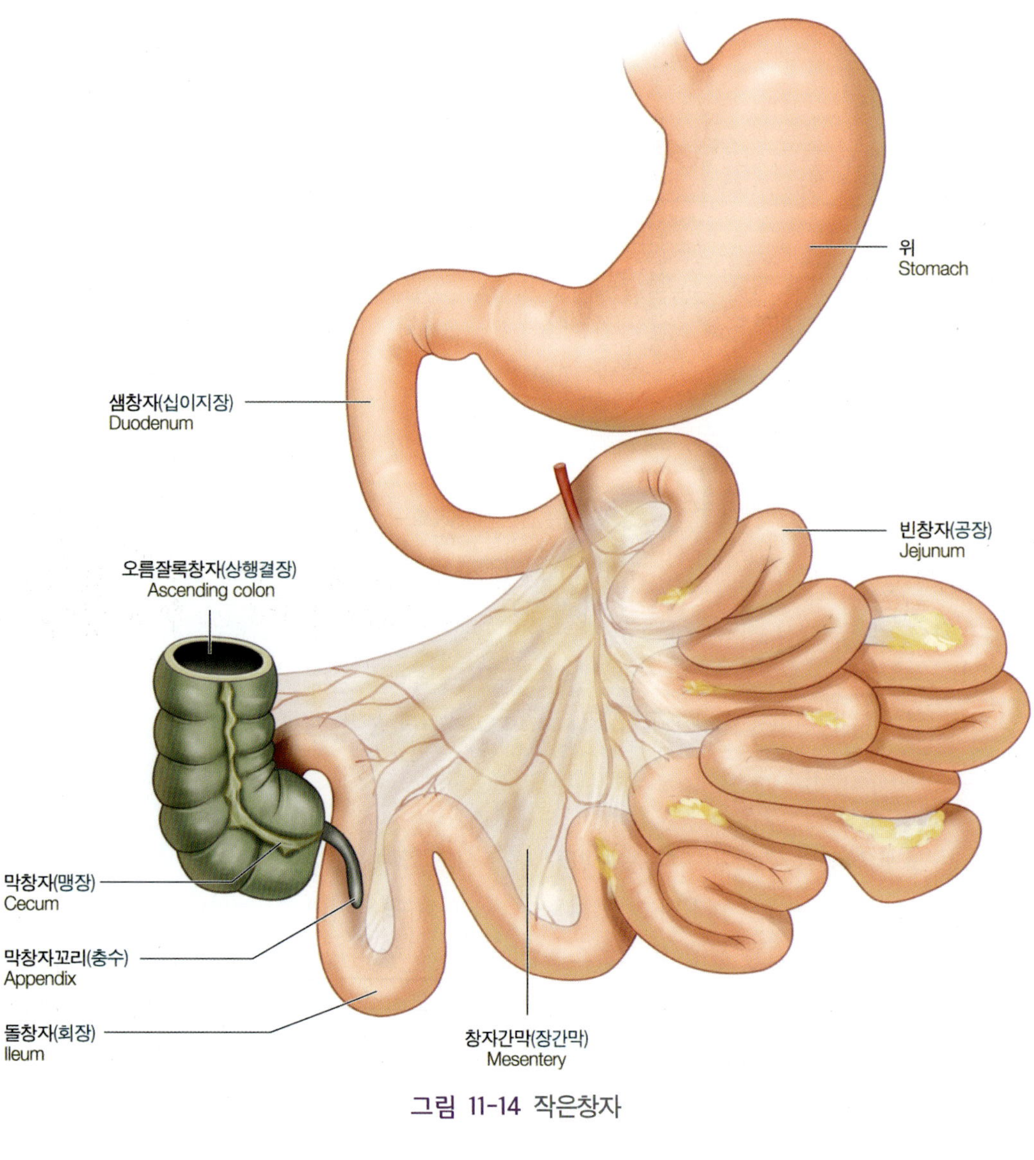

그림 11-14 작은창자

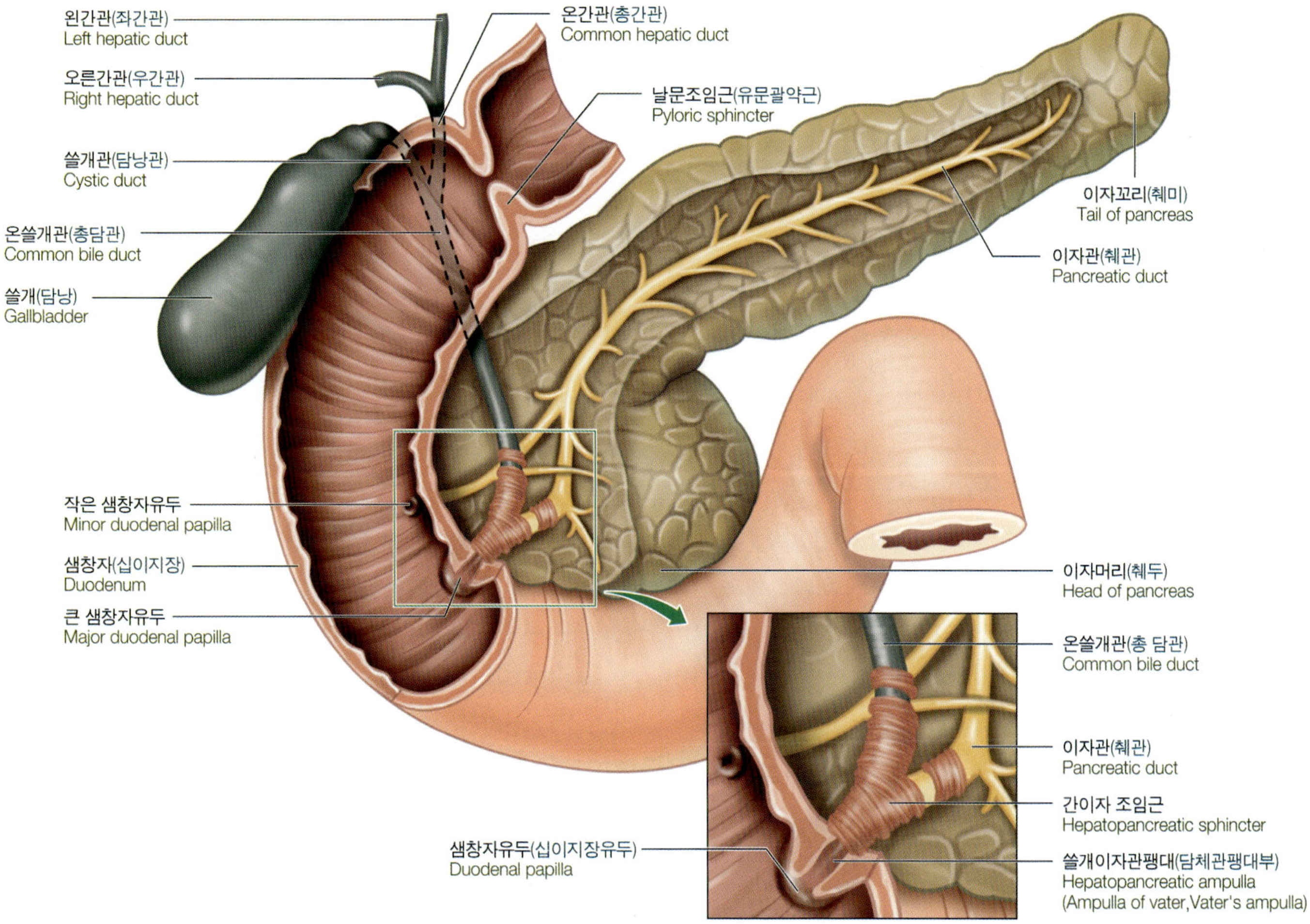

그림 11-15 작은창자의 부위 : 이자관과 온쓸개관

이 최적산도(optimal pH)에서 작용할 수 있도록 하고 살균효과를 가져 세균의 증식을 억제한다. 염산 자체로는 단백질 분해의 기능을 가지지 않는다.

위에서는 펩신에 의해 단백질의 소화가 일어나며, 탄수화물과 지방의 소화는 일어나지 않는다. 대부분의 음식물에 대한 소화 및 흡수는 작은창자(소장)에서 일어난다.

위는 술잔세포에서 분비되는 점액 등에 의해 형성되는 점막장벽(mucosal barrier)을 통해 강한 산성의 환경과 펩신의 단백질 소화 작용으로부터 스스로를 보호한다.

10) 작은창자(소장, Small intestine)

작은창자(소장)는 소화기관 중 대부분의 소화·흡수의 기능을 담당하고 있다. 작은창자(소장)는 길이 약 6m, 직경 약 2.5cm의 관 모양으로 위의 마지막 부분인 날문조임근(유문괄약근)부터 큰창자(대장)의 입구인 돌·막창자판막(회맹판)사이를 이어준다. 직경이 큰창자에 비해 작아서 작은창자라 불린다. 배안(복강)에서는 가운데 및 아래쪽에 위치하고 있다.

작은창자는 샘창자의 일부분을 제외하고는 대부분 창자간막에(장간막)에 의해 지지되어 꼬이지 않으면서 운동성을 유지한다. 또한 창자간막을 통해 혈관, 신경, 림프관이 들어와 창자벽에 분포한다 (그림 11-14).

(1) 작은창자(소장)의 부위 (Region of the small intestine)

작은창자(소장)는 기능적, 조직학적 구조에 따라 샘창자(십이지장, duodenum), 빈창자(공장, jejunum), 돌창자(회장, ileum)의 세 부위로 나뉜다 (그림 11-15).

표 11-2 소화계통의 주요 호르몬 및 기능

호르몬	분비구조	분비자극	기능
가스트린(gastrin)	위샘의 G 세포	신경자극, 펩티드, 아미노산	위산 분비 자극 위샘, 작은창자 및 큰창자 점막의 성장 활성화
세크레틴(secretin)	작은창자의 내분비세포	십이지장의 산도(H+)	위분비 및 위배출 억제 췌장액과 HCO_3^- 분비 자극 외분비 췌장의 성장 자극
콜레시스토키닌(CCK)	작은창자의 내분비세포	펩티드, 아미노산 지방산	위분비 및 위배출 억제 췌장의 소화효소와 HCO_3^- 분비 촉진 담낭 수축, 오디조임근 이환 외분비 췌장의 성장 자극

샘창자(십이지장)는 위에서 이어지는 작은창자(소장)의 첫 부위로 길이는 25cm 정도이다. 샘창자(십이지장)는 위날문에서 연결되는 팽대부 외에는 창자간막(장간막)으로 지지되지 않는 복막 뒤 장기로 C자 형태로 고정 되어 있다.

샘창자(십이지장)의 내강에는 점막으로 둘러싸인 돌림주름(윤상주름, circular fold)이 촘촘하게 배열되어 있다. 점막밑층에는 특징적인 샘창자샘(십이지장선, duodenal gland ; Brunner's gland)이 존재하여 조직학적으로 작은창자(소장)의 다른 부분들과 구분된다. 샘창자샘(십이지장선)은 복합대롱꽈리샘(complex tubuloacinar gland)으로 염기성 점액을 내강으로 분비한다.

샘창자의 오목한 왼쪽 면은 이자(췌장)와 맞닿아 있다. 이자(췌장)에서 만들어지는 이자액(췌장액)과 간에서 만들어진 후 쓸개(담낭)에 저장되었다 분비되는 쓸개즙(담즙) 역시 샘창자로 분비된다. 이자액(췌장액)의 통로인 이자관(췌관, pancreatic duct)과 쓸개즙(담즙)의 통로인 온쓸개관(총담관, common bile duct)은 샘창자(십이지장) 가까이에서 합쳐져서 쓸개이자관팽대(hepatopancreatic ampulla, ampulla of Vater)를 형성하고, 화산모양의 샘창자유두(duodenal papilla)를 통해 샘창자(십이지장)로 개구한다. 이 부분에는 오디조임근(오디괄약근, sphincter of papilla, sphincter of Oddi)이 발달해 있어서 분비를 조절할 수 있다.

빈창자(공장, jejunum)는 샘창자(십이지장) 다음에 2.5m 정도 이어지는 구조물로 샘창자와 조직학적 구성이 비슷한데, 샘창자(십이지장)보다 내강이 더 크고 주름이 더 많다.

돌창자(회장, ileum)는 작은창자(소장)의 마지막 부분으로 길이는 3m 정도이다. 특히 돌창자(회장)벽에는 무리림프소절(림프결절, Peyer's patch)이라는 림프조직이 풍부한데 장 내 침입한 항원에 대한 국소 면역을 담당한다. 또한 돌창자(회장)와 큰창자(대장)의 첫 부분인 막창자(맹장, cecum)로 이어지는 부분에는 돌막창자판막(회맹판, ileocecal valve)이 존재하여 소화물의 배출을 조절한다.

(2) 작은창자(소장)벽의 구조

십이지장으로 들어온 산성미즙은 신경과 호르몬 자극으로 위분비와 위배출을 억제하고 담즙과 췌장분비를 촉진시켜 탄수화물, 단백질, 지방 등의 모든 영양소의 소화 및 흡수가 일어난다 (표 11-2).

소화산물의 흡수는 대부분 작은창자(소장)에서 일어나며, 그 중에서도 특히 빈창자(공장, jejunum)에서 대부분을 담당한다. 작은창자(소장)의 벽은 흡수가 일어나기 쉽게 하기 위하여 표면적이 넓은 구조로 발달되어 있다. 점막과 점막하조직이 내강 쪽으로 돌출되어 돌림주름(윤상주름, plicae circularis)을 형성하고 있으며, 돌림주름(윤상)을 따라 2차적으로 융모(villus)라고 불리는 돌기구조가 발달해 있다. 융모를 이루는 상피세포들의 꼭대기세포막(apical membrane)은 미세융모(microvillus)라고 하는 주름구조를 한 번 더 이루고 있어서 표면적이 매우 넓어진다.

융모는 점막으로 둘러싸인 손가락 같은 주름으로 주로 흡수를 담당하는 원주상피세포로 구성되고 사이사이에 점액을 분비하는 술잔(배상)세포가 산재되어 있다. 융모의 중심에는 고유판이 연결핵심(connective core)구조를 만들어 많은 림프구, 모세혈관, 암죽관(유미관, lacteal)을 포함하고 있다. 상피에서 소화산

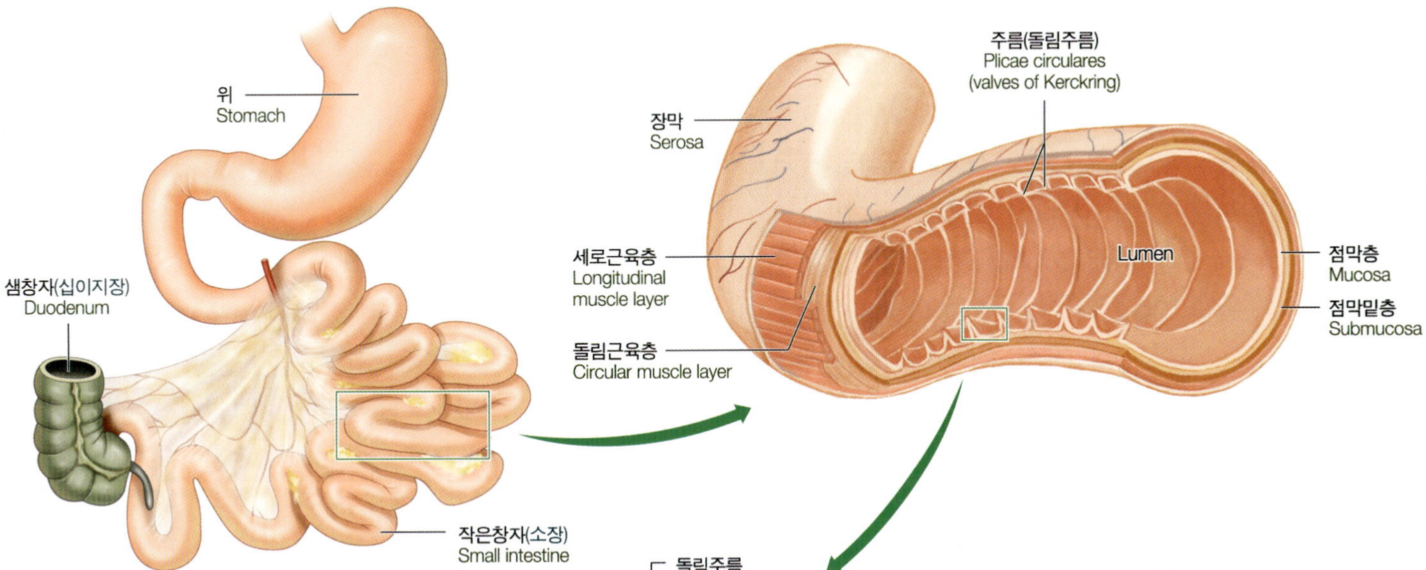

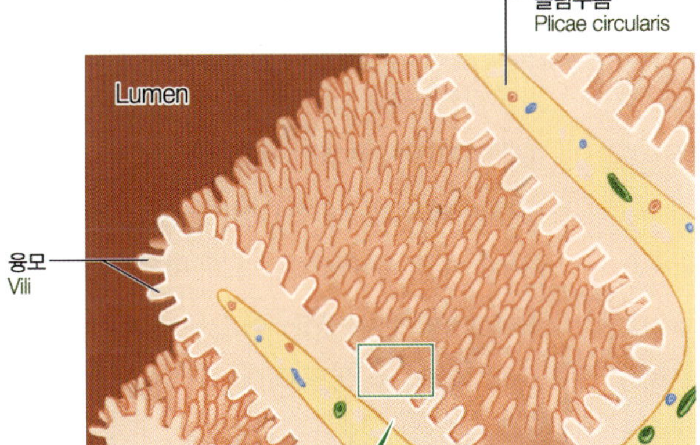

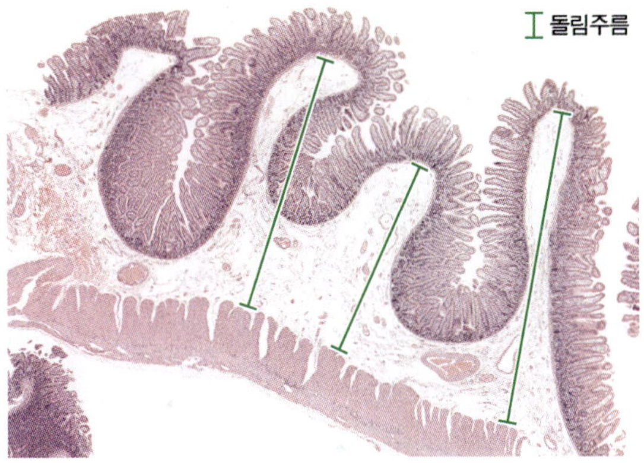

A. 작은창자의 현미경 사진(저배율)

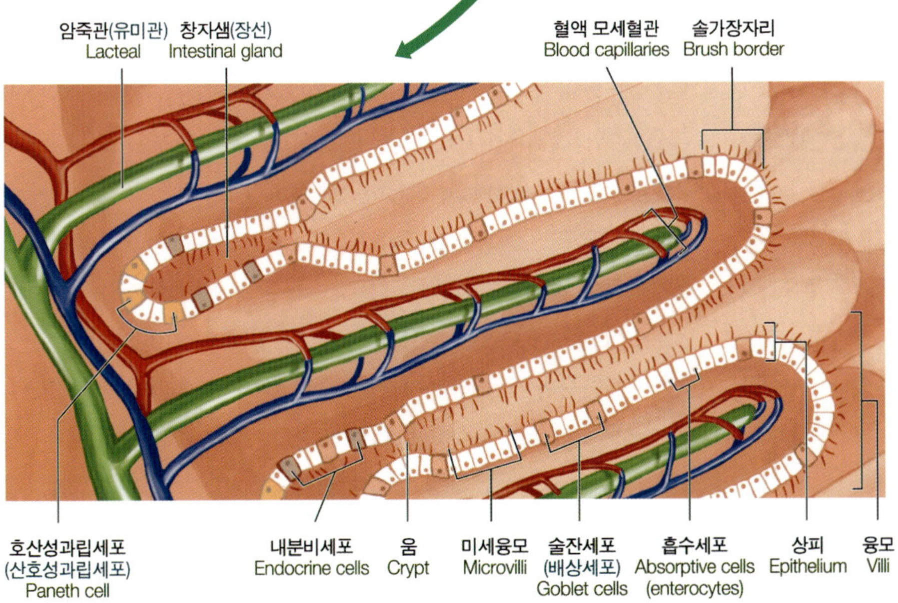

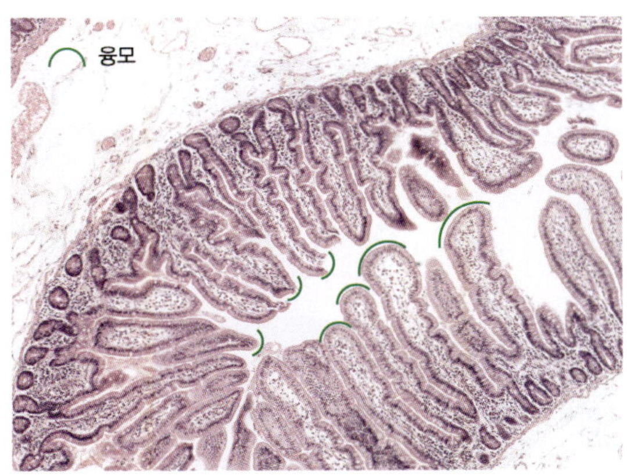

B. 작은창자의 현미경 사진(고배율)

그림 11-16 작은 창자(소장)벽의 구조

물을 흡수하면 단당류와 아미노산은 모세혈관으로 들어가고, 지방은 암죽관(유미관)으로 흡수된다.

융모 끝에 있는 상피세포는 음식물과의 접촉에 의한 마찰이 많아 지속적으로 떨어져 나가고 새로운 세포로 대치된다. 융모와 융모 사이에는 작은 오목(소와, pit)이 존재하는데, 이 구조는 창자샘(intestinal gland, crypt of *Lieberkühn*)으로써 장액을 분비하여 영양분의 흡수를 도와준다 (그림 11-16).

미세융모는 상피세포의 꼭대기세포막(apical cell membrane)이 이루는 잘게 주름진 구조로 전자현미경으로만 관찰할 수 있다. 광학현미경상에서는 점막표면에 보풀이 진 것처럼 관찰되어 솔가장자리(쇄자연, brush border)라고 불린다. 솔가장자리(쇄자연)는 표면에 솔가장자리효소(brush border enzyme)를 함유하고 있어 음식물을 가장 작은 단위로 분해시킨다. 솔가장자리효소는 주로 당분해효소와 펩티다아제(peptidase)이다 (표 11-3).

(3) 혈액공급 및 신경지배

작은창자(소장)는 위창자간막동맥(superior mesenteric artery), 복강동맥(celiac artery), 아래창자간막동맥(inferior mesenteric artery)을 통해 혈액을 공급받고, 창자 내에서 흡수된 영양분을 포함한 모세혈관은 위창자간막정맥으로 유입되고 지라정맥과 합쳐져 간문맥으로 들어간다. 작은창자(소장)의 신경지배는 위창자간막신경얼기(상장간막신경총, superior mesenteric plexus)가 담당한다. 이는 교감신경과 부교감신경섬유를 포함하고 있어서 소화와 흡수를 조절한다.

표 11-3 솔가장자리(쇄자연)효소

범주	효소	작용
이당류 분해효소	수크라제 Sucrase	설탕을 포도당과 과당으로 분해
	말타제 Maltase	맥아당을 포도당으로 분해
	락타제 Lactase	젖당을 포도당과 갈락토오스로 분해
펩티다제 Peptidase	아미노펩티다제 Aminopeptidase	폴리펩티드를 아미노산, 디펩티드, 트리펩티드로 분해
	엔테로키나제 Enterokinase	트립신을 활성화
포스파타제 Phosphatase	Ca^{2+}, Mg^{2+}, ATPase	칼슘 식이 흡수에 필요
	알칼라인 포스파타제 Alkaline phophatase	유기분자에서 인산그룹 제거

11) 큰창자(대장, Large intestine) (그림 11-17)

큰창자(대장)는 작은창자(소장)다음에 이어지는 길이 1.5m 직경 6.5cm의 굵은 관 모양의 소화기관이다. 전해질과 수분 흡수를 주로 하며 소화 기능은 거의 없고, 변을 형성하여 저장했다가 배출하기까지의 과정을 담당한다. 큰창자(대장)는 잘록창자사이막(결장간막, mesocolon)에 의해 뒷배벽에 붙어있다.

(1) 큰창자(대장)의 부위

큰창자(대장)는 막창자(맹장, cecum), 잘록창자(결장, colon), 곧창자(직장, rectum), 항문관(anal canal)로 나누어 살펴볼 수 있다.

막창자(맹장, cecum)는 대장의 시작부분에 위치한 확장된 오목주머니(맹낭)이다. 돌창자와 막창자사이에는 돌막창자판막(회맹판)이라고 하는 주름이 있어서 미즙의 역류를 방지한다. 막창자(맹장)는 돌막창자판막의 약간 아래쪽으로 팽창되어 있는 구조이고, 막창자(맹장) 아래쪽 끝에는 길이 8cm 가량의 얇은 막창자꼬리(충수, appendix)가 붙어 있다. 막창자꼬리(충수)는 풍부한 림프조직을 가지고 있어 감염을 억제하는 역할을 한다.

잘록창자(결장, colon)는 큰창자(대장)의 대부분을 차지한다. 잘록창자(결장)는 막창자(맹장)에서 이어져서 곧창자(직장)에 닿을 때까지 작은창자(소장)의 주위를 휘돌게 되는데, 이를 진행방향에 따라 네 부분으로 나눌 수 있다. 시작부위부터 배안(복강)의 오른쪽 아래에서 오른쪽 위로 향하는 부분을 오름잘록창자(상행결장, ascending colon), 배안(복강)을 오른쪽에서 왼쪽으로 가로지르는 부분을 가로잘록창자(횡행결장, transverse colon), 왼쪽 위에서 왼쪽 아래로 향하는 부분을 내림잘록창자(하행결장, descending colon), 마지막으로 S 형태로 휘어서 직장과 연결되는 부분을 구불잘록창자(S자 결장, sigmoid colon)라 한다.

곧창자는 길이 20cm 정도의 굵은 관으로 꼬리뼈(미골)의 안쪽을 따라 골반 속으로 들어가 아래쪽의 항문관으로 이어진다. 항문관은 길이 2cm의 짧은 관으로 소화기관이 외부로 열리는 통로가 된다.

항문관은 두 개의 조임근(괄약근)에 의해 평소 때 닫혀 있는 상태를 유지하고 있다. 이들 중 안쪽에 존재하는 속항문조임근

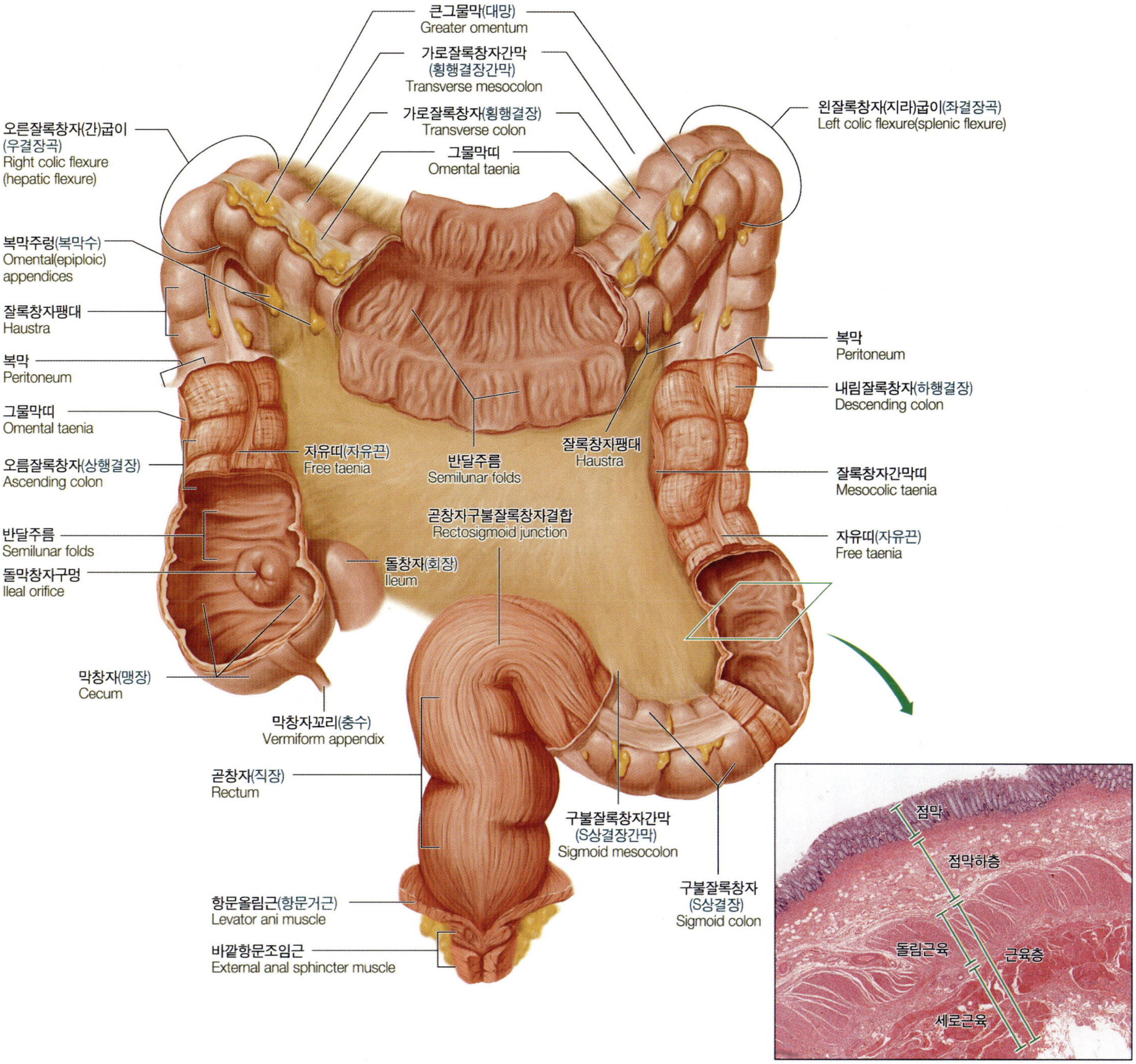

큰창자의 현미경 사진

그림 11-17 큰창자(대장)

(내항문괄약근, internal anal sphincter)은 민무늬근(평활근)으로 되어 있어 불수의적으로 조절되며, 바깥항문조임근(외항문괄약근, external anal sphincter)은 가로무늬근으로 되어 있어 수의적 조절이 가능하다. 항문관의 내강벽은 혈관이 풍부한 세로주름인 항문기둥(anal canal)을 형성하고 있다. 항문부위에서 흔히 발생하는 정맥류(varicose vein)를 치핵(hemorrhoid or pile)이라 한다 (그림 11-18).

(2) 큰창자(대장)벽의 구조

큰창자(대장)의 벽 역시 점막층, 점막하층, 근육층, 장막층의

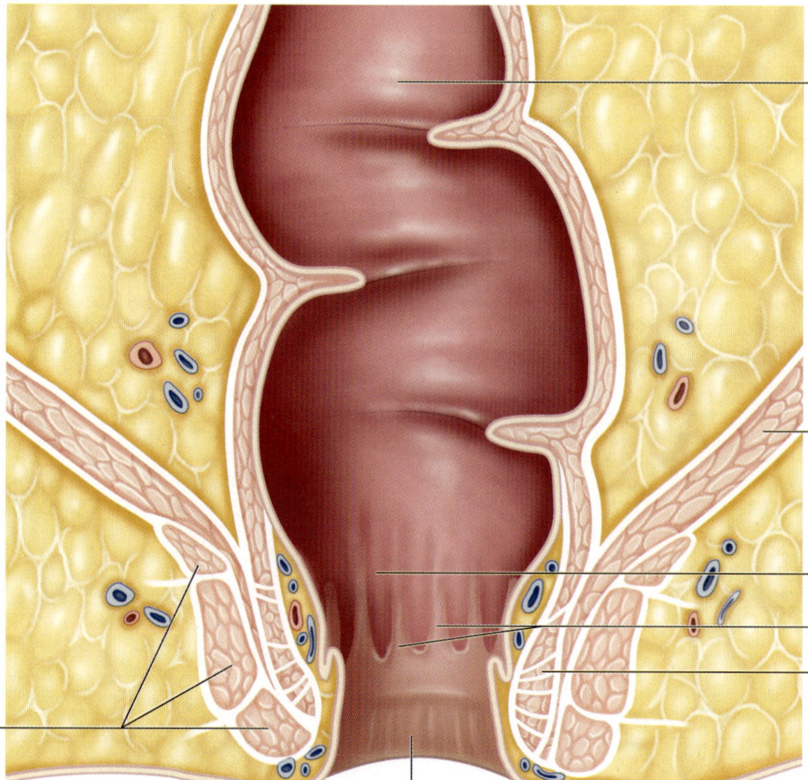

그림 11-18 곧 창자(직장)와 항문관

네 층으로 되어 있다. 그러나 큰창자(대장)의 점막에는 융모가 없고 장샘(intestinal gland, crypt of *Lieberkühn*)만 존재하고 있다. 또한 상피세포의 대부분은 술잔세포(배상세포, goblet cell)로 되어있어 많은 양의 점액을 큰창자(대장) 내강으로 분비한다. 큰창자(대장)의 근육층은 세로방향으로 달리는 세로근육층이 특히 두꺼워진 3개의 잘록창자띠(teniae coli)를 가지고 있다. 잘록창자띠의 총 길이는 장벽의 길이보다 짧기 때문에 잘록창자의 내강 쪽으로 가로모양의 점막주름인 반월주름이 형성되고, 이 주름 사이사이로 만들어지는 볼록한 팽대구조를 잘록창자팽대(haustrum)라 한다. 장막층의 바깥쪽으로 만들어지는 작은 주머니모양의 지방조직인 복막주렁(복막수, epiploic appendage) 또한 큰창자(대장)의 특징적인 구조물이다.

(3) 혈액공급 및 신경지배

큰창자(대장)는 위창자간막동맥(superior mesenteric artery)과 아래창자간막동맥(inferior mesenteric artery)으로부터 혈액을 공급받고 주로 아래창자간막정맥을 통해 혈액이 유입된다.

큰창자(대장)의 신경은 자율신경이 지배한다. 교감신경은 위·아래창자간막 신경얼기(superior and inferior mesenteric nerve plexus)와 복강신경얼기(celiac trunk)에서 시작되고, 부교감신경은 골반내장신경(pelvic splanchnic nerve)과 미주신경에서 시작된다. 큰창자(대장)의 감각신경은 대장 내 압력에 반응하여 배변을 유도한다.

(4) 큰창자(대장)에서의 물과 전해질 흡수

실제로는 영양분의 흡수뿐만 아니라 물과 전해질 흡수의 대부분 역시 작은창자(소장)에서 일어난다. 소화계에서 하루에 흡수하는 7～9L의 수분 중 큰창자(대장)가 담당하는 부분은 1.5～2L 정도에 불과하다. 하루에 섭취하는 수분은 1,500mL 정도 밖에 안 됨에도 불구하고 소화계에서 흡수하는 수분이 7～9L인 것은, 소화계에서 여러 소화 효소 및 수분을 내강으로 분비했다가 다시 흡수하기 때문이다. 이를 통해 결국 몸 밖으로는 하루

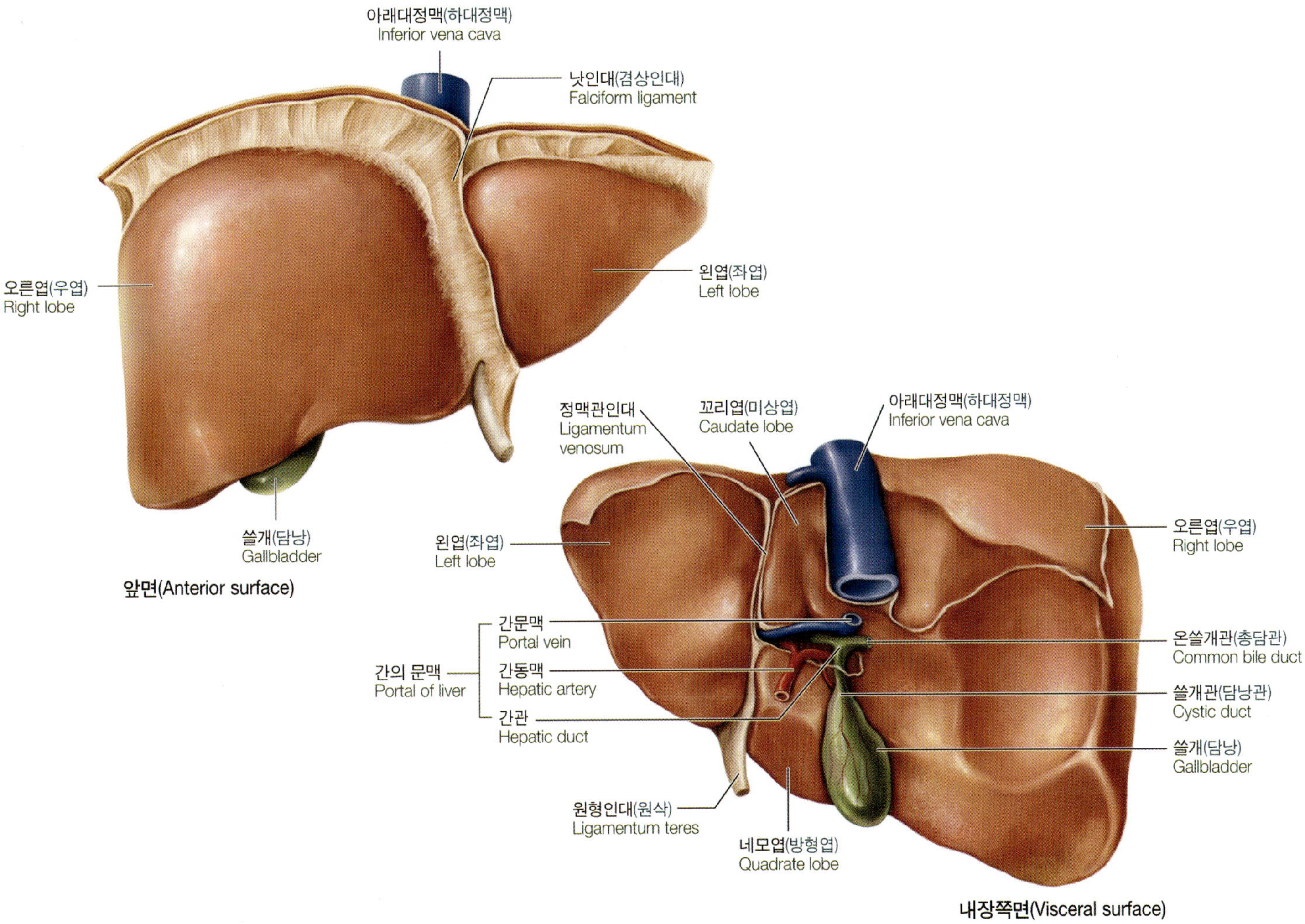

그림 11-19 간의 구조

200mL 미만의 수분만이 배출된다.

대장(소장)에서 수분은 이온의 이동으로 인해 생긴 삼투압 차에 의해 수동적으로 일어난다. 이온의 이동은 $Na^+ - K^+$ 펌프(pump)를 통해 능동적으로 일어난다.

(5) 큰창자(대장)의 기계적 운동

큰창자(대장)의 운동은 크게 3가지로 집단운동(mass movement), 연동운동(peristaltic movement), 잘록창자팽대수축(haustral contraction)운동이 있다.

집단 운동(mass movement)은 하루에 2~3회 일어난다. 보통 음식섭취 중 또는 음식섭취 후에 바로 나타난다. 매우 강한 연동파이며 잘록창자끈의 작용을 포함한다. 집단운동은 소화하고 남은 잔여물을 잘록창자(결장)에서 곧창자(직장)로 이동하게 한다. 잘록창자(결장)의 연동운동(peristaltic movement)은 작은창자(소장)와 기능이 비슷하지만 좀 더 느리다. 잘록창자팽대수축(haustral contraction)운동은 이완된 잘록창자팽대가 어느 정도까지 확장되어 채워지면 근육층이 수축하고 이 수축이 음식물 찌꺼기를 다음 잘록창자팽대로 이동시키는 과정을 유발한다.

전해질과 수분이 흡수된 후에 잔여물은 곧창자(직장)를 통과하면서 곧창자(직장) 압력을 증가시키고 배변을 보게 한다. 만약 배변 욕구를 무시하면 대변은 속항문조임근에 의하여 항문관으로 들어가지 못한다. 이런 경우 대변은 곧창자(직장)에 남아 있게 되고 심지어 구불잘록창자(S자결장)로 되돌아간다.

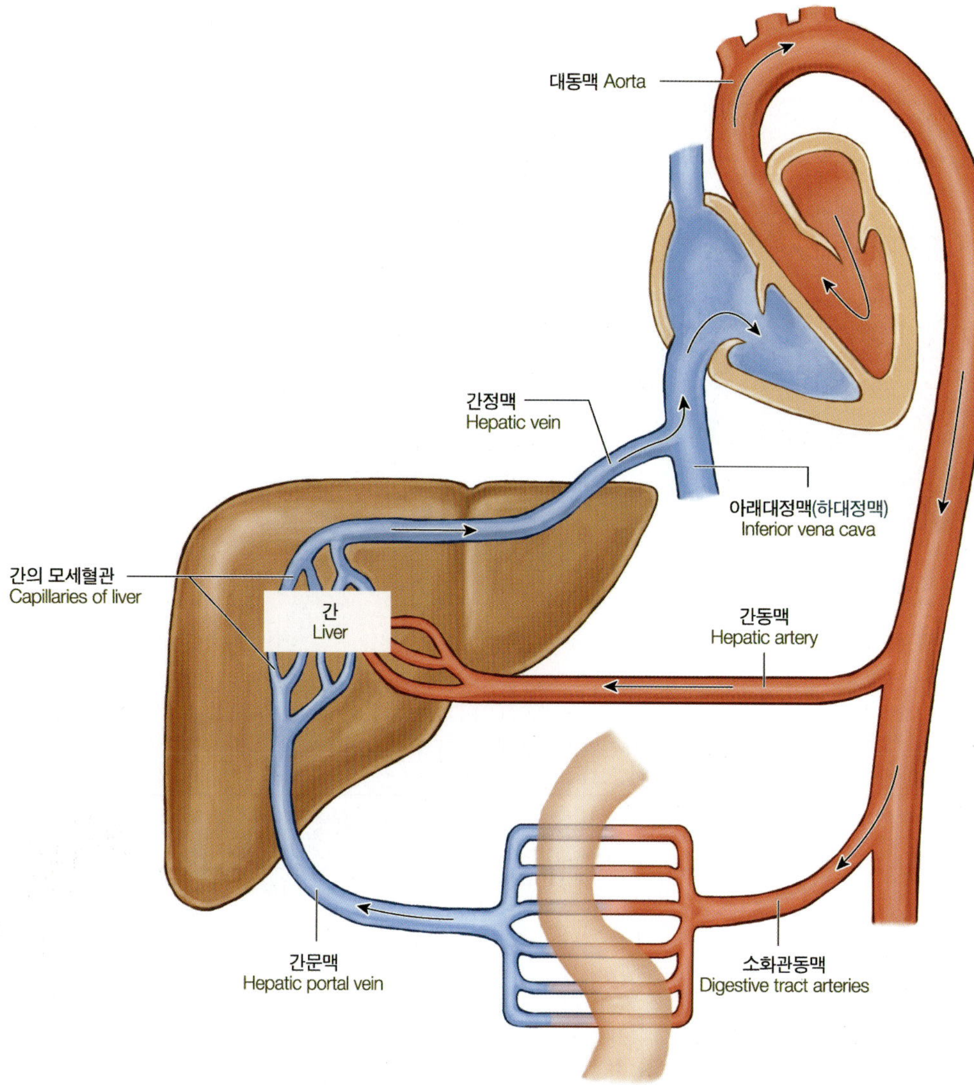

그림 11-20 간 문맥계

12) 간(Liver)

(1) 간의 구조

간은 인체에서 가장 큰 샘(선, gland)으로 무게는 약 1~1.5kg이다. 오른쪽 가로막(횡격막) 아래 배안에 위치하여 갈비뼈의 보호를 받고 있다. 간은 많은 세포로 구성되어 있으며 그 사이를 담관과 혈관이 지나간다. 간을 구성하고 있는 세포의 대부분은 간세포로서 그 수는 2천억~2천5백억개 정도이며 다양한 기능을 수행한다. 간소엽이 모여 만들어진 간은 크게 왼엽과 오른엽으로 나뉘며 오른엽이 왼엽보다 훨씬 크고 두껍다.

간에는 필요한 영양소와 산소를 공급하기 위하여 동맥 및 정맥 외에도 문맥이라는 특수한 혈관이 존재한다. 우리가 섭취한 음식물은 소화기관에 의해 소화·흡수되고 그 중 수용성 영양소는 심장으로 돌아가기 전에 대부분 문맥(portal vein)을 통하여 간으로 들어간다 (그림 11-19).

(2) 간 문맥계(Hepatic portal system)

위, 작은창자, 큰창자의 모세혈관은 정맥을 통해 간문맥으로 모여 간 내의 모세혈관으로 운반된다. 이 두 번째 모세혈관을 통과한 후에 간정맥을 통해 대순환으로 들어간다. 즉, 간문맥계

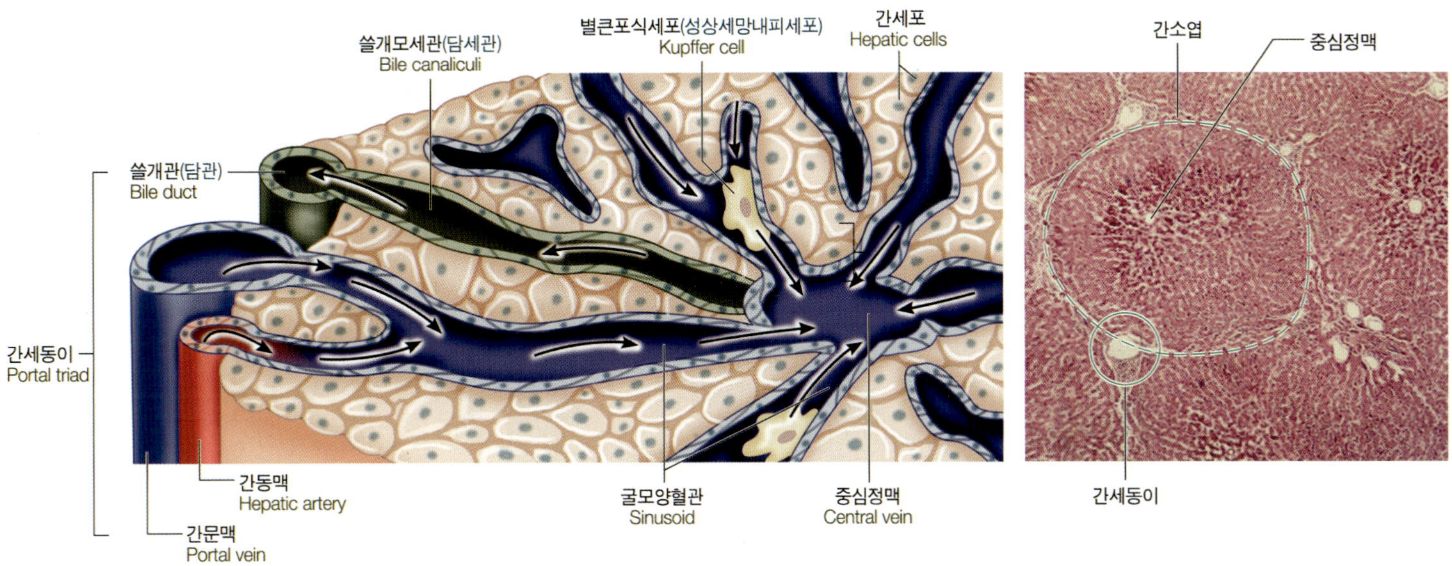

그림 11-21 간 소엽

는 모세혈관 → 문맥 → 모세혈관 → 정맥을 순환한다. 이렇게 소화산물은 소화기관에서 모세혈관을 통해 흡수되면 직접 온몸(전신)순환으로 들어가지 않고 일차적으로 간으로 들어가 흡수한 영양분을 대사하고, 저장하며, 적절하게 처리된다 (그림 11-20).

(3) 간소엽 (Hepatic lobule)

간은 육각형의 간소엽이라는 구조적이고 기능적 단위로 이루어져 있다. 간소엽의 중앙에는 중심정맥(central vein)이 있고 직선으로 배열된 간세포들이 방사상으로 뻗어 있다. 소엽의 6개의 모서리 각각에는 간세동이(portal triad)가 있다. 간세동이(portal triad)는 간동맥, 간문맥, 쓸개관(담관)으로 이루어져있다 (그림 11-21). 각 간소엽의 중심정맥은 간정맥을 통해 하대정맥으로 연결된다.

(4) 간의 기능

- 쓸개(담)즙 합성(Synthesis of bile)
- 탄수화물, 지방 및 단백질의 합성과 이용(Metabolism of carbohydrates, lipids and proteins
- 혈장 단백질, 혈액응고인자 등의 합성(Synthesis of plasma protein, blood clotting factor etc.)
- 글리코겐, 비타민 및 무기질 등의 저장(Storage)
- 해독작용(Detoxification), 배출(excretion)

13) 쓸개주머니(담낭, Gallbladder)

(1) 쓸개주머니(담낭)의 구조와 기능

쓸개주머니(담낭)는 간 아래에 붙어있는 부속 소화기관이다. 쓸개주머니(담낭)는 간에서 만들어진 쓸개즙(담즙)을 20～60mL 정도 저장하여 농축하고, 필요에 따라 샘창자(십이지장)로 분비한다. 쓸개주머니(담낭)의 목부분(neck)에는 조임판막(sphincter valve)이 있어 분비를 조절할 수 있다. 내부에는 위의 점막처럼 불규칙한 주름(rugae)이 발달되어 있고, 쓸개즙(담즙)으로 채워질 때 서양배 모양으로 확장된다 (그림 11-22).

(2) 쓸개즙 (담즙)

간에서 지속적으로 생산되는 쓸개즙(담즙)은 쓸개즙염, 빌리루빈, 콜레스테롤 등을 포함한 노르스름한 초록색(yellowish-green) 액체이다. 음식물이 작은창자(소장)로 유입되었을 때 쓸개즙(담즙)은 샘창자(십이지장)로 분비되며 음식물 유입이 멈추면 오디조임근(괄약근)이 닫히고 쓸개즙(담즙)은 쓸개주머니(담낭)에 저장된다.

(3) 혈액공급 및 신경지배

쓸개주머니(담낭)는 간동맥의 가지인 쓸개동맥을 통해 혈액을 공급받고 쓸개정맥을 통해 혈액을 내보낸다. 쓸개주머니는 간과

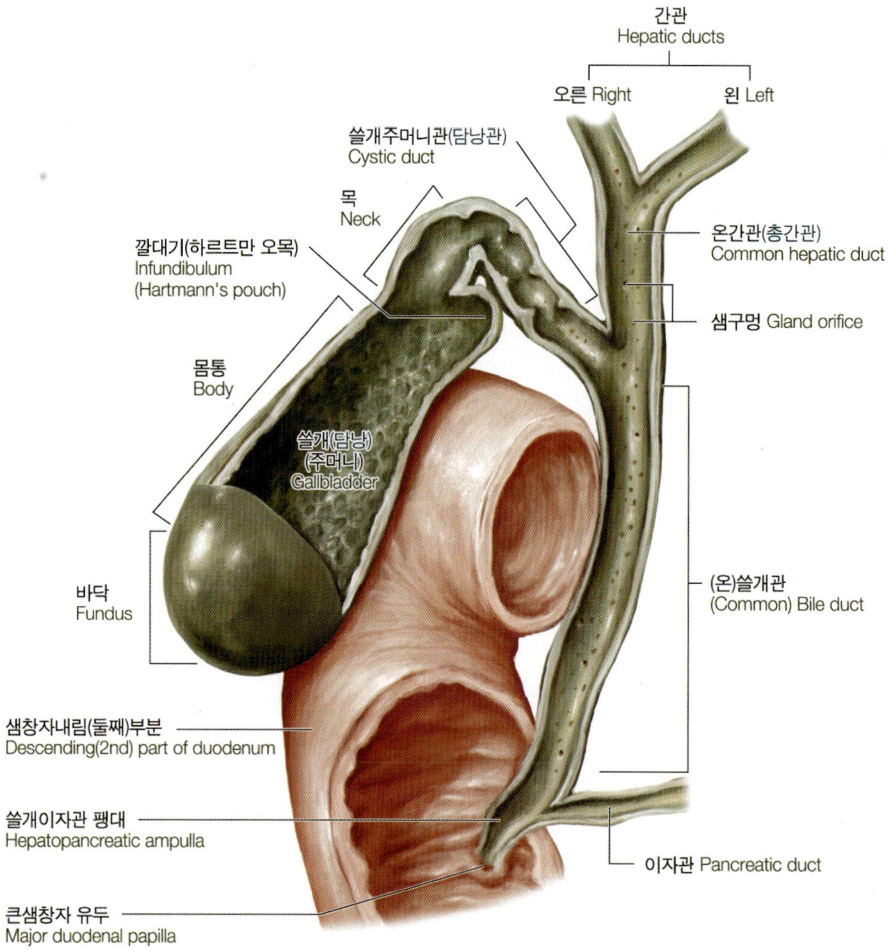

그림 11-22 쓸개주머니(담낭)의 구조

비슷하게 자율신경의 지배를 받는다.

14) 이자(췌장, Pancreas)

(1) 이자(췌장)의 구조

이자(췌장)는 소엽과 샘(선)으로 이루어진 길이 12.5cm, 두께 2.5cm의 부속 소화기관이다. 이자(췌장)는 위의 작은굽이(소만) 가까이에서 뒤배벽에 수평으로 위치한다. 이자(췌장)의 머리 부분은 샘창자(십이지장)의 오목한 왼쪽 면에 맞닿아 있고, 꼬리 부분은 지라(비장)에 닿아있으며 중심에 몸통부분이 있다(그림 11-23).

(2) 이자의 외분비와 내분비 기능

이자(췌장)는 샘창자(십이지장)로 연결되어 있는 이자관(췌관)을 통해 외분비 기능을 수행한다. 이자(췌장)의 소엽 내에는 외분비선의 분비단위인 샘꽈리(선포, acinus)가 있어서 음식물의 모든 영양분을 소화시킬 수 있는 여러 소화효소를 만들어 낸다. 이를 사이관(intercalated duct), 소엽사이관(interlobular duct) 및 이자관을 거쳐 샘창자로 분비한다.

이자(췌장)는 또한 혈관으로 호르몬을 분비하는 내분비 기능도 수행한다. 이자(췌장)에는 이자섬(췌장소도, pancreatic islet ; islet of Langerhans)이라는 세포집단이 존재하여 인슐린(insulin)과 글루카곤(glucagon)을 분비해 혈당을 조절한다.

(3) 혈액공급 및 신경지배

이자(췌장)는 복강동맥에서 나온 지라동맥(splenic artery)에서 분지하는 이자동맥(pancreatic artery)과 위창자간막동맥에서 분

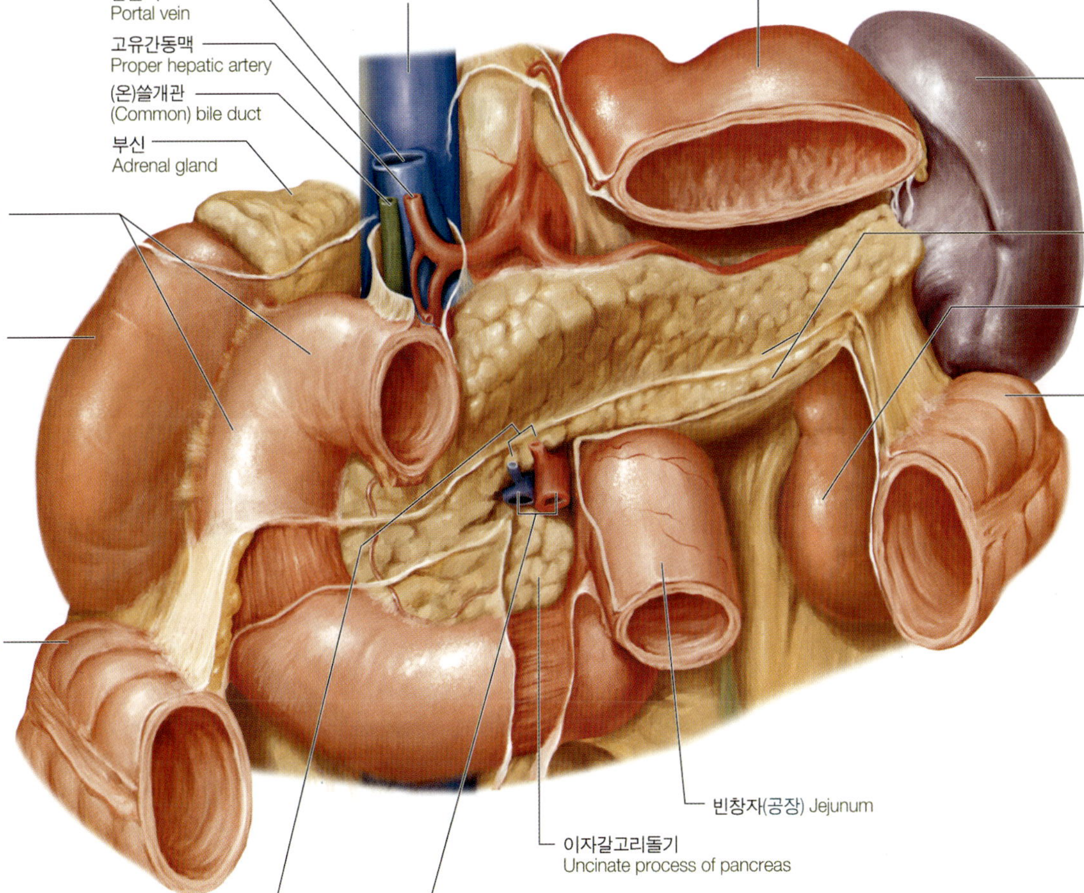

그림 11-23 이자(췌장)의 구조

지하는 이자샘창자동맥(pancreaticoduodenal artery)으로부터 혈액을 공급받고, 지라정맥과 위창자간막정맥을 통해 혈액을 내보낸다.

이자(췌장)의 신경은 복강신경얼기(celiac plexus)의 지류가 지배한다. 특히 이자(췌장)의 샘부분은 부교감신경이 지배하고, 혈관은 교감신경이 지배한다.

5 소화관의 기능

소화(digestion)는 소화관에서 일어나는 복잡한 과정으로 흡수를 위한 물리적, 화학적 소화로 이루어져 있다. 물리적 소화는 음식물을 작은 분자로 잘게 부수어 소화액과 섞고, 소화관을 따라 이동하며, 소화되지 않은 물질이 대변의 형태로 배설된다. 화학적 소화는 흡수할 수 없는 음식을 흡수할 수 있는 분자로 작게 분해한다. 분자는 장의 점막층을 통해 혈액과 림프로 이동한다. 화학적 소화는 침, 소화액, 이자액, 장액의 효소를 촉매로 하는 수많은 화학적 반응으로 이루어져 있다. 소화과정에는 기본적으로 운동, 분비, 소화, 흡수의 네 가지 과정이 있다.

1) 운동

소화계통에서 말하는 운동(motility)은 추진운동과 혼합운동이다. 추진운동(propelling movement)은 꿈틀운동으로 음식물을

표 11-4 효소의 화학적 소화

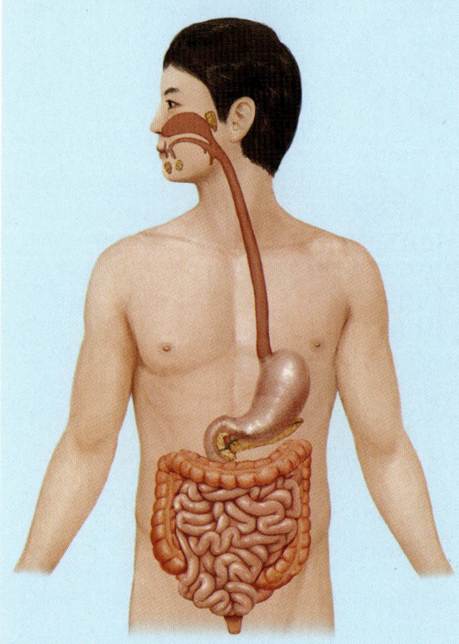

소화액과 효소	소화되는 물질(또는 가수분해)	소화결과
침(saliva)		
아밀라아제(saliva amylase)	전분(polysaccharide)	맥아당(a double suger or disaccharide)
위액(Gastric juice)		
단백분해효소와 염산 (Protease(pepsin) plus hydrochloric acid)	단백질	일부 소화된 단백질
췌장액(Pancreatic juice)		
단백분해효소(Protease)	단백질(intact or partially digested)	펩티드와 아미노산
지방분해효소(Lipase)	지방은 담즙에 의해 유화(乳化)된다.	지방산, 모노글리세리드와 글리세롤
아밀라아제(Amylase)	전분	맥아당
장 효소(Intestinal enzymes)		
펩티다이제(Peptidases)	펩티드	아미노산
자당(Sucrase)	자당(cane sugar)	포도당과 과당(simple sugars, or monosaccharides)
유당(Lactase)	유당(milk sugar)	포도당과 갈락토오스(simple sugars)
맥아당(Maltase)	맥아당(malt sugar)	포도당

아래 소화관으로 밀어내는 것이고 혼합운동(mixing movement)은 주기적인 분절운동으로 소화관 속의 음식물과 소화액이 혼합하는 작용을 말한다.

2) 분비

소화액은 외분비샘에 의해 소화관 속공간으로 분비된다. 이러한 분비(secretion)는 물, 염류, 효소, 쓸개즙산염 또는 점액과 같은 소화과정에 중요한 특이적 유기물로 구성되어 있다. 분비세포는 혈장에서 대량의 물과 특수 분비를 생성하는데 필요한 물질을 공급받는다.

3) 소화

인간은 생화학적으로 다른 범주에 속해 있는 탄수화물, 단백질, 지방을 섭취한다. 이러한 큰 분자들은 큰 소화효소에 의해 분해되어 소화관 속공간에서 혈액이나 림프관으로 흡수된다. 소화(digestion)란 복잡하고 큰 분자의 물질을 창자관막(intestinal membrane)을 통하여 혈액 내로 이동시킬 수 있도록 작은 분자의 물질로 가수분해하는 과정이다.

4) 흡수

작은 창자에서 소화는 완료되고 대부분 흡수가 일어난다. 이렇게 소화된 물질이 창자관벽 세포막을 통하여 혈관과 림프관 속으로 이동되는 현상을 흡수(absorption)라고 한다. 다음은 효소의 화학적 소화 및 주요 에너지로 쓰이는 탄수화물, 단백질, 지방 소화 및 흡수가 일어나는 과정이다.

(1) 효소의 화학적 소화

효소(enzymes)는 촉매작용을 함으로써 특정 단백질 분자에 작용한다. 효소가 작용하는 동안 특정 분자들이 변화하여 작용하는 것이 아니라 효소가 화학반응을 빨리 할 수 있도록 한다. 화학적 소화(chemical digestion)를 하는 동안 효소는 선택적으로 작용한다. 특정 분자를 빠르게 파괴하지만 다른 분자는 반응이 일어나지 않는다. 그리고 지방에도 효소는 작용한다. 많은 효소의 이름은 끝에 -라제(-ase)가 붙으며 화학적 작용을 포함한 물질의 종류를 알 수 있도록 되어 있다. 예를 들어 lipase는 지방(lipid)를 소화시킨다 (표 11-4).

(2) 탄수화물 소화

적응 양의 탄수화물(전분과 당류) 소화(carbohydrate digestion)는 음식물이 소장에 도달하기 전에 일어난다. 타액 아밀라아제는 작용을 할 수 있는 시간이 적은데 그 이유는 많은 사람들이 음식을 빨리 삼키기 때문이다. 위액은 탄수화물 소화효소를 가지고 있지 않다. 그러나 음식물이 소장에 도달하면 이자와 장액 효소가 전분과 당류를 소화한다. 이자효소(아밀라제)는 전분을 이당류, 즉 맥아당으로 변화시킴으로써 소화과정을 시작한다. 세 가지 효소(맥아당, 자당, 유당)는 이당류를 단당류(주로 포도당)로 변화시킴으로써 소화한다. 말타아제는 포도당을 소화하며, 락타아제는 자당을 소화한다. 탄수화물 소화의 최종 산물은 단당류로서 대부분이 포도당이다.

(3) 단백질 소화

단백질 소화(protein digestion)는 위에서 시작된다. 두 가지 효소, 레닌과 펩신은 큰 단백질 분자를 단순한 성분으로 분해한다. 펩시노겐은 염산에 의해 능동 펩신효소로 전환된다. 장에서 다른 효소(이자액의 트립신, 장액의 펩티다아제 등)는 단백질 소화의 최종 역할을 한다. 모든 단백질 분자는 많은 아미노산과 연결되어 구성되어 있다. 효소가 큰 단백질 분자를 분해하여 단일 아미노산이 되면 단백질 소화는 완성된다. 그러므로 단백질 소화의 최종 산물은 아미노산이다.

(4) 지방 소화

적은 양의 탄수화물과 지방 소화(fat digestion)는 음식이 소장에 도달하기 전에 일어난다. 대부분의 지방은 샘창자의 쓸개즙에 의해 유화작용이 일어나기 전까지 소화되지 않은 상태이다. 이것이 일어난 후 에 이자 리파아제는 지방 분자를 지방산과 글리세롤로 분해한다. 따라서 지방 소화의 최종 산물은 지방산과 글리세롤이다.

6 소화관의 흡수

음식물이 소화된 후 흡수된다. 즉 소장의 점막을 통하여 혈액과 림프로 이동한다. 즉 아미노산, 포도당, 지방산, 글리세롤 분자가 장 내부에 순환하는 체액으로 이동하는 과정이다. 음식물의 흡수는 소화만큼 중요한데 그 이유는 명확하다. 음식물이 장에서 오래 머물수록 인체의 모든 부분을 구성하는 수백만 개의 세포에 영양소를 공급할 수 없다.

세포의 생명은 순환하는 혈액으로 소화된 음식물의 흡수와 이의 전달에 달려 있다. 점막주름(mucosal folds), 융모(villi), 미세융모(microvilli)를 포함한 소화관의 구조적인 형태는 흡수 가능한 표면적을 증가시키며, 장 내에 내강(lumen)으로부터 체액까지 물질 이동의 속도와 효율성을 높인다. 많은 중요한 나트륨 같은 미네랄은 장의 점막을 통해 흡수된다. 물은 삼투압을 따라 이동하는데 아미노산과 같은 다른 영양소는 장의 점막을 통해 이동하고 장의 융모에 있는 혈관의 혈액으로 분산된다. 지방산과 글리세롤은 소화기관의 흡수세포로 분산된 후 림프관이 소장 융모에 있는 유미관으로 들어간다.

'수용성' 비타민은 물에 녹아 소장에서 흡수된다. '지용성'비타민은 지방분해의 마지막 형태로서 소장에서 흡수되어 유미관으로 들어간다.

1. 역류성 식도염(Reflux esophagitis)

위산이나 위의 내용물이 식도로 역류하여 발생하는 식도의 염증을 말한다. 남자에서 여자보다 발병이 2~3배 많고 성인의 7%에서 매일 증상을 경험한다.

발병원인으로는 하부식도조임근이 이완되는 것이 중요하다. 정상인에서는 평소 위식도 경계부위가 닫혀 있어 식도로 역류하지 않으나 조절 기능의 약화로 경계부위가 완전히 닫히지 않는 경우에 위산이나 내용물이 역류하여 증상이 나타나게 된다.

전형적인 증상은 가슴쓰림(heartburn), 시고 쓴맛을 호소, 가슴통증, 기도로 산이 넘어가 만성기침 등이 나타날 수 있다.

전형적인 증상이 있다면 증상만으로도 진단이 가능하고 내시경이나 24시간 식도 pH측정을 통하여 진단할 수 있다.

치료는 생활습관 교정으로 우선 베개를 높이거나 침대머리를 높여서 자고, 왼쪽으로 누우며, 흡연, 지방식, 커피, 초콜릿, 알코올, 오렌지 주스 등을 피해야 한다. 이외로 위산분비억제제, 제산제, 위점막보호제를 사용하여 치료한다.

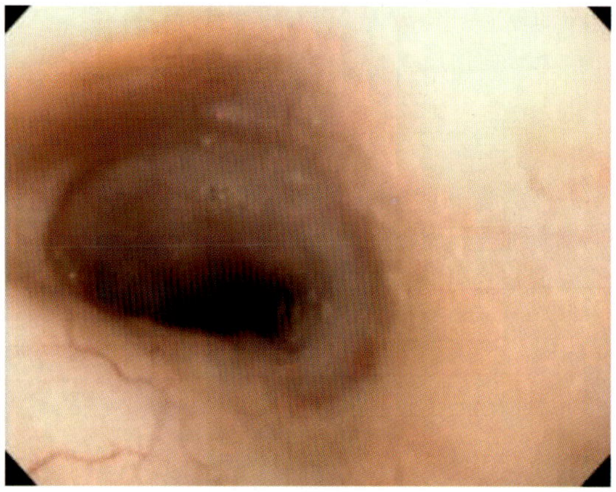

그림 1 정상 식도 내시경 사진

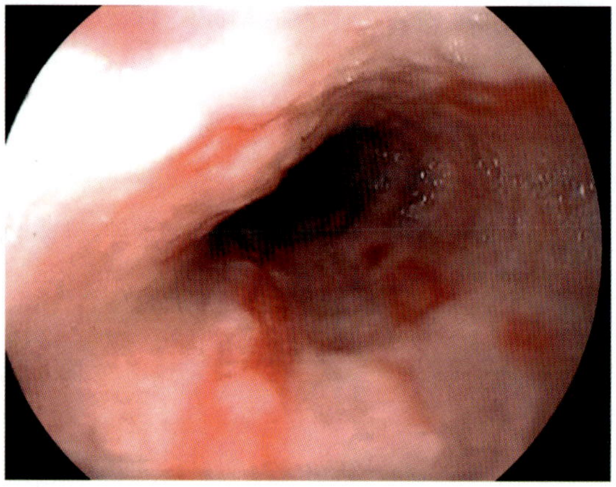

그림 2 역류성 식도염 내시경 사진

2. 소화성궤양(Peptic ulcer)

위 또는 샘창자의 장점막이 여러 원인(흡연, 스트레스, 약물, 헬리코박터)에 의해 손상을 받아 점막층의 패임을 넘어 점막근층 이상으로 궤양이 진행된 상태를 말한다(그림 3, 그림 4).

위와 샘창자는 위산, 약물, 알코올 등 점막을 손상시키는 공격요인에 항시 노출되어 있고 또한 이러한 공격요인에 여러 단계의 방어요인이 있는데 이러한 공격과 방어의 균형이 깨질 때 점막의 손상과 궤양이 일어나게 된다. 헬리코박터균은 비스테로이드성 소염제 복용과 함께 위궤양의 가장 흔한 원인으로 알려져 있다.

비스테로이드성 소염제는 점막 세포층의 재생과 기능을 조절하는 프로스타글라딘(prostaglandin)이라는 물질의 생성을 억제함으로 소화성 궤양을 일으키고 흡연은 점막세포의 재상과 점막하 조직의 혈액순환에 장애를 일으켜 궤양을 일으킨다.

일반적으로 명치부위의 통증, 오심, 소화불량 등이 나타나며 궤양이 심하여 출혈을 일으키면 빈혈, 흑색변, 토혈 등의 증상이 나타날 수 있다.

약물치료로는 위산분비억제제, 궤양의 치유를 돕는 점막보호제를 사용하며, 소화성 궤양환자에서 헬리코박터균이 확인되는 경우 항생제 치료를 시행한다. 출혈, 폐색, 장천공의 합병증이 발생하면 수술적 치료를 시행해야 할 수 있다(그림 5).

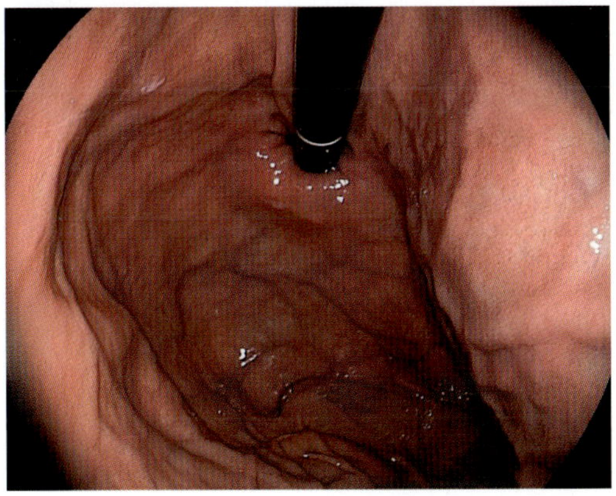

그림 3 정상 위 내시경

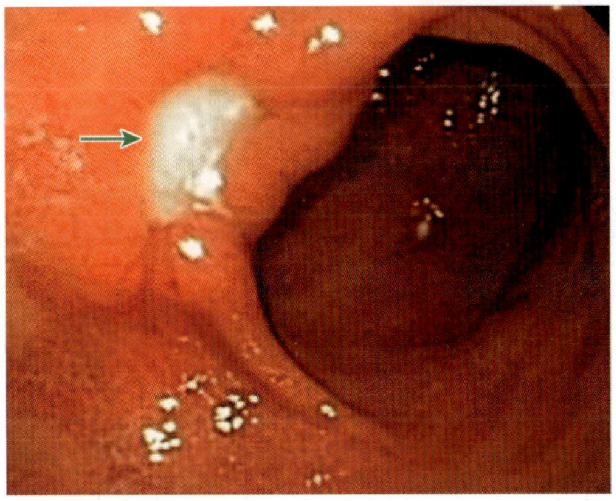

그림 4 위궤양 내시경(화살표)

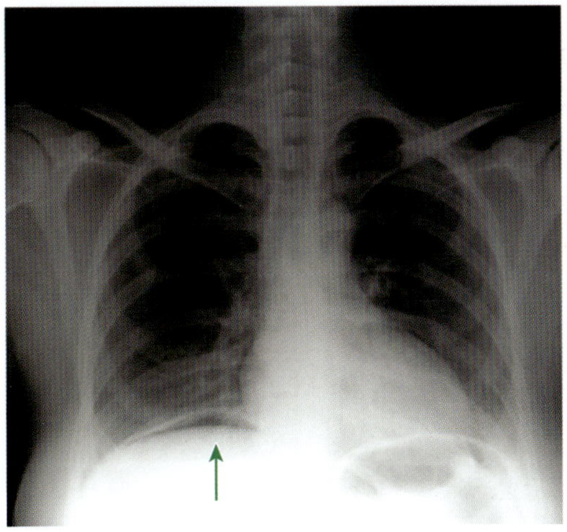

그림 5 소화성궤양 천공 X-ray사진

소화성궤양 천공시 X-ray 사진상에서 가로막 밑에 공기음영이 보인다

3. 위암(Gastric cancer)

우리나라에서 남녀 모두 가장 흔하게 발생하는 암으로 60대에 위암 발생률이 가장 높고, 남녀비는 2 : 1로 남자에게서 많이 발생한다. 보통 위암이라고 하면 위장 점막조직에서 발생한 암세포가 종양 덩어리를 만들거나 점막 밑으로 침투하여 악성궤양을 만드는 위샘암을 말한다.

위암은 림프절로의 전이 유무와 관계없이 암세포가 점막 또는 점막하층에 국한된 경우를 조기위암이라고 하며 90% 정도에서 완치를 기대할 수 있다. 반면 암이 점막하층을 지나 근육층 이상을 침범한 경우를 진행 위암이라고 한다.

증상은 비특이적이며 일반적인 소화기계 증상인 소화불량, 울렁거림, 구토, 상복부 불쾌감이나 통증 등이 나타난다. 진행위암 환자에서는 위장출혈로 인한 흑색변이나 토혈, 빈혈 증상을 보일 수 있다. 위내시경을 통한 조직검사로 확진하며 주위장기로의 전이여부를 판단하기 위해서 컴퓨터 단층촬영이나 자기공명영상촬영을 시행할 수 있다.

수술적 치료와 상황에 따른 항암치료, 방사선 치료 등을 시행하며 조기위암에서는 높은 완치율을 보이나 3기는 5년 생존율이 30~50% 정도, 4기는 10% 내외의 5년 생존율을 보인다.

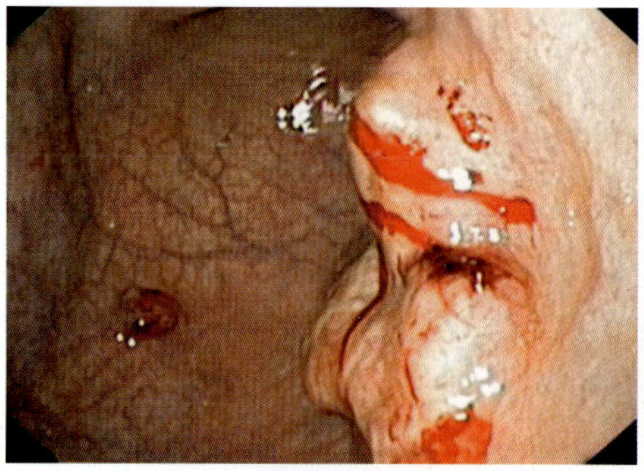

그림 6 위암 내시경 사진

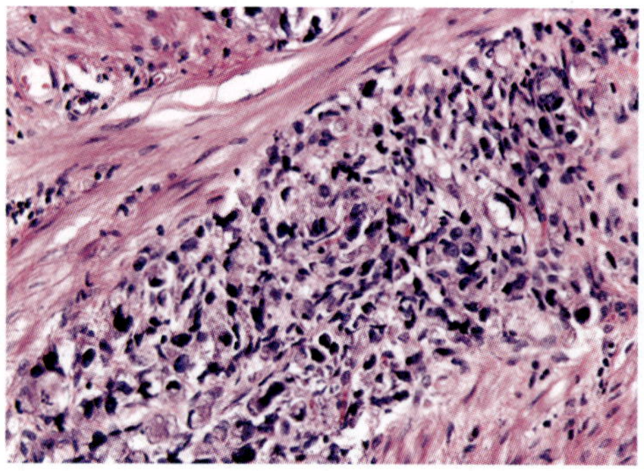

그림 7 위암 현미경 사진

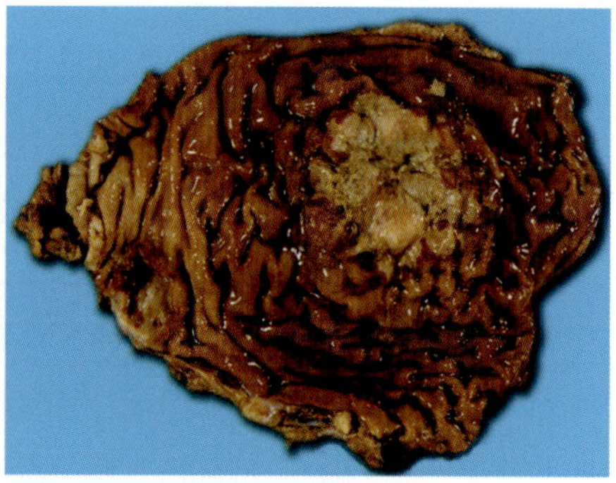

그림 8 수술로 절제한 위암 사진

4. 볼거리(Mumps)

볼거리 바이러스에 의한 급성 유행성 전염병이다. 볼거리 바이러스는 재채기, 기침 등을 할 때 내뱉어진 객담, 타액 속에 포함되어 감염된다(비말감염).

증상은 감염 잠복기 2~3주 후에 나타나며 타액선이 붓고 통증이 있는 특징적 소견이 있다. 대부분 귀밑샘을 침범하고 보통 한쪽에서 시작하여 2~3일 후에는 양쪽이 붓게 된다.

대부분 자연 치유되므로 대증요법을 시행하지만 뇌수막염이나 부고환염 등 합병증이 오게 되는 경우에는 약물 치료가 필요하다.

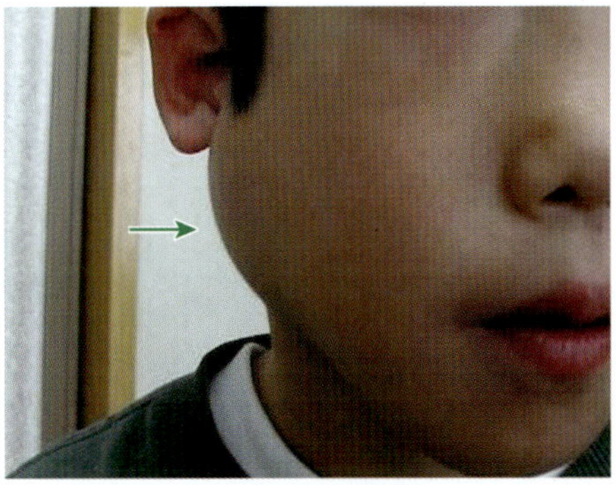

그림 9 볼거리

5. 급성 이자염(Acute pancreatitis)

어떤 이유로 촉발된 이자의 염증으로 인해 이자의 외분비 소화효소가 활성화되어 이자 및 인접조직으로 자가 소화 과정이 진행되는 질환을 말한다. 가장 흔한 원인은 쓸개돌 또는 음주이며, 급성 이자염의 60%~80%를 차지한다. 이외에 고중성지방혈증이나 내시경적 역행성 담췌관조영술의 시행 등이 원인이 될 수 있다.

증상은 상복부의 지속적이고 심한 통증과 가슴, 옆구리 등으로의 방사통이 있다. 90% 환자에서 오심과 구토를 동반하며 바로 누울 때 악화되고 상체를 구부리거나 무릎을 굽히는 경우에 증상이 완화된다.

진단은 특징적인 임상양상과 혈청 검사, 초음파, 컴퓨터단층촬영 등을 통해 할 수 있다.

치료는 이자의 염증을 직접적으로 치료할 수 있는 방법이 없기 때문에 금식, 수액공급, 진통제 등의 보존적인 치료가 주가 된다.

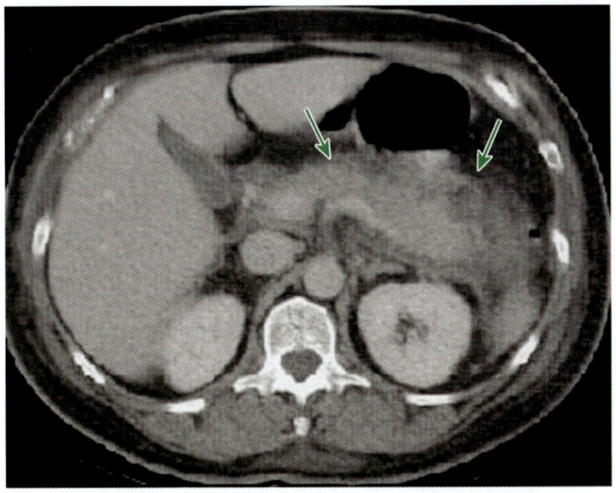

그림 10 급성 이자염 컴퓨터단층촬영 사진
이자 주위가 혼탁한 염증 소견이 보인다

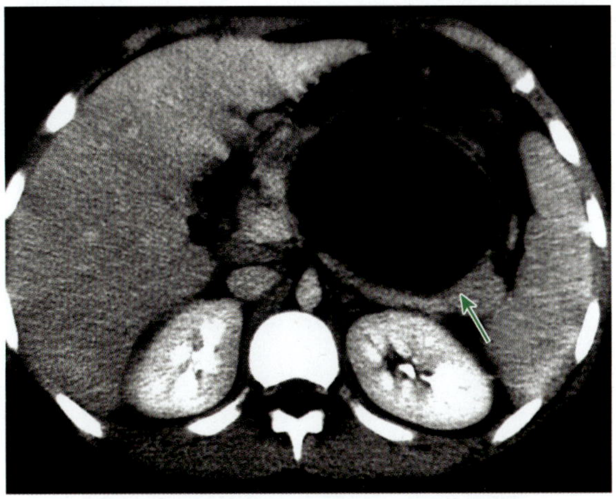

그림 11 가성낭종이 동반된 이자염(화살표)

6. 간경화증(Liver cirrhosis)

간경화증이란 간조직의 만성적인 염증으로 인해 정상적인 간 조직이 섬유화 조직으로 바뀌어 간의 기능이 저하되는 것을 의미한다. 간경화증의 원인은 우리나라에서는 B형 간염이 제일 흔한 원인이고(63%~73%)이며 이외에 C형간염, 지속적인 과음, 간독성물질의 사용 등이 있다.

임상적인 특징은 첫째로 간세포 기능이 저하됨에 따라 황달, 부종, 응고 장애 및 각종 대사 장애가 발생한다 (그림 12).

둘째로 간이 섬유화 됨에 따라 간으로 들어가는 문맥압이 항진하여 식도정맥류, 비장비대, 복수 가 나타날 수 있다. 특히 식도정맥류는 간경화증 환자에서 가장 흔한 출혈의 원인이며 전체 사망원인의 1/3을 차지한다. 피부에 나타나는 거미혈관종(spider angioma)도 특징적이다 (그림 13, 그림 14, 그림 15).

임상적인 진찰 소견만으로 진단할 수 있는 경우가 많고 간기능검사, 초음파, 컴퓨터단층촬영, 간조직검사 등을 통하여 진단할 수 있다. 간경화증은 한번 발생하게 되면 대부분의 경우에서 계속 진행되어 간기능이 점차 떨어지게 된다. 따라서 간경화증의 치료는 증상의 예방 및 발병시 그에 따른 간기능의 저하를 최대한 늦추는데 있다. 심한 간경화증의 경우 간이식을 통해 완치에 이를 수 있다.

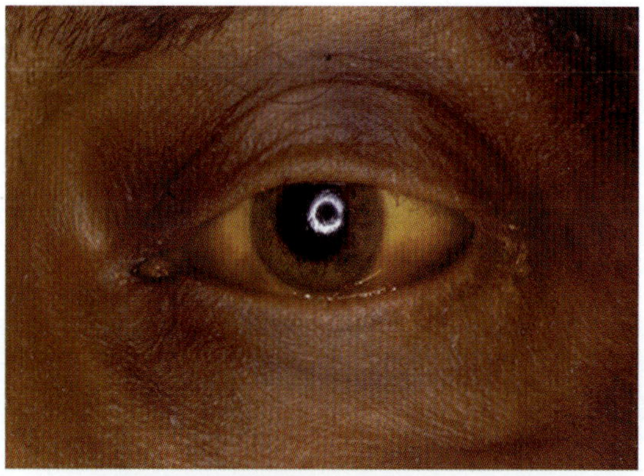

그림 12 황달

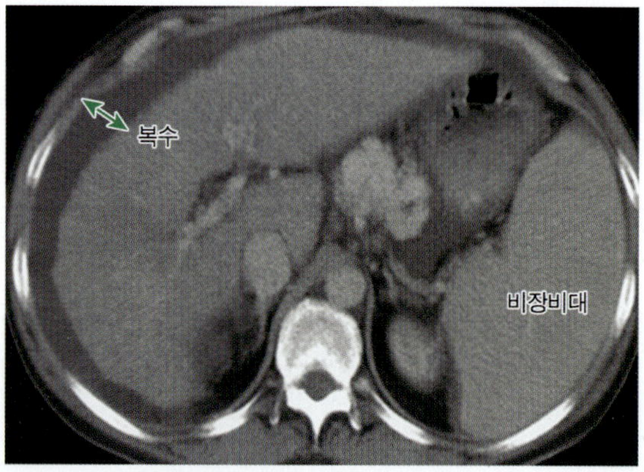

그림 13 복수와 비장비대를 보이는 간경화 환자의 컴퓨터단층 촬영 사진

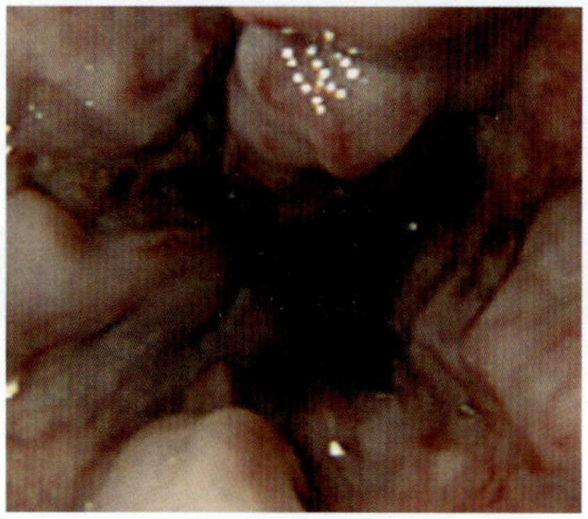

그림 14 식도정맥류의 내시경 사진

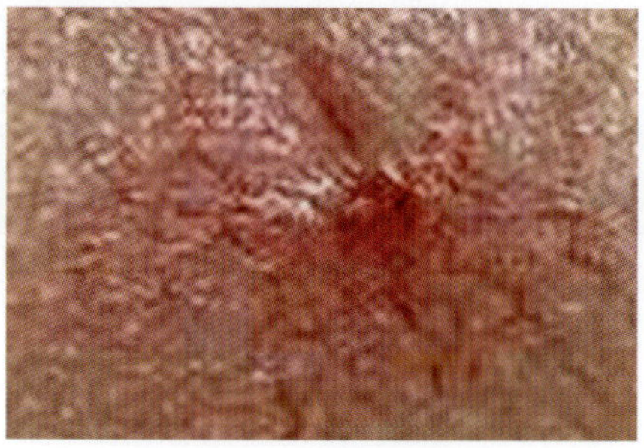

그림 15 거미혈관종

7. 쓸개돌증(Cholelithiasis)

쓸개돌이란 쓸개즙 내 구성 성분이 쓸개주머니나 쓸개관 내에서 응결 및 침착되어 형성된 결정성 구조물을 말한다. 쓸개돌은 크게 콜레스테롤 쓸개돌과 색소성 쓸개돌로 나눈다.

콜레스테롤 쓸개돌의 위험인자로는 비만 및 급격한 체중감소, 경구용 피임제와 같은 약제, 고지방식이, 서양인 등이 있고 색소성 쓸개돌의 위험인자로는 동양인, 고탄수화물식이, 만성 용혈성 질환 등이 있다. 진단은 보통 초음파를 이용하는 경우가 대부분이다.

80%에서는 무증상이나, 나머지의 경우에는 명치부위나 오른쪽 위쪽 배에서 심한 지속적인 통증을 보이는 쓸개급통증(담석산통)을 보일 수 있으며 오심과 구토, 염증 동반 시 오한과 발열이 나타날 수 있다. 쓸개돌이 쓸개관의 통로를 막아 쓸개즙이 정체가 되면 황달이 나타날 수도 있다.

증상이 없는 환자에서 예방적 쓸개절제술은 필요치 않으나 증상이 있는 경우, 과거 합병증이 있는 경우, 3cm 이상의 쓸개돌, 쓸개주머니 벽의 석회화 등이 있는 경우 쓸개절제술을 시행한다.

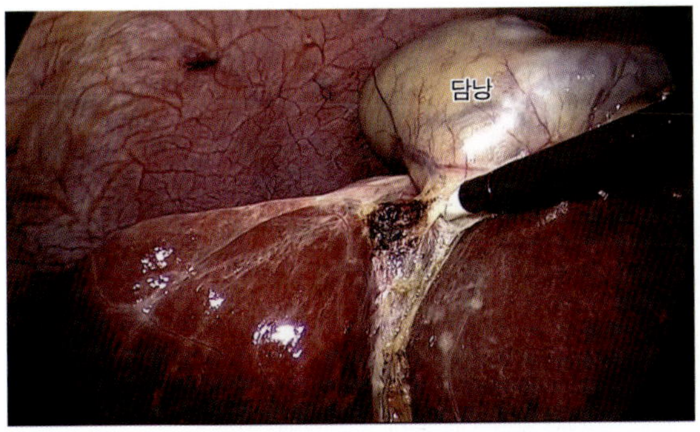

그림 16 쓸개돌중 복강경 수술 사진

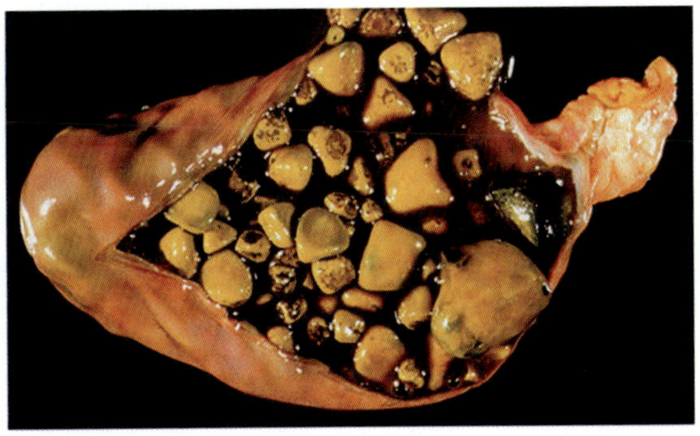

그림 17 쓸개돌

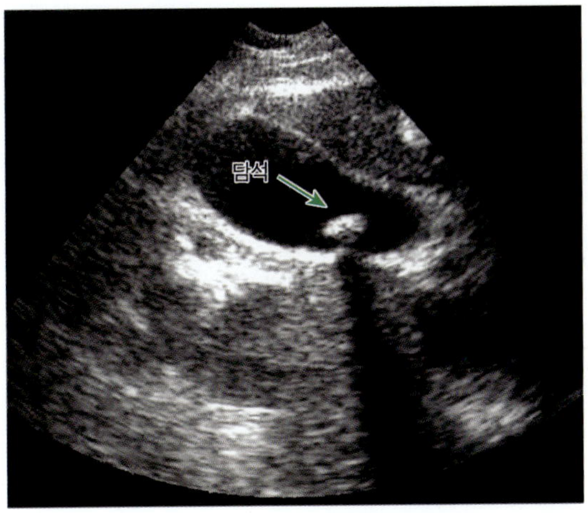

그림 18 쓸개돌 초음파 사진

12
CHAPTER

내분비계통

Endocrine System

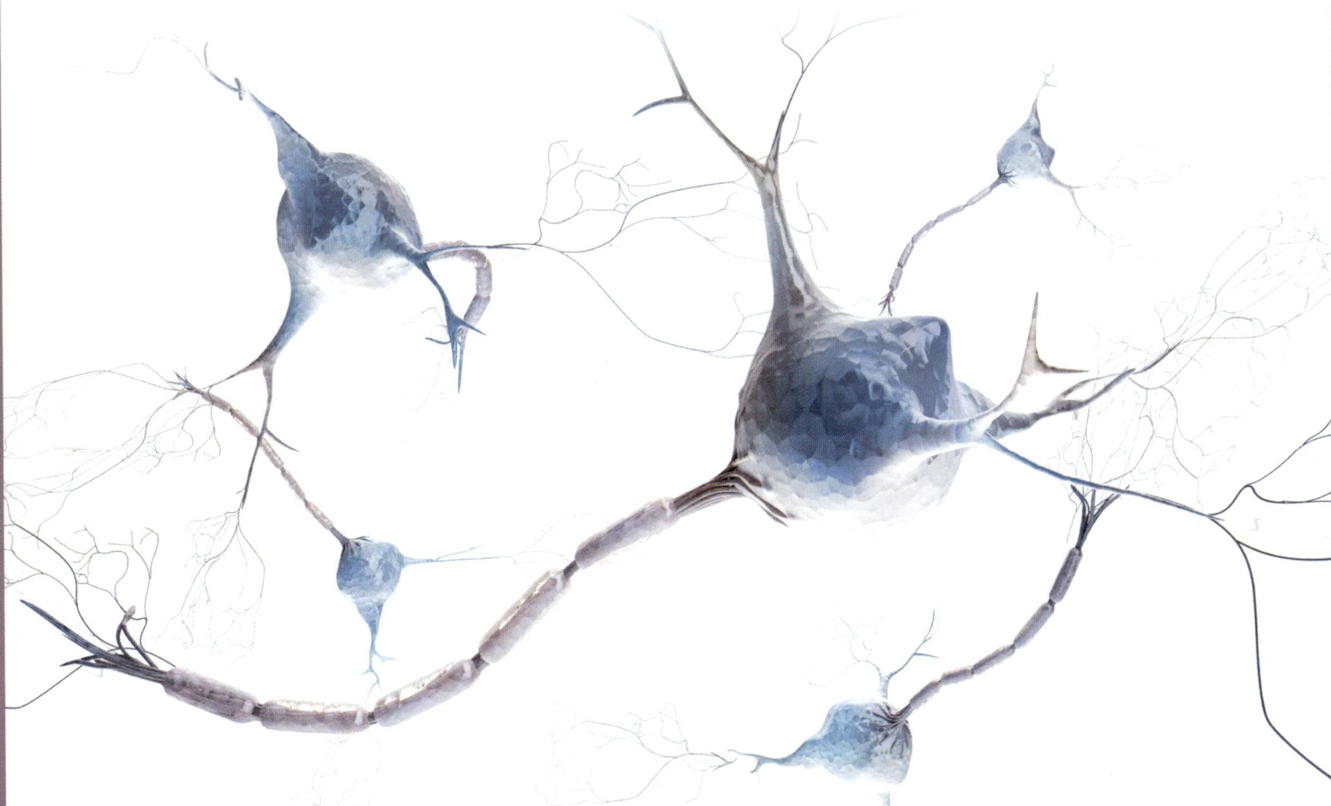

12
CHAPTER

내분비계통
Endocrine system

내분비계는 세포대사 과정을 조절하는 화학적 전달자인 호르몬(hormone)을 이용하여 인간의 체내활동을 조절한다. 내분비계는 세포집단인 샘(선, gland)과 신호를 받아들이는 표적기관(target organ)으로 구성되어있다. 샘은 정상적인 인체기능을 하는데 필요한 호르몬을 분비한다 (표 12-1).

내분비계는 분비물질을 이동시키는 관(duct)을 가지고 있지 않으며 호르몬이 직접 혈류 속으로 유입된다. 따라서 내분비샘은 충분한 혈액공급을 받으며 분비세포는 모세혈관이나 정맥굴 가까이 위한다. 반면에 표적기관은 호르몬을 분비하는 세포들과는 멀리 떨어져 있을 수 있다 (그림 12-1).

내분비기관에는 뇌하수체·갑상샘·부갑상샘·이자(췌장)·난소·고환(정소)·태반·부신(콩팥위샘)·가슴샘(흉선)·솔방울샘(송과체), 시상하부 등이 있다.

호르몬은 구성성분에 따라 다음과 같이 크게 3가지로 구분할 수 있다.

- 스테로이드(Steroid) 호르몬 : 스테로이드 호르몬은 콜레스테롤을 이용해 호르몬을 만든다. 난소(ovary), 정소(testes), 부신겉질(adrenal cortex)에서 분비된다. 대부분의 스테로이드 호르몬은 세포막을 통과 할 수 있기 때문에 수용체는 일반적으로 세포 안에 있다.

표 12-1 인체의 주요 호르몬

호르몬	분비 부위	기능	분비저하	분비과다
성장호르몬 Growth hormone(GH)	뇌하수체앞엽 먼쪽부(원위부)	혈당상승 : 골, 근육, 내장의 성장을 촉진	어린이 : 난쟁이	어린이 : 거인증 성인 : 말단비대증
젖분비호르몬 Prolactin(PRL)	뇌하수체앞엽 먼쪽부(원위부)	유즙생성 및 분비를 자극	유즙분비 부족	임신과 관계없이 유즙분비, 무월경
난포자극호르몬 Follicle stimulating hormone(FSH)	뇌하수체앞엽 먼쪽부(원위부)	난포성숙과 에스트로겐 분비 자극, 정자생성자극	불임	소녀 : 사춘기 조기발현 부인 : 여성호르몬과다증
황체형성호르몬, 사이질세포자극호르몬 Luteinizing hormone(LH), Interstitial cell stimulating H(ICSH)	뇌하수체앞엽 먼쪽부(원위부)	배란 유발 : 프로게스테론과 테스토스테론 분비자극	불임	여성 : 불임 남성 : 안드로겐과잉증
갑상샘자극호르몬 Thyrotropin(TSH)	뇌하수체앞엽 먼쪽부(원위부)	티록신(T_4)과 삼요오드티라민(T_3) 분비자극	갑상샘기능저하증 hypothyroidism	갑상샘기능항진증 hypothyroidism
부신겉질자극호르몬 Adrenocorticotropin(ACTH)	뇌하수체앞엽 먼쪽부(원위부)	cortisol과 성스테로이드 분비자극	저혈압과 스트레스에 민감해짐	Cushing's syndrome
멜라닌세포자극호르몬 Melanocyte stimulating hormone (MSH)	뇌하수체앞엽 중간부위(중간부)	멜라닌 색소 세포 자극	불분명	피부에 과잉색소 침착

표 12-1 인체의 주요 호르몬 (계속)

호르몬	분비 부위	기능	분비저하	분비과다
옥시토신 Oxytocin(OT)	뇌하수체뒤엽(시상하부 : 시신경교차상핵과 실방핵)	강한 자궁수축, 유선으로부터 유즙배출	미약한 자궁수축과 유즙이 배출되지 못함	불분명
항이뇨호르몬 Vasopressin(VP) =Antidiuretic hormone(ADH)	뇌하수체뒤엽(시상하부 : 시신경교차상핵과 실방핵)	먼쪽곱슬(원위) 세뇨관과 집합관의 재흡수	요붕증	수분의 재흡수 과다로 물중독
에스트로겐(난포호르몬) Estrogen	난소(난포, 황체) 태반	여성의 2차성징, 자궁내막과 유선성장발육 자극	소녀 : 1차성 무월경 여성 : 2차성 무월경	소녀 : 사춘기 조기발현 부인 : 여성호르몬과다증, 난포호르몬분비 과다증
프로게스테론(황체호르몬) Progesterone	난소(난포,황체) 태반	여성의 2차성징, 자궁내막과 유선성장발육 자극	불임	불임
테스토스테론 Testosterone	고환 간질세포	남성의 2차성징, 남성 생식기계의 성장도모	소년 : 환관증 남성 : 남성 2차 성징의 퇴축	소년 : 사춘기 조기발현 남성 : 안드로겐과잉증
융모막생식샘자극호르몬 Chorionic gonadotropin(CG)	태반 (태아융모)	임신 초기에 필요한 조건 조장 임신중 황체유지	초기자연유산	후기자연유산
알도스테론 Aldosterone	부신겉질 (토리구역, 사구대)	혈압과 Na^+-K^+의 균형 조절	저혈압	Conn's syndrome(고혈압)
코티솔 Cortisol	부신겉질 다발구역(속상대)과 그물구역(망상대)	혈당치 상승 : anti-stress 항염증, 항면역, 항알레르기 효과	저혈압과 스트레스에 민감해짐	쿠싱증후군(고혈압)
부신 성스테로이드 Adrenal sex steroids	부신겉질 다발구역(속상대)과 그물구역(망상대)	중년기에 성스테로이드 대체 작용	불분명	부신생식기증후군(사춘기 조기 발현, 남성화)
에피네프린 Epinephrine	부신속질	혈당치 상승, 심박동과 대사율 증가		고혈압
노르에피네프린 Norepinephrine	부신속질	혈관수축		고혈압
티록신 Thyroxin(T_4) 삼요오드티로닌 Triiodothyronine(T_3)	갑상샘 (난포세포)	골격 성장, 중추 신경계의 성숙, 기초대사량 증가	어린이 : 크레틴병 성인 : 점액수종	그레이브스병(Grave's diasese, thyrotoxicosis)
칼시토닌 Calcitonin	소포곁(난포방)세포	혈중 Ca^{2+}치 저하 뼈의 분해 억제	혈중 Ca^{2+}치 상승	혈중 Ca^{2+}치 저하 : 골화석증(osteopetrosis)
부갑상샘 호르몬 Parathormone(PTH)	부갑상샘	혈중 Ca^{2+}치 상승 뼈의 분해 촉진	혈중 Ca^{2+}치 저하	혈중 Ca^{2+}치 상승 : 뼈에 낭포형성(sinuses)
인슐린 Insulin	이자섬(췌장도)세포 (β-세포)	혈당치 저하 간으로 포도당의 이동 촉진	당뇨(고혈당증)	저혈당증(hypoglycemia)
글루카곤 Glucagon	이자섬(췌장도)세포 (α-세포)	혈당치 상승 간에서 글리코겐 분해자극	저혈당증	고혈당증(hyperglycemia)
소마토스타틴 Somatostatin	이자섬(췌장도)세포 (δ-세포)	위에서 가스트린 분비 촉진		위산과다(위궤양)
멜라토닌 Melatonin	솔방울샘(송과체)	중추신경계 및 생식샘(성선) 작용억제	사춘기 조기발현	사춘기 후기발현

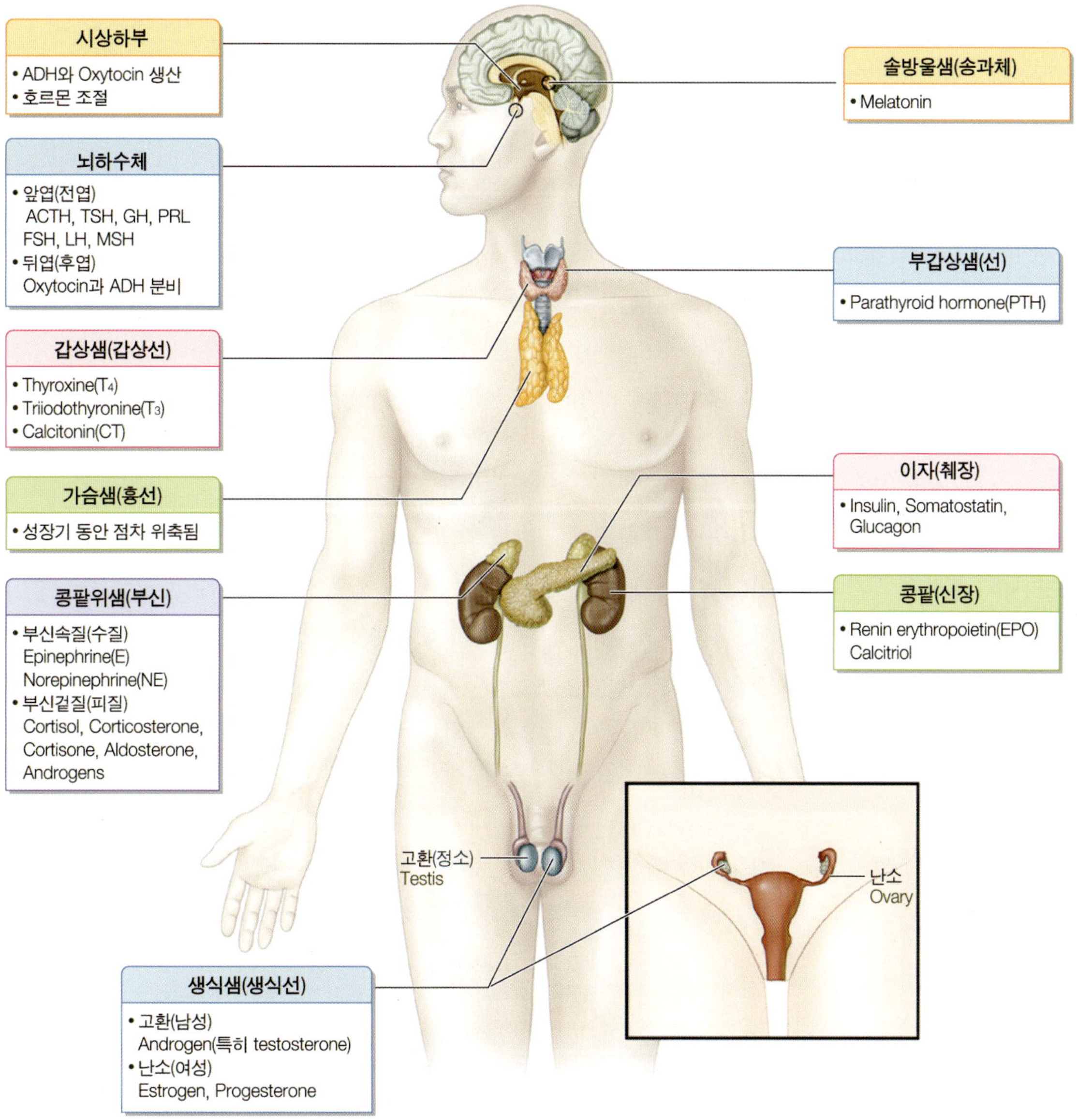

그림 12-1 주요 내분비기관

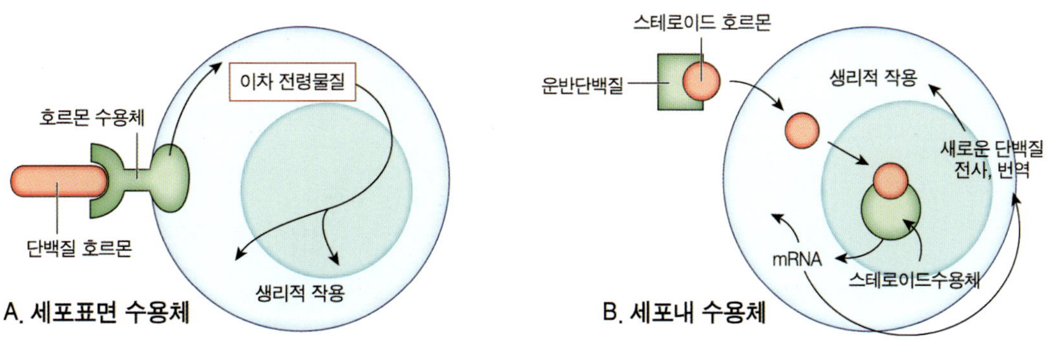

그림 12-2 호르몬 수용체의 분류

- 펩티드(Peptide) 호르몬 : 작은 펩티드(small peptide), 폴리펩티드(polypeptide), 단백질(protein)을 이용해 만들어진 호르몬을 말한다. 주로 시상하부(hypothalamus), 뇌하수체(pituitary gland), 갑상샘(thyroid gland), 부갑상샘(parathyroid gland), 이자(pancreas)에서 생성된다. 주로 세포표면수용체에 작용한다.
- 그 외 호르몬 : 아미노산(amino acids), 아라키돈산(arachidonic acid)과 그들의 유도체(derivatives)로 만들어진 호르몬을 말한다. 카테콜아민(catecholamine), 프로스타글란딘(prostaglandin), 프로스타사이클린(prostacyclin), 류코트리엔(leukotriene) 등이 여기에 속한다. 호르몬을 인식하는 수용체의 위치는 호르몬의 종류에 따라 다르다 (그림 12-2).
- 세포표면수용체(Cell surface receptor) : 세포표면에 부착되어 있는 호르몬 수용체로 펩티드 호르몬(peptide hormone), 카테콜아민(catecholamine) 등을 인식한다.
- 세포내수용체(Intracellular receptor) : 세포 내부의 핵이나 세포질에 수용체가 존재하는 것으로 스테로이드(steroid) 호르몬, 갑상샘호르몬(thyroid hormones) 등을 인식한다.

호르몬은 인체기능을 통합하여 내·외부의 자극에 대해 다른 그룹의 조직들과 함께 반응하도록 한다. 이를 통해 항상성(homeostasis)을 유지한다.

호르몬이 과다하게 분비되거나 부족하게 분비되는 경우 체내의 항상성이 깨지고 내분비질환과 같은 각종 질병에 걸릴 위험이 높다. 이밖에 호르몬은 성장 조절에도 관여하여 조직의 성장 형태와 성장속도를 조절한다.

1 뇌하수체

척추동물에서 가장 중요한 내분비샘의 하나이다. 사이뇌(간뇌) 밑에 늘어진 작은 샘으로 나비뼈(접형골, sphenoid bone)의 오목한 부분에 들어 있고 뇌와 함께 경질막으로 덮여 있다. 타

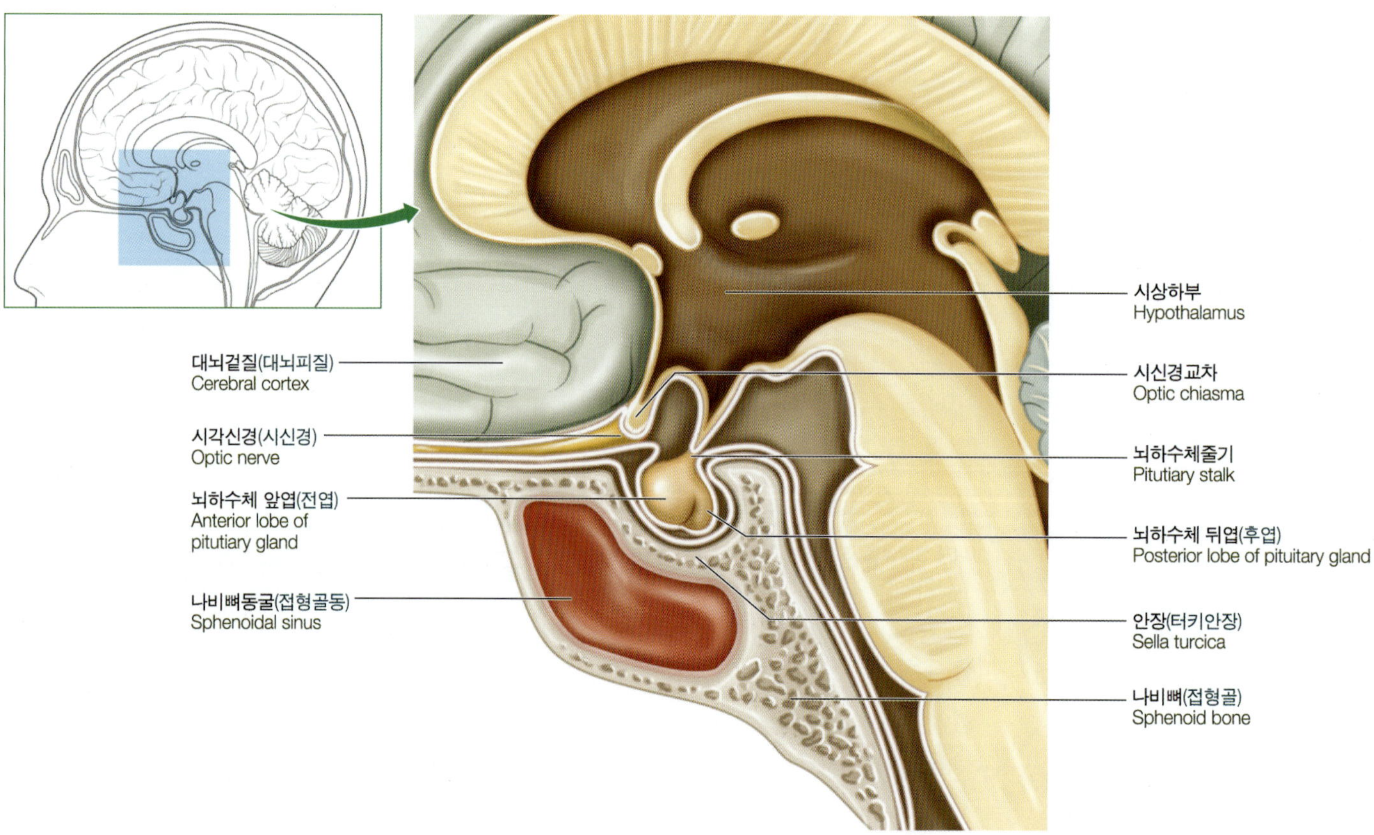

그림 12-3 뇌하수체의 해부학적 위치

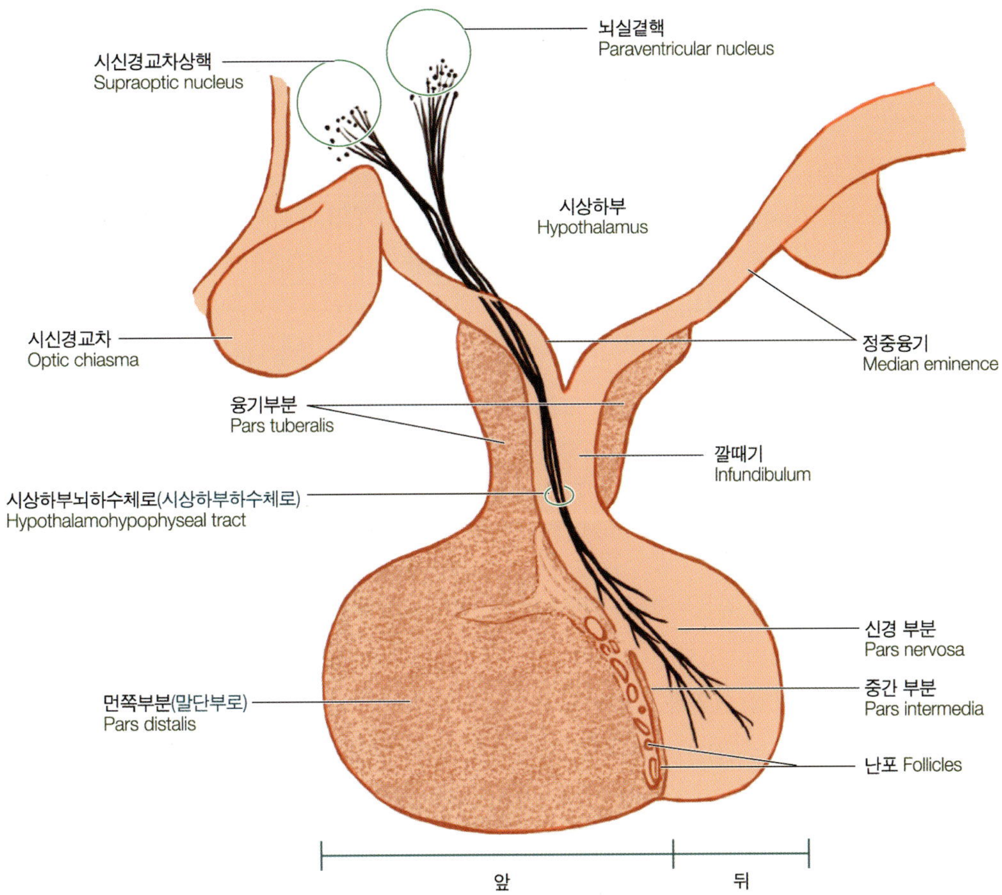

그림 12-4 뇌하수체의 구분

원 모양으로 단단하며 크기는 길이 9~11mm, 너비 7~9mm 높이 6~8mm, 무게 0.7~0.8g이다. 앞쪽에서부터 앞엽·중간엽·뒤엽의 세 부분으로 나누어진다.

앞엽은 회적색을 띠고 뒤엽보다 크며, 뒤엽은 회백색을 띠고 뇌하수체 전체의 4분의 1 정도의 부피를 차지한다. 중간엽은 앞엽과 뒤엽 사이에 있는 작고 좁은 부분으로서 현미경을 통해 구분할 수 있으며 기능적으로는 앞엽의 일부에 속한다 (그림 12-3).

앞엽과 중간엽의 윗부분에는 사람의 경우 잘 발달하지 않았지만 융기부가 있고 혈관망이 발달했다.

뒤엽과 시상하부의 누두부가 이어지는 좁은 부분을 뇌하수체 줄기(뇌하수체경, pituitary stalk)이라고 한다. 앞엽의 조직구조는 원형 내지 육면체인 세포군의 색상(삭상)으로 배열되어 세포색의 간격에 혈관이 많이 지나가고, 그 밖에 신경섬유와 결합조직이 있다 (그림 12-4).

1) 뇌하수체 앞엽(뇌하수체전엽, Anterior lobe of pituitary)

뇌하수체 앞엽(뇌하수체전엽) 즉, 샘뇌하수체(선하수체, adenohypophysis)는 뇌하수체 부피의 75%를 차지한다. 앞엽은 세 부위로 구분되는데 뇌바닥 부위의 먼쪽부분(원위부, pars distalis), 깔때기(누두) 주위를 싸고 있는 부분(융기부, pars tuberalis), 먼쪽부분(원위부)과 뒤엽 사이에 위치하는 중간부분(중간부, pars intermedia)으로 나눈다.

- 융기부 : 깔때기(누두) 주위에 존재하고 많은 혈관을 갖고 있으며 이곳의 호염기성 세포는 분비활동을 나타내지만 아직 분비되는 호르몬이 무엇인지 정확히 밝혀지지 않았다.
- 중간부 : 먼쪽부분(원위부)과 뇌하수체뒤엽 사이에 있는 불연속성의 층으로 멜라닌세포자극호르몬(melanocyte stimulating hormone, MSH)을 분비하며 먼쪽부분의 호염기성 세포와 유사한 형태를 보인다.

- 먼쪽부분(원위부) : 난포자극호르몬(follicle stimulating hormone, FSH), 황체형성호르몬(luteinizing hormone, LH or ICSH), 갑상샘자극호르몬(thyroid stimulating hormone, TSH), 젖분비호르몬(prolactin, PRL), 성장호르몬(growth hormone, GH), 부신겉질자극호르몬(adrenocorticotropic hormone, ACTH)을 방출한다. 먼쪽부분의 세포는 상피모양(상피양, epithelioid)으로 모세혈관과 연결되어 있다. 구성세포는 염색 유무에 따라 구별되는데 그 종류는 다음과 같다.
- 호염기성 세포(basophilic cell) : 염기성 색소에 염색되는 작은 분비과립을 가진 세포로 난포자극호르몬(FSH), 황체형성호르몬(LH), 갑상샘자극호르몬(TSH)을 분비한다.
- 호산성세포(acidophilic cell) : 산성 염색에 친화성이 있는 큰 분비과립을 가진 세포로 성장호르몬(GH), 젖분비호르몬(PRL)을 분비한다.
- 비염색세포(chromophobic cell) : 조직학적 염색과는 친화성이 거의 없는 세포로 부신겉질자극호르몬(ACTH)을 분비한다.

(1) 기능

뇌하수체 앞엽은 주로 폴리펩티드 성분의 자극호르몬(tropic hormone)을 분비한다. 시상하부에서는 방출호르몬(releasing factor hormone)이나 억제호르몬(inhibiting factor hormone)을 분비하여 뇌하수체 문맥계를 통해 호르몬이 앞엽으로 운반된다. 이를 통해 앞엽의 호르몬 방출을 자극시키거나 억제한다 (그림 12-5).

앞엽에서 분비된 자극호르몬은 표적기관을 자극하여 표적기관에서 호르몬을 생성 및 분비를 촉진한다. 이 호르몬은 말초조직에 영향을 미칠 뿐만 아니라 되먹임(feedback) 기전을 통해 앞엽과 시상하부의 분비량을 다시 조절한다.

① 성장호르몬(Growth hormone, GH)

아미노산 191개로 이루어진 펩티드호르몬이다. 단백질동화 촉진작용, 뼈의 성장촉진, 혈당상승, 인슐린과의 길항작용, 지방동원작용 등의 기능을 하며 정상적으로 발육, 성장을 하도록 촉진한다. 그 분비는 시상하부의 성장호르몬 분비촉진 및 억제호르몬(인자), 소마토스타틴 등을 매개로 많은 자극에 의해 조절되고 있다. 성장호르몬 유리인자와 억제인자 및 인체의 영양상태에 따라 조절된다. 이 호르몬의 과잉 분비되는 경우 소아에서는 거인증, 성인에서는 말단비대증이 발생할 수 있으며, 결핍시에는 왜소증 등이 발생할 수 있다.

② 젖분비호르몬(Prolactin, PRL)

사람의 PRL유전자는 제 6염색체에 존재하며, 그 발현은 에스트로겐이나 갑상샘자극호르몬방출호르몬(TRH)에 의해 촉진되고 갑상샘호르몬이나 글루코코르티코이드, 도파민에 의해 억제된다.

사람의 젖분비호르몬은 199개의 아미노산으로 구성되며, 정상 혈중농도는 성인남자 5~10mg/mL, 여자 10~15mg/mL이다. 젖분비호르몬은 여러 호르몬과 함께 발육 및 분화한 유선에 작용하여 젖분비촉진, 황체자극, 전립샘이나 정낭의 발육 촉진 등의 기능을 한다. 젖분비호르몬이 과다 분비되는 경우에는 생식샘기능저하증이 발생할 수 있다.

③ 갑상샘자극호르몬(Thyroid stimulating hormone, TSH)

뇌하수체 앞엽에서 분비하는 당단백질로 구성된 펩티드 호르몬이다. 아데닐산고리화효소(adenylate cyclase)를 활성화하여 cAMP를 증가시키는 작용을 한다. 또 갑상샘여포(thyroid follicular cell)을 자극하여 티록신(T_4)을 분비하게 한다.

혈중 내 티록신농도에 의한 되먹이 기전과 시상하부에서 분비되는 갑상샘자극호르몬 분비호르몬(thyrotrophin releasing hormone, TRH)에 의해 분비가 조절된다.

④ 멜라닌세포자극호르몬 (Melanocyte stimulating hormone, MSH)

뇌하수체 앞엽(정확히는 중간엽)에서 분비되는 호르몬으로 털과 피부의 멜라닌세포에서 멜라닌의 합성과 분비를 촉진한다. 풋아편흑색소부신겉질자극호르몬(Proopiomelanocortin, POMC)의 유도체로 α-, β-, γ-의 3가지 형태가 존재한다. 이중 α-MSH가 색소침착에 중요하게 작용한다.

⑤ 부신겉질자극호르몬 (부신피질자극호르몬, Adrenocorticotropic hormone, ACTH)

뇌하수체 앞엽에서 분비되는 39개의 아미노산으로 구성된 펩티드 호르몬이다. 부신의 겉질에 작용하여 당류코르티코이드(glucocorticoid, 코티솔, cortisol), 안드로겐(androgen), 무기질코르

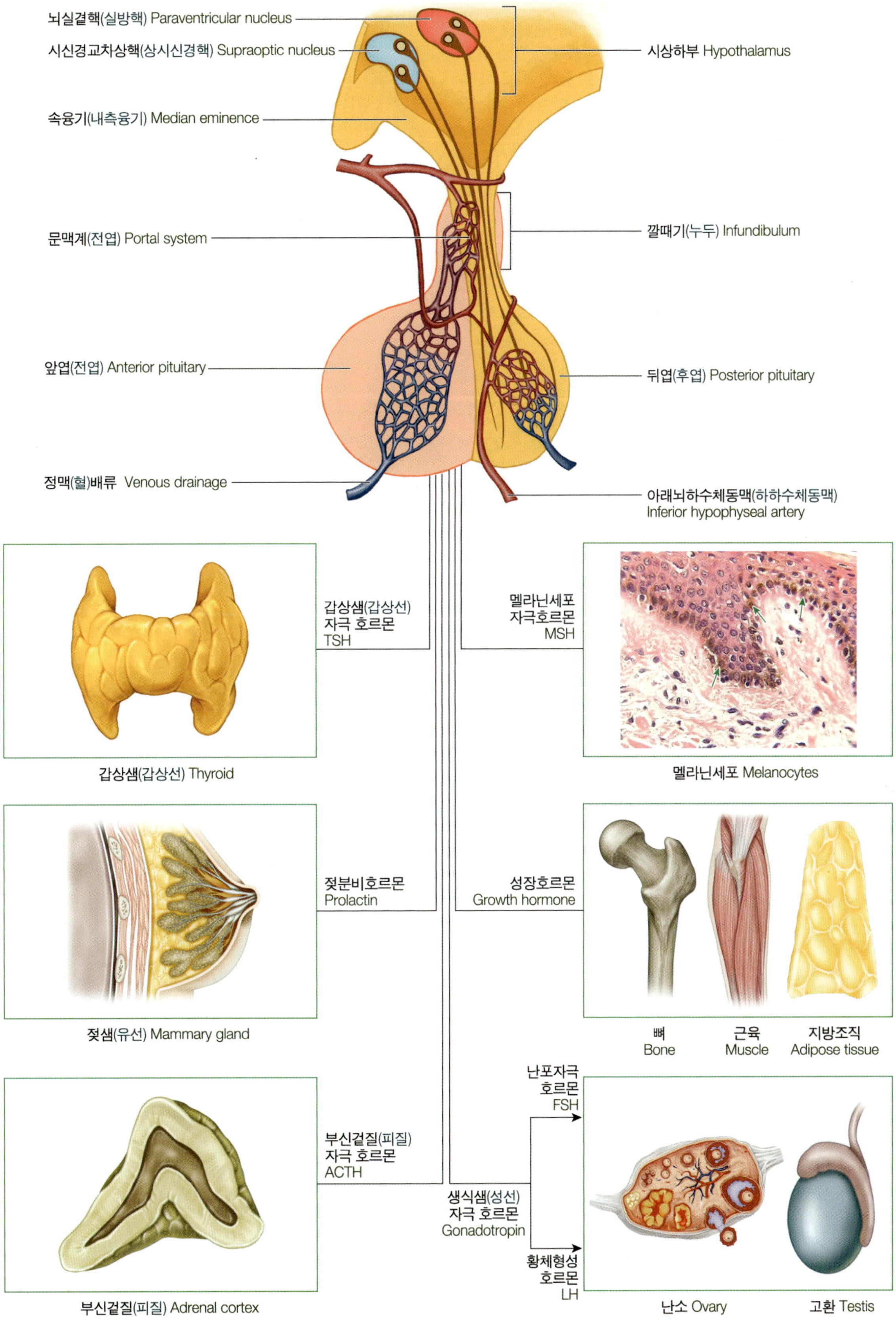

그림 12-5 뇌하수체앞엽호르몬

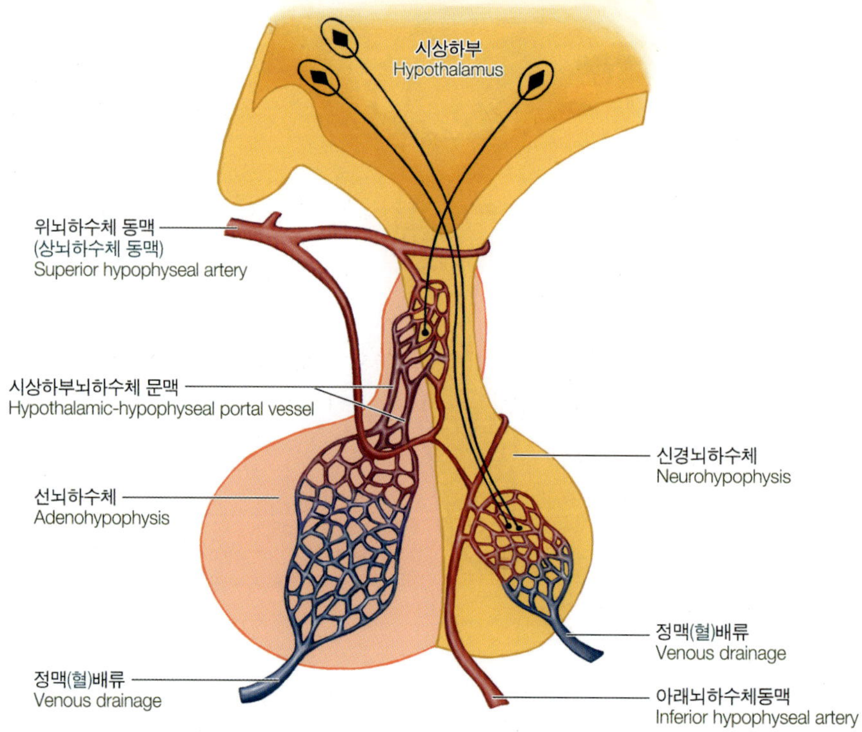

그림 12-6 뇌하수체의 혈액공급

티코이드(mineralocorticoid, 알도스테론, aldosterone)의 분비를 촉진한다.

ACTH는 시상하부에서 분비되는 부신겉질자극호르몬방출호르몬(corticotrophin releasing hormone, CRH), 아르기닌바소프레신(arginine vasopressin, AVP)에 의해 분비가 촉진되고 혈중 코티솔 농도에 의한 음성 되먹임 기전 등에 의해 분비가 조절된다.

⑥ 난포자극호르몬(Follicle stimulating hormone, FSH)

뇌하수체 앞엽에서 분비되는 생식샘자극호르몬의 하나이다. 난소의 난포에 작용해서 그 발육을 재촉하고 황체형성호르몬(LH)과 협동하여 난포가 성숙 및 배란을 유발한다.

남성의 정소에서는 정세관(seminiferous tubule)의 발육, 세르톨리 세포(버팀세포, Sertoli cell)의 분열, 증식을 촉진하여 정자를 형성하게 한다. 여기에도 황체형성호르몬(LH)이 함께 작용한다. 시상하부에서 분비되는 FSH분비호르몬(follicle stimulating hormone-releasing hormone, FRH)과 혈중 에스트로겐 농도에 의해 분비가 조절된다.

⑦ 황체형성호르몬(Luteinizing hormone, LH or ICSH)

뇌하수체 앞엽에서 분비되는 생식샘자극 호르몬의 하나이다. 표적기관은 정소 및 난소로 남성에서는 정소의 사이질세포에 작용하여 호르몬의 생합성 및 분비를 촉진한다. 이 때문에 사이질질세포자극호르몬(interstitial cell stimulating hormone, ICSH)이라고 부르기도 한다. 여성에서는 난소에서 배란촉진, 황체형성 및 황체에서의 프로게스테론의 생산 및 분비의 촉진을 주로 담당한다. LH분비호르몬(luteinizing hormone-releasing hormone)과 여성에서는 혈중 프로게스테론 농도, 남성에서는 혈중 테스토스테론 농도에 의해 분비가 조절된다.

(2) 혈액공급

뇌하수체 문맥계(hypophyseal portal system)는 위뇌하수체동맥(superior hypophyseal artery)이 시상하부와 깔때기의 모세관을 거쳐 다시 뇌하수체 앞엽의 굴모양혈관(sinusoid)으로 이어지는 이중의 모세혈관을 형성한다. 뇌하수체 문맥계는 조절물질을 시상하부에서 앞엽으로 운반하기 때문에 뇌하수체의 기능 발현에 매우 중요하다 (그림 12-6).

2) 뇌하수체 뒤엽(뇌하수체후엽, Posterior lobe of pituitary)

사이뇌의 시상하부에서 유래하여 깔때기(infundibulum)와 정중융기 일부에 형성된 부분으로 신경뇌하수체(neurohypophysis)라고 부르기도 한다. 뇌하수체 뒤엽은 내분비샘이라기보다는 호르몬을 저장하는 장소라고 볼 수 있다.

뇌하수체 뒤엽의 깔때기는 주로 바소프레신(VP)과 옥시토신(OT)을 분비하는 시상하부 뇌실곁핵(paraventricular nucleus)과 시신경교차상핵(supraoptic nucleus)의 대세포성(diffuse large cell) 뉴런의 축삭으로 구성되어있다.

뒤엽의 형태는 항이뇨호르몬(vasopressin, VP), 옥시토신(oxytocin, OT)과 같은 호르몬 및 이들의 운반체인 뉴로피신(neurophysin)이 함유된 분비과립이 풍부한 축삭종말, 그들에 접하는 수많은 혈관, 신경아교세포(glia cell) 등에 의해 결정된다. 이 축삭종말에 축적된 분비과립을 신경분비물축적소체(Herring's body)라 한다. 항이뇨호르몬과 옥시토신과 같은 호르몬들은 시상하부에서 내려오는 자극에 따라 순환계로 유리된다.

(1) 기능

① 옥시토신(Oxytocin, OT)

뇌하수체 뒤엽의 호르몬으로 자궁근육층에 작용하여 자궁의 수축을 일으킨다. 또한 젖샘의 상피를 수축시켜 유즙의 방출을 촉진하는 기능도 있다.

② 항이뇨호르몬(바소프레신, Vasopressin, VP)

뇌하수체 뒤엽의 호르몬으로 탈수 등에 의한 혈장삼투압의 상승으로 분비가 촉진된다. 콩팥 집합관의 물에 대한 투과성을 항진시켜 수분을 재흡수하고 오줌을 농축시켜 수분 손실을 막는다. 혈압상승 역할도 있으나 수분재흡수 촉진을 통한 항이뇨 작용이 주가 된다.

(2) 혈액공급 및 신경지배

뇌하수체 뒤엽은 아래뇌하수체동맥(inferior hypophyseal artery)으로부터 혈액공급을 받은 뒤 가쪽 뇌하수체 정맥으로 혈액이 유입된다.

신경부는 시상하부핵에서 나오는 민말이집 신경섬유(무수신경섬유, unmyelinated fiber) 축삭들로 구성되어 있으며 깔때기(누두, infundibulum)는 시상하부의 정중융기(median eminence)에 의해 연결되어 있다. 이 뉴런의 축삭들은 내측융기로 내려오는데 이러한 경로를 시상하부－뇌하수체신경로(hypothalamo-hypophyseal tract)라 하며 깔때기를 거쳐 신경부 모세혈관 가까이에서 끝난다.

2 갑상샘(갑상선, Thyroid gland)

1) 맨눈해부

갑상샘은 갑상샘호르몬을 분비하는 내분비샘의 일종으로 성인의 갑상샘은 기관(trachea)과 후두(larynx)에 접하며 목의 앞부분에 나비 형태로 위치해 있다. 갑상샘은 잘록부(협부, isthmus)와 연결된 오른쪽, 왼쪽에 2개의 엽으로 구성된다.

엽의 바깥쪽(외측)면은 볼록하며 피부, 근막, 목빗근(흉쇄유돌근, sternocleidomastoid muscle)에 의해 싸여있고, 안쪽(내측)면은 기관(trachea)에 의해 오목하게 들어가 있다 (그림 12-7).

2) 조직해부

갑상샘은 크고 작은 갑상소포(thyroid follicle)로 이루어져있다. 소포의 대부분은 소포세포로 이루어져 있고 그 내강은 갑상샘호르몬의 저장 형태인 교질(colloid)로 차 있다. 소포(follicle) 간의 결합조직에는 혈관이 분포하고 있으며 이 혈관들을 통해서 갑상샘호르몬을 분비한다.

3) 기능

갑상샘은 소포세포(follicular cell)와 소포곁세포(parafollicular cell)로 구성된다. 이 세포들은 각각 다른 호르몬을 분비하며 호르몬의 종류와 기능은 다음과 같다 (그림 12-8).

(1) 소포세포호르몬(Follicular cell hormone)

소포세포(follicular cell)는 티록신(thyroxine, T_4)과 삼요오드티로닌(triiodo-thyronine, T_3)을 분비한다. T_3는 3개의 요오드로 구성되고 T_4는 4개의 요오드로 구성된다. T_3, T_4는 갑상샘글로불린(thyroglobulin)과 결합된 형태로 저장되어 있다가 갑상샘자극

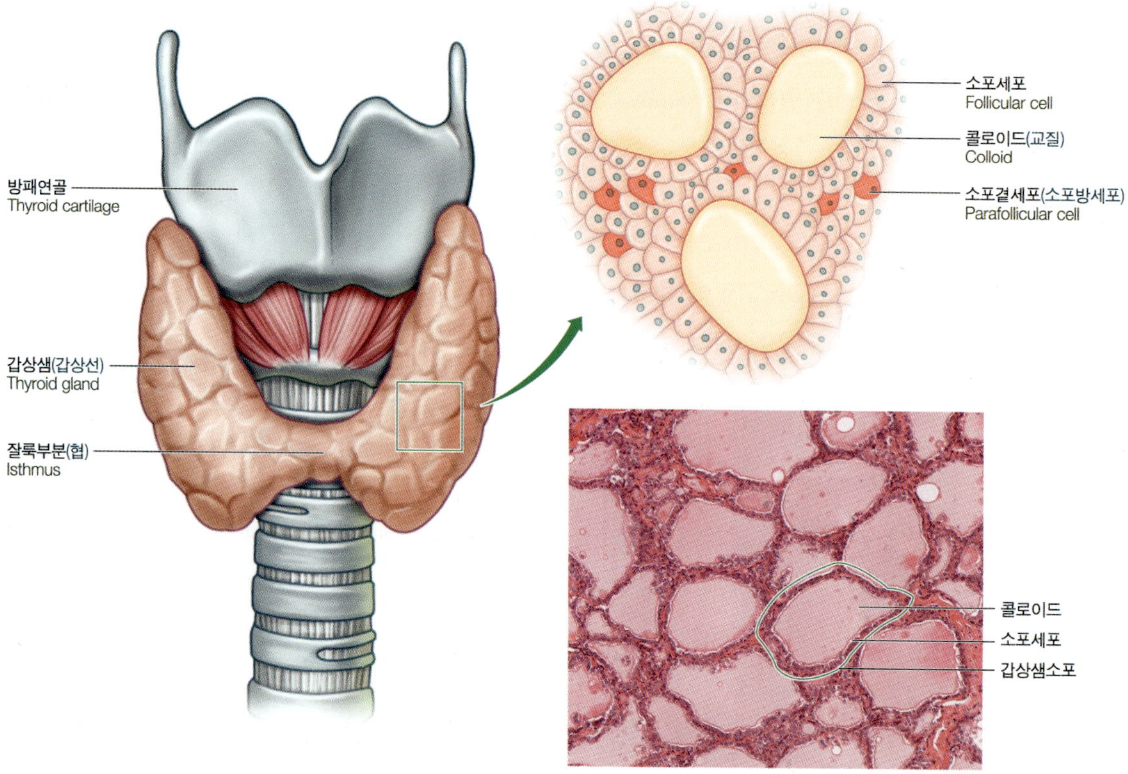

그림 12-7 갑상샘의 해부조직학적 구조

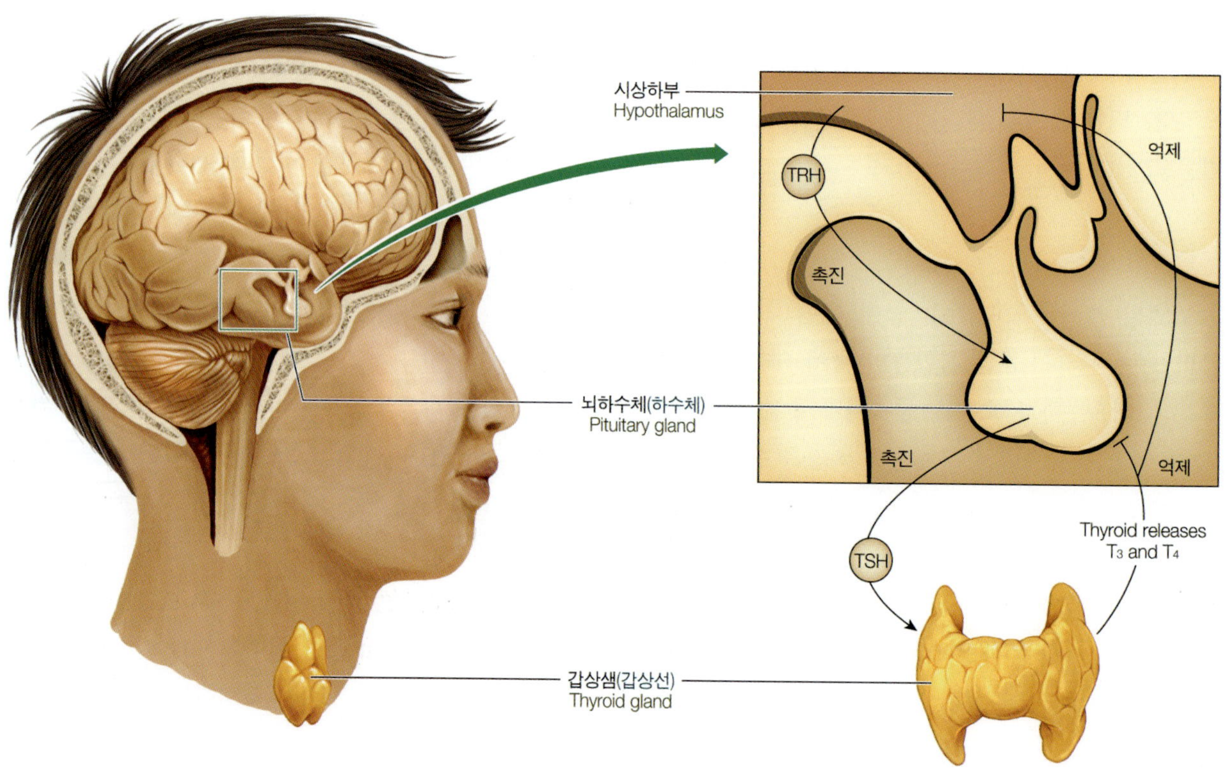

그림 12-8 갑상샘호르몬의 조절

호르몬(TSH)에 의해 갑상샘글로블린(thyroglobulin)과 분리되어 소포세포로부터 T_3, T_4만을 말초순환계로 분비된다.

갑상샘호르몬은 95%가 T_4로 대부분을 차지하지만 대사활동은 T_3이 더 강력하다. 갑상샘호르몬은 에너지 생성, 신경계 작용, 피부조직, 기초대사율 증가 등의 기능을 한다. 호르몬의 분비는 혈중 티록신(thyroxine) 농도, 시상하부의 TRH 분비, 뇌하수체의 TSH 분비, 음식물로 섭취한 요오드량 등에 의해 조절된다.

(2) 소포곁세포호르몬(Parafollicular cell hormone)

소포곁세포(parafollicular cell)는 펩티드 호르몬인 칼시토닌(calcitonin)을 분비한다. 칼시토닌(calcitonin)은 장에서 흡수된 Ca^{2+}을 뼈에 축적하여 혈중 칼슘농도를 낮춘다. 이 호르몬은 혈중 칼슘농도와 부갑상샘호르몬에 의해 분비가 조절된다.

4) 혈액공급

위갑상샘동맥(superior thyroid artery)과 아래갑상샘동맥(inferior thyroid artery)에 의해 혈액을 공급받고 위 · 중간 · 아래갑상샘정맥(superior, middle and inferior thyroid veins)으로 유입된다.

3 부갑상샘(부갑상선, Parathyroid gland)

1) 맨눈해부

부갑상샘호르몬(parathormone, PTH)을 생성하고 분비하는 내분비샘이다. 일반적으로 사람은 2쌍의 부갑상샘(parathyroid gland)을 가진다. 참고로 쥐, 족제비, 돼지 등에서는 1쌍만이 존재한다. 부갑상샘은 보통 갑상샘에 파묻혀 있으며 작은 낭 형태로 길이 3~8mm, 무게 0.05g~0.3g이다 (그림 12-9).

2) 조직해부

부갑상샘은 콩알크기의 실질이 얇은 결합조직피막에 싸여있다.

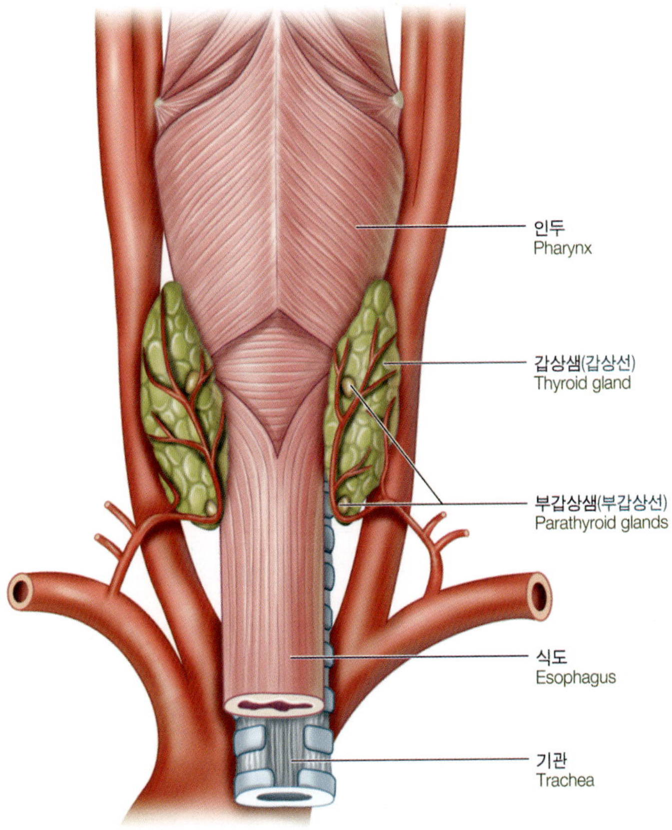

그림 12-9 부갑상샘의 해부학적 위치(뒤에서 본 모습)

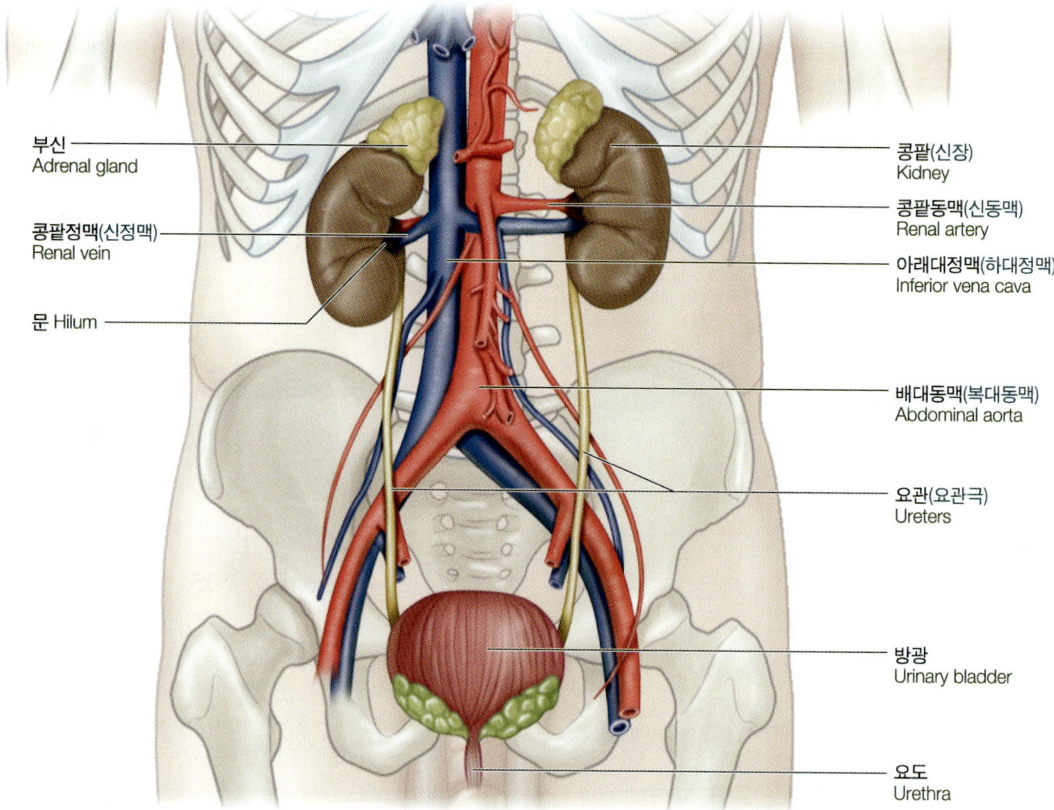

그림 12-10 부신(콩팥위샘)의 해부학적 위치

실질은 으뜸세포(주세포, chief cell, C cell)와 호산성세포(acidophilic cell)로 구성되어 있고 그 중 으뜸세포가 실질세포의 대부분을 차지한다.

3) 기능

부갑상샘의 으뜸세포는 부갑상샘호르몬을 생산하고 분비하는 역할을 담당한다. 으뜸세포는 세포질 내에 분비과립이 적은 것이 특징이며 호산성세포는 나이가 들면서 점점 수가 증가한다.

부갑상샘호르몬의 분비는 갑상샘의 소포곁세포에서 분비되는 칼시토닌(calcitonin)의 양과 혈중 칼슘 농도, 식품으로 섭취한 칼슘의 절대량에 의해 조절된다. 부갑상샘호르몬은 뼈에서 칼슘을 유리하여 혈중 칼슘농도를 높이는 기능을 한다. 또한 콩팥에서의 칼슘 유리와 인의 분비를 조절하며 장에서 음식으로 섭취한 칼슘의 재흡수를 촉진하는 기능도 가진다.

4) 혈액공급

위부갑상샘은 위갑상샘동맥으로부터 혈액을 공급받고 아래부갑상샘은 아래갑상샘동맥으로부터 혈액을 공급받는다.

4 부신(콩팥위샘, Adrenal gland)

1) 맨눈해부

에피네프린 및 부신겉질호르몬을 분비하는 내분비기관으로 콩팥의 윗부분에 접하여 1쌍이 존재한다. 길이는 3.2~5.1cm, 폭은 1.9cm, 두께는 1.9~3.8cm이다. 발생학적으로 겉질과 속질은 기원이 다르며, 둘 다 콩팥과는 관계가 없다. 오른쪽 부신은 울퉁불퉁한 피라미드 형태로 되어 있고 왼쪽 부신은 오른쪽 부신보다 약간 크며 초승달 모양이다 (그림 12-10).

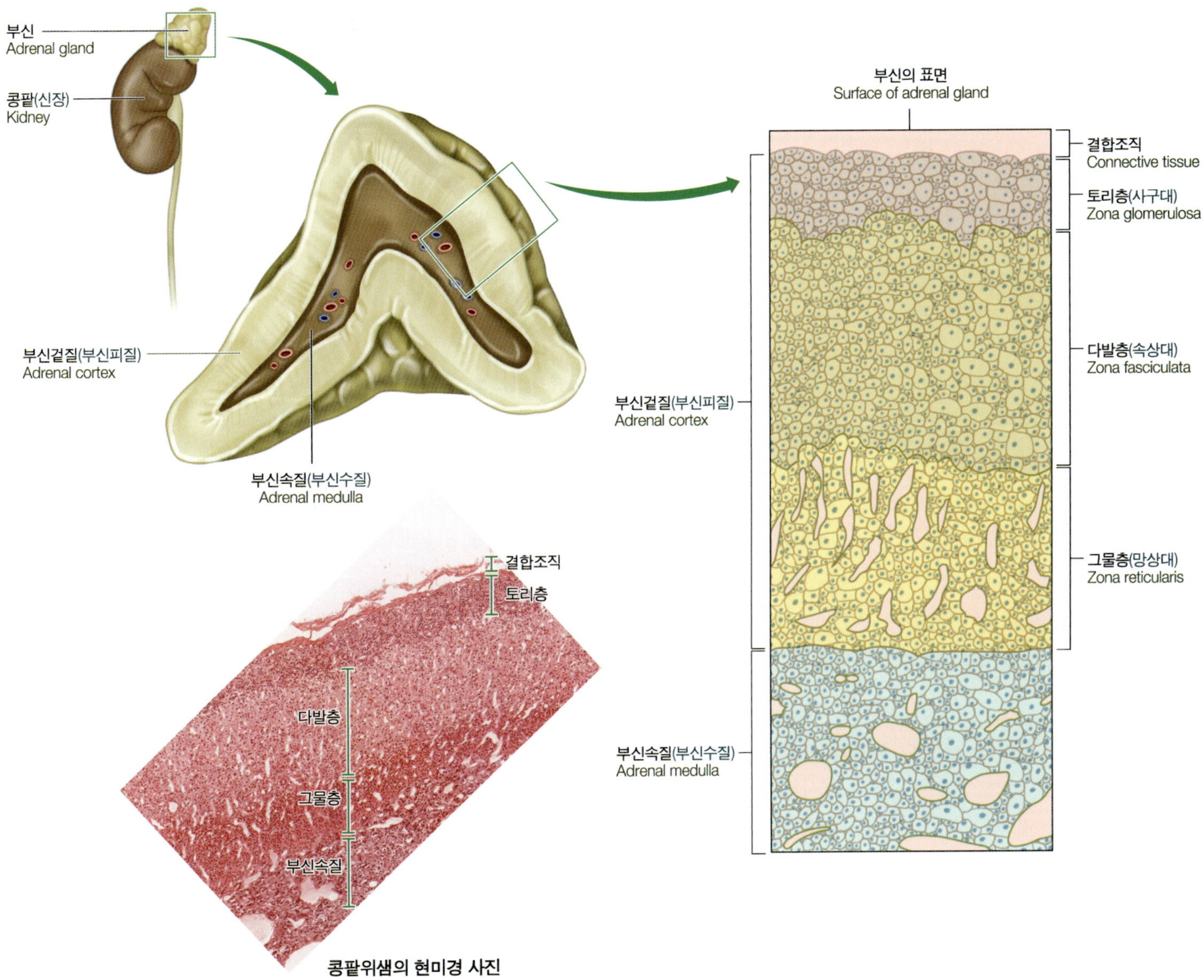

그림 12-11 부신(콩팥위샘)의 조직학적 구조

2) 조직해부

부신은 섬유결합조직 피막에 의해 둘러싸여 있으며 많은 혈관성 실질로 구성되어 있다. 이 실질은 다시 내부의 분홍빛을 띠는 부신속질(부신수질, adrenal medulla)과 그것을 둘러싸는 노란색의 부신겉질(부신피질, adrenal cortex)로 구성되어 있다(그림 12-11).

(1) 부신겉질(부신피질, Adrenal cortex)

부신의 겉층을 형성하는 내분비샘 조직으로 여러 종류의 스테로이드 혼합물인 부신겉질호르몬을 분비하기 때문에 겉질세포 내에는 다수의 스테로이드가 함유되어 있다. 태생기 중배엽에서 파생된 상피세포로 세포배열에 따라 토리층(사구대, zona glomerulosa), 다발층(속상대, zona fasciculata), 그물층(망상대, zona rerticularis)의 3층으로 구성되어 있다. 가장 바깥층의 토리층(사구대, zona glomerulasa)은 모세혈관으로 둘러싸인 원형의 세포들로 구성된다. 두꺼운 중간층인 다발층(속상대, zona fasciculata)은 방사상 형태로 배열되어 있다. 부신속질(부신수질, adrenal medulla)에 가장 가까이에 위치한 그물층(망상대, zona rerticularis)은 불규칙한 그물막 형태로 세포가 배열되어있다.

(2) 부신속질(부신수질, Adrenal medulla)

부신의 중앙부를 형성하는 실질조직으로 넓은 혈관의 빈틈에 불규칙한 모양의 세포가 배열하고 있으며 그 중에 그물내피계통(세망내피계, reticuloendothelial system)의 일부도 포함된다. 속질을 이루는 주된 세포는 크롬친화성세포(chromaffin cell)로 크롬염분에 노출되면 세포내의 분비과립이 갈색으로 염색된다. 크롬친화성세포(chromaffin cell)는 부신속질의 세정맥과 모세혈관 주위에 불규칙적으로 배열되어 있으며 주위에 많은 수의 교감신경섬유가 있다.

3) 부신겉질호르몬(부신피질호르몬, Hormone of adrenal cortex, corticotropic hormone)

부신겉질호르몬(hormone of adrenal cortex, corticotropic hormone)은 코르티코스테로이드(corticosteroid)라 하며 무기질부신겉질호르몬(무기질코르티코이드, mineralocorticoid), 당질부신겉질호르몬(당질코르티코이드, glucocorticoid), 성스테로이드(생식스테로이드, sex steroid)가 있다.

(1) 무기질부신겉질호르몬(무기질코르티코이드, Mineralocorticoid)

부신겉질에서 분비되는 수분 및 무기질 대사를 조절하는 호르몬으로 부신겉질의 토리층(사구대, zona glomerulosa) 세포에서 분비된다. 특히 알도스테론(aldosterone)이 대부분을 차지하며 Na^+ 재흡수와 K^+ 분비를 촉진한다. 알도스테론의 분비는 레닌(renin)과 안지오텐신(angiotensin), 혈중 Na^+ 농도 및 K^+ 농도, 세포외액량(ECF)의 변화에 따라 조절된다. 콩팥의 먼쪽관(원위관) 뿐만 아니라 침샘(타액선)·땀샘(한선)·창자점막에도 작용한다.

(2) 당질부신겉질호르몬(당질코티코이드, Glucocorticoid)

부신겉질에서 합성, 분비되는 스테로이드호르몬을 통틀어 말하며 합성화합물도 포함된다. 탄수화물, 단백질, 지질의 중간대사를 조절하는 중요한 호르몬이다. 혈류를 통해 표적기관으로 운반된 뒤 수용체에 결합하여 세포핵으로 이동하고 결합된 수용체를 매개로 표적유전자 발현조절에 의한 당대사(신생)를 조절한다. 주로 부신겉질자극호르몬(ACTH)의 자극에 의해 다발층(속상대, zona fasciculata), 그물층(망상대, zona rerticularis)에서 분비된다. 코티솔(cortisol)은 당질부신겉질호르몬 중 주된 호르몬으로 혈중 포도당, 아미노산, 지방산 농도를 증가시켜 스트레스를 상황에서 에너지로 쓰일 수 있게 한다. 인체의 저항력을 증가시키고 조직을 재생시키며 감염반응과 면역반응을 억제하기도 한다.

(3) 성스테로이드(생식스테로이드, Sex steroid)

부신겉질이 부신겉질자극호르몬(ACTH)의 자극을 받으면 다발층(속상대, zona fasciculata), 그물층(망상대, zona rerticularis)의 세포에서 성스테로이드(생식스테로이드, sex steroid)로 주로 디하이드로에피안드로스테론(dehydroepiandrosterone)이 분비되고 이것으로 안드로겐과 소량의 에스트로겐, 프로게스테론이 생성된다.

4) 부신속질호르몬 (부신수질호르몬, Hormones of the adrenal medulla)

부신속질(adrenal medulla)의 크롬친화성세포(chromaffin cell)에 의해 분비되는 에피네프린(epinephrine, adrenalin)과 노르에피네프린(norepinephrine, noradrenalin)을 말한다. 이들은 카테콜아민계 호르몬으로 화학적 구조식은 다르나 기능은 거의 비슷하다 (그림 12-12).

(1) 에피네프린(Epinephrine)

부신속질에서 분비되는 호르몬으로 아드레날린이라고도 한다. 에피네프린은 교감신경에서의 자극의 전달물질로 중추로부터의 전기적인 자극에 의해 교감신경이 흥분되었을 때 부신속질의 크롬친화성세포에서 생성된 후 교감신경 말단에서 주로 분비되어 자극을 전달한다.

주된 기능은 심박동수와 심장활동을 증가시키고 피부와 내장의 미세동맥을 수축시켜 혈압을 상승시킨다. 그 외 미세기관지의 확장 및 동공확대기능이 있으며 위창자의 활동을 억제하고 혈당을 상승시키는 등의 효과를 나타낸다. 스트레스 상황에 대응하는 교감신경계를 통하여 분비가 조절된다.

(2) 노르에피네프린(Norepinephrine)

노르아드레날린(noradrenalin)이라고도 한다. 포유류에서는 교감신경 말단에서 화학전달물질로서 분비된다. 노에피네프린(norepinephrine)은 에피네프린에서 N-메틸기가 떨어진 물질로, 에피네

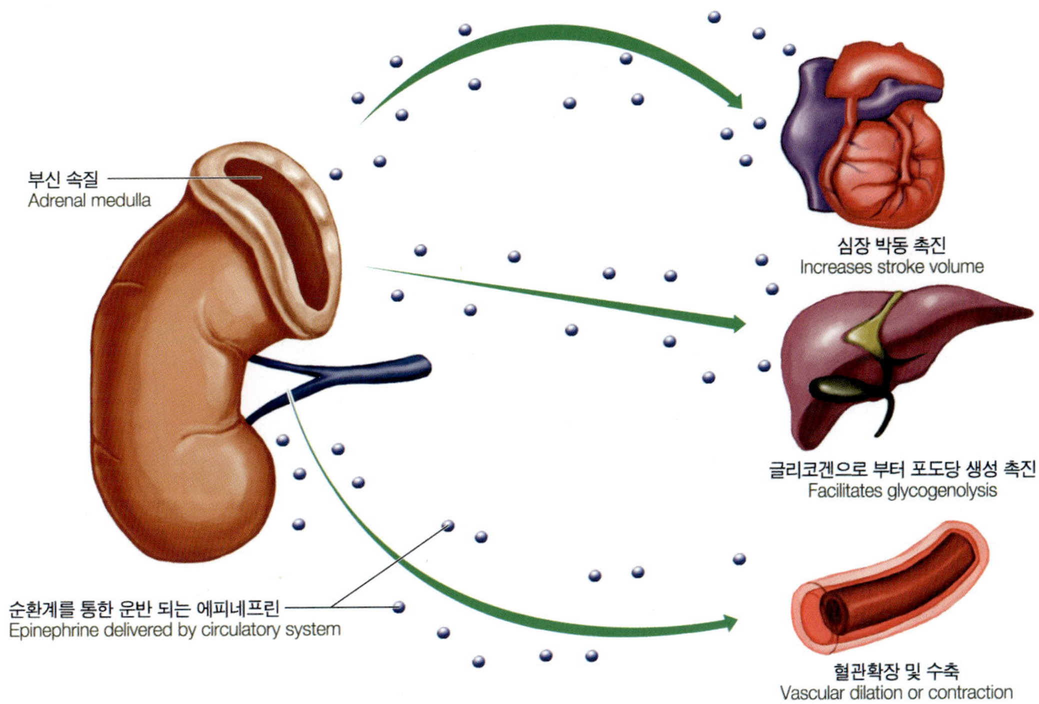

그림 12-12 부신속질(부신수질) 호르몬의 작용

프린과 비슷한 작용을 하며 차이점은 혈당상승 및 기관지 확장 작용이 없다는 점이다.

노에피네프린(norepinephrine)은 에피네프린보다 뼈대근육(골격근), 피부, 내장의 미세동맥을 강하게 수축시킨다. 저혈압이나 쇼크상황에서 교감신경계를 통해 분비가 조절된다.

5) 혈액공급

부신은 부신동맥(suprarenal artery)으로부터 혈액을 공급받고 부신정맥으로 유입된다. 오른부신정맥은 아래대정맥으로, 왼부신정맥은 왼콩팥정맥으로 유입된다.

5 솔방울샘
(송과선, 송과체, Pineal gland, Pineal body)

1) 맨눈해부

솔방울샘(송과선)은 길이가 약 0.6cm로, 태생기 뇌바닥(뇌저)에서 돌출되었다. 성인은 작은 원형으로, 사이뇌(간뇌) 바닥부(저부)의 목(stalk)에 부착되어있다 (그림 12-13).

2) 조직해부

솔방울샘은 약 7세에 최고로 발달되며 그 이후로는 점차 퇴화되어 사춘기 이후의 샘조직은 점차 결합조직으로 대체된다. 성인의 솔방울샘은 석회화된 세포체인 뇌모래(뇌사, brain sand)라는 층을 갖고 있다.

솔방울샘의 실질은 겉막으로 둘러싸여 있으며 겉막에서 내부로 향한 돌기(projection)들은 실질을 불규칙적인 엽으로 나눈다. 실질을 구성하는 주요 세포는 솔방울샘세포(pinealocyte)와 사이질세포(간질세포, interstitial cell)가 있다. 솔방울샘세포는 실질의 대부분을 차지하는 상피모양(상피양) 세포이며 솔방울샘 호르몬을 분비한다.

3) 기능

솔방울샘은 멜라토닌(melatonin)을 생성한다. 포유동물의 멜라토닌은 피부를 어둡게 하는 기능을 갖고 있다. 또한 멜라토닌

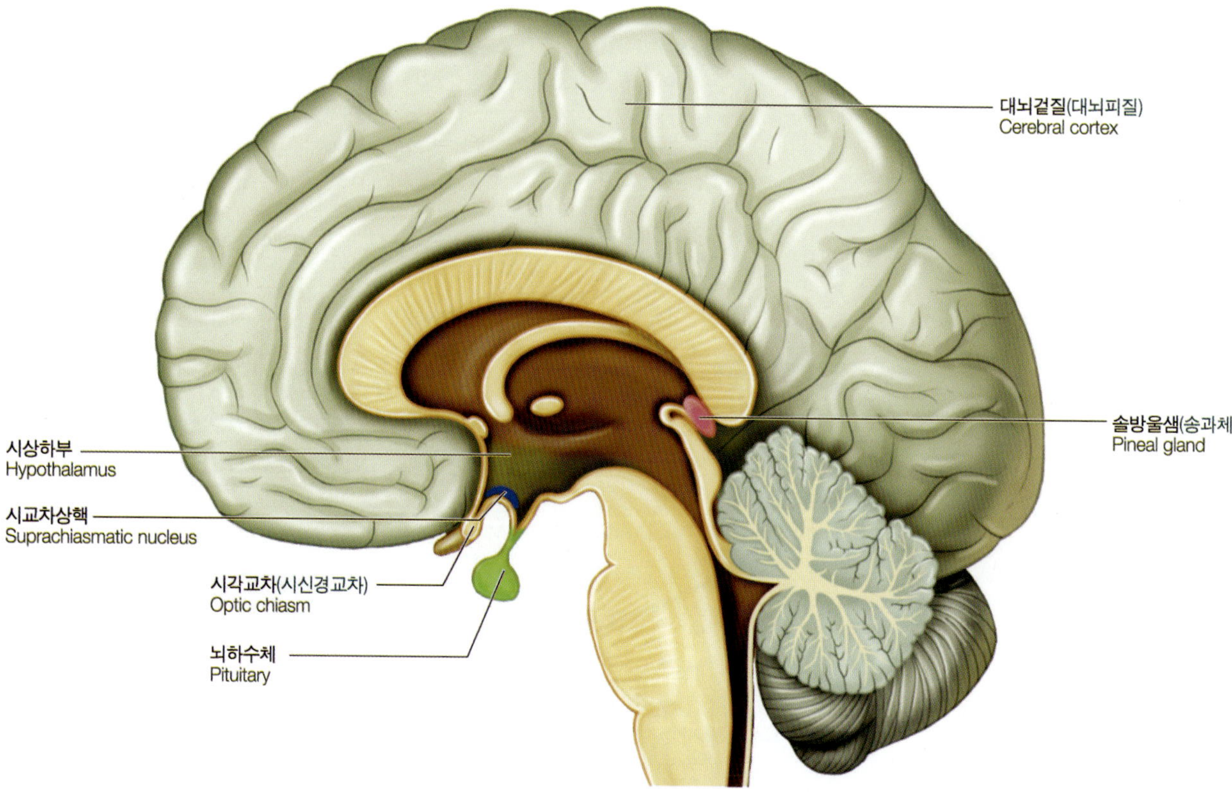

그림 12-13 솔방울샘(송과선)의 해부학적 위치

은 생물학적으로 광선에 의해 영향을 받으며 다른 내분비샘 분비활동의 주기적 리듬에 영향을 주는 역할을 한다고 생각된다. 그러나 솔방울샘의 기능은 아직 명확히 밝혀지지 않았다.

4) 혈액공급

솔방울샘은 뒤대뇌동맥으로부터 혈액공급을 받고 정맥혈은 목정맥굴로 유입된다.

6 이자(췌장, Pancreas)

1) 맨눈해부

이자(췌장, pancreas)는 배안에서 위(stomach)의 뒤쪽, 샘창자(십이지장, duodenum)와 지라(비장, spleen)의 사이에 위치하는 약 15cm의 가늘고 긴 모양의 소화샘이다 (그림 12-14).

2) 조직해부

이자는 약 100만 개의 구형세포집단으로 구성되어 있다. 이 중 내분비 기능을 하는 부분을 이자섬(췌장도, pancreatic islet, 랑게르한스섬, Langerhans islet)이라 하며 이는 그물모양 섬유피막으로 둘러싸여 있어 외분비 작용을 하는 이자조직과 분리되어 있다. 이자섬을 구성하는 세포들은 분비과립의 염색반응에 기초하여 세 종류 α-세포(20～30%), β-세포(60～80%), δ-세포(2～8%)로 분류된다.

3) 기능

이자섬 세포에서 인슐린, 글루카곤, 소마토스타틴을 분비한다.

(1) 인슐린 (Insulin)

이자섬의 β-세포에서 분비되는 호르몬으로 세포 내에서 당 이용도를 증가시켜 혈중 포도당 농도(혈당치)를 낮추고, 간이나 근육의 포도당을 글리코겐으로 전환시킨다. 인슐린 분비는 혈당

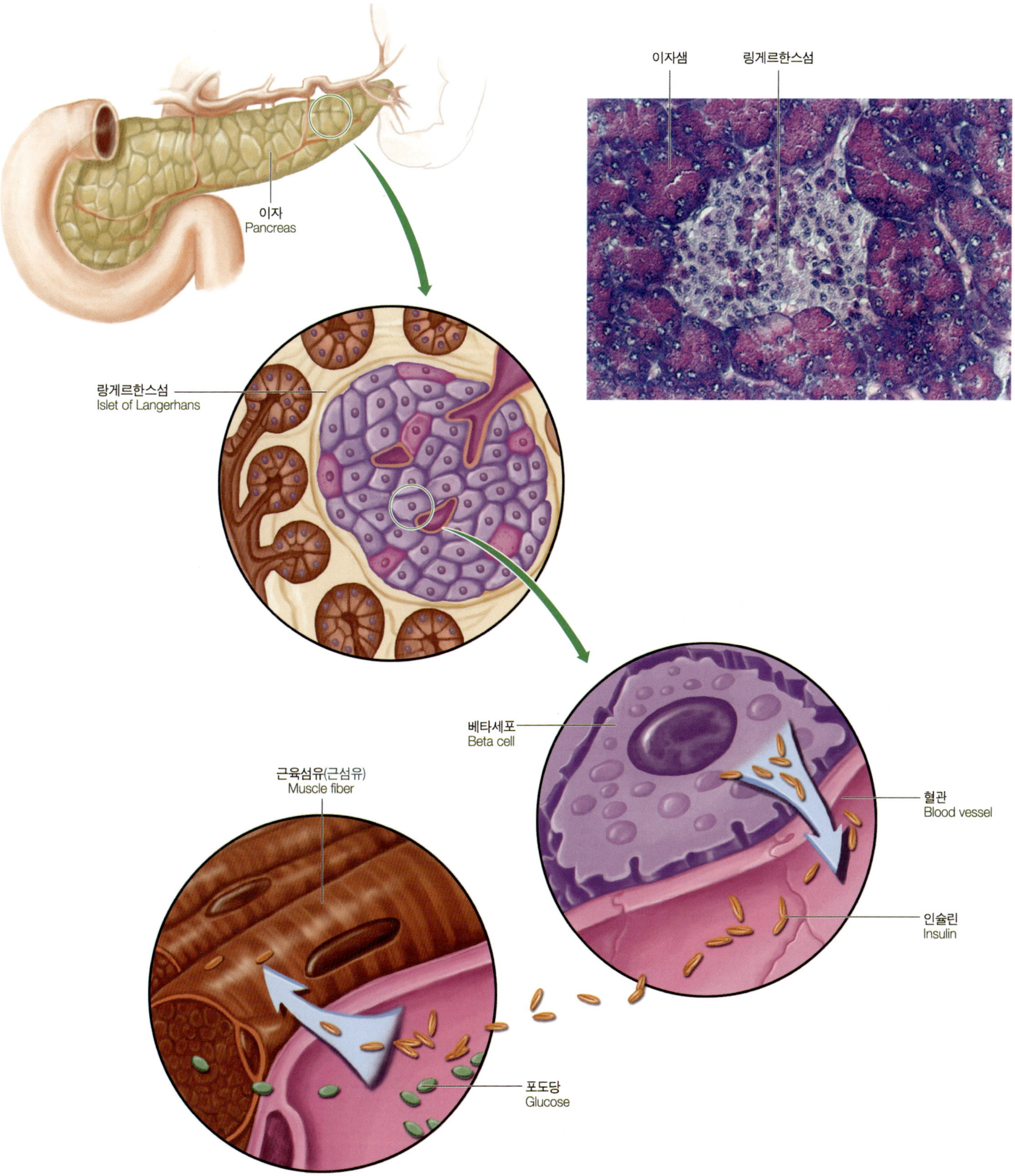

그림 12-14 인슐린의 분비와 작용

치와 글루카곤의 농도에 의해 조절된다.

① 인슐린의 생리작용

인슐린은 식사를 한 후 혈당량이 높아지면 인슐린이 분비되고 혈당량이 낮아지면 인슐린 분비가 멈추고 간에서 포도당을 방출한다.

인슐린은 글루카곤과 완전히 반대로 작용하여 간에서 글루코오스를 글리코겐으로 저장하고 비탄수화물에서 글루코오스로 전환되는 과정을 억제한다. 또한 인슐린은 인슐린 수용체가 있는 세포막을 통해 글루코오스를 촉진확산(facilitated diffusion)에 의해 세포 내로 들어가게 하는 특수한 능력이 있다. 이러한 세포들에는 심장근세포, 지방세포, 휴지상태의 뼈대근육세포 등이 있다.

인슐린의 작용에 의해 혈중 글루코오스의 농도는 저하되며, 아미노산의 세포 내로의 운반을 증가시키고 단백질합성을 증가시킨다. 또한 지방세포를 자극하여 지방을 합성, 저장한다. 혈액 내 정상 혈당량(90～100mg/100mL)이 항상 유지되어야 한다. 만일 포도당 농도가 높으면 혈액의 삼투압이 높아져서 세포 속으로부터 세포 밖으로 수분의 이동이 촉진되고 포도당이 콩팥을 통하여 배설되면 당뇨가 된다.

식간이나 또는 밤에 글루코오스 농도가 떨어지면 인슐린 분비도 저하된다. 인슐린 농도가 저하되면 지방세포와 근세포로 들어가는 글루코오스도 줄어들고 신경세포 등 세포막에 인슐린 수용체가 없는 세포는 혈액 내에 남아있는 글루코오스를 사용한다.

신경세포는 ATP의 형성을 위해 계속해서 글루코오스를 공급받아야 한다. 뇌에 있는 신경세포는 인슐린에 의존하지 않지만 혈중 글루코오스 농도에 반응하는 기전을 통한 촉진확산(facilitated diffusion)에 의해 글루코오스를 세포 내로 받아들인다. 이러한 이유로 신경세포는 혈중 글루코오스 농도의 변화에 특히 민감한다. 따라서 과도한 인슐린 분비로 혈중 글루코오스 농도가 떨어지는 경우에는 뇌기능에 이상이 나타날 수 있다.

인슐린 농도의 저하와 동시에 글루카곤의 농도는 상승한다. 시상하부에서 분비되는 호르몬과 매우 유사한 소마토스타틴(somatostatin)은 델타세포에서 분비되며, 글루카곤과 인슐린의 분비를 억제하여 글루코오스 대사를 조절한다.

② 인슐린의 분비조절

인슐린의 분비에 대한 조절은 주로 혈액의 포도당 농도에 의해 좌우된다. 인슐린 분비는 혈중 포도당 농도에 민감한 음성되먹임기전에 의해 조절된다. 식사 후 포도당 농도가 비교적 높을 경우에는 베타세포에서 인슐린이 분비된다.

간에서 글리코겐의 합성을 증가시키고 지방세포와 근육세포로 포도당을 운반하여 혈중 포도당 농도의 급격한 상승을 방지한다. 이로 인하여 혈액 내 포도당 농도를 정상으로 회복한다. 반대로 금식 기간과 같은 정상 이하의 혈당 감소는 직접적으로 인슐린 분비가 억제되어 포도당의 세포내 이동이 감소된다. 또한 고단백 식이 후와 같이 혈중 아미노산 농도의 상승은 베타세포를 자극하여 인슐린 분비를 증가시킨다.

음성되먹임기전에 의해 인슐린은 세포 내로 아미노산을 유입시켜 혈중 아미노산 수치를 낮추고 단백질 합성을 촉진한다. 한편 자율신경계 또한 인슐린 분비에 직접적으로 영향을 준다. 즉 혈액 속의 포도당 농도가 낮아지면 시상하부의 포도당 수용기를 자극하여 교감신경을 거쳐 부신겉질에 작용하므로 에피네프린을 분비하게 하고, 이는 간세포에서 포도당 유리를 촉진시키므로 혈액 내 포도당 농도를 유지시키기 위해 인슐린 분비를 억제한다. 이외에도 혈당 값이 감소되면 시상하부에 있는 포도당 수용기에 작용하고, 이것이 이자에 분포되어 있는 미주신경을 거쳐 이자의 베타세포에 작용하여 인슐린 분비를 촉진시킨다.

(2) 글루카곤 (Glucagon)

이자섬의 α-세포에서 분비되는 호르몬으로 인슐린의 길항호르몬이다. 간의 글리코겐을 포도당으로 전환하는 당신생합성을 촉진시켜 혈중 포도당 농도(혈당치)를 높인다. 혈중 포도당 농도(혈당치)와 인슐린의 농도에 의해 분비가 조절된다.

(3) 소마토스타틴 (Somatostatin)

이자섬의 δ-세포에서 분비되는 펩티드 호르몬으로, 인슐린, 글루카곤, 위의 가스트린 등 매우 많은 종류의 호르몬 분비를 억제하는 기능을 주로 가진다.

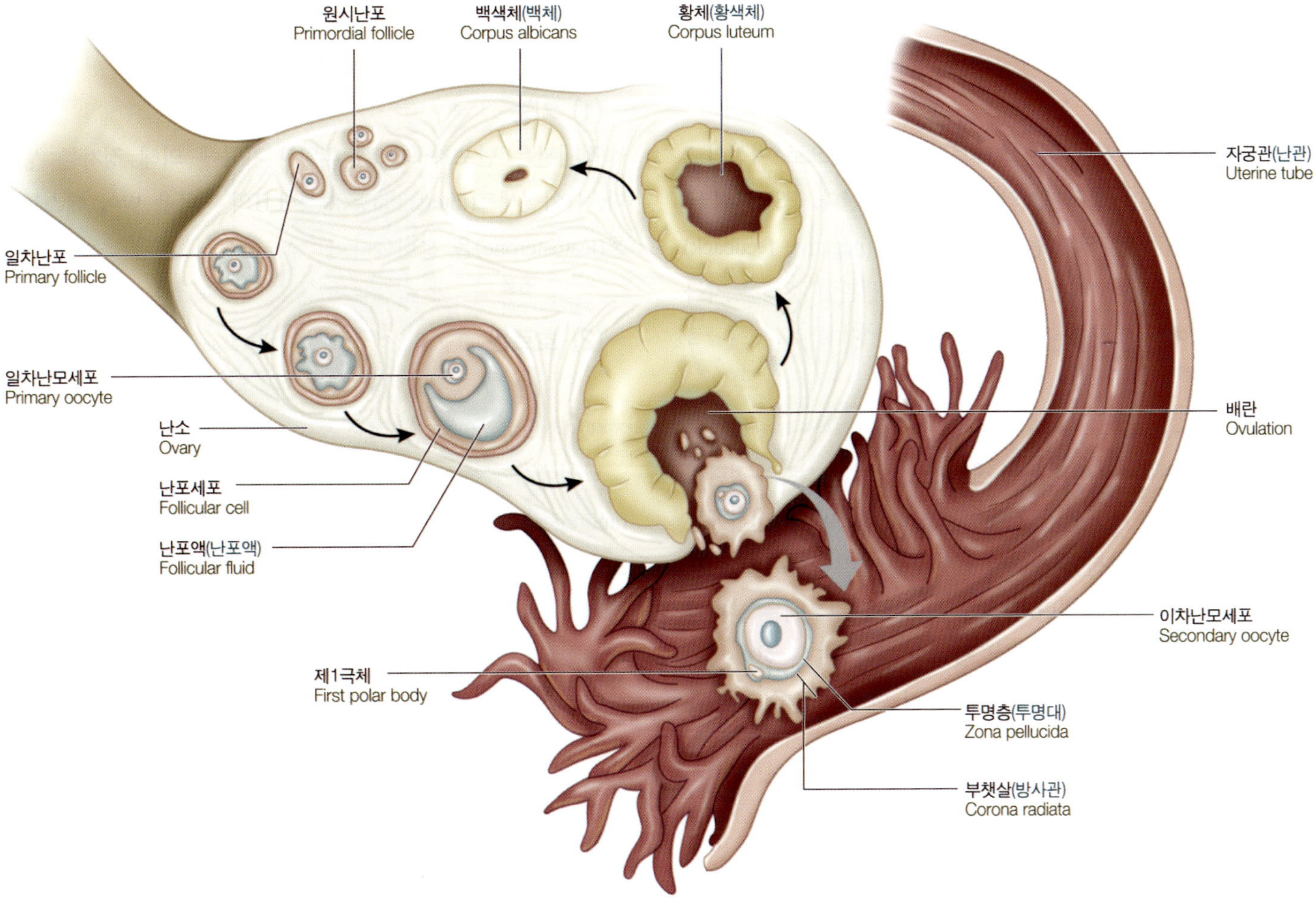

그림 12-15 난포와 난세포의 성숙

7 생식샘(성선, Gonad)

생식샘(성선)은 생식 및 성적성숙을 조절하는 호르몬을 생산한다. 여성은 난소, 남성은 고환을 생식샘으로 갖고 있다.

1) 난소(Ovary)

(1) 해부

난소는 여성의 몸에서 신생아와 소아 때는 긴 조직 덩어리로 되어 있다가 사춘기에 이르러 점차 커지고 모양이 변한다. 여성의 생식샘으로 기능하며 바깥쪽(외측) 골반벽의 함몰부에 위치하며, 자궁 뒤의 양쪽에 하나씩 놓여있다.

성인의 난소는 아몬드 모양으로, 길이가 약 4cm, 폭 2cm, 두께 1.5cm 정도이며 난소 2개의 무게는 4~8g 정도 된다. 몇 개의 인대에 의해 자궁과 나팔관에 연결되어 있다 (그림 12-15).

(2) 기능

사춘기 초경 이후부터 폐경기까지 난포자극호르몬(FSH)과 황체형성호르몬(LH)의 자극에 의해 성숙한 난포가 약 28일을 주기로 생성된다. 성숙한 난포는 주기의 중간쯤 황체형성호르몬(LH)의 자극으로 배란이 일어나 황체로 변한다.

(3) 호르몬

난소에서 주기적으로 생성되는 난포는 에스트로겐을 분비하며 배란 이후 형성되는 황체는 프로게스테론을 분비한다. 소량

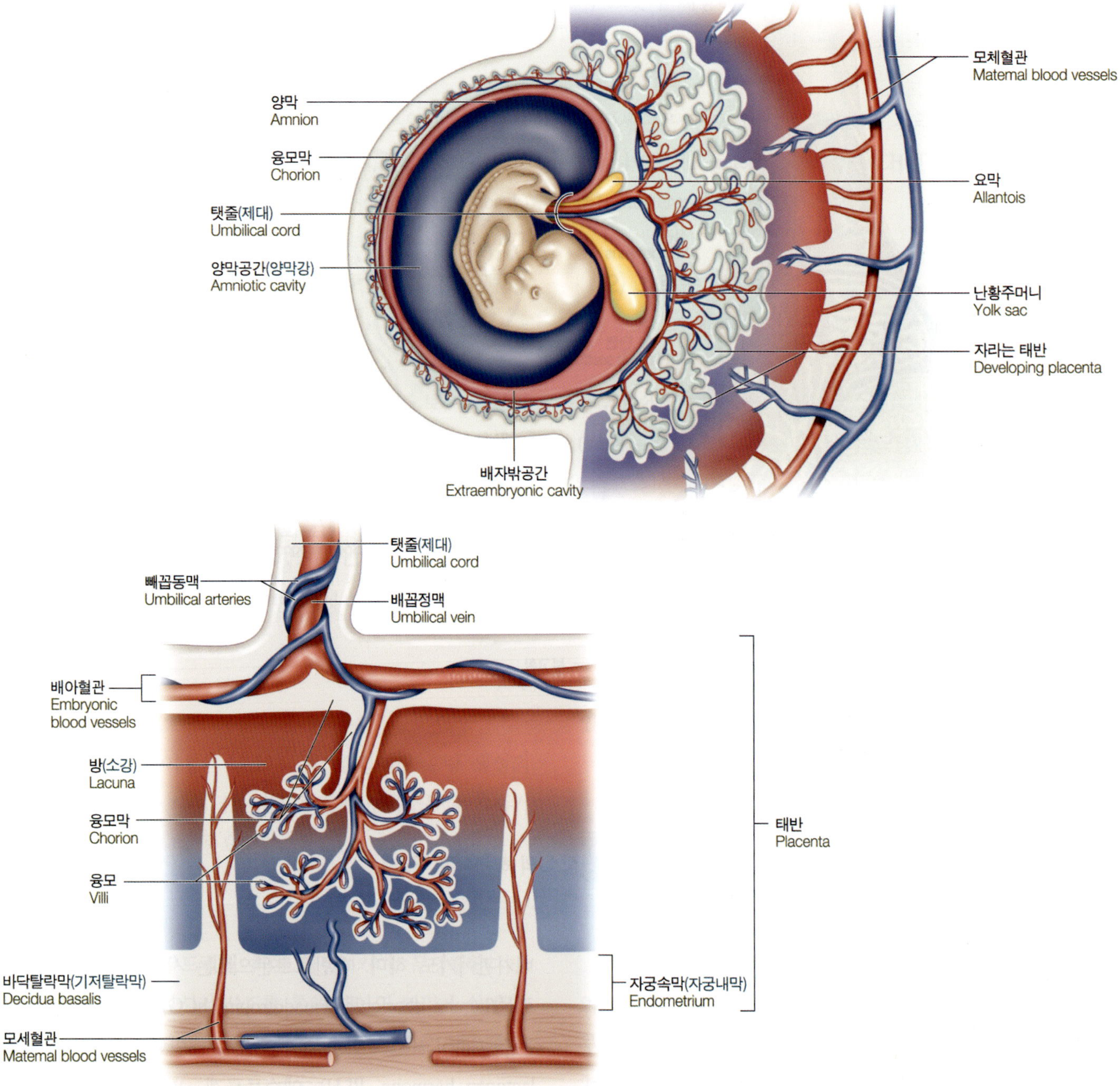

그림 12-17 태반의 해부학적 구조

프로게스테론을 생성하도록 자극한다. 또한 뇌하수체에서의 난포자극호르몬(FSH)과 황체형성호르몬(LH)의 분비를 억제한다. 이를 통해 새로운 난포의 성숙을 억제하고 배란 및 생리주기를 정지시킨다. hCG는 수정 후부터 분비되어 수정 60~80일경에 가장 많이 분비되고 이후에는 임신의 전 기간 동안 낮은 분비율을 보인다. 대신 임신 2~3기 동안에는 에스트로겐과 프로게스테론이 다량 분비되어 임신을 유지하는 역할을 한다.

1. 갑상샘기능항진증(Hyperthyroidism)

갑상샘에서 분비되는 호르몬이 어떤 원인에 의해서 과도하게 분비됨에 따라 나타나는 일련의 현상을 말한다.

보통 그레이브스 병(Grave's disease)이 갑상샘기능항진증의 주요 원인이지만 이 외에도 갑상샘자극호르몬을 과다 분비하는 뇌하수체 샘(선)종이 있거나, 갑상샘 호르몬제를 과다 복용한 경우 갑상샘기능항진증이 발생할 수 있다.

갑상샘기능항진증 환자는 체중감소, 열불내성(더운 것을 못 참음), 심계항진, 동성빈맥, 무월경, 갑상샘 안구병증(안구돌출)등의 증상을 나타낼 수 있다.

치료로는 항갑상샘제를 사용해 갑상샘 호르몬 생산을 억제하는 약물치료, 갑상샘을 수술적으로 절제하는 수술요법, 방사선동위원소를 이용해 갑상샘을 파괴하는 방사선요법이 있다.

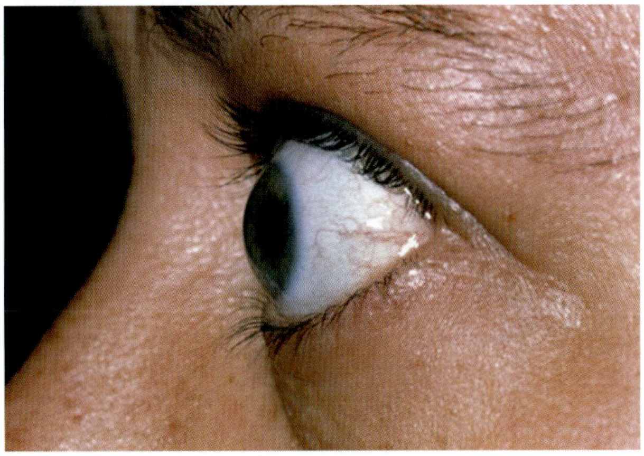

그림 1 갑상샘 안구병(안구돌출)

2. 갑상샘기능저하증(Hypothyroidism)

어떤 원인에 의해서 갑상샘호르몬이 갑상샘에서 잘 생성되지 않거나 원인을 알 수 없지만 갑상샘 호르몬 농도가 낮아진 상태를 갑상샘기능저하증이라고 한다.

갑상샘 자체의 기능에 문제가 있는 경우를 일차성 갑상샘 기능저하증이라고 하며 원인으로는 자가면역성 질환의 하나인 하시모토 갑상샘염(Hashimoto's thyroiditis)이 가장 흔하지만 이외에도 갑상샘을 절제하거나 외부 방사선 조사로 인해 갑상샘이 파괴되었을 경우에도 생길 수 있다.

갑상샘에는 문제가 없지만 다른 원인에 의하여 기능이 저하되는 경우를 이차성 갑상샘 기능저하증이라고 하고 원인으로는 뇌하수체 기능저하증 등이 있다.

증상으로는 피곤함, 위약감, 건조한 피부, 변비, 식욕저하에도 불구하고 체중증가, 월경과다 등이 있고 징후로는 점액부종(얼굴, 손, 발), 미만성 탈모, 건반사 지연 등이 생길 수 있다.

치료는 합성 갑상샘호르몬제를 투여하여 갑상샘호르몬을 보충하여준다.

3. 쿠싱증후군(Cushing's syndrome)

신체에 당류코르티코이드가 만성적으로 과다한 상태가 지속되어 발생하는 질환이다. 치료를 위하여 오랫동안 당류코르티코이드를 복용한 경우가 제일 흔한 원인이고, 이외에도 부신겉질자극호르몬(ACTH)이 과도하게 분비되거나, 부신겉질자극호르몬과 상관없이 부신에서 당류 코르티코이드를 너무 많이 생성하는 경우에도 발생한다.

증상으로는 얼굴이 달덩이처럼 되며(moon face), 팔다리는 가늘어지고 배는 나오는 중심성 비만(truncal obesity), 복부피부에 보라색 선조, 고혈압, 무월경, 얼굴이 붉고 피부가 얇아짐, 성기능 감퇴 등이 있다.

덱사메타손(dexamethasone)을 투여한 후 혈액과 소변의 코티솔양을 측정하여 진단할 수 있고 원인에 따라 약물을 중단하거나, 부신이나 뇌하수체에 생긴 종양을 제거함으로써 치료할 수 있다.

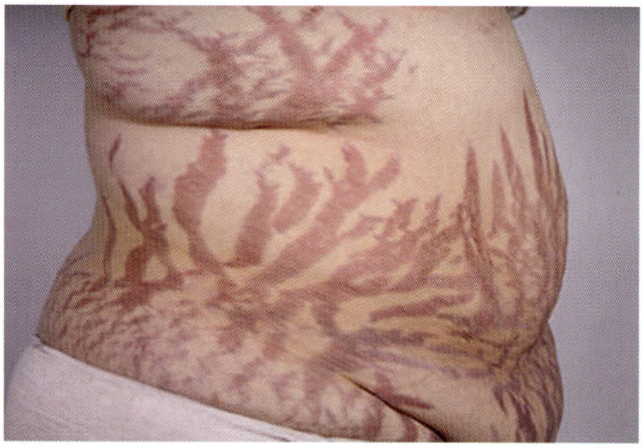

그림 2 쿠싱증후군
복부에 보라색 선조가 보인다

4. 말단비대증(Acromegaly)

성장호르몬이 과잉 분비되어 말단에 있는 뼈가 성장을 지속하여 손, 발, 코, 턱 등이 비대해지는 질환을 말단비대증이라고 한다 (그림 3, 그림 4). 가장 흔한 원인은 뇌하수체에 종양이 생겨 성장호르몬을 과다하게 분비되는 경우이다 (그림 5).

중년에 호발하며 일반적으로 10년 정도 수명이 감소하는데 이는 말단비대에 동반하여 성장호르몬의 영향으로 인한 심혈관계 질환이 호발하기 때문이다. 성장판이 닫힌 후에는 뼈, 연조직의 과다성장으로 말단비대증을 유발하고, 성장판이 닫히기 전 소아에서는 거인증(gigantism)을 유발한다.

이마뼈가 돌출되고, 손발 크기가 증가, 아래턱 돌출증이 나타나며 다한증, 목소리가 굵어지는 현상도 일어난다. 치료는 우선 종양을 제거하는 것이 우선이고 수술이 불가능한 환자나 수술 후 조절되지 않는 환자에 대해서는 약물요법을 시행한다.

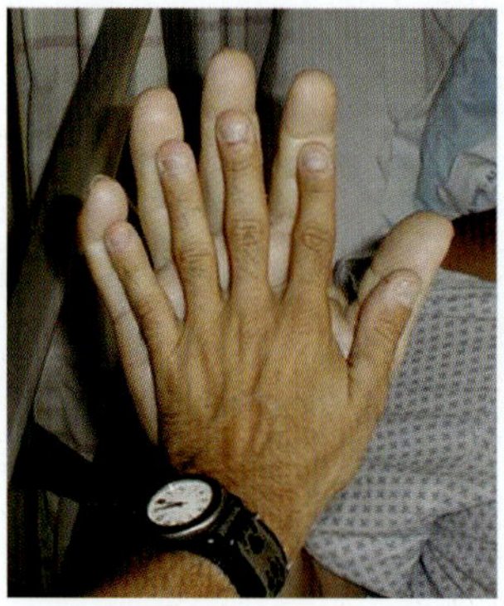

그림 3 말단비대증 환자의 손

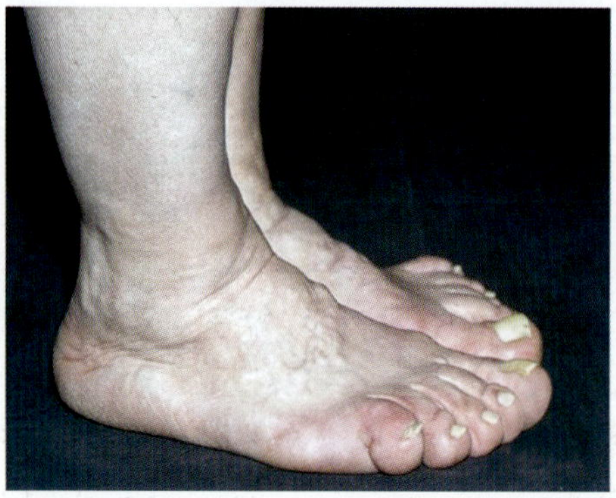

그림 4 말단비대증 환자의 발

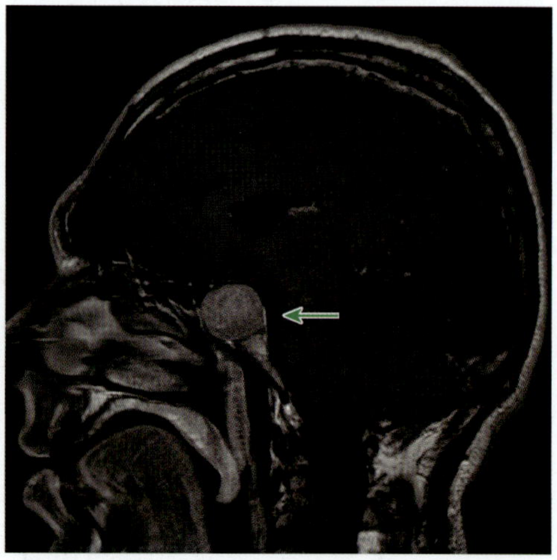

그림 5 말단비대증 환자의 뇌하수체종양
보통 뇌 MRI사진에서 뇌하수체거대샘종을 관찰할 수 있다

13
CHAPTER

생식기계통

Reproductive System

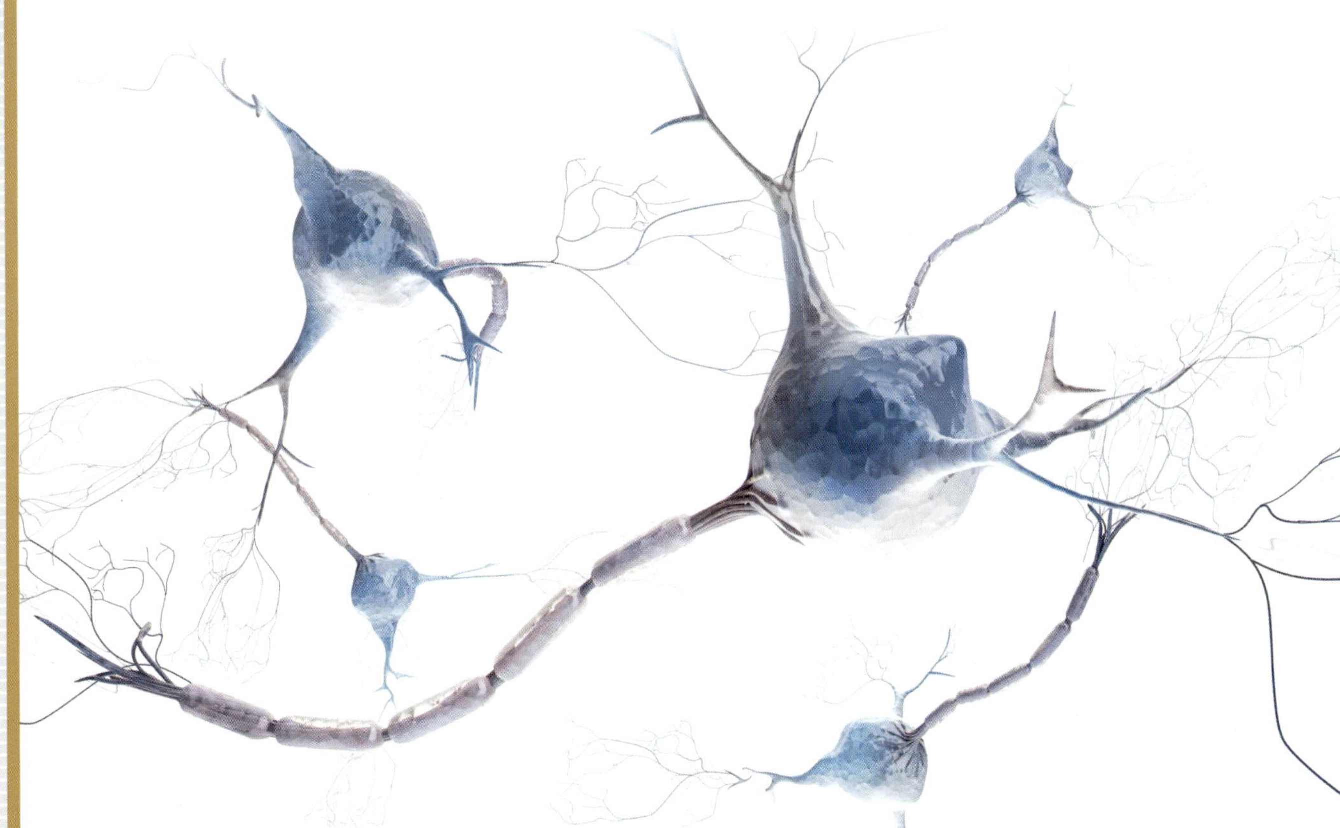

13 CHAPTER 생식기계통
Reproductive system

인간은 생식이라는 과정을 통해 종족을 보존한다. 남성과 여성이 각기 다른 생식기관을 가지고 각각의 생식세포를 형성하고, 남녀 생식세포들의 결합을 통해 새로운 개체가 형성된다. 성숙한 개체에서의 남녀 생식기계통은 구조나 기능에 있어서 큰 차이를 보이지만 다음과 같은 공통된 생식기관을 가지고 있다.

여성 생식기계통

여성 생식기계통은 난소(ovary), 생식기관(genital organ), 부속샘(accessory sex gland), 여성외부생식기관(female external genital organ) 등으로 구성된다 (그림 13-1).

1 난소(Ovary)

난소는 여성생식세포인 난자(ovum)와 여성호르몬인 에스트로겐 및 프로게스테론을 생산하는 한 쌍의 여성 생식기관이다.

1) 맨눈해부

성인여성의 난소는 길이 약 3cm, 폭 약 2cm, 무게 3g의 끝이 뾰족한 타원형의 성기관이다. 난소는 골반가쪽벽의 난소오목(난소와, ovarian fossa)에 위치한다. 난소오목은 바깥엉덩혈관(외장골혈관, external iliac vessels)의 아래, 요관(ureter)과 속엉덩혈관(내장골혈관, internal iliac vessels) 앞으로 경계 지어진다. 난소는 고환과 마찬가지로 배안에서 발생하여 출생 두 달 전부터 배안에서 골반으로 내려간다.

(1) 난소의 인대

난소는 난소걸이인대(suspensory ligament of ovary)에 의해 위치가 고정된다. 고유난소인대(고유난소삭, proper ovarian ligament)는 자궁의 측면과 난소의 자궁끝(uterine extremity)을 연결하는 인대이며, 난소간막(mesovarium)은 난소를 자궁넓은인대(broad ligament of ovary) 뒤쪽 면에 연결하는 복막주름이다. 자궁넓은인대는 난관과 자궁을 덮고 있는 인대로 두 겹의 복막과 그 사이의 결합조직으로 이루어져 있다.

표 13-1 생식기 계통분류

부속 기관	역 할
생식샘(Sexual gonad)	생식세포와 성호르몬을 생산하는 부위로서 남성에서는 고환, 여성에서는 난소가 이에 해당한다.
생식관과 부속샘(Genital duct and accessory sex gland)	생식관은 생식세포를 생식샘에서 수정부위까지 운반하며, 부속샘은 분비샘으로서 생식에 필요한 분비물을 생산한다.
외부생식기관(External genital organ)	살에서 관찰되며 성교에 직간접적으로 개입되는 기관이다.

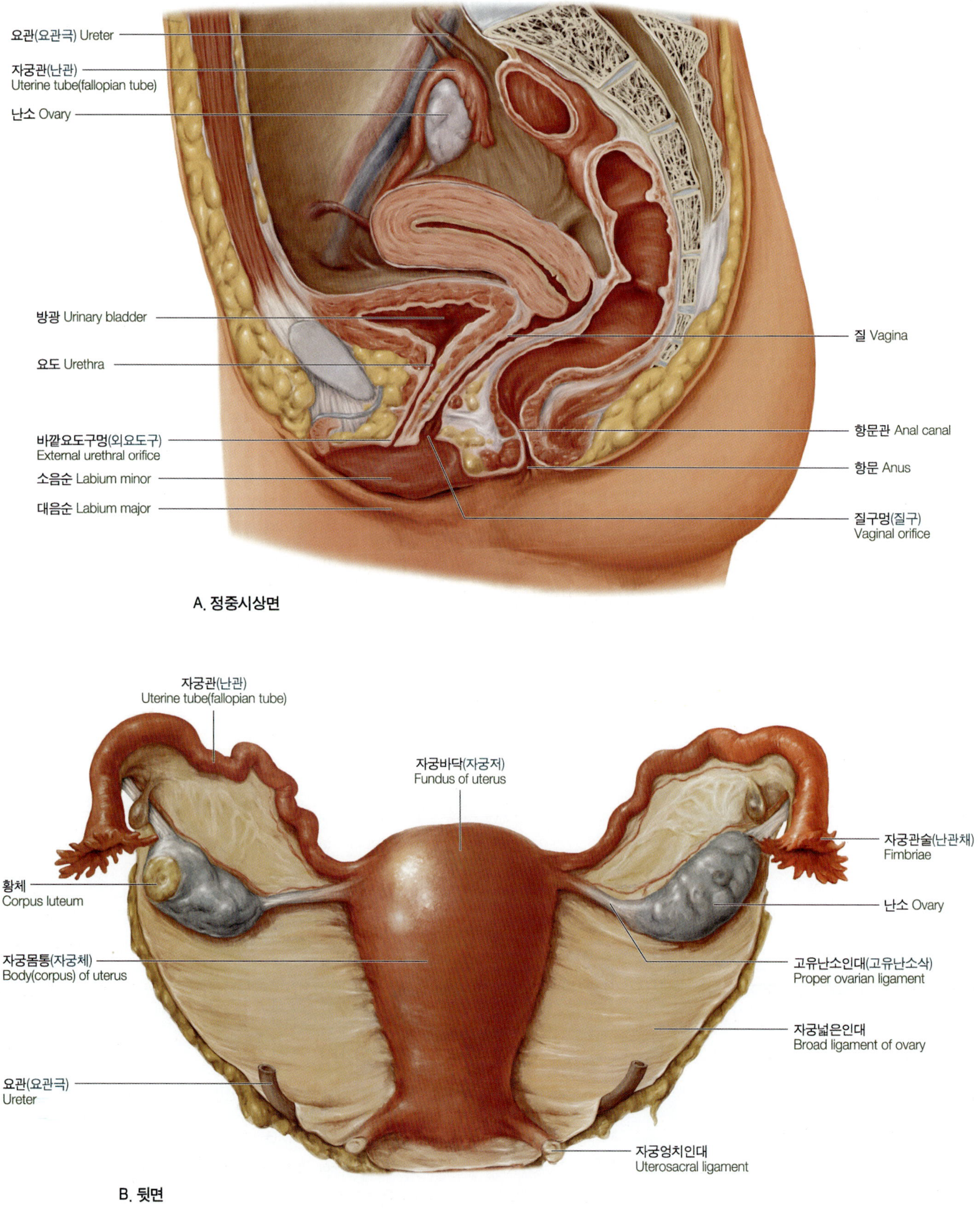

그림 13-1 여성 생식기의 구조

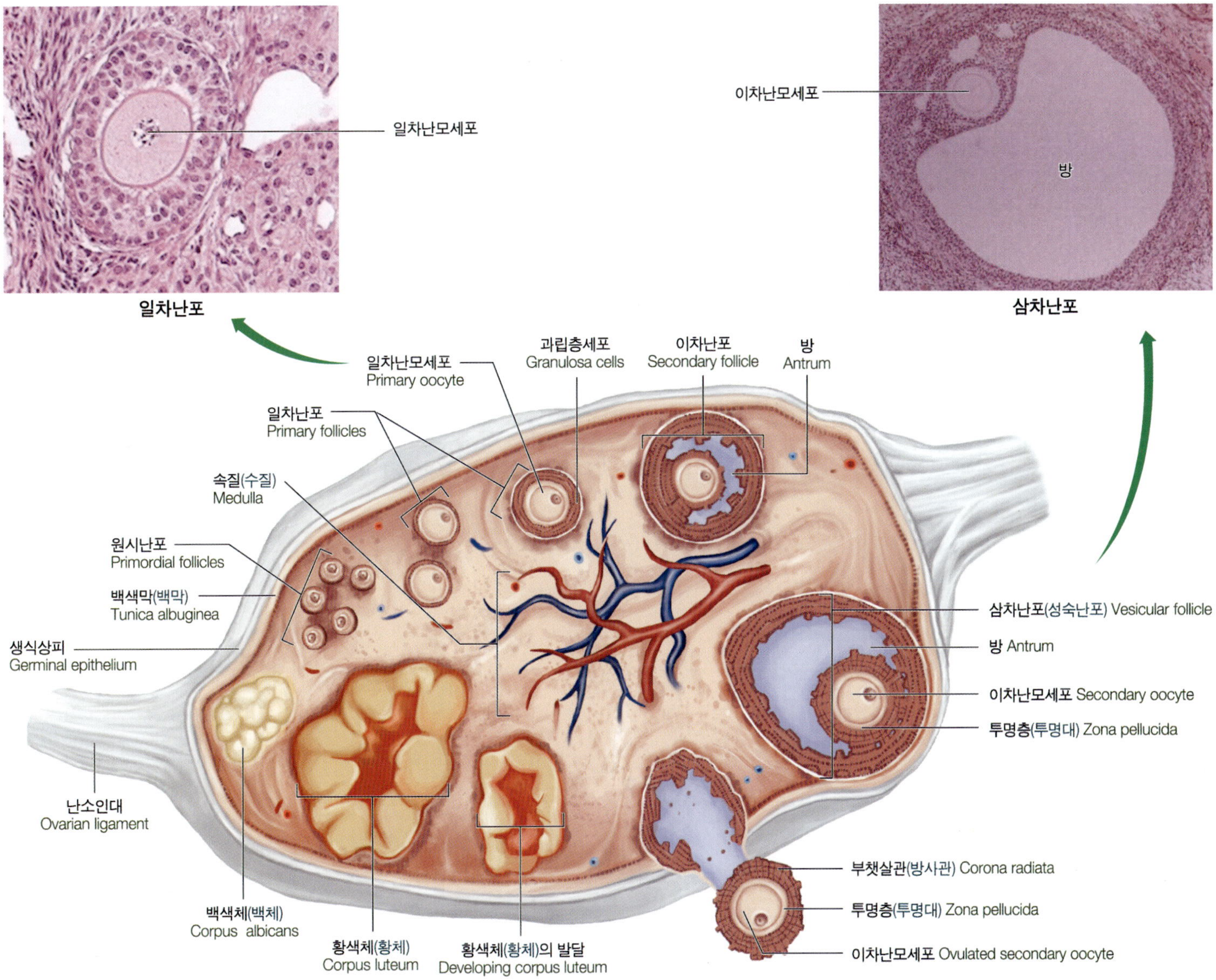

그림 13-2 난소의 구조

2) 조직해부

난소의 표면을 덮고 있는 종자상피(germinal epithelium)와 종자세포(germ cell)는 서로 다른 기원을 갖는다. 난소는 단단한 샘 조직으로 실질은 경계가 명확하지 않은 겉질(cortex)과 속질(medulla)로 구성되어 있다. 종자상피와 난소의 겉질 사이에는 치밀결합조직층인 백색막(tunica albuginea)이 존재한다. 겉질은 속질을 둘러싸는 부위로서 대부분이 난포세포로 이루어져 있다. 난포는 그 형태와 단계에 따라 원시난포(primordial follicle), 성장난포(growing follicle), 성숙난포(mature follicle) 혹은 포상난포(graafian follicle)의 세 종류로 나뉜다. 속질은 난소의 중심부위에 위치하는 혈관과 민무늬 근육 섬유가 합쳐진 성긴결합조직(loose connective tissue)으로 구성된다 (그림 13-2).

(1) 원시난포 (Primordial follicle)

원시난포는 발생 3개월 즈음부터 사춘기 이전까지 관찰되는 난포의 가장 초기단계로서 미성숙난모세포(oocyte)와 그를 둘러싸는 한 층의 편평상피세포(squamous epithelial cell)인 난포세포(follicular cell)로 구성된다.

(2) 성장난포 (Growing follicle)

성장난포는 여성의 초경(menarche)부터 폐경(menopause)까지의 기간 동안 발견되는 난포로 원시난포가 뇌하수체에서 분비되는 여포자극호르몬(follicular stimulating hormone, FSH)의 자극을 받아서 발육된 1차 난포(primary follicle)부터를 의미한다. 난모세포가 자라면서 난모세포와 난포세포층 사이에는 투명층(zona pellucida)이 만들어지고, 난포세포층은 여러층으로 분화되면서 중층입방상피(stratified cuboidal epithelium)로 구성된 과립세포(granulosa cell)를 형성한다. 난포세포층 바깥을 둘러싸는 결합조직은 난포막(theca folliculi)을 형성하는데 이는 속난포막과 바깥난포막의 두층으로 분화된다. 이 중 속난포막은 황체형성호르몬(luteinizing hormone, LH)의 자극을 받아 에스트로겐이 풍부한 액체를 분비한다.

1차난포는 발달하여 2차난포를 형성하게 되고 초승달 모양의 공간인 난포방(antrum)이 발달하면서 증가된 난포액을 함유한다. 난모세포는 과립세포들의 덩어리에 둘러싸여 난포방으로 돌출된 난포세포더미(cumulus oophorus)를 이루게 된다.

(3) 성숙난포 (Mature follicle or Graafian follicle)

난소주기가 시작되고 10~14일 정도가 지나면 최대로 성숙한 성숙난포가 형성된다. 뇌하수체 앞엽(전엽)에서 황체형성호르몬(LH)이 다량 분비되면 난소에서 난자의 배란이 촉진되어 성숙난포는 난모세포와 난포액을 배출한다. 이 과정에서 두 개 이상의 성숙난포에서 난자가 배란되는 경우 이란성 쌍둥이가 발생기도 한다. 배란(ovulation) 후에 난포는 퇴화되어 황체(corpus luteum)로 변형되고 에스트로겐(estrogen)과 프로게스테론(progesterone)을 분비하게 된다. 만약 수정과 착상이 일어나지 않으면 황체는 배란 후 12일 쯤부터 변성되기 시작하여 백색체(corpus albicans)를 형성한다.

3) 혈액공급 및 신경지배

난소는 배대동맥(복대동맥, abdominal aorta)에서 직접 갈라져 나온 자궁동맥의 가지와 문합한 난소동맥(ovarian artery)에 의해 혈액공급을 받고 난소정맥(ovarian vein)으로 유입된다. 오른쪽 난소정맥은 아래대정맥으로 합류하고 왼쪽 난소정맥은 왼콩팥정맥으로 유입된다. 난소는 자율신경의 지배를 골반(샅, pelvis), 아랫배(hypogastrium), 난소신경얼기(ovarian plexus)의 신경섬유로부터 받는다.

4) 기능

난소는 난자의 형성과 여성호르몬(에스트로겐, 프로게스테론) 분비 중요한 두 가지 기능을 가진다.

(1) 난자형성

난자생성의 일련의 과정을 난자발생(oogenesis)이라고 한다. 여성생식세포의 생성은 남성과 다르게 출생 전부터 시작되며 생성된 난자는 정자와 만나 수정이 된 후에 발생이 완성 된다 (그림 13-3).

원시생식세포(primordial germ cell)는 난조세포(oogonium)로 분화하고 난조세포는 태아 난소에서 유사분열의 경로를 따르게 된다. 난조세포는 제 1 감수분열을 통해 1차 난모세포(primary oocyte)로 분화하고 출생 시에 여성은 난소에 60만~80만개 정도의 1차 난모세포를 가지고 태어난다. 이들은 제 1 감수분열에서 분화가 중단된 상태로 휴지기로 들어가게 된다.

사춘기에 들어서면 대부분의 1차 난모세포는 퇴화(atresia)되어 4만개 정도만 남게 된다. 이 중에서도 15~20개 정도의 난모세포가 난포 내에서 매달 성숙의 과정을 준비하게 되고 여러 발육난포 중에서도 오직 한 개의 난포에서의 난모세포만이 배란 전 황체형성호르몬의 자극에 의해 첫 감수분열을 완성한다.

이 과정에서 두 개의 딸세포, 즉 2차 난모세포(secondary oocyte)와 크기가 작은 첫째 극체(first polar body)가 생성된다. 2차 난모세포는 곧바로 2차 감수분열로 들어가게 되고 감수분열 중기에서 휴지기에 머무르다가 배란 후에 수정이 되면 2차 감수분열을 완성한다.

(2) 난자발생과 호르몬 분비

뇌하수체 앞엽에서 분비되는 여포자극호르몬(FSH)은 난포를 발달시키고 난포세포(follicular cell)를 자극하여 에스트로겐 분비를 촉진한다. 이후 황체형성호르몬(LH)의 자극으로 배란이 일어나면 난포는 황체(corpus luteum)로 변하게 된다. 황체는 임신 유지를 위한 호르몬인 에스트로겐과 프로게스테론을 분비한다. 이후 수정이 되지 않거나 수정란이 착상되지 않으면 황체는 호르몬 생산을 중단하고 퇴화된다 (그림 13-4).

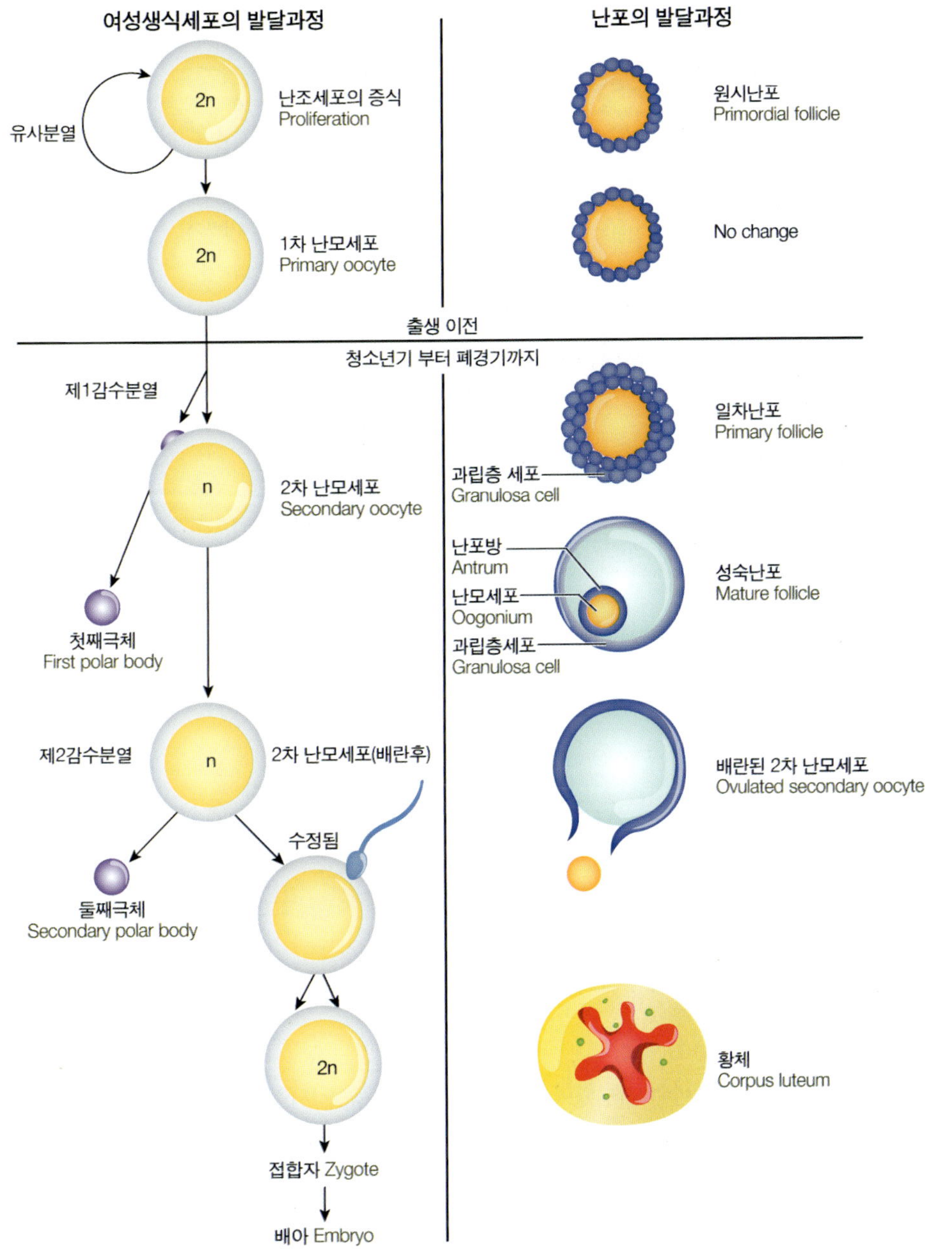

그림 13-3 난자발생과정

2 여성 생식기관과 부속샘 (Female genital organ and accessory sex organ)

여성 생식기관은 일련의 관으로 구성되어 있다. 난소에서 배란된 난자는 수정관을 통해 이동하며 이동경로 도중에 정자와 만나 수정된 후 자궁에 착상한다(그림 13-5).

1) 자궁관(난관, Uterine or fallopian tube)

(1) 맨눈해부

자궁관(난관)은 자궁의 양쪽에서 시작하여 난소와 연결된 길이 10~12cm의 한 쌍의 근막성관으로서 자궁 속으로 난모세포나 배아(embryo)를 운반하는 통로가 된다. 각각의 자궁관은 자궁관사이막(mesosalpinx)과 자궁넓은인대의 앞쪽 유리면에 놓이

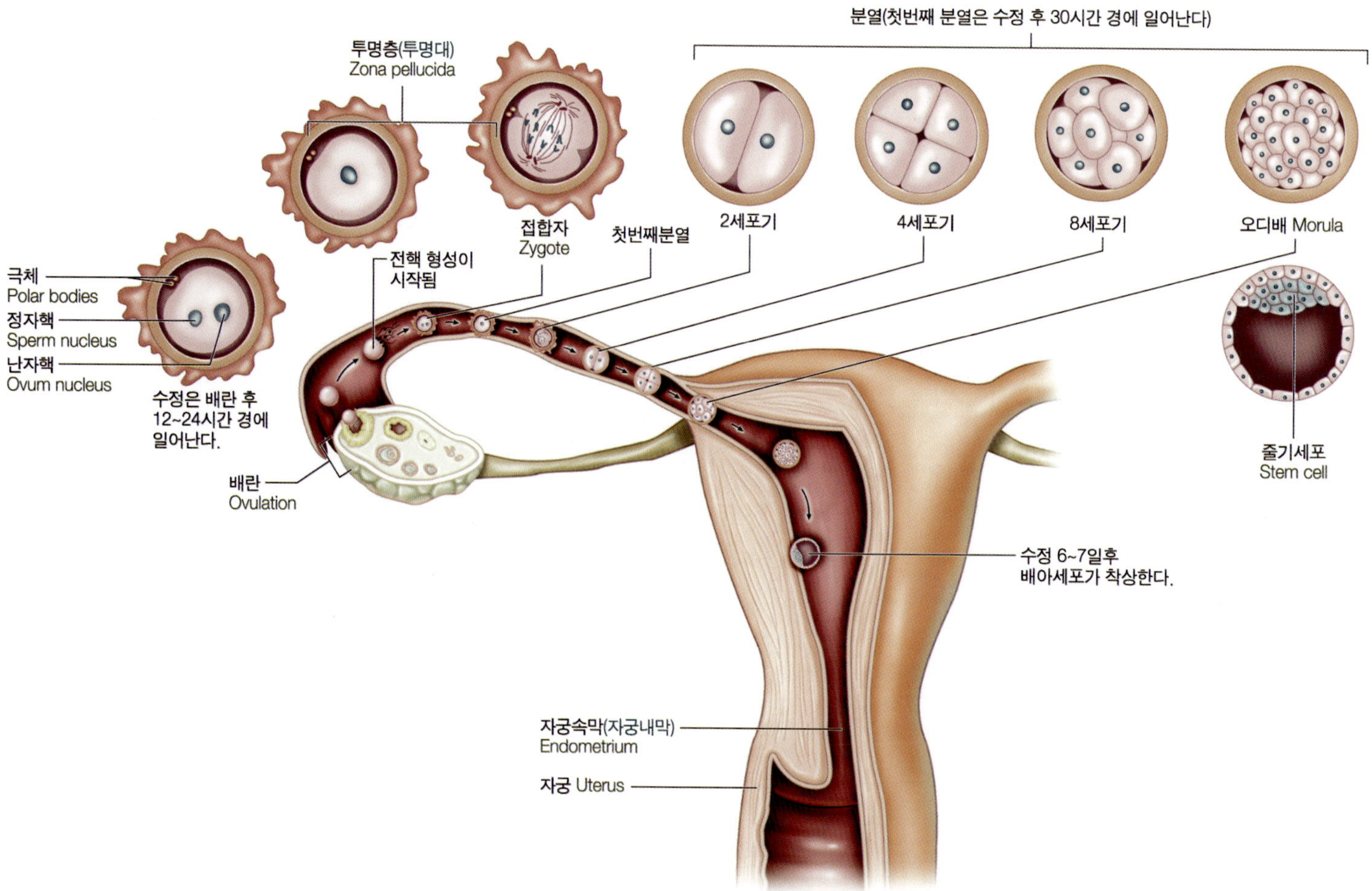

그림 13-4 수정란의 착상

게 된다. 자궁관의 부위는 크게 세 부분으로 나눌 수 있다.

① 깔때기(Infundibulum)

자궁관이 넓어져 나팔 모양으로 벌어진 바깥쪽 부분을 말한다. 난소와 맞닿아 있는 깔때기의 개구부에는 자궁관술(fimbriae)이라고 하는 손가락 같은 돌기 구조가 존재하며 난소의 표면을 쓸어내서 난소에서 배란된 난자를 자궁관 내부로 함입시킨다.

② 팽대부(Ampulla)

자궁관에서 확장된 팽대 부위로 난소 위에서 굽어져 있다. 주로 수정이 일어나는 장소이다.

③ 잘룩(Isthmus)

자궁관에서 가장 짧고 좁아진 안쪽 부위로 자궁몸통과 연결되는 부분이다.

(2) 조직해부

자궁관은 난자와 배아를 이동시키고 영양물질을 제공하는 통로이다. 자궁관의 근육층은 경계가 잘 구분되지 않는 두 층의 민무늬근육으로 이루어져 있으며 주기적 연동수축을 진행한다. 난소간막(mesovarium)과 연결되는 자궁관의 장막은 한 겹의 복막으로 구성된다.

(3) 혈액공급 및 신경지배

자궁관에는 난소 및 자궁동맥의 종말가지가 양쪽에서 혈액을 공급하고 같은 이름의 정맥으로 유입된다. 자궁관은 골반신경얼기와 난소신경얼기에서 유래하는 교감·부교감 신경의 지배를 받는다.

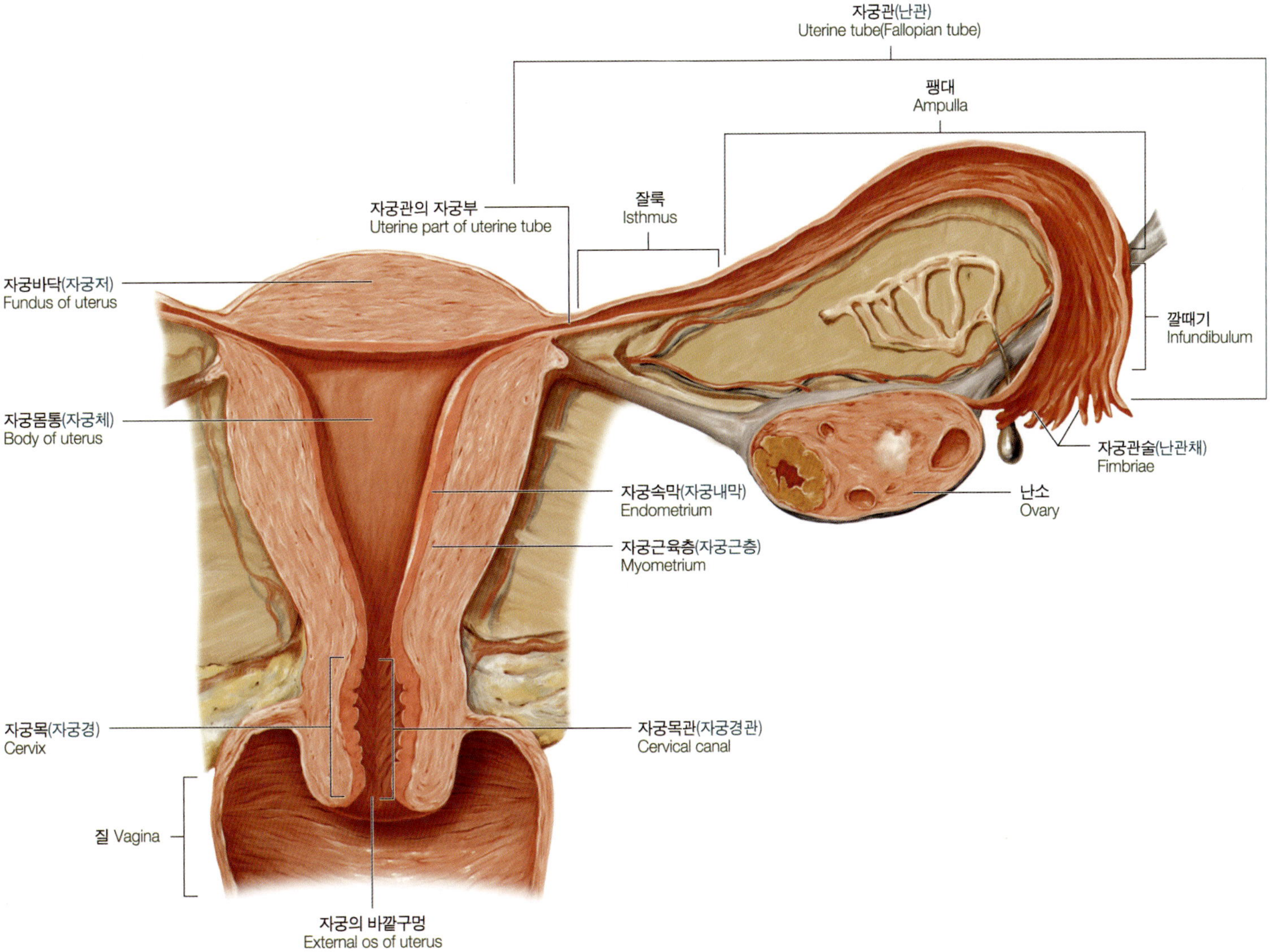

그림 13-5 자궁의 구조

(4) 기능

자궁관은 난소에서 배란된 난자를 자궁관 안으로 끌어들이고 수정에 적합한 환경을 만들어준다. 주로 자궁관의 팽대부에서 수정이 일어나며 부교감 신경의 자극을 받는 자궁관의 근육층은 주기적 연동운동을 하여 수정되지 않은 난자 또는 배아를 자궁으로 보내는 역할을 한다.

2) 자궁(Uterus)

(1) 맨눈해부

자궁은 방광과 곧창자 사이에 놓여있는 벽이 두껍고 내강이 있는 근육성 기관이다. 전체적으로 여성의 자궁은 서양배 모양이고 길이는 약 7cm, 폭은 약 3.5~4cm, 두께 2.5cm, 무게는 300~400g 정도이다.

① 자궁의 부위(Part of the uterus)

▌자궁바닥(Fundus)

자궁관과 연결되어 있는 부위에서 높게 배쪽으로 돌출되어 있는 둥근 부분을 말한다.

▌자궁몸통(Body)

자궁바닥에서 자궁목으로 가면서 점차 좁아지는 부위이다. 방광과 접하는 앞면은 납작하고, 뒷면은 볼록하며, 옆면은 자궁관, 자궁원인대(round ligament of uterus), 고유난소인대(proper ovarian ligament)와 연결되어 있다.

▌자궁목 (Cervix)

자궁아래에서 좁아진 부위로 자궁잘룩(isthmus of uterus)과 질 사이의 교통하는 작은 개구부를 말한다.

② 자궁의 지지(Support of the uterus)

항문올림근(levator ani muscle)과 난소걸이인대를 포함하는 자궁의 주된 인대 4쌍이 자궁을 지지하고, 자궁탈출(prolapse)을 방지해준다.

▌자궁넓은인대 (Broad ligament of uterus)

골반 가쪽에서부터 자궁양쪽 측면까지 뻗어있는 넓은 복막주름으로 자궁몸통을 골반 안에서 고정시킨다. 자궁관, 난소를 함께 지지하며 난소동맥과 자궁동맥을 포함한다. 크게 난소간막(mesovarium), 자궁관간막(mesosalpinx), 자궁간막(mesometrium)의 세 부분으로 나뉜다.

▌주인대 (기인대, Cardinal ligament)

가로자궁목인대(transverse cervical ligament)라고도 하며 자궁넓은인대 아래쪽에 위치하여 자궁목과 질의 윗부분을 가쪽골반벽에 고정시켜준다. 자궁동맥과 자궁정맥을 포함한다.

▌자궁엉치인대 (Uterosacral ligament)

자궁목 윗부위에서 뻗어 나와 뒤골반벽 엉치뼈에 고정시키는 납작한 섬유인대이다.

③ 자궁의 위치(Position of the uterus) (그림 13-6)

자궁은 주인대(cardinal ligament)를 기점으로 앞쪽이나 뒤쪽으로 굽을 수 있는 다소 운동성이 있는 기관이다. 대개 위치에 따라 네 가지 기본유형으로 구분할 수 있는데 앞경사앞굽이(anteversion), 앞경사뒤굽이(anteflexion), 뒤경사앞굽이(retroversion), 뒤경사뒷굽이(retroflexion) 등이다. 가장 보편적인 위치인 앞경사앞굽이의 경우 자궁과 질은 서로 90°의 각도를 이루고 서 있는 자세에서 방광과 곧창자가 비어 있을 때 자궁몸통은 거의 수평으로 위치한다.

(2) 조직해부

자궁벽은 점막, 근육층, 장막 세 층으로 이루어져 있다. 자궁점막 혹은 자궁내막(endometrium)은 단층섬모원주상피(simple ciliated columnar epithelium)로 구성되고, 상피는 혈관이 풍부한 중간엽결합조직(mesenchymal connective tissue)으로 지지를 받는다. 자궁내막은 월경시 떨어져 나오는 기능층(stratum functionale)과 월경시 후에도 남아서 기능층의 재생에 관여하는 바닥층(stratum basale)의 두 층으로 이루어진다. 또한 자궁샘(uterine gland)이라고 하는 기다란 대롱샘(tubular gland)이 표면 상피에서 침범해 내려가 자궁바닥과 몸통에서 글리코겐을 분비한다. 자궁목에서는 내막이 얇아지면서 사선주름이 잡히는데 이 부분도 월경 시에 탈락하지 않는다. 자궁목 부위에서는 목부점액샘(cervical mucous gland)이라고 하는 수많은 큰 가지를 갖는 점액분비선이 관찰된다.

자궁의 근육층(myometrium)은 경계가 명확하지 않은 세 층의 민무늬근으로 구성되어 있다. 임신기간 중에는 자라나는 태아의 발달에 맞추어 근육섬유의 길이와 숫자가 모두 늘어나게 된다. 출산 후에는 근육섬유가 다소 소실되면서 임신 전의 상태로 돌아가게 된다. 자궁바깥막(perimetrium) 혹은 장막은 자궁의 앞과 뒤의 윗부분을 감싸고 있는 복막의 연장선으로 넓은 인대로 연결되어 있다.

(3) 혈액공급 및 신경지배

자궁은 속엉덩동맥(내장골동맥, internal iliac artery)에서 분지된 자궁동맥과 배대동맥(복대동맥, abdominal aorta)에서 일어난 난소동맥(ovarian artery)에서 혈액공급을 받고 자궁 및 난소 정맥으로 유입된다.

자궁의 신경지배는 아랫배신경얼기(hypogastric plexus)와 난소신경얼기(ovarian plexus)를 거치는 교감·부교감 신경섬유의 지배를 받는다.

(4) 기능

자궁은 자궁관에서 오는 수정란을 받아들여 착상이 이루어지

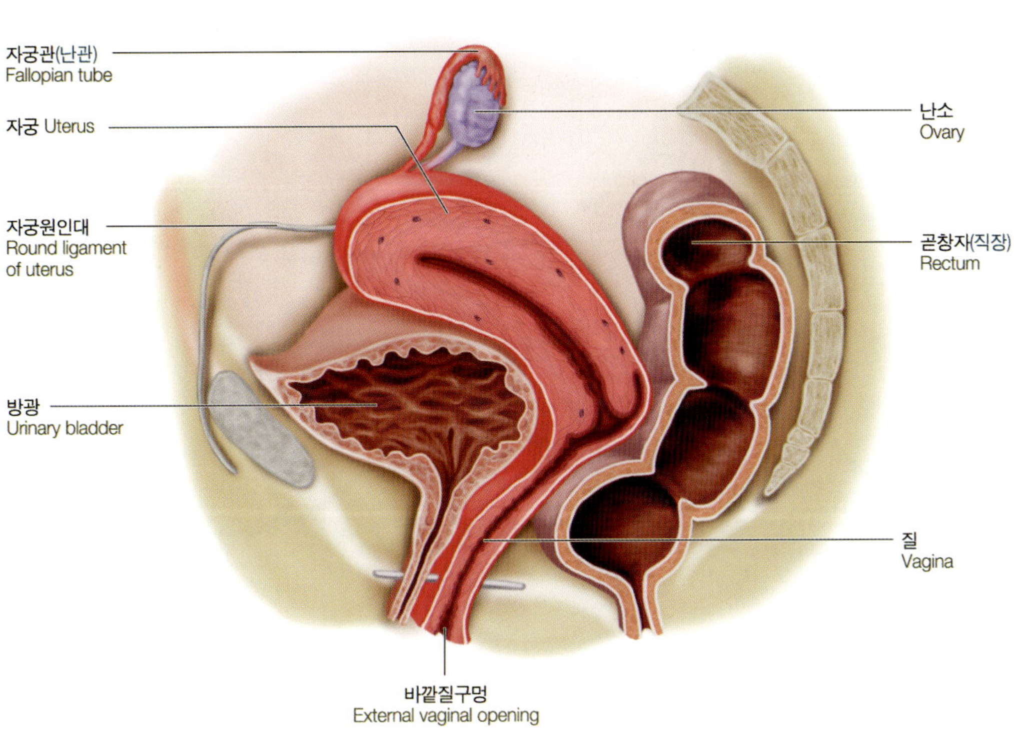

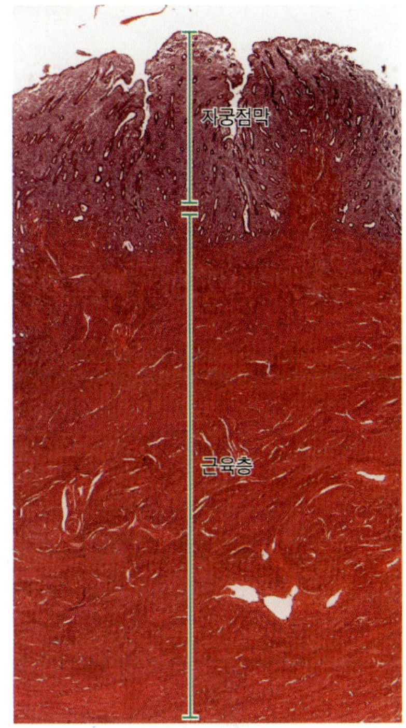

자궁의 현미경 사진

그림 13-6 자궁의 위치

는 부위이다. 배아 및 태아의 발달을 위해 영양을 공급하는 부위이기도 하다. 자궁내막은 난소호르몬의 양에 따라 주기적인 변화를 겪으며 임신 가능성에 대비한다 (그림 13-7).

① 자궁내막의 월경주기(Endometrial menstrual cycle)

자궁내막은 여성의 생식기간 동안 주기적으로 보통 28일마다 구조적 변화를 겪게 된다. 호르몬의 영향을 받는 자궁내막주기는 다음과 같이 세 기간으로 분류할 수 있다.

▌월경기(Menstrual phase)

주기의 1일부터 4, 5일째까지 지속되는 기간으로 자궁내막 기능층의 괴사조직과 혈액이 질을 통해 흘러나오게 된다. 자궁내막의 두께가 가장 얇아지는 시기이며 상피는 거의 존재하지 않는다.

▌증식기(Proliferative phase)

월경기의 끝부터 난자가 배란될 때까지의 기간을 말하며 월경주기의 5일에서 14일까지 지속된다. 난포가 발달함에 따라 난포에서 생성되는 에스트로겐은 자궁내막의 바닥층에서 기능층의 재생을 촉진한다. 자궁샘(uterine gland)이 확장되고 자궁내막의 상피가 재생되며, 나선동맥(spiral artery)이 발달하여 기능층으로 파고들어간다.

▌분비기(Secretory phase)

난포에서 난자가 배란이 되고 황체가 형성되면 자궁내막은 분비기에 접어들게 된다. 황체(corpus luteum)에서 분비되는 프로게스트론의 자극에 의해 자궁내막은 두께가 5~6mm에 이르게 된다. 자궁샘의 발달로 풍부한 분비액이 쌓이며 나선동맥은 더욱 꼬이게 되고 내막의 표면까지 올라오게 된다. 즉 분비기에서 자궁내막은 수정란이 착상되기에 적절한 환경이 조성된다. 하지만 수정란의 착상이 이루어지지 않으면 곧 호르몬의 자극이 감소되어 내막의 기능층은 괴사되고 혈관들이 수축하여 출혈이 일어나게 되며, 동시에 월경기에서 볼 수 있는 혈액 유출이 다시 시작된다.

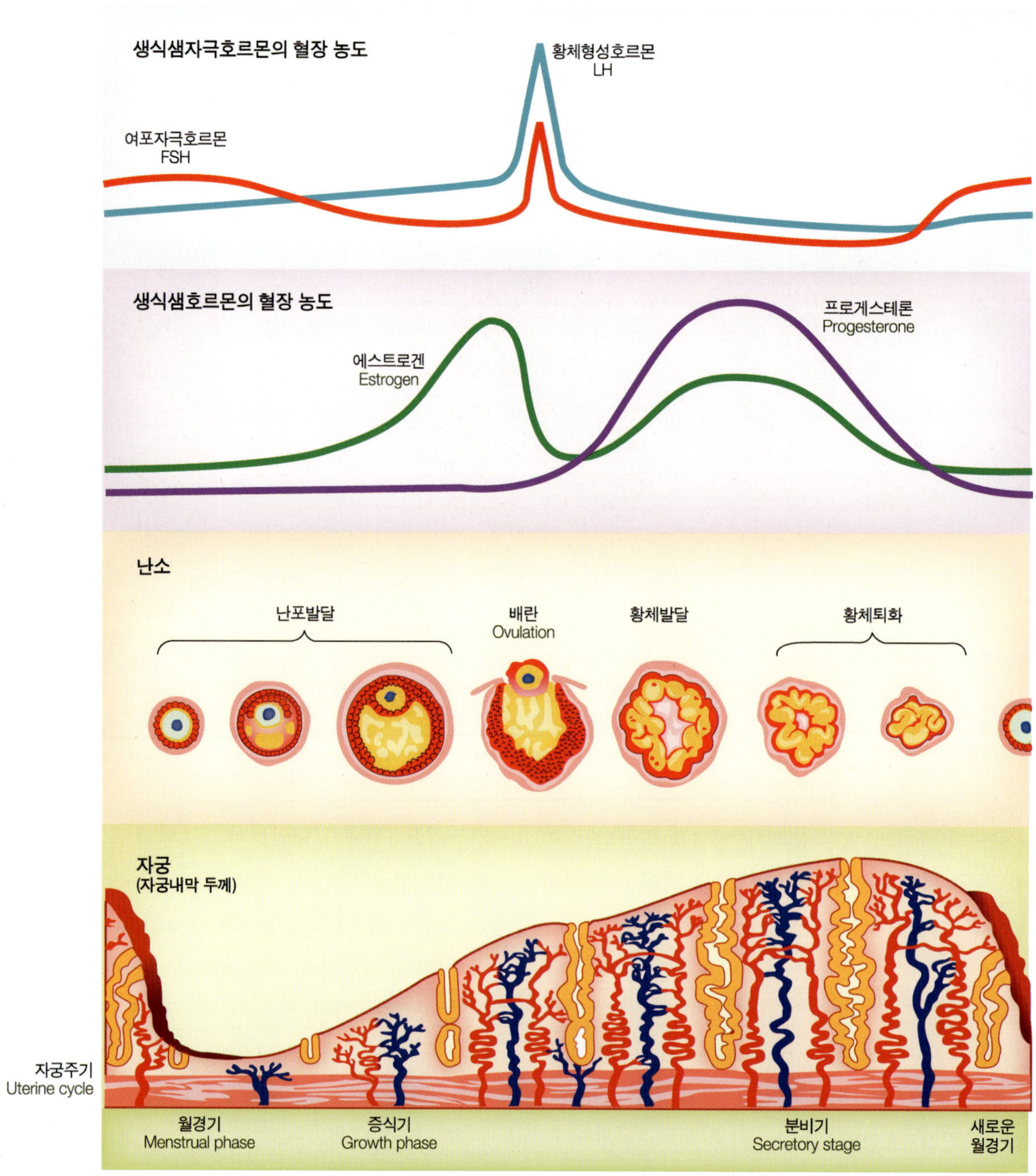

그림 13-7 여성의 월경주기에 따른 여러 가지 변화

3) 질(Vagina)

(1) 맨눈해부

질은 길이 7~9cm의 근육관막의 여성 성교접기관으로서 자궁목에서부터 골반바닥에까지 이르며 질어귀에서 아래쪽 끝이 열리는 구조를 가진다 (그림 13-8).

(2) 조직해부

질벽은 점막, 근육층, 바깥막으로 구성된다. 점막은 비각질화 중층편평세포(nonkeratinized stratified squamous epithelium)로

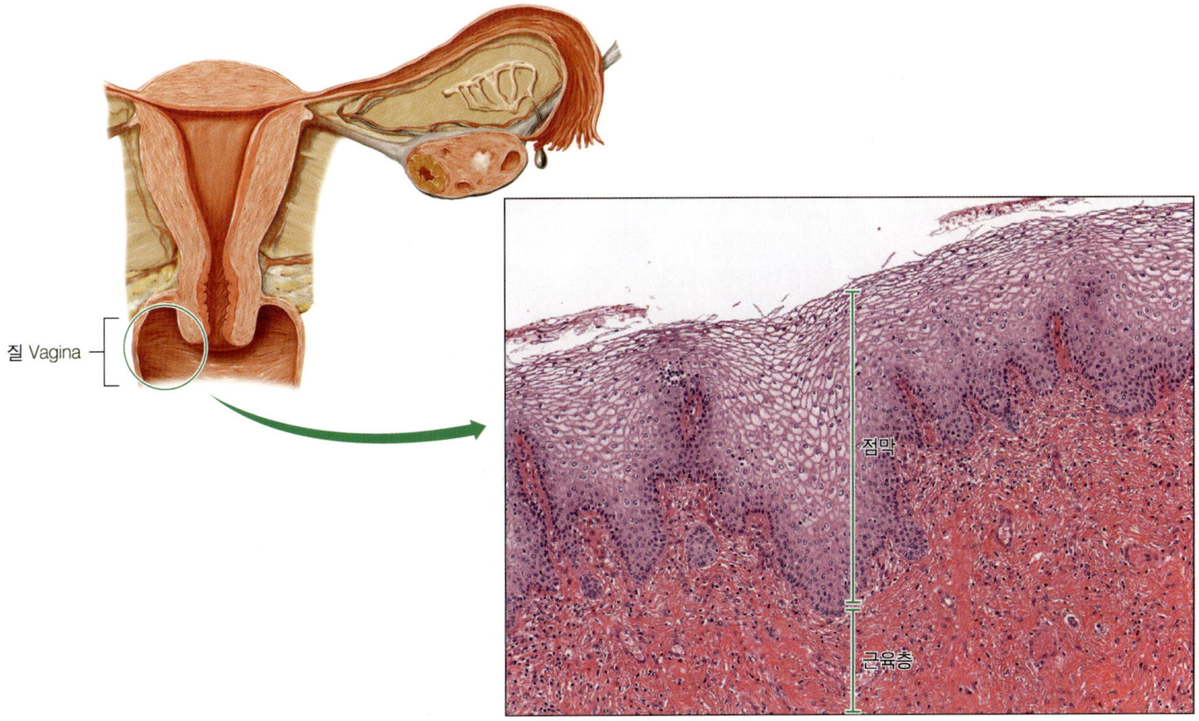

그림 13-8 질의 현미경 사진

되어 있고, 가장 표면의 세포는 에스트로겐분비가 절정일 때 약간 각질화된다. 안쪽의 점막층에는 가로주름이 많이 존재한다. 근육층은 민무늬근육섬유의 꼬여진 다발로 되어 있으며 성교 및 분만 시 질의 확장을 용이하게 한다.

(3) 혈액공급 및 신경지배

질의 혈액공급은 질동맥(vaginal artery)에서 일어난다. 질동맥은 자궁동맥, 아랫방광동맥, 중간곧창자동맥과 문합을 이룬다. 정맥은 정맥얼기를 통해 속엉덩정맥(내장골정맥, internal iliac vein)으로 유입된다. 질은 허리내장신경얼기(lumbar splanchnic plexus)와 골반내장신경얼기(pelvic splanchnic plexus)로부터 자율신경 지배를 주로 받는다. 수의 신경은 회음신경가지로부터 받는다.

(4) 기능

질은 성교 시에 음경을 받아들이는 신축성 있는 막으로서 작용한다. 또한 산도(birth canal)의 아랫부분을 구성하며, 자궁에서 신체외부로 월경분비물을 운반하는 역할을 한다.

4) 질어귀샘(Vestibular gland)

(1) 맨눈해부

질어귀샘은 큰질어귀샘과 작은질어귀샘으로 구성되어 있다. 큰질어귀샘은 바르톨린샘(Bartholin’s gland)이라고도 불리며 남성의 망울요도샘과 상동기관인 한 쌍의 작은 샘이다. 이 샘은 질구멍의 양쪽 뒤가쪽에서 열린다.

(2) 기능

질어귀샘은 성교 시에 윤활하는 점액을 분비한다.

5) 부요도샘(Paraurethral gland)

(1) 맨눈해부

부요도샘은 요도구멍 둘레에서 발견되는 작은 샘으로서 남성에서는 전립샘에 해당되는 부위이다. 스케네스선(Skene’s gland)이 부요도샘에 속한다.

(4) 기능

음핵은 여성의 성행위와 밀접한 관련이 있다. 여성의 성행위는 음핵의 발기와 윤활작용에 뒤이은 절정으로 구성된다.

① 발기(Erection)

여성의 발기는 정신적인 자극이나 음핵에 가해지는 직접적인 물리적 자극에 의해 이루어진다. 성교 시에 질의 길이를 길어지게 하고 질주위 조직이 음경을 쥘 수 있도록 한다. 음경이 질에 들어왔을 때 질벽에서 스며나오는 액체는 질어귀샘과 부요도샘에서 나오는 점액과 합쳐져서 음경의 삽입을 원활하게 해준다.

② 절정(Climax)

성적자극에 의해 흥분이 절정에 이르면 여성의 회음부 근육의 일련의 주기적 수축을 통해 절정을 이루게 된다.

3) 대음순(Labium major)

(1) 맨눈해부

앞으로는 불두덩, 뒤로는 항문으로 연결되는 주름으로 지방이 들어있는 피부융기 부분이다. 외부 표면은 음모로 덮여 있으나 내부 표면에는 음모가 없다.

(2) 기능

남성의 음낭과 상동기관으로서 소음순을 둘러싸고 있다.

4) 소음순(Labium minor)

(1) 맨눈해부

지방과 털이 없는 얇은 피부 주름이다. 앞으로는 음핵꺼풀(pre-

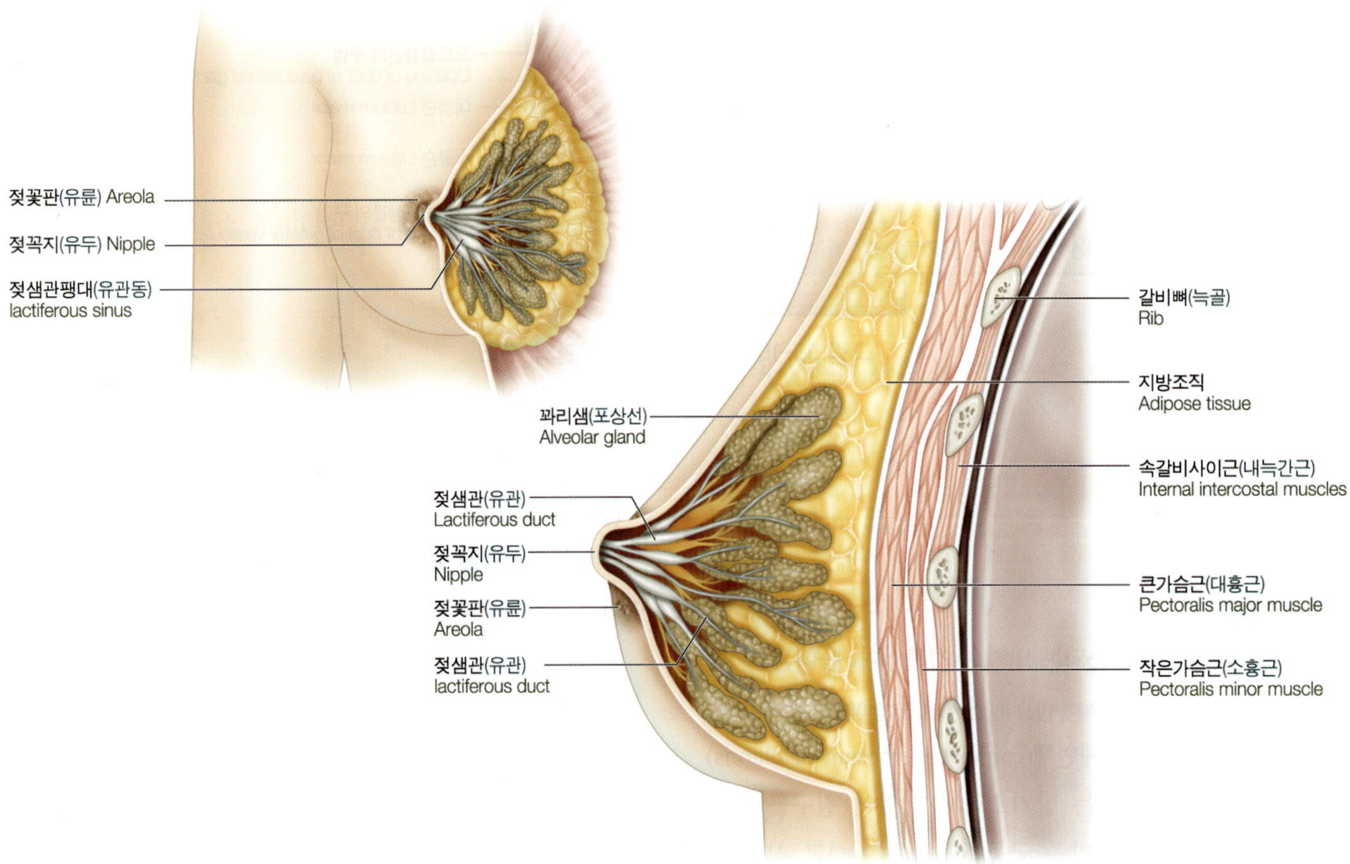

그림 13-11 유방의 구조

puce of clitoris)이 되고 뒤로는 음순주름띠(frenulum of labia minor)와 연결되어 있다.

5 젖샘(Mammary gland)

1) 맨눈해부

젖샘 (그림 13-11) 혹은 유방은 남녀 모두에게 존재하지만 남성에서는 기능을 상실한 흔적기관이며 여성에서는 유즙을 분비하는 부속 성생식기관이다.

유방은 가슴벽 앞면의 중앙선 양쪽에 위치한다. 가로로는 복장뼈의 가쪽모서리에서부터 중간겨드랑선(midaxillary line)경계까지 위치한다. 큰가슴근의 표면에 놓이며 섬유결합조직에 의해 가슴빗장근막까지 연결된다.

유방표면의 중앙에서 가장 돌출된 원형의 착색된 곳을 젖꼭지(nipple)라고 한다. 젖꼭지 주위를 둘러싼 착색된 부위를 젖꽃판(areola)이라고 한다. 유방의 크기는 샘조직을 둘러싸는 지방의 양에 따라 달라지는데 이것은 나이나 성호르몬의 분비정도와 영양상태에 따라 개인차가 크다.

2) 조직해부

유방은 15~20개의 방사선형 복합소포선이 함유하고, 각 선은 유관과 연결되어 독자적으로 젖꼭지 표면에 개구된다. 선과 관들은 지방조직에 묻혀 있으며, 그 사이에 섬유결합조직이 있어 서로 분리되며, 이를 젖샘엽이라고 한다.

3) 혈액공급 및 신경지배

유방의 혈액공급은 속가슴동맥, 겨드랑동맥, 갈비사이동맥에 의해서 이루어지고 정맥은 속가슴정맥과 겨드랑정맥으로 유입된다. 유방은 4, 5, 6번 갈비사이신경에서 나온 신경가지의 지배를 받는다.

4) 기능

유방은 유즙을 생산하고 분비하는 기능을 한다. 이 과정을 수유(lactation)라고 한다. 유즙을 통해 아기는 영양분과 모체의 항체를 제공받게 된다. 호르몬에 의해 유즙의 분비가 조절되는데 젖분비호르몬(prolactin, PRL)의 자극에 의해 유즙이 생산된다. 유즙배출반사에 의해 만들어진 유즙은 젖샘에서 젖꼭지까지 운반된다. 수유기간에 아기의 젖꼭지 자극(sucking)은 뇌하수체에서 옥시토신(oxytocin)의 분비를 촉진하여 분비관 주위의 근상피세포의 수축을 유발하여 젖샘관으로 유즙을 배출하게 한다.

남성 생식기계통

남성 생식기계통은 (그림 13-12) 고환(testis), 생식관(genital duct), 부속샘(accessory sex gland), 남성 외부생식기관(male external genital organ) 등으로 이루어져 있다.

1 고환(Testis)

고환은 음낭(scrotum) 내부에 위치하는 흰색을 띈 한 쌍의 타원형 기관이며 정자(sperm)를 만들고 남성호르몬(androgen)을 분비한다.

1) 맨눈해부

남성 성인의 고환은 길이 4~5cm, 폭 2.5cm 정도의 타원형 생식기관이다. 음낭 내에서 고환은 기다란 정삭(spermatic cord) 끝에 매달려 있으며 바깥면은 위뒷쪽을, 안쪽면은 아래앞쪽을 향한다.

고환은 4겹으로 둘러싸여 있는데 이는 고환의 발생과정에서 생긴 것이다. 고환은 복강내부에서 발생하여 샅굴을 따라 점차 하강하여 출생 두 달 전부터 배안의 외피낭인 음낭으로 내려간다. 이때 앞가쪽배벽근육에서 정삭근막이 유래된다.

배바깥빗근에서 바깥정삭근막(external spermatic fascia)이, 배속빗근에서 고환올림근과 근막(cremasteric muscle and fascia)이, 배가로근에서 속정삭근막(internal spermatic fascia)이 되고 고환집막(tunica vaginalis)은 복막과 연결되어 있다.

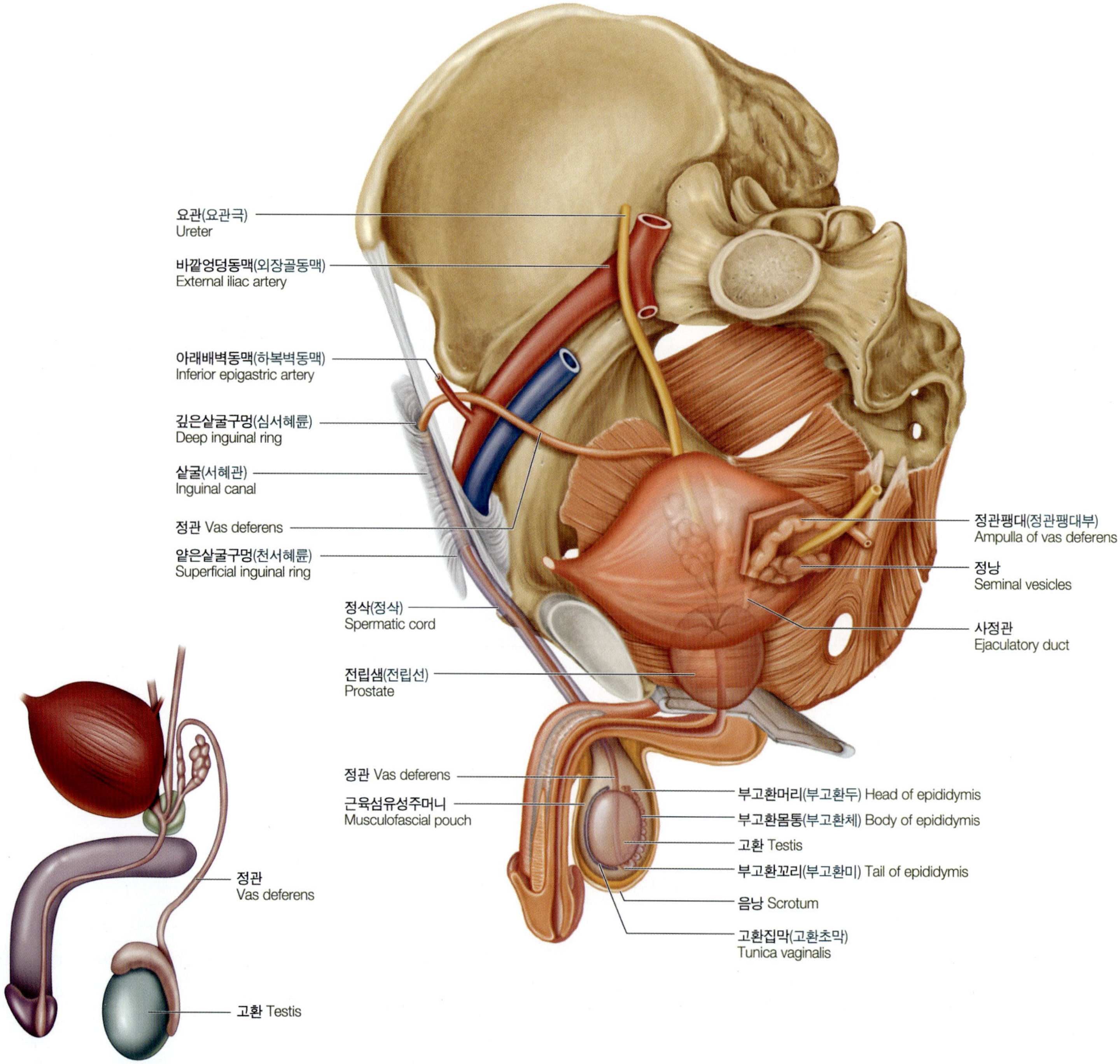

그림 13-12 남성생식기의 구조

고환집막은 음낭벽을 덮고 있는 폐쇄 복막주머니로서 음낭을 이루고 있다 (그림 13-13).

음낭안 고환집막 안에는 여유 공간이 존재하고 장액을 함유하고 있어서 고환이 움직일 때 생기는 마찰을 줄여준다.

발생과정에서 간혹 한쪽 혹은 양쪽 고환이 제대로 하강하지 못하고 복강에 그대로 남아있는 경우가 있을 수 있는데 이를 잠복고환(cryptorchidism)이라고 한다. 잠복고환의 경우 배안의 높은 온도로 인해 고환의 발달에 문제가 생기고 악성종양으로 발전할 가능성이 매우 높기 때문에 사춘기 이전 외과적 교정이 필요하다.

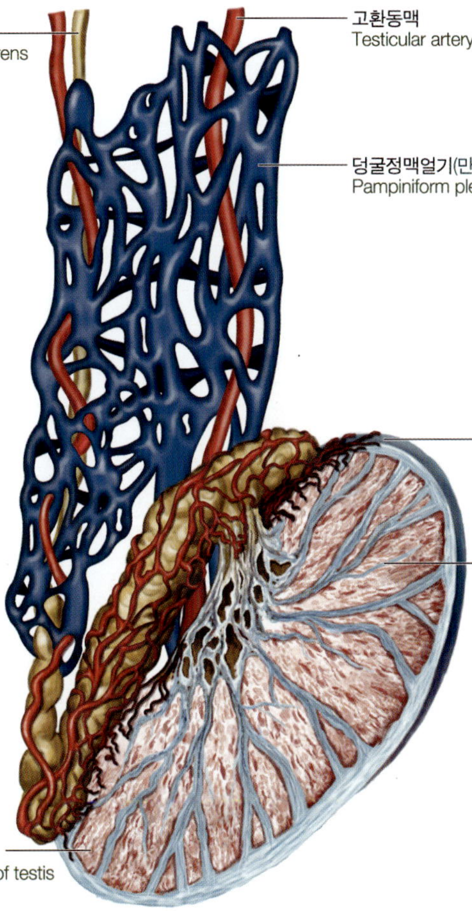

A. 고환의 혈액공급

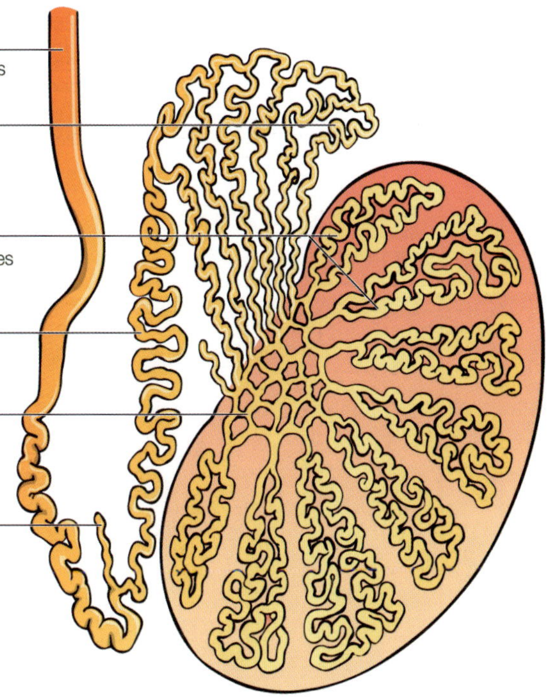

B. 고환 내 정관의 연결

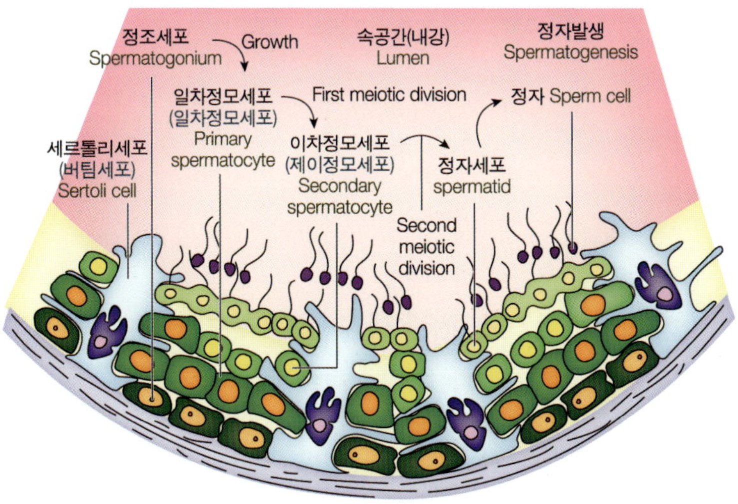

C. 정자의 성숙

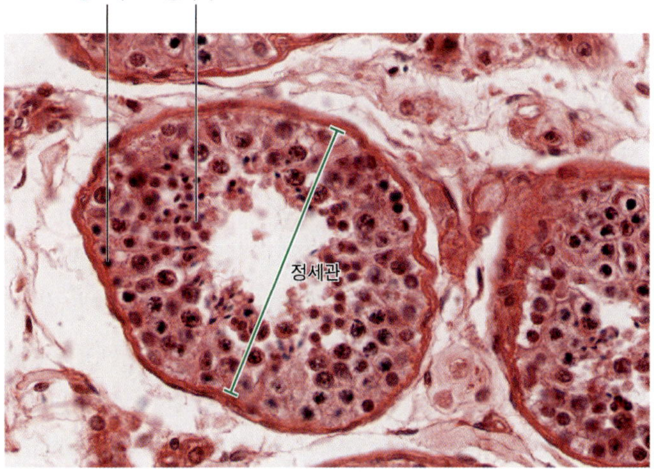

D. 정세관의 현미경 사진

그림 13-13 고환의 구조

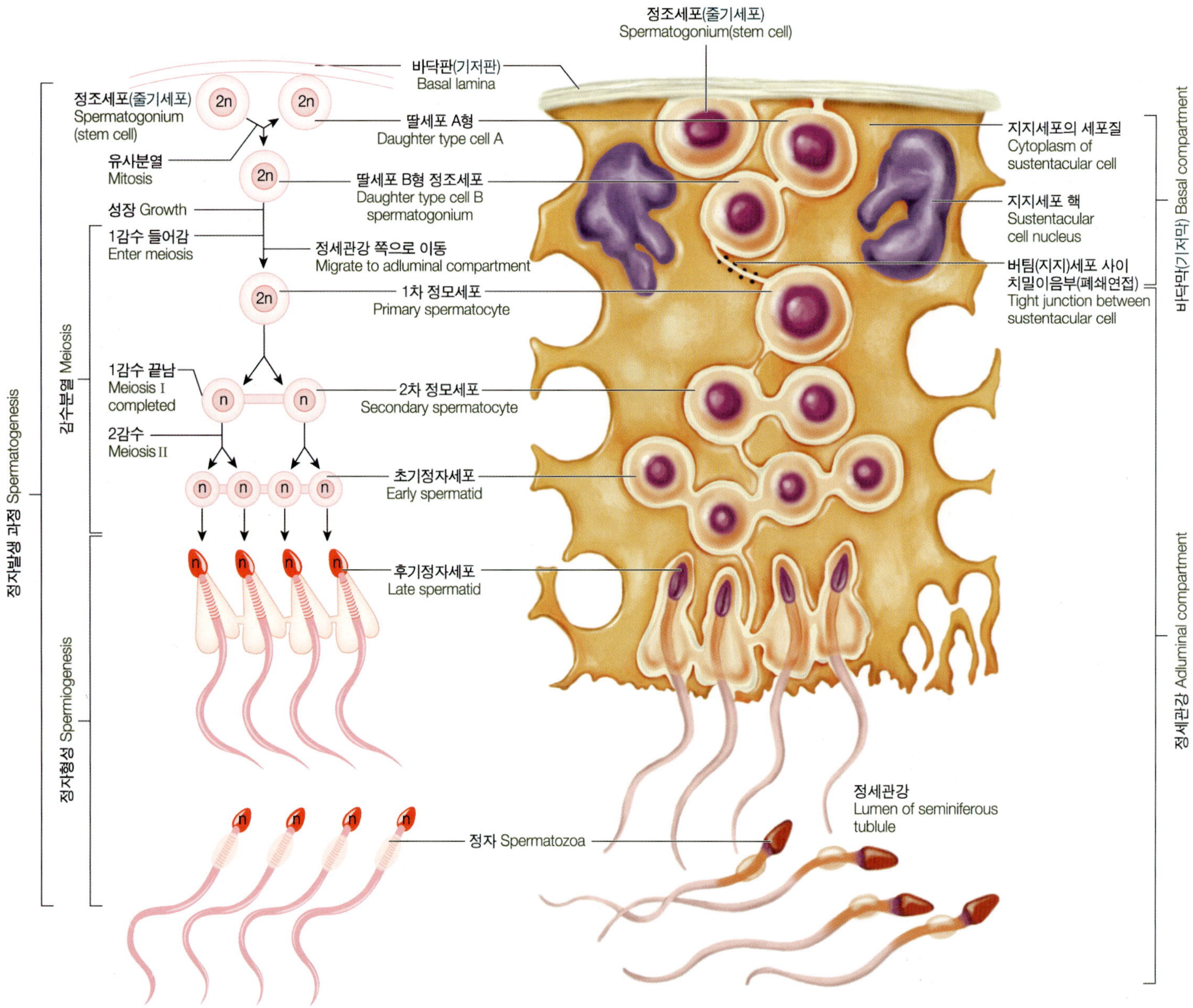

그림 13-14 정자의 발생

2) 조직해부

고환은 강한 섬유성결합조직인 백색막(tunica albuginea)으로 둘러싸여 있다. 백색막은 고환세로칸(mediastinum testis)과 연결되는데 이는 고환 뒤를 따라 아주 두꺼워진 구조물이다. 고환 실질은 고환세로칸에서 뻗어 나오는 결합조직 격막에 의해 많은 고환엽으로 나뉘는데 각 엽에는 1~4개의 정세관(seminiferous tubules)이 들어 있다. 정세관의 내벽은 정자발생세포와 버팀세포(Sertoli cell) 등으로 이루어진 여러 층의 상피로 구성된다.

정자 발생세포는 정세관 내벽에서 발달 단계에 따라 여러 겹으로 쌓여 있다. 가장 기저막에 가까운 세포는 정조세포(spermatogonia)이고 가장 정세관 내강에 가까운 세포는 정자세포(spermatid)이다.

버팀세포는 정자발생세포를 둘러싸고 있으며 영양을 공급하고 지지해주는 역할을 맡고 있다. 정세관을 이루는 결합조직 사이질에는 테스토스테론 분비에 중요한 역할을 맡고 있는 라이디히 세포(Leydig cell)가 존재한다.

3) 혈액공급 및 신경지배

고환은 배대동맥(복대동맥)에서 바로 분지되는 고환동맥을 통해 혈액공급을 받으며 이 동맥은 콩팥동맥보다 앞가쪽에서 시작한다. 고환에서의 정맥은 고환정맥으로 유입되고 이 혈관은 정삭안에서 덩굴정맥얼기(pampiniform plexus)를 이룬다. 덩굴정맥얼기를 떠난 왼고환정맥은 왼콩팥정맥(좌신정맥)으로 합류되고 오른고환정맥은 아래대정맥으로 합류된다. 고환은 골반 및 고환신경얼기에서 오는 자율신경의 지배를 받는다.

4) 기능

고환은 정자를 만들고 남성호르몬(androgen)을 생산하는 두 가지 중요한 기능을 가지고 있다. 남성호르몬은 테스토스테론이 주가 되며 남성 생식기관의 발달, 2차 성징과 정자발생 등을 조절하는데 중요한 호르몬이다 (그림 13-14).

(1) 정자생성 (Sperm formation, Spermatogenesis)

정세관의 분비산물인 정자는 정자발생(spermatogenesis) 과정을 통해 만들어진다. 남성의 정자발생은 사춘기부터 시작해서 죽을 때까지 계속된다. 정자발생은 정원세포가 1차 정모세포를 거쳐 2차 정모세포가 되는 정모세포발생(spermatocytogenesis), 2차 정모세포가 정자세포가 되는 정자세포형성(spermatidogenesis), 정자세포가 성숙하여 정자가 되는 정자형성(spermiogenesis) 3단계로 구분할 수 있다.

정모세포발생에서 정조세포(spermatogonium)는 유사분열을 통해 자신을 증식한 뒤 감수분열을 통해 정자발생과정에 돌입할 수 있는 1차 정모세포(primary spermatocyte)로 분화된다. 1차 정모세포는 제1감수분열을 통해 2개의 2차 정모세포로 분열된다. 분열된 각각의 2차 정모세포는 제 2감수분열을 거쳐 2개의 정자세포(spermatid)가 된다. 결과적으로 감수분열 과정을 통해 한 개의 1차 정모세포는 4개의 정자세포를 발생시키는 것이다. 각 정자세포는 정모세포 염색체 수의 절반을 갖게 된다 (그림 13-14).

이렇게 정모세포로부터 분화된 정자세포는 성숙한 정자가 되기까지 정자형성이라는 일련의 과정을 거치게 된다 (그림 13-15). 정자형성과정에서 정자세포의 세포질 대부분이 사라지고 편모를 갖게 되는 등의 구조적 변화를 겪게 되면 성숙한 정자가 되어 기능적 정자로서의 전환이 완성된다. 인간의 정자발생과정은 약 64일이 소요된다. 정세관 모양이 연동파형으로 나타나게 되는 것은 정자발생이 이루어지는 단계가 정세관 내의 각 부위별로 다르기 때문이다.

체온은 정자발생조절에서 매우 중요한 역할을 한다. 체온이 정상체온 36.5℃을 넘어서면 정자생성이 억제된다. 따라서 고환 내 온도를 높이는 요인들은 정자발생에 영향을 미친다. 예를 들어 뜨거운 물 목욕이나 너무 조이는 속옷은 고환 내 체온을 높여 정자발생에 지장을 줄 수 있다. 이외에도 알코올중독, 약물복용, 영양불균형, 남녀성호르몬 투입과 같은 요인들도 정자발생 과정에 영향을 미치고, 고환에 X선을 쬐면 정모세포의 파괴로 비가역적 불임이 초래되기도 한다.

(2) 테스토스테론 분비

사이질분비자극호르몬(interstitial cell stimulating hormone, ICSH, LH)의 자극을 받으면 정세관(seminiferous tubule)의 사이질세포(interstitial cell)에 위치하는 라이디히 세포(Leydig cell)가 테스토스테론을 생산, 분비한다. 안드로겐의 일종인 테스토스테론은 정자형성 및 남성 외부생식기의 분화와 유지에 필수적으로 작용한다.

2 남성 생식관과 부속샘 (Male genital duct and accessory sex gland)

고환에서 생성된 생식세포는 생식관을 따라 정낭으로 운반되고 부속샘에서 분비된 물질과 만나 성숙된다.

1) 고환의 관

고환소엽 윗부분으로 올라가면서 구불구불한 정세관은 점차 곧고 짧은 정세관이 된다. 고환 뒤에 위치하는 관을 곧은정세관(straight seminiferous tubules)이라고 하며 배출관의 첫 부위가 된다. 곧은정세관들은 세로칸에서 서로 합쳐져서 그물 모양의 상피가 되는데 이것을 고환그물(rete testis)이라 한다. 고환그물에서 10~15개의 짧은 고환 날세관(efferent ductules)이 뻗어나가 부고환(epididymis)과 합쳐진다 (그림 13-16).

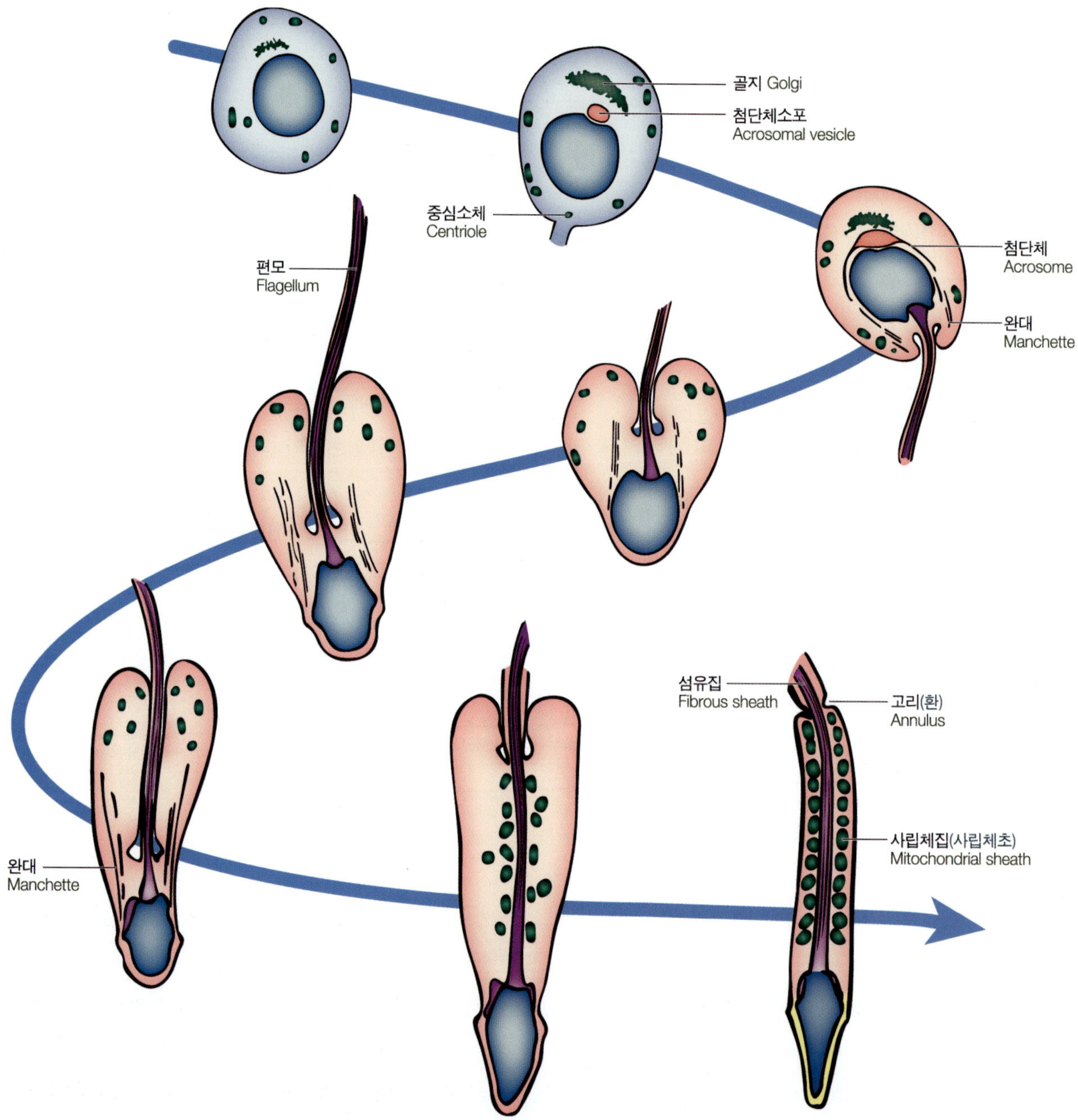

그림 13-5 정자의 형성

2) 부고환

(1) 맨눈해부

부고환은 고환 뒤쪽에 위치하며 머리(head), 몸통(body), 꼬리(tail)로 구성된다. 부고환 머리는 고환날세관(efferent ductules)을 받아 고환 상단뒤쪽에서 시작한다. 부고환 몸통은 고환 뒷면을 따라서 위치하며 내려와서 꼬리부분은 정관과 연결된다.

(2) 조직해부

부고환관의 내피상피는 거짓중층원주상피(pseudostratified ciliated columnar epithelium)로 구성되어 있다. 이 상피들은 고환액의 대부분을 재흡수하며 분비와 식작용을 담당한다.

민무늬근육으로 이루어져있는 바깥 상피는 머리에서 꼬리로 갈수록 두꺼워진다.

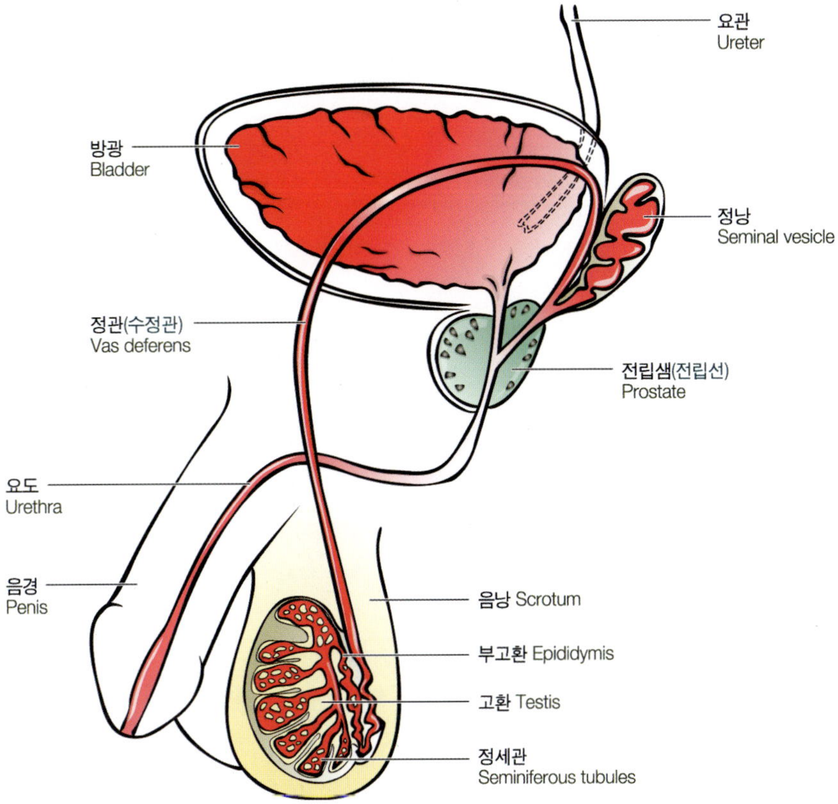

그림 13-16 남성 생식관과 부속샘의 연결

(3) 기능

생성된 정자는 부고환의 꼬리부분으로 집합되고 부고환관 전체를 정자가 통과하기 위해서는 6주 정도 소요된다. 부고환관에서 정자는 성숙되어 난자와 수정하기 위해 필요한 운동능력을 갖추게 된다.

3) 정관과 정삭(Vas deferens and spermatic cord)

정관(vas deferens)은 부고환 꼬리부분에서 시작하여 전립선 요도까지 연결되는 긴 근섬유관이다. 부고환에서 정자를 사정관까지 운반하는 통로 역할을 한다.

(1) 맨눈해부

정관은 고환 뒤쪽, 부고환 꼬리부분에서 상행하여 부고환 안쪽에서 정삭과 결합한다. 음낭을 떠난 정관은 정삭을 따라 샅굴을 통과하게 된다. 샅굴 안에서 정관은 정삭을 떠나 방광 뒷면으로 가서 방광바닥에서 팽대되어 팽대부(ampulla)를 이루고 아래에서 정낭(seminal vesicle)과 합쳐져서 사정관(ejaculatory duct)을 이루게 된다. 사정관은 전립샘실질(prostatic utricle)을 비스듬히 통과하여 전립선부 요도(prostatic urethra) 뒷면에서 개구된다.

정삭은 부고환 꼬리에서 샅굴 내부까지 연결되어 있고 고환을 드나드는 구조물들을 덮는 막으로 되어 있다. 정삭내부는 정관과 함께 고환동맥(testicular artery), 정삭동맥(spermatic artery), 덩굴정맥얼기(pampiniform plexus), 신경, 림프관 등을 포함하고 있다.

(2) 조직해부

정관은 내강이 매우 좁고 벽이 두꺼운 원통관이다. 정관의 벽은 점막층, 근육층, 외막 세 층으로 되어 있다. 점막층의 상피는 거짓중층원주상피(pseudostratified columnar epithelium)로 구성되고 정관 수축 시 기다란 주름이 잡힌다. 정관벽은 사정할 때 수축이 일어나서 정자를 밀어낼 수 있도록 민무늬근이 나선배열로 두껍게 싸고 있다.

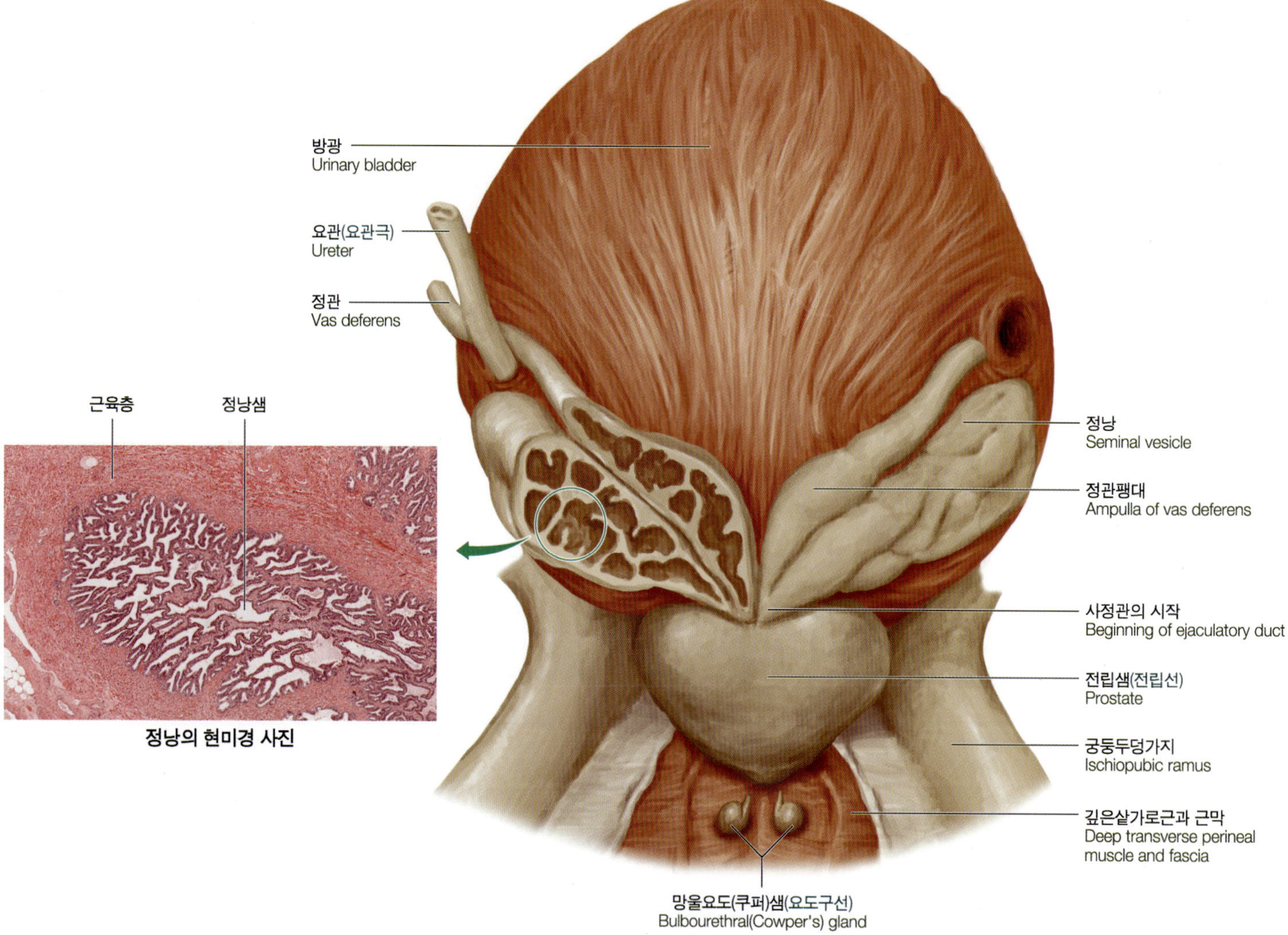

그림 13-17 정낭의 구조

(3) 혈액공급 및 신경지배

정관은 아랫방광동맥에서 일어나는 정관동맥에서 혈액공급을 받고 여기에서 나오는 정맥혈은 덩굴정맥얼기, 정낭정맥, 전립선정맥으로 유입된다. 정관은 자율신경계의 지배를 받으며 골반신경얼기를 통해 교감 및 부교감 신경을 받는다.

(4) 기능

양쪽 정관은 남성의 사정시 교감신경이 작용하게 되면 강력한 율동적 수축을 하게 된다. 이 때 사정관 내에 축적되어 있던 정자들이 요도를 통해 배출되게 된다. 이러한 구조적 특징을 이용한 남성불임술 중 가장 효과적인 방법은 정관절단술(vasectomy)이다. 이는 정관을 절단하여 양끝을 묶는 방법으로서 정자가 정관을 통해 사정관에 도달하지 못하도록 하여 피임을 할 수 있도록 한다.

4) 정낭(Seminal vesicle)

(1) 맨눈해부

정낭은 정관에서 파생되어 확장된 좌우 한 쌍의 부속샘으로서 방광과 곧창자 사이, 전립샘의 윗부분에 위치한다. 정관에 대해서 양쪽 정낭은 바깥, 가쪽에 놓여있다 (그림 13-17).

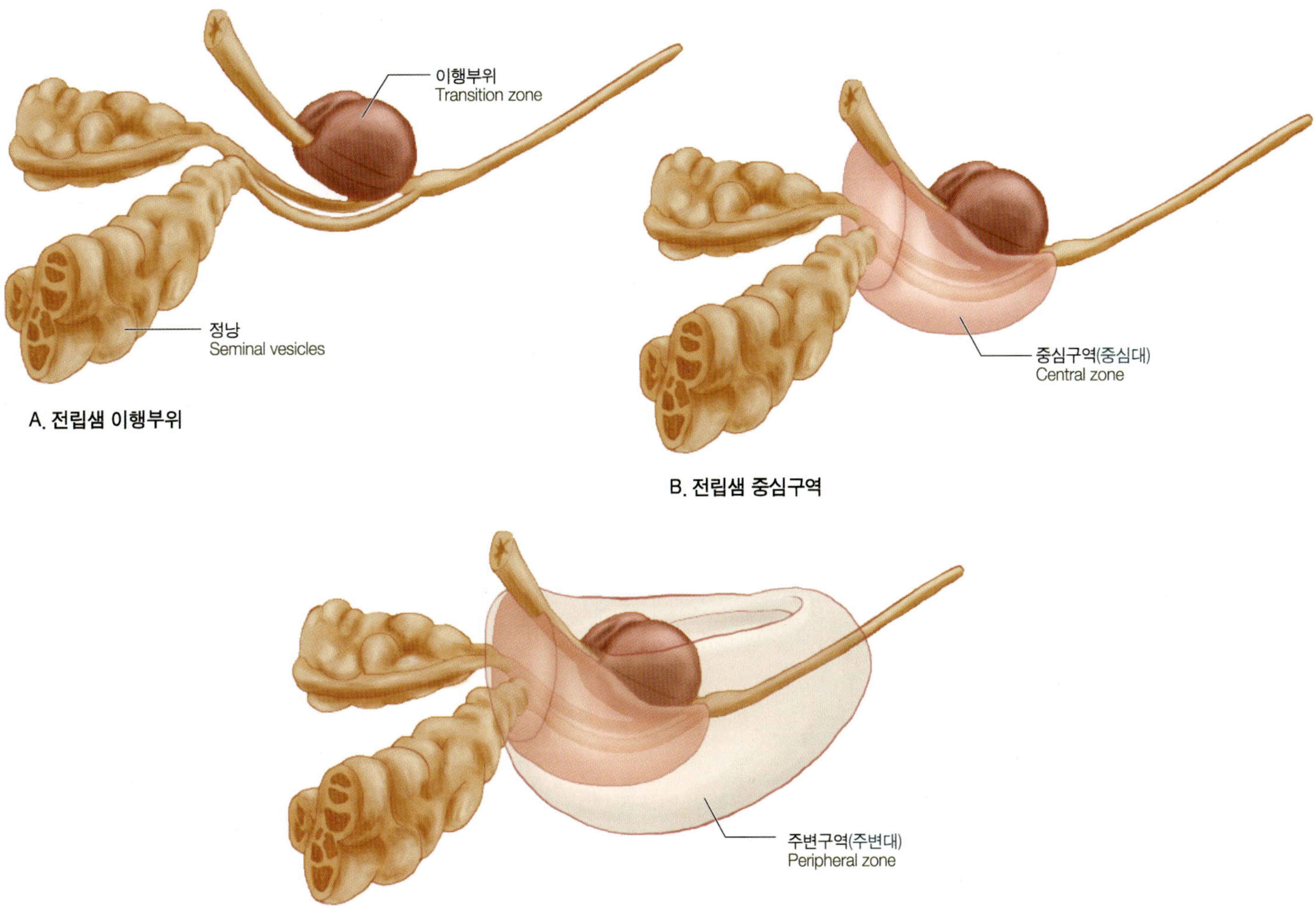

그림 13-18 전립샘의 조직학적 구조

(2) 조직해부

정낭은 섬유성 결합조직으로 구성된 한 쌍의 샘기관이다. 정낭벽의 내부 점막은 내강을 향해 뻗어있는 많은 주름들이 특징이다. 이 점막을 덮고 있는 상피는 거짓중층원주상피이고, 테스토스테론에 민감한 분비세포들이다. 정관보다 정낭의 근육층은 얇고 바깥막에는 탄력섬유가 많다.

(3) 혈액공급 및 신경지배

정낭은 중간·아래방광동맥(middle and inferior vesical artery)과 중간곧창자동맥(middle rectal artery)에서 나온 동맥에서 혈액공급을 받고 동맥과 같은 이름의 정맥에 의해 정맥혈이 회수된다. 자율신경의 지배를 받으며 교감 및 부교감신경의 지배를 받는다.

(4) 기능

정낭은 정자의 영양과 운동성 부여에 중요한 추가 분비물을 생성한다. 테스토스테론의 자극을 받아 알칼리성의 액체를 분비하는데 이 분비물에는 비타민 C와 과당이 풍부해서 정자이동매체와 에너지 공급원이 된다. 정낭은 교감신경의 작용을 받아 수축 시에 정낭액을 사정관으로 배출한다.

5) 전립샘(Prostate gland) (그림 13-18)

(1) 맨눈해부

전립샘은 길이 7~8cm로 남성 생식기관에서 가장 큰 부속샘이며 위치는 방광 아래에서 요도 몸쪽부위를 둘러싸고 있다. 전립샘의 바닥은 방광목에 붙고 끝부분은 요생식가로막(urogenital diaphragm)에 놓여 있는데 사정관은 전립샘 실질 바닥 뒷면을 통해 들어온다.

(2) 조직해부

전립샘실질은 30~50개의 대롱꽈리샘(tubuloacinar gland)로 구성되며 이 관들은 전립선 요도로 개구된다. 민무늬근과 탄력섬유가 함유된 치밀결합조직 속에 샘의 구성물들이 파묻혀 있다.

(3) 혈액공급 및 신경지배

전립샘은 중간·아래방광동맥(inferior and middle vesical artery)과 중간곧창자동맥(middle rectal artery)의 가지에서 혈액을 공급받고, 정맥혈은 작은 정맥을 통해 전립샘정맥얼기로 유입된다. 전립샘은 골반, 전립샘신경얼기(prostatic nerve plexus)로부터 교감, 부교감 신경섬유를 받아 자율신경계의 지배를 받는다.

(4) 기능

전립샘은 테스토스테론의 자극을 받으면 약염기성 액체를 분비하여 정액에 첨가시킨다. 교감신경의 자극이 사정 시에 전달되면 전립샘은 수축하여 요도로 전립샘액을 분비하게 된다.

6) 망울요도샘(Bulbourethral gland)

(1) 맨눈해부

망울요도샘 또는 쿠퍼선(Cowper's gland)은 두 개의 작은 콩알 모양의 덩어리로 요도의 가로막부분의 비뇨생식사이막(요생식격막, urogenital diaphragm) 뒤가쪽에 위치한다.

(2) 조직해부

각 망울요도샘은 복합대롱꽈리샘(compound tubuloacinar gland)으로 분비부분에서 점액이 생성된다. 샘의 실질은 근섬유성낭으로 둘러싸여 있고 안으로 들어가서 샘의 실질을 엽으로 나눈다. 각각의 망울요도샘마다 하나의 분비관이 존재해서 비뇨생식사이막(요생식격막)을 통과해서 요도해면체(corpus spongiosum penis) 바닥에서 미세한 구멍으로 개구된다.

(3) 기능

음경요도를 통해 윤활제 역할을 하는 투명한 점액을 분비한다.

3 남성의 샅(Male perineum)

샅은 양쪽 넓적다리 사이에서 요도와 항문을 포함하고 있는 마름모꼴 모양의 공간이다. 앞으로는 두덩결합(pubic symphysis)과 활꼴인대(arcuate ligament), 뒤로는 꼬리뼈, 옆으로는 두덩하지와 엉덩뼈에 의해 경계가 이루어진다. 이 마름모의 앞쪽 반을 비뇨생식삼각(urogenital triangle)이라고 하며 뒤쪽 반은 항문삼각(anal triangle)이라 한다. 샅에 위치하는 중요구조물들로는 궁둥해면체근, 망울해면체근, 바깥항문조임근, 얕은샅가로근, 음경망울, 음경다리 등이 있다(그림 13-19).

4 남성외부생식기(Male external genital organ)

남성 외부생식기는 음경(penis)과 음낭(scrotum)으로 구성된다(그림 13-20).

1) 음경(Penis)

(1) 맨눈해부

음경은 소변과 정액이 배출되는 기관이다. 음경은 귀두, 몸통, 뿌리 세 부분으로 구성되어 있으며 음경 몸통은 발기성 해면조직으로 이루어진 세 개의 원통형 몸체로 이루어져 있다. 그 중 하나는 요도해면체(corpus spongiosum penis)로, 나머지 두 개는 음경해면체(corpus cavernosum penis)로 음경의 대부분을 차지하고 있다.

(2) 조직해부

음경은 세 개의 원통형의 발기성 해면조직을 치밀하고 두꺼운 섬유탄력층인 백색막(tunica albuginea)으로 둘러싸여 있다. 음경

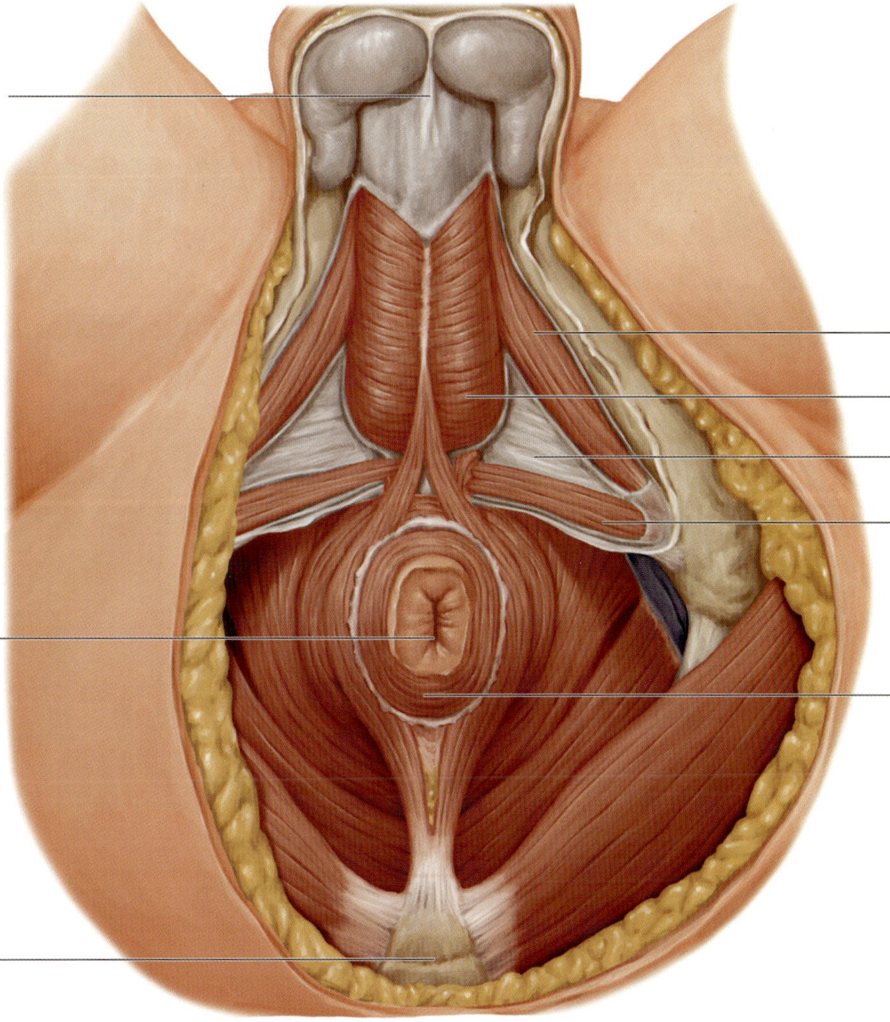

그림 13-19 남성 샅의 구조

귀두는 얇고 모발이 없는 피부로 덮여져 있는데 이를 음경꺼풀(prepuce of penis)라고 한다. 음경꺼풀을 제거하는 외과적 절제를 받는 것을 포경 또는 꺼풀절제술(circumcision)이라고 한다.

(3) 혈액공급 및 신경지배

음경은 속음부동맥(내음부동맥, internal pudendal artery)에서 분지되는 얕은 및 깊은 음경동맥에 의해 혈액공급을 받는다. 정맥혈은 동맥과 같은 이름의 정맥으로 유입된다. 외음부신경이 음부의 수의적 조절을 담당하고 음경의 자율신경계 조절은 골반신경얼기를 통해 받는다.

(4) 기능

음경은 남성의 성행위와 직접 관련이 있는 부위로 음경의 발기와 정액의 사정을 통해 남성의 성행위가 이루어진다.

① 발기(Erection)

음경에 직접적 자극이 가해지거나 심리적인 자극을 받으면 부교감신경을 통해 음경의 발기가 일어난다. 발기는 음경동맥이 먼저 확장되어 발기조직에 있는 정맥얼기에 혈액을 채운다. 이후 발기조직으로부터 정맥혈의 회수를 억제하는 기전을 통해 음경이 팽대된 상태로 유지되도록 한다.

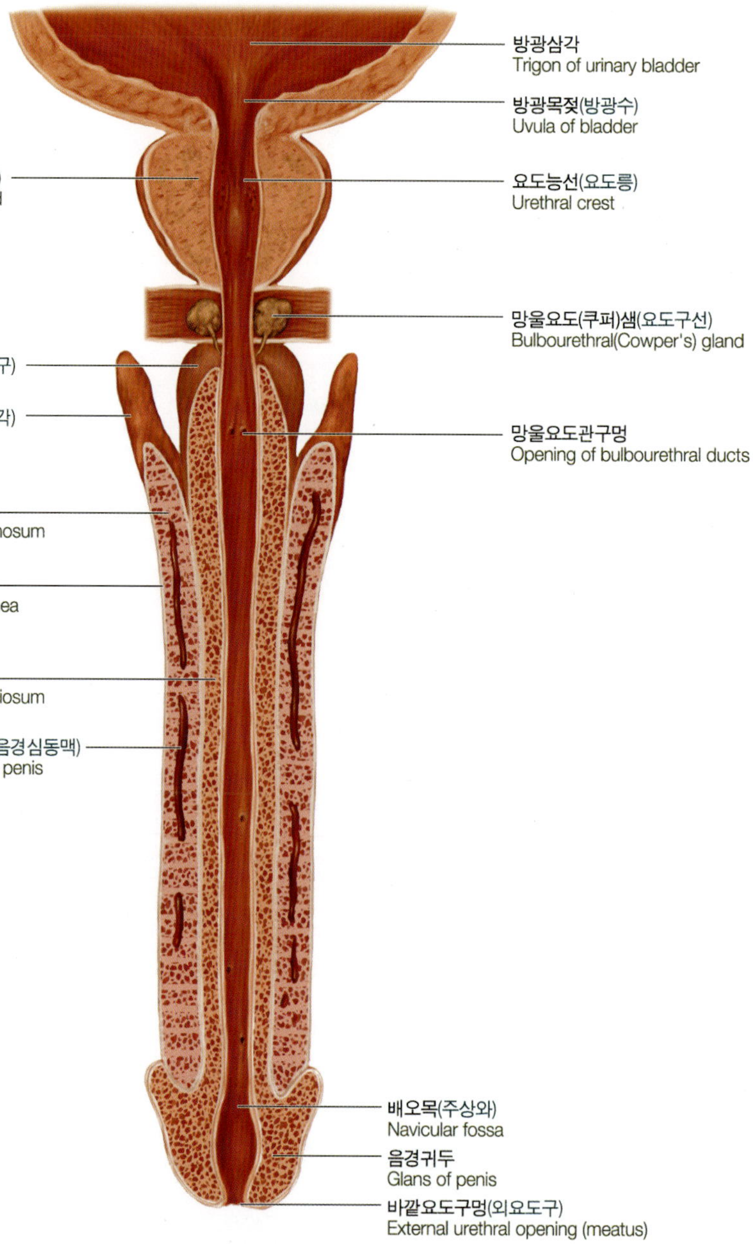

그림 13-20 남성 외부생식기의 구조

② 사정(Ejaculation)

성적자극이 강하게 오면 교감신경이 작용하여 정관과 부고환의 연축운동이 일어나서 사정관에서 요도로 정자를 배출하게 된다. 정낭과 전립샘도 수축을 하게 되어 정자에 정낭액과 전립샘액을 첨가해서 요도경로로 배출시킨다. 사정 때마다 배출되는 2~4mL 정도의 정액에는 약 3억개 정도의 정자가 들어있다. 사정이 끝나면 발기조직에 채워져 있던 정맥혈이 빠져 나가면서 음경은 다시 이완상태로 돌아가게 된다.

2) 음낭(Scrotum)

(1) 맨눈해부

음낭은 고환 및 이와 관련된 구조물들을 포함하는 두 층의 섬유근육성 피부주머니로서 결합조직 사이막으로 양분되어 있다. 음경과 항문 사이에 위치하며 발생학적으로 오른쪽 정삭의 길이가 짧기 때문에 오른쪽 음낭이 왼쪽보다 다소 위로 올라가 있다.

(2) 조직해부

음낭피부는 얇고 착색이 많이 되어 있다. 음낭솔기 주위로 주름이 잡혀 있고 굵은 모발로 덮이며 피지선이 발달되어 있다. 피부 아래층에는 다량의 평활근 섬유를 포함하는 결합조직인 음낭근막이 있다.

(3) 기능

음낭은 고환의 온도를 체온보다 낮게 유지하게 하여 정자생성을 원활하게 한다. 음낭피부 아래층에 존재하는 음낭근(dartos muscle)은 더울 때는 이완되어 고환을 신체로부터 멀리 떨어지게 하고 추울 때는 수축하여 신체 가까이에 붙이는 작용을 통해 고환의 온도를 조절한다.

1. 자궁외 임신(Ectopic pregnancy)

수정란이 자궁몸통의 내강에 착상되지 않고, 자궁관이나 난소, 자궁을 지지하는 인대 복강 등에 착상되는 임신을 자궁외 임신이라고 한다.

자궁외 임신은 주로 자궁관의 손상(감염, 수술)이 있은 후에 잘 발생한다. 일반적으로 월경 양상의 이상이나 하복부의 통증 등의 증상이 있으나 자궁외 임신의 증상은 다른 복통을 일으키는 질환과 감별이 힘들어 주의를 요한다.

특히 자궁외 임신에서는 점점 자라나는 태아로 인해서 자궁외 임신된 부위가 태아의 크기를 견디지 못하고 파열되면서 생기는 출혈로 인해 어지러움, 현기증, 빈맥 등의 증상이 생길 수 있고 치료가 늦을 경우 생명이 위험해 지기도 한다.

약물치료와 수술적 치료법이 있으며 출혈이 없는 안정된 환자에서는 약물치료를 할 수 있으나 출혈이 심해 증상이 있는 환자는 개복 또는 복강경을 이용하여 빨리 수술해야 한다.

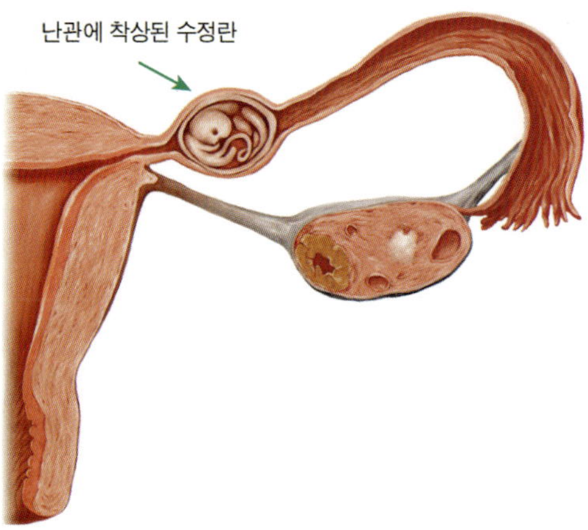

그림 1 자궁외 임신

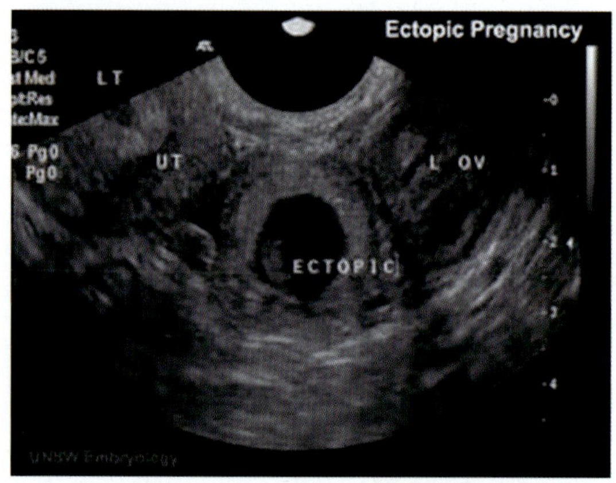

그림 2 자궁외 임신 초음파 소견

2. 자궁목암(자궁경부암, Cervical cancer)

질에 연결되어 있는 자궁인 자궁목에 생기는 악성종양을 자궁목암(자궁경부암)이라고 한다. 자궁목암은 전세계적으로는 두 번째로 흔하게 발생하고, 우리나라에서는 4위를 차지한다. 35～39세, 60～64세에서 호발한다.

자궁목암의 위험인자로는 16세 이전의 조기 성 경험자, 성교 대상자가 많은 여성, 아이를 많이 낳음, 배우자의 불결한 성생활, 흡연 등이 있다.

자궁목암은 성접촉에 의한 인유두종 바이러스(human papillomavirus)감염이 주된 원인이며 편평세포암에서는 99%에서 인유두종 바이러스 양성소견을 보인다.

증상으로는 성교 후 질출혈이 가장 중요하고 흔한 증상이며 암의 병기가 진행하면서 암의 괴사와 감염에 따른 질에서의 악취, 방광, 요관, 직장 등 주위장기를 침범하게 되면 혈뇨, 혈변 등 주위장기 파괴에 따른 증상이 나타나게 된다.

자궁목암은 암으로 진행하는 전단계가 길고 선별검사로 자궁경부세포검사(Pap test)가 있어 예방 가능한 암이다.

선별검사로 자궁목암이 의심되면 자궁목 착공생검(punch biopsy), 내자궁경부 긁어냄술, 자궁목 원추절제술을 이용하여 조직검사를 시행한다.

자궁목암의 병기는 1기에서 4기까지 분류되어 있고, 각 병기에 따른 치료원칙에 따라 수술 및 화학방사선요법이 이용된다.

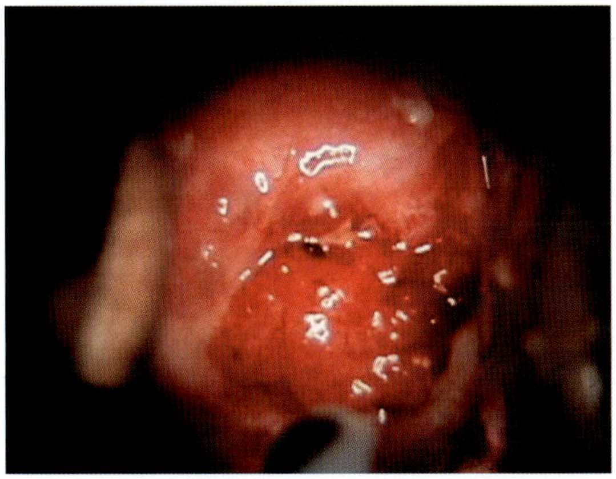

그림 3 자궁목암의 질확대경 소견

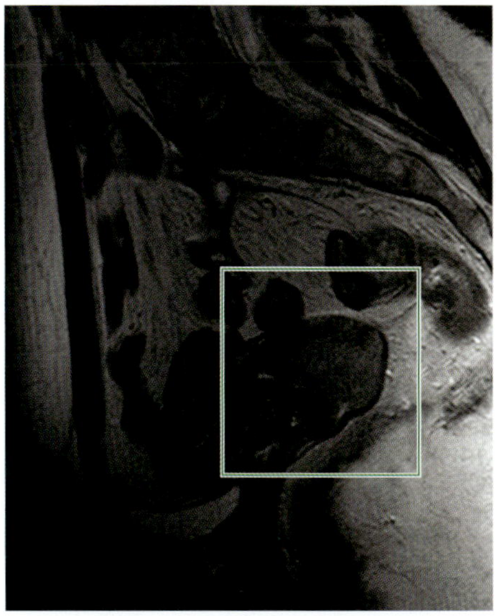

그림 4 자궁목암의 MRI 사진

14 CHAPTER

신경계통

Nervous System

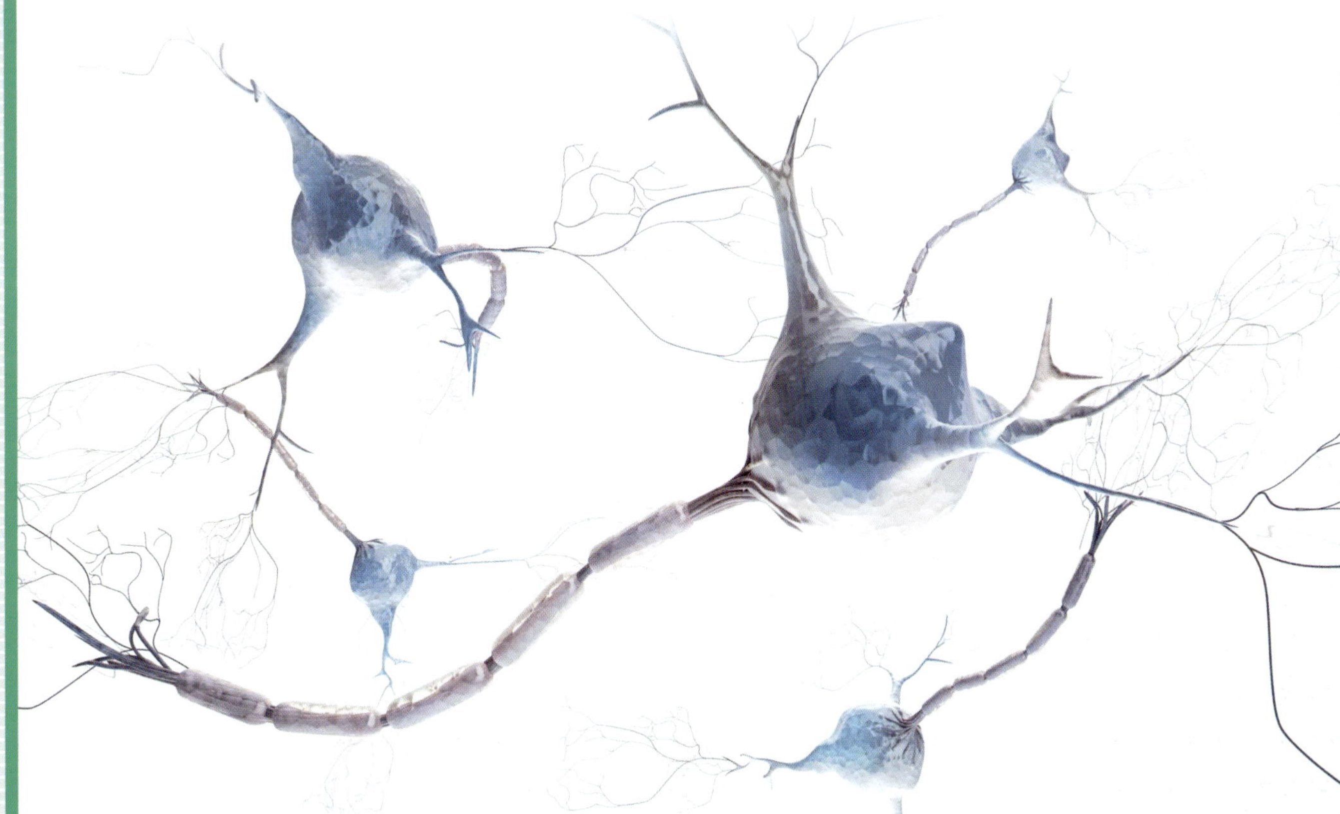

14 CHAPTER

신경계통
Nervous system

신경계통은 중추신경계통(central nervous system, CNS)과 말초신경계통(peripheral nervous system, PNS)으로 분류되며, 중추신경계통(CNS)은 다시 뇌(brain)와 척수(spinal cord)로 나누며, 말초신경계통(PNS)은 기능적으로는 몸신경계통(체성신경계통, somatic nervous system)과 자율신경계통(autonomic nervous system)으로 나누어진다 (그림 14-1).

1 신경세포의 세포구성

신경계는 신경세포(nerve cell)가 구성하는 뉴런(신경원, neuron)과 주변에서 신경세포를 지지하는 신경아교세포(신경교세포, neuroglia)로 구성되어 있다. 뉴런은 사람의 대뇌피질에만 140억 개가 존재하며 전기적 흥분충동을 전달하고 때로는 신경전달물질을 분비한다. 신경아교세포는 뉴런을 물리적으로 지지하고 화학적인 대사 작용을 돕는다.

1) 뉴런(신경원, Neuron)

뉴런(neuron)은 신경계의 구조적 단위인 동시에 물리적 또는 화학적 자극에 반응하는 흥분성(excitability)과 이를 다른 조직에 전달하는 전도성(conductivity)을 지닌 기능적 단위로, 고도로 분화된 세포이다. 뉴런은 공통적으로 세포체(cell body), 가지돌기(수상돌기, dendrite) 및 축삭(axon)의 3부분으로 나뉘며, 모양과 형태에 따라 몇 가지로 분류된다 (그림 14-2).

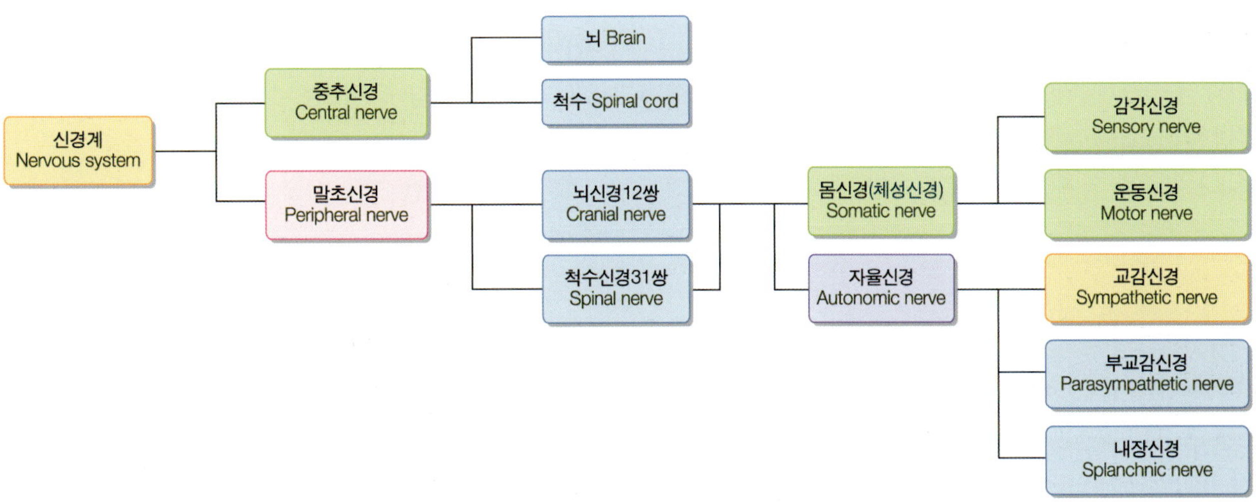

그림 14-1 신경계통의 분류

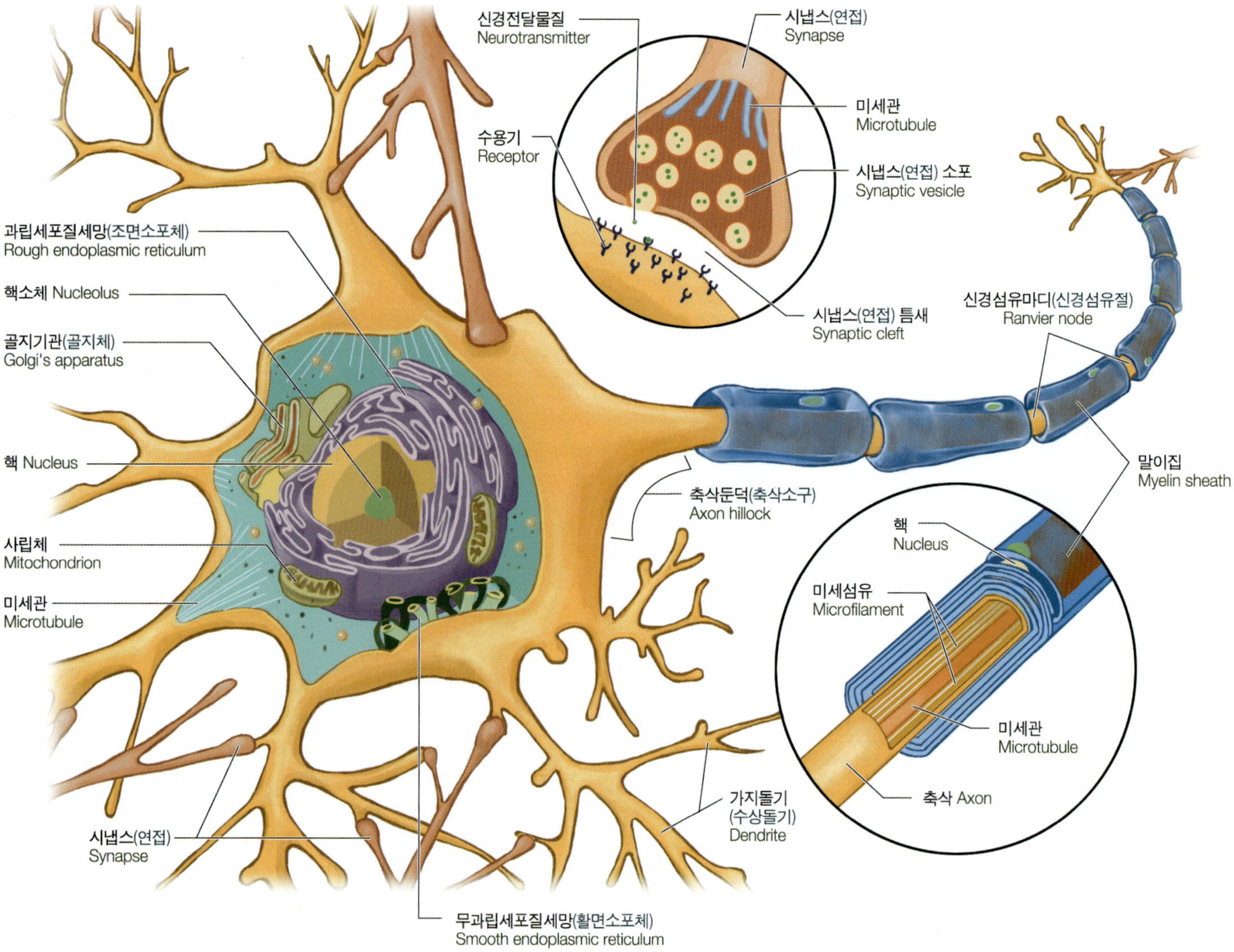

그림 14-2 뉴런의 기본적 구조

(1) 세포체(Cell body)

가지돌기와 축삭을 제외한 세포질과 핵이 존재하는 부분을 말한다. 신경절(ganglion)은 말초신경계에 존재하는 세포체의 집합이며, 중추신경계에 존재하는 세포체 집합은 핵(nucleus)이라고 한다.

① 세포질(Cytoplasm)

세포체의 세포질에는 다양한 세포내 소기관과 포함물이 존재하며, 세포내 소기관 중 니슬소체(Nissl body)는 단백질 합성 및 신경세포의 대사에 관여한다. 또한 일반세포에서 볼 수 있는 리보솜(ribosome), 골지복합체(Golgi complex), 미토콘드리아(mitochondria), 용해소체(lysosome) 및 중심소체(centrosome)가 있다.

② 핵(Nucleus)

대부분의 뉴런은 크고 둥근 핵을 지니는데, 광학현미경으로는 빈 공간처럼 관찰되며 핵의 중앙부에는 핵소체(nucleolus)가 있다.

(2) 가지돌기(수상돌기, Dendrite)

가지돌기(dendrite)는 세포체로 흥분성 전위를 들쪽(afferent)으로 전달하고, 뉴런의 종류에 따라 각각의 가지돌기는 여러 가지 형태와 크기, 유형으로 일차, 이차, 삼차 또는 그 이상으로 분지를 내기도 한다. 가지돌기 표면에는 작은 가지돌기가시

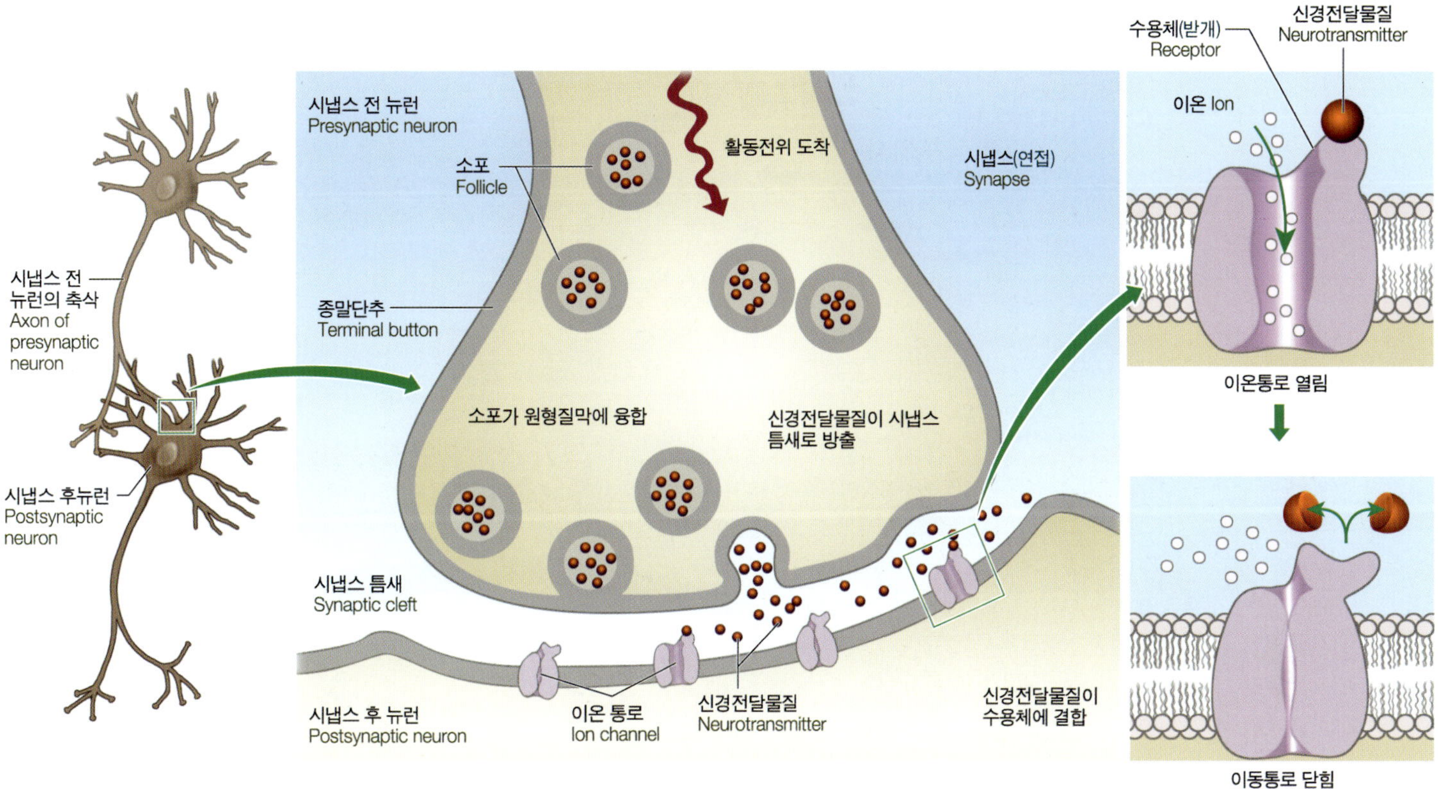

그림 14-3 뉴런 간의 시냅스 구조와 역할

(dendritic spine)가 있는 경우가 많으며, 이를 통해 넓은 표면적으로 다른 뉴런의 축삭종말과 시냅스를 이루는 구조가 된다.

(3) 축삭 (Axon)

축삭은 세포체로부터 흥분충동을 날쪽(efferent)으로 내보내며 신경원마다 1개의 긴 축삭을 갖는데, 그 끝은 종말단추(terminal button) 또는 끝망울(end bulb)을 형성하여 주변의 뉴런, 샘세포, 근섬유와 시냅스를 이룬다. 또한 축삭은 가지돌기에 비해 잘 분지하지 않으며 거의 직각으로 분지하는 경향을 보인다.

(4) 시냅스 (연접, Synapse)

신경은 수많은 뉴런의 그물구조를 형성하여 신경흥분전위를 중추신경계나 효과기(effector)에 전달한다. 이와 같은 뉴런끼리의 연결은 한 뉴런의 종말단추가 다른 뉴런의 가지돌기(수상돌기), 세포체 또는 축삭에 영향을 미친다. 이들이 접하는 구조를 시냅스(연접)라 하며, 시냅스 내에서 뉴런 사이에 직접적인 원형질 사이의 연결은 없고, 미세한 간극이 존재하는데 이를 시냅스틈새(synaptic cleft)라 한다. 화학적 시냅스는 시냅스전종말(presynaptic terminal)내부에 신경전달물질(neurotransmitter)로 차 있는 시냅스소포(synaptic vesicle)가 존재하여, 흥분전도에 의해 신경전달물질의 방출을 일으킨다. 방출된 신경전달물질은 시냅스후뉴런의 수용기와 결합하여 이온통로를 열어 흥분전위를 일으키며, 신경전달물질의 분해는 이온통로가 다시 원상태로 돌아오도록 한다 (그림 14-3).

(5) 말이집 (Myelin sheath)

축삭을 둘러싸고 있는 여러 겹의 융합된 말이집세포(슈반세포, Schwann cell)의 세포막 구조를 말이집(수초)이라고 하며 모든 축삭이 말이집(수초)에 싸여 있는 것은 아니다. 수초에 의해 싸여있는 축삭은 말이집신경섬유(유수신경, myelinated nerve fiber)라 하고, 수초가 존재하지 않는 축삭은 민말이집신경섬유(무수신경, unmyelinated nerve fiber)라고 한다 (그림 14-4).

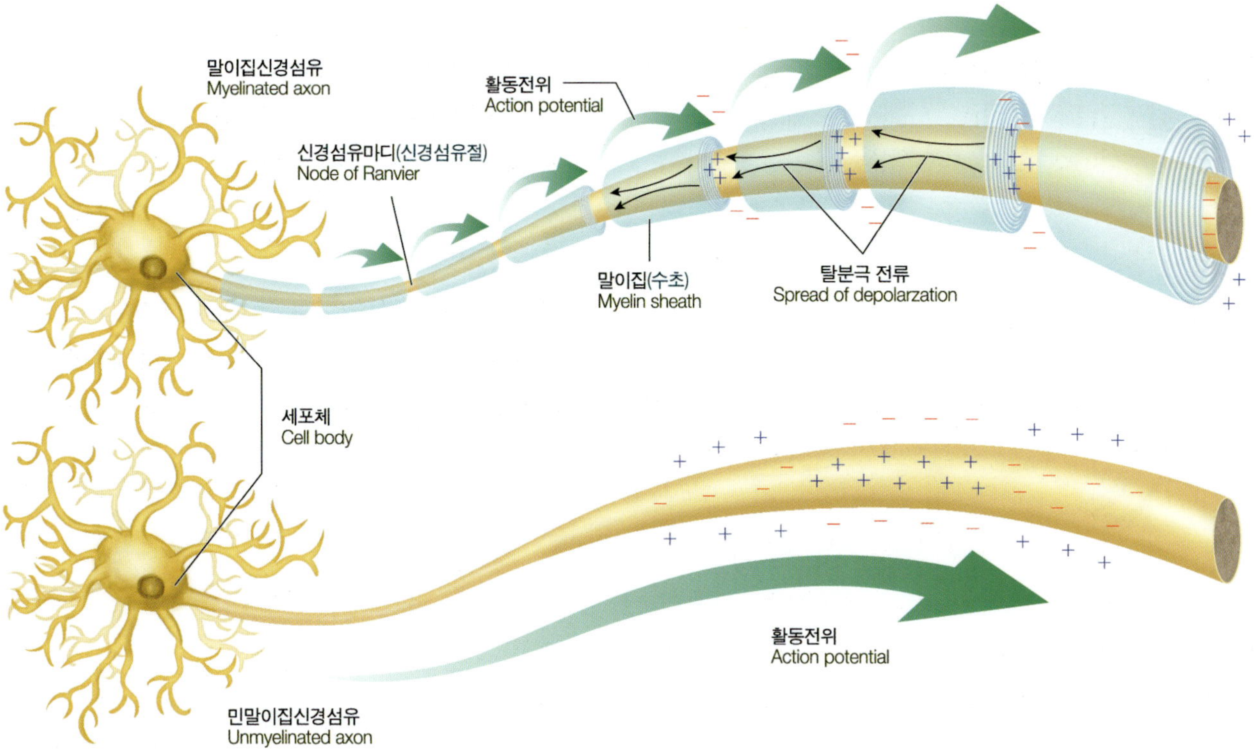

그림 14-4 말이집신경섬유와 민말이집신경섬유의 구조와 활동전위 전달방식

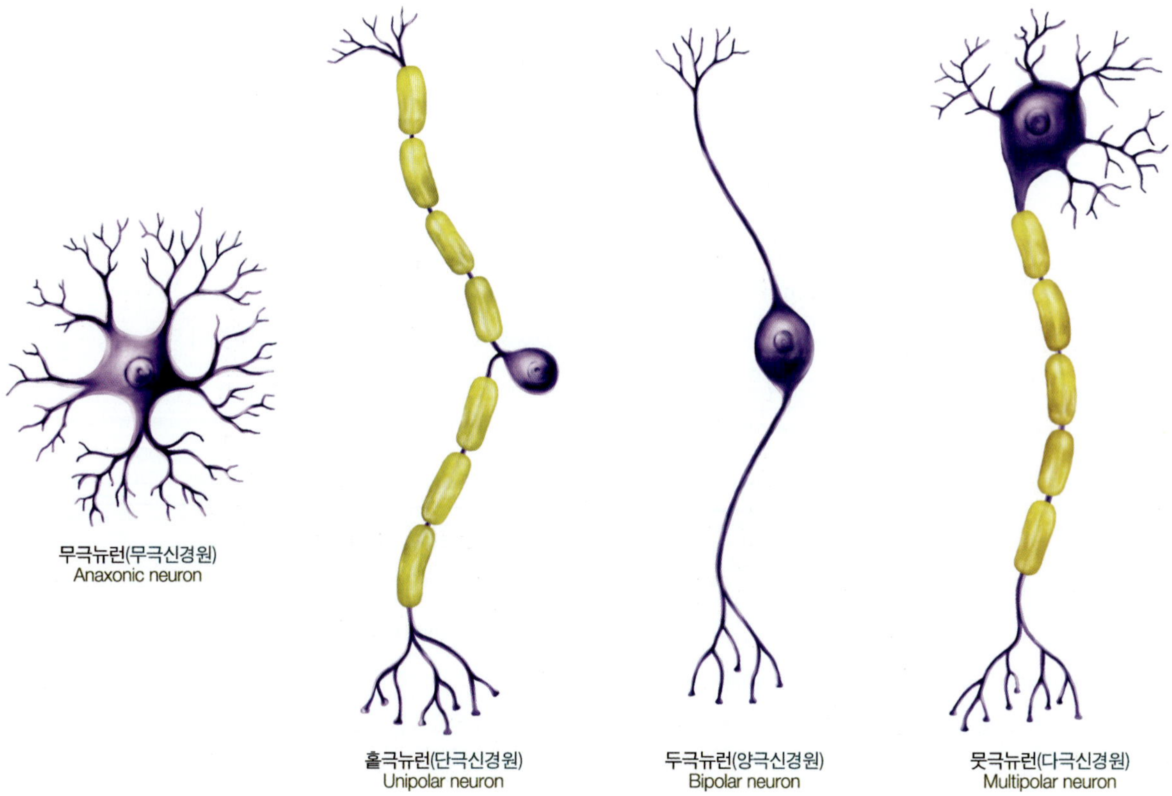

그림 14-5 뉴런의 구조적 분류

2) 뉴런의 구조적 분류(Classification of neuron)

뉴런은 구조적으로나 기능적인 면을 기초로 하여 분류하며 뉴런이 신체의 어느 부위에서 어떤 기능을 하는가를 이해하기 위해서는 분류가 필요하다.

(1) 구조적 분류 (그림 14-5)

① 무극뉴런(무극 신경원, Anaxonic neuron)

다른 뉴런들에 비해 크기가 작고, 신경세포체에 극이 없는 신경세포이다. 특정한 중추신경계, 특수기관에만 존재한다.

② 뭇극뉴런(다극 신경원, Multipolar neuron)

1개의 축삭에 둘 이상의 가지돌기를 갖는 것으로, 중추신경 내에서 볼 수 있는 중요한 신경세포의 형태이며 자율신경절(autonomic ganglion)에서도 볼 수 있다.

③ 두극뉴런(양극 신경원, Bipolar neuron)

세포체를 중심으로 한쪽은 축삭이, 다른 한쪽은 가지돌기(수상돌기)가 나와 있고 이들은 특수감각과 관계가 있어 후각점막(olfactory mucosa), 망막(retina)과 속귀(내이)의 안뜰신경절(전정신경절, vestibular ganglion) 및 달팽이신경절(와우신경절, cochlear ganglion)에서 볼 수 있다.

④ 홑극뉴런(단극 신경원, Unipolar neuron)

세포체에서 1개의 축삭돌기가 나와 T자형으로 갈라지고 기능적으로 항상 감각 정보를 구심성으로 전달하며 세포체는 뇌신경(cranial nerve)과 척수신경(spinal nerve)의 감각신경절(sensory ganglion) 내에 있다.

(2) 기능적 분류 (그림 14-6)

① 들쪽뉴런(구심성 신경원, Afferent neuron)

감각뉴런(감각신경원, sensory neuron)이라고도 하며 흥분성 전위를 구심성으로 중추신경계로 보내며, 감각자극(sensory stimulus)을 받는 들신경뉴런의 가지돌기 말단의 신경종말은 기능에 따라 특수하게 분화되어 있으며, 다음과 같이 분류한다.

CHAPTER 14

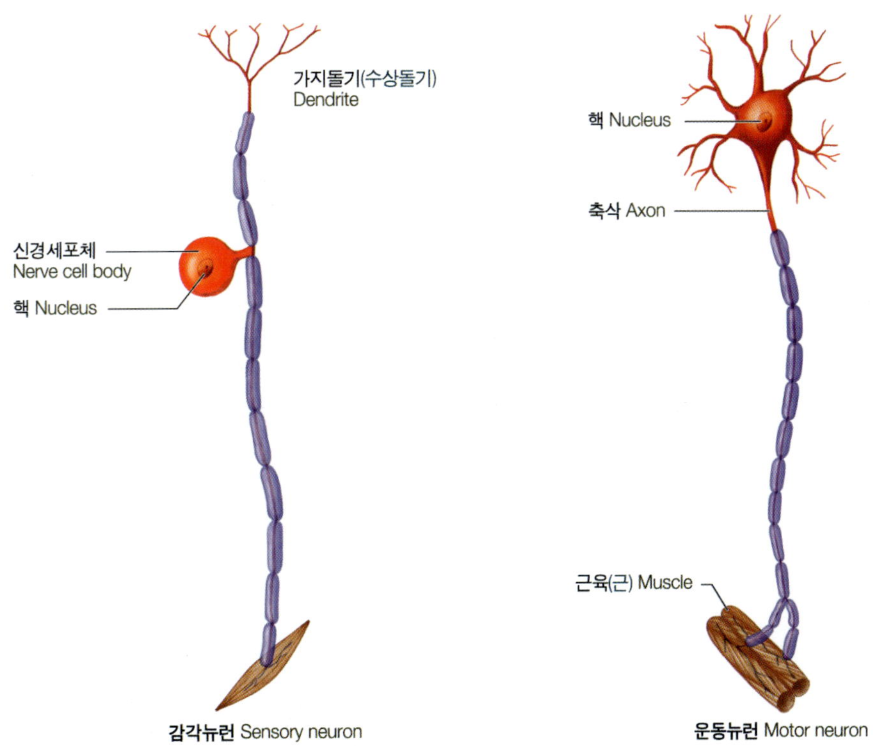

그림 14-6 뉴런의 기능적 분류

▌외수용기 (Exteroceptor)

신체표면으로부터 자극을 받는 감각수용기로 통각, 촉각, 온각, 냉각 및 압각에 대한 정보를 받는다.

▌내수용기 (Interoceptor)

내부장기로부터 오는 자극을 받는 수용기로 통각, 압각 및 근육신전 등의 감각 정보를 받는다.

▌고유수용기 (Proprioceptor)

골격근, 힘줄(건) 및 관절에서 오는 자극을 받는 감각수용기로 근육과 힘줄의 신전과 관절의 위치변동에 대한 감각 정보를 받는다.

▌특수감각수용기 (Special sensory receptor)

후각, 미각, 시각, 평형각 및 청각기관에서 오는 자극 정보를 받는다.

② 날쪽뉴런(원심성 신경원, Efferent neuron)

운동뉴런(운동 신경원, motor neuron)이라고도 하며, 흥분성 전위를 중추신경계에서 효과기로 내보내며 다음과 같이 나눈다.

▌몸운동신경원 (체성운동뉴런, Somatic motor neuron)

골격근을 지배하는 뉴런으로 상위운동신경원(upper motor neuron)은 세포체가 대뇌피질이나 소뇌겉질에 있고, 하위운동신경원(lower motor neuron)은 세포체가 뇌줄기나 척수에 있다.

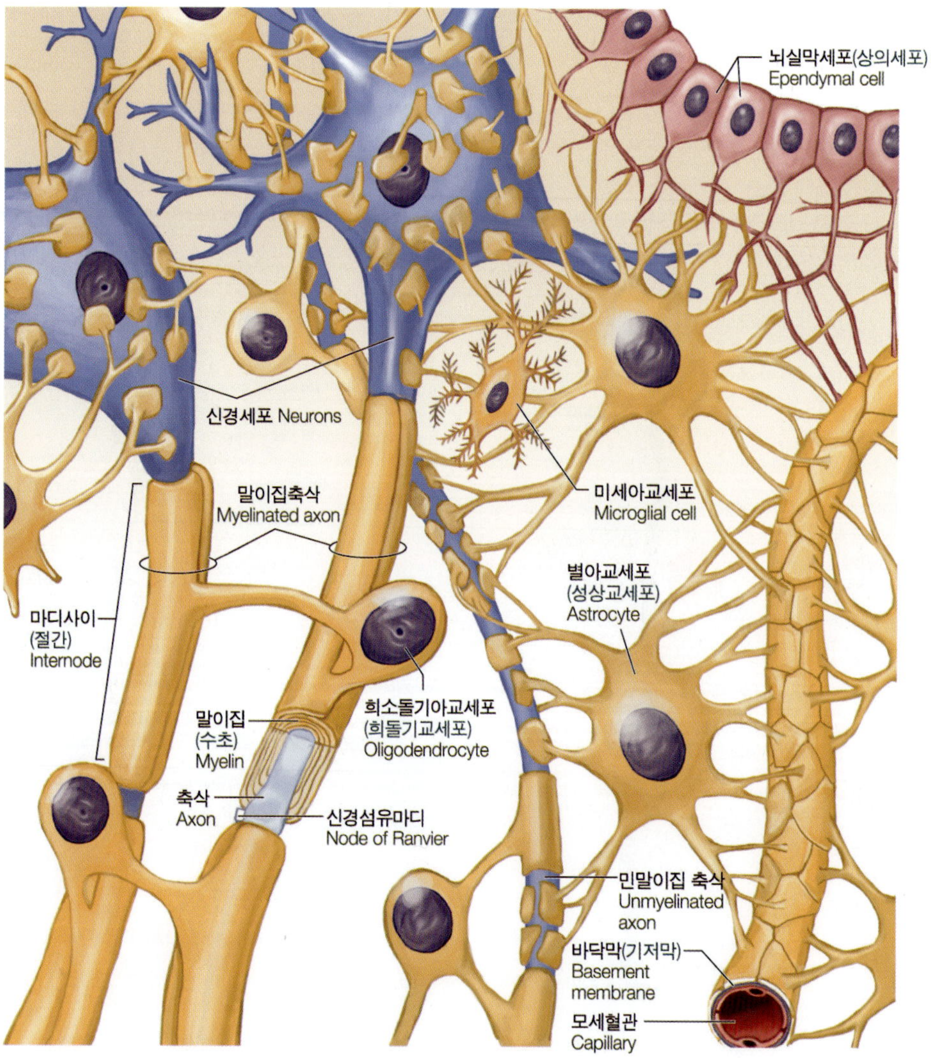

그림 14-7 중추신경계의 신경아교세포

▌내장운동신경원 (Visceral motor neuron)

평활근 및 심장근을 지배하는 신경절이전뉴런 세포체가 뇌줄기나 척수에 있고, 신경절이후뉴런은 세포체가 자율신경절에 있는 뉴런이다.

▌사이신경원 (개재뉴런, Interneuron)

중추신경 내에 있는 중개뉴런으로, 날쪽 뉴런을 직접 원심성 뉴런과 이어주거나, 회로(circuit)를 구성하여 기능적 연쇄 구조를 만들기도 한다.

3) 지지세포

(1) 중추신경계의 신경아교세포 (Neuroglia of central nervous system)

중추신경계(CNS)에 있는 신경아교세포(신경교세포, neuroglial cell)는 다음과 같은 종류로 나눈다 (그림 14-7).

① 별아교세포 (성상교세포, Astrocyte)

별아교세포(성상교세포)는 방사상의 긴 돌기를 가진 별 모양 세포로, 이들 돌기 중에 끝이 팽대하여 모세혈관 벽과 접촉하여 혈관끝발(vascular end feet)을 이뤄 혈관으로부터 뉴런의 대사물질의 운반을 돕는다. 또한 뉴런의 물리적 지지를 통해 중추신경계의 구조를 이루는데 참여한다. 별아교세포는 형태학적으로 두 가지로 분류되는데, 원형질성 별아교세포(protoplasmic astrocyte)는 회색질(gray matter)에 많고, 돌기는 신경원섬유가 적으며 굵고 가지가 많다. 섬유성 별아교세포(fibrous astrocyte)는 백색질(white matter)에 많고, 돌기는 가지가 많지 않지만, 많은 신경원섬유(neurofibril)를 함유하고 있으며 길고 가늘다 (그림 14-8).

② 희소돌기아교세포 (희돌기교세포, Oligodendrocyte)

희소돌기아교세포(희돌기교세포)는 신경세포체나 그 돌기에 밀착해 있고 분지하지 않은 소수의 돌기를 가지고 있으며, 말이집(수초, myelin sheath) 형성에 관여한다. 말초신경계에서는 신경집세포(슈반세포, Schwann cell)가 말이집 형성에 관여한다 (그림 14-9A).

③ 미세아교세포 (소교세포, Microglia)

미세아교세포는 중추신경계에 흩어져서 존재하며, 돌기는 짧은

CHAPTER 14

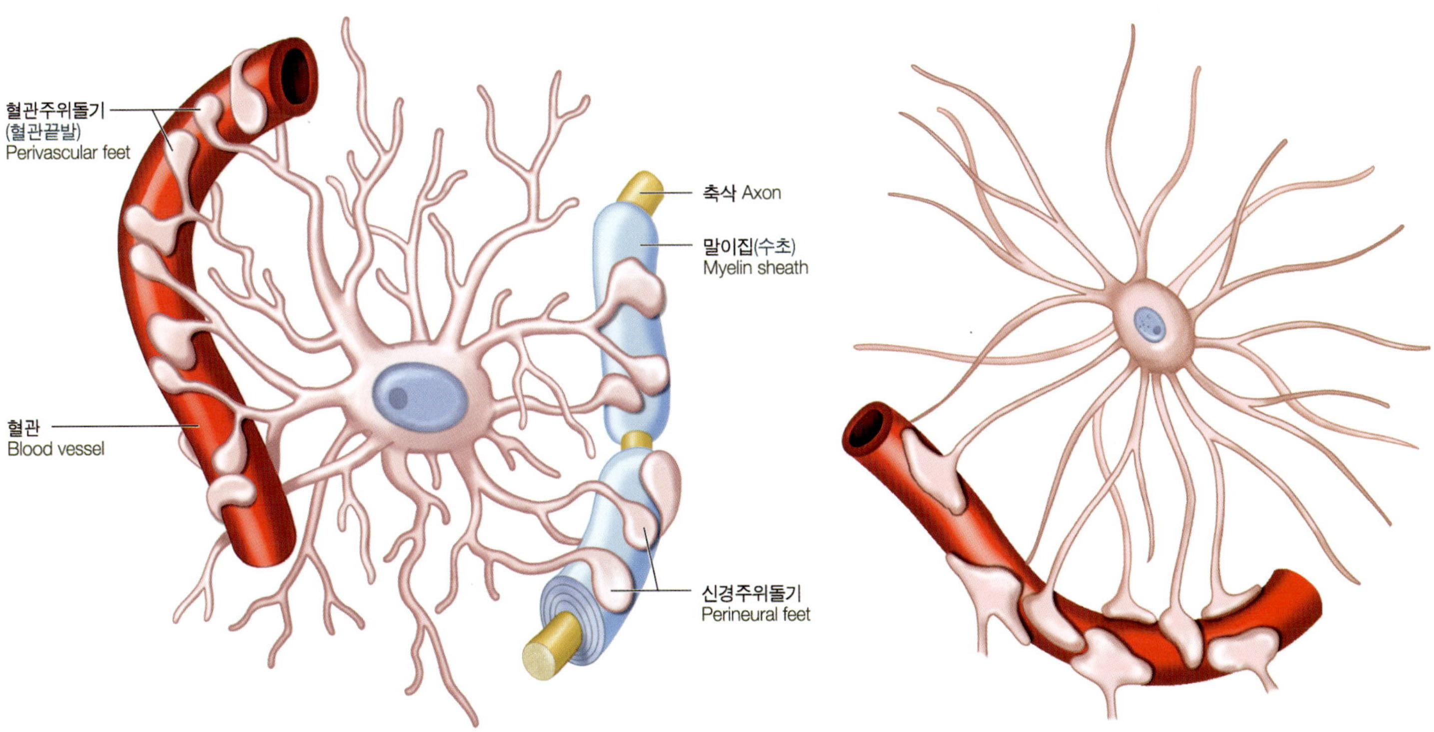

그림 14-8 원형질성 별아교세포(왼쪽)와 섬유성 별아교세포(오른쪽)

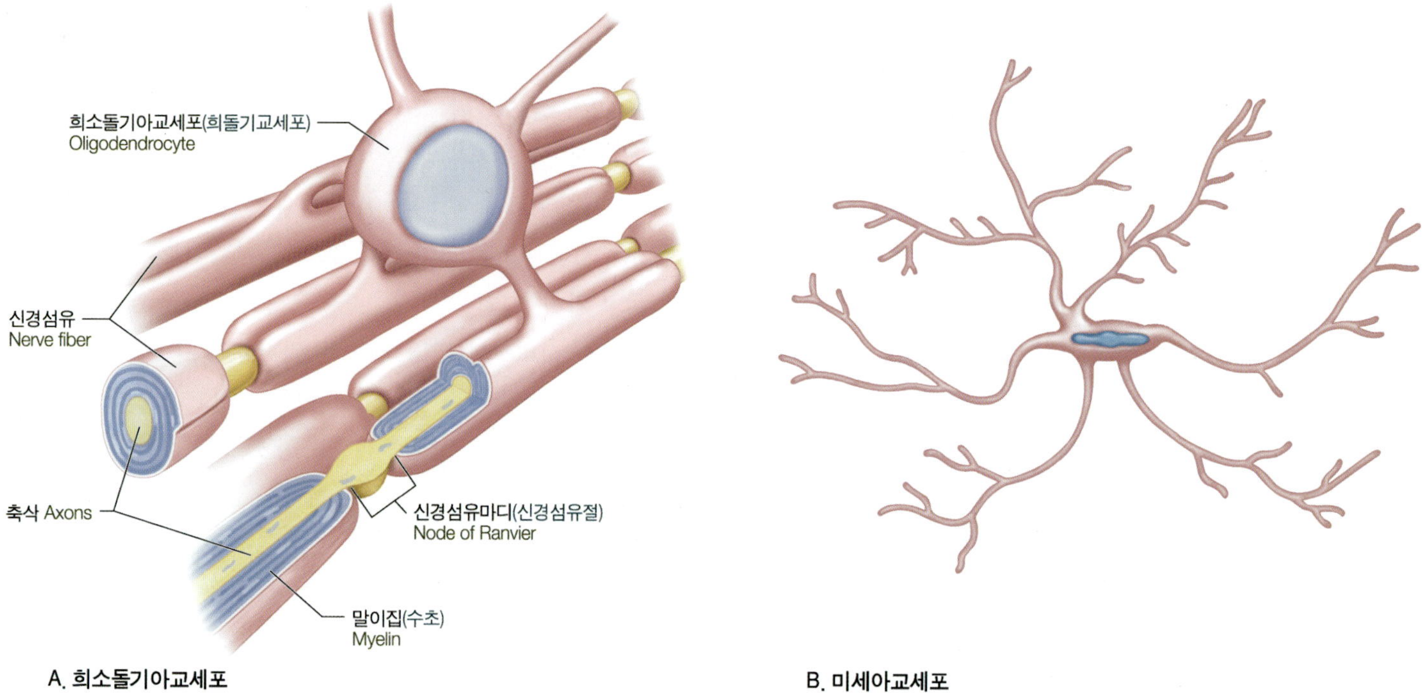

그림 14-9 희소돌기아교세포와 미세아교세포

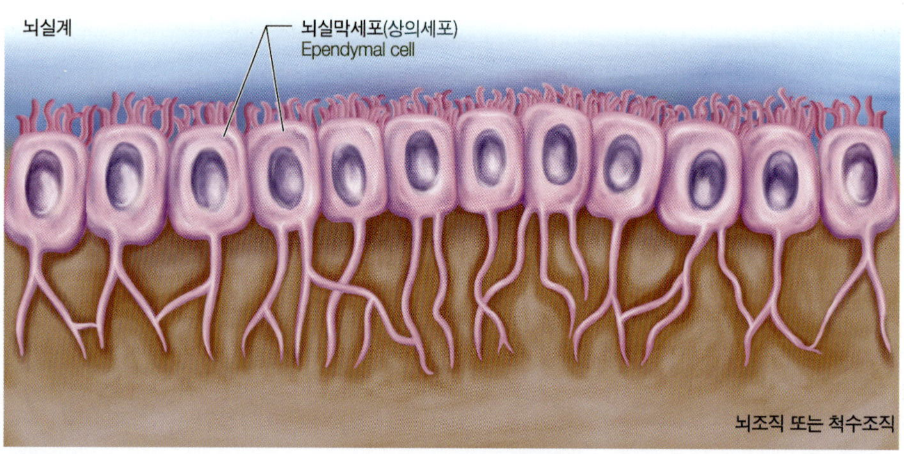

그림 14-10 뇌실막세포

가지를 많이 내며 중추신경계 내에서 이물질 및 노폐물의 포식작용, 물질의 운반과 파괴, 제거 등의 역할을 담당한다(그림 14-9B).

④ 뇌실막세포(Ependymal cell)

뇌실막세포는 입방 또는 원주형 상피로 일부는 섬모를 갖는다. 뇌의 뇌실계(ventricular system)와 척수의 중심관(central canal) 내면을 싸고 맥락얼기(맥락총, choroid plexus)의 상피를 구성한다(그림 14-10).

(2) 말초신경계통의 신경아교세포

(Neuroglia of peripheral nervous system)

말초신경계(PNS)에 있는 신경아교세포는 다음과 같은 종류가 있다.

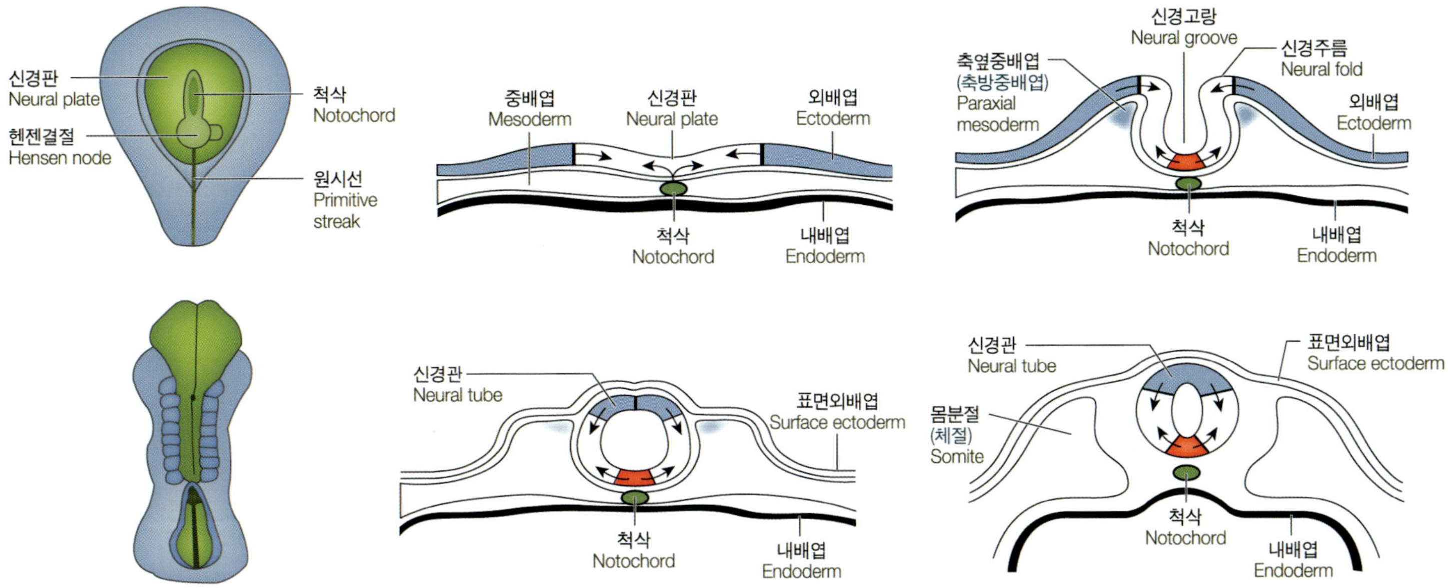

그림 14-11 신경관의 형성과정

① 신경집세포(슈반세포, Schwann cell)

신경집세포(슈반세포)는 말초신경계에서 신경섬유의 말이집(수초)을 형성하고 유지하는 역할을 한다.

② 위성세포(Satellite cell)

위성세포는 말초신경절(peripheral ganglion)에서 신경세포체의 주위를 둘러싸서 보호 역할을 하는 작고 편평한 세포이다.

2 중추신경계통

1) 중추신경계발생

발생 초기에 등쪽 외배엽은 증식하여 신경판(neural plate)을 형성하고, 신경판의 양가쪽부위가 점차 올라오면서 신경주름(neural fold)이 된다. 양쪽 신경주름에 의해 움푹 들어간 부분은 신경고랑(신경구, neural groove)이라 한다. 발생이 진행되면서 신경주름은 서로 만나 신경관(neural tube)을 형성하고 머리쪽과 꼬리쪽의 신경구멍(neuropore)은 발생 4주경에 닫힌다 (그림 14-11).

머리쪽 신경관은 뇌로 발달하는데, 크게 3부분으로 나뉜다. 가장 앞쪽 부분 부분을 앞뇌(전뇌), 가장 짧은 중간 부분을 중간뇌(중뇌), 뒤쪽 척수로 이어지는 부분을 마름뇌(능형뇌)라고 한다. 꼬리쪽 신경관은 척수가 된다. 신경관의 내부 공간은 척수에서는 중심관(central canal)이 되고, 뇌에서는 뇌실계(ventricular system)를 형성한다 (표 14-1, 그림 14-12).

2) 척수(Spinal cord)

척수는 태생기의 신경관과 가장 유사한 상태를 유지하기 때문에 구조가 가장 간단하다. 말초신경계에서 뇌로 정보를 보내고, 뇌로부터의 신호를 전달하며, 척수 수준의 반사를 일으키는 역할을 한다.

(1) 외부구조(External anatomy) (그림 14-13)

척수는 큰뒤통수구멍(대후두공, foramen magnum)에서 시작하여 둘째 허리뼈정도에서 원뿔의 형태로 좁아진다. 이를 척수원뿔(척수원추, conus medullaris)이라고 하며 척수원뿔은 허리분절부터 점차 얇아지는데 꼬리뼈 부근에 이르면 이를 척수종말끈(척수 종삭, filum terminale)이라 한다. 척수는 위치에 따라 위에서부터 목 분절(경분절) 8개, 가슴 분절(흉분절) 12개, 허리분절(요분절) 5개, 엉치 분절(천분절) 5개, 꼬리 분절(미분절) 1개로 나뉜다. 각각 분절에서는 1쌍의 척수신경이 나온다.

허리와 엉치로 가는 신경은 척추뼈 바깥으로 나가지 않고, 척

표 14-1 발생시기에 따른 뇌와 신경관의 형태

발생 4주	발생5주	생후	신경관
앞뇌 Prosencephalon, forebrain	끝뇌(telencephalon)	• 대뇌반구(cerebral hemisphere) • 바닥핵(basal ganglia)	가쪽뇌실(lateral ventricle)
	사이뇌(diencephalon)	• 시상상부(epithalamus) • 시상(thalamus) • 시상하부(hypothalamus)	제 3뇌실(3rd ventricle)
중간뇌 Mesencephalon, midbrain	중간뇌(mesencephalon)	• 대뇌다리(cerebral peduncle) • 중간뇌덮개(중뇌개, tectum) • 뒤판(피개, tegmentum)	중뇌수도관(cerebral aqueduct)
마름뇌 Rhombencephalon, hindbrain	뒤뇌(후뇌, metencephalon)	• 소뇌(cerebellum) • 다리뇌(교뇌, pons)	제 4뇌실(4th ventricle)
	숨뇌(수뇌, myelenncephalon)	숨뇌(연수,medulla oblongata)	
척수 Spinal cord	척수	척수	중심관(central canal)

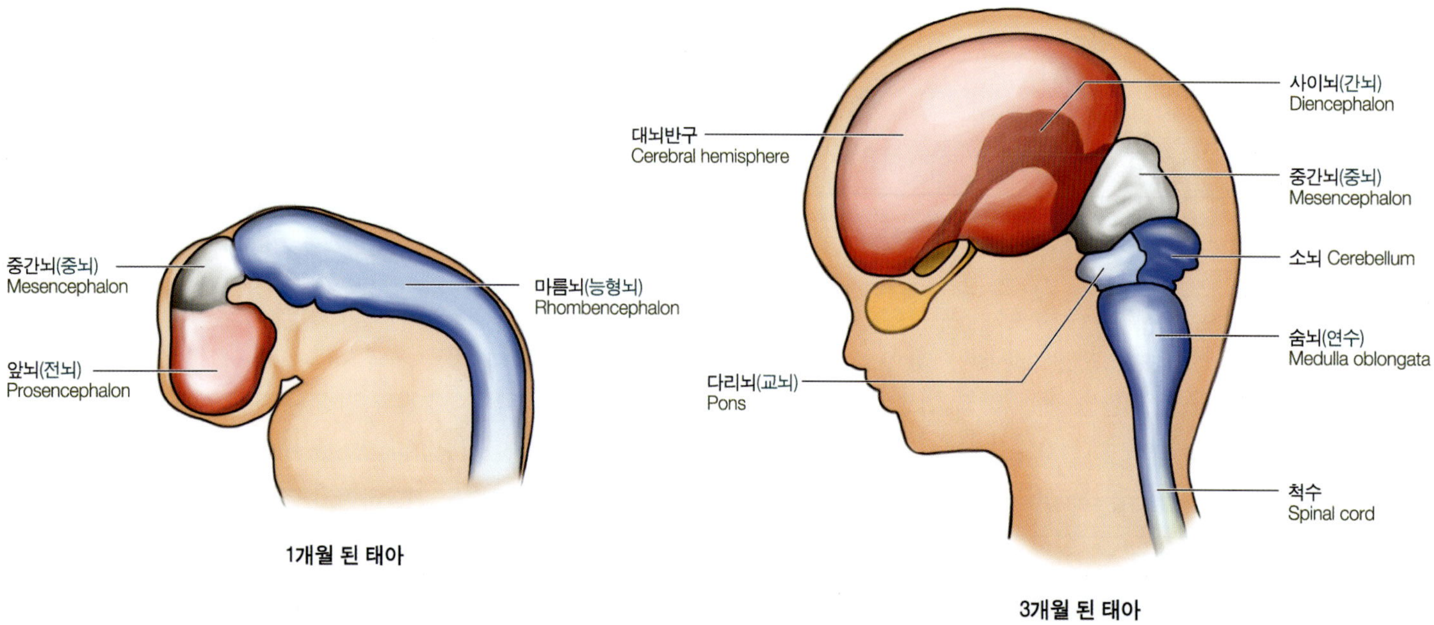

그림 14-12 중추신경계의 발생

수종말끈과 함께 아래로 주행하다가 척수뼈사이구멍으로 나온다. 척수의 아랫부분에서 아래로 내려오는 허리, 엉치 신경들은 마치 말의 꼬리와 비슷하다고 해서 말총(cauda equina)이라고 한다 (그림 14-14).

척수는 목 분절과 허리 분절에서 다른 부위에 비해 확장되어 있다. 이를 목팽대(경팽대, cervical enlargement C_4~T_1)와 허리팽대(요팽대, lumbar enlargement L_2~S_3)라 하며, 목팽대와 허리팽대는 각각 팔과 다리를 지배하는 운동신경과 감각신경이 나오면서, 세포체가 많이 존재하기 때문에 다른 부위보다 두꺼워진다.

척수를 바깥에서 보면 앞뒤의 중앙에 패인 선이 존재한다. 이를 각각 앞정중틈새(전정중열, anterior median fissure), 뒤정중고랑(후정중구, posterior median sulcus)이라고 한다. 각각의 선의 양 옆에는 1쌍씩 얇은 고랑이 더 존재하는데, 이를 앞가쪽고랑(전외측구, anterior lateral sulcus), 뒤가쪽고랑(후외측구, pos-

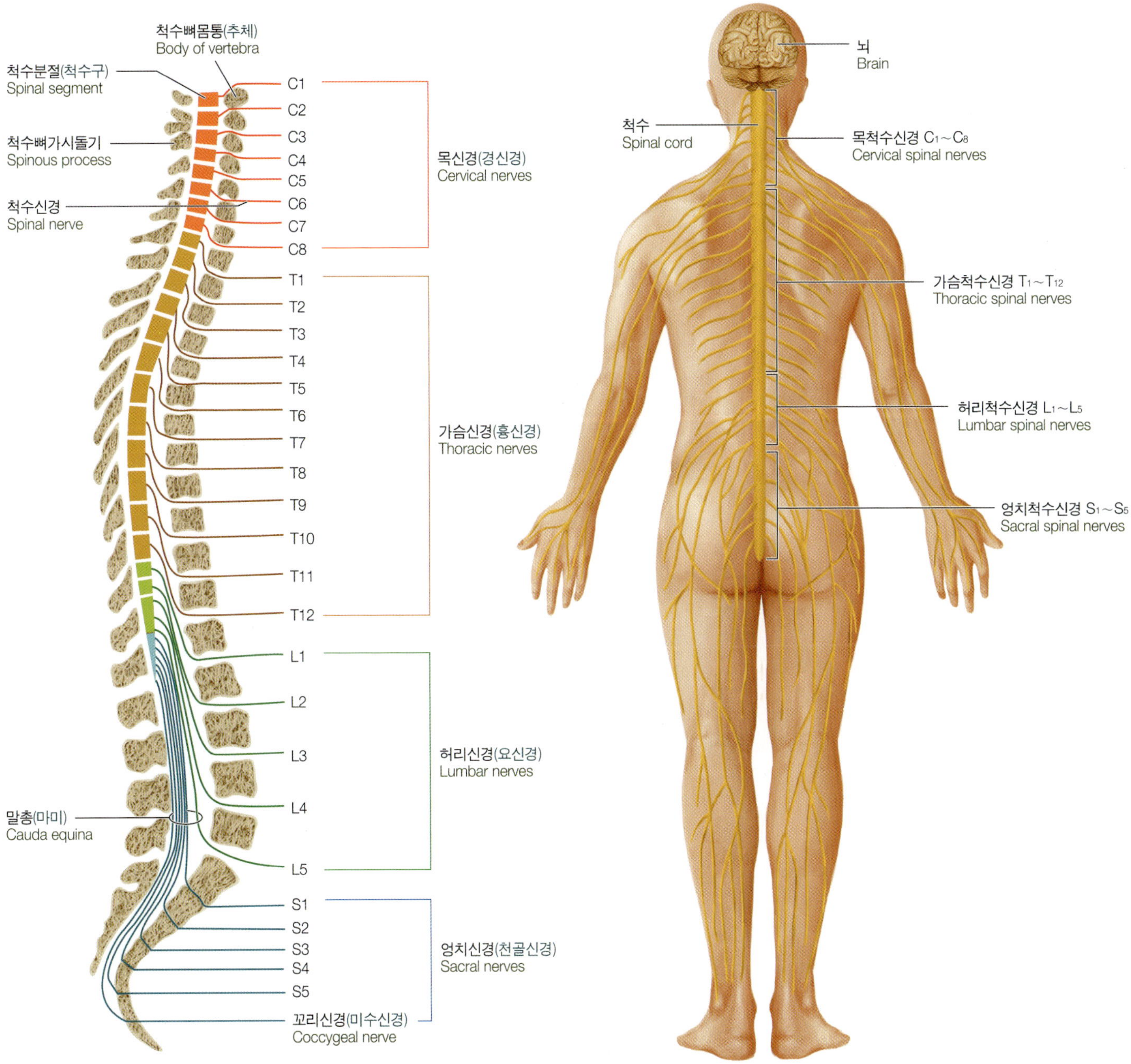

그림 14-13 척수의 단면과 신체분포

terior lateral sulcus)이라 한다. 앞가쪽고랑과 뒤가쪽고랑의 틈새로 척수신경이 나오고 들어간다.

(2) 내부구조 (Internal anatomy) (그림 14-15)

① 회색질(회백질, Gray matter)

회색질이란 신경세포의 세포체가 모여 있는 부분으로, 중추신경계(CNS)에서는 신경핵(nucleus), 바닥핵(basal ganglion), 겉질(피질, cortex)을 이루며, 말초신경계(PNS)에서는 신경절(ganglion)을 이룬다.

대뇌의 회색질은 바깥쪽 겉질에 존재하지만, 척수의 회색질은 내부에 존재하고 위치마다 모양은 약간씩 다르지만 공통적으로 H자 모양을 가지고 있다. 이 모양에서 앞부분에 튀어나온 부분은 앞뿔(전각, anterior horn), 뒷부분에 튀어나온 부분을 뒤뿔(후

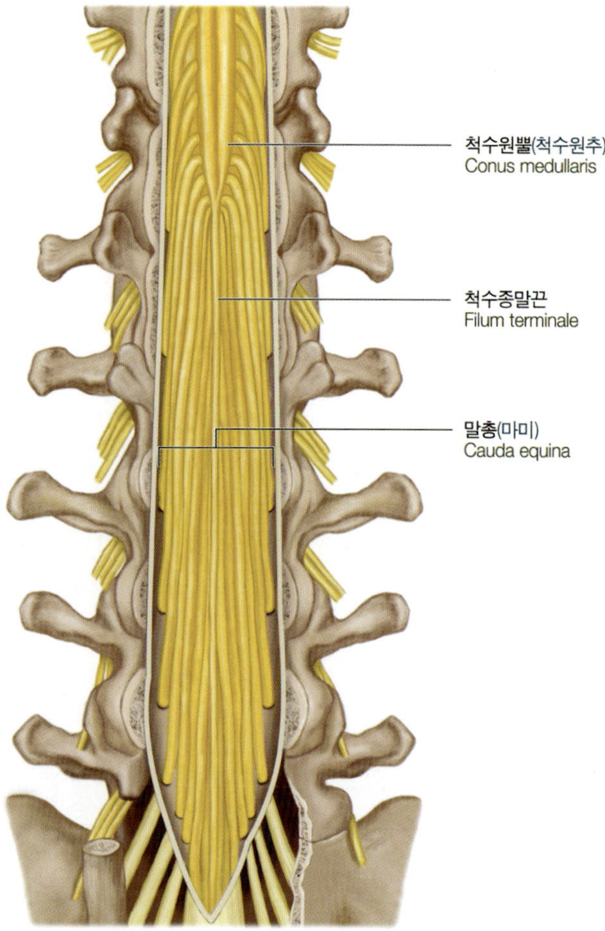

그림 14-14 척수의 아랫부분

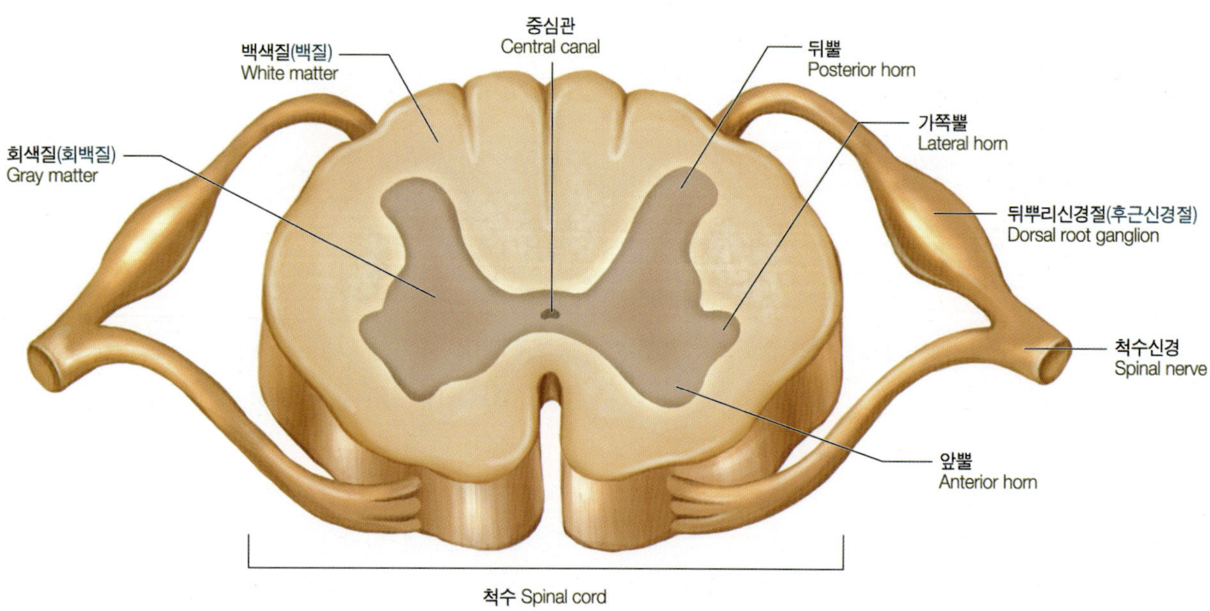

그림 14-15 척수의 가로 단면

각, posterior horn)이라 한다.

가슴허리분절의 척수는 가운데 부분에 가쪽(외측)으로 살짝 튀어나온 부분이 존재하는데 이를 가쪽뿔(측각, lateral horn)이라고 하며, 여기에 교감신경의 신경절이전섬유(preganglionic fiber)의 신경세포체가 존재한다.

▌신경전도도 검사와의 연관성(후기반응검사)

- **H-reflex**

뒤정강신경을 최소자극으로 반복하여 자극하면, 신경섬유에 도달된 감각신경이 Ia-신경섬유를 경유하여 척수의 뒤뿔을 경유하여 척수 내에 존재하는 단일 시냅스 반사궁을 거쳐 운동신경인 날쪽 신경섬유을 통해 돌아오는 반사된 잠복기를 장딴지근에서 기록한다. 주로 척수의 반사상태와 알코올, 요독성 및 당뇨병성 신경병증과 제1엉치뼈 신경근병증 의심시 측정한다.

- **F-wave**

정중, 자, 온종아리, 뒤정강신경에서 최대상자극 시 척수앞뿔세포를 흥분시켜 다시 운동신경섬유로 내려와 근육에 도달하여 생기는 파형이다. 이는, 말초신경병증, 신경다발병증 의심 시 실시한다.

② 백색질(백질, White matter)

백색질은 신경섬유다발이 존재하는 부분으로 신경섬유다발을 둘러싸는 말이집의 구성성분인 지질 때문에 하얗게 보인다. 대뇌의 백색질은 안쪽의 속질에 존재하지만, 척수에서는 백색질이 회색질을 둘러싸고 있다. 백색질은 위치에 따라 배쪽섬유단(전삭, ventral funiculus), 가쪽섬유단(측삭, lateral funiculus), 등쪽섬유단(후삭, dorsal funiculus)으로 나눈다.

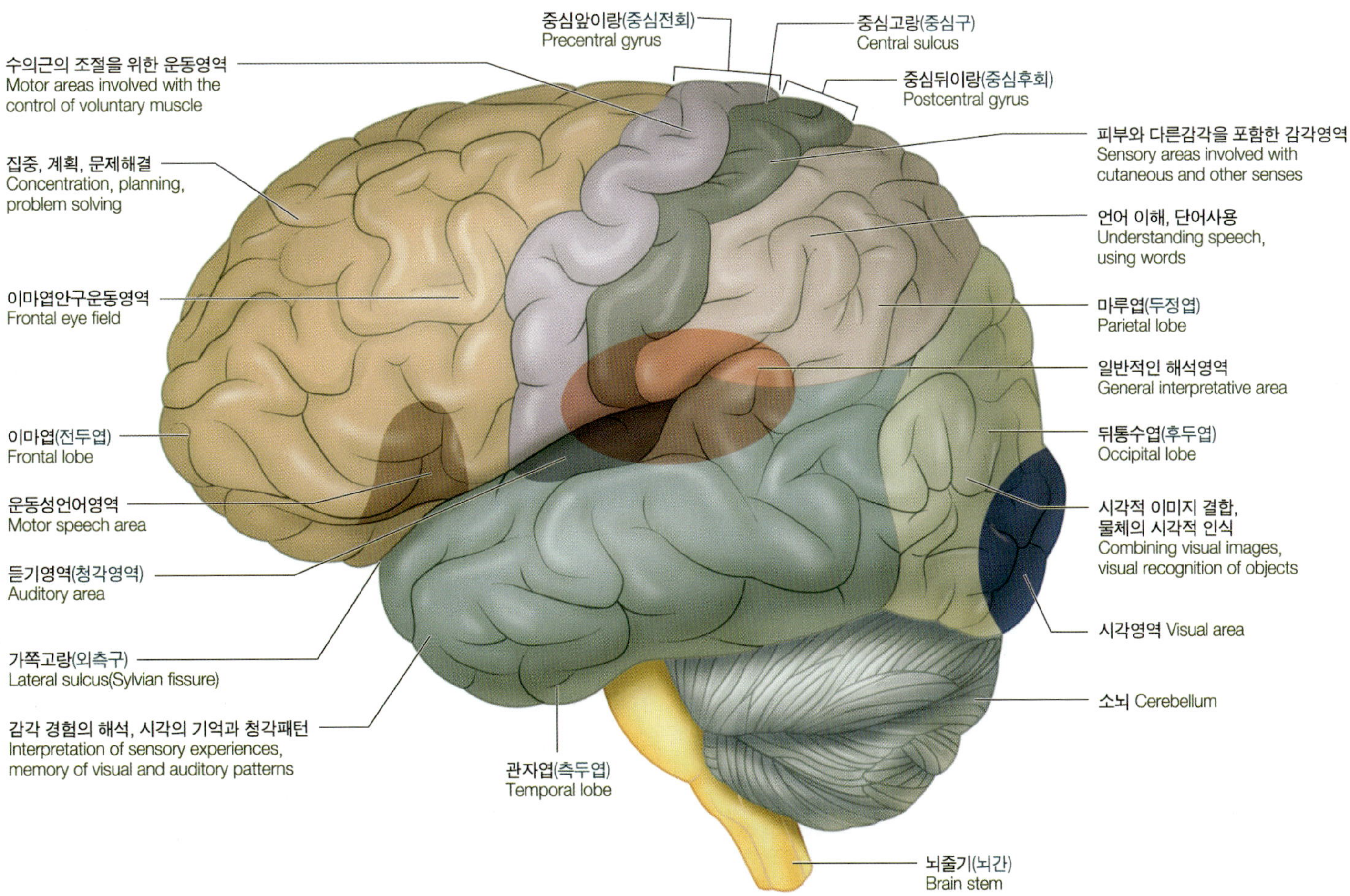

그림 14-16 대뇌의 겉모습과 기능적 영역

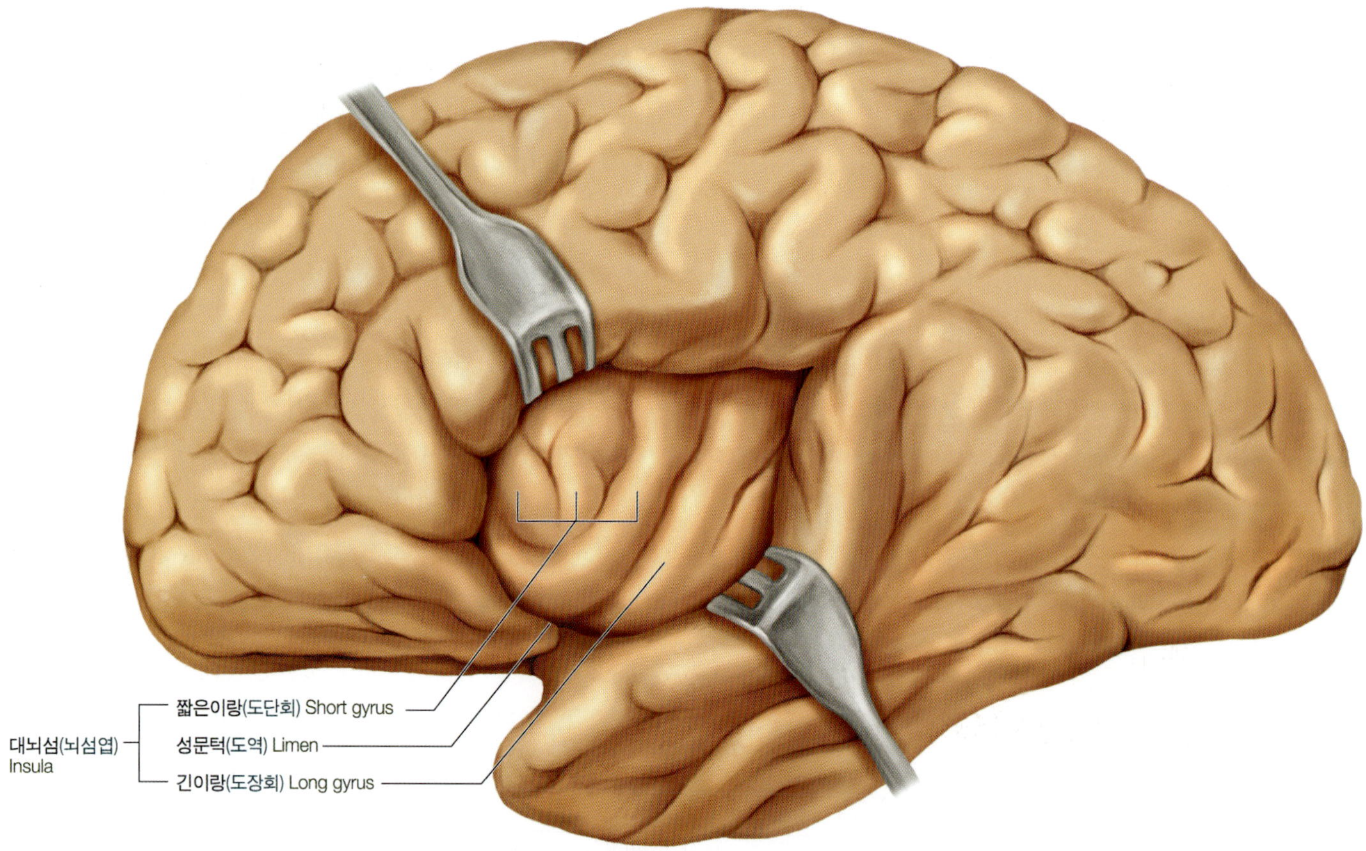

그림 14-17 대뇌섬

3) 뇌(Brain, encephalon)

(1) 대뇌 (Cerebrum)

① 대뇌의 겉모습 (그림 14-16)

대뇌는 대뇌세로틈새(대뇌종렬, longitudinal fissure)를 기준으로 좌뇌와 우뇌 두 개로 나뉘어져있다. 뇌에는 수많은 주름이 존재하는데, 위로 솟은 부분을 이랑(회, gyrus), 아래로 들어간 부분을 고랑(구, sulcus)이라고 한다. 뇌를 바깥쪽에서 바라보면 이마엽(전두엽)과 관자엽(측두엽) 사이에 앞에서부터 길게 가로로 패어있는 고랑을 쉽게 관찰할 수 있다. 이를 가쪽고랑(외측구, lateral sulcus, Sylvian fissure)이라고 한다.

가쪽고랑(외측구)의 윗부분을 살펴보면 위에서 아래로 세로방향으로 내려오는 이랑을 관찰할 수 있고, 그 이랑들 사이의 고랑을 중심고랑(중심구, central sulcus)이라 한다. 중심고랑의 앞뒤로는 중심앞이랑(전회, precentral gyrus), 중심뒤이랑(후회, postcentral gyrus)이 있고, 중심앞이랑은 운동기능을, 중심뒤이랑은 감각기능을 담당한다. 뇌의 윗부분에서 중심뒤이랑의 뒷부분을 보면 가쪽에서는 잘 보이지 않지만 안쪽에서 보면 깊이 패인 고랑이 있다. 이를 마루뒤통수틈새(두정후두열, parietooccipital fissure)라고 한다.

뇌의 아래뒷부분에서는 살짝 패인 홈이 관찰이 되는데 이를 마루뒤통수패임(두저후두절흔, parietooccipital notch)라고 한다. 위에서 말한 틈새와 고랑에 의해 각 반구는 크게 네 개의 엽으로 나눌 수 있다. 중심고랑 앞, 가쪽고랑의 윗부분은 이마엽(전두엽, frontal lobe), 중심고랑과 마루뒤통수틈새사이는 마루엽(두정엽, parietal lobe), 마루뒤통수틈새와 마루뒤통수패임을 연결한 가상선의 뒤쪽부분은 뒤통수엽(후두엽, occipital lobe), 가쪽고랑의 아래쪽을 관자엽(측두엽, temporal lobe)이라고 한다.

대뇌의 가쪽고랑을 사이에 두고 위아래로 벌려보면 고랑 안

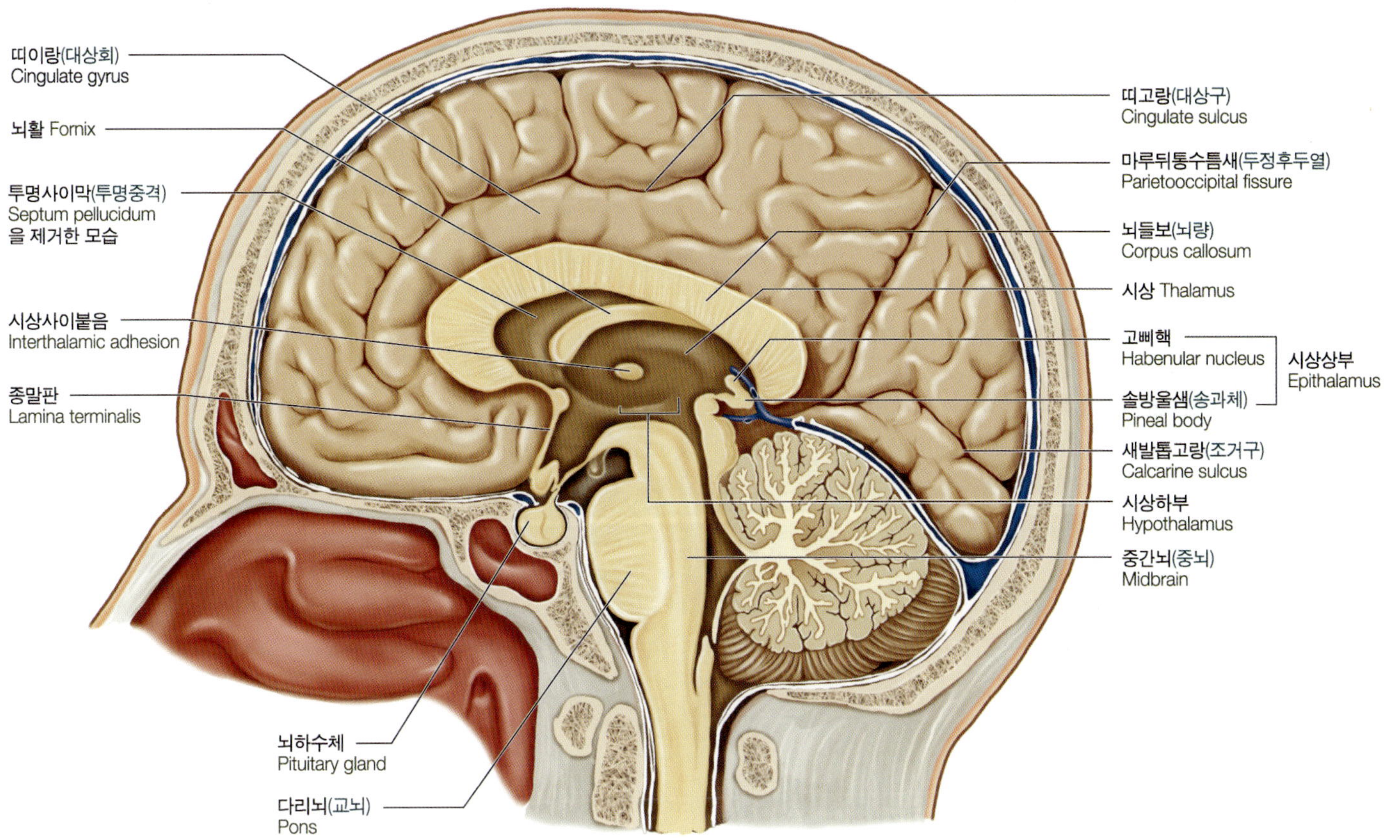

그림 14-18 대뇌의 시상단면 안쪽모습

쪽에 겉질이 또 보이는데, 이를 대뇌섬(insula)이라고 하고, 대뇌피질이 접혀 들어가 밖에서는 관찰이 불가능하다 (그림 14-17).

대뇌를 반으로 자른 후 안쪽에서 바라보면 다른 구조물들을 볼 수 있다. 뇌의 단면을 보면 가운데부분에 다른 부분과 달리 양옆이 연결되어있어 잘랐을 때 잘린 단면이 보이는 부분이 있다. 이를 뇌들보(뇌량, corpus callosum)라고 하고 이 부분에는 좌뇌, 우뇌를 서로 연결하는 수많은 신경섬유들이 존재한다. 뇌량의 아래 부분에도 뇌들보처럼 잘려진 단면이 보이는 구조물이 있는데 이는 뇌활(fornix)라고 한다.

뇌들보와 뇌활 사이에는 투명사이막(투명중격, septum pellucidum)이라고 불리는 얇은 막이 있으며, 이 막은 가쪽뇌실(lateral ventricle)의 안쪽 벽을 형성한다. 뇌들보의 윗부분에는 뇌들보를 둘러싸는 것처럼 보이는 띠이랑(대상회, cingulate gyrus)이 존재한다. 띠이랑의 위쪽 고랑을 띠고랑(대상구, cingulate sulcus)이라고 한다. 뇌의 단면에서 뒤통수엽을 보면 뒤쪽으로 가로지르는 고랑을 볼 수 있는데 마치 새의 발톱모양과 비슷하다고 하여 새발톱고랑(조거구, calcarine sulcus)이라고 하며, 이 부분의 대뇌겉질은 시각을 담당한다 (그림 14-18).

대뇌를 밑에서 바라보면 후각망울(후구, olfactory bulb), 후각로(olfactory tract)를 관찰할 수 있다 (그림 14-19).

② 대뇌의 백색질

대뇌의 백색질은 크게 3가지로 나눌 수 있다.

▌투사섬유 (Projection fiber)

투사섬유는 대뇌겉질에서 말초부위로 내려가는 내림신경섬유다발과 반대로 대뇌겉질로 올라가는 오름신경섬유다발로 이루어진다. 이들은 대뇌와 시상, 뇌줄기, 소뇌, 척수를 연결하며 대표적으로 대뇌부챗살(방사관, corona radiata)이 있다 (그림 14-20).

▌맞교차섬유 (Commissural fiber)

오른쪽 대뇌반구와 왼쪽 대뇌반구를 연결하여 대뇌의 통합기

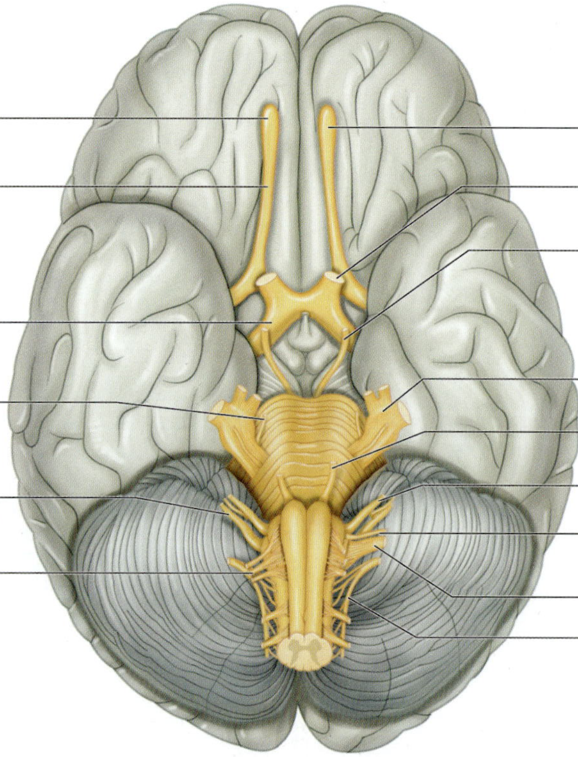

그림 14-19 대뇌의 밑모습

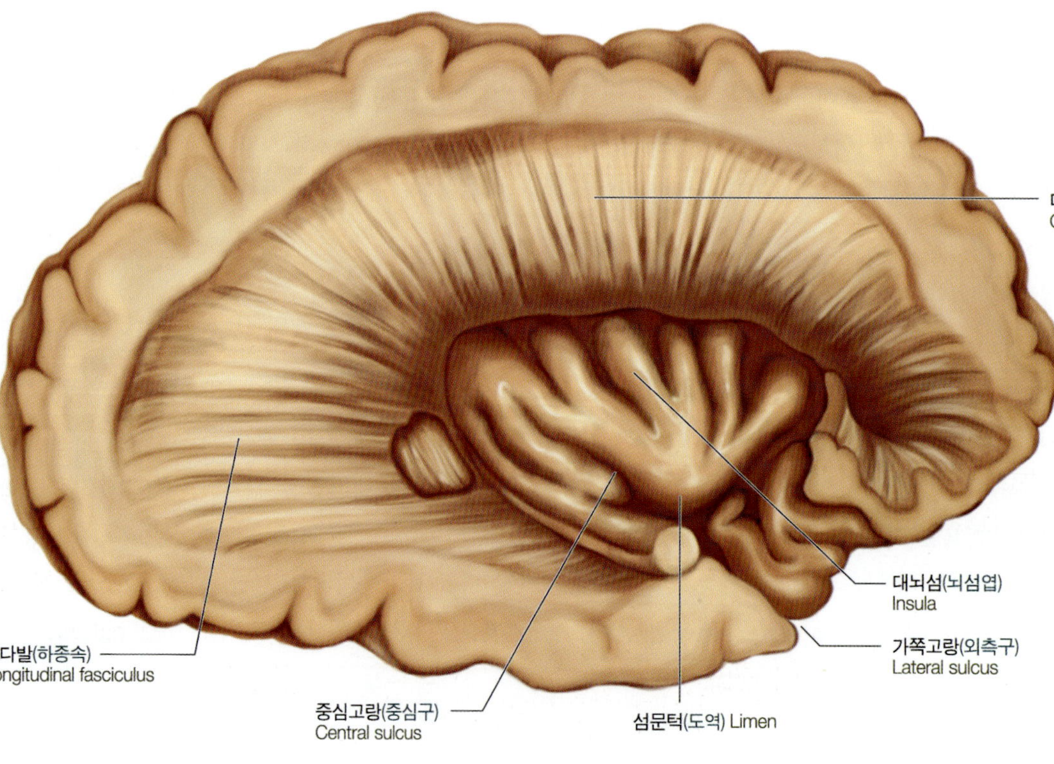

그림 14-20 대뇌의 투사섬유

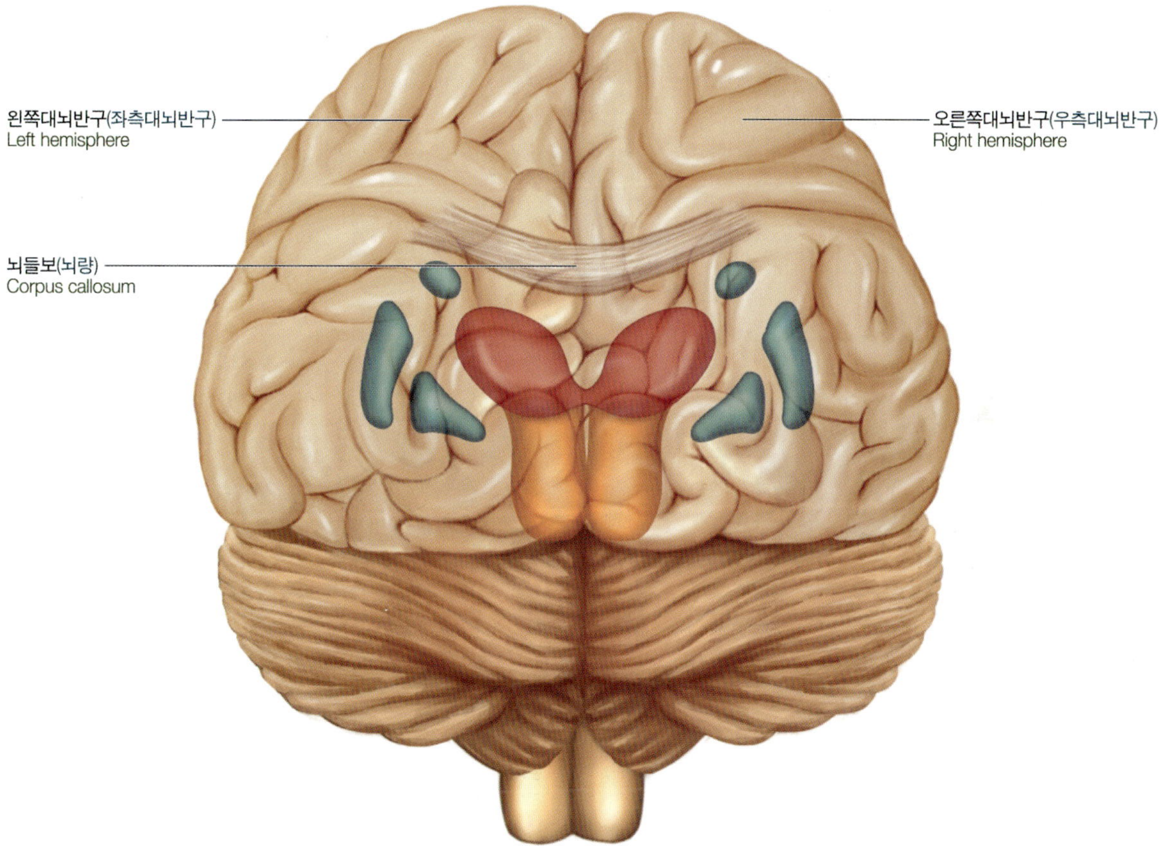

그림 14-21 대뇌의 뒷면에서 나타낸 뇌들보의 모습

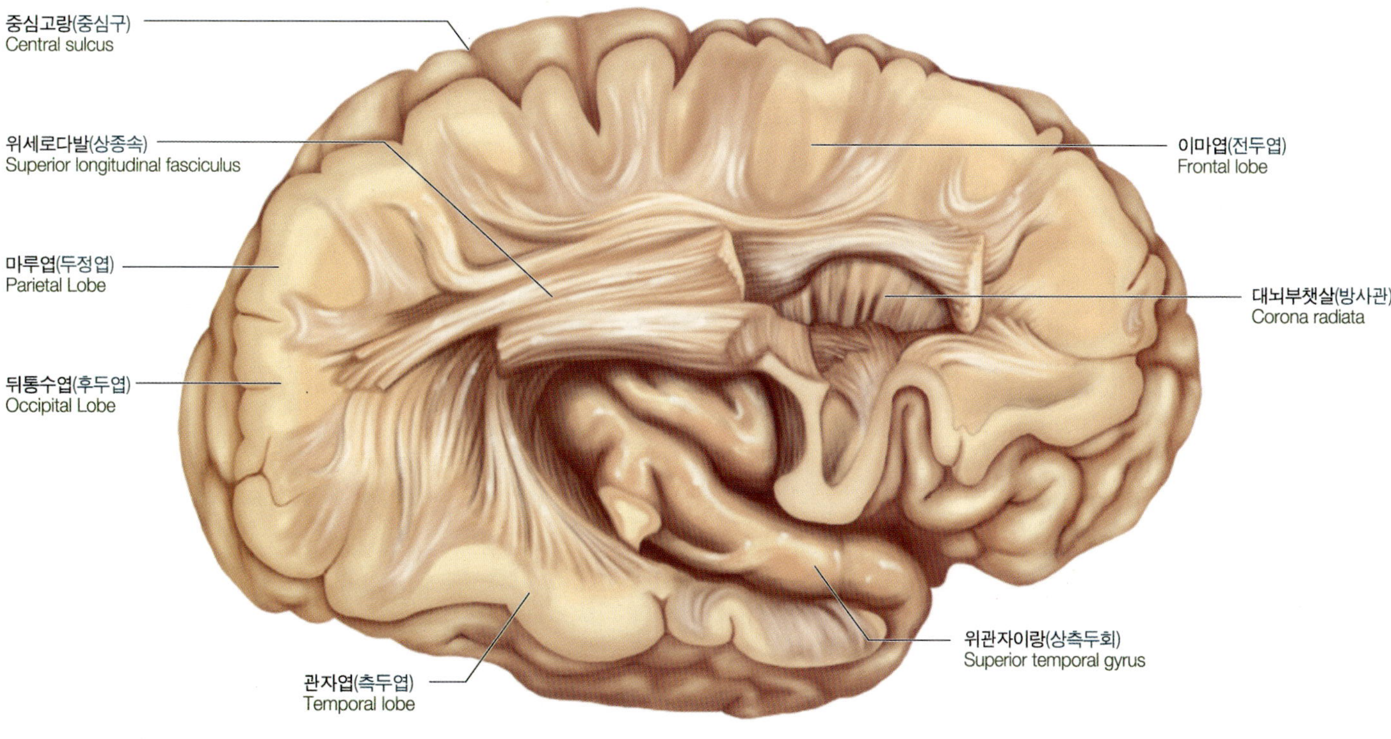

그림 14-22 대뇌반구 안의 위세로다발

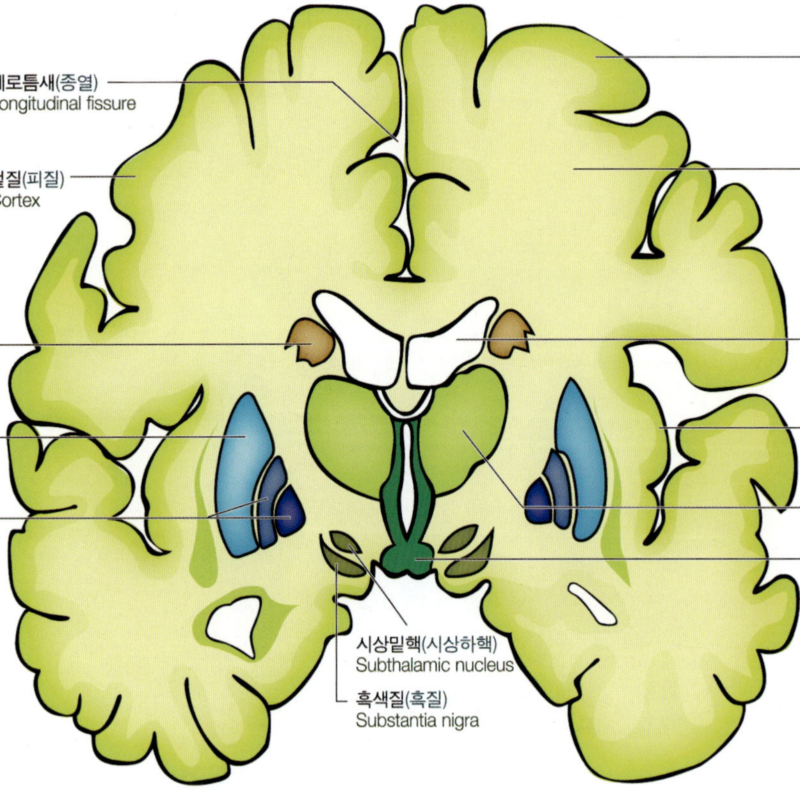

A. 대뇌단면에서 바닥핵의 위치

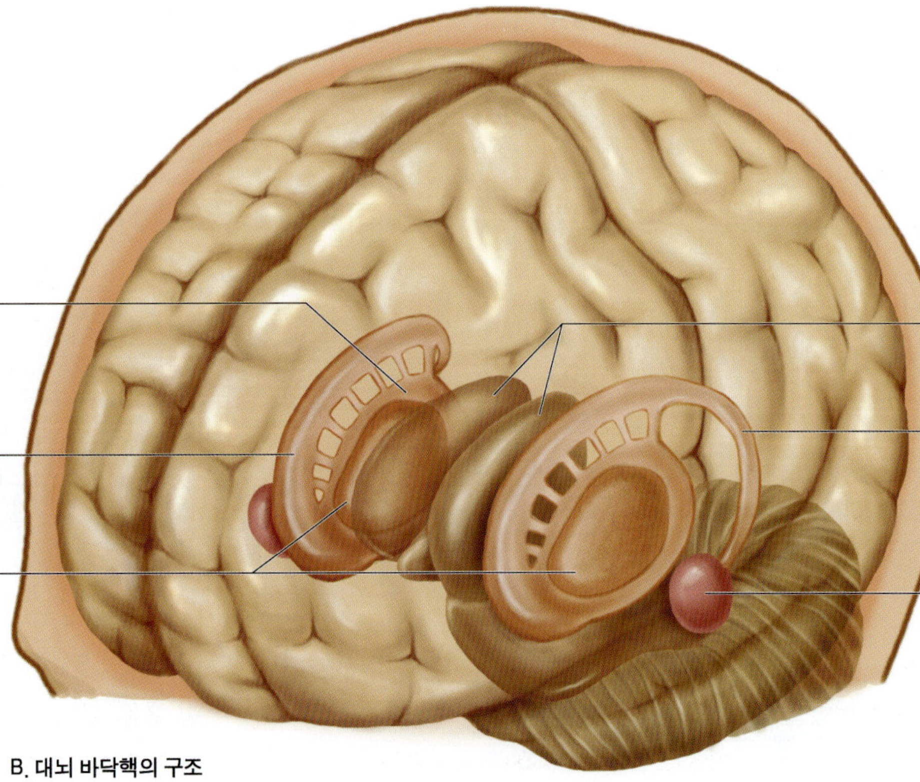

B. 대뇌 바닥핵의 구조

그림 14-23 대뇌의 바닥핵

능을 도와주는 신경섬유다발들로 대표적으로 뇌들보(뇌량)가 있다 (그림 14-21).

연합섬유 (Association fiber)

좌뇌는 좌뇌끼리 우뇌는 우뇌끼리 같은 반구내에서 서로 연결되는 신경섬유들로 바로 옆에 있는 이랑들을 연결해주는 짧은 연합섬유와 먼 거리에있는 겉질들을 연결하는 긴연합섬유가 있다. 긴 연합섬유에는 대표적으로 위세로다발(상종속, superior longitudinal fasciculus)이 있다 (그림 14-22).

③ 대뇌의 바닥핵(기저핵, Basal ganglia)

대뇌의 백색질 깊은 곳에는 회색질이 존재하는데 이를 바닥핵(기저핵, basal ganglia)이라고 한다. 바닥핵(기저핵)의 구성성분은 해부학적, 임상적인 기준에 따라 다르게 나뉜다.

해부학적으로 바닥핵(기저핵)은 꼬리핵(미상핵, caudate nucleus), 조가비핵(피각, putamen), 창백핵(globus pallidus), 편도(amygdala)로 구성된다. 조가비핵(피각)과 창백핵을 합쳐 렌즈핵(lentiform nucleus)이라고 하며 렌즈핵과 꼬리핵을 합쳐 줄무늬체(선조체, corpus striatum)라고 한다. 위치상 렌즈핵은 대뇌섬(insula) 겉질의 바로 안쪽에 있으며 렌즈핵 바로 가쪽의 백색질을 바깥섬유막(외포, external capsule)이라하고, 렌즈핵 바로 안쪽의 백색질을 속섬유막(내포, internal capsule)이라고 하며, 속섬유막은 대뇌부챗살섬유가 내려와 이루어지는 투사섬유이다.

편도체(amygdaloid body)는 관자엽의 안쪽에 존재하는데 줄무늬체와는 기능이 전혀 다르다. 따라서 임상적인 기준으로 나눌 때에는 편도체를 제외하고 시상밑핵(subthalamic nucleus)과 흑색질(substantia nigra)을 포함한 것을 바닥핵으로 정한다. 이는 편도체는 사람의 감정, 후각과 관련된 기능을 담당하지만, 줄무늬체와 시상밑핵, 흑색질은 운동기능을 담당하기 때문이다 (그림 14-23).

④ 둘레계통(변연계, Limbic system)

둘레계통(변연계)라는 말은 대뇌반구 안쪽의 사이뇌(간뇌)를 둘러싸는 부분이라는 뜻에서 유래했으며, 그 주위의 여러 구조물을 총칭한다. 둘레계통은 본능과 관련된 감정을 담당하며 특히 후각과 밀접한 연관이 있다. 최근 많은 연구를 통해 둘레계통의 모든 부분이 감정을 담당하는 것이 아니라 일부 부분이 담당하며, 둘레계통이 아닌 다른 부위에서도 감정과 관련된 일을 담당하고 있다는 것이 밝혀졌다. 둘레계통에서 특히 중요한 구조물은 해마(hippocampus)이다. 해마는 단기기억을 장기기억으로 바꾸어주는 역할을 한다. 편도는 공포, 기쁨 등 본능과 관련된 감정에 관여한다 (그림 14-24).

⑤ 대뇌겉질

인간의 사고능력, 창조성, 의식 등의 고등기능은 다른 동물들과의 차별성을 부여해준다. 쥐의 대뇌는 이랑과 고랑이 발달되지 않고 편평한 것에 비해, 인간의 대뇌는 수많은 이랑과 고랑이 존재한다. 이를 통해 대뇌의 표면적을 넓히고, 신경세포 사이에 수많은 시냅스를 갖는데, 인간의 사고 능력과 같은 고등기능에 대뇌겉질이 관여하기 때문이다. 대뇌겉질은 부위에 따라 담당하는 기능들이 다르며, 대뇌겉질의 조직학적 구성도 조금씩 다르다. 이를 대뇌겉질의 기능위치화(기능국재, functional localization of cortex)라고 하며, Brodmann은 대뇌겉질의 기능에 따른 각 부위를 번호로 표시하였다 (그림 14-25).

운동영역

- **1차 몸(체성)운동영역**
  (primary motor cortex, Brodmann area 4)

중심앞이랑(중심전회, precentral gyrus)을 의미하며, 이곳에서 직접 척수로 내려가는 운동신경의 대부분이 시작된다. 몸을 움직여보면 움직이는 부위에 따라 활성화되는 부위가 다른데 그것을 그림으로 나타내면 다음과 같고 운동호문쿨루스(motor homunculus)라 한다 (그림 14-26A). 해당 부위를 담당하는 대뇌겉질의 면적이 넓을수록 더 섬세한 운동이 가능하다.

- **앞운동영역(전운동영역,** premotor cortex, Brodmann area 6)

1차 몸운동영역의 바로 앞부분에 위치하며, 이곳에서는 직접 척수로 내려가는 신경섬유보다는 대부분 1차 운동영역으로 가는 신경섬유가 나온다. 앞운동영역은 줄무늬체, 소뇌, 감각중추로부터 신호를 받아 직접 운동 명령이 아닌 1차 몸운동영역에 신호를 보내기 위한 운동 계획을 담당한다.

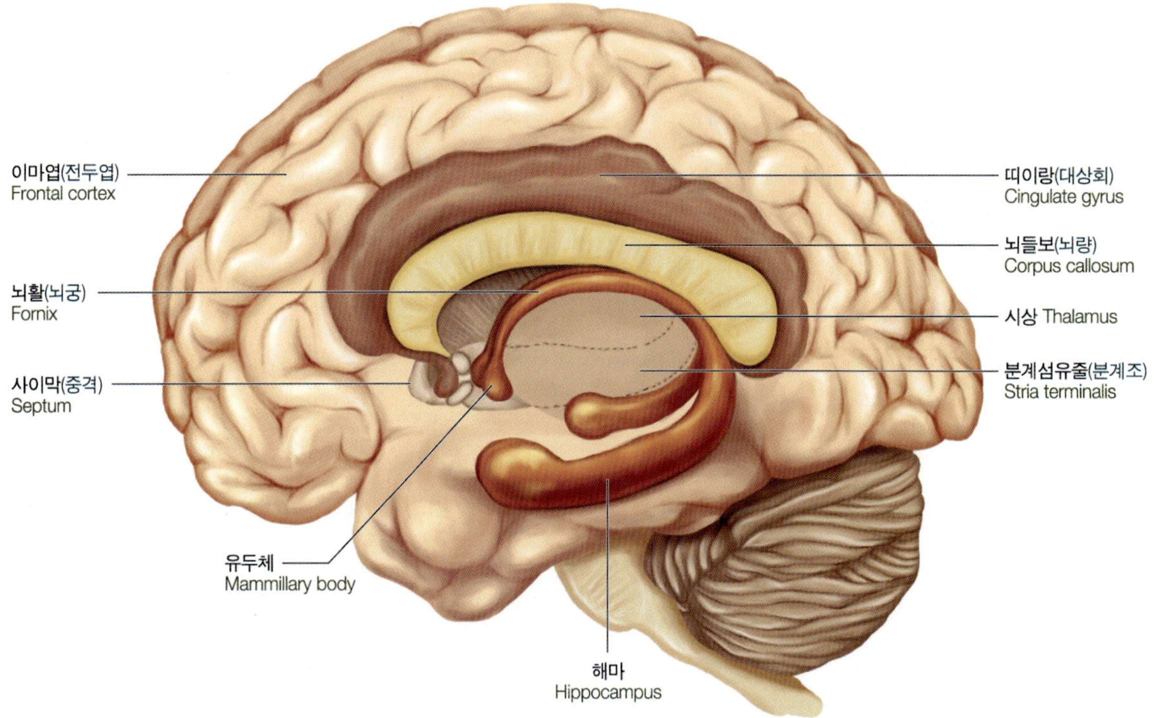

그림 14-24 둘레계통

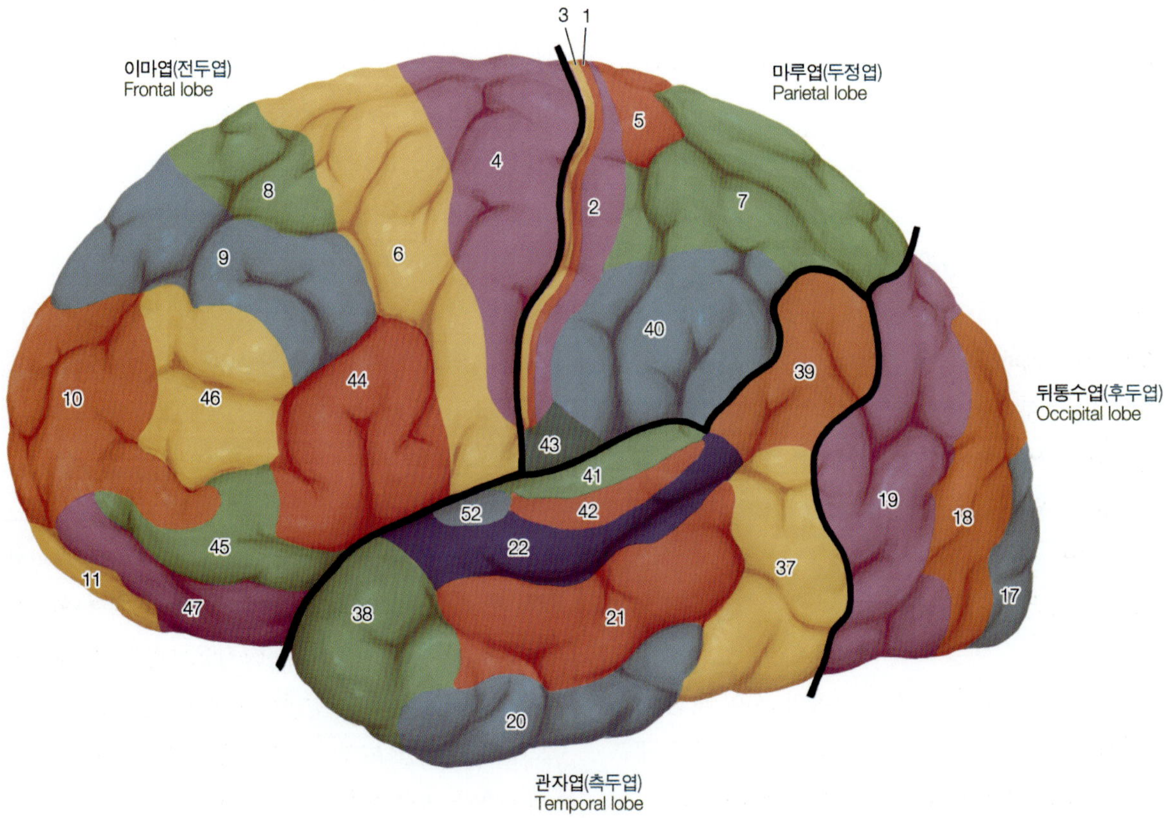

그림 14-25 Brodmann area

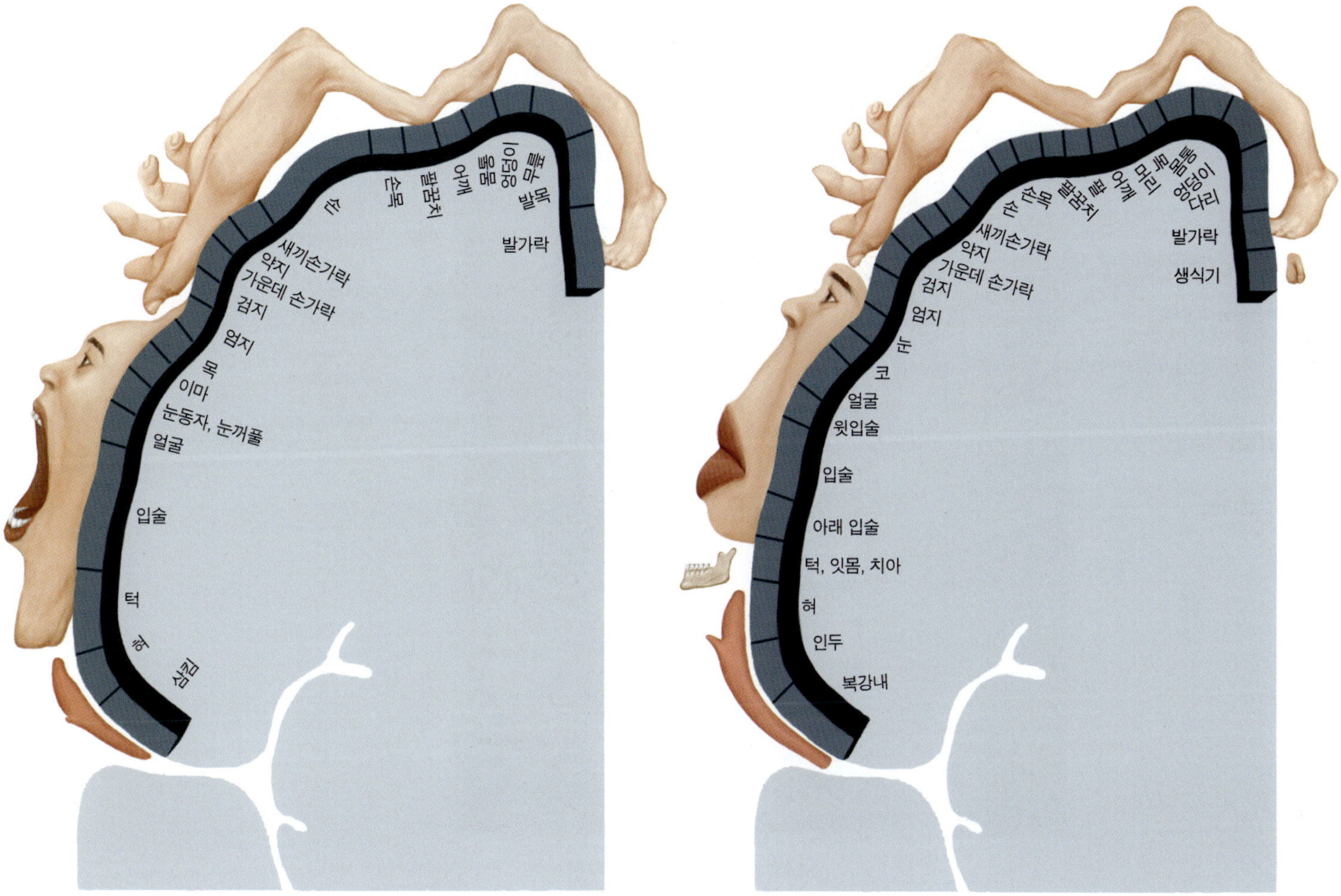

A. 오른쪽 대뇌반구의 운동영역

B. 오른쪽 대뇌반구의 몸(체성) 감각영역

그림 14-26 대뇌의 피질과 감각 및 운동 호문쿨루스

- **보조운동영역**

  (supplementary motor cortex, Brodmann area 6, 8)

보조운동영역 역시 1차 몸운동영역의 앞부분, 앞운동영역(전운동영역)의 안쪽에 위치한다. 보조운동영역도 운동을 계획하는 기능을 수행하는데, 앞운동영역과 다른 점은 자발적 운동의 계획을 담당한다. 따라서 보조운동영역에 손상이 오게 되면, 눈으로 보고 따라하는 운동은 가능하나 스스로 복잡한 운동을 하는 것은 불가능해진다.

- **운동성 언어영역**

  (motor speech area, Brodmann area 44, Broca's area)

운동성언어영역은 말을 할 때 쓰이는 근육들을 지배하여 발성이 가능하게 한다. 오른손잡이의 경우 96%, 왼손잡이의 경우 70% 정도로 왼쪽반구의 중심앞이랑 앞아래쪽에 존재하는 것으로 생각된다.

감각영역

- **1차 몸(체성)감각영역**

  (primary somatosensory area, Brodmann area 1, 2, 3)

1차 몸감각영역은 중심뒤이랑(중심후회, postcentral gyrus)에 존재하며, 말초에서 전달되는 통증, 압력, 온도, 진동 등의 감각 정보를 처리한다. 1차 몸운동영역과 마찬가지로 부위에 따라 특정위치를 담당하며 이를 나타낸 그림은 다음과 같고 감각 호문쿨루스(sensory homunculus)라 한다(그림 14-26B). 이 역시 해당

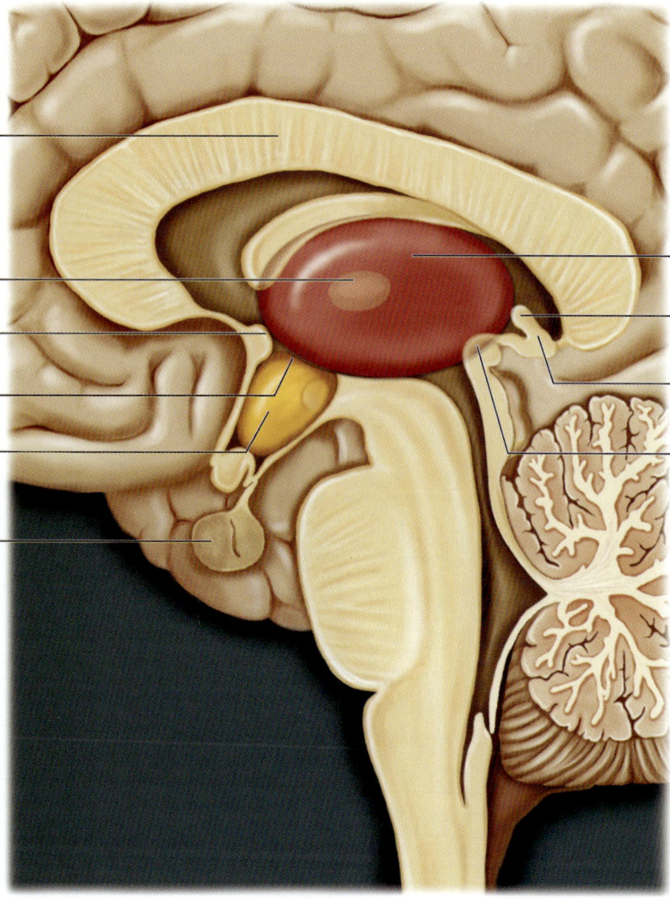

그림 14-27 사이뇌의 구성

부위를 담당하는 대뇌겉질의 면적이 넓을수록 예민한 감각을 보이게 된다.

- **몸(체성)감각 연합영역**
(somatosensory association area, Brodmann area 5, 7)

몸감각 연합영역은 1차 몸감각영역의 바로 뒤에 위치하며 1차 몸감각영역에서 정보를 받아 물체 인지와 같은 통합적 기능을 담당한다.

- **1차 시각영역**(primary visual cortex, Brodmann area 17)

1차 시각영역은 뒤통수엽(후두엽)의 새발톱고랑의 위아래부분에 위치한다. 왼쪽 대뇌반구에는 양쪽 눈의 망막 왼쪽 부분에서 인지한 정보가, 오른쪽 대뇌반구에는 양쪽 눈의 망막 오른쪽 부분에서 인지한 정보가 전달된다.

- **시각연합영역**
(visual association area, Brodmann area 18, 19)

시각연합영역은 1차 시각영역의 위아래에 위치한다. 1차 시각영역에서 받아들인 정보를 받아 몸이 움직일 때의 시야를 유지하기 위한 안구 움직임을 조정하고, 입체적인 정보를 처리한다.

- **1차 청각영역**
(primary auditory cortex, Brodmann area 41, 42)

1차 청각영역은 관자엽(측두엽)의 윗부분에 위치하며, 양쪽 귀에서 온 청각정보를 처리한다.

- **청각연합영역**(auditory association area, Brodmann area 22, Wernicke's area)

청각연합영역은 소리를 듣고 인지하고 판단하는 역할을 하며,

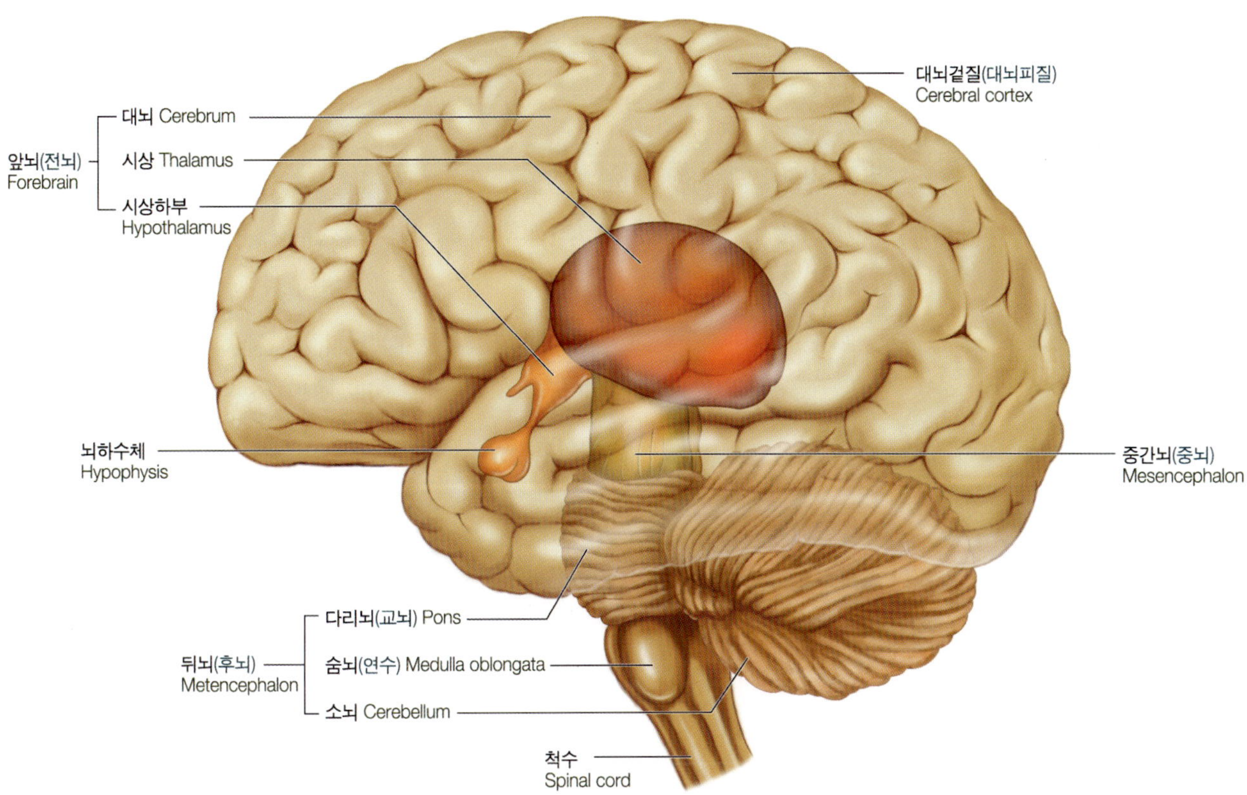

그림 14-28 뇌와 뇌줄기 외측면

이 영역에 문제가 생기면 소리는 들을 수 있으나 듣거나 읽은 언어를 이해하지 못하는 증상이 나타난다.

- **앞이마영역(prefrontal cortex, Brodmann area 9, 10, 11)**

앞운동영역의 앞부분의 넓은 부분으로 사람에서 특히 발달되어있다. 상황에 대한 판단력, 통찰력과 관계되며 감정 조절과도 관련이 있다.

(2) 사이뇌 (간뇌, Diencephalon) (그림 14-27)

사이뇌(간뇌)는 대뇌반구에 둘러싸여있으며 제 3뇌실을 둘러싸는 앞뇌에 속하는 부분으로 3부분으로 나뉜다.

① 시상상부(Epithalamus)

제 3뇌실의 천장을 이루는 부분을 말하며 뒤쪽 끝에는 솔방울샘(송과체, pineal body)이 있다. 솔방울샘은 멜라토닌을 분비하여 생체주기를 조절한다.

② 시상(Thalamus)

시상은 작은 계란모양으로 대뇌반구 양쪽에 존재한다. 양쪽의 시상은 서로 연결되어 시상사이붙음(시상간유착, interthalamic adhesion)을 이루고, 정중에서 뇌를 자르면 단면에서 시상사이붙음을 볼 수 있다. 시상은 여러 가지 신경들의 매개자역할을 한다. 후각신경을 제외한 모든 감각신경은 시상을 통하여 대뇌겉질로 연결된다. 또한 소뇌와 바닥핵, 대뇌를 연결하여 운동기능에도 관여한다.

③ 시상하부(Hypothalamus)

시상하부는 시상의 아랫부분에 있으며 시상과 시상하부사이에는 시상아래고랑(시상하구, hypothalamic sulcus)이 존재하여 두 구조물 사이의 경계가 된다. 시상하부는 자율신경계와 호르몬 조절의 중추로 체내 항상성 조절에 있어 매우 중요하다. 또한 시상하부 신경핵의 일부는 뇌하수체 후엽으로 축삭말단을 뻗어 혈중으로 직접 항이뇨호르몬(ADH)과 옥시토신(oxytocin)을 분비하고, 시각신경이 교차는 지점이다. 호르몬의 합성 및 분비 조절

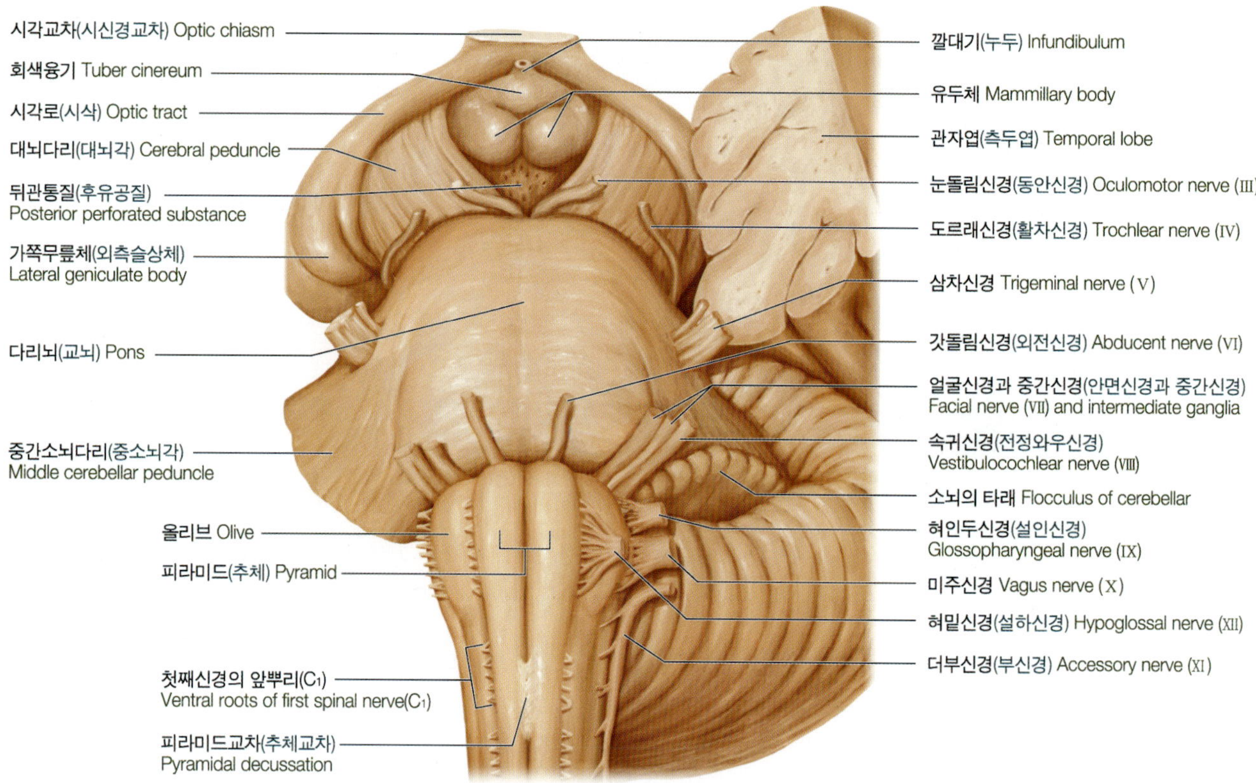

그림 14-29 뇌줄기 앞쪽의 모습

(뇌실곁핵-oxytocin, 시상 위핵-ADH분비), 자율신경 통합 중추, 음수중추(수분평형유지), 각성중추, 포만중추, 보람중추, 정서반응 조절중추, 혈당조절중추, 배란조절중추, 배뇨소통중추, 체온조절중추등이 존재한다.

(3) 뇌줄기 (뇌간, Brain stem)

뇌줄기(뇌간)는 위에서부터 중간뇌(midbrain), 다리뇌(교뇌, pons), 숨뇌(연수, medulla oblongata)로 구성되며 12쌍의 뇌신경 중 후각신경(후신경)과 시각신경(시신경)을 제외한 10쌍의 말초신경이 나온다. 뇌줄기(뇌간)는 구조가 원시적이지만 생명 기능의 가장 기본이 되는 호흡·혈압·심장 박동 등 중요한 생명 반사를 담당하고 있어서, 이 부분이 손상되면 혼자 힘으로 생명을 유지할 수 없는 뇌사 상태에 빠지게 된다 (그림 14-28, 그림 14-29, 그림 14-30).

① 중간뇌(중뇌, Midbrain)

중간뇌(중뇌)는 다리뇌(교뇌)와 사이뇌(간뇌) 사이에 위치한다. 중간뇌 속에는 넷째뇌실과 셋째뇌실을 연결하는 중간뇌수도관(중뇌수도관, cerebral aqueduct)이 있다. 중간뇌수도관은 뇌실과 마찬가지로 신경관의 내강에서 유래하며 맥락얼기는 존재하지 않는다. 중간뇌수도관의 등쪽 부분에는 덮개를 이루는 4개의 회색질 덩어리가 존재한다. 4개의 덩어리를 모두 합쳐 네둔덕체(사구체, quadrigeminal body)라 하는데, 1쌍의 위둔덕(상구, superior colliculi)과 1쌍의 아래둔덕(하구, inferior colliculi)으로 이루어진다. 네둔덕체의 앞부분을 뒷판(피개, tegmentum)이라 부르며, 뒷판(피개)의 앞부분 양가쪽에는 대뇌다리(대뇌각, crus cerebri)가 위치한다. 대뇌다리는 대뇌에서 척수, 다리뇌(교뇌) 등으로 내려가는 신경섬유다발로 이루어진다.

뒷판과 대뇌다리 사이에는 육안상으로 검게 보이는 부분이 있는데 이를 흑색질(substantia nigra)이라고 한다. 이곳의 뉴런은 도파민을 분비하고 이 기능에 문제가 생기면 파킨슨병과 같은 질병이 발생할 수 있다. 뒷판(피개)의 내부에는 동그랗고 붉은 적색핵(red nucleus)이 있으며 학습화된 운동 기능에 관여한다. 중간뇌의 내부에는 3, 4 뇌신경의 핵들과 동공반사중추, 자세반사 중추가 존재한다.

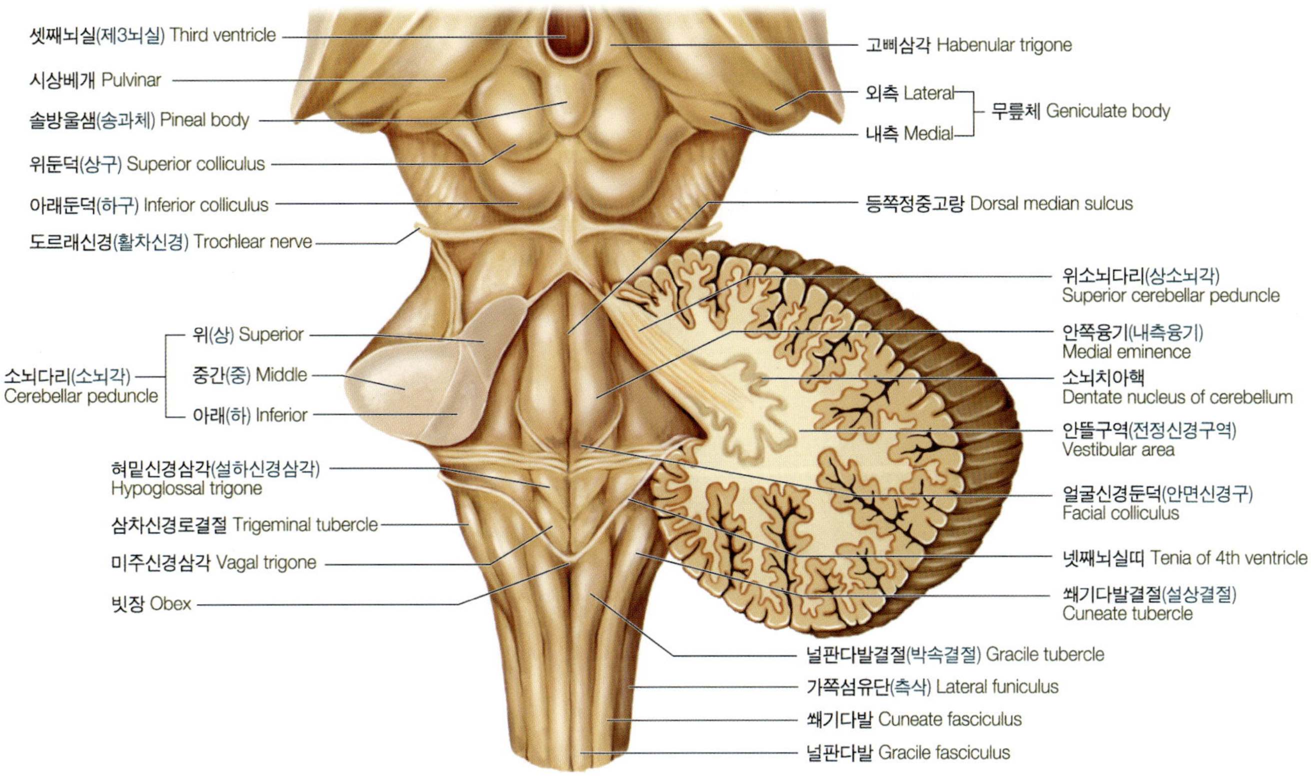

그림 14-30 뇌줄기 뒤쪽의 모습

② 다리뇌(교뇌, Pons)

다리뇌(교뇌)는 숨뇌와 중간뇌 사이에 존재한다. 다리뇌는 대뇌와 소뇌를 서로 연결하는 역할을 한다. 대뇌로부터 내려오는 신경다발은 다리뇌(교뇌)에서 시냅스를 거친 후 가로로 가로질러 소뇌로 들어가며 그로인해 다리뇌(교뇌)의 표면에는 가로 줄무늬가 존재 한다. 또한 다리뇌의 내부에는 제 5, 6, 7, 8 뇌신경의 핵들이 존재하는데, 제 5뇌신경인 삼차신경은 다리뇌의 앞부분 중간에서, 제 6뇌신경인 갓돌림신경, 제 7뇌신경인 얼굴신경, 제 8뇌신경인 속귀신경은 숨뇌와의 경계부분에서 안쪽부터 바깥쪽 부분으로 나온다. 날숨조절중주와 지속적 들숨중추가 존재한다.

다리뇌의 뒷부분에는 숨뇌와 마찬가지로 제 4뇌실이 존재하는데 이곳은 위숨뇌천장(superior medullary velum)으로 덮여있으며 위숨뇌천장의 양쪽에는 위소뇌다리(superior cerebellar peduncle)가 위치하고 있다.

③ 숨뇌(연수, Medulla oblongata)

숨뇌의 아래 경계는 큰뒤통수구멍(대후두공)으로 척수와 나뉘고, 위쪽 경계는 숨뇌다리뇌고랑(연수교뇌구, bulbopontine sulcus)으로 다리뇌(교뇌)와 구분된다. 숨뇌의 앞부분에는 길게 이어진 부분이 존재하는데 이를 피라미드(pyramid)라고 하며 뇌에서 척수로 이어지는 신경섬유들이 존재하고 신경섬유의 교차가 일어난다. 숨뇌 내에 존재하는 그물체가 손상되면 의식 및 집중력이 감소하고, 혼수상태를 야기할 수 있다.

피라미드의 옆에는 길쭉한 타원형모양의 올리브(olive)가 존재하며, 피라미드와 올리브사이로 혀밑신경(설하신경, hypoglossal nerve)이 나온다. 올리브의 뒤쪽으로는 삼차신경로결절이 존재하며 삼차신경로결절과 올리브 사이에서 위에서부터 차례로 제 9, 10, 11, 12번 뇌신경이 나온다. 숨뇌의 안쪽에는 제 9, 10, 11, 12번 뇌신경의 핵(nucleus)이 존재하나 육안으로 관찰하긴 어려우며 염색을 통해 현미경으로 관찰이 가능하다.

숨뇌는 호흡, 심장, 혈관운동과 같이 생명유지에 기본이 되는 기능들의 중추로서 매우 중요하며 척수로부터 소뇌, 대뇌, 중간뇌, 사이뇌 등으로 이어지는 여러 신경다발들이 존재한다.

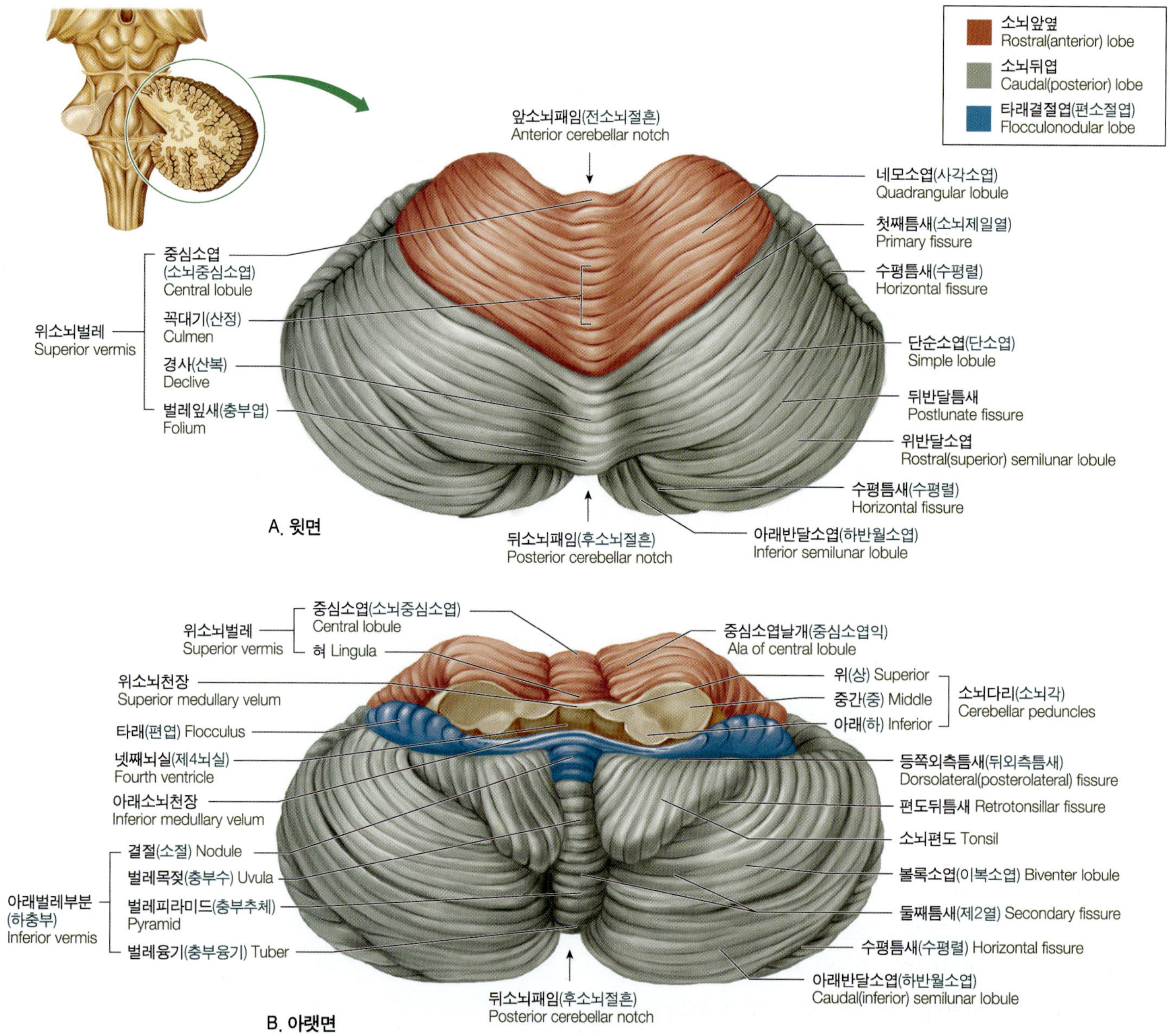

그림 14-31 소뇌

(4) 소뇌(Cerebellum) (그림 14-31)

소뇌는 다리뇌와 숨뇌의 뒷부분에 존재하며 위쪽으로는 대뇌의 뒤통수부분(후두부)과 소뇌천막(tentorium cerebelli)을 사이에 두고 접해있다. 소뇌는 좌우로 정중선 부위의 소뇌벌레(vermis)와 양쪽의 소뇌반구(cerebellar hemisphere)로 나눌 수 있다. 소뇌는 겉에서부터 겉질(피질, cortex), 속질(수질, medulla), 소뇌핵(cerebellar nucleus)으로 이루어진다.

겉질은 소뇌의 어느 부위나 상관없이 3층으로 구성된 회색질로 주름이 많아 표면적을 넓힌다. 속질은 백색질로 되어있으며 소뇌를 시상면으로 잘랐을 때 나무의 모양과 비슷하다고 하여 그것을 소뇌나무(소뇌활수, arbor vitae)라고 한다.

소뇌의 속질에는 4쌍의 소뇌핵이 있는데 그중 치아핵(치상핵, dentate nucleus)이 가장 크다. 꼭지핵(fastigial nucleus)이 가장 가운데에 있고 둥근핵(globose nucleus), 쐐기핵(emboliform nucleus), 치아핵(치상핵, dentate nucleus)순으로 가쪽에 위치한다. 소뇌핵들은 소뇌의 겉질과 대뇌, 뇌줄기를 연결한다.

소뇌로 오고 가는 신경섬유들은 소뇌다리(소뇌각, cerebellar peduncle)를 통해 들어오고 나간다. 소뇌다리에는 위·중간·아래(상·중·하, superior, middle, inferior)소뇌다리(소뇌각) 3쌍이 존재하고 보통 위소뇌다리에는 소뇌에서 대뇌로 가는 섬유가, 중간소뇌다리에는 대뇌에서 소뇌로 오는 섬유가, 아래소뇌다리에는 척수와 평형감각기관의 신경섬유가 들어오고 나간다.

소뇌는 자세와 평형을 유지하고, 신체운동협조에 관여하며, 편엽소절부위에서 근육의 긴장도를 조절하며, 뒤엽에서 수의운동이 정확하게 일어나도록 도와준다.

4) 중추신경계통의 오름신경로(상행로) 및 내림신경로(하행로)

중추신경계통은 대뇌겉질에서 시작된 운동명령정보가 뇌줄기(뇌간)와 척수를 거쳐 말초로 가는 내림신경로(하행로)와 말초에서 받아들인 정보를 척수와 뇌줄기(뇌간)를 거쳐 대뇌겉질(피질)로 전달하는 오름신경로(상행로)로 구성된다.

(1) 내림신경로(하행로, Descending tract)

내림신경로(하행로)는 대뇌의 운동명령을 효과기인 뼈대근육으로 전달하는 2개 이상의 뉴런으로 구성된 신경전도로이다.

① 피라미드로(추체로, Pyramidal tract)

피라미드로(추체로)는 수의적인 근육 운동에 대한 명령을 전달하는 내림신경로로 1차 몸(체성)운동영역(primary motor area)에서 시작하여 숨뇌피라미드(연수추체, medullary pyramid)를 통해 척수로 내려가는 신경섬유들을 말한다. 피라미드로는 숨뇌피라미드에서 주행하는 위치에 따라 가쪽겉질척수로(외측피질척수로, lateral corticospinal tract)와 앞겉질척수로(전피질척수로, anterior corticospinal tract)로 나뉜다 (그림 14-32).

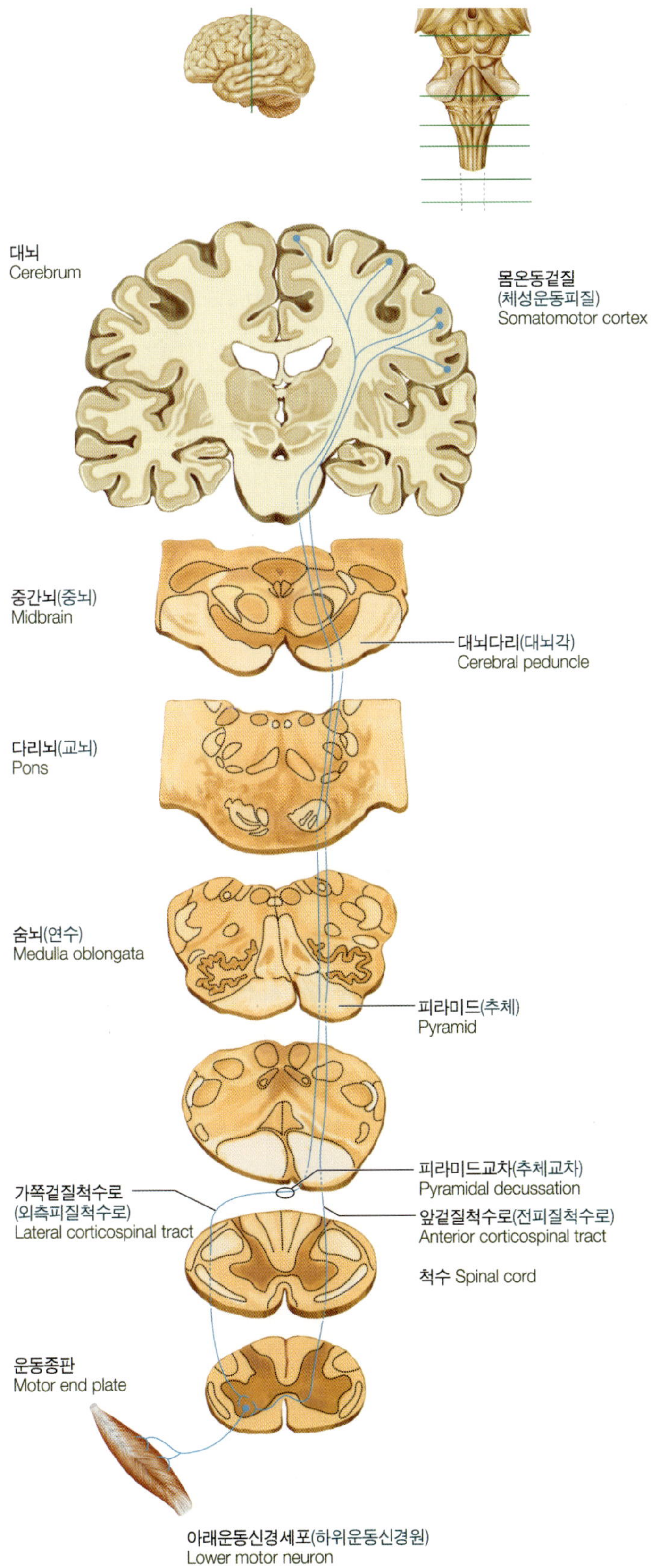

그림 14-32 피라미드로

▌가쪽겉질척수로(외측피질척수로, Lateral corticospinal tract)

가쪽겉질척수로(외측피질척수로)는 1차 몸(체성)운동영역(primary motor area)로부터 뼈대근육에 운동명령을 전달하는 2개의 뉴런으로 구성된 신경전도로이며, 대뇌겉질에서 척수로 전달되는 신경섬유의 75~90%를 차지한다. 중심앞이랑(중심전회, anterocentral gyrus)에서 시작하는 위운동신경세포(상위운동신경원, upper motor neuron)는 숨뇌피라미드(연수추체)에서 뇌줄기

(뇌간) 반대편으로 교차하여 척수의 가쪽섬유단(측삭)을 통해 내려가 척수앞뿔(전각)에 있는 아래운동신경세포(하위운동신경원, lower motor neuron)와 시냅스를 이룬다. 위운동신경세포의 신호를 받은 아래운동신경원은 그것이 지배하는 뼈대근육에 운동명령을 내린다.

앞겉질척수로(전피질척수로, Anterior corticospinal tract)

앞겉질척수로(전피질척수로)는 위운동신경세포가 피라미드교차를 통하지 않고 같은 편의 척수의 앞섬유단(전삭)을 통해 내려간다. 이후 척수에서 반대편 쪽으로 교차한 이후 아래운동신경세포와 시냅스를 이루며, 아래운동신경세포는 그것이 지배하는 뼈대근에 운동 명령을 내린다.

② 적색핵척수로(Rubrospinal tract) (그림 14-33)

적색핵 척수로는 대뇌피질과 소뇌에서 운동정보를 받아 새로운 운동기술이나 운동명령의 교정을 담당한다. 이는 중간뇌에 위치하는 적색핵에서 시작하여 배쪽 덮개 교차를 통해 반대쪽으로 넘어가 척수의 가쪽단을 통해 내려간다. 사람에서는 적색핵척수로가 진화하면서 피라미드로로 대체되기 때문에 상대적으로 덜 발달하여 목 부분까지만 가지를 내어 팔의 근육 운동에 영향을 미친다.

(2) 오름신경로(상행로, Ascending tract)

오름신경로는 일반적으로 말초의 외부수용기와 고유수용기에서 오는 감각정보를 대뇌피질의 1차 몸(체성)감각영역으로 전달하는 신경로로 일반적으로 3, 4개의 뉴런으로 구성된 신경전도로이다.

① 척수시상로(Spinothalamic tract) (그림 14-34)

척수시상로는 신체의 통각·촉각·압각정보 및 온도감각 정보를 대뇌겉질(피질)에 전달하는 신경전도로이다. 1차 뉴런은 피부에 존재하는 감각수용기를 통해 감각을 받아들이며, 세포체는 척수의 뒤뿌리신경절(후근신경절, dorsal root ganglion)에 존재한다. 1차 뉴런의 축삭말단은 척수 안으로 들어가 척수 뒤쪽뿔의 척수아교질(substantia gelatinosa)에서 2차 뉴런과 시냅스를 이루며, 2차 뉴런은 척수의 앞회색질맞교차(anterior gray commissure)를 통해 척수의 반대편으로 넘어가서 가쪽섬유단(lateral funiculus)을 통해 시상으로 올라간다. 시상에서 감각과 관련된 시상중계핵인 뒤가쪽배쪽핵(후외측복측핵, ventral posterolateral nucleus, VPL)에 있는 3차 뉴런과 시냅스를 이루며, 3차 뉴런은 대뇌겉질로 올라가 중심뒤이랑(중심후회, postcentral gyrus)의 1차 감각영역에 도달하여 감각 정보를 인식하게 된다.

② 뒤기둥계통(후주계, Posterior column system)

뒤기둥계통(후주계)은 직경이 큰 신경섬유다발인 널판다발(박속, fasciculus gracilis)과 쐐기다발(설상속, fasciculus cuneatus)로 이루어진다 (그림 14-35).

널판다발(박속, Fasciculus gracilis)

널판다발(박속)은 다리 부위를 포함한 신체 하반신에서 오는 압각, 진동감각 및 위치감각 정보를 대뇌겉질로 전달하는 신경전도로이다. 피부·관절·근육 및 힘줄에 감각수용기를 지닌 1차 뉴런의 세포체는 척수의 뒤뿌리신경절(후근신경절)에 존재한다. 1차 뉴런의 축삭 말단은 척수 안으로 들어가서 같은 쪽에 있는 뒤섬유단(후삭, posterior funiculus)에 합쳐진 다음 올라가 숨뇌(연수)에 존재하는 중계핵인 널판다발핵(박속핵, nucleus gracilis)에 있는 2차 뉴런과 시냅스를 이룬다. 2차 뉴런은 숨뇌(연수)에서 속활꼴섬유(내궁섬유, internal arcuate fibers)를 통해 반대쪽으로 교차한 다음, 시상으로 올라가 뒤가쪽배쪽핵(후외측복측핵)에서 3차 뉴런과 시냅스를 구성한다. 3차 뉴런은 대뇌겉질(피질)로 올라가서 1차 감각영역인 중심뒤이랑(중심후회)에 도달한다.

쐐기다발(설상속, Fasciculus cuneatus)

쐐기다발(설상속)은 머리 부위를 제외한 신체 상반신에서 오는 압각, 진동감각 및 위치감각 정보를 대뇌겉질(피질)로 전달하는 신경전도로이다. 쐐기다발은 1차 뉴런이 숨뇌로 올라가는데 널판다발보다 가쪽에 존재하는 쐐기다발을 통해 올라가며, 따라서 숨뇌(연수)에 존재하는 중계핵도 널판다발핵보다 가쪽에 존재하는 쐐기다발핵(nucleus cuneatus)에서 2차 뉴런과 시냅스를 이룬다. 이후로는 널판다발과 같이 속활꼴섬유를 통해 반대편으로 교차하며 널판다발의 신경섬유와 함께 주행한다. 머리 부위에서 오는 압각, 진동감각 및 위치감각 정보는 삼차신경시

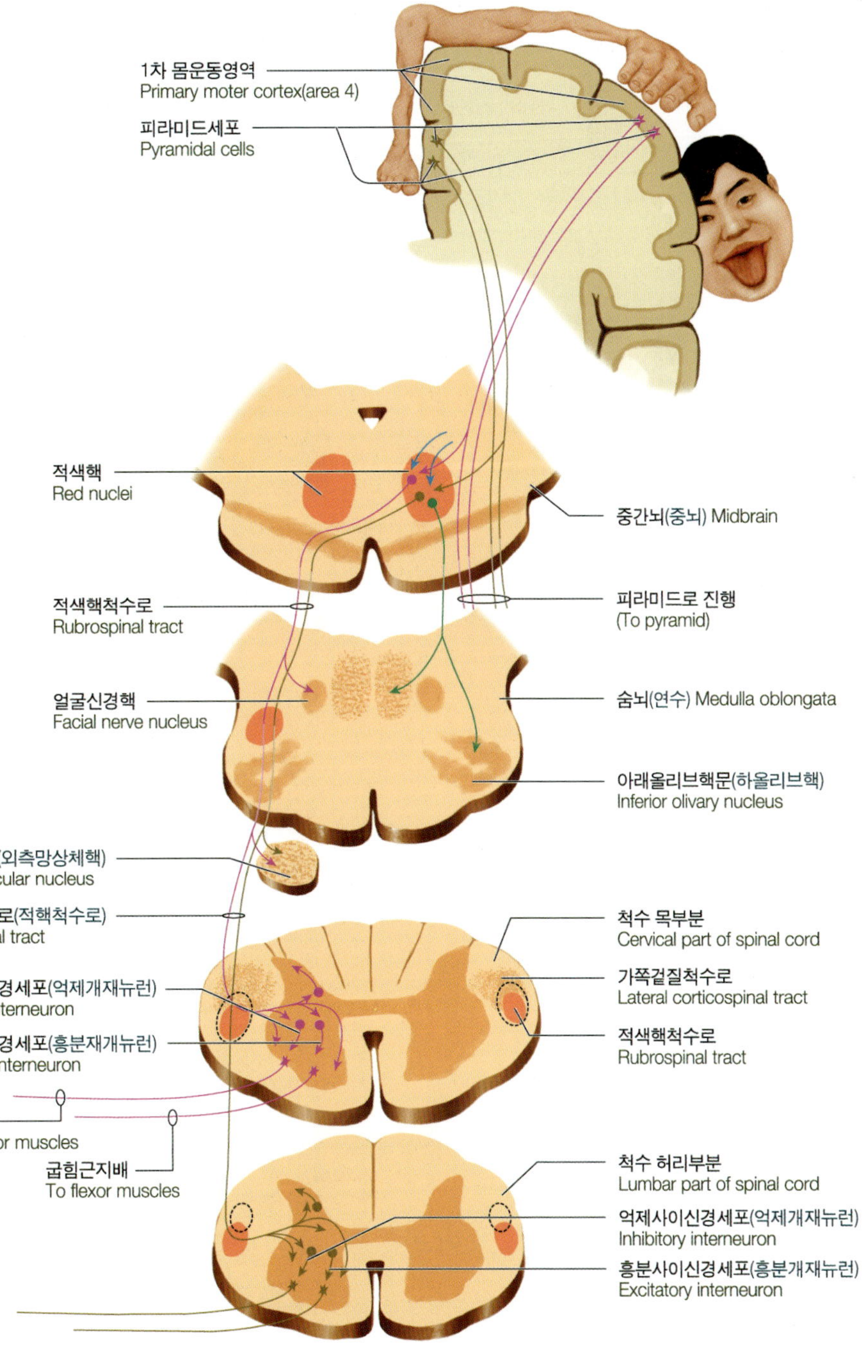

그림 14-33 적색핵 척수로

상로를 통해 대뇌겉질(피질)로 전달한다.

③ 척수소뇌신경로(Spinocerebellar tract) (그림 14-36)

척수소뇌신경로는 척수에서 시작되어 소뇌의 겉질로 이어지는 신경로로 고유감각(proprioception)을 전달한다. 척수소뇌신경로의 1차 뉴런의 감각수용기는 주로 신경근육방추(neuromuscular spindle)와 골지힘줄기관(신경힘줄방추, Golgi tendon organ)이지만 관절과 인대, 근막에 있는 고유감각수용기(proprioceptors)와 일부 촉각수용기 및 내부수용기(interoceptor)에 속하는 압력수용기(baroreceptor)에서도 척수소뇌신경로를 통해 감각정보를

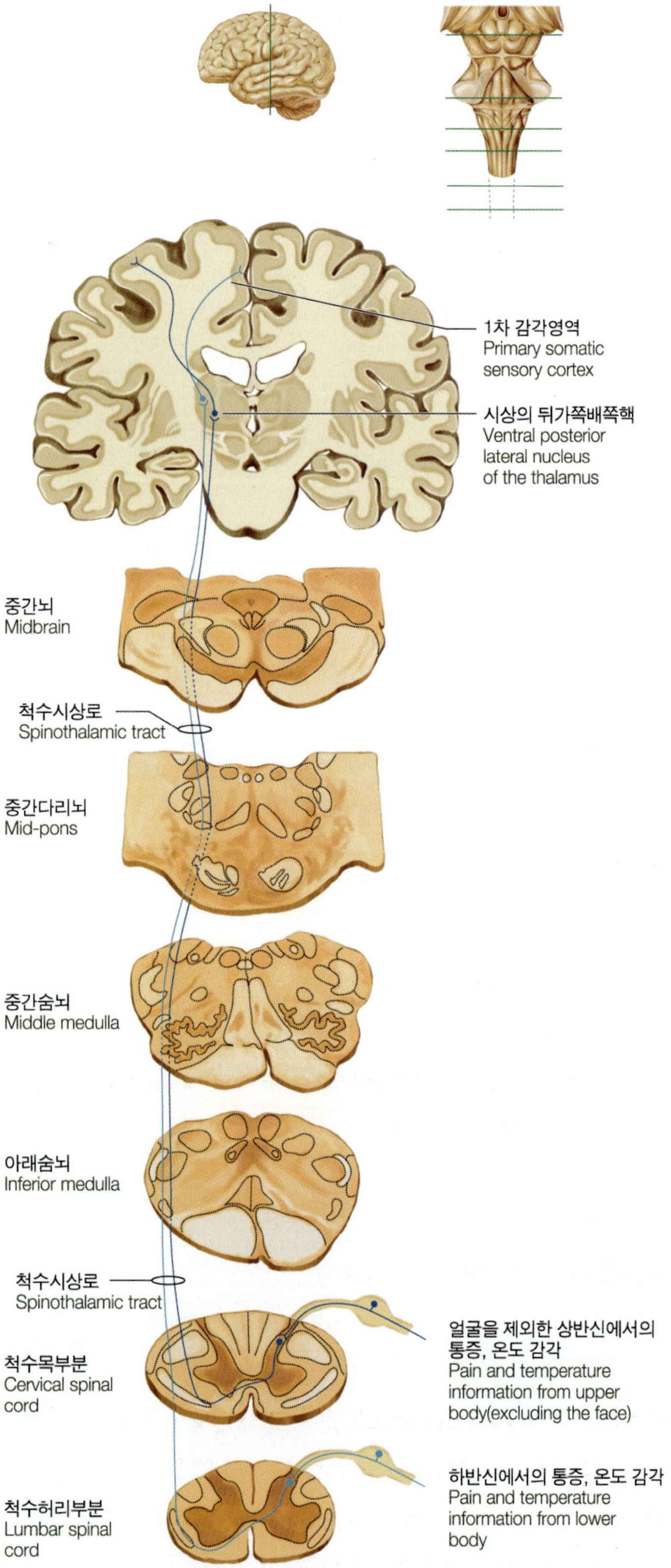

그림 14-34 척수시상로

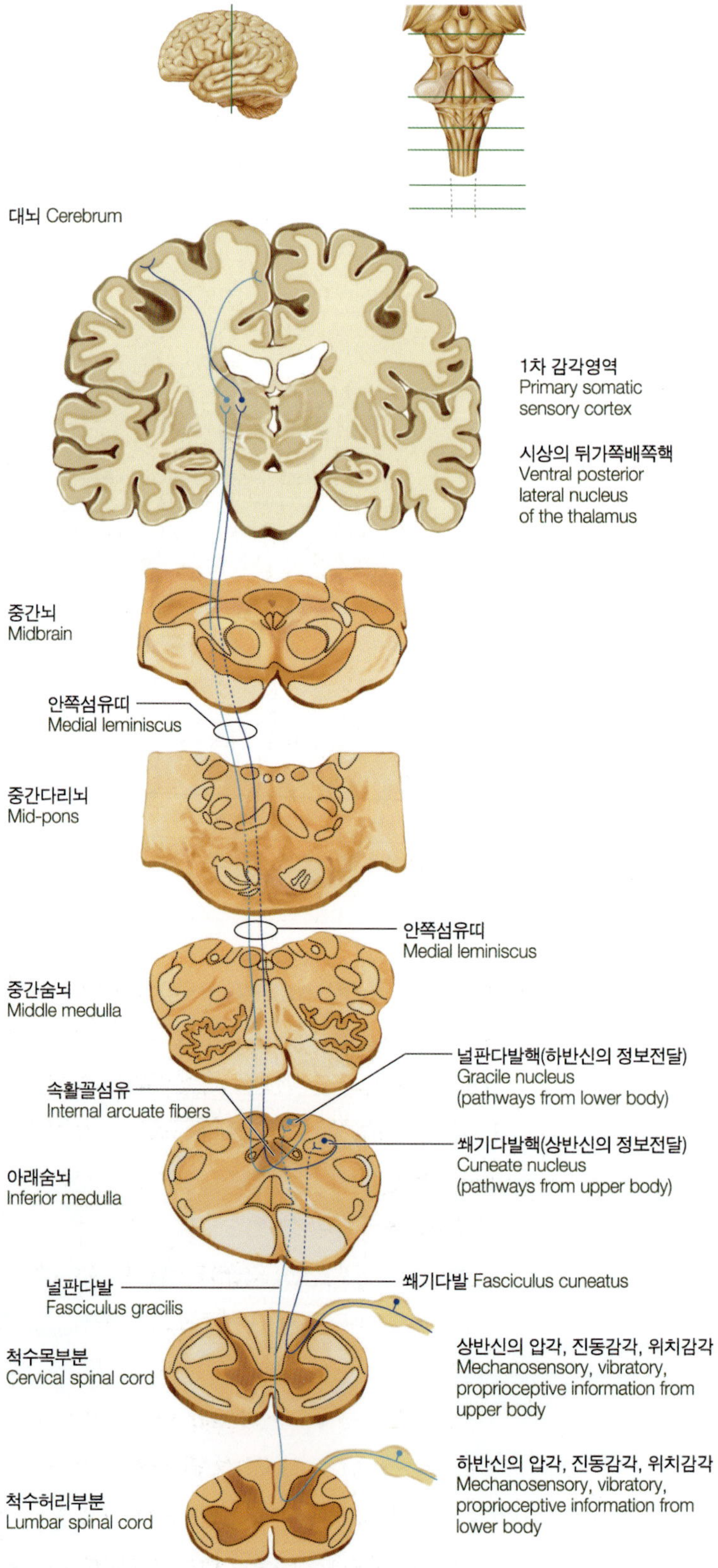

그림 14-35 뒤기둥계통

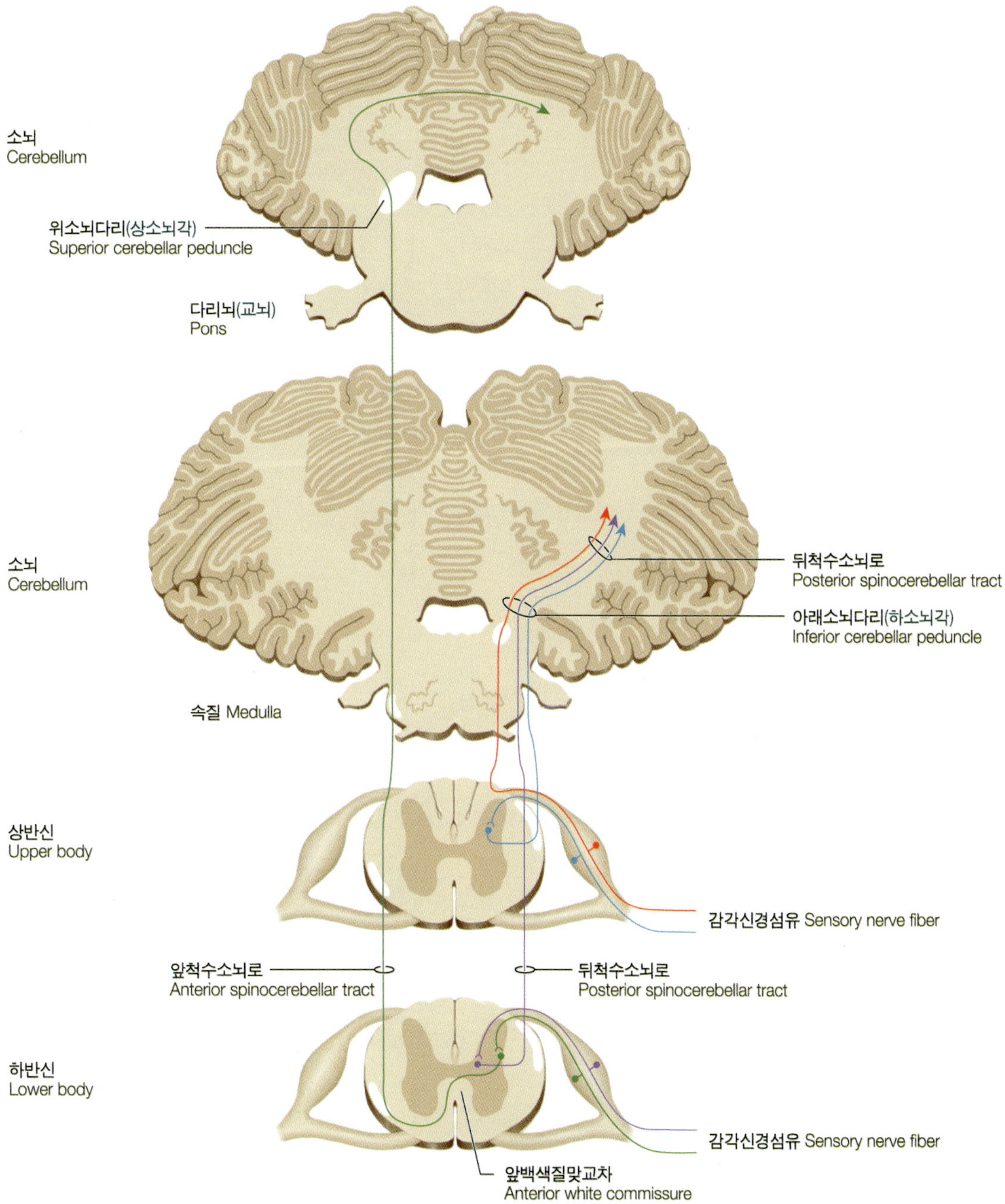

그림 14-36 척수소뇌신경로

소뇌로 전달한다. 척수소뇌로는 소뇌를 통한 자율적인 운동의 조절에 사용되는 무의식적 감각정보(unconscious sensory information)와 무의식적 고유감각(unconscious proprioception) 정보를 전달하여 원활한 근육운동과 몸을 균형 있게 움직일 수 있도록 한다. 척수소뇌로는 앞척수소뇌로(전척수소뇌로, anterior spinocerebellar tract)와 뒤척수소뇌로(후척수소뇌로, posterior spinocerebellar tract)로 이루어져 있다. 두 신경로 모두 결과적으로 모두 동측성의 감각 정보를 전달하지만, 뒤척수소뇌로(후척수소뇌로)는 어느 위치에서도 교차하지 않고 바로 올라가 동측의 소뇌겉질에 도달하는데 비해서, 앞척수소뇌로(전척수소뇌로)는 두 번 교차하여 결국은 동측의 소뇌겉질에 도달한다.

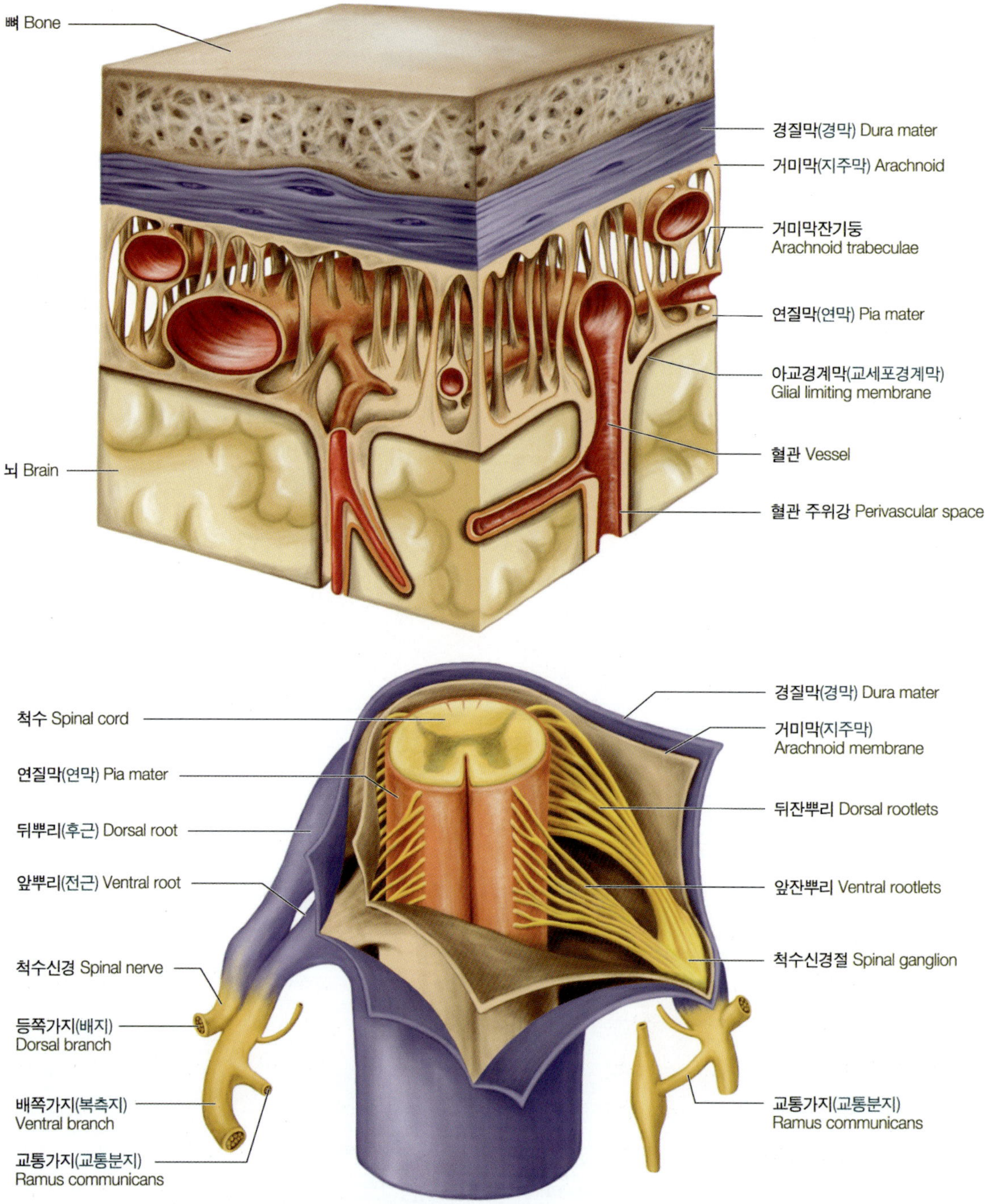

그림 14-37 뇌척수막

5) 뇌척수막(수막, Meninges)

뇌척수막은 중추신경을 둘러싸는 보호막으로 3종류의 결합조직성 막으로 구성되어 있다. 바깥쪽의 2겹으로 구성된 가장 질긴 경질막(경막, dura mater), 중간에 존재하는 거미줄 모양의 거미막(지주막, arachnoid membrane), 안쪽에서 뇌 표면과 밀착되어 있는 연질막(연막, pia mater)으로 구성되어 있다 (그림 14-37).

(1) 경질막(경막, Dura mater)

경질막(경막)은 뇌와 척수의 가장 바깥쪽을 둘러싸는 질긴 성질의 막으로 뇌막 중에서 가장 두껍고 2겹으로 구성되어 있다. 뇌 부분에

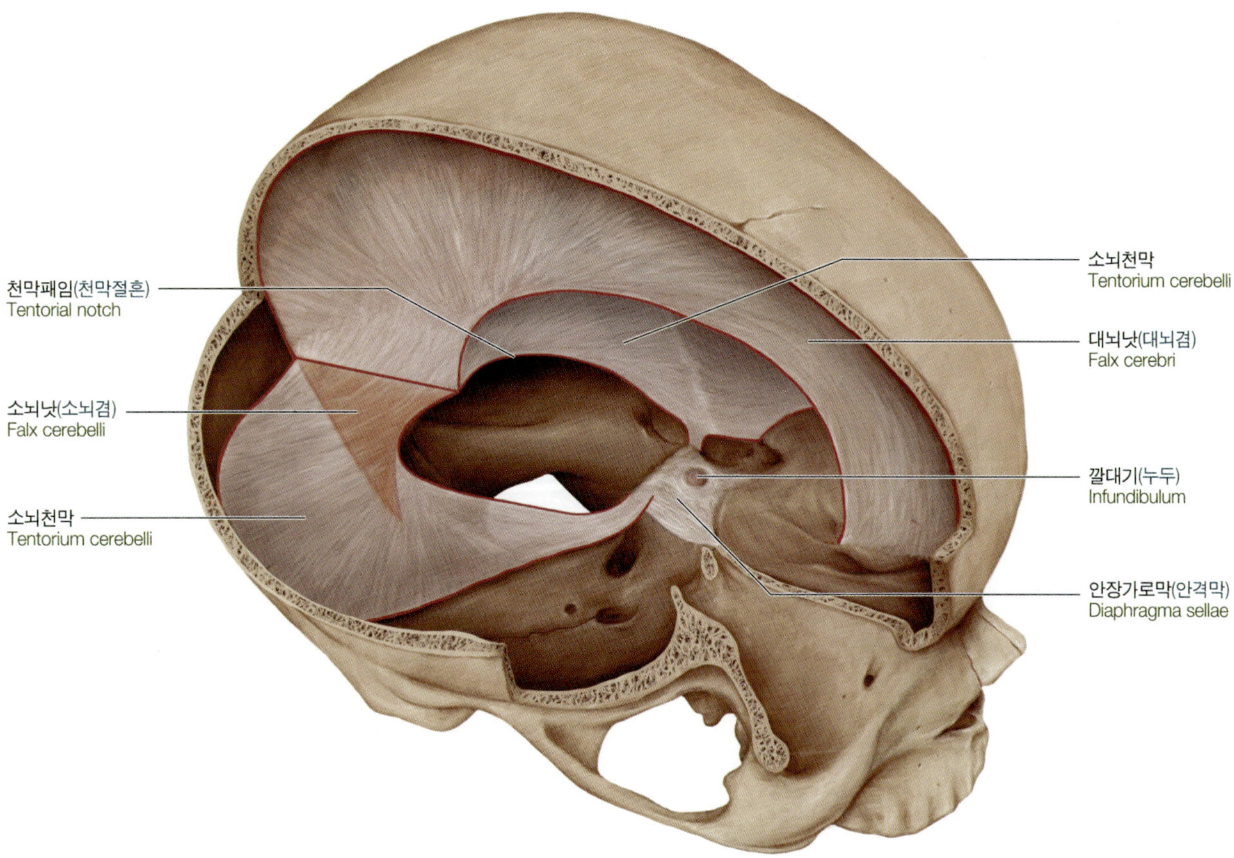

그림 14-38 경질막주름

존재하는 경질막은 뼈막층(endocranial layer)과 뇌막층(meningeal layer)의 두 층으로 구분되며, 두 층 사이에는 뇌 부분에서 나가는 정맥혈을 받는 경질막정맥굴(경막동, dural sinus)이 형성된다. 뼈막층은 머리뼈(두개골) 안쪽면의 뼈막으로 이어지고, 뇌막층은 머리안(두개강) 내부로 깊숙이 들어가 뇌의 구획을 나누는데 중요한 경질막주름(경막주름, dural reflection)을 형성한다 (그림 14-38).

▌대뇌낫 (대뇌겸, Falx cerebri)

대뇌반구를 왼쪽과 오른쪽으로 나누는 낫 모양의 수직주름으로 대뇌의 대뇌세로틈새(longitudinal cerebral fissure)에 위치한다.

▌소뇌천막 (Tentorium cerebelli)

대뇌와 소뇌 사이에 존재하는 수평주름으로 대뇌낫(대뇌겸)과 직각을 이루며, 대뇌의 대뇌가로틈새(transverse cerebral fissure)에 위치한다.

▌소뇌낫 (소뇌겸, Falx cerebelli)

소뇌반구를 왼쪽과 오른쪽으로 나누는 낫 모양의 수직주름으로 소뇌천막 밑에 존재한다. 척수 부분에서는 대뇌경질막 뇌막층이 밑으로 계속되어 이루어지는 1개의 층으로 된 경질막에 의해 둘러싸여 있다 (그림 14-39). 경질막 안쪽은 뇌 부분과 마찬가지로 거미막(지주막)과 연질막(연막)이 존재한다. 경질막 바깥쪽에는 지방으로 차 있는 경질막바깥공간(경막외공간, epidural space)이 존재하여, 척추뼈 내부의 척추관의 충격을 흡수한다.

(2) 거미막 (지주막, Arachnoid membrane)

거미막(지주막)은 경질막과 연질막 사이에 있는 위치하는 얇은 홑겹의 막으로 3종류의 뇌막중에 가장 얇다. 거미막(지주막)의 일부분은 경질막쪽으로 돌출되어 있는 작은 포도모양의 거미막과립(지주막과립, arachnoidal granulation)을 형성하고, 이는 뇌척수액(cerebrospinal fluid, CSF)이 경질막정맥굴로 재흡수되

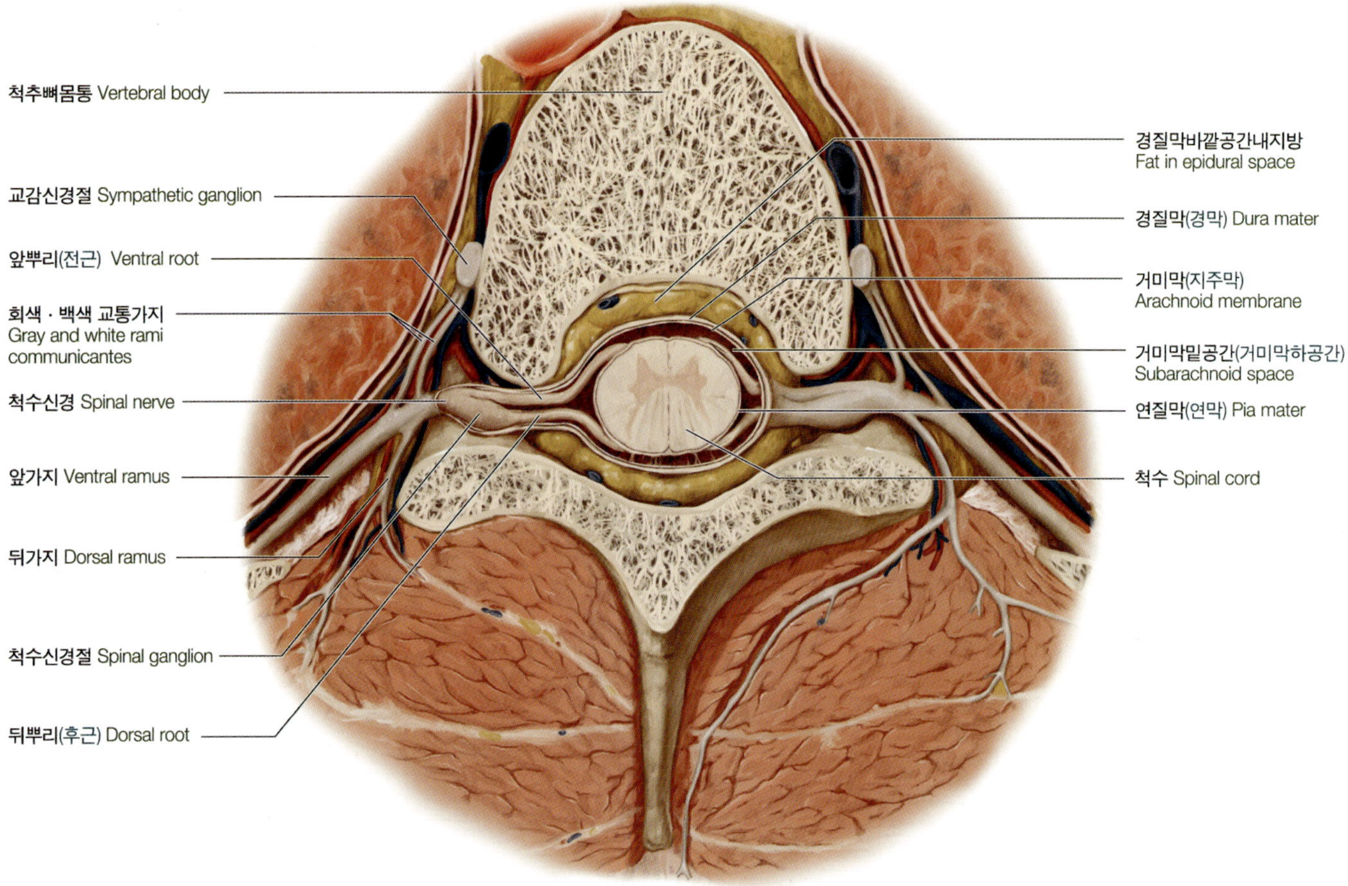

그림 14-39 척수부위의 경질막

도록 하는 뇌척수액의 순환에 중요한 역할을 담당한다. 상대적으로 넓은 거미막밑공간(지주막하강, subarachnoid space)에는 거미줄 모양의 거미막잔기둥(지주막소주, arachnoid trabecula)이 얼기설기 얽혀 있고 뇌척수액이 가득 차 있어 뇌로 전달되는 충격을 흡수하고 부력을 통해 무게를 줄여준다. 거미막밑공간 중에 넓게 형성된 곳을 수조(cistern)라 하며, 위치하는 장소에 따라 대뇌가쪽고랑수조, 다리사이수조, 소뇌숨뇌수조, 다리뇌수조가 존재한다.

(3) 연질막(연막, Pia mater)

연질막은 중추신경계 표면에 직접 밀착해서 싸는 부드럽고 연한 막으로 뇌막 중에 두 번째로 두껍다. 연질막에는 뇌혈관이 풍부하며, 뇌에 밀착해 있으므로 뇌의 고랑(구)과 틈새(열) 사이로 함께 들어간다. 연질막 바깥의 거미막과 경질막은 고랑(구) 안으로 들어가지 않고 이랑과 이랑 사이를 연결하기 때문에 연질막과 거미막을 쉽게 구분할 수 있다. 연질막은 척수로 내려가 꼬리뼈(미골) 근처에서 종말끈(종사, terminal filum)이 된다.

척수 부분에서는 연질막이 경질막에 직접 붙는 인대를 내서 척수의 위치를 고정하는데, 이를 생긴 모양을 따서 치아인대(치상인대, denticulate ligament)라고 하며 총 21쌍이 존재한다.

6) 뇌실계(Ventricular system) (그림 14-40)

대뇌의 뇌실계는 신경관의 내강이 이어져 확장된 공간과 그 사이를 이어주는 관으로 구성되어 있다. 뇌실의 내면은 뇌실막세포로 덮여 있으며, 가쪽(측)뇌실·셋째뇌실·넷째뇌실 벽의 일부분은 연질막 내부에 뇌혈관을 수반하여 형성된 맥락얼기(맥락총)가 있으며 여기에서 뇌척수액이 생산되어 뇌실 안으로 분비된다. 뇌척수액은 뇌실 안과 거미막밑공간 안을 천천히 순환하

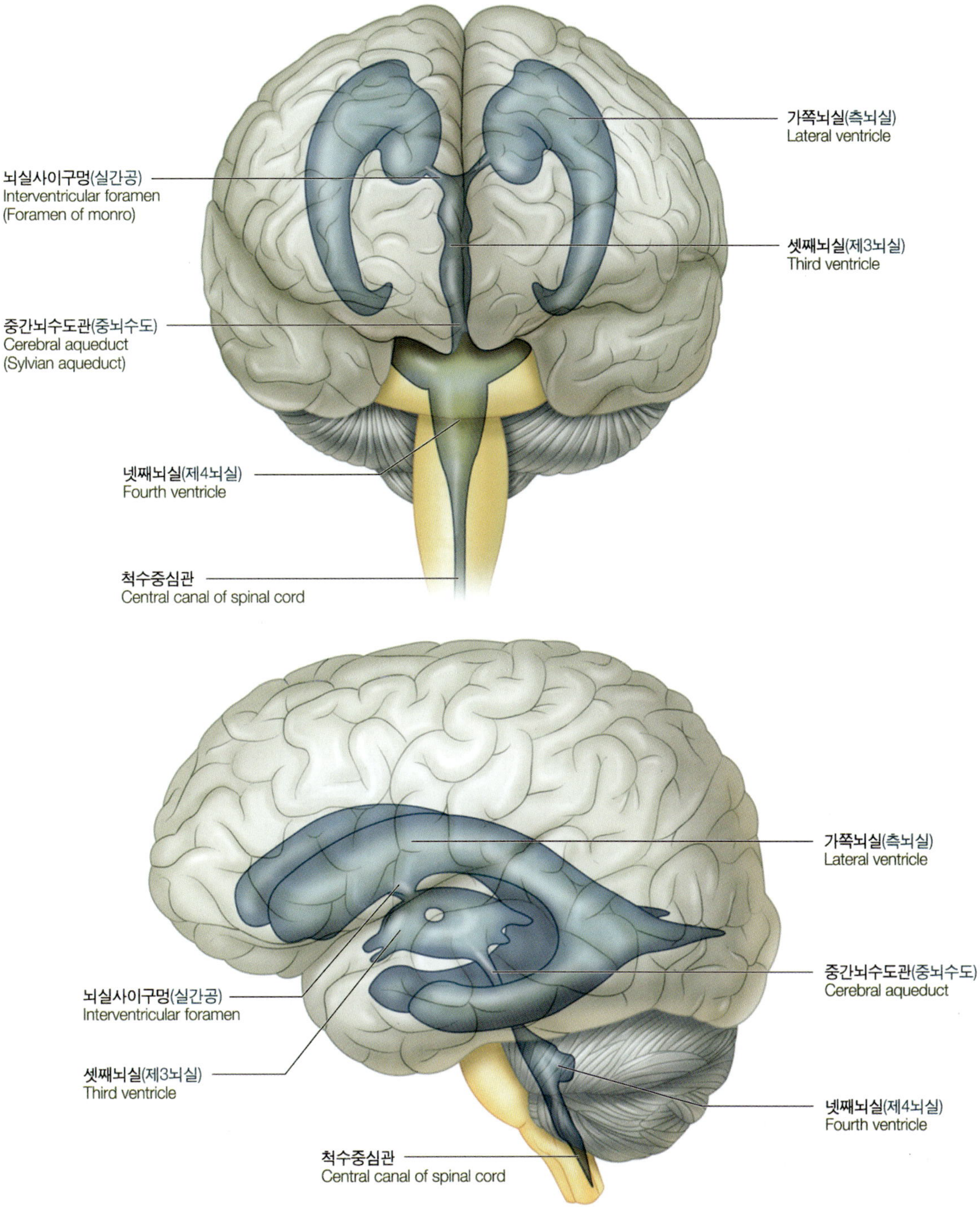

그림 14-40 뇌실계

며 중추신경 조직에 영양을 공급하거나 대사산물을 배출하는 등의 중요한 역할을 한다. 뇌실 내부에는 뇌척수액(cerebrospinal fluid, CSF)으로 가득 차 있으며 척수의 중심관으로 이어진다.

가쪽뇌실(측뇌실, lateral ventricle)은 첫째, 둘째뇌실로 뇌실 중 크기가 가장 크며, 양쪽 대뇌반구에 각각 하나씩 존재하는 C자 모양의 공간이다. 양쪽 가쪽(측)뇌실은 이마엽(전두엽), 마루엽(두정엽), 관자엽(측두엽), 뒤통수엽(후두엽)에 걸쳐 존재하며, 맥락얼기(맥락총)가 양쪽 가쪽뇌실(측뇌실)에 길게 걸쳐서 존재한다.

셋째뇌실(제 3뇌실, third ventricle)은 사이뇌(간뇌)에 존재하는 위아래로 길쭉한 공간이며, 뇌실사이구멍(뇌실간공, interventr-

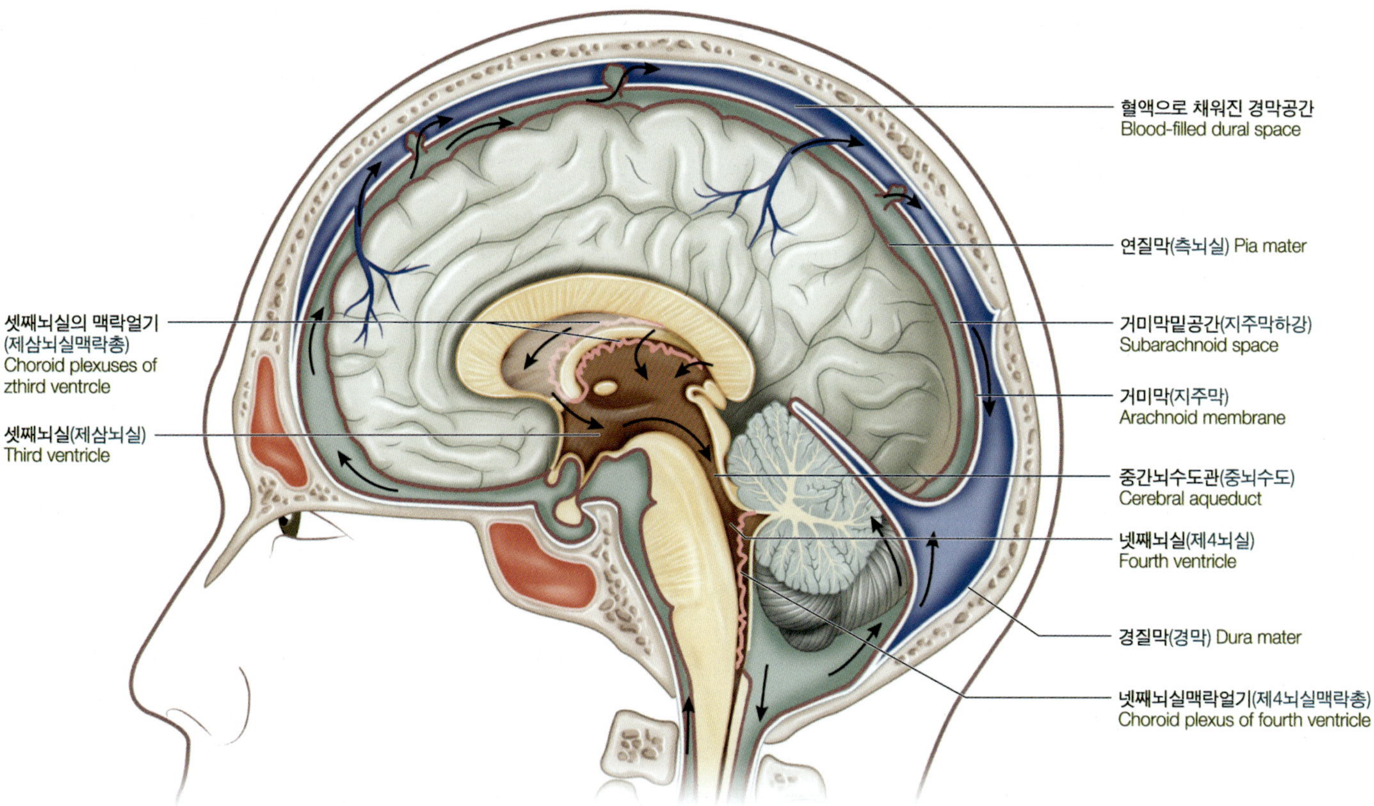

그림 14-41 뇌척수액의 흐름

가쪽뇌실－뇌실사이구멍－제3뇌실－중간뇌수도관－제4뇌실－중심관－정중구멍, 가쪽구멍－거미막밑공간 순으로 순환하게 된다.

icular foramen, foramen of Monro)을 통해 양쪽 가쪽뇌실과 연결되며 위쪽 부분에는 맥락얼기(맥락총)가 길게 존재한다.

중간뇌수도관(중뇌수도관, cerebral aqueduct, Sylvian aqueduct)은 셋째뇌실과 넷째뇌실을 연결하는 길고 가는 관이다.

넷째뇌실(fourth ventricle)은 다리뇌(교뇌)와 숨뇌(연수)에 걸쳐 있는 사각뿔 모양의 공간으로 거미막밑공간(지주막하강)과 연결되는 3개의 구멍이 존재한다. 2개의 왼쪽·오른쪽 가쪽구멍(외측공, lateral aperture, Luschka's foramen)과 1개의 정중구멍(정중공, median aperture, Magendie's foramen)을 통해 거미맡밑공간과 연결되며, 뒤통수뼈(후두골)의 큰구멍을 기준으로 밑으로는 척수의 중심관으로 연속된다.

7) 뇌척수액(Cerebrospinal fluid, CSF)

뇌척수액은 맥락얼기(맥락총, choroid plexus)에서 생산되는 투명한 무색의 액체로서 혈장과 유사한 이온 성분들이 존재하지만, 포도당은 혈액의 절반 정도로 존재하고 단백질은 미량만이 존재한다. 세포 성분은 거의 존재하지 않으며, 림프구가 소수 관찰될 수 있다. 뇌척수액은 뇌 및 척수의 안팎을 채워 중추신경계와 주위 골격 사이의 쿠션 역할을 통해 물리적 충격으로부터 뇌와 척수를 보호하며, 부력을 통해 실제 목뼈에서 견뎌야 하는 뇌의 무게를 감소시키는 효과를 갖는다. 뇌척수액은 뇌와 척수의 신경조직에 영양을 공급하며, 대사산물을 제거하는 운반 매체로도 작용한다.

뇌척수액은 총 150mL 정도이지만 하루에 정맥을 통해 순환하는 양은 600～700mL 정도로 맥락얼기나 뇌표면에서 생성 분배됨으로써 뇌척수액의 순환이 시작된다. 뇌척수액은 양쪽의 가쪽뇌실에서부터 뇌실사이구멍을 거쳐 셋째뇌실로 이동한다. 이어서 중뇌수도관을 통해 넷째뇌실로 들어간다. 넷째뇌실에서부터 정중구멍과 가쪽오목의 가쪽구멍을 통해 거미막밑공간으로 뇌척수액이 유입된다. 이후 일부 뇌척수액은 아래로 이동하여 척수의 중심관에 존재하며 나머지는 수조들을 거쳐 위로 올라간 후에 거미막과립을 통해 대뇌의 위시상정맥굴로 압력차를 통해 재흡수된다 (그림 14-41).

뇌척수액이 과도하게 생산되거나 배출이 차단되면 수두증(hydrocephalus)이 발생한다. 수두증이 발생하면 뇌척수액 압력이 증가하고 이로 인해 뇌에 작용하는 압력이 높아져 신경조직이 파괴되거나 뇌탈출증 등이 발생할 수도 있다.

뇌척수액을 검사할 때는 허리천자(요추천자, lumbar puncture)를 시행하는데 천자침을 셋째, 넷째 허리뼈 사이로 삽입하여 거미막밑공간에서 뇌척수액을 채취한다. 해부학적으로 이 부위에는 말총만이 존재하고 척수가 없기 때문에 신경손상의 위험이 적다.

3 말초신경계통

말초신경계통(peripheral nervous system, PNS)은 중추신경계통(CNS)과 이어져있는 신경섬유와 중추신경과 말초신경의 사이에 나타나는 신경얼기(plexus), 신경절(ganglion)로 구성된다. 말초신경계의 주된 역할은 외부의 자극을 감지해 중추신경계로 전달하거나 중추신경계에서 오는 반응을 기관에 전달하는 것이다. 말초신경계는 다시 몸신경계(somatic nervous system)와 자율신경계(autonomic nervous system)로 분류할 수 있다.

1) 말초신경(Peripheral nerve)의 말이집 (그림 14-42)

신경은 신경섬유(nerve fiber)의 다발로 이루어지고, 신경섬유는 1개의 축삭과 축삭을 싸는 신경집(신경초, neurilemma)로 되어있다. 모든 말초신경의 축삭은 신경집세포집(Schwann cell sheath)으로 싸여 있다. 민말이집신경섬유(무수신경섬유, unmyelinated nerve fiber)는 한 겹의 신경집세포질(Schwann cell cytoplasm)로 축삭이 싸여 있지만 광학현미경으로 볼 때 신경집이 보이지 않기 때문에 민말이집신경섬유라고 한다. 말이집신경섬유(유수신경섬유, myelinated nerve fiber)는 여러 겹의 두꺼운 말이집으로 축삭이 싸여 있는 신경섬유를 말한다. 신경집세포가 축삭을 감아서 형성하는 말이집(수초, myelin sheath)은 축삭을 따라서 일정한 간격을 사이에 두고 존재하게 되는데, 말이집이 존재하지 않는 간격을 신경섬유마디(랑비에 결절, Ranvier's node)라고 한다.

2) 척수신경(Spinal nerve)

척수신경은 중추신경인 척수(spinal cord)에서 나온 말초신경으로 몸신경(체성신경)과 자율신경을 구성한다.

(1) 척수신경의 구조

각 척수신경은 좌우에서 앞, 뒤로 갈라져 있다. 앞뿌리(전근, ventral root or anterior horn)는 척수로부터 나오는 신호를 전달하는 운동섬유(motor fiber)가 나오고, 뒤뿌리(후근, dorsal root or posterior horn)는 척수로 감각신호를 전달하는 감각섬유(sensory fiber)가 들어간다. 따라서 1차 감각뉴런들의 세포체는 척수의 뒤뿌리신경절(후근신경절, dorsal root spinal ganglion)에 모여 있다. 앞뿌리와 뒤뿌리는 척추사이구멍(추간공)에서 한데 모여 척추뼈 사이를 통과하므로, 척주관(spinal canal)에서 나온 이후의 신경섬유다발에는 운동섬유와 감각섬유가 함께 존재하게 된다.

척수신경은 척주관을 나온 후에 바로 교감신경줄기(sympathetic trunk)와 연결되는 2개의 교통가지를 내는데, 이를 백색교통가지(white ramus communicans)와 회색교통가지(gray ramus communicans)라 한다. 척주로부터 나온 척수신경은 또 다시 앞가지(ventral primary ramus)와 뒤가지(dorsal primary ramus)로 분지한다. 뒤가지는 신체 뒷벽에 대한 감각 및 운동을 지배하고, 이보다 훨씬 두꺼운 앞가지는 신체의 앞가쪽 벽과 팔다리의 감각 및 운동을 지배한다 (그림 14-43).

(2) 척수신경의 기능적 구성

기능적으로 척수신경은 중추신경에서 말초로 신경흥분을 전달하는 날쪽신경섬유(원심성섬유)와 말초에서 중추신경으로 감각신경흥분을 전달하는 들쪽신경섬유(구심성섬유)로 나눌 수 있다. 척수의 날쪽신경섬유는 척수에서 골격근으로 신경흥분을 전달하는 일반몸(체성)날쪽신경섬유(general somatic efferent fiber, GSE)와 척수에서 내장으로 신경흥분을 전달하는 일반내장날쪽신경섬유(general visceral efferent fiber, GVE)로 나뉜다. 또한 척수의 들쪽신경섬유는 신체로부터 척수로 외부감각 및 고유감각 신경흥분을 전달하는 일반몸(체성)들쪽신경섬유(general somatic

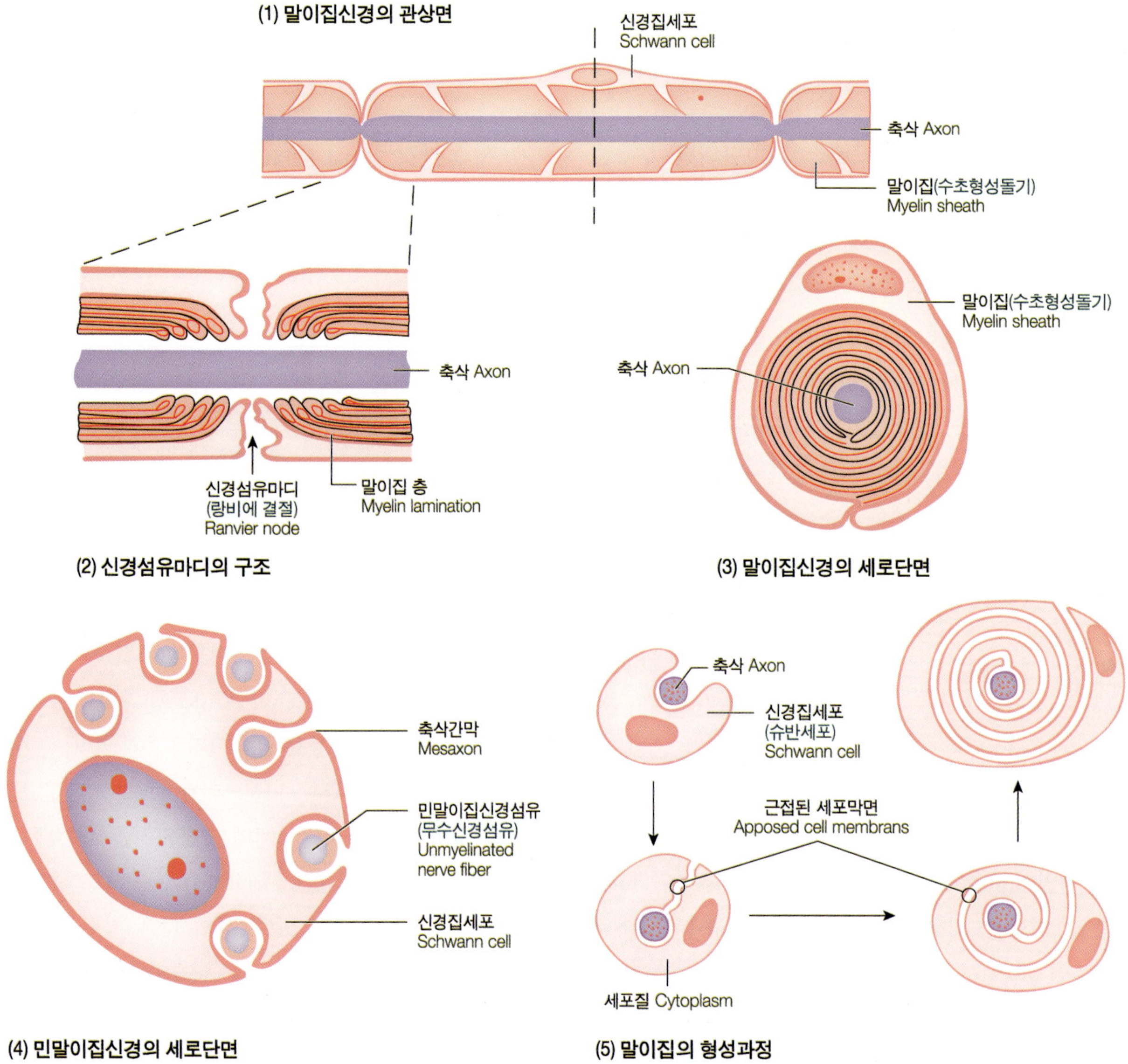

그림 14-42 말초신경 말이집

afferent fiber, GSA)와 내장으로부터 척수로 내부감각신경흥분을 전달하는 일반들쪽신경섬유(general visceral afferent fiber, GVA)로 나뉜다.

(3) 척수신경의 분포

척수신경(spinal nerve)이란 척수에서 갈라져 나와 신체의 각 부위에 퍼져 있는 신경을 통틀어 말한다. 사람의 몸에는 모두 31쌍의 척수신경이 있는데, 이들은 각각 목신경(경신경) 8쌍을 비롯하여, 가슴신경(흉신경) 12쌍, 허리신경(요신경) 5쌍, 엉치신경(천신경) 5쌍, 꼬리신경(미신경) 1쌍으로 이루어져 있다. 이들 척수신경은 각각 척수의 앞뿌리(전근)와 뒤뿌리(후근)가 척수에서 갈라져 나온 뒤 다시 합쳐진 후에, 앞가지와 뒤가지로 나뉘어서 나가게 된다 (그림 14-44).

① 목신경(경신경, Cervical nerve)

목신경은 8쌍이 있다. 첫째목신경은 머리뼈와 첫째목뼈 사이에서 나오고, 둘째에서 일곱째목신경은 해당하는 척추뼈 바로 위에서 척주관을 나온다. 여덟째목신경은 일곱째목뼈와 첫째등뼈 사이를 나온다. 목신경의 앞가지는 목신경얼기(경신경총, cervical plexus)와 팔신경얼기(완신경총, brachial plexus)를 구성

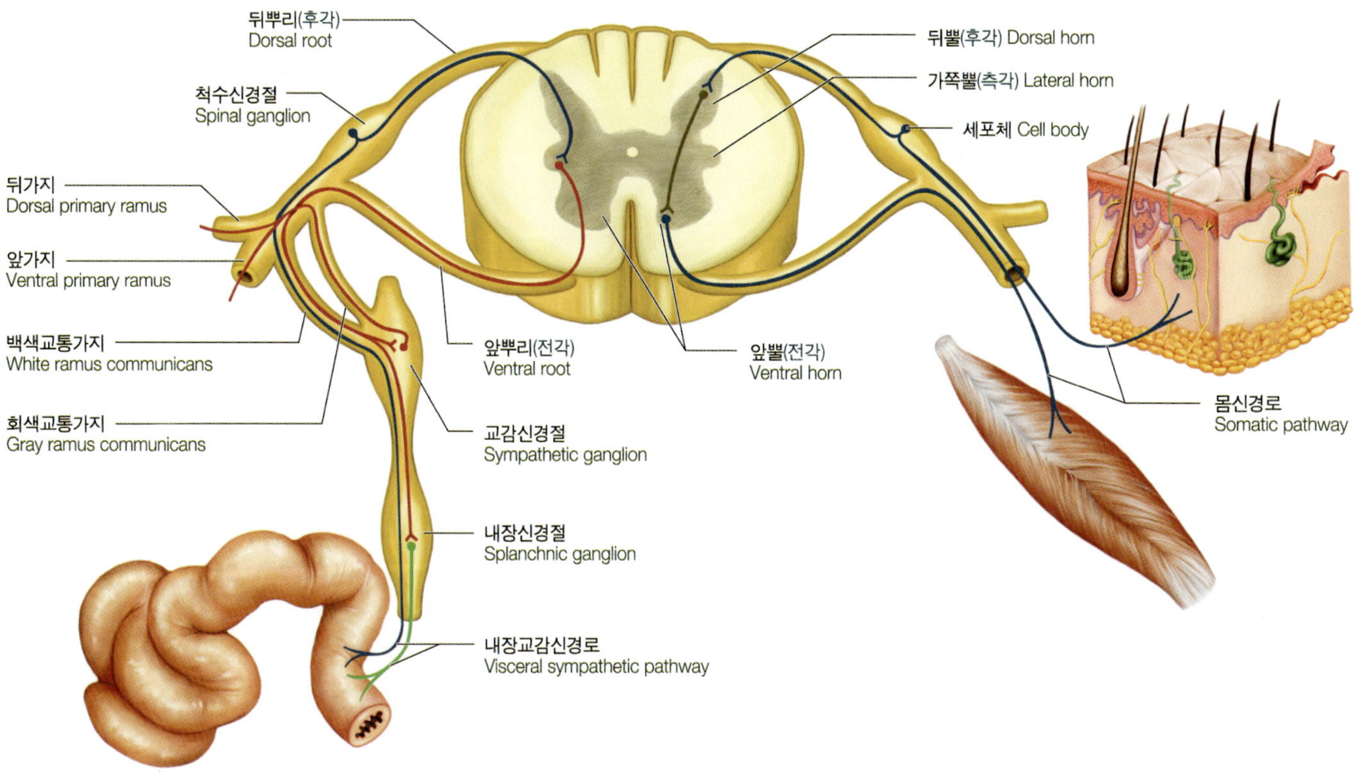

그림 14-43 척수신경의 구조

하고, 뒤가지는 뒷머리와 목의 피부, 근육에 분포한다.

② 가슴신경(흉신경, Thoracic nerve)

가슴신경은 12쌍이 있다. 가슴신경의 앞가지는 갈비뼈 사이에 분포하기 때문에 갈비사이신경(늑간신경, intercostal nerve)이라고 하며, 열두번째 가슴신경의 앞가지는 열두번째갈비뼈의 아래에 있기 때문에 갈비밑신경(늑하신경, subcostal nerve)이라고 한다. 가슴신경의 앞가지는 가슴안(흉강)과 배안(복강)의 피부와 근육에 분포하고, 뒤가지는 등의 피부와 깊은 근육에 분포한다. 가장 위쪽의 첫 번째 가슴신경은 팔신경얼기(완신경총)의 일부분을 구성하며, 가장 아래쪽의 열두번째 가슴신경은 허리신경얼기(요신경총, lumbar plexus)의 일부분을 구성한다.

③ 허리신경(요신경, Lumbar nerve)

허리신경은 5쌍이 있다. 허리신경의 앞가지는 허리신경얼기(요신경총)와 엉치신경얼기(천신경총, sacral plexus)를 구성하고, 뒤가지는 엉덩이, 넙다리의 피부와 깊은 근육에 분포한다.

④ 엉치신경과 꼬리신경 (천신경과 미신경, Sacral and coccygeal nerve)

엉치신경에는 5쌍이 있고, 꼬리신경에는 1쌍이 있다. 엉치신경의 앞가지는 엉치신경얼기를 구성하고, 뒤가지는 엉덩이 안쪽의 피부와 깊은 근육에 분포한다.

(4) 척수신경얼기(Spinal nerve plexus)

척수신경은 가슴부위에 분포하는 갈비사이신경(늑간신경)만이 원래의 형태를 유지하고, 대부분의 목신경, 허리신경 및 엉치신경의 앞가지들은 서로 합쳐지고 나뉘면서 복잡한 신경얼기(신경총, plexus)를 형성한다. 따라서 신경얼기에서 나가는 말초신경은 1개 이상의 척수분절에서 시작되는 신경섬유로 이루어져있다.

① 목신경얼기(경신경총, Cervical plexus) (그림 14-45)

목신경얼기는 첫째목신경에서 넷째목신경($C_1 \sim C_4$)까지의 앞가지들로 구성된다. 목신경얼기는 목과 등, 앞가슴의 윗부분을

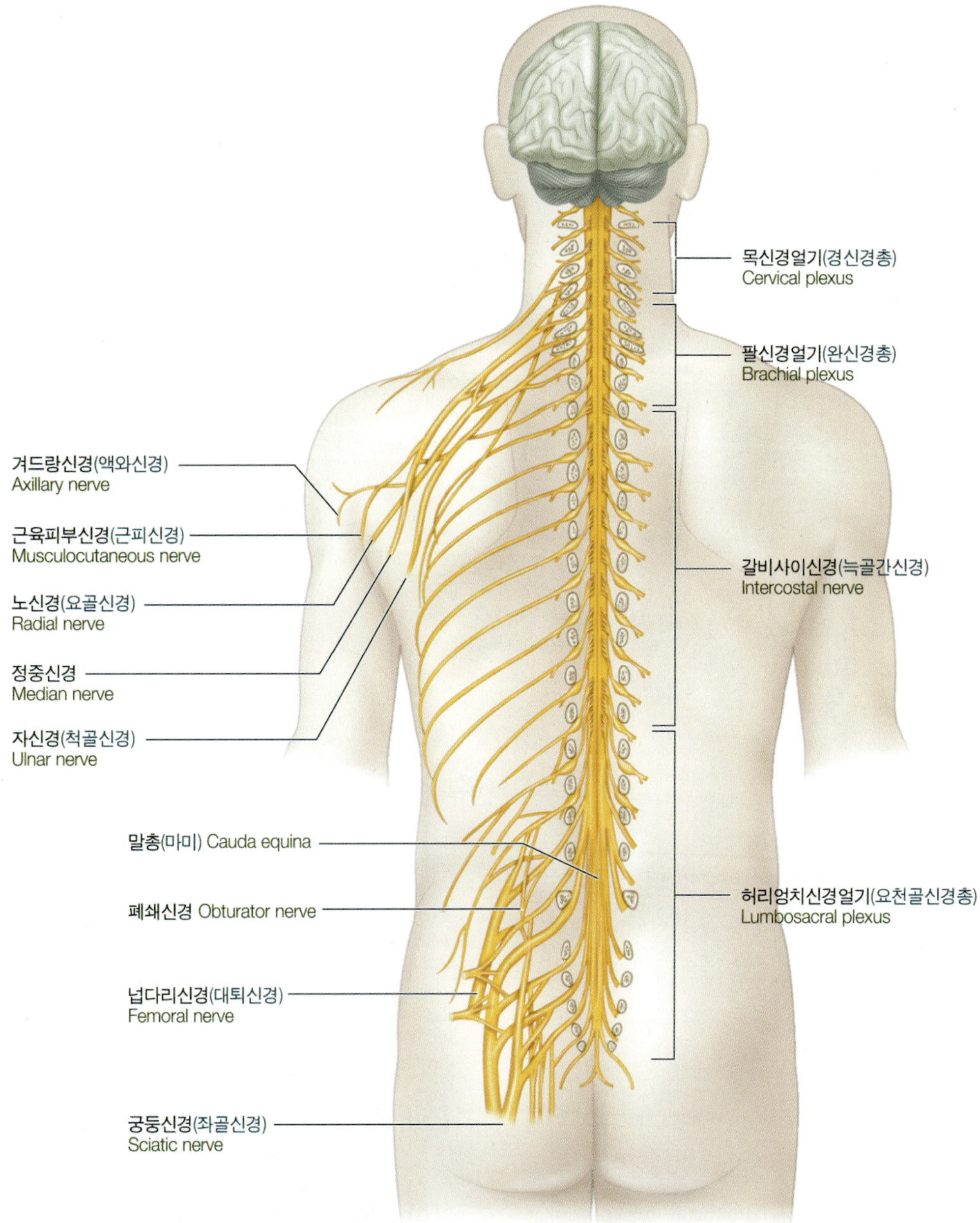

그림 14-44 척수신경의 분포

지배한다. 목신경얼기에서 가장 중요한 신경은 가로막(횡격막)을 지배하는 가로막신경(횡격막신경, phrenic nerve)이다.

② 팔신경얼기(완신경총, Brachial plexus) (그림 14-46, 그림 14-47)

팔신경얼기는 다섯째목신경에서 첫째가슴신경(C_5~T_1)까지의 앞가지들로 구성된다. 팔신경얼기 유래의 다음 신경들은 어깨와 팔 부위를 지배한다.

▌겨드랑신경 (액와신경, Axillary nerve)

- 운동기능 : 어깨세모근(삼각근)과 작은원근(소원근)
- 감각기능 : 위팔의 위가쪽피부
- 최종 지배근육 : 위팔두갈래근(Biceps brachii muscle)

▌근육피부신경 (근피신경, Musculocutaneous nerve)

- 운동기능 : 위팔의 앞칸에 있는 모든 근육

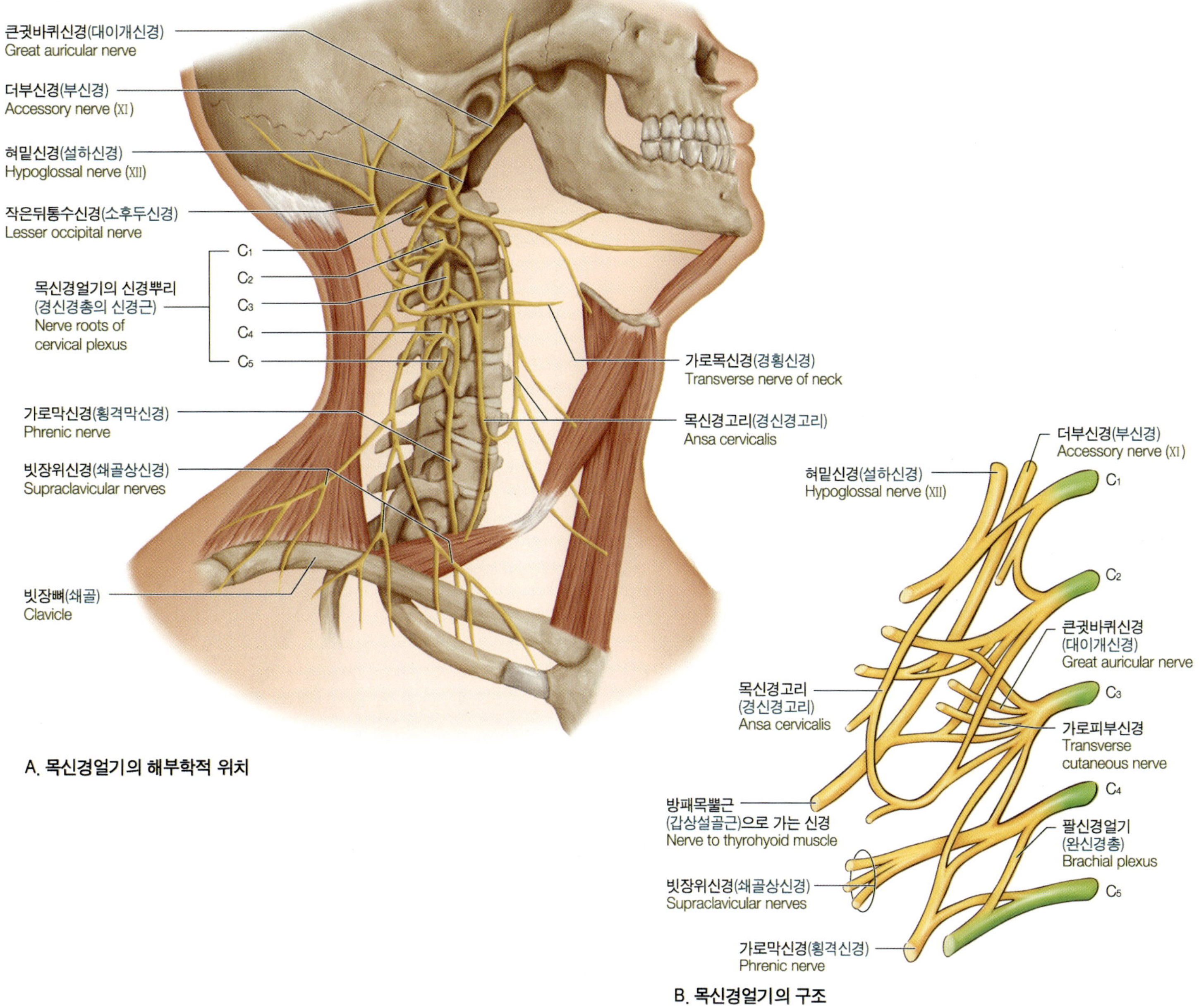

그림 14-45 목신경얼기

- 감각기능 : 아래팔의 가쪽 피부의 감각
- 최종 지배근육 : 위팔두갈래근(Biceps brachii muscle)

정중신경 (Median nerve)

- 운동기능 : 아래팔의 앞칸에 있는 모든 근육(자쪽손목굽힘근과 깊은 손가락굽힘근의 안쪽절반은 예외), 세 가지 엄지두덩근, 첫째와 둘째 벌레근
- 감각기능 : 손바닥의 가쪽 피부 및 1번째 손가락 부터 4번째 손가락 안쪽부위
- 최종 지배근육 : 짧은엄지벌림근(Abductor pollicis brevis, ABPB)

노신경 (요골신경, Radial nerve)

- 운동기능 : 위팔과 아래팔 뒤칸의 모든 근육

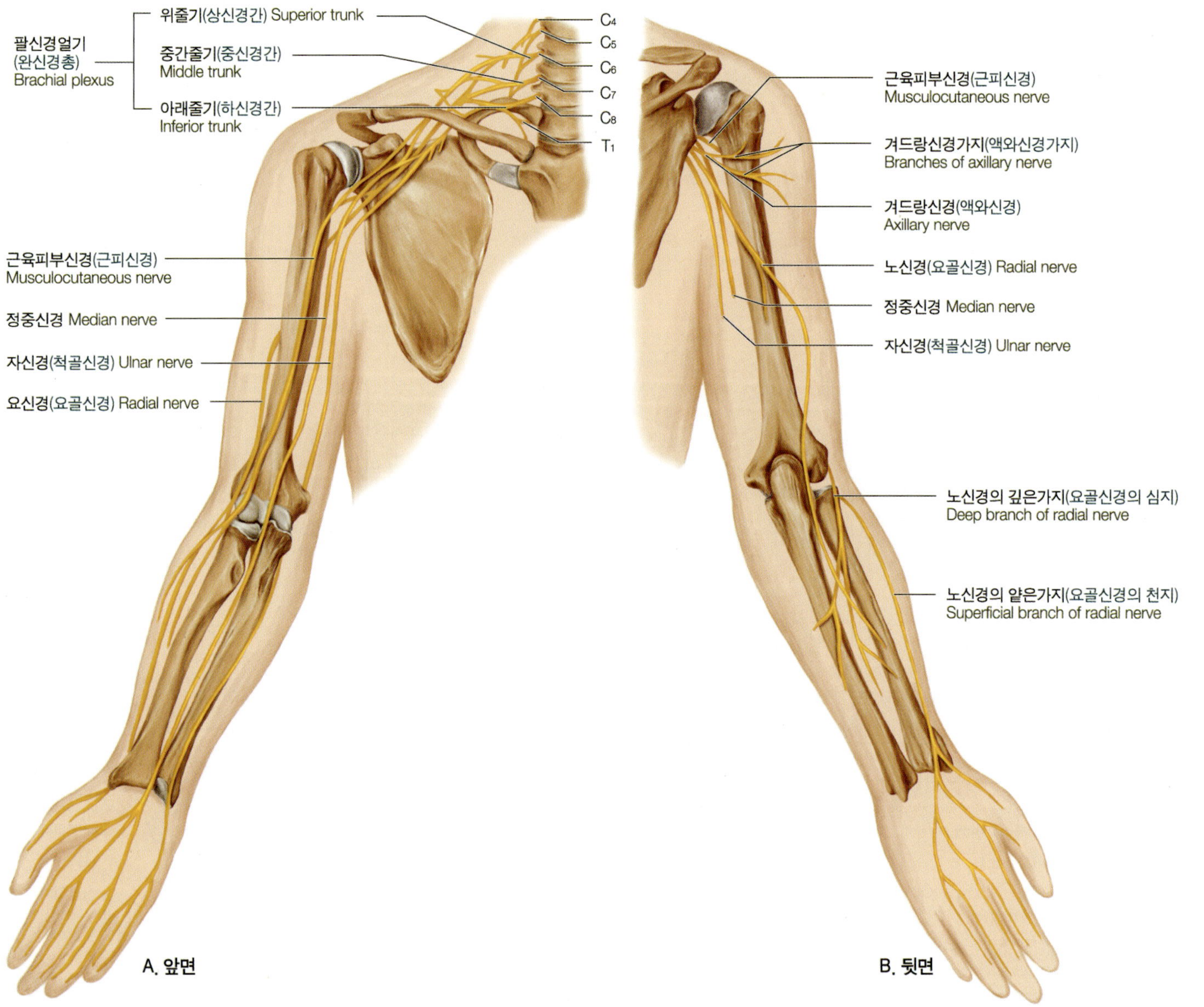

그림 14-46 팔신경얼기

- 감각기능 : 위팔과 아래팔의 뒤쪽피부, 위팔의 아래가쪽면, 손의 등가쪽면 피부
- 최종 지배근육 : 노쪽손목굽힘근(Flexor carpi radialis muscle)

▌자신경(척골신경, Ulnar nerve)

- 운동기능 : 손의 내재근육(세가지 엄지두덩근육, 첫째와 둘째 벌레근은 예외), 아래팔에서 자쪽손목굽힘근과 깊은손가락굽힘근의 안쪽절반
- 감각기능 : 아래팔의 앞안쪽 피부
- 최종 지배근육 : 새끼벌림근(abbuctor digiti minimi muscle)

③ 허리신경얼기(요신경총, Lumbar plexus) (그림 14-48, 그림 14-49)

허리신경얼기는 첫번째허리신경에서 네번째허리신경(L_1~L_4)까지의 앞가지로 구성되며, 갈비밑신경(T_{12})에서도 일부가지를 받는다. 넙다리의 앞안쪽 근육들의 운동과 아랫배벽, 바깥생식기 및 넙다리와 종아리의 앞안쪽 피부 감각을 담당한다. 다음과 같은 신경들이 허리신경얼기에서 유래한다.

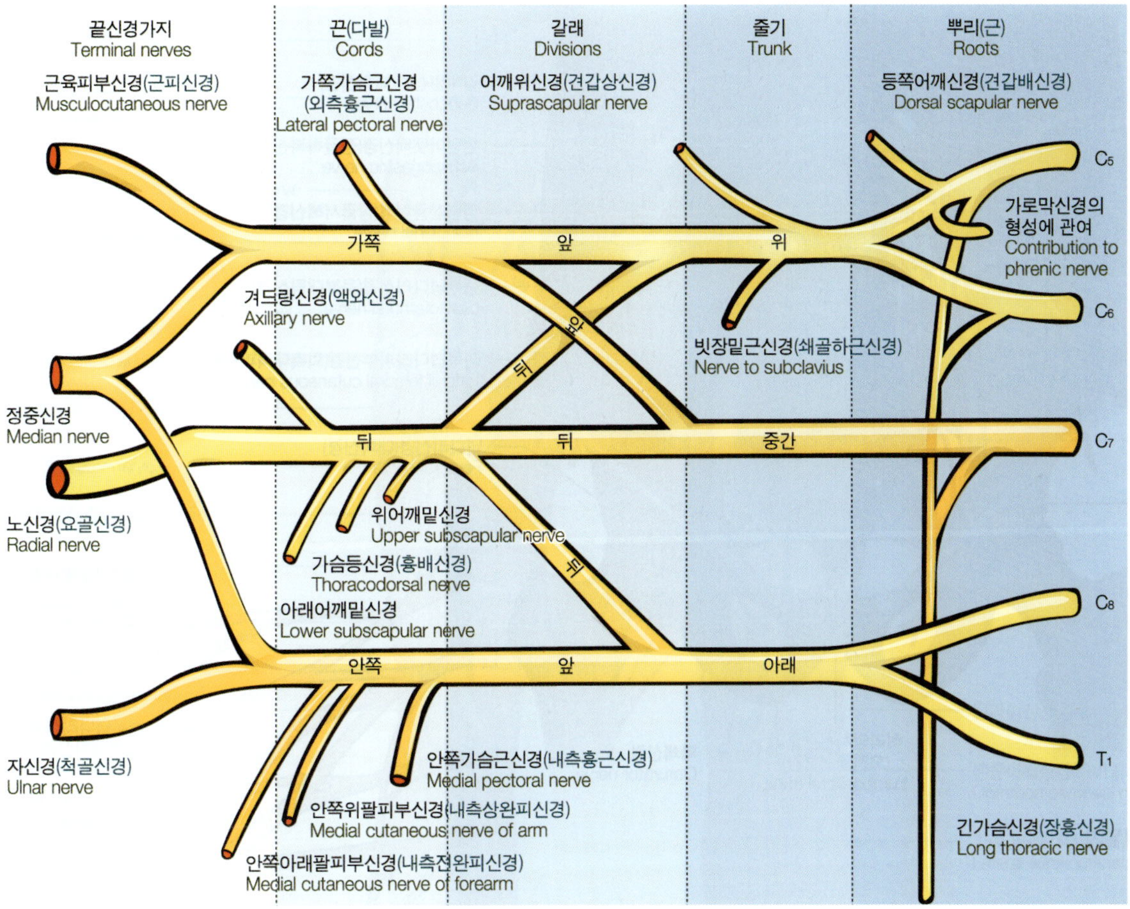

A. 팔신경얼기의 모식도

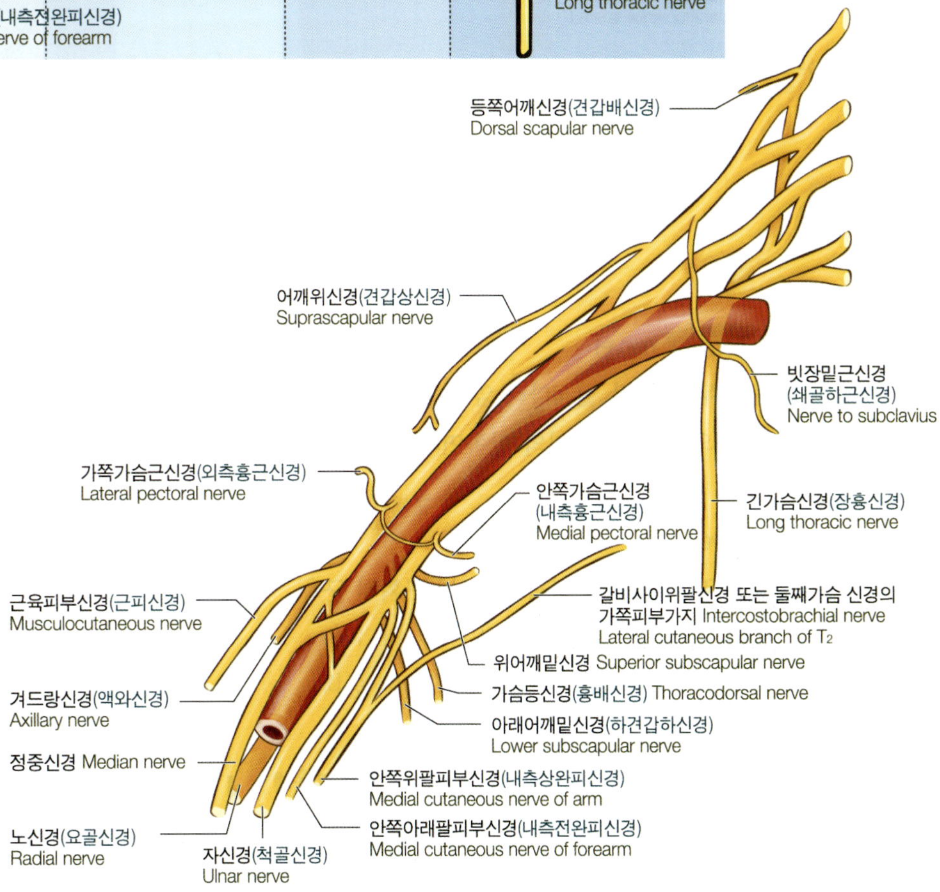

B. 겨드랑동맥과의 관계

그림 14-47 팔신경얼기와 겨드랑동맥과의 관계

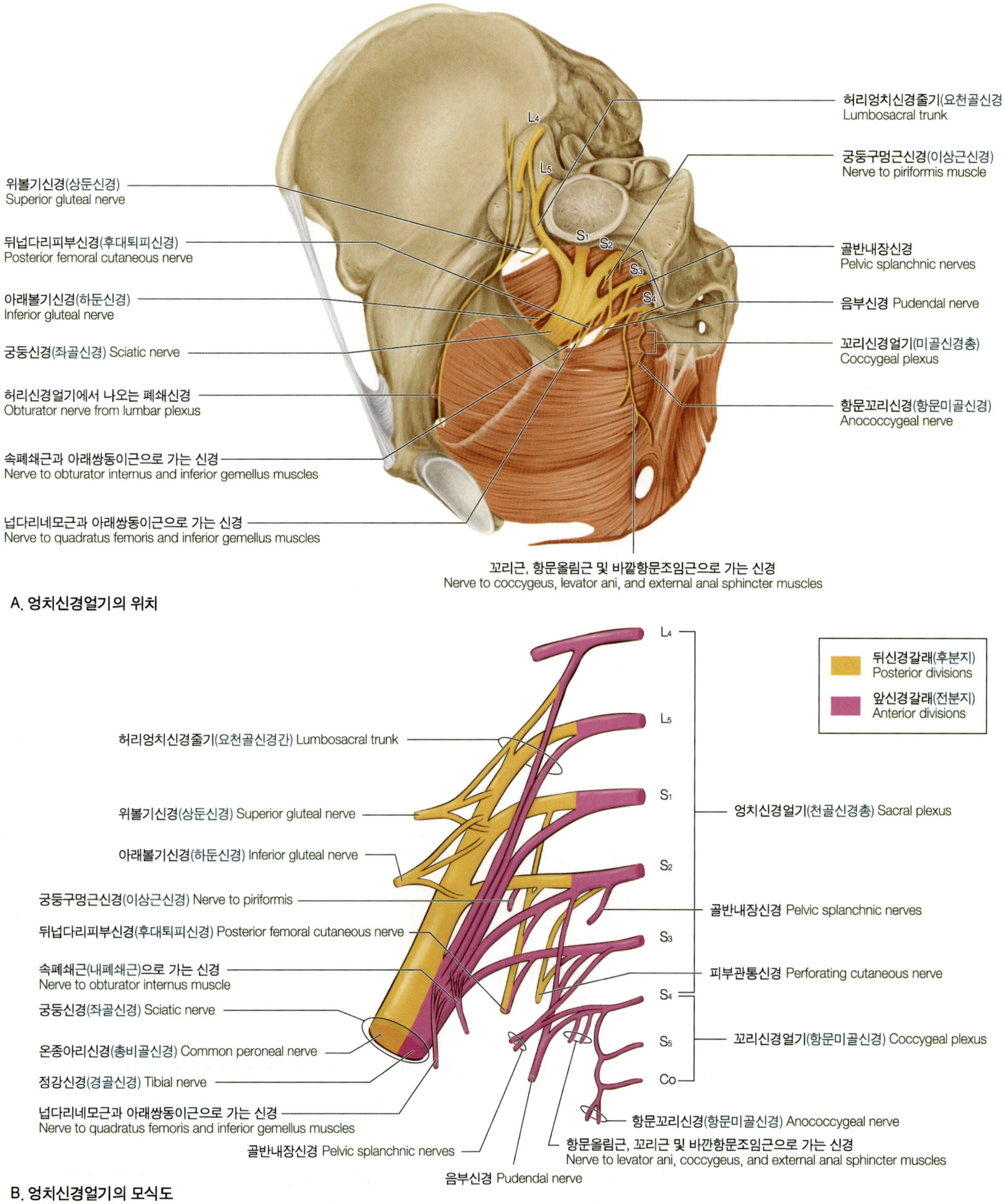

그림 14-50 엉치신경얼기

3) 뇌신경(Cranial nerve)

뇌신경(cranial nerve)이란 뇌로부터 시작되는 말초신경을 말한다. 뇌신경은 총 12쌍이 존재하며, 2쌍은 앞뇌(전뇌, forebrain)에서 시작하고 10쌍은 중간뇌(midbrain)와 뇌줄기(뇌간, brain stem)에서 시작한다.

뇌신경은 감각섬유(sensory fiber)와 운동섬유(motor fiber)가 합쳐진 혼합섬유(mixed fiber)로 감각뿌리(sensory root)와 운동뿌리(motor root)로 나뉜다. 감각뿌리는 감각신경절(sensory gan-

표 14-2 뇌신경

신경		구성요소	기능	세포체의 위치	분포
후각신경(감각), CN Ⅰ		SVA	후각	코점막	코안의 윗부분
시각신경(감각), CN Ⅱ		SSA	시각	망막	망막
눈돌림신경(운동), CN Ⅲ		GSE	안구운동	안구운동핵복합체(중간뇌)	위빗근과 가쪽곧은근을 제외한 안구근육, 위눈꺼풀올림근, 동공조임근과 모양체근
		GVE	동공수축과 조절	안구운동핵복합체(중간뇌)	동공조임근과 모양체근
도르래신경(운동), CN Ⅳ		GSE	안구운동	도르래신경핵(중간뇌)	위빗근
삼차신경(혼합), CN Ⅴ		GSA	일반감각	삼차신경핵	얼굴과 머리부분의 피부와 점막
		SVE	저작	삼차신경운동핵(다리뇌)	저작근, 두힘살근 중 앞힘살, 턱목뿔근, 고막긴장근
		GSA	고유감각	삼차신경의 중간뇌핵	씹기근
갓돌림신경(운동), CN Ⅵ		GSE	안구운동	갓돌림신경핵(다리뇌)	가쪽곧은근
얼굴신경(혼합), CN Ⅶ		SVE	안면표정	안면신경 운동핵(다리뇌)	안면표정근, 붓목뿔근, 두힘살근 중 뒤힘살, 등자근
		GVE	분비	위침분비핵(다리뇌)	눈물샘, 턱밑샘, 혀밑샘
		GVA	내장감각	얼굴신경의 무릎신경절	눈물샘, 턱밑샘, 혀밑샘
		SVA	미각	얼굴신경의 무릎신경절	맛봉오리(혀의 앞쪽 2/3)
속귀신경(감각), CN Ⅷ	안뜰신경	SSA	평형각	속귀신경의 안뜰신경절	반고리관, 타원주머니평형반, 원형주머니평형반
	달팽이신경	SSA	청각	속귀신경의 달팽이신경절	코르티기관
혀인두신경(혼합), CN Ⅸ		SVE	연하	숨뇌	붓인두근
		GVE	분비	아래침분비핵(숨뇌)	귀밑샘
		GVA	내장감각	혀인두신경의 아래신경절	귀밑샘
		SVA	미각	혀인두신경의 아래신경절	맛봉오리(혀의 뒤쪽 1/3)
미주신경(혼합), CN Ⅹ		SVE	연하와 발성	숨뇌	인두와 후두의 근육
		GVE	내장근의 운동과 분비	미주신경의 등쪽핵	심장, 호흡기도의 근육과 샘, 소화관의 근육과 샘
		GVA	내장감각	미주신경의 아래신경절	위와 같음
		SVA	미각	미주신경의 아래신경절	맛봉오리(후두덮개)
더부신경(운동), CN Ⅺ	뇌부분	SVE	연하와 발성	숨뇌	인두와 후두의 근육
	척수부분	GSE	두부와 경부의 운동	목신경다발에서 다섯 번째 목신경	등세모근과 목빗근
		GSA	고유감각	첫번째 목신경에서 다섯 번째 목신경의 척수신경절	위와 동일
혀밑신경(운동), CN Ⅻ		GSE	혀운동	혀밑신경핵	혀근육
		GSA	고유감각	꼬리핵	위와 동일

glion)을 이루는데, 이를 뇌신경절(cranial ganglion)이라고 한다. 뇌신경의 감각섬유는 척수의 뒤뿔(dorsal horn or posterior horn)과 기능적으로 유사한 감각핵(sensory nucleus)에서 시냅스를 이루며, 운동섬유는 척수의 앞뿔(ventral horn or anterior horn)과 기능적으로 유사한 운동핵(motor nucleus)에서 시작한다.

(1) 뇌신경의 기능적 구성요소 (Functional component)

척수신경과 마찬가지로 뇌신경도 몸성분(체성성분, somatic component)과 내장성분(visceral component)으로 구성되어 있다. 일부 뇌신경에는 특수감각성분과 특수운동성분이 포함되어 있다. 특수감각성분은 청각, 시각, 후각, 평형각 및 미각과 관련된 신경성분이고, 특수운동성분은 턱과 목 주위의 근육을 지배하는 신경성분이다.

- SVE(special visceral efferent) : 특수내장날쪽신경섬유
- SVA(special visceral afferent) : 특수내장들쪽신경섬유
- SSA(special somatic afferent) : 특수몸(체성)들쪽신경섬유
- GSE(general somatic efferent) : 일반몸(체성)날쪽신경섬유
- GSA(general somatic afferent) : 일반몸(체성)들쪽신경섬유
- GVE(general visceral efferent) : 일반내장날쪽신경섬유
- GVA(general visceral afferent) : 일반내장들쪽신경섬유

(2) 뇌신경의 분포와 기능
(Distribution and function of the cranial nerve)

뇌신경은 뇌에서 시작되는 순서에 따라 앞부분에서부터 번호를 부여한다 (표 14-2, 표 14-3).

표 14-3 뇌신경의 기능적 분류

조절	신경
혀운동 기능 조절	XII(혀밑) 신경
내장기능 조절	IX(혀인두), X(미주), XI(더부) 신경
미각기능 조절	V(삼차), VII(얼굴), XI(혀인두), X(미주) 신경
눈운동 조절	III(눈돌림), IV(도르레), VI(갓돌림) 신경

① 후각신경(후신경, Olfactory nerve, 제 1뇌신경, CN I)

후각신경(후신경)은 냄새 분자를 인지하는 말초수용기가 있는 감각신경이다(SVA). 후각 신경의 축삭 말단은 코안윗부분(비강 상부)에 있는 후각점막(후점막, olfactory mucosa)에 감각수용기가 존재하고 이곳에서 시작된 후각신경섬유가 벌집체판(사판, cribriform plate)을 뚫고 올라가 후각망울(후구, olfactor bulb)에서 다음 뉴런과 시냅스를 이룬다.

후각망울에서 시작된 2차 뉴런은 후각로(후삭, olfactory tract)로 이어져 뇌의 후각영역에 도달한다. 후각신경의 손상은 부분후각결여(부분무후각증, merosmia) 또는 후각없음증(무후각증, anosmia)을 유발한다 (그림 14-51A).

② 시각신경(시신경, Optic nerve, 제 2뇌신경, CN II)

시각신경은 시각 정보를 전달하는 감각신경섬유(SVA)로 이루어 졌으며 중추신경계인 뇌에서 직접 분지한다. 시각 정보는 망막(retina)의 바깥층에 존재하는 광수용기세포(photoreceptor cell)인 원뿔세포(원추세포, cone cell)와 막대세포(간상세포, rod cell)를 통해 받아들인다. 시각자극에 따라 광수용기세포에서 생성된 신경 흥분은 양극세포(이극세포, bipolar cell)를 거쳐 신경절세포(ganglion cell)로 전달된다. 신경절세포의 축삭(axon)은 처음에는 망막의 안쪽표면을 통해 주행하지만, 시각신경원반(optic disc) 부위에서 눈의 뒤쪽으로 방향을 바꿔 공막(sclera)을 뚫고 나와 시각신경을 형성한다 (그림 14-51B).

③ 눈돌림신경(동안신경, Oculomotor nerve, 제 3뇌신경, CN III)

눈돌림신경(동안신경)은 안구 운동에 관여하는 세 가지 운동신경 중 하나로 안구근육 6개 중 4개를 지배한다. 이는 중간뇌(중뇌)에서 나와 위눈확틈새(상안와열, superior orbital fissure)를 통해 눈확(안와)으로 들어가 안구근육에 분포한다. 눈돌림신경(동안신경)은 아래빗근(inferior oblique muscle)과 안쪽곧은근(내측직근, medial rectus muscle), 위곧은근(상직근, superior rectus muscle), 아래곧은근(하직근, inferior rectus muscle)을 지배한다(GSE). 또한 홍채의 동공조임근(동공괄약근, sphincter pupillae muscle)과 수정체의 모양체근에 부교감신경섬유를 낸다(GVE). 눈돌림신경(동안신경)의 손상은 위눈꺼풀(상안검)의 처짐증(ptosis), 겹보임(복시, double vision) 및 동공확대 등을 유발할 수 있다 (그림 14-52A).

④ 도르래신경(활차신경, Trochlear nerve, 제 4뇌신경, CN IV)

도르래신경(활차신경)은 안구운동과 연관된 세 가지 운동신경

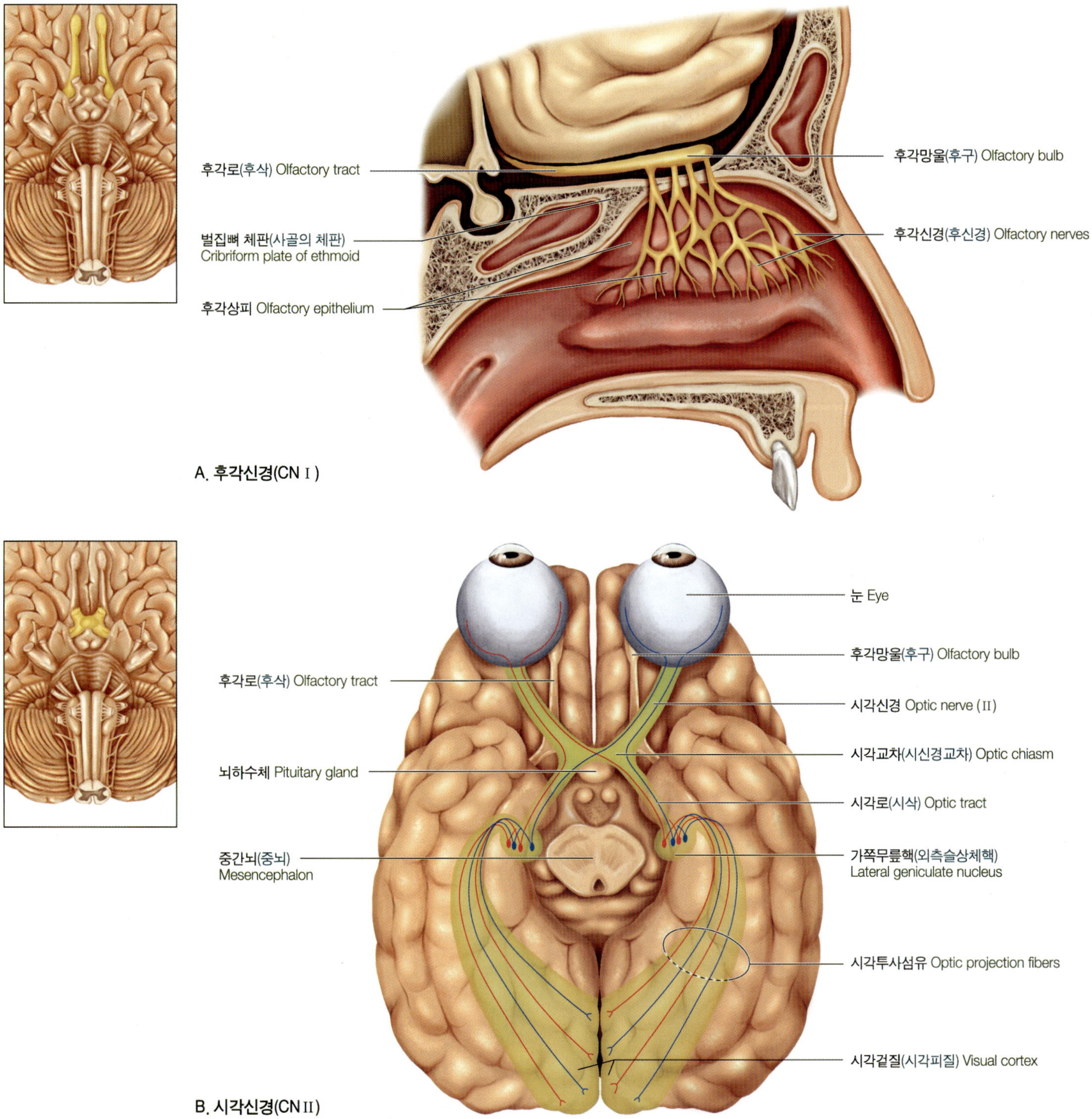

그림 14-51 후각신경(CN Ⅰ)과 시각신경(CN Ⅱ)

중 하나로 중간뇌(중뇌)에서 기시하여 위눈확틈새(상안와열)를 통해 눈확(안와)으로 들어가 위빗근(상사근)을 지배하는 운동섬유를 낸다(GSE). 도르래신경은 위빗근(상사근)을 지배하여 안구를 안쪽(내측)으로 회전시키고 아래쪽 바깥쪽(외측)으로 움직이는 역할을 하므로, 도르래신경이 손상되면 손상된 쪽의 아래쪽 바깥쪽을 볼 때 겹보임(복시)이 나타날 수 있다 (그림 14-52A).

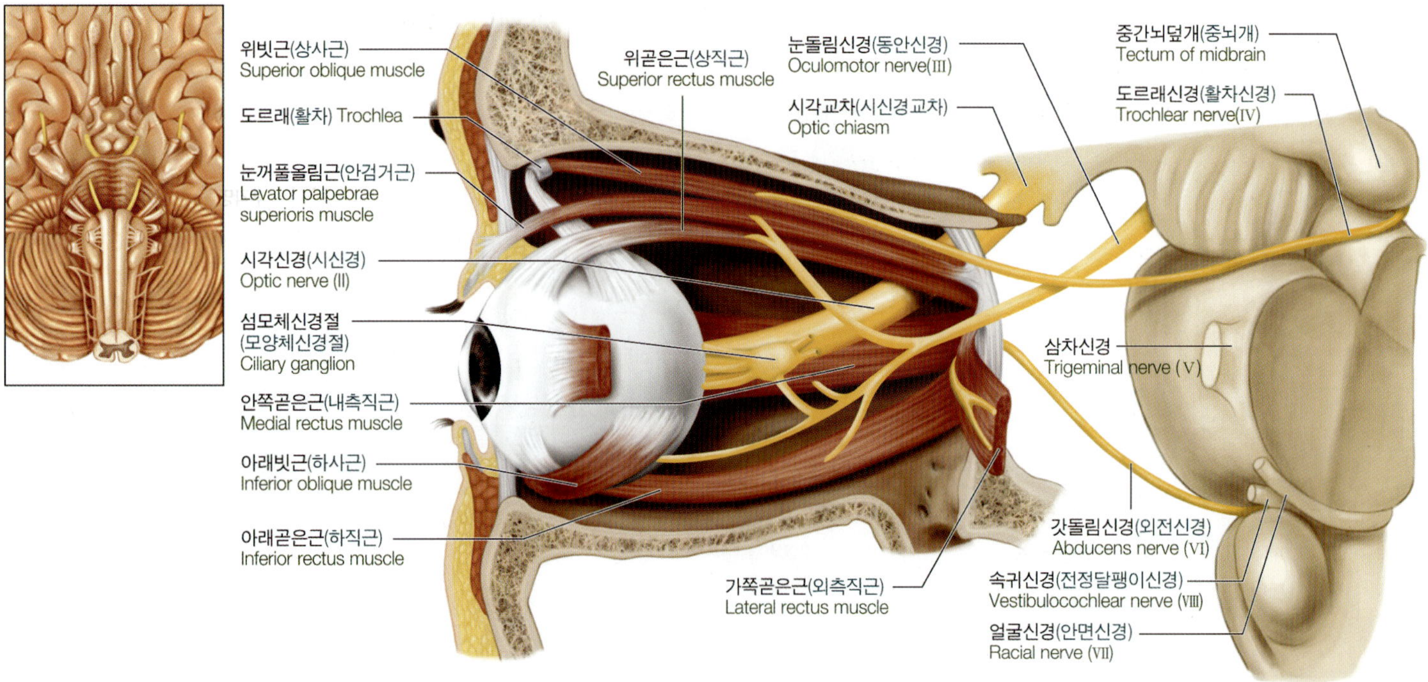

A. 눈돌림신경(CNIII), 도르래신경(CNIV), 갓돌림신경(CNVI)

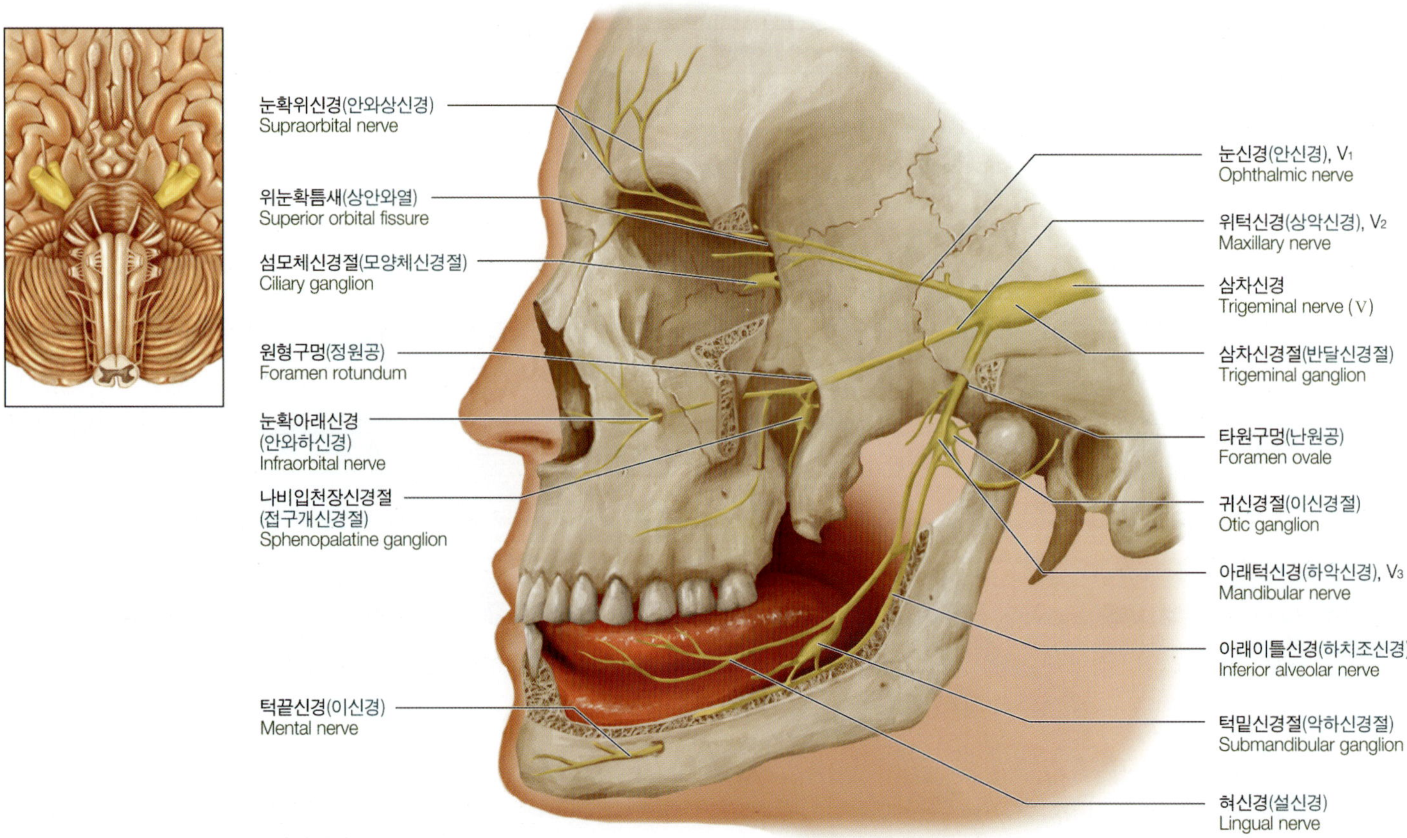

B. 삼차신경(CN V)

그림 14-52 눈돌림신경(CNIII), 도르래신경(CNIV), 갓돌림신경(CNVI)과 삼차신경(CN V)

⑤ 삼차신경(Trigeminal nerve, 제 5뇌신경, CN Ⅴ)

삼차신경은 다리뇌(교뇌)에서 시작되며, 뇌줄기에서 나오는 뇌신경 중에서 가장 큰 직경을 지닌다. 삼차신경은 얼굴의 대부분에서 일반감각을 받아들이는 감각뿌리(sensory root)를 구성하는 일반몸(체성)들쪽신경섬유(GSA)와 첫째아가미궁(first branchial arch)에서 기원되는 근육을 지배하는 운동뿌리(motor root)를 구성하는 특수내장날쪽신경섬유(SVE)의 두 가지 성분으로 구성된 혼합신경(mixed nerve)이다.

일반몸구심성분(GSA)은 감각뿌리를 통해 다리뇌로 들어가며, 특수내장원심성분(SVE)은 운동뿌리를 통해 근육을 지배한다. 삼차신경은 감각신경절인 삼차신경절(trigeminal ganglion)을 형성하며, 신경절의 오목한 쪽으로는 중추돌기가 나와 감각뿌리를 형성하며, 볼록한 쪽으로는 말초돌기가 세 개의 신경섬유다발을 형성하여 바깥쪽으로 분지한다(그림 14-52B).

눈신경(안신경, Ophthalmic nerve, CN V1)

눈신경은 위눈확틈새(상안와열) 통해서 머리안(두개강) 바깥쪽으로 나와 안구의 각막과 결막, 얼굴윗부분(안면상부) 중 이마(forehead), 코의 피부, 위쪽 눈꺼풀(상안검, upper eyelid), 눈물샘(누선), 코곁굴(부비동, paranasal sinus)의 점막 및 피부에서 오는 감각을 담당한다(GSA).

위턱신경(상악신경, Maxillary nerve, CN V2)

위턱신경은 눈신경과 아래턱신경 사이에서 나오며 원형구멍(정원공, foramen rotundum)을 통해 머리안(두개강)에서 바깥으로 나온다. 위턱신경은 얼굴의 중간부분, 아래쪽 눈꺼풀(하안검, lower eyelid), 코점막(비점막), 나비굴(접형골동)과 위턱굴(상악동)의 점막 및 뇌척수막(수막), 코의 외측, 윗입술(upper lip)의 피부와 물렁입천장(연구개, soft palate), 단단입천장(경구개, hard palate), 편도(tonsil), 위쪽 잇몸(upper gum)과 치아(upper teeth) 및 위턱굴(maxillary sinus)의 점막에 분포한다(GSA).

아래턱신경(하악신경지, Mandibular nerve, CN V3)

아래턱신경은 삼차신경의 세 신경다발 중 가장 크며 타원구멍(난원공)을 통해 머리안(두개강) 바깥으로 나온다. 아래턱신경은 얼굴의 아래쪽, 뺨, 귀의 앞쪽 및 그 위쪽의 피부와 뺨(cheek), 혀, 구강바닥(floor of mouth)의 점막, 아래쪽 치아와 잇몸에 분포하는 감각신경섬유(GSA)를 포함하는데, 이는 아래이틀신경(하치조신경, inferior alveolar nerve), 턱끝신경(이신경, mental nerve), 혀신경(설신경, lingual nerve)으로 분지한다. 아래턱신경은 골격근의 운동을 담당하는 특수내장날쪽신경섬유(SVE)를 포함하는데, 이 운동신경섬유는 턱목뿔근(악설골근), 두힘살근(악이복근)의 앞힘살(전복), 고막긴장근(고막장근), 입천장긴장근(구개장근, tensor veli palatini muscle) 및 씹기근육(저작근, muscles of expression)에 분포하여 이들의 운동을 지배한다.

⑥ 갓돌림신경(외전신경, Abducens nerve, 제 6뇌신경, CN Ⅵ)

갓돌림신경(외전신경)은 눈의 운동에 관여하는 세 가지 운동신경 중 하나로 다리뇌(교뇌)와 숨뇌(연수)의 경계부에서 기시하여 위눈확틈새(상안와열)를 통해 눈확(안와) 안으로 들어간 다음, 가쪽곧은근(외측직근)을 지배하는 운동신경섬유를 낸다(GSE).

갓돌림신경(외전신경)은 머리안(두개강)에서의 경로가 매우 길기 때문에 가장 흔히 손상되는 뇌신경 중 하나이다. 갓돌림신경(외전신경)이 손상되면 가쪽곧은근(외측직근)이 마비되기 때문에 손상이 있는 쪽 얼굴로 눈을 돌릴 때 손상된 쪽 망막에 상이 정확한 위치에 맺히지 않기 때문에 겹보임(복시, diplopia, double vision)이 일어날 수 있다(그림 14-52A).

⑦ 얼굴신경(안면신경, Facial nerve, 제 7뇌신경, CN Ⅶ)

얼굴신경(안면신경)은 미각을 담당하는 감각섬유와 얼굴(안면) 표정을 담당하는 운동섬유가 모두 존재하는 혼합신경으로, 다리뇌(교뇌)의 아래면(하면)에서 나와 얼굴(안면)신경관(facial canal)을 통해 머리안(두개강)에서 밖으로 빠져나온다.

얼굴신경관은 속귀길에서 붓꼭지구멍까지 연결된 얼굴신경이 지나는 3cm 정도의 관이다. 얼굴신경은 눈물샘(누선), 턱밑샘(악하선), 혀밑샘(설하선)을 지배하는 부교감신경섬유와 이들에서 오는 감각섬유(GVA), 그리고 붓목뿔근(경돌설골근), 두힘살근(악이복근)의 뒤힘살(후복) 및 얼굴(안면)표정근을 지배하는 운동섬유를 낸다(SVE).

얼굴신경(안면신경)은 또한 혀의 앞 2/3의 미각을 담당하는 감각섬유(SVA : 미각)가 포함되어 있기 때문에, 다리뇌(교뇌)에서 나온 얼굴신경(안면신경)의 손상은 얼굴(안면)마비와 혀의

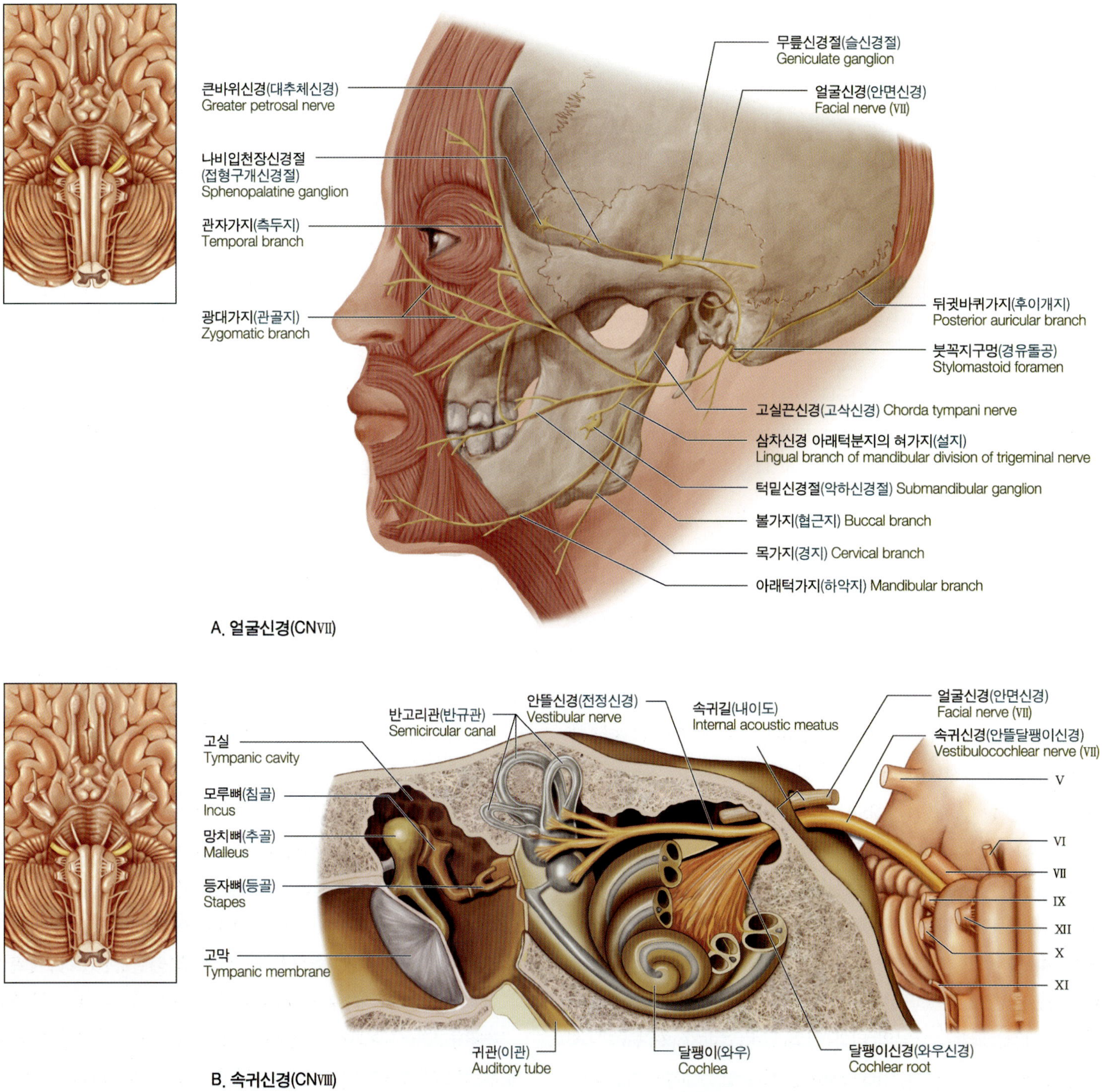

그림 14-53 얼굴신경(CNVII)과 속귀신경(CNVIII)

앞 2/3에서의 미각 상실을 유발한다. 만약 얼굴신경(안면신경)이 얼굴신경관에서 나온 이후의 경로에 손상을 입으면 얼굴(안면) 마비는 나타나지만 미각의 상실은 일어나지 않는다 (그림 14-53A).

⑧ 속귀신경

(안뜰달팽이신경, Vestibulocochlear nerve, 제 8뇌신경, CN Ⅷ)

속귀신경(안뜰달팽이신경)은 평형청각신경(statoacoustic nerve)이라고도 하며, 평형감각을 전달하는 안쪽의 안뜰신경(전정신

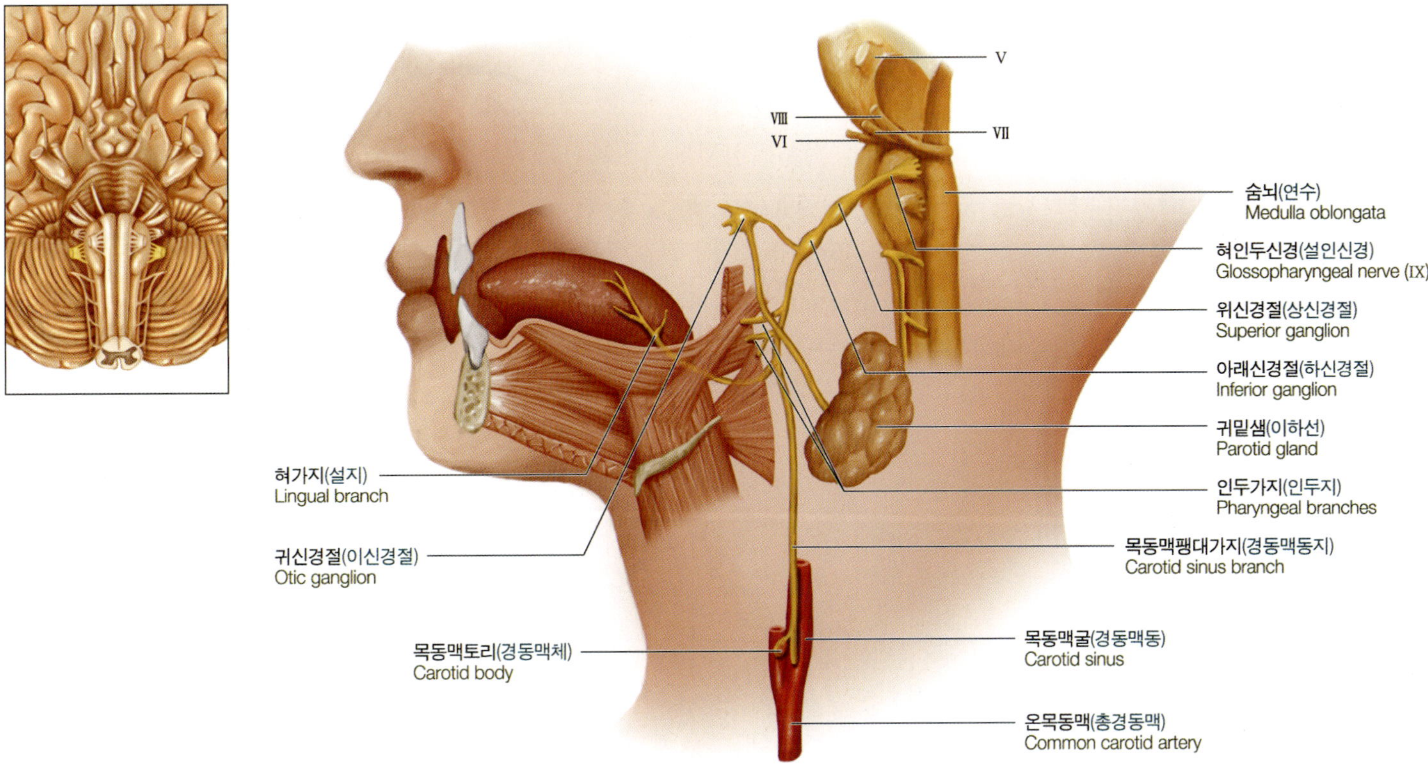

그림 14-54 혀인두신경(CNIX)

경, vestibular nerve)과 청각을 전달하는 바깥쪽의 달팽이신경(와우신경, cochlear nerve)으로 구성되어 있다. 두 신경은 모두 특수몸(체성)들쪽신경섬유(SSA)로 하나로 합쳐져 속귀길(내이도, internal acoustic meatus)로 들어간다.

각각 내이의 전정기관(vestibular apparatus)과 청각기관(acoustic apparatus)에 분포하며 감각수용기와 수용 감각, 중추신경계와의 연결 경로, 수초로 싸이는 시기, 기능 등이 모두 다른 독립적인 두 개의 신경으로 기능한다. 두 신경은 바깥쪽신경의 뒤쪽에서 다리뇌, 숨뇌(연수), 소뇌의 타래(편엽, flocculus)가 이루는 삼각형의 구조인 소뇌다리뇌각(cerebellopontine angle)에서 뇌줄기로 들어가며, 이 부분에서 다시 안쪽의 안뜰신경(전정신경)과 바깥쪽의 달팽이신경(와우신경)이 구분된다 (그림 14-53B).

안뜰신경(전정신경)은 타원주머니(난형낭), 둥근주머니(구형낭) 및 반고리관(반규관)으로부터 오는 평형에 대한 감각정보(SSA : 평형감각)를 전달하며, 달팽이신경(와우신경)은 코르티기관으로부터 오는 청각에 대한 감각정보(SSA : 청각)를 전달한다.

⑨ 혀인두신경

(설인신경, Glossopharyngeal nerve, 제 9뇌신경, CN IX)

혀인두신경(설인신경)은 그 이름이 의미하는 것처럼 혀와 인두에 분포하는 신경으로 미주신경과 같이 특수내장날쪽신경섬유(SVE), 일반내장날쪽신경섬유(GVE), 일반내장들쪽신경섬유(GVA), 특수내장들쪽신경섬유(SVA)와 일반몸(체성)들쪽신경섬유(GSA)의 다섯 가지 성분이 혼합된 신경이다. 혀인두신경(설인신경)은 숨뇌의 위쪽 올리브와 아래소뇌다리(하소뇌각) 사이에서 몇 개의 작은 신경뿌리로 나오며, 소뇌 타래(편엽)의 아래쪽을 지나 미주신경, 더부신경과 함께 목정맥구멍(경정맥공, jugular foramen)을 통과한다. 혀인두신경은 목정맥구멍을 통과하여 밑으로 내려가 입안(구강)의 뒤와 인두에 있는 구조물들을 지배한다.

혀인두신경은 붓인두근(경돌인두근)을 지배하는 운동신경섬유(SVE), 귀밑샘(이하선)에서 오는 감각신경섬유(GVA), 혀의 뒤쪽 1/3에서 오는 미각을 담당하는 특수감각신경섬유(SVA : 미각)와 인두점막 및 가운데귀(중이)에서 오는 감각신경섬유(GVA)를 포함한다. 마지막으로 혀인두신경의 일반내장감각섬유(GVA)는 혈

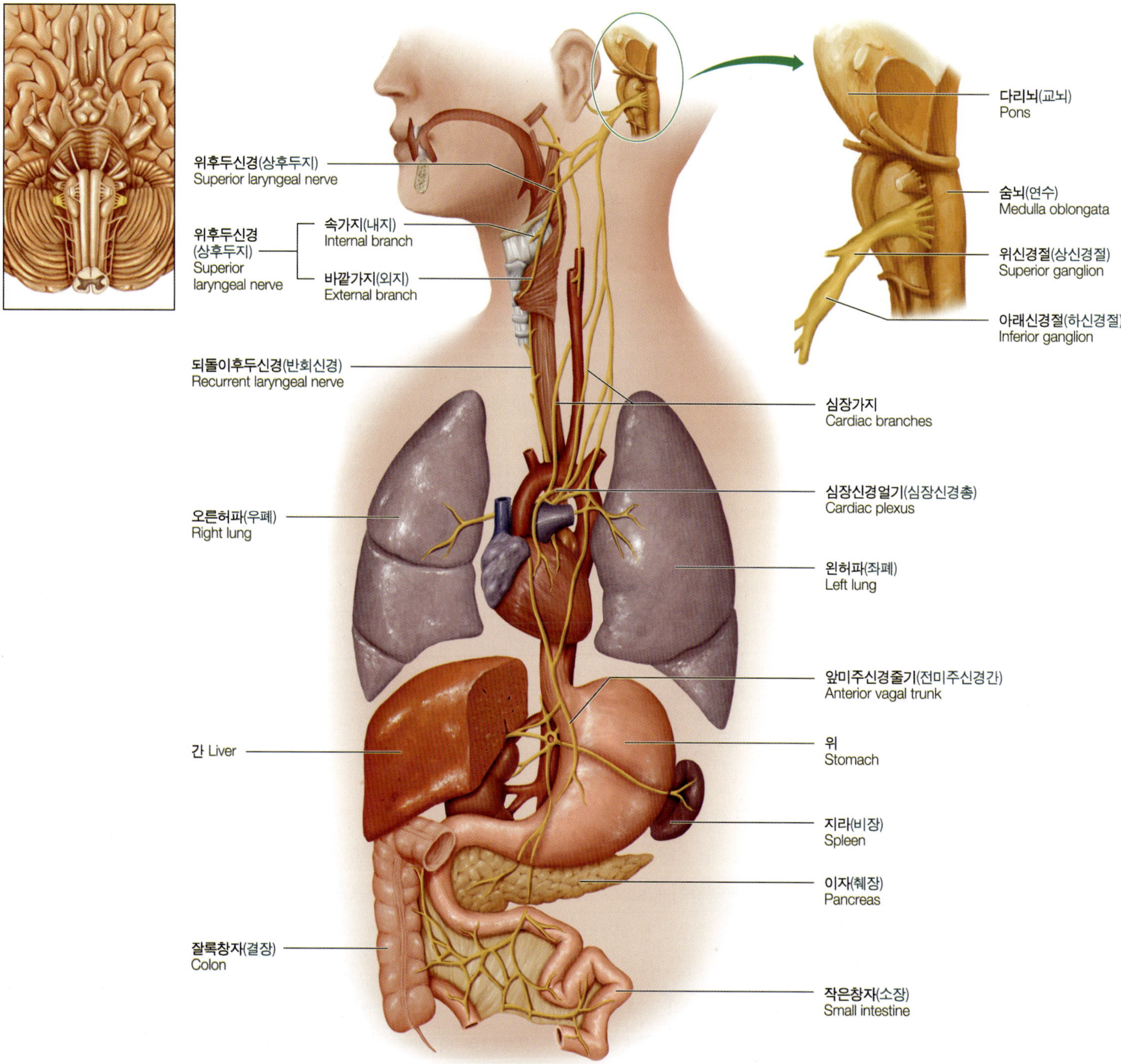

그림 14-55 미주신경(CN X)

압변화에 대한 반사 반응을 일으키는 목동맥소체(경동맥소체)와 목동맥굴(경동맥동)에서 오는 감각 정보를 전달한다 (그림 14-54).

⑩ 미주신경(Vagus nerve, 제 10뇌신경, CN X)

미주신경은 특수내장날쪽신경섬유(SVE), 일반내장날쪽신경섬유(G VE), 일반 및 특수내장들쪽신경섬유(GVA & SVA), 일반몸(체성)들쪽신경섬유(GSA)의 다섯 가지 성분으로 혼합된 신경이다. 다른 뇌신경들은 머리(두부)와 목(경부)에 분포하지만 미주신경은 머리(두부)에서 배안(복강)까지 분포하기 때문에 뇌신경 중 가장 길며 분포가 가장 광범위하고 경로가 복잡하다.

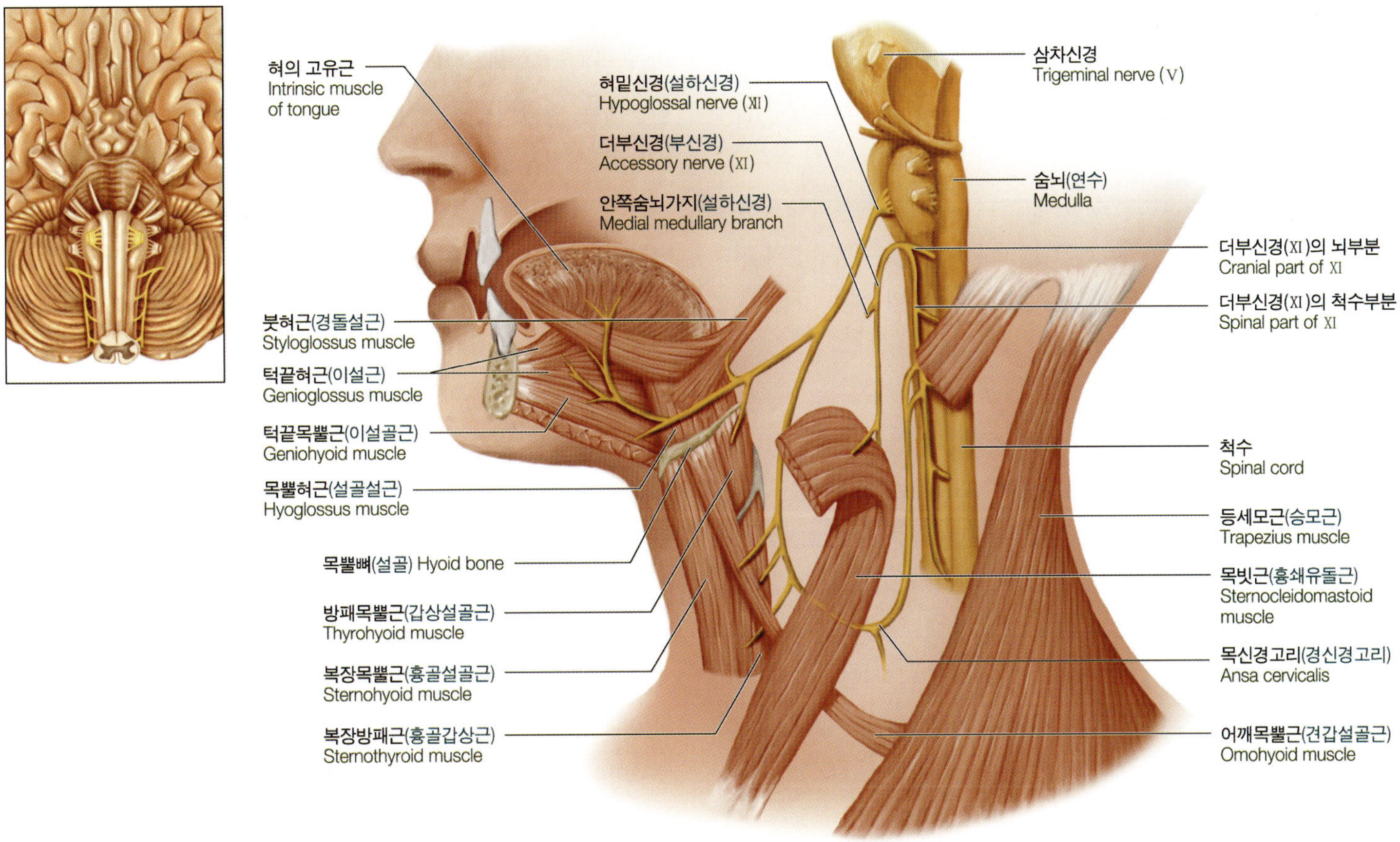

그림 14-56 더부신경(CNXI)과 혀밑신경(CNXII)

미주신경도 혀인두신경과 비슷하게 숨뇌(연수)의 올리브와 약간 뒤쪽의 아래소뇌다리(하소뇌각) 사이에서 8~10개 정도의 작은 뿌리로 나오며, 소뇌 타래(편엽)의 아래쪽을 지나 혀인두신경, 더부신경과 함께 목정맥구멍을 통과한다.

목정맥구멍을 통과하여 밑으로 내려가서는 각 자신이 담당하는 장기에 위치한다. 특수내장날쪽신경섬유(SVE)는 인두의 골격근과 후두와 식도의 골격근을 지배하는 하위운동신경섬유를 낸다. 일반내장날쪽신경섬유(GVE)는 부교감 신경절이전신경세포로 각 내장 장기 근처에서 신경절이후신경세포와 시냅스를 이룬다. 일반내장들쪽신경섬유(GVA)는 입천장, 후두, 인두, 심장, 목동맥소체, 식도, 위 등의 내장 기관의 대부분에서 오는 감각 정보를 전달한다. 특수내장들쪽신경섬유(SVA : 미각)는 미각을 전달하는 감각섬유로 후두덮개에 있는 맛봉오리에 분포한다. 일반몸(체성)들쪽신경섬유(GSA)는 귓바퀴가지를 통해 귓바퀴, 바깥 귀길(외이도) 및 고막의 일반감각을 전달한다 (그림 14-55).

⑪ 더부신경(부신경, Accessory nerve, 제 11뇌신경, CN XI)

더부신경은 척수부분(spinal part)과 뇌부분(cranial part)으로 구성되어 있다. 더부신경의 뇌부분은 4~5개의 작은 다발들로 이루어져 있으며 미주신경의 바로 아래에서 나온다. 척수부분은 첫 번째 목신경에서 다섯 번째 목신경 사이(C_1~C_5)의 척수 앞뿔(anterior horn)의 바깥쪽에 위치한 운동뉴런에서 시작되어 숨뇌척수이행부로 나온다.

뇌부분은 아래쪽에서 올라온 척수부분과 합쳐져 목정맥구멍을 통해 나간 후에 다시 갈라져 미주신경의 아래신경절 아래에서 미주신경과 합쳐져 미주신경의 인두가지(pharyngeal branch)와 되돌이후두신경(후두반회신경, recurrent pharyngeal nerve)과 함께 주행하며 입천장긴장근(구개긴장근, tensor veli palatini)을 제외한 모든 입천장근육과 후두 근육을 지배한다. 뇌부분과 갈라진 척수부분은 밑으로 내려가 운동신경섬유(GSE)와 감각신경섬유(GSA)를 내어 어깨세모근(승모근)과 목빗근(흉쇄유돌근)을 지배한다.

더부신경(부신경)의 척수부분 손상은 더부신경이 지배하는 근육의 약화를 초래하는데, 이 중 어깨삼각근과 목빗근은 목신경의 지배를 함께 받기 때문에 완전한 손상은 발생하지 않는다(그림 14-56).

⑫ 혀밑신경(설하신경, Hypoglossal nerve, 제 12뇌신경, CN Ⅻ)

혀밑신경(설하신경)은 일반몸(체성)날쪽신경섬유(GSE)로 이루어진 신경으로 숨뇌의 바깥쪽 표면에서 피라미드와 올리브 사이에 있는 앞바깥쪽고랑을 통해 밖으로 나온다. 숨뇌의 표면에서 혀밑신경은 여러 개의 작은뿌리(rootlet)로 나와 2개의 큰 신경섬유다발이 되어 각각 뇌경질막을 뚫고 혀밑신경관을 통해 머리안(두개강)에서 밖으로 빠져나온 후에 다시 하나로 합쳐져 혀밑신경이 된다. 혀밑신경은 입천장혀근(구개혀근, palatoglossus muscle)을 제외한 혀의 모든 근육의 운동을 지배한다.

혀밑신경이 손상받게 되면 동일한 쪽의 혀 운동의 마비를 일으켜 점차 혀근육이 위축되며 발성, 삼킴(연하) 및 씹기(저작)에 영향을 준다. 특히 혀밑신경에 손상이 있는 환자에서 혀를 내밀면 혀가 손상된 쪽으로 휘어지는데, 이는 혀를 앞으로 내미는데 작용하는 두 턱끝혀근(턱설근, genioglossus muscle) 중 손상이 있는 쪽의 근육은 작용을 못하고 손상이 없는 쪽의 근육만이 혀를 손상된 쪽으로 밀기 때문이다(그림 14-56).

4 자율신경계(Autonomic nervous system, ANS)

자율신경계는 말초신경계통에 속하는 신경계로 민무늬근(평활근)과 심장근, 외분비샘과 일부 내분비샘 등 주로 내장기관을 통제하여 호흡·소화·순환·흡수·분비·생식 등의 생명유지에 필요한 작용을 무의식적 또는 반사적으로 조절하고, 협동작용을 통해 인체 내부의 환경을 일정하게 유지(항상성, steady state)하는 역할을 한다.

자율신경이란 이름은 대뇌의 직접적인 지배를 받지 않는다는 의미로 붙여진 것이나 실제는 시상하부 및 상위 중추신경의 지배를 받기 때문에 어느 정도는 의식적인 조절이 가능하다. 자율신경계는 일반적으로 중추신경계로부터 반응기까지 하나의 뉴런으로 이어져 있는 체성신경계와 달리 말초신경계(PNS)에 위치하는 신경절이라는 뉴런 세포체의 집합체로부터 나온다. 자율신경계는 내장에서 오는 감각 정보를 중추신경계로 전달하는 장신경계(enteric nervous system), 기능적으로 긴장상태에서 주로 작용하는 교감신경계(sympathetic nervous system)와 휴식 및 이완상태에서 주로 작용하는 부교감신경계(parasympathetic nervous system)로 분류된다.

1) 장신경계(Enteric nervous system)

장신경계는 소화관의 벽 내부에 위치해 있는 뉴런들로 이루어진 장신경절(enteric ganglion)로 구성되어 있으며, 장에 미치는 장력과 화학적 환경의 변화에 따라 장과 혈관 평활근의 수축 정도를 조절하며, 장분비세포의 활동성을 변화시켜 장 내부의 항상성(homeostasis)을 유지해주는 역할을 한다. 장신경계는 교감신경계와 부교감신경계의 영향도 받는다. 자율신경계는 말초신경계에만 있는 것이 아니라 중추신경계에도 존재하여 내장감각에 대한 반사활(궁, reflex arch)을 형성하기도 한다.

2) 교감신경과 부교감신경

교감신경과 부교감신경을 구성하는 신경 구성은 아래 그림과 같다(그림 14-57).

(1) 뉴런(신경원, Neuron)

교감신경계와 부교감신경계는 모두 두 개의 뉴런 사슬로 시냅스를 통하여 연결되어 있다. 첫 번째 뉴런인 신경절이전뉴런(절전뉴런)은 중추신경계(CNS) 내에 세포체가 존재하지만, 두 번째 뉴런인 신경절이후뉴런(절후뉴런)의 말초신경계(PNS)의 자율신경절(autonomic ganglion) 안에 세포체가 존재한다.

① 신경절이전뉴런(절전뉴런, Preganglionic neuron)

신경절이전뉴런은 말이집(수초)으로 둘러싸인 말이집신경섬유(유수신경섬유, myelinated nerve)로 세포체는 중추신경계(CNS)에 있지만 중추신경계(CNS) 밖의 자율신경절로 축삭을 내어 주

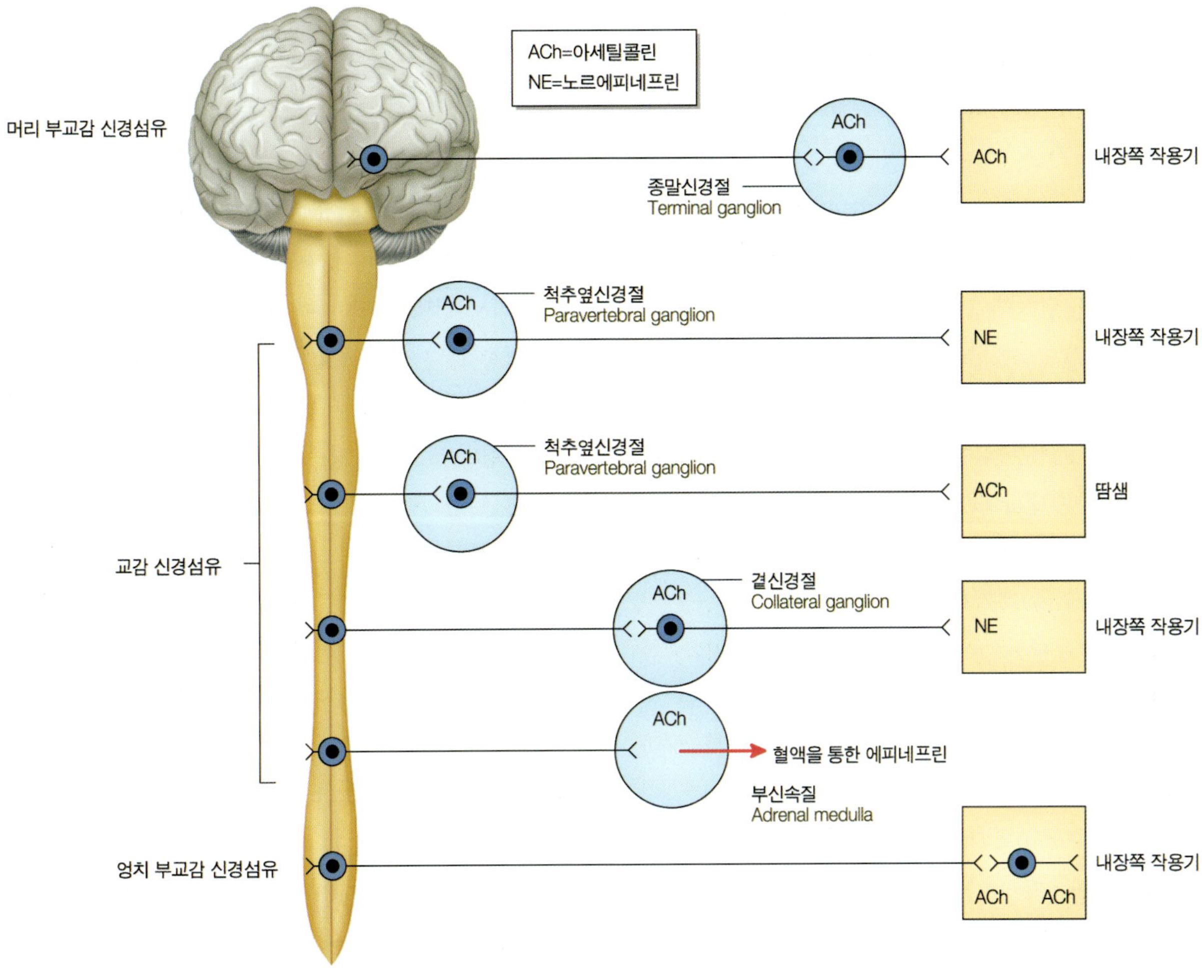

그림 14-57 교감신경과 부교감신경

행하여 축삭 말단은 말초신경계(PNS)의 자율신경절에서 신경절이후뉴런(절후뉴런, postganglionic neuron)과 시냅스를 이룬다. 신경절이전뉴런은 신경전달물질인 아세틸콜린(acetylcholine)을 분비하여 신경절이후뉴런(절후뉴런)으로 신호를 전달한다.

② 신경절이후뉴런(절후뉴런, Postganglionic neuron)

신경절이후뉴런은 민말이집신경섬유(무수신경섬유, unmyelinated nerve)로 세포체는 말초신경계(PNS)의 자율신경절 안에 존재하여 신경절이전뉴런의 축삭말단에서 분비하는 아세틸콜린에 의해 신호를 전달받는다. 신경절이후뉴런은 축삭을 효과기인 해당 내장장기로 내어 축삭말단이 영향을 미치는 내장장기에 도달한다.

신경절이후뉴런 중 부교감신경(parasympathetic nerve)의 축삭말단에서는 신경전달물질로 아세틸콜린을, 대부분의 교감신경(sympathetic nerve)의 축삭말단에서는 신경전달물질로 노르에피네프린(norepinephrine)을 분비하지만, 땀샘에 신경분포하는 교감신경은 예외적으로 아세틸콜린을 분비한다.

(2) 신경절

자율신경계의 신경절은 교감신경의 세포체가 모여 있는 교감신경절과 부교감신경의 세포체로 이루어진 부교감신경절로 구성된다. 대체로 교감신경계의 신경절이후뉴런의 길이가 부교감신경계의 신경절이후뉴런보다 길이가 길다.

① 교감신경절(Sympathetic ganglion)

척추옆신경절(Paravertebral ganglion)

척추옆신경절은 여러개의 신경절이 신경섬유를 통해 세로로 길게 이어져 있으므로 교감신경줄기(sympathetic trunk)라고도 한다. 교감신경절은 척추 바로 옆에 22~23쌍의 타원형 신경절이 여러 개의 염주알처럼 이어져 목신경절(경신경절) 3쌍, 가슴신경절(흉신경절) 10~12쌍, 허리신경절(요신경절) 4~5쌍 및 엉치신경절(천골신경절) 4쌍을 형성한다. 각 척수에서 시작되는 신경절이전뉴런은 말이집신경섬유(유수신경섬유)이므로 하얗게 보이는 백색교통가지를 형성해 가장 가까운 교감신경절로 들어가 신경절이후뉴런과 시냅스를 이룬다.

신경절에서 신경절이전뉴런과 시냅스를 이룬 신경절이후뉴런은 민말이집신경섬유(무수신경섬유)이므로 회색교통가지를 통해 다시 척수신경과 함께 주행하여 효과기에 도달한다. 양 옆의 1쌍으로 이루어진 교감신경줄기는 머리뼈바닥부터 척추 양쪽을 평행으로 달려 꼬리뼈(미골)에까지 존재한다.

▌곁신경절 (측부신경절, Collateral ganglion)

곁신경절은 척추와는 멀리 떨어져 있으며, 머리 부분(두부)에 있는 곁신경절들과 배안(복강)에 존재하는 곁신경절들이 존재한다. 머리(두부)에 있는 곁신경절은 섬모체신경절(모양체신경절, ciliary ganglion), 날개입천장신경절(익구개신경절, pterygopalatine ganglion), 턱밑신경절(악하신경절, submandibular ganglion) 및 귀신경절(이신경절, otic ganglion)이 존재하며, 배안에 존재하는 곁신경절은 비교적 큰 크기의 복강신경절(celiac ganglion), 위창자간막신경절(상장간막신경절, superior mesenteric ganglion)과 아래창자간막신경절(하창자간막신경절, inferior mesenteric ganglion)이 존재하며, 이들 신경절에서 시작되는 교감신경은 동일한 이름을 지닌 동맥과 함께 주행한다.

② 부교감신경절 (Parasympathetic ganglion)

▌종말신경절 (Terminal ganglion)

부교감신경이 분포하는 효과기 근처 또는 효과기관 안에 분포하는 작은 신경절들을 의미한다.

(3) 자율신경얼기 (자율신경총, Autonomic plexus)

자율신경얼기(자율신경총)는 가슴안(흉강), 배안(복강) 및 골반안에 있는 자율신경섬유가 구성하는 복잡한 그물 구조를 의미한다. 이들은 내장말단기관에 혈액을 공급하는 혈관 주위에 복잡한 망을 형성하며, 척추옆신경절과 곁신경절을 통해 다양한 내장기관에 자율신경섬유를 낸다.

① 심장신경얼기 (심장신경총, Cardiac plexus)

대동맥활(대동맥궁)과 오름대동맥(상행대동맥) 주변에 그물처럼 얽혀서 존재하며, 여기에서 시작되는 교감 및 부교감신경을 통해 심장박동 및 수축력을 조절한다. 이들 심장신경얼기(심장신경총)보다 작은 크기의 심장동맥신경얼기(관상동맥신경총, coronary plexus), 허파신경얼기(폐신경총, pulmonary plexus) 및 식도신경얼기(식도신경총, esophageal plexus)에서 시작되는 자율신경섬유들은 가슴우리(흉곽) 내의 장기들에 분포하여 항상성을 유지한다.

② 복강신경얼기 (복강신경총, Celiac plexus)

복강신경얼기(복강신경총, celiac plexus)는 배안을 주행하는 배대동맥 주위에 복잡하게 분포하고 있다. 복강신경얼기에서 분지해 나온 제 2차 신경얼기들이 배대동맥(복대동맥)의 가지들을 따라 분포하는데, 이들은 가로막(횡경막)·위·간·지라(비장)·생식샘·위창자간막(상장간막)·아래창자간막(하장간막)에 존재한다. 여기에서 시작되는 자율신경섬유들은 위치하는 배안(복강) 내장에 분포하여 해당 장기의 기능을 조절한다.

③ 아랫배신경얼기 (하복신경총, Hypogastric plexus)

아랫배신경얼기(하복신경총)는 엉치뼈(천골)의 윗부분에 존재하는 자율신경섬유들로 양쪽 골반에 분포한다. 이들 신경얼기와 아래창자간막(하장간막) 신경얼기에서 시작되는 자율신경섬유들이 골반내장에 분포한다.

(4) 기능

교감신경계(sympathetic nervous system)는 긴장상태에서 주로 작용하며, 부교감신경계(parasympathetic nervous system)는 휴식 및 이완상태에서 주로 작용하는데, 이 둘은 지배하는 기관에 서로 길항적으로 작용한다(표 14-4).

① 교감신경계 (Sympathetic nervous system)

교감신경계의 작용은 비상상태나 긴장상태에서 주로 작용하

표 14-4 자율신경의 기능

계통	기관	교감신경자극	부교감신경자극
눈	홍채근	동공확대 (산동, mydriasis)	동공수축 (축동, miosis)
	모양체근	직접적인 영향 없음	수정체의 초점모음
	눈물샘	직접적인 영향 없음	눈물 분비증가
외피계	땀샘	땀분비 촉진	직접적인 영향 없음
	털세움근	수축(털세움)	직접적인 영향 없음
	동맥	혈관수축	직접적인 영향 없음
	골격근 동맥	혈관확장	직접적인 영향 없음
심장혈관계	심장근	심장박동 증가	심장박동 감소
	심장동맥 (관상동맥)	혈관확장	혈관수축
	내장동맥	혈관수축	직접적인 영향 없음
호흡기계	소기관지	기관지 확장	기관지 수축
소화기계	침샘	점도 높은 타액 소량분비	묽은 타액의 다량분비
	이자	점도 높은 이자액분비	묽은 이자액분비
	위액 및 장액	직접적인 영향 없음	소화효소의 분비 증가
	소화관벽	연동운동 감소	연동운동 증가
	유문 및 항문괄약근	수축	이완
내분비계	부신수질	에프네프린 분비	영향 안 알려짐
비뇨생식계	콩팥(신장)	배뇨감소	영향 안 알려짐
	요관	연동운동 감소	연동운동 증가
	방광벽	이완	수축
	음경	사정	발기

기 때문에 '맞섬도피반응(fight-or-flight reaction)'이라고 한다. 교감신경계는 심장박동 증가, 혈압증가, 소화과정 억제, 배뇨억제 및 피부와 내장으로부터 뼈대근육(골격근)으로의 혈류공급 증가 등 다양한 역할을 한다. 교감신경계는 교감신경의 신경절이전뉴런이 척수신경절의 첫 번째 가슴신경에서 두 번째 허리신경(T1～L2) 사이의 가슴허리 부위에서 나오므로 가슴허리유출부(thoracolumbar division)라고도 한다.

교감신경계의 신경절이전뉴런은 척수신경과 함께 척수에서 나온 후에 척수신경과 갈라져 나와 백색교통가지를 구성하여 다음 여러 경로 중 한 가지로 가게 된다 (그림 14-58).

- 동일 높이의 척추옆신경절에서 신경절이후뉴런과 시냅스를 이룬다.
- 위·아래의 척추옆신경절에서 신경절이후 뉴런과 시냅스를 이룬다.
- 일부 신경절이전뉴런는 척추옆신경절을 그대로 통과하여 내장신경(splanchnic nerve)을 형성한다. 이 신경섬유는 대동맥 주위에 있는 교감신경절인 복강신경절(celiac ganglion), 위창자사이막신경절(상장간막신경절, superior mesenteric ganglion), 아래창자사이막신경절(아래장간막신경절, inferior mesenteric ganglion)에서 신경절이후뉴런과 시냅스를 이룬다.

교감신경계의 신경절이후뉴런은 시냅스를 이루는 교감신경절의 위치에 따라 지배하는 말단기관에 분포한다.

- 척추옆신경절에서 시작되는 신경절이후뉴런(절후뉴런)은 회색교통가지를 구성하여 다시 척수신경과 함께 주행한다. 이들은 주로 피부에 분포하여 혈관, 털세움근 및 땀샘에 분포한다.
- 위목신경절(상경신경절, superior cervical ganglion)에서 시작되는 신경절이후신경섬유(절후신경섬유)는 속목동맥 주변에서 속목동맥얼기(internal carotid plexus)를 형성하여 머리부분까지 올라가 뇌신경을 함께 주행하여 동공확대근(musculus dilator pupili)과 얼굴의 혈관과 분비선 등에 분포한다.
- 위·중간·아래 목신경절(superior·middle·inferior cervical ganglion)에서 시작되는 신경절이후신경섬유는 심장 주위에서 복잡한 심장신경얼기(심장신경총)를 이루어 심장의 근육과 심장박동을 조절하는 동방결절에 분포한다.
- 중간·아래 목신경절과 가슴신경절(thoracic ganglion) 위 2개에서 시작되는 신경절이후신경섬유로 구성된 허파신경얼기(폐신경총, pulmonary plexus)는 기관지와 폐에 분포한다.
- 배안신경절(복강신경절, celiac ganglion)에서 시작되는 신경절이후신경섬유는 배안(복강) 및 위창자사이막신경얼기(상장간막신경총)를 이루어 복강의 혈관, 내장의 평활근, 심장, 분비선 등에 분포한다.
- 위·아래 창자사이막신경얼기(장간막신경총, superior and inferior mesenteric ganglion)에서 시작되는 신경절이후신경섬유는 아래창자간막(inferior mesenteric), 아랫배 및 골반신경총(hypogastric and pelvic plexus)으로 방광과 먼쪽잘록창자(원위

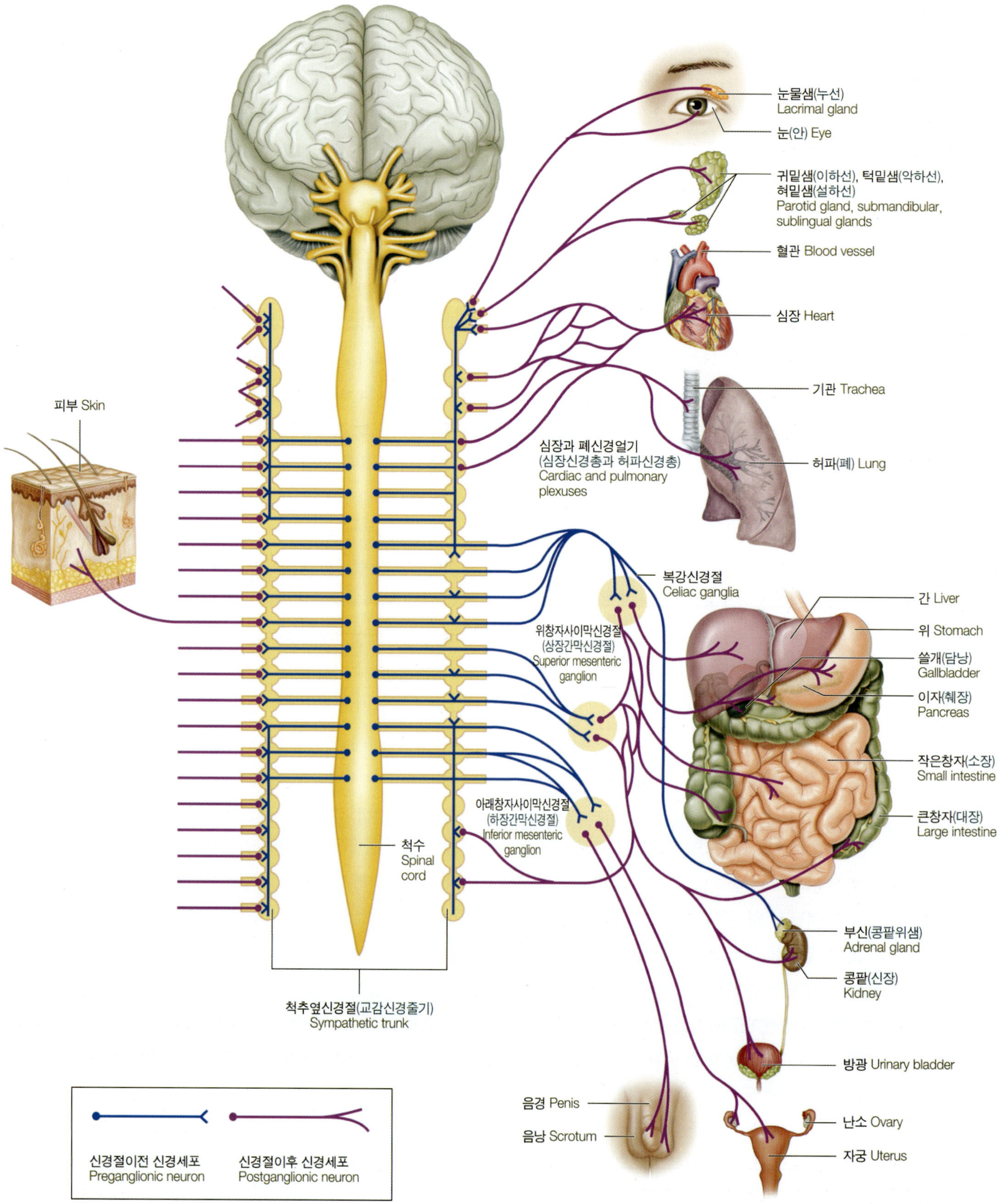

그림 14-58 교감신경의 분포

결장)·직장·항문·생식샘(생식선) 및 외부생식기에 분포한다.

② 부교감신경계(Parasympathetic nervous system) (그림 14-59)

부교감신경계는 교감신경계와 길항적으로 작용하여 우리 몸을 이완 상태로 이행하는 역할을 수행하여 '휴식 및 이완부(rest and relaxation division)'라고도 불린다. 부교감신경은 심장박동 감소, 혈압강하, 소화 촉진 및 피부와 내장으로 가는 혈류의 촉진 등의 역할을 수행한다. 부교감신경계의 신경절이전뉴런의 세포체는 뇌줄기의 핵과 척수의 두 번째에서 네 번째 엉치신경(S_2~S_4) 회색질에 존재하므로 머리엉치유출부(craniosacral division)라고도 한다. 신경절이전뉴런의 축삭은 뇌신경과 척수신경의 운동신경섬유와 함께 섞여서 중추신경계에서 갈라지며 각각 신경절로 분포하여 신경절이후뉴런과 시냅스를 이룬다. 부교감신경의 신경절이전뉴런이 각 신경절까지 분포하는 양상은 다음과 같다.

- 중뇌에 존재하는 눈돌림신경핵(oculomotor nucleus)의 부핵인 에딩거웨스트팔핵(Edinger-Westphal nucleus)에서 시작되는 부교감신경의 신경절이전뉴런은 눈돌림신경(oculomotor nerve)과 함께 주행하여 섬모체신경절(모양체신경절, ciliary ganglion)에서 신경절이후뉴런과 시냅스를 이룬다.
- 다리뇌에 존재하는 눈물핵(lacrimal nucleus)에서 시작되는 부교감신경의 신경절이전뉴런은 얼굴신경(안면신경)과 함께 주행하여 날개입천장신경절(pterygopalatine ganglion)에서 신경절이후뉴런과 시냅스를 이룬다.
- 다리뇌에 존재하는 위쪽 침분비핵(superior salivary nucleus)에서 시작되는 부교감신경의 신경절이전뉴런은 얼굴신경(facial nerve)을 따라서 나와 턱밑신경절(악하신경절, submandibular ganglion)에서 신경절이후뉴런과 시냅스를 이룬다.
- 숨뇌에 존재하는 아래 침분비핵(inferior salivary nucleus)에서 시작되는 부교감신경의 신경절이전뉴런은 혀인두신경(설인신경)과 함께 나와 귀신경절(otic ganglion)에서 신경절이후뉴런과 시냅스를 이룬다.
- 숨뇌에 존재하는 미주신경등쪽핵(dorsal vagal nucleus)에서 시작되는 부교감신경의 신경절이전뉴런은 미주신경과 함께 나와 밑으로 주행하며 가슴안(흉강)부교감신경절에 가지를 내고, 나머지 신경섬유는 배안(복강)부교감신경절까지 주행하여 신경절이후뉴런과 시냅스를 이룬다.
- 척수의 엉치 부분(sacral division)에서도 부교감신경의 신경절이전섬유가 나와서 두 번째에서 네 번째 엉치신경(S_2~S_4)을 따라 나와 골반 공간에 있는 부교감신경절에서 신경절이후뉴런과 시냅스를 이룬다.

신경절에서 시냅스를 이룬 후 부교감신경계의 신경절이후뉴런은 각각 지배하는 장기에 분포하며 부교감신경의 작용을 수행한다. 신경절이후뉴런이 지배하는 효과기에 분포하는 양상은 다음과 같다.

- 날개입천장신경절(pterygopalatine ganglion)에서 나오는 신경절이후섬유는 눈물샘에 분포하며 눈물의 분비를 촉진한다.
- 섬모체신경절(ciliary ganglion)에서 시작되는 신경절이후뉴런은 동공조임근과 모양체근에 분포하여 동공수축과 수정체의 두께를 변화시킨다.
- 턱밑신경절(submandibular ganglion)에서 시작되는 신경절이후뉴런은 턱밑샘과 혀밑샘에 분포하여 침의 분비를 촉진한다.
- 귀신경절(otic ganglion)에서 시작되는 신경절이후뉴런은 귀밑샘에 분포하여 침의 분비를 촉진한다.
- 가슴안(흉강)과 배안(복강)의 신경절에서 나온 신경절이후뉴런은 가슴안(흉강)과 배안(복강)에 있는 장기에 분포하여 부교감신경계의 역할을 수행한다.
- 골반 공간의 신경절에서 시작되는 신경절이후뉴런은 골반 내 장기에 분포하여 부교감신경계의 역할을 수행한다.

5 특수감각

1) 후각(Olfactory sense) (그림 14-60)

후각은 후각상피(olfactory epithelium)의 후각세포(olfactory neurosensory cell)를 통해 냄새감각을 받아들인다. 후각상피는 비강의 지붕에 위치하는 동전만한 크기의 갈색을 띠는 부위로서 거짓중층편평상피(pseudostratified columnar epithelium)로 구성되어 있으며 실제 면적은 2.5cm^2 정도이다.

후각상피에는 후각세포와 버팀세포(supporting cell), 그리고 바닥세포(basal cell)가 존재하며, 아래 고유판의 후각샘(후각선, ol-

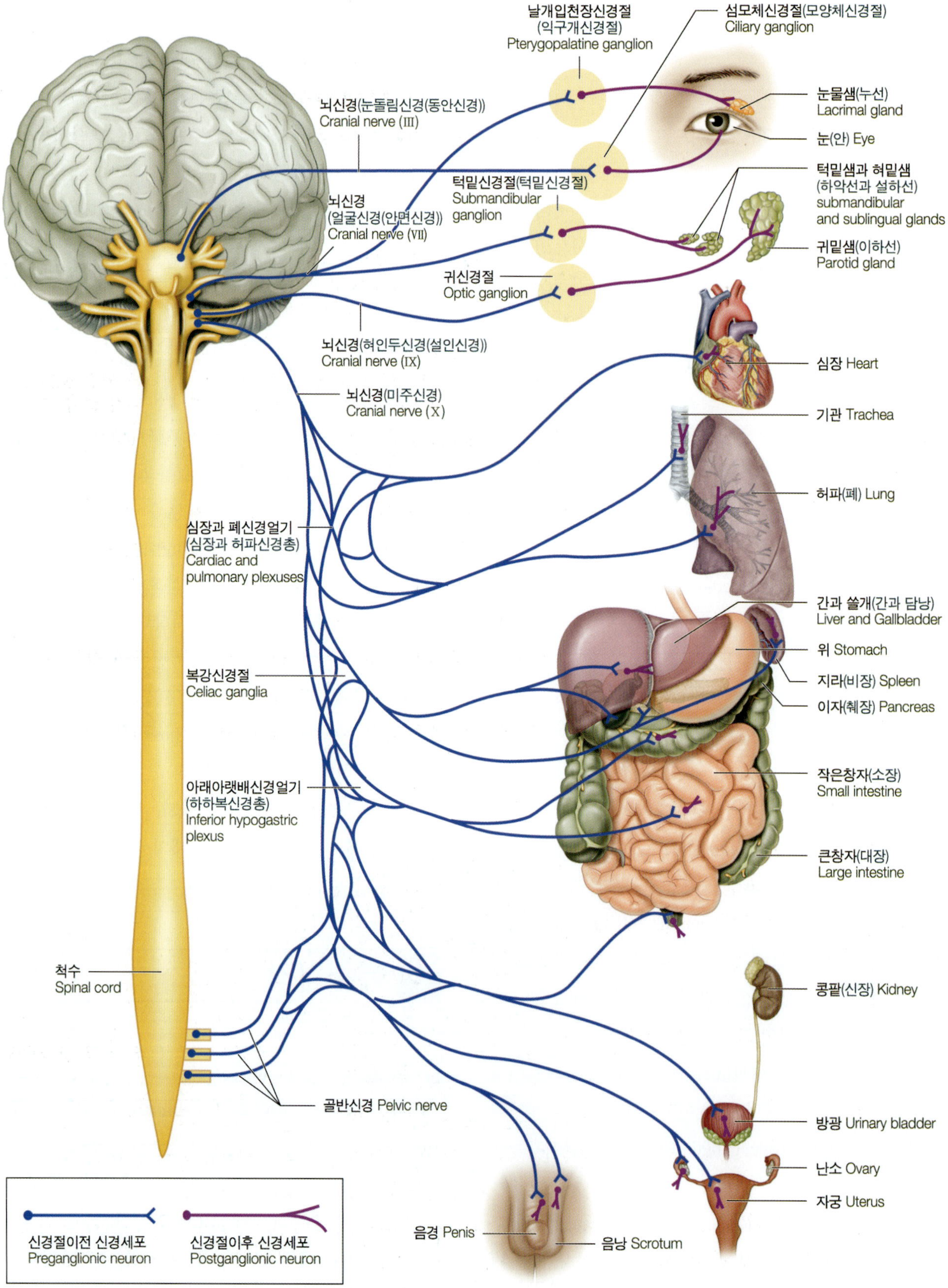

그림 14-59 부교감신경의 분포

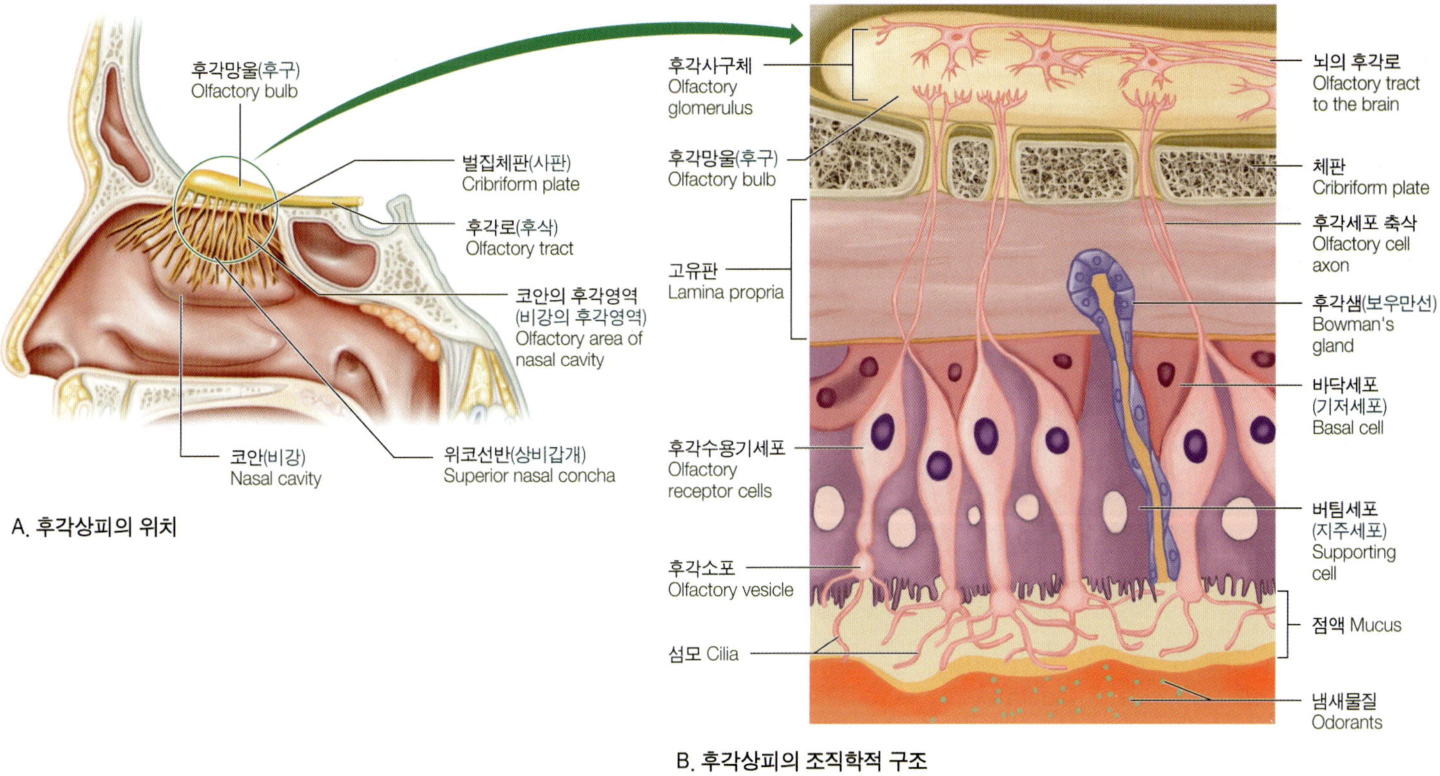

그림 14-60 후각신경수용기

factory glands, 보우만선 glands of Bowman)에서 점액성분을 분비하여 후각상피의 표면을 덮어주고 있다. 후각상피 표면의 점액에 냄새를 내는 화학물질이 용해되어 후각세포를 통해 냄새가 감지된다. 후각세포는 두극뉴런(양극뉴런)으로 상피 표면의 가지돌기(dendrite)는 감각수용기(sensory receptor)의 역할을 한다.

후각세포의 가지돌기는 끝이 뭉툭하게 끝나며 이곳에서 후각털이라는 특수하게 발달된 섬모다발로 되어 있다. 이 섬모는 길이가 100μ m에 달한다. 후각세포의 축삭은 후각신경을 형성하며, 수초(myelin sheath)로 덮여있지 않은 민말이집신경섬유(무수신경섬유)이다.

후각신경은 벌집뼈의 체판을 통과해 머리안(두개강)으로 들어가며 여기에서 대뇌바닥에 위치하는 후각망울과 만난다. 후각망울에서 후각세포의 축삭돌기는 후각뉴런과 시냅스를 이루며, 이들의 축삭은 후각로를 이루며 대뇌로 들어간다. 대부분의 축삭은 같은 쪽의 대뇌 반구에 위치한 관자엽으로 들어가며 그곳의 일차 후각영역에서 끝이 난다.

대뇌피질의 일차후각영역으로 들어온 후각은 둘레계통(변연계)으로 연결되며, 일부는 시상을 거쳐 이마엽의 겉질로 이어진다. 일차후각영역과 후각망울, 후각로 등 일차적으로 후각에 관련된 뇌의 구조를 후각뇌(rhinencephalon)라고 한다.

2) 미각(Gustatory sense)

맛봉오리(미뢰)는 미각에 대한 수용기를 가지고 있다. 이들은 혀의 윗부분, 물렁입천장(연구개), 후두덮개 상피 속에 위치해 있다. 혀의 윗부분에 위치하는 대부분의 맛봉오리(미뢰)는 혀의 표면에 좁쌀처럼 작게 오돌토돌 튀어나온 유두에 위치해있다. 유두는 생긴 형태에 따라 4종류로 구분할 수 있는데, 버섯(심상)유두, 실(사상)유두, 잎새(엽상)유두, 성곽(유곽)유두가 존재한다 (그림 14-61).

각각의 맛봉오리(미뢰)에는 버팀세포(지지세포)와 미각세포(미세포, taste cell)가 있다. 미각세포는 방추형 상피세포로서 미각털(미모, taste hair)이라고 하는 특수하게 분화된 섬모 다발을 꼭대기에 가지고 있다. 맛과 관련된 화학물질들은 미각털(미모) 속에 있는 수용기와 결합하여 미각세포를 자극하며, 이 미각세

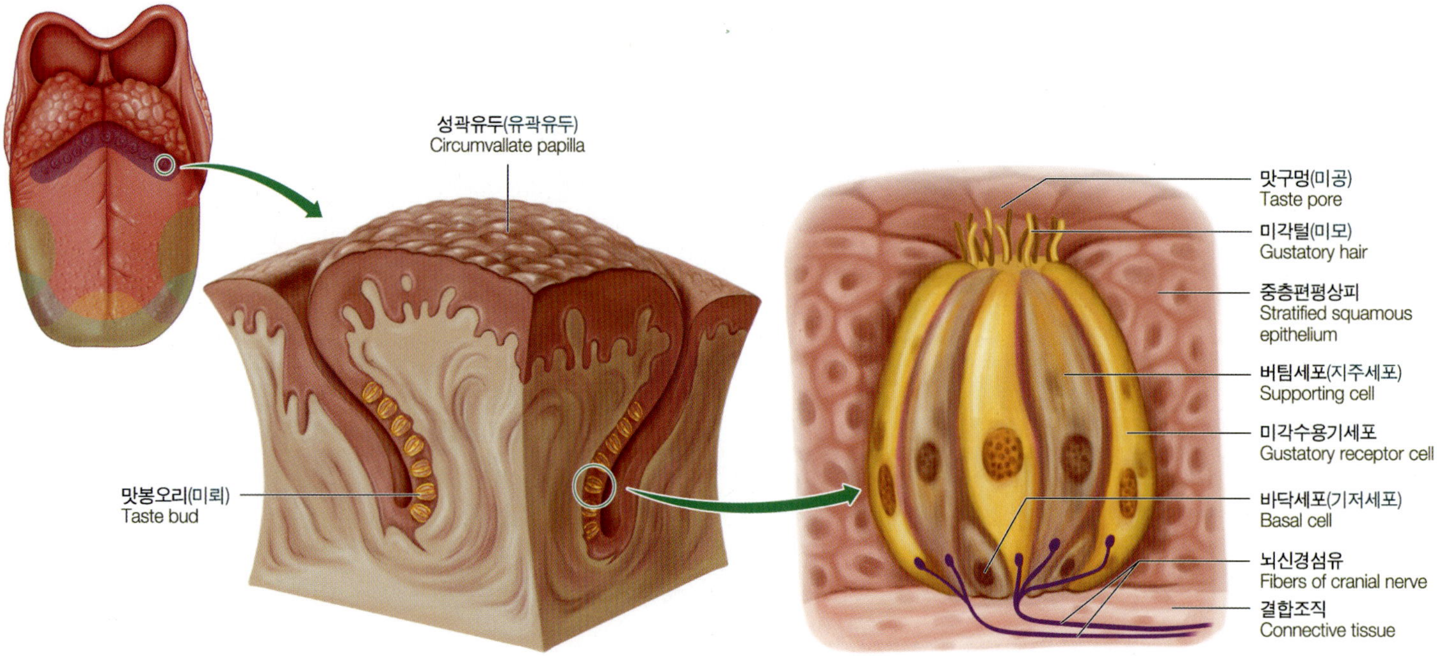

그림 14-61 맛봉오리의 위치와 구조

포들이 미각에 대한 감각을 중추신경계로 전달한다.

미각 수용기들은 단맛(sweet), 신맛(sour), 쓴맛(bitter), 짠맛(salty)을 구분할 수 있다. 혀의 끝부분은 단맛, 가쪽부분은 신맛, 뒷부분은 쓴맛, 중앙부는 짠맛에 민감하다. 각 미각세포의 바닥은 감각신경의 축삭돌기말단과 시냅스를 구성하는데, 혀의 앞 2/3은 얼굴신경으로, 혀의 뒤 1/3은 혀인두신경, 후두덮개는 미주신경을 통해 뇌줄기의 고립핵의 앞쪽 부분인 미각핵(gustatory nucleus)에서 2차 뉴런과 시냅스를 이룬다. 2차 뉴런은 미각핵에서 시작하여 시상의 미각에 대한 감각중계핵을 거쳐 대뇌겉질의 미각영역으로 투사된다.

대뇌겉질의 미각영역은 일차몸감각영역 바로 아래에 있는 부분으로 혀에서 일반감각을 받는 부분 및 혀와 구강의 운동에 관여하는 부분과 인접해 있고 서로 연결되어 있다.

3) 시각(Visual sense)

눈은 시각에 관여하는 기관으로 시각을 인지하는 광수용기 세포들은 망막의 신경층에 있다. 망막 신경층은 태생기에 사이뇌(간뇌) 유래의 신경조직으로 시신경을 통해 사이뇌로 감각 정보를 전달한다.

(1) 안구 주변 구조물(Extraocular structure)

안구 주변에는 눈확(안와), 바깥눈근육(안구근육), 눈꺼풀(안검, eyelid), 눈물샘조직(누선조직, lacrimal apparatus) 등이 존재한다.

① 눈확(안와, Orbital cavity) (그림 4-24 참조)

눈확(안와)은 시각기관이 놓이는 네모뿔 모양의 주변의 머리뼈로 이루어진 동굴 공간으로 안구, 안구근육, 혈관, 눈물샘조직(누선조직) 및 지방조직들이 존재한다. 안구는 안구집(안구초, fascia bulbi)이라 부르는 질긴 결합조직 보호막 안에 존재하므로 마찰을 최소한으로 줄이며 눈확(안와) 속에서 움직일 수 있다. 또한 지방조직이 안구집(안구초)과 눈확(안와) 사이에 존재하므로 안구에 대한 보호 작용과 충격 흡수물질로 작용한다 (그림 14-62).

② 눈의 근육(안구근육, Extraocular muscles)

양쪽 안구는 각각 눈확 안에서 6개의 바깥눈근육(안구근육)에 의해 위치를 유지하고 있다. 위곧은근(superior rectus muscle), 아래곧은근(inferior rectus muscle), 안쪽곧은근(medial rectus muscle), 가쪽곧은근(lateral rectus muscle), 위빗근(superior oblique muscle),

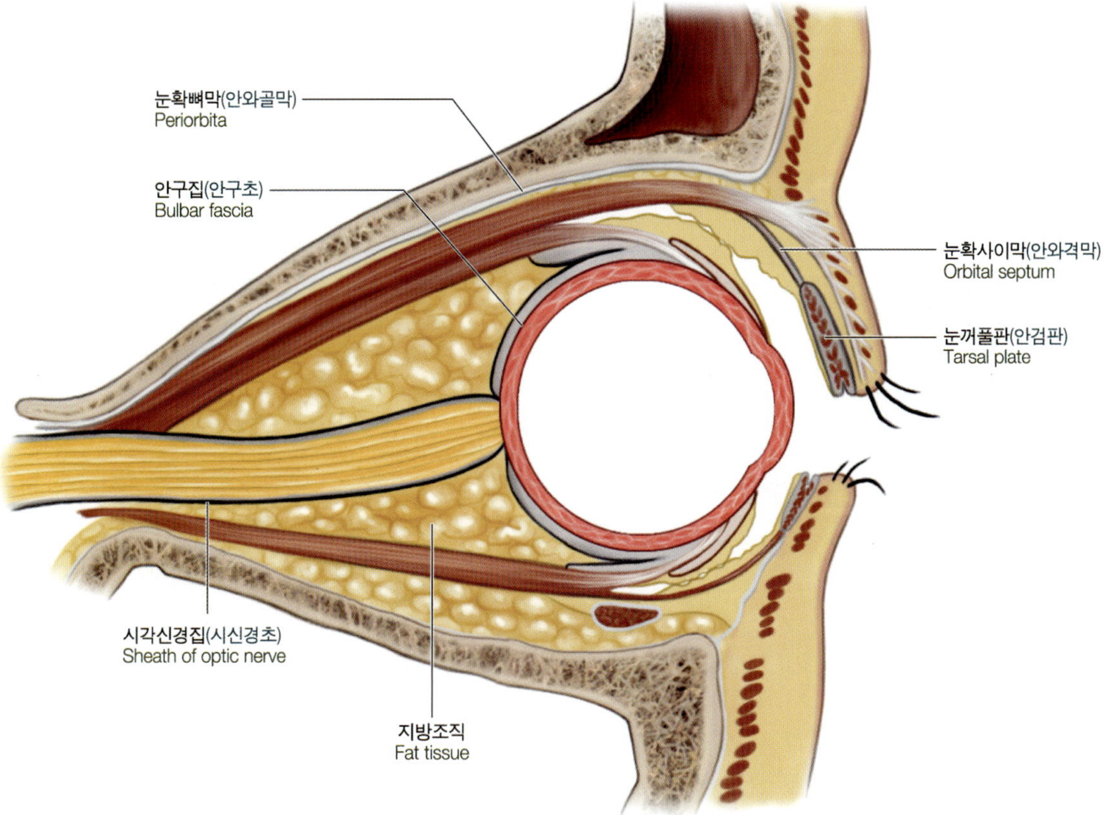

그림 14-62 눈확 주위 구조물

아래빗근(inferior oblique muscle)으로 이루어진 이들 근육들(자세한 내용은 6장 근육계통 참조)에 의해 안구는 눈확(안와) 내에서 자유로운 회전운동을 할 수 있다. 위눈꺼풀올림근(상안검거근, levator palpebrae superioris)은 위눈꺼풀(상안검)에 부착하여 위눈꺼풀을 올려 눈을 뜨게 한다 (그림 14-63).

③ 눈꺼풀(안검, Eyelid)

눈꺼풀(안검)은 위눈꺼풀(상안검)과 아래눈꺼풀(하안검)로 이루어져 있으며, 안구의 앞면을 덮을 수 있는 보호 장치와 같은 역할을 한다. 눈꺼풀의 끝에는 속눈썹(eyelash)이 존재하므로 외부물질이 눈에 침입하는 것을 추가적으로 방지한다.

눈꺼풀(안검)의 안쪽은 보호주머니 역할을 하는 점막으로 이루어진 결막으로 덮여 있으며, 바깥은 얇은 피부로 덮여있다. 위눈꺼풀 내부에는 치밀한 결합조직으로 이루어진 눈꺼풀판(검판, tarsus)이 존재하며, 여기에 눈꺼풀올림근이 붙는다. 눈꺼풀에는 점액선이 산재해 있어 분비물을 내는데, 이것이 눈곱의 주성분이다. 눈꺼풀을 감는 것은 얼굴신경의 지배를 받는 눈둘레근의 수축에 의해 나타나고, 뜨는 것은 주로 눈돌림신경(동안신경)의 지배를 받는 위눈꺼풀올림근에 의해 나타난다 (그림 14-64).

④ 눈물샘조직(누선조직, Lacrimal apparatus)

눈물샘조직에는 눈물샘(누선, lacrimal gland), 눈물관(누관, lacrimal duct and canal), 눈물주머니(누낭, lacrimal sac) 등이 존재한다. 눈확(안와)의 바깥쪽 윗부분에 존재하는 아몬드 모양의 눈물샘(누선)은 눈물을 분비해 안구 앞부분을 지속적으로 청소하고 각막(cornea)의 습도를 유지시켜준다.

눈물은 눈물샘(누선)에서 분비되면 눈물관을 지나 위눈꺼풀(상안검)의 결막주머니를 통해 눈 표면을 씻어낸다. 이후 눈물점과 눈물소관을 지나 눈물주머니(누낭)로 모인다. 눈물주머니는 눈물뼈(누골, lacrimal bone) 안에 존재하며, 눈물주머니에서 길쭉하게 존재하는 코눈물관(비루관)을 통해 코안(비강)과 연결된다. 코눈물관(비루관)이 염증 등으로 인해 막히거나 눈물 분비가 과도

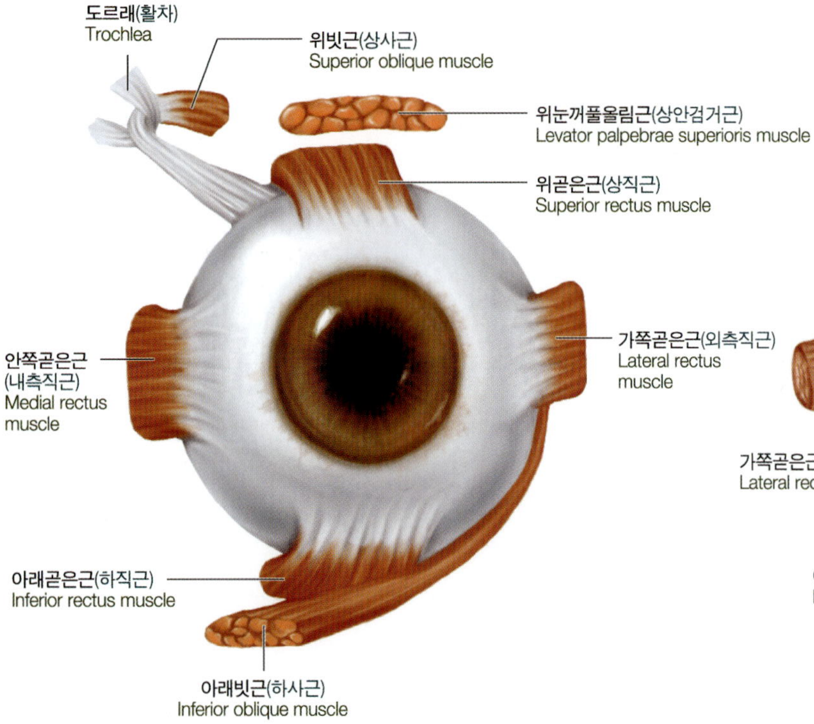

A. 왼쪽눈 앞면

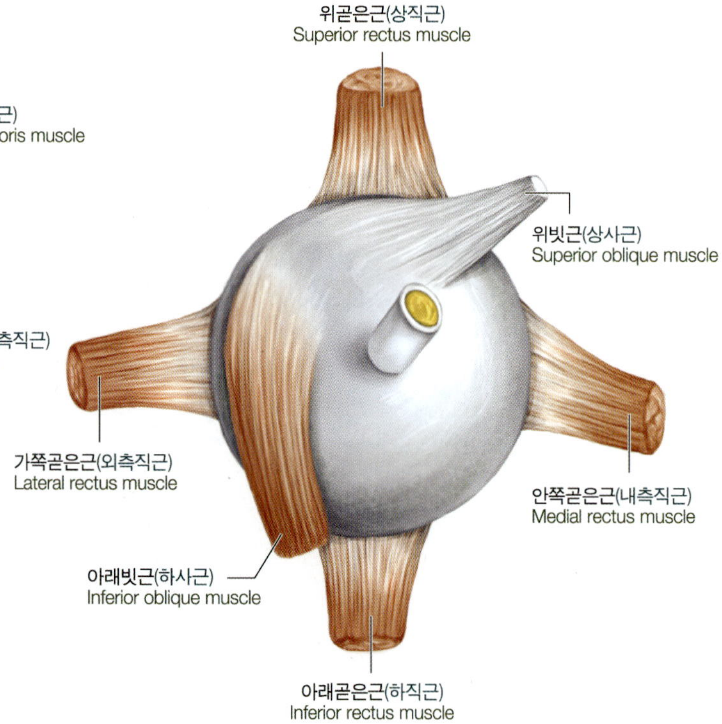

B. 왼쪽눈 뒷면

그림 14-63 눈의 근육

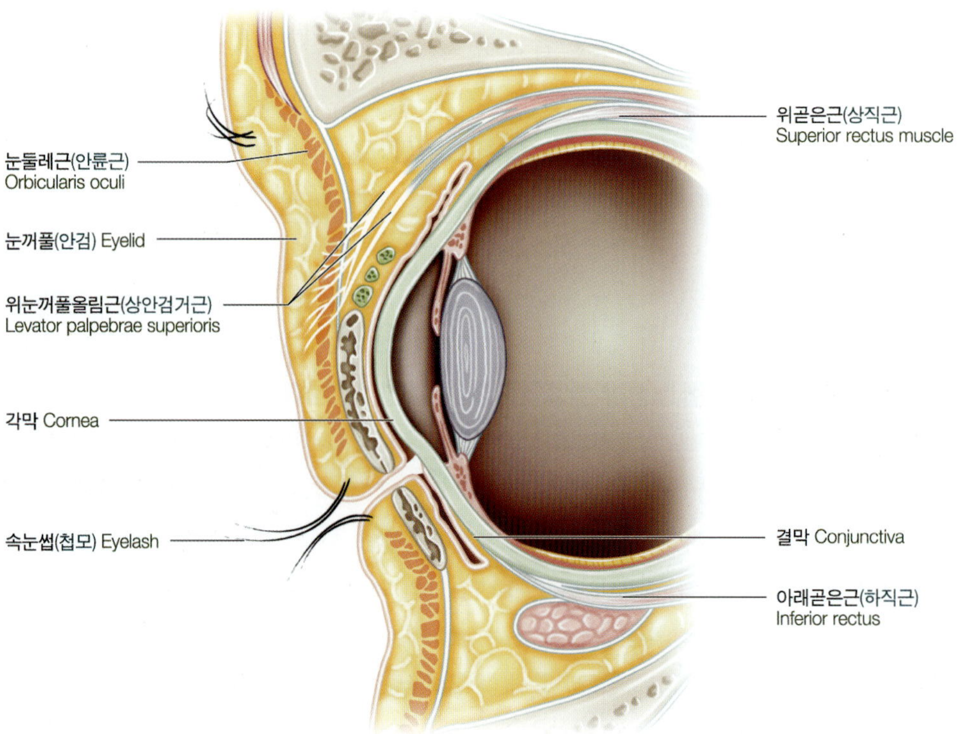

그림 14-64 안구주변 구조물의 시상면

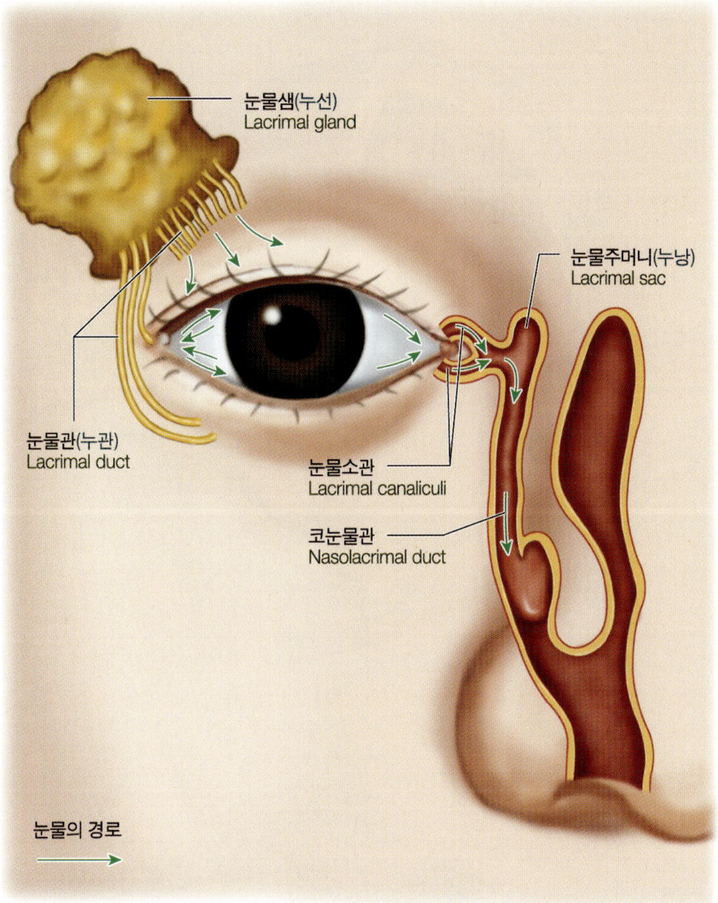

그림 14-65 눈물샘 조직

하게 많아지면 눈물이 안구 밖으로 넘치게 된다(그림 14-65).

(2) 안구(Eyeball)

① 안구의 층(Coat of the eyeball)

안구의 벽은 섬유층(fibrous coat), 혈관층(vascular coat), 신경층(nervous coat)으로 구성된다(그림 14-66).

▌섬유층(Fibrous coat)

섬유층은 안구의 가장 바깥쪽에서 존재하는 중추신경계의 경질막과 연결되어 있는 가장 질긴 층이다. 섬유층은 각막(cornea)과 공막(sclera)으로 구성된다.

각막은 안구 앞면의 투명한 부분으로 안구의 앞 1/6을 덮으며 빛을 굴절시켜주는 굴절매체 중의 하나이다. 공막은 안구의 흰자위로 안구의 뒤쪽 5/6를 덮는 섬유성 결합조직으로 안구를 보호한다. 각막이 손상되어 염증이 발생하면 각막의 혼탁이 오고, 심해지면 빛이 안구 내부로 들어갈 수 없게 되어 실명한다.

▌혈관층(Vascular coat) 또는 포도막(Uvea)

혈관층(포도막)은 안구의 벽을 구성하는 3층 중에 중간층으로 홍채(iris), 섬모체(모양체, ciliary body), 맥락막(choroid)으로 구성되어 있다. 혈관층은 중추신경계의 거미막, 연질막과 연결되어 있다. 혈관층은 색소를 함유하는 결합조직으로 성기고 혈관이 풍부한 구조를 이룬다.

- 홍채는 섬모체의 말단부에 붙어있는 근육성의 격막으로 각막과 수정체 사이에 위치하며, 색소 상피로 덮여 있어 사람의 눈동자 색깔을 결정한다. 홍채의 한 가운데 뚫려 있는 부분을 동공(pupil)이라고 하며 검은자위의 정중앙이 된다. 홍채의 결

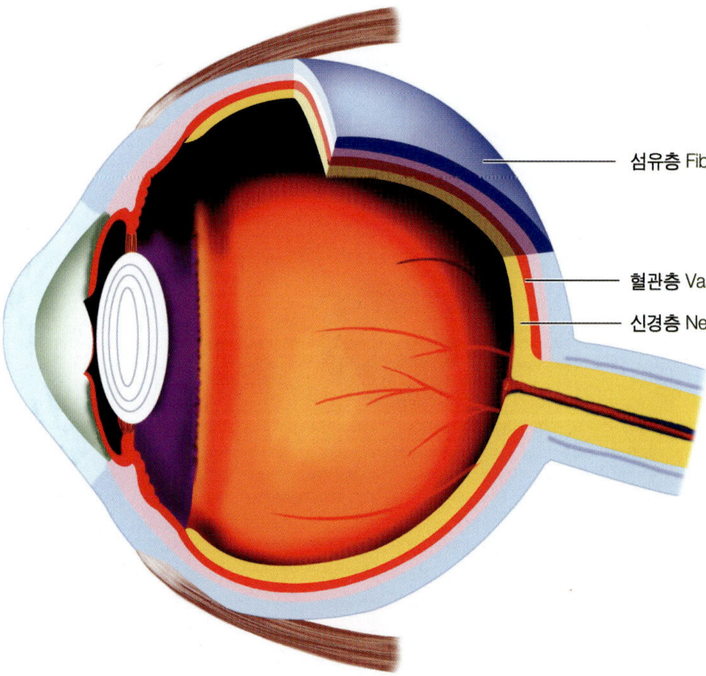

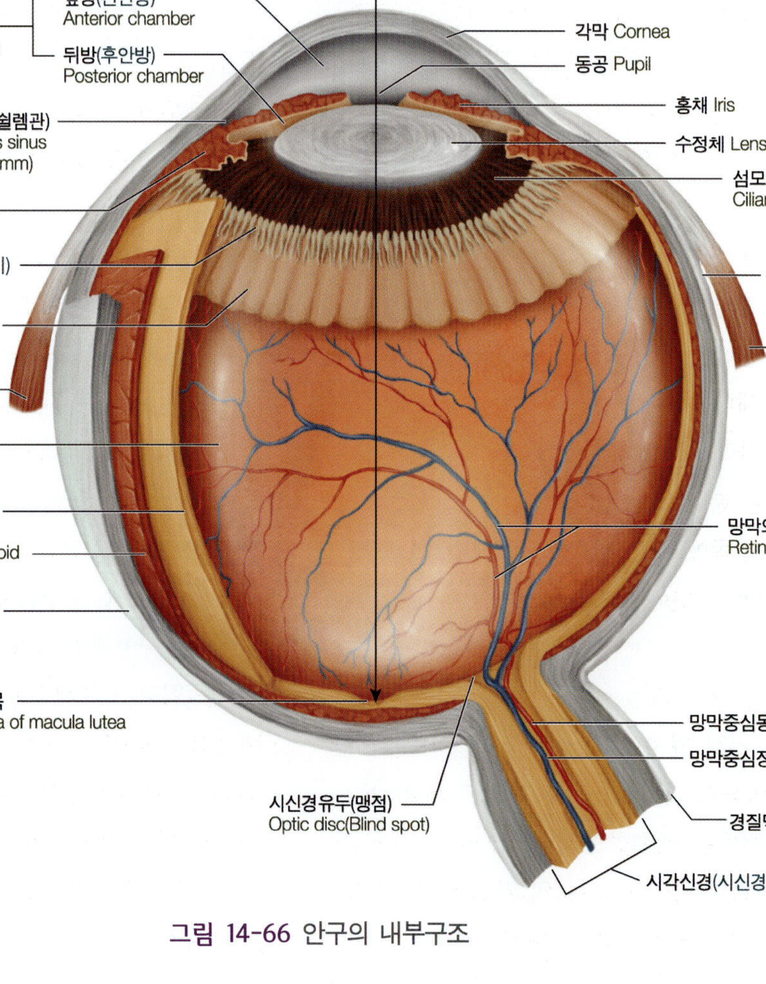

그림 14-66 안구의 내부구조

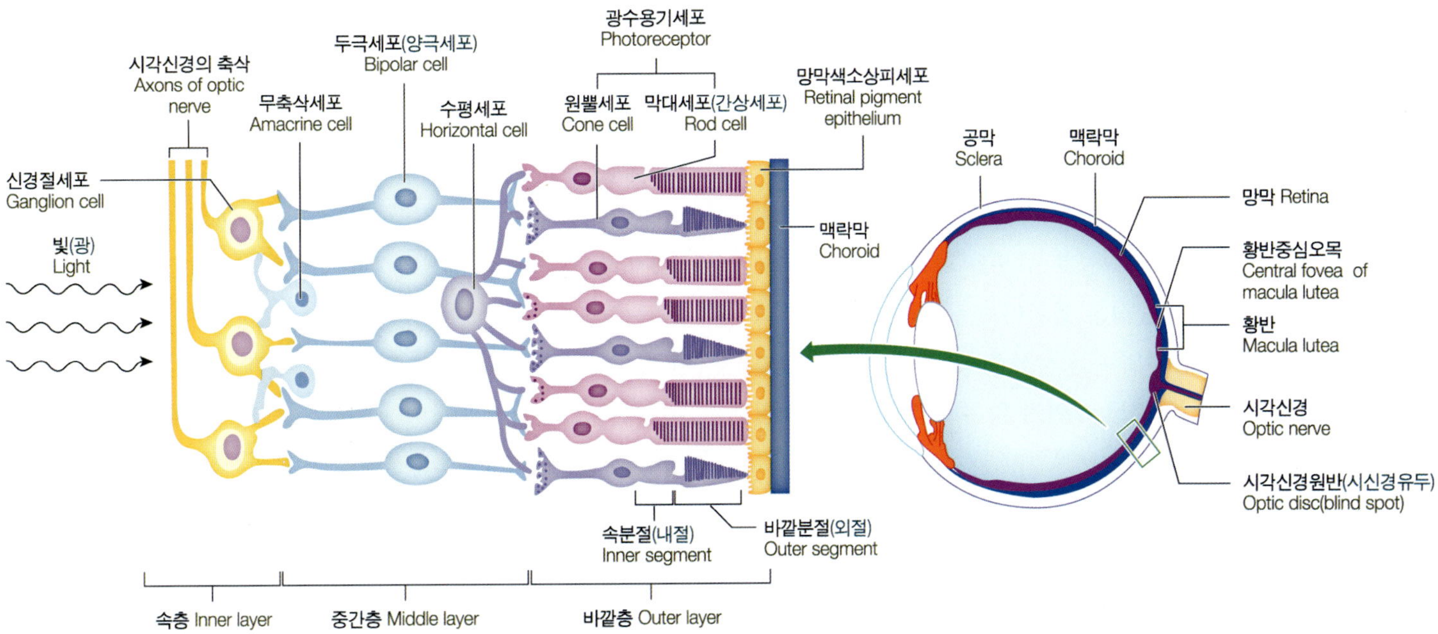

그림 14-67 신경층(망막)의 구조

합조직 안에는 동공의 크기를 조절하는 2개의 민무늬근(평활근)이 존재한다. 동공조임근(sphincter pupilae muscle)은 동공을 축소시키고, 동공확대근(dilator pupillae muscle)은 동공을 확장시켜, 동공으로 들어가는 빛의 양을 조절하는 조리개 역할을 수행한다.

- 섬모체(모양체)는 혈관이 풍부한 결합조직으로 홍채와 맥락막 사이에서 고리 모양을 이룬다. 여기에 섬모체근(모양체근, ciliary muscle)과 섬모체돌기(모양체돌기, ciliary process)가 나오며, 섬모체근은 섬모체띠를 통해 렌즈(lens)의 두께를 조절한다. 섬모체돌기는 손가락 모양의 돌기로 각막과 수정체 사이를 채우는 안구방수를 분비한다.
- 맥락막은 공막의 바로 안쪽에 있는 혈관의 분포가 많은 막으로 앞으로 가면서 섬모체로 연속된다.

신경층(Nervous coat) 또는 망막(Retina) (그림 14-67)

신경층(망막)은 안구의 가장 안쪽에 위치한다. 망막은 구성하는 신경세포들이 질서정연하게 나열하는 전형적인 구조를 이루고 있다. 망막의 제일 바깥에는 색소상피(pigment epithelium)가 있고 그 안쪽에 시세포층(외핵층, outer nuclear layer)이 있다. 망막의 시각부분은 실제 시각을 인지하는 기능적 부위로 맥락막과 인접해 있고, 비시각부분은 시각 인지에는 관여하지 않는 부위로 섬모체와 홍채의 안쪽에 위치한다.

시각부분의 시신경층에는 시각경로를 시작하는 처음 3개의 뉴런이 존재한다. 1차 뉴런은 광수용기를 지니는 막대세포(간상체, rod cell)와 원뿔세포(원추세포, cone cell)이다. 막대세포는 어두운 빛에 대한 민감한 광수용기를 지니므로 밤 시야에 주로 관여하며, 원뿔세포는 적색빛, 초록빛, 파란빛에 가장 민감하게 반응하는 광수용기에 따라 구분될 수 있는 3가지 원뿔세포가 존재한다. 우리가 볼 수 있는 색깔은 이 3가지 원뿔세포들을 통해 전달되는 감각 정보의 혼합을 통해 이루어진다. 광수용기 역할을 하는 1차 뉴런은 두극세포(bipolar cell)인 2차 뉴런과 시냅스를 이루며, 2차 뉴런은 다시 신경절세포(ganglion cell)인 3차 뉴런과 시냅스를 구성한다. 신경절세포의 축삭돌기(axon)는 시각신경을 따라 안구 밖으로 빠져나간다.

망막의 모든 부분이 동일한 구조를 지닌 것은 아니며, 망막 신경층의 중심부 근처에는 작고 노란점이 있는데 이를 황반(macula lutea)이라 한다. 황반 안에는 움푹 패인 부분인 황반중심오목(망막중심와, central fovea)이 있다. 황반중심오목은 신경조직의 밀도가 낮아 빛이 잘 투과되며, 원뿔세포(원추세포)로 이루어져 있기 때문에 상이 맺히는 시야의 중심점이 된다. 중심오목에서 멀어질수록 원뿔세포(원추세포)의 숫자가 감소하고, 막대세포의 숫자는 증가하여 주변시야를 구성한다.

빛의 자극을 받아들이는 망막의 광수용기세포에서 시작되는 시각신경은 안구 뒤극에서 약간 내측으로 치우친 곳에서 안구 바깥으로 나가는데 이 부위는 안구 속에서 볼 때 둥글고 다른 망막 부위보다 약간 두드러져 있고 이곳을 시각신경원반(optic disc)이라고 한다. 원반의 중심은 혈관이 안구 내면의 바닥으로 퍼져 나가고 있는데 이 부위는 시각신경세포가 결손 되어 있기 때문에 시야에서 아무 것도 보이지 않는 맹점(blind spot)이 된다.

② 굴절매개물질(Refracting media)

빛이 눈에 들어와 망막에 이르기까지 통과되는 과정의 중간에 있는 구조물들로 모두 투명하며 혈관이 없다. 굴절매체는 앞에서부터 각막, 안구방수, 수정체, 유리체가 여기에 속한다. 이들을 통해 빛은 굴절되고, 망막에 초점이 맺히도록 도움을 주는 역할을 한다.

▮ 각막

각막(cornea)은 안구 앞부분에 있는 투명한 부분으로 안구 외막의 1/6을 차지하며 빛을 굴절시켜주는 주된 막 중의 하나이다. 공막(sclera)으로 이어지며, 중심부보다 주변부가 약간 더 두껍다. 각막은 각막뒤의 안구방수로부터 확산을 통해 영양분을 공급받으며, 신경 집단이 매우 많이 분포되어 있어 조그만 반응에도 민감하게 반응한다.

▮ 안구방수

안구방수는 맑은 액체로 안구앞방(전안방, anterior chamber)과 안구뒤방(후안방, posterior chamber)을 채운다. 안구방수는 섬모체돌기(모양체돌기)에서 분비되어 안구뒤방(후안방)에서 동공을 통과하여 앞구안방(전안방)으로 가며, 슐렘관(Schlemm's canal)을 통해 공막정맥굴(공막정맥동, scleral venous sinus)으로 재흡수된다. 정상적인 상황에서는 재흡수되는 양과 분비되는 양이 동일하므로 안압이 일정하게 유지된다.

안구방수는 혈관을 갖지 않는 주변 조직들에 영양분을 공급하고, 조직에서 나온 노폐물을 제거하는 역할을 수행한다. 만약 슐렘관이 막혀 안구방수의 순환이 제대로 이루어지지 못하면 안압이 높아져 녹내장이 유발된다.

▮ 수정체 (Lens)

수정체는 빛을 굴절시켜 망막에 상을 맺히게 하는 눈의 한 부분이다. 수정체는 세포가 변화한 섬유로 만들어지며, 투명하고 둥근 모양의 조직이다. 수정체는 홍채 바로 뒤에 위치하며, 탄력있는 겉막(피막)으로 둘러싸여 있다. 수정체와 앞쪽 각막 사이의 공간에는 안구방수가 가득 찬 앞구앞방(전안방)이며, 수정체와 뒤쪽 망막 사이의 공간에는 유리체가 채워져 있다.

수정체는 섬모체띠라고 하는 작은 인대들에 의해 섬모체(모양체)와 연결되어 있다. 섬모체근(모양체근)의 수축 정도에 따라 섬모체띠에 연결된 수정체에 가해지는 장력이 변하고, 이 힘에 의해 수정체의 모양이 변하여 사물의 초점이 망막에 정확히 맺힌다. 이러한 현상을 조절(accomodation)이라 한다. 가까운 사물을 볼 때 수정체는 보다 더 두껍고 둥글어지며, 먼 사물을 볼 때는 보다 더 얇고 편평해진다.

수정체 조절에 이상이 있는 경우에 원시나 근시가 발생하며, 수정체가 투명도를 상실한 상태를 백내장(cataract)이라 한다. 백내장 환자는 수정체의 혼탁도에 따라 점차 시력을 잃게 되며, 병변이 있는 수정체를 제거하고 인공수정체로 대체하는 치료 방법 등이 있다.

▮ 유리체 (초자체, Vitreous)

유리체(초자체)는 수정체와 망막 사이의 젤라틴과 비슷한 정도의 높은 점성을 지닌 투명한 액체이다. 유리체는 안구 내 대부분을 차지하여 안구의 정상적인 형태를 유지시키고, 망막을 받쳐주는 역할을 한다. 유리체 또한 투명도가 유지되어 망막에 명확한 초점이 맺히도록 한다.

(3) 안구의 혈액 공급 (Blood supply of the eyeball)

안구의 혈액 공급은 눈동맥(안동맥, ophthalmic artery)에서 분지한 망막에 분포하는 망막중심동맥(central artery of the retina)과 혈관층(포도막)에 분포하는 섬모체동맥(ciliary artery)에 의한다.

안저의 망막중심동맥 및 그 가지들을 관찰하면 심혈관계의

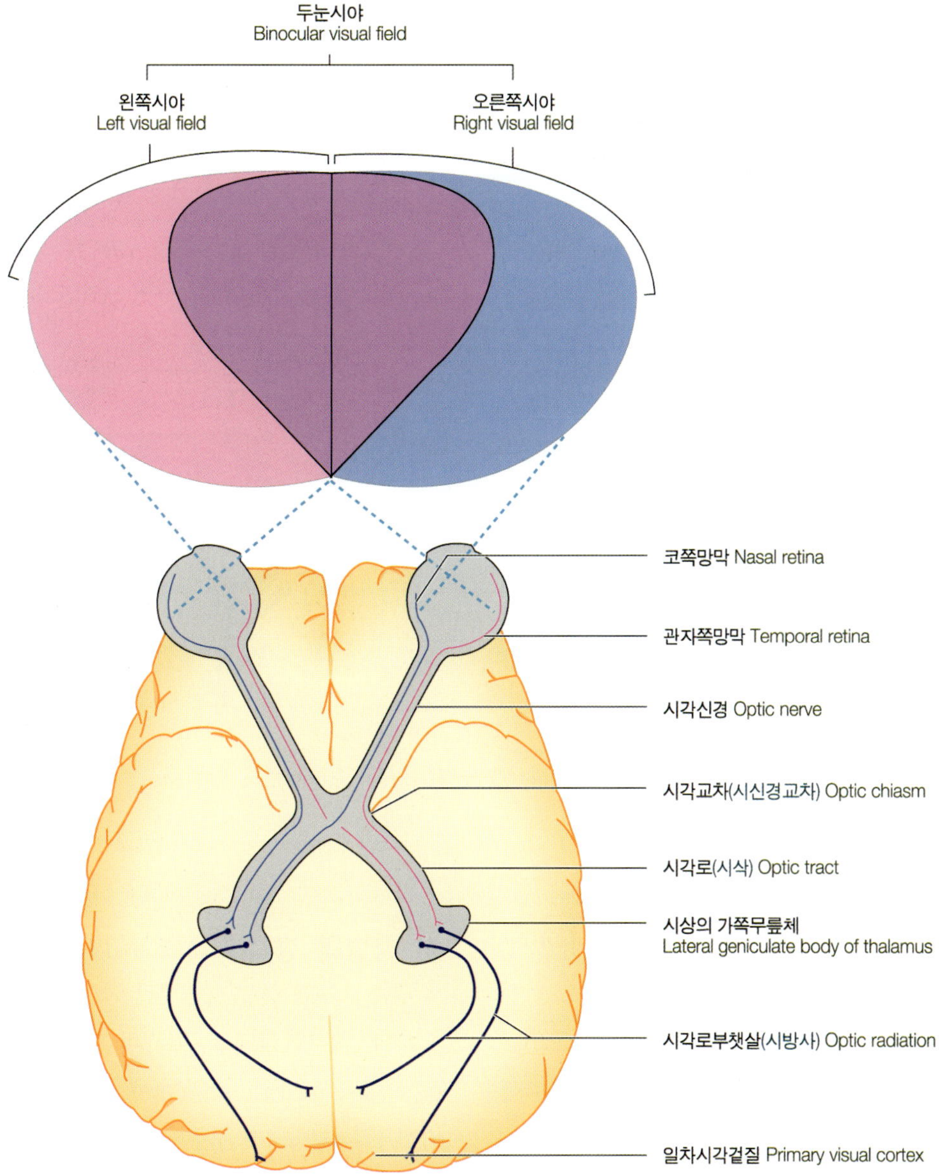

그림 14-68 시각의 신경경로

상태를 간접적으로 진단할 수 있는데, 이는 심장 및 순환계에 이상이 생기면 우선적으로 망막 혈관에 변화를 초래하기 때문이다.

(4) 시각의 신경경로(Neural pathway for vision)

시각 정보는 망막(retina)의 바깥층에 존재하는 광수용기세포(photoreceptor cell)인 원뿔세포(원추세포, cone cell)와 막대세포(간상세포, rod cell)를 통해 받아들인다. 시각자극에 따라 광수용기세포에서 생성된 신경 흥분은 두극세포(양극세포, bipolar cell)를 거쳐 신경절세포(ganglion cell)로 전달된다.

신경절세포의 축삭(axon)은 처음에는 망막의 안쪽표면을 통해 주행하지만, 시각신경원반(optic disc) 부위에서 눈의 뒤쪽으로 방향을 바꿔 공막(sclera)을 뚫고 나와 시각신경(optic nerve, CN Ⅱ)을 형성한다. 시각신경을 형성한 시각신경섬유는 수초로 쌓인 말이집신경섬유가 되며 머리안(두개강)으로 주행하여 중앙부에서 일부(내측부)는 교차하고 일부(외측부)는 교차하지 않는 특수한 형태의 시각신경교차(optic chiasm)를 형성한다.

시각신경교차(optic chiasm)는 뇌 기저부의 시상하부의 앞쪽

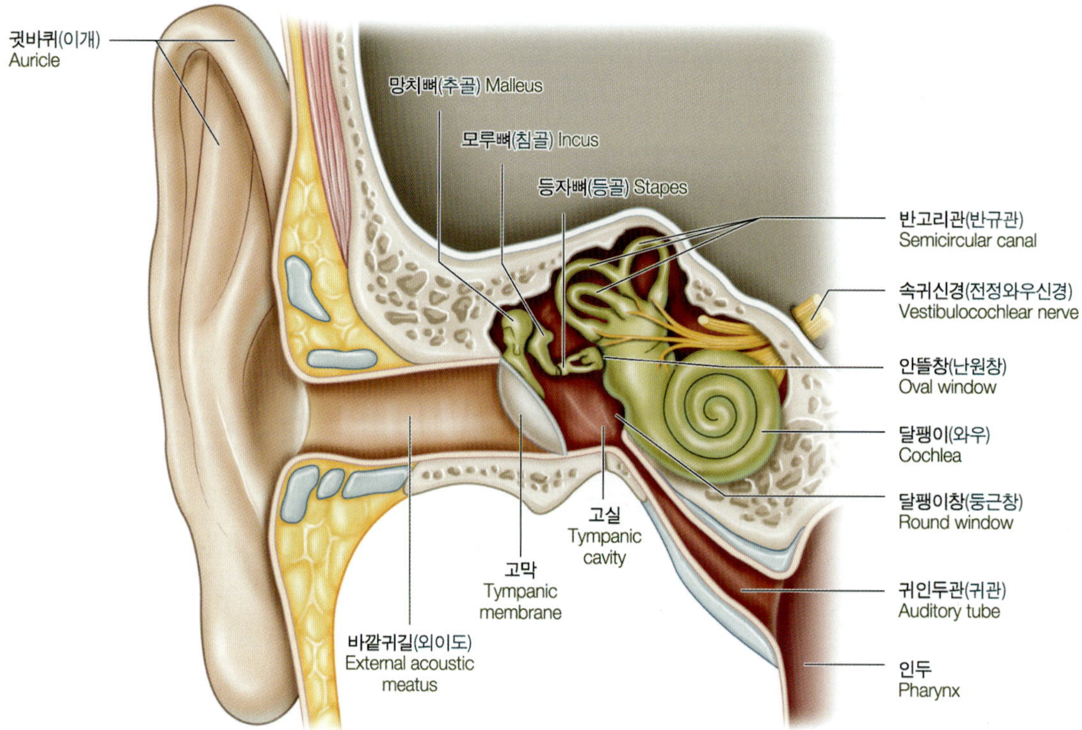

그림 14-69 귀의 내부구조

경계부에 위치하며 바로 밑에는 뇌하수체(hypophysis)가 있다. 시각신경교차에서 망막의 안쪽(코쪽, nasal side) 반에서 오는 신경섬유는 반대쪽으로 교차하며, 바깥쪽(관자쪽, temporal side)에서 오는 섬유는 교차하지 않고 반대쪽에서 교차한 섬유와 함께 시각로(시삭, optic tract)를 형성한다.

따라서 양쪽 망막의 오른쪽 반에서 기원된 신경섬유는 오른쪽 시각로를 형성하며, 양쪽 망막의 왼쪽 반에서 기원된 신경섬유는 왼쪽 시각로를 형성한다. 시각로는 시상(thalamus)의 가쪽무릎체(외슬상체, lateral geniculate body)에서 다음 뉴런과 시냅스를 이룬다. 가쪽무릎체에서 시작하는 뉴런의 신경섬유는 시각부챗살(시방사, optic radiation)을 이루어 뒤통수엽(후두엽)의 시각영역에 도달한다.

시각교차 앞에서 시각신경이 손상되면 손상받은 쪽의 시각이 손상되며, 시각교차에서 손상되면 양측성의 관자쪽(가쪽) 반맹으로 인해 터널시야(tunnel vision)가 되고, 시각교차 뒤에서 손상되면 손상 받은 시각로 반대쪽의 동측성 반맹이 된다 (그림 14-68).

4) 평형과 청각(Balance and Hearing sense)

귀는 소리를 듣는 기능뿐만 아니라 평형을 유지하는 데 매우 중요하다. 해부학적으로 귀는 바깥귀(외이, external ear), 가운데귀(중이, internal ear), 속귀(내이, internal ear)로 구성된다 (그림 14-69).

(1) 바깥귀 (외이, External ear)

바깥귀(외이)는 귓바퀴(이개, auricle), 바깥귀길(외이도, external auditory meatus), 고막(tympanic membrane)으로 구성된다. 귓바퀴(이개)는 탄력연골로 이루어져있으며 깔때기 모양으로 소리를 모아주는 역할을 한다. 바깥귀길은 연골부분과 뼈부분으로 이루어진 3~3.5cm 정도의 원통형길이다. 바깥귀길은 얇은 피부로 덮여있으며 점도가 높은 액체가 분비되어 바깥귀길을 보호하고 매끄럽게 한다.

고막은 바깥귀와 가운데귀를 나누어주는 경계로 바깥귀를 통해 전달된 음파가 고막을 진동시켜 고막과 연결되어있는 귀속뼈로 진동이 전달된다. 고막은 3층으로 구성되어 있으며 가장 바깥층은 매우 얇은 피부로 이루어지고 안쪽은 점막으로 되어

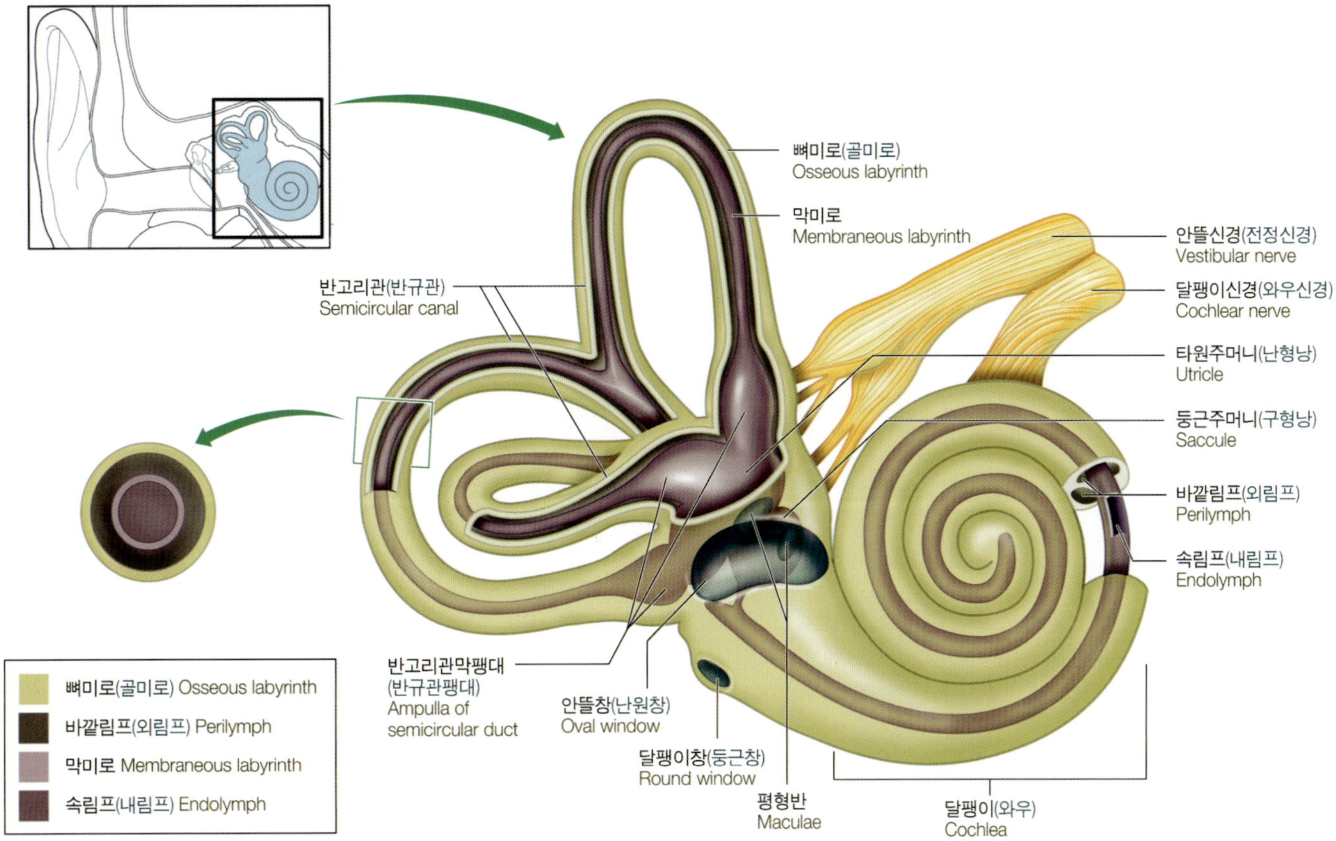

그림 14-70 속귀의 구조

있으며 두 층의 사이는 결합조직으로 연결 되어있다.

(2) 가운데귀 (중이, Middle ear)

가운데귀에는 귓속뼈(이소골, ossicle)와 귀인두관(이관, auditory tube)이 있으며 귓속뼈가 존재하는 공간을 고실(tympanic cavity)이라고 한다. 귀인두관(이관)은 인두로 연결되어 외부와 압력을 같게 맞추어 고막이 한쪽으로 밀려 진동이 잘 일어나지 않게 되는 것을 막는다.

귓속뼈(이소골)는 고막의 진동을 속귀에 전달해준다. 귓속뼈는 망치뼈(추골, malleus), 모루뼈(침골, incus), 등자뼈(등골, stapes) 3개의 뼈로 이루어져 있고, 망치뼈는 고막에 연결되어 있고, 등자뼈는 안뜰창(난원창, oval window)에 연결되어 있다. 고막의 면적에 비해 등자뼈와 안뜰창이 닿는 면적이 작아 소리를 통한 진동효과를 약 20배 정도로 증폭시키며, 또한 귓속뼈들은 지렛대 작용을 통해 증폭효과를 높인다. 그런데 너무 과도하게 큰소리가 전달될 경우에 청각기관이 손상받을 수 있기 때문에 망치뼈에는 고막긴장근(고막장근, tensor tympani muscle)이, 등자뼈에는 등자근(등골근, stapedius muscle)이 수축하여 상황에 맞게 진동의 크기를 줄인다.

(3) 속귀 (내이, Inner ear) (그림 14-70)

속귀(내이)는 관자뼈(측두골)속에 존재하며 매우 복잡한 형태를 가지고 있어 미로(labyrinth)라고 한다. 미로는 뼈미로(bony labyrinth)와 그 안의 막미로(membranous labyrinth)로 나뉜다. 뼈미로에는 달팽이(와우, cochlea), 안뜰(전정, vestibule), 반고리관(반규관, semicircular canal)이 있다.

달팽이 안에는 달팽이관(와우관, cochlear duct)이, 안뜰 안에는 타원주머니(난형낭, utricle)와 둥근주머니(구형낭, saccule)가 있다. 뼈미로와 막미로사이에는 바깥림프액(외림프액, perilymph)이 차있고, 막미로 안에는 속림프액(내림프액, endolymph)이 차

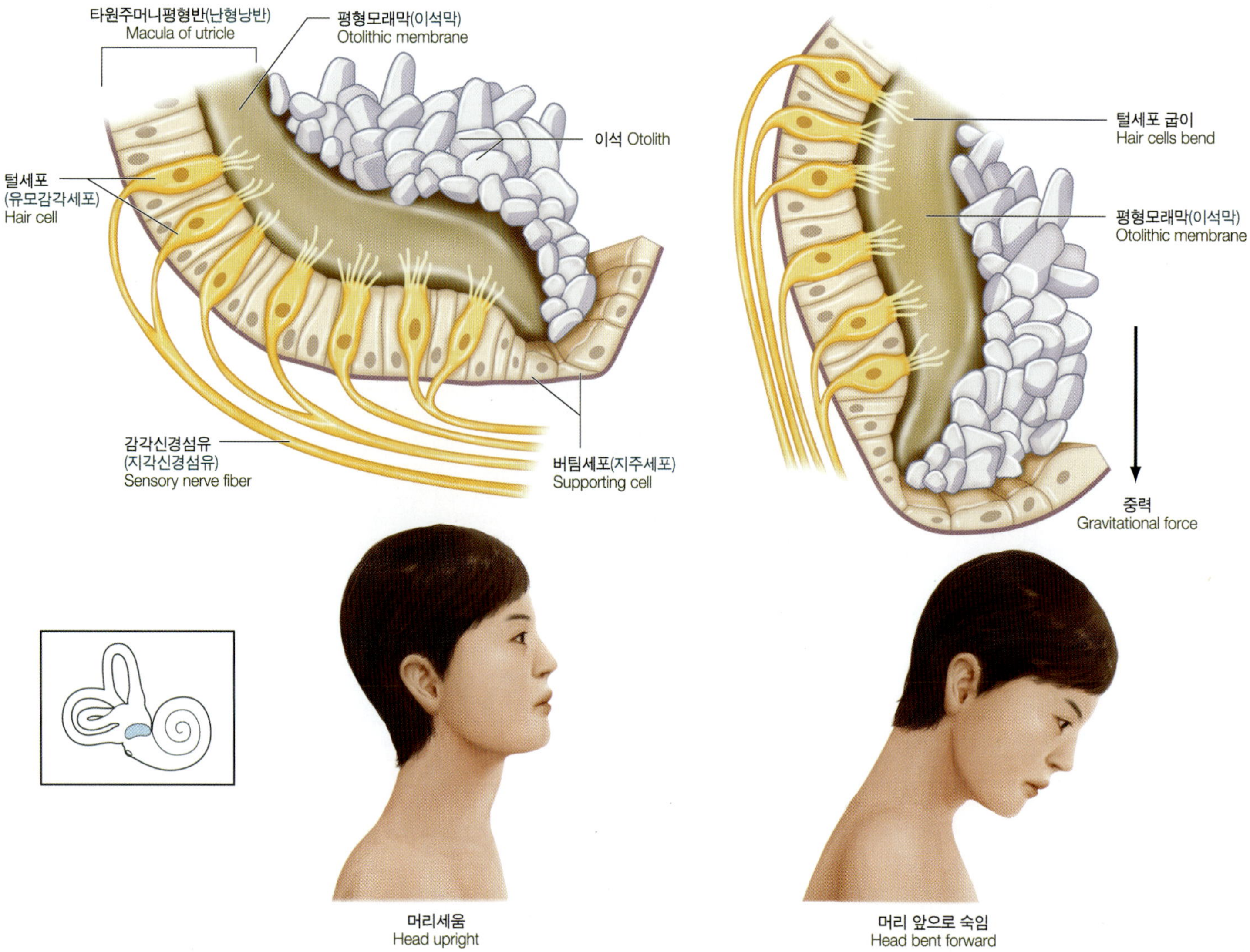

그림 14-71 안뜰(전정)기관

있다. 바깥림프액의 구성은 세포외액과 비슷하며, 속림프액의 구성은 세포내액과 비슷하다.

① 안뜰계통(전정계통, Vestibular system)

안뜰계통은 몸의 위치를 감각하여 평형을 유지하도록 도와준다. 몸의 위치와 방향은 직선가속과 회전가속을 인지하여 알아낼 수 있다. 직선가속은 안뜰(전정)기관 안의 타원주머니와 둥근주머니가 감지하며 이들 주머니 안에는 평형반(macula)이 있고 평형반에는 평형수용기가 있다. 털세포(유모세포, hair cell)에는 부동섬모(stereocillium)가 있고 이 부동섬모를 평형모래막(이석막, otolithic membrane)이 덮고 있으며, 이 위에 평형모래(이석, otolith)가 있다. 이석이 중력에 의해 또는 관성에 의해 한쪽으로 쏠리게 되면 평형모래막이 같이 딸려가 결과적으로 부동섬모가 한쪽으로 쏠리게 된다. 털세포는 이 부동섬모의 쏠림에 따라 이온전류의 흐름을 달리하여 전기신호로 바꾸어 정보를 전달한다 (그림 14-71).

회전가속은 반고리관을 통해 감각된다. 반고리관은 서로 90°를 이루며 위치하는 3개의 반고리관으로 이루어져 있고, 각 한쪽 끝에는 확장된 부위가 있다. 이 부위를 팽대부(ampulla)라고 하며 이곳에 팽대능선(crista ampullaris)이 있다. 팽대능선은 이

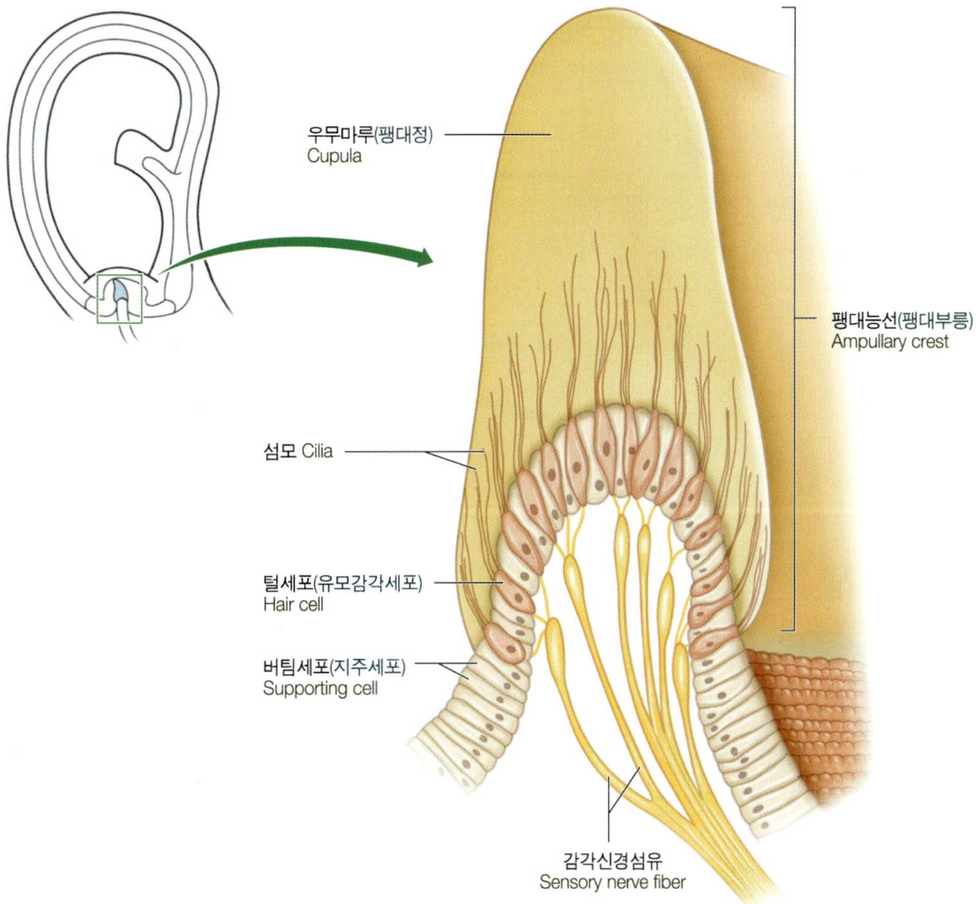

그림 14-72 반고리관 팽대부위

석이 없다는 점을 제외하고는 평형반과 매우 비슷한 구조를 지닌다. 몸이 회전을 하게 되면 막미로 안의 속림프액(내림프)은 관성에 의해 움직이므로 결과적으로 회전방향의 반대쪽으로 섬모가 쏠리게 된다. 이러한 기계적 감각은 털세포 안밖의 이온전류의 차이를 만들어 이 정보를 중추로 전달한다 (그림 14-72).

② 평형감각의 신경경로

털세포로부터 전달되는 신호는 안뜰신경(vestibular nerve)을 통해 뇌줄기(뇌간)의 안뜰핵(전정핵, vestibular nuclei)으로 전달된다. 안뜰핵에서 신호를 받은 2차 뉴런은 눈의 운동을 지배하는 신경으로 가서 몸이 움직일 때 시선이 고정되어 어지럼증을 잘 느끼지 않게 해준다. 또한 2차 뉴런은 소뇌로 가서 몸이 평형을 이룰 수 있게 정보를 제공한다. 일부는 대뇌로 전달되어 우리의 몸의 위치감각을 인지하게 해준다.

③ 청각계통(Auditory system)

소리를 감지하는 달팽이(와우)는 3개의 공간으로 이루어진 원통이 달팽이처럼 말아져 있는 모양을 하고 있다. 말아져 있는 달팽이관을 펴서 단면을 관찰해 보면 한 원통 안에 두 개의 막이 존재하고 아랫부분의 막 위에는 전정기관에서 보았던 평형수용기와 비슷한 구조를 가진 청각수용기 부분을 볼 수 있다. 이 부분을 코르티기관(나선기관, organ of Corti)이라 하고 코르티기관이 존재하는 공간을 달팽이관(cochlear duct)이라고 한다. 코르티기관의 아랫부분에 있는 막을 바닥막(기저막, basement membrane)이라고 하며, 윗부분에 있는 막을 안뜰막(전정막, vestibular membrane)이라고 한다.

안뜰막의 윗부분공간을 안뜰계단(전정계단, scala vestibuli), 바닥막의 아래공간을 고실계단(scala tympani)이라고 하며 안뜰계단과 고실계단은 달팽이관의 가장 끝부분인 계단끝통로(달팽

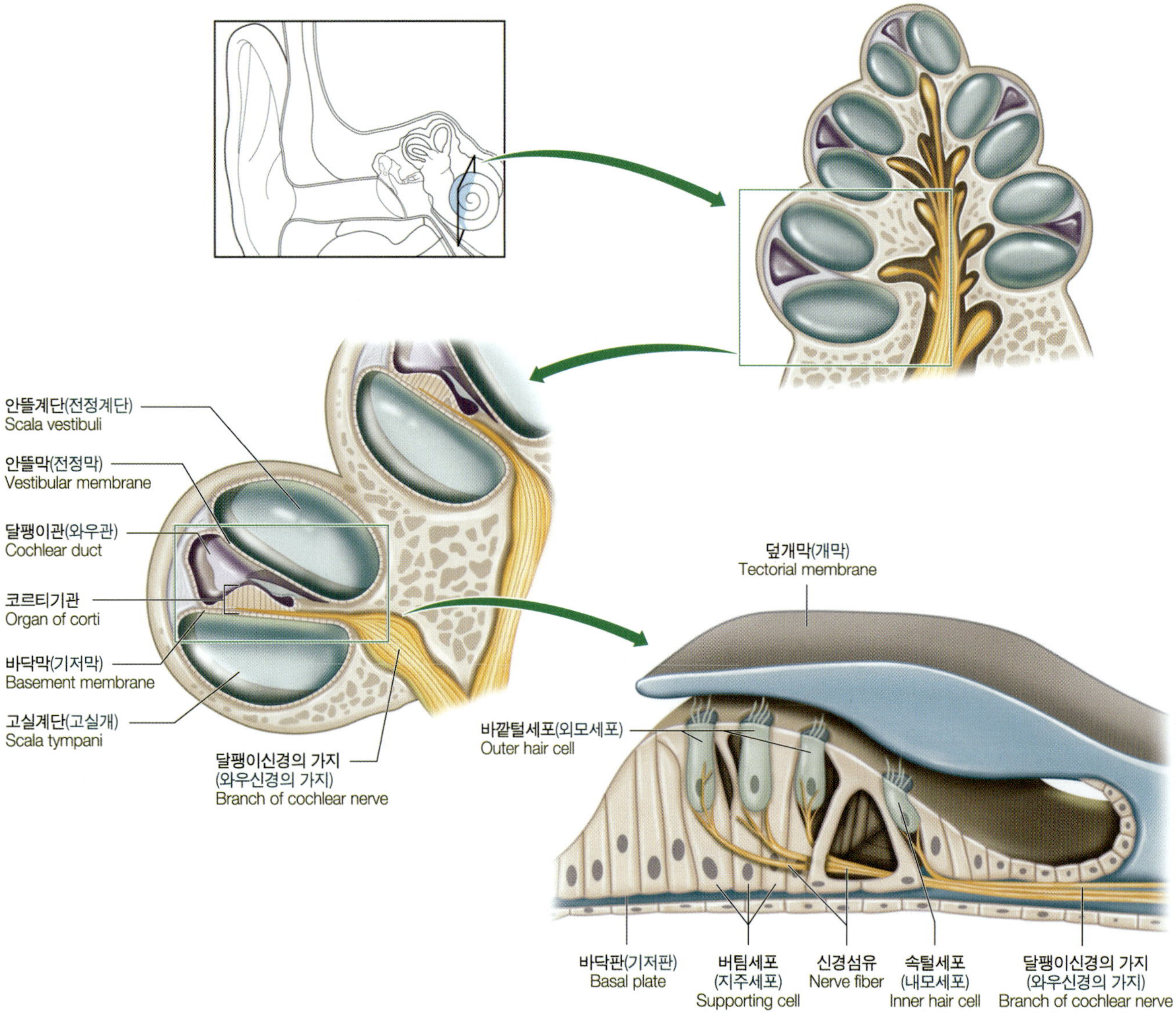

그림 14-73 코르티기관(나선기관)

이구멍, helicotrema)에서 서로 통해있다. 안뜰계단과 고실계단에는 바깥림프액이 흐르고 달팽이관 안에는 속림프액이 흐른다. 코르티기관은 청각수용기인 털세포(유모세포)와 털세포를 지지하는 지지세포, 털세포의 섬모에 닿아 있는 덮개막(개막, tectorial membrane)으로 구성되며, 특이적으로 안에 작은 터널이 있다. 터널의 안쪽에 있는 털세포를 속털세포(내모세포)라고 하고 터널의 바깥쪽에 있는 세포를 바깥털세포(외모세포)라고 하며 소리의 감각은 주로 속털세포를 통해 이루어지고 바깥털세포는 속털세포가 진동을 더 잘 느낄 수 있도록 도와준다(그림 14-73).

고막에서 전달된 진동은 안뜰창(난원창)을 통해 안뜰계단으로 전달되고 이는 고실계단까지 이어져 기저막을 진동시킨다. 기저막이 진동하면 기저막에 연결되어있는 털세포로 전달되고, 이는 털세포의 섬모에 물리적인 자극을 주어 전기신호로 바뀌어 중추신경계로 청각 신호를 전달하게 된다.

소리의 특성에는 크기, 높낮이와 맵시가 있다. 소리의 크기는 파형의 진폭으로 결정이 되며 털세포가 받는 물리적 자극의 세기를 통해 감지할 수 있다. 소리의 높낮이는 주파수를 통해 나타난다. 서로 다른 주파수는 기저막에서 진동하는 위치가 다르고, 진동하는 위치의 차이를 감지해서 소리의 높낮이를 구분한다. 주파수가 높은 음은 기저막을 일자로 폈다고 가정했을 때

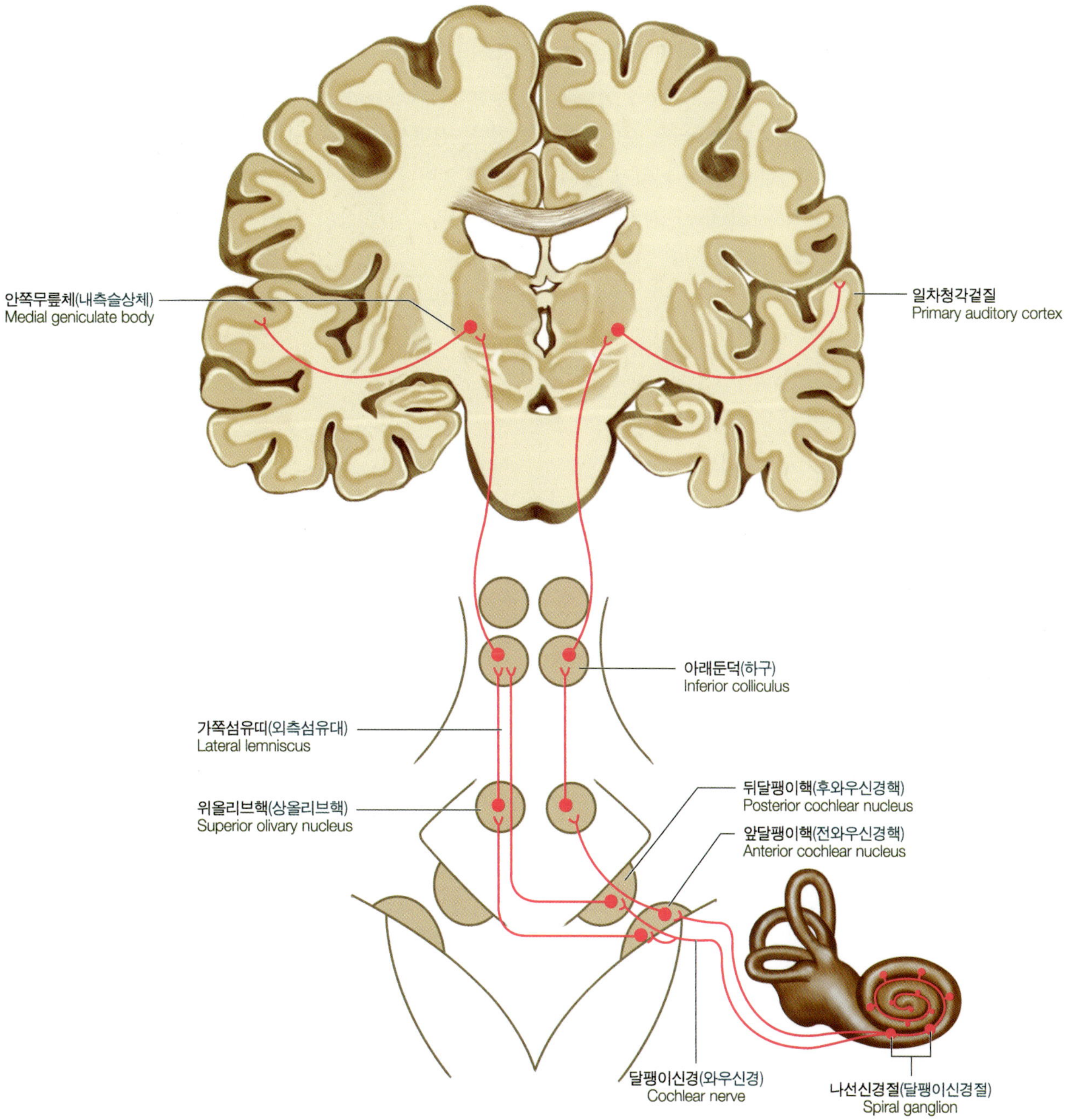

그림 14-74 청각의 신경경로

난원창과 가까운 곳에서 진동하고, 주파수가 낮은 음은 달팽이 구멍과 가까운 지점에서 진동한다. 그 이유는 기저막이 달팽이 구멍과 가까워질수록 넓어지고 강도가 약해져 진동수가 큰 파동은 끝까지 전달되지 않기 때문이다. 또한 소리의 맵시는 소리의 파형을 구분하여 인지한다.

④ 청각의 신경경로 (그림 14-74)

달팽이관의 털세포로부터 온 신호는 뇌줄기에 있는 앞달팽이핵(anterior cochlear nucleus)과 뒤달팽이핵(posterior cochlear nucleus)으로 연결된다. 앞·뒤달팽이핵에서 시작되는 신경은 대부분 반대쪽 올리브로 가지만 일부는 반대편으로 건너가지 않고 같은 쪽의 올리브로 향한다. 올리브에서 나온 신경섬유는 아래둔덕(하구)으로 이어지고 여기서 시상에 있는 안쪽무릎체(내측슬상체)로 이어진다. 안쪽무릎체에서는 같은 쪽 대뇌의 일차 청각겉질로 신호를 전달한다.

청각의 경우 좌우에서 온 신호가 모두 좌뇌, 우뇌로 들어가기 때문에 신경로의 국소적인 문제는 심각한 영향을 끼치지 않는다. 청각 이상은 그 원인에 따라 전음성(conductive), 감각신경성(neural), 중추성(central) 난청으로 나뉠 수 있다. 전음성 난청은 소리의 전달이 이루어지지 않아 일어나는 것으로 청각털세포로 도달하기까지 과정 중 한 군데에서만 문제가 생겨도 일어날 수 있다. 신경성 난청은 청각털세포의 손상, 청각신경의 이상으로 인해 일어나며 중추성 난청은 대뇌 청각피질에 이상이 있거나 중추신경로에 손상이 있을 때 일어난다.

PACIFIC'S
Anatomy & Physiology

부록

진단검사의학 보험수가 코드별 임상적 의의

1. 임상화학검사

<table>
<tr><th rowspan="2">순번</th><th>검사명</th><th>청구코드(분류번호)</th><th>기 능</th></tr>
<tr><th colspan="3">임상적 의의</th></tr>
<tr><td rowspan="3">1</td><td>총단백정량
Total protein</td><td>D1840(누-184)</td><td>단백이상, 영양상태, 간 및 신기능 지표</td></tr>
<tr><td colspan="3">▲ 탈수증, 만성감염증, 다발성 골수증, 매크로글로불린형증, 종양, 림프성망내증</td></tr>
<tr><td colspan="3">▼ 신증후군, 단백누출성위장증, 간경변 영양섭취불량, 흡수불량증후군, 화상, 흉수 및 복수 발생질환, 수포성피부질환</td></tr>
<tr><td rowspan="2">2</td><td>ALT [SGPT]</td><td>D1850(누-185)</td><td>간질환의 진단 및 경과 관찰
간세포에 다량 존재하기 때문에 간세포가 손상되면 증가되어 기본적인 간기능 검사에 이용</td></tr>
<tr><td colspan="3">▲ 만성간염, 급성진행성간염, 지방간, 간장애</td></tr>
<tr><td rowspan="2">3</td><td>AST [SGOT]</td><td>D1860(누-186)</td><td>간질환의 진단 및 경과 관찰
간세포에 다량 존재하기 때문에 간세포가 손상되면 증가되어 기본적인 간기능 검사에 이용</td></tr>
<tr><td colspan="3">▲ 심근경색(발작 24시간 후 최고치), 간경변 초기용혈</td></tr>
<tr><td rowspan="3">4</td><td>알칼리포스파타제
ALP</td><td>D1870(누-187)</td><td>간, 담도, 신장, 뼈, 태반 등에 존재하며 간, 담도계 질환 및 골질환, 장질환, 부갑상선 질환의 진단에 이용</td></tr>
<tr><td colspan="3">▲ 다발성 골수증, 매크로글로불린형증, 종양, 림프성망내증</td></tr>
<tr><td colspan="3">▼ 신증후군, 특발성 저단백혈증</td></tr>
<tr><td rowspan="3">5</td><td>알부민
Albumin</td><td>D1880(누-188)</td><td>혈중에 가장 많은 단백으로 간에서 생산</td></tr>
<tr><td colspan="3">▲ 탈수증, 영양 과다, 과량 알부민 수혈</td></tr>
<tr><td colspan="3">▼ 신증후군, 중증간질환, 영양실조, 다발골수종, 만성소모성질환</td></tr>
<tr><td rowspan="3">6</td><td>크레아틴
Creatinine</td><td>D2280(누-228)</td><td>신장기능 지표검사, 신경근질환의 진단</td></tr>
<tr><td colspan="3">▲ 신장기능장애, 신부전, 울혈성심부전, 말단비대증</td></tr>
<tr><td colspan="3">▼ 임신, 근이영양증, 요붕증</td></tr>
<tr><td rowspan="3">7</td><td>요소질소
BUN</td><td>D2300(누-230)</td><td>단백질 대사의 최종산물로 간에서 생성되어 신장으로 배출</td></tr>
<tr><td colspan="3">▲ 신장질환, 요로 폐쇄, 신장결핵, 만성통풍, 간경변</td></tr>
<tr><td colspan="3">▼ 임신 후반기, 신진대사 저조, 저단백식, 간부전, 요붕증</td></tr>
<tr><td rowspan="3">8</td><td>총 콜레스테롤
Total cholesterol</td><td>D2611(누-261)</td><td>간과 장 등 조직에서 생성되거나 흡수</td></tr>
<tr><td colspan="3">▲ 원발성콜레스테롤(가족성고콜레스테롤혈증, Ⅲ형 고지혈증, 지단백리파아제결손증), 속발성고콜레스테롤(신증후군, 당뇨병, 갑상선기능저하증, 간암, 폐쇄성 황달)</td></tr>
<tr><td colspan="3">▼ 일차성저콜레스테롤혈증(알파지단백결손증, 무/저베타지단백혈증), 이차성저콜레스테롤혈증(갑상선기능항진증, 애디슨병증, 간세포장애)</td></tr>
</table>

(계속)

순번	검사명	청구코드(분류번호)	기 능
	임상적 의의		
9	**당검사** Glucose	D3022(누-302)	포도당은 글루코즈 산화효소의 작용으로 Gluconic acid와 과산화수소를 생성
	▲ 일차성당뇨병(IDDM, NIDDM), 이차성당뇨병(만성췌장염, 간경변 등), 글루카고노마, 갑상선기능항진증, 쿠싱증후군, 원발성알도스테론증 ▼ 반응성 저혈당(덤핑증후군), 공복시 저혈당(뇌하수체기능저하증, 저글루카곤증, 부신피질기능저하증, 간암, 간경변, 알코올성저혈당, Insulinoma), 외인성 저혈당(인슐린 투여, 경구혈당 하강제 투여에 의한 경우)		
10	**전해질 나트륨** Sodium-Na	D2800020(누-280)	혈액 등 세포외액의 주요 양이온(cation)으로 체액 수분량의 평형상태 및 삼투압을 결정하는 주체
	▲ 설사, 발한, 본태성 고나트륨혈증, 중추성·신성 요붕증, 당질·광질 코르티코이드 과잉, 고장 식염수 부하 시 ▼ 에디슨병, 나트륨상실성신부전, ADH분비이상중후군(SIADH), 갑상선기능저하증, 본태성저나트륨혈증(고도의 고혈당, 고요소질소혈증 등), 가성저나트륨형증		
11	**전해질 칼륨** Potassium-K	D2800060(누-280)	세포 내에 많이 있는 양이온으로 근육(심근 등)이나 신경의 흥분성에 관여
	▲ 보존혈액의 수혈이나 수액에 의한 과잉 주입, 칼륨의 과잉 경구투여, 생체 내 및 생체 외 용혈, 산성혈증(acidosis), 조직괴사(당뇨병 때의 인슐린 결핍, 외상이나 화상 등) 저알도스테론증, 신부전, 빈뇨, 무뇨 ▼ 칼슘의 섭위부족, 대사성알칼리증, 당뇨병성 산성혈증의 회복기, 주기성사지마비, 구토, 설사, 알도스테론증, 쿠싱증후군, 간경변, 신증후군, 본태성고혈압, 바터증후군(Batter syndrome), 다뇨, 이뇨제 투여시		
12	**전해질 염소** Chlorine-Cl	D2800030	혈중의 대표적인 음이온으로 대표적 양이온인 Na^{+}과 함께 측정하여 수분과 산염기, 전해질 평형상태를 진단
	▲ 고장성 탈수증, 신세뇨관산증(Tubular acidosis), 호흡성 알칼리증, 염소의 과잉투여 ▼ 구토, 위액의 흡인, 이뇨제 투여, 광물부신피질호르몬 또는 글루코코르티코이드 과잉증, 저장성 복수, 항이뇨호르몬부적합분비증후군(SIADH), 대사성 알칼리증, 호흡성 산증, 기아상태, 수분과잉, 만성설사, 급성감염증, 당뇨		

2. 혈액질환 관련검사

순번	검사명	청구코드(분류번호)	기 능
	임상적 의의		
1	**백혈구** WBC	D0002013(누-000나)	혈액내의 감염, 외부물질에 대항하여 신체를 보호하는 면역기능을 담당하는 세포
	▲ 세균감염, 염증반응, 백혈병, 임신, 신생아용혈성질환, 대사장애, 궤양, 출혈, 스테로이드 치료, 골수증식성질환, 알러지, 피부질환, 기생충 감염 ▼ 바이러스감염, 장티푸스, 재생불량성빈혈, 골수부전증, 비장종대, 간염, 류마티스 관절염, 간경변 전신성홍반성낭창증, 방사선 치료		
2	**적혈구** RBC	D0002033(누-000나)	혈액의 주요 성분 중 하나로 산소운반을 위한 특별화된 혈구
	▲ 진성다혈구증, 2차성다혈구증, 폐기종, 심한 운동 후, 탈수 ▼ 빈혈		

(계속)

순번	검사명	청구코드(분류번호)	기 능
	임상적 의의		
3	**혈액소량** Hb	D0002053(누-000나)	적혈구에 존재하는 혈액 내 산소를 운반하는 철 함유 단백질
	▲ 위성다혈구증(스트레스, 탈수 등), 이차성다혈구증(만성호흡장애, 만성일산화탄소중독, 만성순환장애, 흡연 등), 진성다혈구증 ▼ 중증철결핍성빈혈, 재생불량성빈혈, 임신, 창백, 빈맥, 호흡곤란, 오심, 구토, 발열, 심부전, 혼수		
4	**적혈구용적률** Hct	D0002043(누-000나)	혈액에서 적혈구가 차지하는 용적 비중을 백분율로 표시
	전혈 중에 적혈구가 차지하는 비율로 빈혈 여부를 평가		
5	**평균적혈구용적** MCV	–	적혈구의 크기 측정 및 평균 용적을 측정
	▲ 탈수증, 영양 과다, 과량 알부민 수혈 ▼ 신증후군, 중증간질환, 영양실조, 다발골수종, 만성소모성질환		
6	**평균혈색소량** MCH	–	적혈구내 산소를 운반하는 헤모글로빈의 평균 수치
	▲ 악성빈혈, 거대적아구성 빈혈, 재생불량성 빈혈 ▼ 철결핍성 빈혈		
7	**평균혈색소농도** MCHC	–	적혈구의 헤모글로빈의 농축도
	▲ 거대적아구성 빈혈(비타민B_{12}, 엽산 결핍) ▼ 철결핍성 빈혈, 지중해성 빈혈		
8	**혈소판** Platelet	D0002073(누-000나)	혈액의 응고나 지혈작용에 관여
	▲ 1차적 증가 : 골수증식성질환, 원발성혈소판증가증, 진성다혈구증, 만성과립구성백혈병 2차적 증가 : 급성출혈 후, 운동 후, 임신, 월경 중, 감염증, 전이암, 비장절제, 수술 후, 아드레날린 주사 후 ▼ 골수에서 생성감소(재생불량성빈혈, 방사선 노출), 골수의 악성 침윤(백혈병), 암의 전이, 골수섬유종, 다발성골수종, 거대적아구성빈혈, 선천성혈소판 이상		
9	**혈소판용적률** PCT	–	적혈구 하나의 크기 측정
	–		
10	**평균혈소판용적** MPV	–	혈소판 활성의 표지자
	▲ 골수 증식이상(골수검유증), 특발성혈소판감소성자반증, 만성골수성백혈병, 겸상적혈구빈혈, 비장적출 ▼ 비장기능항진증, 비스코트 올드리치 증후군, 재생불량성빈혈, 거대적아구성빈혈, 화학요법 시행 후		
11	**혈소판크기분포** PDW	D0002063(누-000나)	혈소판 기능의 평가와 생성의 변화를 예측
	▲ 보존혈액의 수혈이나 수액에 의한 과잉 주입, 칼륨의 과잉 경구투여, 생체 내 및 생체 외 용혈, 산성혈증(acidosis), 조직괴사(당뇨병 때의 인슐린 결핍, 외상이나 화상 등) 저알도스테론증, 신부전, 빈뇨, 무뇨 ▼ 칼슘의 섭위부족, 대사성알칼리증, 당뇨병성 산성혈증의 회복기, 주기성사지마비, 구토, 설사, 알도스테론증, 쿠싱증후군, 간경변, 신증후군, 본태성고혈압, 바터증후군(Batter syndrome), 다뇨, 이뇨제 투여시		

(계속)

순번	검사명	청구코드(분류번호)	기 능
	임상적 의의		
12	**적혈구크기분포** RDW	D0002023(누-000나)	적혈구의 크기분포
	▲ MCV 증가 : 비타민B_{12}, Folate 결핍, 면역성용혈성빈혈, CLL, 한랭적혈구응집소혈증 MCV 정상 : Fe, 비타민B_{12}, Folate 결핍 초기, 빈혈을 수반하는 Hb 이상증 MCV 감소 : Thalassemia, 철결핍성빈혈, HbH, 분절적혈구		

3. 혈액형 관련검사

순번	검사명	청구코드(분류번호)	기 능
	임상적 의의		
1	ABO. Rh	D1502003(누-152)	본인의 ABO혈액형을 확인하고 수혈이 필요한 경우 어떤 종류의 혈액을 선택할지 판단
	적혈구 표면에 존재하는 A, B, Rh(D)의 혈액형 항원과 혈청 내의 혈액형 항체를 검사하여 A형, B형, AB형, O형으로 분류 및 Rh(D)의 양성여부를 확인하는 기본적 혈액형 검사		

4. 빈혈 관련검사

순번	검사명	청구코드(분류번호)	기 능
	임상적 의의		
1	**철** Iron, Fe	D0521033(누-052가)	혈청 철의 상태를 파악하기 위한 검사
	▲ 재생불량성빈혈, 거대적아구성빈혈, 철적아구성빈혈, 혈색소증, 간경변 ▼ 철결핍성빈혈, 진성다혈증, 악성종양, 만성염증성질환		
2	**총철결합능** TIBC	D0521043(누-052가)	혈액 속의 트렌스페린과 결합할 수 있는 철의 총량
	▲ 철결핍성빈혈, 진성다혈증, 잠재적 철결핍 상태 ▼ 철과잉 상태 특발성혈색소증, 만성염증성질환, 악성종양, 트랜스페린 생합성 저하(간질환, 저영양상태), 신증후군		
3	**엽산** Folate, Folic acid	D4902143(누-490가)	수용성 비타민으로 퓨린 합성, 메티오닌 합성, 타이미딜산 합성 등 체내 많은 대사경로에서 작용
	▲ 용혈성빈혈 ▼ 거대적아구성빈혈, 만성설사증, 설염, 구각염, 혈소판 감소에 의한 출혈 경향		
4	**페리틴** Ferritin	D2264003(누-260라)	주된 철 저장단백으로 저장 철의 양
	▲ 혈색소증, 재생불량성빈혈, 간염, 악성종양, 염증성질환, 심근경색, 당뇨병 ▼ 철결핍성빈혈, 소화기 종양, 궤양, 진성적혈구다혈증, 비타민C 결핍증, 임신		

5. 간기능 관련검사

순번	검사명	청구코드(분류번호)	기 능
	임상적 의의		
1	**총 단백정량** Total protein	D1840(누-184)	단백이상, 영양상태, 간 및 신기능 지표
	▲ 탈수증, 만성감염증, 다발성 골수증, 매크로글로불린형증, 종양, 림프성망내증		
	▼ 신증후군, 단백누출성위장증, 간경변 영양섭취불량, 흡수불량증후군, 화상, 흉수 및 복수발생질환, 수포성피부질환		
2	**알부민** Albumin	D1880(누-188가)	혈중에 가장 많은 단백으로 간에서 생산
	▲ 탈수증, 영양 과다, 과량 알부민 수혈		
	▼ 신증후군, 중증간질환, 영양실조, 다발골수종, 만성소모성질환		
3	**글로불린** Globulin	D1840(누-184)	단백질의 일종으로 globulin은 전기영동상의 위치에 따라 α, β, γ-globulin 분획으로 구분
	▲ 감염증, 다발골수종, 간질환, 급성·만성질환		
	▼ γ-globulin저하증		
4	**프리알부민** Prealbumin	D471002(누-471)	간에서 생성되고 반감기가 짧아(12시~2일) 최근의 영양섭취 상태를 나타내고 영영상태와 간기능 개선을 파악하는 사용되는 지표
	▲ 급성간염의 회복기, 고칼로리 수액 시, 신증후군		
	▼ 간세포기능 장애, 저영양상태, 염증성질환		
5	**총 빌리루빈** Bilirubin, total	D1830(누-183가)	빌리루빈은 혈색소의 heme이 대사되어 생산되고 담즙과 요로로 배설
	▲ 간질환, 폐쇄성 황달, 용혈성빈혈, 길버트 증후군		
	▼ 소구저색소성빈혈, 악액질		
6	**직접 빌리루빈** Bilirubin, direct	D1820(누-182가)	빌리루빈은 혈색소의 heme이 대사되어 생산되고 담즙과 요로로 배설
	▲ 간세표황달, 간내담즙울체, 용혈성빈혈, 급성지방간, 급성간염, 비대상성간경변, 간암, 전격성 간염, 듀빈존슨증후군, Rotor형 고빌리루빈혈증		
7	**아스파르테이트 아미노전달효소** AST, SGOT	D1860(누-186가)	아미노산 전달효소로 간세포에 다량 존재하며 간세포가 손상되면 증가
	▲ 심근경색(발작 24시간 후 최고치), 간경변 초기용혈		
8	**알라닌 아미노전달효소** ALT, SGOT	D1850(누-185가)	아미노산 전달효소로 간세포에 다량 존재하며 간세포가 손상되면 증가
	▲ 만성간염, 급성진행성간염, 지방간, 간장애		
9	**락트산탈수소효소** LDH	D2510(누-251가)	모든 장기와 조직에 존재, 조직의 병변이 생기면 증가
	▲ 심근경색, 용혈성빈혈, 백혈병, 악성종양, 급성간염, 감염증		
	▼ LDH 부분 결손증, 항암제 또는 면역억제제의 투여 시		
10	**알칼리포스타제** ALP	D1870(누-187가)	간, 담도, 신장, 뼈, 태반에 존재
	▲ 간질환(간경변, 간세포암, 만성간염), 골질환(골종양), 담도계질환, 부갑상선기능항진, 만성신부전, 항간질약물 투여 시, 각종 약물성 간장애		
	▼ LDH 부분 결손증, 항암제 또는 면역억제제의 투여 시		

(계속)

순번	검사명	청구코드(분류번호)	기 능
	임상적 의의		
11	감마-글루타밀 전이효소 γ-GPT	D1890(누-189가)	세포막에 있는 효소로 간의 담관, 신세뇨관, 뇌, 전립선, 췌장 등에 분포하며 담즙 울체, 알코올성 간염, 약제성간장애 진단 및 경과 관찰
	▲ 폐쇄성황달, 간암, 만성간염, 급성간염, 간경변, 간세포암, 과영양성지방간, 알코올성 간염, 약물성간질환, 항경련제 투여 시		

6. 간염바이러스 관련검사

순번	검사명	청구코드(분류번호)	기 능
	임상적 의의		
1	HAV IgG	D7011(누-701가)	A형간염 바이러스 감염의 기왕력과 병의 상태를 위한 검사
	▲ A형 간염 면역상태 평가		
2	HBs Ag 정밀	D7015(누-701라)	HBV 감염 후 6~16주 사이에 나타나는 최초의 혈청 marker, HBs Ag이 6개월 이상 지속될 경우 만성간염 또는 지속 보균자로의 이행
	–		
3	HBs Ab 정밀	D7017(누-701다)	HBV에 대한 면역력을 의미
	–		
4	HCV Ab	D7026(누-701아)	C형간염 스크리닝, 병태 및 치료효과의 판정
	–		

7. 지질·심혈관계 관련검사

순번	검사명	청구코드(분류번호)	기 능
	임상적 의의		
1	총 콜레스테롤 Cholesterol, total	D2611(누-261가)	Steroid 물질로 간과 장 등 조직에서 생성되거나 흡수
	▲ 원발성콜레스테롤(가족성고콜레스테롤혈증, Ⅲ형 고지혈증, 지단백리파아제결손증), 속발성고콜레스테롤(신증후군, 당뇨병, 갑상선기능저하증, 간암, 폐쇄성황달) ▼ 일차성저콜레스테롤혈증(알파지단백결손증, 무/자베타지단백혈증), 이차성저콜레스테롤혈증(갑상선기능항진증, 애디슨질환, 간세포장애)		
2	트리글리세이드, 지질 Triglyceride, TG	D2263(누-260다)	VLDL과 chylomicron의 주성분으로 음식으로 섭취한 fat의 운반과 인체의 주요 에너지원의 역할, 지질대사이상 및 lipoprotein 대사 병태 파악검사
	▲ 가족성 고지단백증, 당뇨, Tangier disease, LCAT결손증, 갑상선기능저하증, 뇌하수체기능저하증, Cushing syndrome, 급·만성 췌장염, 신증후군 ▼ β-지단백결핍증, 속발성지방대사이상(갑상선기능항진증, 부신피질저하증, 간경변, 말기암)		
3	고밀도콜레스테롤 HDL cholesterol	D2613(누-261다)	고지혈증 및 동맥경화의 병태파악
	▲ 가족성 고지단백증, 당뇨, Tangier disaesa, LCAT결손증, 갑상선기능저하증, 뇌하수체기능저하증, 쿠싱증후군, 급·만성 췌장염, 신증후군 ▼ β-지단백결핍증, 속발성지방대사이상(갑상선기능항진증, 부신피질저하증, 간경변, 말기암)		

(계속)

순번	검사명	청구코드(분류번호)	기 능
	임상적 의의		
4	**저밀도콜레스테롤** LDL cholesterol	D2614(누-261라)	나쁜 콜레스테롤로 불리는 심혈관질환 발생의 원인 물질로 고지혈증 및 동맥경화의 병태파악에 유용하여 항지질 약제 투여의 지표로 활용
	▲ 감염증, 다발골수종, 간질환, 급성·만성질환 ▼ γ-globulin저하증		
5	25-(OH) Vitamin D	D4905(누-490라)	비타민 D는 칼슘, 인 대사와 항상성을 조절하는 지용성 비타민으로 성장 발육 및 골 형성에 필수
	▲ 원발성 부갑상선 기능항진증, 말단비대증, 비타민 D 과다증 ▼ 구루병, 골연화증, 만성신부전		
6	**호모시스테인** Homocysteine	D5147(누-514라)	Methionine 대사과정에서 생기는 아미노산으로 비타민 B에 의해 cysteine이 됨
	▲ 심혈관질환, 뇌혈관질환, 말초혈관질환, Vit. B12결핍, 엽산 결핍, Cystinuria		
7	**총 크레아틴 키네이스** Creatine kinase, Total	D2510(누-251가)	횡문근, 심근과 뇌 조직세포에 많이 있어 이 조직의 장애를 반영. 각종 근육, 뇌질환의 진단, 치료효과 판정, 예후 판정에 유용
	▲ 근디스트로피, 다발근염, 피부근염, 요독증성근질환, 뇌혈관장애, 두피외상의 급성기, 간질 대발작 시, 알코올중독, 심근경색, 갑상선기능저하증, 심근염, 부갑상선기능저하증, 당뇨병, 악성고열증의 보인자 ▼ 갑상선기능항진증, 전신성홍반성낭창증(SLE), Sjogren syndrome, 만성류마티스관절염		
8	NT-proBNP	D4062(누-406나)	심실의 심장근육의 장력에 반응하여 증가하는 물질, 만성심부전 및 급성 심장질환의 병태파악과 예후 추정에 유용
	▲ 울혈성심부전, 급성심근경색, 심부전, 본태성고혈압, 급성폐장애		

8. 요·분변 관련검사

순번	검사명	청구코드(분류번호)	기 능
	임상적 의의		
1	**요검사10종** Urinalysis 10종 : pH, Nirite, SG, Protein, Glucose, Ketone, Bilirubin, Blood, Urobilinogen, Leukocyte esterase	D2253(누-225다)	신장질환 및 요로질환의 병태 파악
	단백, 포도당, 케톤체, 빌리루빈, pH, 잠혈, 유로빌리노겐, 아질산염, 비중		
2	**요침사검사** Microscopic examination : RBC, WBC, E.P cells, Casts, Crystals, Other	D2201(누-220가)	신장질환 및 요로질환의 병태 파악
	요침사 중에 나타나는 성분은 신장에서 유래하는 각종 원주, 요로의 각 부분에서 혼입되는 적혈구, 백혈구, 상피세포, 기타 요에서 석출되는 각종 결정, 투여 약제의 결정 등 침사검사는 신, 요로 질환의 종별과 그 정도를 아는데 가장 중요한 검사		

9. 분변검사

순번	검사명	청구코드(분류번호)	기 능
	임상적 의의		
1	**분변잠혈 정량** Occult blood	D0320(누-031라)	분변 중에 함유된 잠혈(육안으로 식별되지 않는 소량의 혈액)을 검출
	궤양, 암종, 결핵, 적리, 발진티푸스 등과 소화관 궤양성 전이를 일으키는 질환의 선별검사. 대장내시경 검사로 확인할 수 있음		
2	**분변 충란검사** Ova, parasite	D6402(누-640나)	원충류의 cyst와 윤충류의 충란(ova) 검출. 주로 비중이 큰 충란의 기생충 감염증(간흡충, 폐흡충, 요꼬가와흡충, 광절열두조충 등)을 확인하며, 비중이 가벼운 충란 검출률은 낮음(동양모양선충, 십이지장충)
	–		

10. 혈당검사

순번	검사명	청구코드(분류번호)	기 능
	임상적 의의		
1	**당검사** Glucose	D0320(누-031라)	IDDM(인슐린 의존형) : 췌장 랑게르한스섬의 insulin 분비 부족 NIDDM(인슐린 비의존성) : Insulin 분비 β세포의 기능저하와 표적 세포의 glucose에 대한 감수성 저하가 원인
	▲ 일차성당뇨병(IDDM, NIDDM), 이차성당뇨병(만성췌장염, 간경변 등), 글루카곤종, 갑상선기능항진증, 쿠싱증후군, 원발성알도스테론증 ▼ 반응성 저혈당 : 덤핑증후군 공복시 저혈당 : 뇌하수체기능저하증, 저글루카곤혈증, 부신피질기능저하증, 간암, 간경변, 알코올성저혈당, Insulinoma 외인성 저혈당 : 인슐린 투여, 경구혈당하강제 투여에 의한 경우		
2	**헤모글로빈 A1c, 당화혈색소** Ova, parasite	D6402(누-640나)	당이 결합된 혈색소. 당뇨병 환자에서 과거 2~3개월간의 혈당 평균치와 비례하여 증감 당뇨병의 합병증 발병 위험도를 예측하는 중요한 지표
	▲ 당뇨병의 혈당 조절 불량에 의한 고혈당, Hb F, 신부전, 만성알코올중독증, Aspirin 대량 투여, 고빌리루빈혈증, 유백혈증, 연중독 ▼ 적혈구 수명의 단축, 용혈성빈혈, 저혈당증, Hb S, Hb C, Hb D		

11. 신장기능 관련검사

순번	검사명	청구코드(분류번호)	기 능
	임상적 의의		
1	**혈액요소질소** BUN	D2300(누-230)	단백질 대사의 최종산물로 간에서 생성되어 신장으로 배출. 신기능이 저하되면 혈중농도가 증가
	▲ 신장질환, 요로 폐쇄, 신장결핵, 만성통풍, 간경변 ▼ 임신 후반기, 신진대사 저조, 저단백식, 간부전, 요붕증		
2	**크레아틴** Creatinine	D2280(누-228가)	신장기능 지표검사, 신경근질환의 진단
	▲ 신장기능장애, 신부전, 울혈성심부전, 말단비대증 ▼ 임신, 근이영양증, 요붕증		

12. 전해질 및 신진대사 관련검사

<table>
<tr><th rowspan="2">순번</th><th>검사명</th><th>청구코드(분류번호)</th><th>기 능</th></tr>
<tr><th colspan="3">임상적 의의</th></tr>
<tr><td rowspan="2">1</td><td>나트륨
Sodium, Na</td><td>D2800020(누-280)</td><td>혈액 등 세포외액(extracellalar fluid)의 주요 양이온(cation)으로 체액 수분량의 평형상태 및 삼투압을 결정하는 주체</td></tr>
<tr><td colspan="3">▲ 설사, 발한, 본태성 고Na혈증, 중추성·신성 요붕증, 당질·광질 코르티코이드 과잉, 고장 식염수 부하 시
▼ Addison disease, Na상실성신부전, ADH분비이상증후군(SIADH), 갑상선기능저하증, 본태성저Na혈증(고도의 고혈당, 고BUN혈증 등), 가성저Na혈증</td></tr>
<tr><td rowspan="2">2</td><td>칼륨
Potassium, K</td><td>D2800060(누-280)</td><td>세포 내에 많이 있는 양이온으로 근육(심근 등)이나 신경의 흥분성에 관여함. Na^+, Cl^- 등과 같이 중요 전해질을 구성하여 이들을 측정하여 산염기 평형 상태를 진단</td></tr>
<tr><td colspan="3">▲ 보존혈액의 수혈이나 수액에 의한 과잉 주입, K의 과잉 경구투여, 생체 내 및 생체 외 용혈, acidosis, 조직 괴사(당뇨병 때의 인슐린결핍, 외상이나 화상 등), 저알도스테론증(Addison disease, 뇌하수체기능부전, 항알도스테론제의 투여), 신부전, 빈뇨, 무뇨
▼ K 섭취 부족, Metabolic alkalosis, 당뇨병성 acidosis의 회복기, 주기성사지마비, 구토, 설사, 알도스테론증(부신피질의 종양이나 과형성), Cushing syndrome, 간경변, 신증후군, 본태성고혈압, Bartter syndrome, 다뇨, 이뇨제 투여 시</td></tr>
<tr><td rowspan="2">3</td><td>염소
Chloride, Cl</td><td>D2800030(누-280)</td><td>혈중의 대표적인 음이온(anion)으로 대표적 양이온인 Na^+과 함께 측정하여 수분과 산염기, 전해질 평형상태를 진단</td></tr>
<tr><td colspan="3">▲ 고장성 탈수증, tubular acidosis, 호흡성알칼리증, Cl의 과잉 투여
▼ 구토, 위액의 흡인, 이뇨제 투여, 광물부신피질호르몬 또는 글루코코르티코이드 과잉증, 저장성 복수, SIADH, 대사성알칼리증, 호흡성 산증, 기아상태, 수분과잉, 만성설사, 급성감염증, 당뇨</td></tr>
<tr><td rowspan="2">4</td><td>무기인
Phosphorus, P</td><td>D2800040(누-280)</td><td>골의 저장과 용출, 신장으로의 배출, 세포 내의 유입방출을 평가</td></tr>
<tr><td colspan="3">▲ 소아, 폐경 후, 만성신부전, 부갑상선기능저하증, Vit. D 중독증, 당뇨병성신증
▼ 부갑상선기능항진증, 각종 구루병 및 골연화증, 인슐린과민증, 특발성저인혈증</td></tr>
<tr><td rowspan="2">5</td><td>칼슘
Calcium, Ca</td><td>D2800050(누-280)</td><td>골대사, 근수축, 혈액 응고에도 필수적인 물질로 PTH, Vit. D, Calcitonin 등이 혈중농도를 조절</td></tr>
<tr><td colspan="3">▲ 악성종양, Addison disease, 백혈병, 다발골수종, 갑상선기능항진증, 골전이암, 원발성부갑상선기능항진
▼ Vit. D 결핍증, 신부전증, 항간질성 약물 장기간 투여 시</td></tr>
<tr><td rowspan="2">6</td><td>이온화 칼슘
Ca, ionized, Ca^{++}</td><td>D2810020(누-281)</td><td>대사상태를 잘 반영하기 때문에 hypocalcemia나 hypercalcemia의 의미를 정확히 판단하기 위해 Ca, ionized 측정이 필요</td></tr>
<tr><td colspan="3">▲ 악성종양, Addison disease, 백혈병, 다발골수종, 갑상선기능항진증, 골전이암, 원발성부갑상선기능항진
▼ Vit. D 결핍증, 신부전증, 항간질성 약물 장기간 투여 시</td></tr>
<tr><td rowspan="2">7</td><td>총 이산화탄소
Co_2, total</td><td>D283000(누-283)</td><td>혈중 탄산가스량을 측정하는 것으로 산, 염기 평형관계 검사</td></tr>
<tr><td colspan="3">▲ 호흡성산증(진행성 폐종), 대사성알칼리증(구토)
▼ 호흡성알칼리증(과호흡증후군), 대사성산증(케토산증)</td></tr>
</table>

13. 갑상선 관련검사

순번	검사명	청구코드(분류번호)	기 능
	임상적 의의		
1	**삼요오드티로닌** Triiodothyronine, T_3	D3230060(누-323)	갑상선에서 합성되는 호르몬(T_3, T_4)으로 생체의 기초 대사를 높이는 기능을 가짐 T_3는 T_4와 달리 80%가 말초조직에서 T_4가 탈요오드화 되어 합성되며 분자량이 작기 때문에 세포 투과성이 강하고 T_4보다 생물학적 활성이 크며 갑상선의 이상 진단 시 유용
	▲ 갑상선기능항진증, TBG증가(임신, 선천적TBG과다증), T_3 중독증, 아급성갑상선염 ▼ 갑상선기능저하증, TBG감소증, 저T_3 증후군, 신증후군, 간경변		
2	**티록신** Thyroxine, T_4	D3230040(누-323)	갑상선에서 합성되는 호르몬(T_3, T_4)으로 생체의 기초 대사를 높이는 기능을 가짐 T_4는 T_3와 달리 100% 갑상선에서 만들어지며 99% 이상이 갑상선 결합단백과 결합함 혈중농도는 T_3보다 약 50배 정도 존재하나 생물학적인 활성은 상대적으로 낮으며 갑상선의 이상 진단 시 유용
	▲ 갑상선기능항진증, 아급성갑상선염, 무통성갑상선염, TBG 증가, 갑상선호르몬불응증 ▼ 갑상선기능저하증(점액 수종), TBG 감소, 하시모토병, TSH불응증, 특발성점액수종		
3	**갑상선자극호르몬** Thyroid stimulating hormone, TSH	D3250010(누-325)	뇌하수체 전엽에서 분비되어 갑상선호르몬 분비를 자극하는 당단백으로 갑상선 이상 시 가장 먼저 측정하며 시상하부-뇌하수체-갑상선계 질환의 진단 시 유용. 1차 검사로 TSH, T3, FT4 등 3가지를 검사하여 판단. FT3, T4, TBG 등은 2차 추가 검사로 활용
	▲ 원발성갑상선기능저하증, TSH 생성종양, Cretinism, 만성갑상선염, 아급성갑상선염 ▼ 갑상선기능항진증, Graves' disease, 아급성·무통성갑상선염의 급성기		

14. 췌장 관련검사

순번	검사명	청구코드(분류번호)	기 능
	임상적 의의		
1	**아밀라제** Amylase	D3800020(누-380가)	탄수화물을 분해하는 효소로 췌장과 타액선에서 다량 분비 췌장질환의 진단 및 경과 관찰(정상치의 3배 이상 또는 600 이상일 경우 급성 췌장염, 7~10일 이상 증가는 췌장암을 의심)
	▲ 급성췌장염(초기), 만성췌장염, 이하선염, 폐암, 갑상선기능항진증, 타액선 병변, 복강내 질환(위궤양), 장질환, 담낭염, 자궁외 임신, 장간막경색, 급성충수염, 신장기능저하 ▼ 고도의 당뇨병, 간경변, 만성소모성질환, 궤양성대장염, 췌장질환말기, 간암, 항갑상선제 투여, 마크로아밀라제 혈증, 신기능부전		
2	**리파아제** Lipase	D3800010(누-380가)	소화관의 지질을 분해함. 췌장에서 가장 많이 분비하기 때문에 췌장질환 진단에 이용 급성췌장염 : 혈청 Amylase 2~3일간 증가, 혈청 Lipase 5일간 증가
	▲ 급·만성췌장염, 위궤양		

15. 통풍 및 류마티즘 인자검사

순번	검사명	청구코드(분류번호)	기 능
	임상적 의의		
1	**요산** Uric acid	D2310(누-231가)	각종 단백질에 있는 퓨린이 대사되어 요산을 형성 혈액의 요산이 증가하는 경우는 육류 등 퓨린이 많은 음식을 섭취하거나 신기능이 저하되어 생산된 요산을 배설하지 못하기 때문에 통풍 검사 시 사용
	▲ 일차성 통풍 : 특발성고뇨산증, 퓨린뉴클레오티드 대사관련 효소이상증 이차성 통풍 : 요산의 과잉(고퓨린식의 과잉섭취, 혈액질환, 지방대사이상 등), 요산의 배설저하(신장 실질장애, Bartter syndrome, 약제 등), 요로결석(요산 결석) ▼ 요산 합성 저하 : 크산틴뇨증, 간질환 요산 배설 항진 : 특발성저뇨산증(분비항진형, 재흡수능부전형), 이차성(Fanconi syndrome, Wilson disease, 알코올중독증 등), 약제(아세트헥시미드, 요산배설제, 조영제 등)		
2	**류마티스인자 정성** Rheumatoid factor, RF	D7811(누-781가)	IgG 항체의 Fc 부분에 대한 자가항체로 RF와 IgG가 면역 복합체를 만들어 RA 등 질병을 일으킴. 만성류마티스관절염의 진단, 예후 판정, 치료효과의 판정
	▲ 류마티스성 관절염, 골관절증, 통풍, 류마티스열, 경직성척추염, 고령자 일부, 교원병, 간질환, 바이러스 감염증, 악성종양, 정신분열증		
3	**항CCP항체** anti-cyclic citrullinated peptide, CCP Ab IgG	D8130(누-813)	류마티스관절염의 조기진단. RF에 비하여 조기 검출이 가능하고 특이도가 높음 Synthetic cyclic citrullinated peptide와 반응하는 anti filagrin 항체
	–		

16. 성병 관련검사

순번	검사명	청구코드(분류번호)	기 능
	임상적 의의		
1	**매독반응검사 정밀** Rapid Plasma Reagin, RPR 정밀	D6913(누-619다)	매독감염증의 진단, 치료 중 또는 치료 후 경과 관찰
	–		
2	**정밀면역검사 – HIV항원/항체** HIV Ag/Ab	D7212(누-721나)	사람면역결핍바이러스(HIV, Human Immunode ficiency virus) 감염증에 대한 스크리닝 검사
	–		

17. 종양(암) 표지혈액 관련검사

순번	검사명	청구코드(분류번호)	기 능
	임상적 의의		
1	**알파태아단백질** Alpha-fetoprotein, AFP	D2420(누-421나)	간 세포암 및 germ cell tumor의 종양 표지자로 치료경과 관찰
	▲ 간암, 생식세포암, 전립선암, 위암, 폐암, 유방암, 간경화, 선천성기형, 임신		
2	**태아성암항원** Carcinoembryonic antigen, CEA	D4290(누-429)	소화기암의 종양표지자로 주로 대장암 치료 경과 관찰에 유용
	▲ 대장암, 폐암, 전이성간암, 담관암, 위암, 식도암, 유방암, 자궁암, 만성간염, 간경변, 폐쇄성황달, 담석증, 소화관 궤양, 흡연자		
3	**전립선특이항원** Prostate specific antigen, PSA	D4300(누-813)	전립선 특이항원으로 전립선암의 진단 및 치료 경과 추적에 유용
	▲ 전립선암, 전립선비대증, 급성전립선염		
4	**암항원 125** Cancer antigen 125, CA125	D4311(누-431)	여성의 임신, 생리 시 위양성이 나타날 수 있음
	▲ 난소암, 자궁체암, 간세포암, 담도암, 췌장암, 자궁내막증, 췌장암, 흉막 및 심막의 염증		

18. 결핵 관련검사

순번	검사명	청구코드(분류번호)	기 능
	임상적 의의		
1	**항산성형광염색 집균도말검사** Acid fast fluorescent stain, AFB stain	D6003(누-600다)	항산성균을 형광염색(acid fast fluorescent stain)하여 형광 현미경 판독으로 신속한 감염여부 확인
	–		
2	**결핵균 PCR검사** Mycobacterium tuberculosis PCR, MTB PCR	D6042(누-604나)	결핵의 신속한 초기 진단을 위해 반드시 시행
	–		

참|고|문|헌

- 김기열, 인체해부학 실습, 퍼시픽북스, 2009.
- 대한의사협회 의학용어실무위원회, 의학용어집, 제5판, 대한의사협회, 2009.
- 박형우, 인체발생학, 군자출판사, 2005.
- 변영순 외 공역, 기초해부생리학, 정담미디어, 2011.
- 정한신, 기능해부학, 퍼시픽북스, 2009.
- 조광필, 인체생리학, 퍼시픽북스, 2011.
- 지제근, 지제근의학용어사전, 아카데미아, 2007.
- 최명애 저, 생리학, 현문사, 2004.
- Alberts 저, 박상대 역, 필수 세포생물학, 교보문고, 2010.
- Anderson, Grant's Atlas of Anatomy, Igaku shoin, 1978.
- ANNE M R AGUR, 황영일 역, 그란트 사람해부 아틀라스, 신흥메드사이언스, 2009.
- HEINZ FENEIS 저, 정인혁 역, 해부학용어 그림사전, 아카데미아, 2006.
- Michael H.Ross 저, 이왕재 역, 조직학(제5판), 군자출판사, 2007.
- Netter 저, 원색인체해부학, 정담, 2007.
- Patton and Thibodeau 저, Anthony's textbook of Anatomy & Physiology, Elsevier, 2013.
- Rohen 외, Human Anatomy&Physiology, McGrawHill, 1992.
- Sabotta, Atlas of Human Anatomy, Urban & S., 1983.

PACIFIC'S Anatomy & Physiology

I·N·D·E·X

ㄱ

가늑골 *113*
가로구멍 *274*
가로돌기 *104, 107*
가로돌기사이근 *198*
가로막 *21, 198, 201, 261, 263, 282, 369, 400*
가로면 *13*
가로목동맥 *275*
가로무늬근육 *165*
가로세관 *169*
가로잘록창자 *264, 265, 406*
가슴가로근 *198, 200*
가슴대동맥 *261*
가슴막 *367*
가슴봉우리동맥 *276*
가슴샘 *309*
가슴세로칸 *237, 368*
가슴세로칸면 *362*
가슴신경 *521*
가슴안 *20*
가슴우리 *83, 109, 113*
가시근 *198*
가시돌기 *104, 107, 109, 198*
가시사이근 *198*
가시아래근 *213*
가시아래오목 *114*
가시위근 *213*
가시위오목 *114*
가운데귀 *92, 97, 555*
가자미근 *233*
가장긴근 *198*
가지돌기 *484*
가쪽가슴동맥 *276*
가쪽고랑 *496*
가쪽곧은근 *182*
가쪽날개근 *187*
가쪽뇌실 *517*
가쪽머리곧은근 *191, 193*
가쪽발바닥동맥 *270*
가쪽복사 *128*
각막 *549, 552*
간 *264, 410*
간니 *395*
간동맥 *287*
간문맥 *287*
간상세포 *530*
간상체 *551*
간소엽 *411*
간원인대 *288*
간정맥 *284, 287*
갈고리뼈 *119*
갈비밑근 *200*
갈비밑동맥 *261*
갈비밑정맥 *282*
갈비뼈 *73, 107, 109, 113, 114*
갈비사이근육 *198*
갈비연골 *109, 113*
갈비올림근 *198*
감각뉴런 *487*
감각신경원 *487*
갑상경동맥간 *275*
갑상목동맥줄기 *275*
갑상샘 *433*
갑상샘자극호르몬 *430*
갑상선 *433*
갑상설골근 *191*
갓돌림신경 *182, 533*
강축 *179*
거골 *126, 128, 129*
거미막 *515*
거짓갈비뼈 *113*
거퇴관절 *128, 158*
건 *165, 166*
건막 *165*
건삭 *242*
건지대 *166*
건획 *204*
검상돌기 *109, 113*
겨드랑동맥 *274, 276*
겨드랑정맥 *282*
견갑거근 *194, 213*
견갑골 *114*
견갑극 *114*
견갑상동맥 *275*
견갑설골근 *191*
견갑하근 *213*
견갑하동맥 *276*
견관절 *150*
견봉 *114*
결장 *406*
경골 *124, 125, 158*
경구개 *94, 394*
경돌설골근 *189*
경동맥동 *270*
경막 *514*
경상돌기 *92, 97, 119*
경신경 *520*
경신경총 *520*
경장근 *191*
경절흔 *109*
경정맥공 *282*
경직 *179*
경질막 *514*
경첩관절 *140, 158*
경추 *102, 106*
경판상근 *193*
곁순환 *293*
계관 *93*

고관절 158
고랑 496
고리뼈 107, 146
고막 554
고환 284, 444, 465
고환동맥 265
곧창자 265, 406
골내막 77
골단판 138
골반 123, 124, 454
골반가로막 207
골반격막 207
골수 73, 77
골외막 77
공막 549, 552
공장 403
과립백혈구 253
과립허파꽈리세포 366
과상관절 142
관골 73, 96, 108, 120, 121, 123, 124
관골구 121
관상동맥 246
관상면 13, 14
관상봉합 99
관상정맥동 240, 246, 248, 278
관자근 187
관자돌기 88
관자뼈 75, 84, 87, 97, 146
관자엽 496
관자우묵 187
관절 73, 137
관절구 124
광경근 182
광대돌기 88
광대뼈 94, 96
광대활 88, 96
광배근 194, 207
교감신경계 540
교근 187
교뇌 507
구 496
구개골 93
구관절 142
구불잘록창자 406
구심성 신경원 487
구역기관지 362
굴모양혈관 287
굴심방결절 248
궁둥구멍근 222
궁둥뼈 120, 121
궁상동맥 269
귀인두관 355, 555
귓바퀴 554
귓속뼈 84, 92, 555
그물내피계통 438
극간근 198
극근 198
극돌기 104, 107, 109
극상근 213
극상와 114
극하근 213
극하와 114
근내막 169
근상막 169
근섬유 169
근외막 169
근원섬유 169
근위곡세뇨관 325
근육다발막 169
근육바깥막 169
근육섬유 169, 174
근육섬유막 169
근육세포막 169
근육세포질 169
근육세포질그물 169, 174, 176
근육수축 174, 176, 181
근육원섬유 169, 170, 174
근육원섬유마디 172
근육층신경얼기 392
근육피부신경 220
근초 169
근형질 169
근형질망 169
글루카곤 412, 442
기관 360
기관분기 360
기관절개술 361
기관지 361
기관지동맥 261
기관지정맥 282
기름샘 65, 66
기시부 166
기절골 119
기정맥 281, 282
긴노쪽손목폄근 219
긴모음근 227
긴발가락굽힘근 233
긴발가락폄근 229, 232
긴엄지굽힘근 217, 233
긴엄지폄근 229, 232
긴장 179
긴종아리근 232
깊은넙다리동맥 267
깊은손가락굽힘근 217, 222
깊은손바닥동맥활 277
깨물근 187
꼬리근 207
꼬리뼈 102, 108, 120, 123

꼬리뼈마취 108
꼭지근 240, 242
꼭지돌기 88, 97
끝마디뼈 119

ㄴ

나눔힘줄 204
나비굴 92, 97, 353
나비뼈 75, 84, 92
나선기관 557
난관 455
난소 284, 443, 451
난소동맥 265
난원공 240, 287, 288
난원와 240, 288
난자 451
난포세포 453
난포자극호르몬 432, 443
난포호르몬 444
날문부 400
날문조임근 400
날숨 368
날쪽뉴런 488
남성호르몬 444, 469
내경동맥 270
내경정맥 278, 282
내과 126
내늑간근 198, 200
내림대동맥 201, 261
내림잘록창자 265, 406
내막 256
내복사근 201, 206
내이 555
내이도 92
내장골정맥 287
내장근육 165
내장쪽심장막 238, 239, 243
내족저동맥 270
내측익돌근 187
내측직근 182
내측체인대 288
내폐쇄근 222
내흉동맥 276
내흉정맥 282
널힘줄 165, 201
넓은등근 194, 207
넓은목근 182
넙다리근막긴장근 224
넙다리네갈래근 224
넙다리네모근 222
넙다리동맥 267
넙다리두갈래근 227
넙다리머리 124
넙다리빗근 167, 224
넙다리뼈 73, 124, 158
넙다리뼈머리 121
넙다리정맥 286
넙치근 233
넷째뇌실 518
노동맥 277
노르에피네프린 290, 438
노뼈 73, 115, 119, 153, 158
노신경 220
노신경고랑 117
노정맥 282
노쪽손목굽힘근 217
노쪽피부정맥 282
노패임 119
뇌 496
뇌간 506
뇌두개골 84
뇌머리뼈 84
뇌바닥동맥 270, 275
뇌신경 529
뇌실막세포 490
뇌저동맥 275
뇌줄기 506
뇌척수막 514
뇌척수액 515, 518
뇌하수체 92, 428
뇌하수체동맥 270
뇌하수체뒤엽 290, 433
뇌하수체앞엽 429
뇌하수체전엽 429
뇌하수체후엽 433
누골 94, 96
눈꺼풀 547
눈돌림신경 530
눈둘레근 167
눈물뼈 94, 96
눈확 84, 94, 96, 546
뉴런 483
늑간근 198
늑골 73, 107, 109, 113, 114
늑골거근 198
늑막 367
늑연골 109, 113
늑하근 200
늑하동맥 261
능동수송 34

ㄷ

다리 114
다리뇌 290, 507
다리이음뼈 114, 120
다열근 198
단내전근 227
단단입천장 93, 94, 394

단무지굴근 219
단무지외전근 219
단비골근 232
단소지굴근 219
단순확산 34
단요측수근신근 219
단일수축 178
단핵구 254
달팽이관 557
달팽이신경 535
담낭 264, 411
담낭정맥 287
담즙 411
당질부신겉질호르몬 438
당질코티코이드 438
닿는곳 166
대결절 115
대내전근 227, 267
대뇌 496
대뇌동맥고리 270, 273, 275, 293
대능형골 119
대능형근 194, 213
대동맥 242, 261
대동맥굴 246
대동맥궁 257
대동맥동 246
대동맥판막 242
대동맥활 257, 261, 290
대둔근 222
대만 401
대복재정맥 287
대요근 207, 224
대원근 213, 276
대익 92
대장 406
대전자 124
대정맥 277
대정맥 구멍 282
대천문 99
대퇴골 124, 158
대퇴골두 121, 124
대퇴근막장근 224
대퇴동맥 267
대퇴방형근 222
대퇴이두근 227
대퇴정맥 286
대폐포세포 366
대후두공 87, 274
대후두직근 193
대흉근 207
더부신경 537
덧반홀정맥 282
도르래신경 182, 530
도르래패임 117
돌기 103
돌림근 198
돌림근띠 213
돌림주름 404
돌막창자판막 404
돌창자 403
동공괄약근 530
동공조임근 530
동맥 257
동맥관 260, 288
동맥관인대 288
동맥인대 260
동반정맥 278
동방결절 248
동안신경 530
동양혈관 287
두개골 83
두개관 84, 99
두개상근 182
두덩결합 123, 124, 138, 158
두덩곧창자근 207
두덩근 227
두덩꼬리근 207
두덩뼈 121, 123
두덩정강근 227
두덩질근 207
두반극근 193
두상골 119
두장근 191
두정골 84
두정엽 496
두판상근 193
두힘살근 189, 191
둘레계통 501
뒤가쪽숫구멍 99
뒤갈비사이동맥 261
뒤대뇌동맥 270
뒤배벽 263
뒤뿔 493
뒤숫구멍 99
뒤정강근 233
뒤정강동맥 269
뒤정강정맥 286
뒤척추근 193
뒤침근 219
뒤통수근 182
뒤통수동맥 273
뒤통수밑삼각 193
뒤통수뼈 84, 87, 146, 207
뒤통수엽 496
뒤힘살 191
뒷머리뼈우묵 101
들문부 400
들숨 368

들쪽뉴런 487
등뼈 102, 107, 109, 113
등세모근 194, 207
등장성 수축 179, 180
등쪽뼈사이근 220
등척성 수축 179, 180
땀샘 65, 67, 69
뜬갈비뼈 113

ㄹ

라이디히 세포 468
랑게르한스섬 440
랑비에 결절 519
레닌 290, 325
림프 299
림프결절 404
림프관 301
림프구 254
림프절 306

ㅁ

마루뼈 84
마루엽 496
막대세포 530, 551
막창자 406
막창자꼬리 406
말이집 485
말이집세포 485
말이집신경섬유 485
말절골 119
말초신경계통 519
맘대로근육 165
맛봉오리 394, 545
망막 551
망상적혈구 251
맥락막 549
맥락얼기 490, 518
맥락총 490, 518
맥박 293
맥압 289
맨속갈비사이근 198, 200
맹장 406
맹점 552
머리긴근 191
머리널판근 193
머리덮개근 182
머리덮개뼈 84, 99
머리반가시근 193
머리뼈 73, 83, 84
먼쪽곱슬세관 325
멜라닌세포자극호르몬 430
멜라토닌 439
면역 312
모세림프관 301
모세혈관 257, 258, 259
모양체 549
목갈비근 194
목긴근 191
목널판근 193
목덜미인대 109, 207
목동맥토리 270
목동맥팽대 270, 290
목말뼈 126, 128, 129
목반가시근 193
목빗근 194
목뼈 102, 106
목뿔뼈 84, 97, 187
목뿔아래근 189, 191
목뿔위근 189, 191
목신경 520
목신경얼기 520
목아래패임 109
목정맥구멍 282
목젖 395
몸통 뼈대 83, 84
무과립백혈구 254
무기질부신겉질호르몬 438
무기질코르티코이드 438
무릎관절 158
무릎뼈 73, 124
무릎인대 125
무리림프소절 404
무수신경 485
무지대립근 219
문맥 277
문턱 178
문합 292
물렁입천장 394
뭇갈래근 198
미각 545
미각세포 545
미골 120, 123
미골근 207
미뢰 394, 545
미성숙난모세포 453
미세아교세포 489
미세융모 404
미세포 545
미오신 168, 169, 175
미오신필라멘트 170, 172
미주신경 290, 536
미추 102, 108
미추마취 108
민말이집신경섬유 485
민무늬근육 165

ㅂ

바깥갈비사이근 198, 200, 369

바깥귀 554
바깥귀길 92, 554
바깥뒤통수뼈융기 87, 109
바깥막 257, 259
바깥목동맥 270, 273
바깥목정맥 282
바깥엉덩동맥 267
바깥엉덩정맥 286
바깥폐쇄근 222
바닥쪽뼈사이근 220
바르톨린샘 461
바소프레신 290, 433
박근 227
반가시근 198
반건양근 227
반고리관 556
반극근 198
반기정맥 282
반달뼈 119
반달판막 241, 289
반막모양근 227
반막양근 227
반월판 241
반행정맥 278
반홀정맥 282
반힘줄모양근 227
발가락뼈 124, 129
발꿈치뼈 129
발꿈치힘줄 233
발등동맥 269
발등정맥활 286
발목관절 126, 128, 158
발목뼈 73, 124, 128
발바닥동맥활 270
발배뼈 128
발허리뼈 124, 129
발활 129
방광 336
방광삼각 337
방실결절 248
방실다발 246, 248
방실사이고랑 246
방실판막 239
방패목뿔근 191
배가로근 201, 206
배곧은근 204, 206
배곧은근집 204
배꼽동맥 287, 288
배꼽정맥 287, 288
배대동맥 261, 263, 264, 265, 454
배막 389
배바깥빗근 201, 206
배상세포 389
배속빗근 201, 206
배아 455
배안 20
배측골간근 220
백색선 204
백색체 454
백혈구 251, 253
벌레근 219
벌집굴 97, 353
벌집뼈 75, 84, 92, 93
벽세포 402
벽쪽심장막 238, 239
벽측심막 238
변연계 501
별아교세포 489
볏돌기 93
보먼주머니 322
보습뼈 93
복강 20
복강동맥 263, 264
복대동맥 263, 454
복막 389
복막뒤기관 392
복막수 408
복막주렁 408
복막후장기 392
복장목뿔근 191
복장방패근 191
복장뼈 109, 114, 207
복장뼈몸통 109
복장뼈자루 109
복직근 204, 206
복직근초 204
복횡근 201, 206
볼기뼈 73, 108, 120, 121, 123, 124, 158
봉공근 224
봉우리 114, 207
봉합 99, 137
부갑상샘 435
부갑상샘호르몬 435
부갑상선 435
부고환 470
부교감신경계 543
부리돌기 114
부리위팔근 215, 220
부반기정맥 282
부비동 75, 97, 351
부비동염 97
부신 436
부신겉질 437
부신겉질자극호르몬 430
부신경 537
부신동맥 265
부신속질 438
부신수질 290, 438

부신피질 437
부신피질자극호르몬 430
부유늑골 113
분계고랑 239
분계능선 239
분문부 400
불수의근 165
붓돌기 92, 97, 119
붓목뿔근 189
비강 84, 92, 93, 94, 97, 349
비골 94, 96, 124, 126, 158
비골동맥 269
비늘봉합 99
비동맥 263
비루관 96
비복근 233
비인두 355
비장 264, 308
비정맥 287
비중격 93
비특이적 면역 312
빈창자 403
빗살근 239
빗살근육 241
빗장밑근 207
빗장밑동맥 274
빗장밑정맥 282
빗장뼈 113, 114, 207
뼈 73
뼈끝선 80
뼈끝판 80, 138
뼈대근육 165
뼈막 77, 79
뼈모세포 75, 80
뼈세포 75, 80
뼈속막 77
뼈파괴세포 75, 80

ㅅ

사각근 194
사골 75, 84, 92, 93
사골동 353
사골봉소 97
사구체 322
사람융모성생식샘자극호르몬 445
사이질세포 444, 469
사판 92
삼각골 119
삼각근 168, 213
삼각근조면 117
삼요오드티로닌 433
삼차신경 533
삼첨판막 240
삼투 42
상대정맥 240, 281
상두사근 193
상복 191
상복벽동맥 276
상사근 182, 531
상쌍자근 222
상악골 75, 94
상악동 94, 97, 353
상악동맥 274
상안검거근 182
상완골 115
상완골두 114, 115
상완근 215, 220
상완동맥 276, 277
상완삼두근 215
상완이두근 215, 220, 277
상완회선동맥 276
상장간막동맥 264
상장간막신경총 406
상장간막정맥 287
상·중비갑개 93
상지 114
상지대 114
상직근 182
상직장동맥 265
상행결장 406
상행요정맥 282
상후거근 197
샅 454
샅고랑인대 201, 267, 286
샅굴관 206
새끼두덩근 219
새끼맞섬근 219
새끼벌림근 219
샘창자 264, 403
샘창자샘 404
생식기 동맥 265
생식샘 443
생식샘 동맥 265
생식샘 정맥 284
생식스테로이드 438
서골 93
서혜관 206
서혜인대 201, 267, 286
설골 84, 97, 187
설골상근 189
설골하근 189, 191
설상골 129
설소대 394
설인신경 535
설하신경 538
섬모체 549
섬유관절 137
섬유성 관절 137

섬유성심막 238
섬유심장막 238
성상교세포 489
성선 443
성스테로이드 438
성장호르몬 430
세기관지 365
세동이 170
세로칸동맥 263
세망내피계 438
세모뼈 119
세포내이입 34, 44
세포막 33, 34
세포외유출 34, 45
세포체 484
셋째뇌실 517
셋째종아리근 229
소결절 115
소교세포 489
소뇌 508
소뇌동맥 270
소능형골 119
소능형근 194, 213
소둔근 222
소마토스타틴 442
소복재정맥 287
소요근 207, 224
소원근 213
소익 92
소장 403
소전자 124
소지대립근 219
소지외전근 219
소천문 99
소포결세포호르몬 435
소포세포호르몬 433
소후두직근 193
소흉근 207, 276
속가슴동맥 276
속가슴정맥 282
속갈비사이근 198, 200
속귀 555
속귀길 92
속귀신경 534
속막 256, 259
속목동맥 270
속목정맥 278, 282
속·바깥엉덩정맥 285
속엉덩동맥 267
속엉덩정맥 287
속폐쇄근 222
손가락뼈 115, 119
손뒤침근 220
손목뼈 73, 115, 119
손배뼈 119
손허리뼈 115, 119
솔방울샘 439
솟을뼈 107
송과선 439
송과체 439
쇄골 113, 114
쇄골하근 207
쇄골하동맥 274
쇄골하정맥 282
수근골 115, 119
수막 514
수상돌기 484
수의근 165
수지골 115, 119
수직판 92
수축기 249
수축기혈압 288
수평면 13, 14
술잔세포 389
숨뇌 290, 507
숫구멍 99
슈반세포 485, 491
슬개골 73, 124
슬관절 158
슬와근 267
슬와동맥 267
슬와정맥 286
승모근 114, 194, 207
승모판막 242
시각 546
시각신경 530
시냅스 485
시상 505
시상면 13, 14
시상봉합 99
시상상부 505
시상하부 505
시신경 530
시옷봉합 99
식도 201, 398
식도동맥 263
식도정맥 282
신경교세포 489
신경근육연접 172
신경근육이음부 172
신경섬유마디 519
신경아교세포 489
신경원 483
신경집세포 491
신경층 551
신동맥 265
신장 320
신정맥 284

실무율 178
심근층 242, 243, 246
심내막 242, 243
심대퇴동맥 267
심막강 239
심막정맥 282
심박동수 251
심박수 248
심박출량 250
심방귀 239, 246
심방사이막 239, 240
심방중격 239, 240
심실사이막 239
심실중격 239
심압흔 362
심외막 242, 243
심장근육 165, 242
심장근육층 243, 246
심장끝 237, 239, 246
심장동맥 292
심장동맥활 277
심장막 238
심장막동맥 261
심장막안 239
심장바깥막 239, 242, 243
심장바닥 237, 239
심장박동조율기 248
심장속막 242, 243
심장음 249, 250
심장전도계통 248
심장정맥굴 240, 246, 248, 277, 278
심장주기 249
심장패임 362
심저 237
심저부 239
심전도 248
심지굴근 217, 222
심첨 237, 239, 246
십이지장 264, 403
십이지장선 404
쐐기뼈 129
쓸개 264
쓸개이자관팽대 404
쓸개정맥 287
쓸개주머니 411
쓸개즙 411
씹기근육 182

ㅇ

아드레날린 438
아래가로막정맥 284
아래갑상샘동맥 275
아래곧은근 182
아래대정맥 201, 240, 281, 282, 284, 287
아래뒤톱니근 197
아래머리빗근 193
아래배벽동맥 267
아래쌍둥이근 222
아래창자간막동맥 265
아래창자간막정맥 287
아래코선반뼈 93
아래턱뼈 84, 96, 146, 182, 187
아래턱신경 182
아래힘살 191
아세틸콜린 173
아킬레스힘줄 233
악설골근 189
악이복근 189
안검 547
안드로겐 444
안뜰달팽이신경 534
안뜰신경 534, 557
안뜰핵 557
안면골 73, 84
안면동맥 274
안면신경 182, 533
안면표정근 182
안상관절 142
안와 84, 94, 546
안장 92
안장관절 142
안지오텐신 290
안쪽·가쪽 발바닥동맥 269
안쪽곧은근 182
안쪽날개근 187
안쪽발바닥동맥 270
안쪽배꼽인대 288
안쪽복사 126
알도스테론 290, 325
알머리뼈 119
암죽관 301
앞가쪽숫구멍 99
앞대뇌동맥 270
앞·뒤정강정맥 286
앞머리곧은근 191, 193
앞머리뼈우묵 100
앞목갈비근 194
앞뿔 493
앞숫구멍 99
앞심실사이가지 246
앞정강근 229
앞정강동맥 269
앞척추근 191
앞톱니근 207
앞힘살 191
액와동맥 274
액와정맥 282
액틴 168, 169, 175

액틴필라멘트 170, 172
양성되먹임 27
얕은관자동맥 274
얕은근막 64
얕은손가락굽힘근 217
얕은손바닥동맥활 277
얕은손바닥정맥활 282
어깨가시 207
어깨관절 142, 150, 213
어깨목뿔근 191
어깨밑근 213
어깨밑동맥 276
어깨뼈 73, 114, 213
어깨뼈가시 114
어깨뼈의 부리돌기 207
어깨세모근 114, 168, 213
어깨세모근거친면 117
어깨올림근 194, 213
어깨위동맥 275
얼굴동맥 274
얼굴뼈 73, 84
얼굴신경 182, 533
얼굴표정근 182
엄지두덩근 219
엄지맞섬근 219
엉덩갈비근 198
엉덩관절 142, 158
엉덩근 207, 224
엉덩꼬리근 207
엉덩뼈 120, 121, 123
엉덩뼈가시 121
엉덩뼈날개 121
엉덩뼈능선 121
엉덩정강근막띠 222
엉덩허리근 207, 224
엉치뼈 102, 108, 120, 123, 158
엉치뼈신경 108
에스트로겐 444
에피네프린 290, 438
여과 43
연골관절 138
연골성 관절 138
연구개 394
연막 516
연수 507
연접 485
연질막 516
연축 178
엽기관지 362
영구치 395
오금 227
오금근 267
오금동맥 267
오금정맥 286
오른방실판막 240
오른빗장밑동맥 261
오른심방 239, 240, 246, 248
오른심실 240, 246, 260
오른온목동맥 261
오른위큰그물막정맥 287
오름대동맥 261
오름잘록창자 406
오름허리정맥 282
오훼돌기 114
오훼완근 215, 220
옥시토신 433, 465
온간동맥 263, 264
온목동맥 270
온쓸개관 404
온엉덩동맥 267
온엉덩정맥 282, 284
온종아리신경 227
와우신경 535
완두동맥간 274
완두정맥 282
완신경총 520
완요골근 219, 220
외경동맥 273
외경정맥 282
외과 128
외과경 117
외과목 117
외늑간근 198, 200
외막 257
외복사근 201, 206
외이 554
외이도 92, 554
외장골정맥 286
외전신경 182, 533
외족저동맥 270
외측구 496
외측두직근 191
외측익돌근 187
외측직근 182
외측흉동맥 276
외폐쇄근 222
외후두융기 87, 109
왼방실판막 242
왼빗장밑동맥 261
왼심방 241, 246
왼심실 241, 246, 261
왼·오른심방 238
왼·오른심실 238
왼·오른 심장동맥 246
왼·오른 허파동맥 241
왼온목동맥 261
왼위동맥 263
왼위큰그물막정맥 287

왼쿵팥정맥 284
요골 115, 119
요골동맥 277
요골신경구 117
요골절흔 119
요골정맥 282
요관 334
요도 338
요도질팔약근 207
요도질조임근 207
요방형근 207
요신경 521
요정맥 284
요추 102, 107
요추천자 519
요측수근굴근 217
요측피정맥 282
우쇄골하동맥 261
우심방 246, 248
우심실 240, 246, 260
우위대망정맥 287
우총경동맥 261
운동뉴런 488
운동단위 172
운동 신경원 488
원뿔세포 530, 551
원심성 신경원 488
원엎침근 217
원위곡세뇨관 325
원추세포 530, 551
원핵세포 31
원회내근 217
월상골 119
위 264
위가로막동맥 261
위갑상샘동맥 273
위곧은근 182
위곧창자동맥 265
위눈꺼풀올림근 182
위대정맥 240, 248, 281
위뒤톱니근 197
위머리빗근 193
위배벽동맥 276
위빗근 182, 531
위성세포 491
위쌍둥이근 222
위정맥 287
위·중간코선반 93
위창자간막동맥 264
위창자간막신경얼기 406
위창자간막정맥 287
위턱굴 94, 97, 353
위턱동맥 274
위턱뼈 75, 94
위팔 114
위팔근 215, 220
위팔노근 219, 220
위팔동맥 276, 277
위팔두갈래근 215, 220, 277
위팔뼈 115, 153, 207, 213
위팔뼈머리 114, 115
위팔세갈래근 215
위팔휘돌이동맥 276
위힘살 191
유구골 119
유두골 119
유두근 240, 242
유리체 552
유문부 400
유미관 301
유수신경 485
유양돌기 88, 97
유치아 395
윤상주름 404
윤활관절 140, 146, 149, 158
융추 107
으뜸세포 402
음성되먹임 27
이개 554
이관 355, 555
이는곳 166
이랑 496
이마굴 84, 97, 351
이마근 182
이마뼈 75, 84
이마엽 496
이상근 222
이석 556
이설골근 189
이소골 84, 555
이온펌프 44
이완기 249
이완기혈압 289
이자 264, 412, 440
이자섬 412, 440
이첨판막 242
인두 353, 397
인두편도 355
인상봉합 99
인슐린 412, 440
입둘레근 167
입방골 128
입방뼈 128
입천장뼈 93

ㅈ

자궁 457
자궁관 455

자궁목 458
자궁원인대 206
자궁탈출 458
자동맥 277
자뼈 73, 115, 117, 119, 153, 158
자신경 222
자율신경계 538
자정맥 282
자쪽손목굽힘근 217, 222
자쪽손목폄근 219
자쪽피부정맥 282
자패임 119
작은가슴근 207, 276
작은결절 115
작은날개 92
작은돌기 124
작은두렁정맥 287
작은뒤머리곧은근 193
작은마름근 194, 213
작은마름뼈 119
작은볼기근 222
작은원근 213
작은창자 403
작은허리근 207, 224
잘록창자 406
잠복고환 466
장골 120, 121, 123
장골극 121
장골근 207, 224
장골능 121
장골미골근 207
장골요근 224
장골익 121
장근신경총 392
장내전근 227
장늑근 198
장딴지근 233
장막성심막 238
장막심장막 238
장무지굴근 217, 233
장무지신근 229, 232
장비골근 232
장신경계 538
장요근 207
장요측수근신근 219
장지굴근 233
장지시근 232
장지신근 229
장측골간근 220
장측심막 238, 243
재분극 248
저작근 182
적색골수 77
적혈구 251
적혈구 아세포 251
전각 493
전거근 207
전경골근 229
전경골동맥 269
전두개와 100
전두골 75, 84
전두근 182
전두동 84, 97, 351
전두엽 496
전두직근 191
전립샘 473
전립샘올림근 207
전립선거근 207
전복 191
전사각근 194
전심실간지 246
전정신경 534
전정핵 557
전추골근 191
전측두천문 99
절구 121, 124
절구관절 142
점막밑신경얼기 392
점막밑층 389
점막층 389
점막하신경총 392
점막하층 389
접번관절 140, 158
접형골 75, 84, 92
접형골동 92, 97, 353
정강뼈 73, 124, 125, 126, 128, 158
정강뼈거친면 125
정강신경 227
정관 471
정낭 472
정맥 238, 257, 259
정맥관 287, 288
정맥관인대 288
정맥굴 281
정맥류 287
정삭 206
정세관 468
정소 444
정자 465
정중면 13, 14
정중신경 222
정중엉치동맥 265
정중엉치정맥 285
정중천골동맥 265
정중천골정맥 285
정중피정맥 282
정지부 166
젖니 395

젖분비호르몬 430
젖샘 465
제대 287
제대로근육 165
제 1뇌신경 530
제 2뇌신경 530
제 3뇌신경 530
제 3뇌실 517
제 3비골근 229
제 4뇌신경 530
제 5뇌신경 533
제 6뇌신경 533
제 7뇌신경 533
제 8뇌신경 534
제 9뇌신경 535
제 10뇌신경 536
제 11뇌신경 537
제 12뇌신경 538
족궁 129
족근골 124, 128
족배동맥 269
족배정맥궁 286
족저동맥활 270
족지골 124
종격 368
종격면 362
종골 129
종말세기관지 365
종말수조 169, 170, 174
종아리동맥 269
종아리뼈 73, 124, 126, 128
좌골 120, 121
좌심방 241, 246
좌심실 241, 246, 261
좌위대망정맥 287
좌위동맥 263
주근 215
주상골 119, 128
중간근 219
중간뇌 506
중간뇌수도관 518
중간대뇌동맥 270
중간마디뼈 119
중간막 257, 259
중간머리뼈우묵 101
중간목갈비근 194
중간볼기근 222
중뇌 506
중뇌수도관 518
중두개와 101
중둔근 222
중막 257
중사각근 194
중쇠관절 142
중쇠뼈 107, 146
중수골 115, 119
중심고랑 496
중심구 496
중심정맥 411
중이 92, 97, 555
중절골 119
중족골 124, 129
중추신경계통 491
중탄산이온 376
즐상근 239
지골 129
지라 264, 308
지라동맥 263, 264
지라정맥 287
지주막 515
지지띠 166
직장 265
진늑골 113
진피 61, 63, 68, 69
진피층 64
진핵세포 31
질 460
집단 운동 409
집합세관 325
짧은노쪽손목폄근 219
짧은모음근 227
짧은새끼굽힘근 219
짧은손바닥근 219
짧은엄지굽힘근 219
짧은엄지벌림근 219
짧은종아리근 232

ㅊ

차축관절 142
참갈비뼈 113
척골 115, 117, 119
척골동맥 277
척골절흔 119
척골정맥 282
척수 20, 87, 101, 104, 491
척수신경 106, 520
척주 83, 101, 207
척주관 20
척주기립근 198
척주세움근 198
척추동맥 270, 274
척추뼈 73, 102
척추뼈고리 103
척추뼈구멍 104, 106, 107
척추뼈몸통 103
척추사이구멍 106
척추사이원반 102, 108, 109
척추정맥 282

척측수근굴근 217, 222
척측수근신근 219
척측피정맥 282
천골 108, 120, 123
천골신경 108
천문 99
천지굴근 217
천추 102
천측두동맥 274
첫마디뼈 119
체간골격 84
체지골격 83, 114
체판 92, 93
초경 454
초자체 552
촉진확산 34
총간동맥 263
총담관 404
총장골동맥 267
총장골정맥 282, 284
최내늑간근 198, 200
최장근 198
추간공 106
추간원판 102, 108, 109
추골 73, 102
추골동맥 270, 274
추골정맥 282
추공 104, 106, 107
추궁 103
추체 103
추체로 509
축삭 485
축추 107, 146
충수 406
충양근 219
췌장 264, 412, 440
췌장도 440
췌장소도 412
측뇌실 517
측두골 75, 84, 87, 97, 146
측두근 187
측두돌기 88
측두엽 496
측두와 187
측두하악관절 97
치골 121, 123
치골결합 123, 124, 138, 158
치골근 227
치골미골근 207
치골직장근 207
치돌기 107
치밀골 76, 77
치밀뼈 76, 77, 79
치아돌기 107
치핵 407
침샘 395

ㅋ

칼돌기 109, 113
칼시토닌 435
코곁굴 75, 97, 351
코곁굴염 97
코눈물관 96
코르티기관 557
코르티코스테로이드 438
코뼈 94, 96
코안 84, 92, 93, 94, 97, 349
코인두 355
코중격 93
콩알뼈 119
콩팥 320
콩팥단위 322
콩팥동맥 265
콩팥소체 322
콩팥위샘 436
콩팥정맥 284
쿠퍼선 474
큰가슴근 167, 207
큰결절 115
큰구멍 21, 87
큰굽이 401
큰날개 92
큰돌기 124
큰두렁정맥 287
큰뒤머리곧은근 193
큰뒤통수구멍 274
큰마름근 194, 213
큰마름뼈 119
큰모음근 227, 267
큰볼기근 222
큰원근 213, 276
큰창자 406
큰허리근 207, 224

ㅌ

타액선 395
타원관절 142
타원구멍 240, 287, 288
타원오목 240, 288
탈분극 248, 249
태반 287, 444
태아순환 287, 288
탯줄 287
턱관절 97
턱끝목뿔근 189
턱목뿔근 189
테스토스테론 444
토리 322

토리주머니 322
토리쪽곱슬세관 325
특이적 면역 312
티록신 433

ㅍ

판막 259
팔꿈치근 215
팔다리 뼈대 83, 114
팔머리동맥줄기 261, 274
팔머리정맥 282
팔신경얼기 220, 520
팔오금중간정맥 282
팔이음뼈 114
팽대부 456
펌프 34
편도고리 305
평면관절 140
평형모래 556
평활근 165
폐 362
폐경 454
폐동맥 241, 260, 367
폐동맥판 241
폐쇄신경 123
폐저 362
폐정맥 260, 367
폐첨 362
폐포 366
폐포관 365
폐포낭 366
표피 61, 63, 65, 66, 68
표피층 62
푸르키네 섬유 248
프로게스테론 444
피라미드로 509
피부 64, 65, 67, 69
피부밑조직 61, 63
피부밑층 64
피지선 66
피하조직 61, 63, 277
필라멘트미끄럼기전 175

ㅎ

하대정맥 201, 240, 281, 282
하두사근 193
하버스계 77
하버스관 77
하복 191
하복벽동맥 267
하부식도조임근 399
하비갑개 93
하쌍자근 222
하악골 84, 96, 146, 182, 187
하악신경 182
하장간막동맥 265
하장간막정맥 287
하지 114
하지대 114, 120
하직근 182
하행결장 265, 406
하횡격막정맥 284
하후거근 197
항문거근 207
항문올림근 207
항상성 26, 27
항이뇨호르몬 290, 325, 433
항인대 109
해마 501
해면골 76, 77
해면뼈 76, 77, 79, 80
해부학적 사강 372
허리네모근 207
허리뼈 102, 107
허리신경 521
허리정맥 284
허리천자 519
허파 362
허파꼭대기 362
허파꽈리 366
허파꽈리관 365
허파꽈리주머니 366
허파동맥 238, 246, 260, 367
허파동맥판막 241
허파바닥 362
허파정맥 238, 241, 260, 367
헤모글로빈 251
헨레고리 325
혀동맥 273
혀밑신경 538
혀인두신경 290, 535
혀주름띠 394
혈관 256
혈관벽 258
혈색소 374
혈소판 254
혈압 288
혈장 254
혈청 255
협골 94, 96
협골궁 88, 96
협골돌기 88
호르몬 290, 425
호산구 253
호염기구 253
호중구 253
호흡상피세포 366
호흡세기관지 365

호흡허파꽈리세포 366
홀정맥 281, 282
홍채 549
확산 34, 42
환추 107, 146
활꼴동맥 269
활막성 관절 140, 146, 149, 158
활주관절 140
활차신경 182, 530
활차절흔 117
황반 551
황색골수 77
황체 454
황체형성호르몬 432, 443
황체호르몬 444
회 496
회맹판 404
회장 403
회전근 198
횡격막 21, 201, 261, 263, 282, 400
횡돌간근 198
횡돌기 104, 107
횡돌기공 274
횡문근 165
횡문근형질막 169
횡행결장 264, 406
후각 493, 543
후각세포 543
후각신경 92, 530
후경골근 233
후경골동맥 269
후경골정맥 286
후늑간동맥 261
후두 146, 356
후두개 358
후두개와 101
후두골 84, 87
후두근 182
후두덮개 358
후두엽 496
후두융기 358
후두하삼각 193
후복 191
후복벽 263
후신경 530
후외측천문 99
후추골근 193
휘돌이가지 246
흉강 20
흉견봉동맥 276
흉골 109, 114
흉골갑상근 191
흉골병 109
흉골설골근 191
흉골체 109
흉곽 83, 109
흉막 367
흉선 309
흉쇄유돌근 194
흉신경 521
흉추 102, 107, 109
흉횡근 198, 200
희돌기교세포 489
희소돌기아교세포 489
힘살 166
힘줄 73, 165, 166, 169
힘줄끈 240, 242

A

abdominal aorta 261, 263, 454
abdominal cavity 20
Abducens nerve 533
abductor digiti minimi m. 219
abductor pollicis brevis m. 219
accessory hemiazygos vein 282
Accessory nerve 537
accompanying vein 278
acetabulum 121
acromion 114, 207
ACTH 430
actin filament 170
active transport 34
adductor brevis m. 227
adductor longus m. 227
adductor magnus 267
adductor magnus m. 227
ADH 290, 325
Adrenal artery 265
adrenal cortex 290, 437
Adrenal gland 436
Adrenal medulla 438
adrenal medulla 290
Adrenocorticotropic hormone 430
Afferent neuron 487
Agranular leukocyte 254
ala 121
aldosterone 290, 325
All or none law 178
Alveolar cell type Ⅰ 366
Alveolar cell type Ⅱ 366
alveolar duct 365
alveolar sac 366
Alveoli 366
Ampulla 456
ampulla of Vater 404
Anastomosis 292
anatomic dead space 372
anconeus m. 215

androgen 444, 469
angiotensin 290
ankle joint 126, 128
ANS 538
anterior belly 191
Anterior cerebral artery 270
anterior fontanelle 99
anterior horn 493
anterior interventricular branch 246
Anterior lobe of pituitary 429
Anterior tibial artery 269
antidiuretic hormone 290, 325
aorta 242
aortic arch 257, 261, 290
aortic sinus 246
aortic valve 242
apex 237, 362
aponeurosis 165
appendicular skeleton 83, 114
appendix 406
Arachnoid membrane 515
Arch of the foot 129
arcuate artery 269
artery 257
articulation 137
ascending aorta 261
ascending colon 406
ascending lumbar vein 282
Astrocyte 489
atlas 107
atrioventricular bundle 246, 248
Atrioventricular node 248
atrioventricular valve 239
auditory tube 355, 555
auricle 554
Autonomic nervous system 538
AV node 248
axial skeleton 83, 84
axillary artery 274
axillary vein 282
axis 107
Axon 485
azygos vein 281, 282

B

B세포 313
Ball-and-socket joint 142
Bartholin's gland 461
base 237, 362
basilar artery 270, 275
basilic vein 282
bicarbonate 376
biceps brachii m. 215, 277
bicuspid valve 242
bifurcation of trachea 360
Bladder 336
blind spot 552
Blood plasma 254
blood pressure 288
body 103, 109
bone 73
bone marrow 73, 77
Bowman's capsule 322
brachial artery 276, 277
brachial plexus 220, 520
brachialis m. 215
Brachiocephalic trunk 261
Brachiocephalic vein 282
brachioradialis m. 219
Brain 496
Brain stem 506
Broca's area 503
bronchial artery 261
bronchial vein 282
Bronchiole 365
Bronchus 361
Brunner's gland 404

C

calcaneal tendon 233
Calcaneus 129
calcitonin 435
calvaria 84, 99
capillary 257, 258
capitate 119
cardia 400
cardiac cycle 249
cardiac impression 362
cardiac m. 165
cardiac pacemaker 248
carotid body 270
carotid sinus 270, 290
carpal bones 115, 119
carpals 73
Cartilaginous joint 138
caudal anesthesia 108
caval opening 282
cecum 406
Cell body 484
central sulcus 496
central vein 411
cephalic vein 282
Cerebellar artery 270
Cerebellum 508
cerebral aqueduct 518
cerebrospinal fluid 515, 518
Cerebrum 496
Cervical nerve 520

cervical plexus 520
cervical vertebrae 102, 106
Cervix 458
chief cell 402
choroid 549
choroid plexus 490, 518
ciliary body 549
circulus arteriosus, circle of Willis 270
circumflex branch 246
clavicle 113, 114, 207
CN Ⅰ 530
CN Ⅱ 530
CN Ⅲ 530
CN Ⅳ 530
CN Ⅴ 533
CN Ⅵ 533
CN Ⅶ 533
CN Ⅷ 534
CN Ⅸ 535
CN Ⅹ 536
CN Ⅺ 537
CN Ⅻ 538
coccygeal vertebrae 102
coccygeus m. 207
Coccyx 108
cochlear duct 557
cochlear nerve 535
collar bone 113
Collateral circulation 293
Collecting tubule 325
colon 406
common bile duct 404
common hepatic artery 263
Common iliac artery 267
common iliac vein 282
common peroneal n. 227
compact bone 77
conduction system of heart 248
Condyloid joint 142
cone cell 530, 551
coracobrachialis m. 215
coracoid process 114
cornea 549, 552
coronal planes 13
coronal suture 99
coronary artery 292
coronary sinus 240, 246, 277, 278
corpus albicans 454
corpus luteum 454
corticosteroid 438
costal cartilages 109, 113
Cowper's gland 474
cranial bones 84
Cranial nerve 529
cribriform plate 92
crista galli 93
Crista terminalis 239
cryptorchidism 466
CSF 515, 518
Cuboid 128
Cuneiforms 129
cystic vein 287

D

deep femoral artery 267
deep palmar arch 277
deltoid m. 168, 213
Dendrite 484
dens 107
dermis 63, 64
descending aorta 201, 261
descending colon 406
diaphragm 21
diastolic blood pressure 289
diffusion 34, 42
digastric m. 189
Distal convoluted tubule 325
distal phalanx 119
dorsal interossei m. 220
dorsal venous arch 286
Dorsalis pedis artery 269
ductus arteriosus 260, 288
ductus venosus 287
duodenal gland 404
duodenum 403
Dura mater 514

E

ear ossicles 84, 92
ECG 248
Efferent neuron 488
EKG 248
electrocardiogram 248
embryo 455
encephalon 496
endocardium 242
endocytosis 34, 44
endomysium 169
endosteum 77
Enteric nervous system 538
eosinophil 253
Ependymal cell 490
epicardium 242
epicranius m. 182
epidermis 63
epimysium 169
epinephrine 290, 438
epiphyseal line 80

epiphyseal plate 80, 138
epiploic appendage 408
Epithalamus 505
erector spinae m. 198
erythroblast 251
erythrocyte 251
esophageal artery 263
esophageal vein 282
esophagus 201, 398
Estrogen 444
ethmoid bone 75, 84, 92
ethmoidal air cells 97
Ethmoidal sinus 353
eukaryotic cell 31
exocytosis 34, 45
expiration 368
extensor carpi radialis brevis m. 219
extensor carpi radialis longus m. 219
extensor carpi ulnaris m. 219
extensor digitorum longus m. 229
extensor hallucis longus m. 229
external abdominal oblique m. 201
external auditory meatus 92, 554
External carotid artery 273
External ear 554
external iliac artery 267
external intercostal m. 198, 369
external jugular vein 282
external occipital protuberance 87
Eyelid 547

F

Facial artery 274
facial bones 84
facial n. CNⅦ 182
Facial nerve 533
facilitated diffusion 34
fallopian tube 455
false rib 113
Femoral artery 267
femoral vein 286
femur 73, 124
Fibrous joint 137
fibrous pericardium 238
fibula 73, 124, 126
Filtration 43
flexor carpi radialis m. 217
flexor carpi ulnaris m. 217
flexor digiti minimi m. 219
flexor digitorum longus m. 233
flexor digitorum profundus m. 217
flexor digitorum superficialis m. 217
flexor hallucis longus m. 233
flexor pollicis brevis m. 219
flexor pollicis profundus m. 217
floating ribs 113
Follicle stimulating hormone 432
follicular cell 453
Follicular cell hormone 433
Fontanelles 99
foramen magnum 21, 87, 275
foramen ovale 240
fossa ovalis 240
fourth ventricle 518
frontal bone 75, 84
frontal lobe 496
frontal sinus 84, 97, 351
frontalis m. 182
FSH 432, 443

G

Gallbladder 411
gastric vein 287
gastrocnemius m. 233
geniohyoid m. 189
GH 430
glomerulus 322
glossopharyngeal nerve 290, 535
glucagon 412, 442
Glucocorticoid 438
gluteus maximus m. 222
gluteus medius m. 222
gluteus minimus m. 222
goblet cell 389
Gonad 443
Gonadal artery 265
Gonadal vein 284
gracilis m. 227
Granular leukocyte 253
great saphenous vein 287
greater curvature 401
greater trochanter 124
greater tubercle 115
greater wing 92
Growth hormone 430
Gustatory sense 545
gyrus 496

H

hamate 119
hard palate 394
hard plate 94
Haversian canal 77
Haversian system 77
Hb 374
hCG 445
HCO_3^- 376
heart rate 248, 251

heart sound 249
hemiazygos vein 282
hemoglobin 251, 374
hemorrhoid or pile 407
hepatic artery 287
Hepatic lobule 411
hepatic portal vein 287
hepatic vein 284, 287
hepatopancreatic ampulla 404
Hinge joint 140
hip bone 73, 108
hip joint 142
hippocampus 501
homeostasis 26
horizontal planes 13
hormone 425
human chorionic gonadotropin 445
Humeral circumflex artery 276
humeral head 114
humerus 115, 153, 207, 213
hyoid bone 84, 97, 187
Hypoglossal nerve 538
Hypophyseal artery 270
Hypothalamus 505
hypothenar m. 219

I
ICSH 432
ileocecal valve 404
ileum 403
iliac crest 121
iliac spine 121
iliacus m. 207, 224
iliococcygeus m. 207
iliocostalis m. 198
iliopsoas m. 207, 224
iliotibial tract 222
ilium 120, 121
immunity 312
inferior belly 191
inferior epigastric artery 267
inferior gemellus m. 222
Inferior mesenteric artery 265
inferior mesenteric vein 287
inferior nasal concha 93
Inferior phrenic vein 284
inferior thyroid artery 275
inferior vena cava 201, 240, 281, 282
infrahyoid m. 189, 191
infraspinatus m. 213
inguinal canal 206
inguinal ligament 201
Inner ear 555
innermost intercostal m. 198
insertion 166
inspiration 368
insulin 412, 440
interatrial septum 239
Intercostal m. 198
intermediate m. 219
internal abdominal oblique m. 201
internal and external iliac veins 285
internal auditory meatus 92
Internal carotid artery 270
internal iliac artery 267
internal intercostal m. 198
internal jugular vein 282
Internal thoracic artery 276
internal thoracic vein 282
interspinalis m. 198
interstitial cell 444, 469
intertransversarii m. 198
interventricular septum 239
intervertebral disc 102
intervertebral disk 109
Intervertebral foramen 106
involuntary m. 165
Ion pimp 44
iris 549
ischium 120, 121
islet of Langerhans 412
isometric contraction 180
isotonic contraction 180

J
jejunum 403
joint 73, 137
jugular foramen 282
jugular notch 109

K
Kidney 320

L
lacrimal bones 94, 96
lacteal 301
lambdoid suture 99
lambdoidal suture 99
Langerhans islet 440
Large intestine 406
laryngeal prominence or Adam's apple 358
larynx 356
lateral malleolus 128
Lateral plantar artery 270
lateral pterygoid m. 187
lateral sulcus 496
Lateral thoracic artery 276
lateral ventricle 517

latissimus dorsi m. 194, 207
left and right atrium 238
left and right coronary artery 246
left and right ventricle 238
left atrioventricular valve 242
Left common carotid artery 261
left gastric artery 263
Left subclavian artery 261
lesser trochanter 124
lesser tubercle 115
lesser wing 92
leukocyte 251, 253
levator ani m. 207
levator prostatae m. 207
levator scapulae m. 194, 213
levatores costarum m. 198
Leydig cell 468
LH 432, 443
ligamentum arteriosum 260, 288
ligamentum venosum 288
Limbic system 501
linea alba 204
Lingual artery 273
lingual frenulum 394
Liver 410
lobar bronchi 362
longissimus m. 198
longus capitis m. 191
longus colli m. 191
Loop of Henle 325
lower esophageal sphincter 399
lower limb 114
Lumbar nerve 521
lumbar puncture 519
Lumbar vein 284
lumbar vertebrae 102, 107
lumbrical m. 220
lunate 119
Lung 362
Luteinizing hormone 432
Lymph 299
Lymph node 306
Lymphatic capillary 301
Lymphatic duct 301
lymphocyte 254

M

macula lutea 551
Mammary gland 465
mandible 84, 96, 182, 187
mandibular n. CN V_3 182
manubrium 109
mass movement 409
masseter m. 187
mastoid process 88, 97
maxillae 94
Maxillary artery 274
maxillary bone 75
maxillary sinus 94, 97, 353
medial and lateral plantar arteries 269
medial malleolus 126
Medial plantar artery 270
medial pterygoid m. 187
medial umbilical ligament 288
median cubital vein 282
median nerve 222
median plane 13
Median sacral artery 265
mediastinal artery 263
mediastinal surface 362
mediastinum 237, 368
medulla 290
Medulla oblongata 507
Melanocyte stimulating hormone 430
melatonin 439
menarche 454
Meninges 514
menopause 454
metacarpal bones 115, 119
metatarsal bones 124, 129
Microglia 489
microvillus 404
Midbrain 506
Middle cerebral artery 270
middle ear 92, 97, 555
middle phalanx 119
milk tooth 395
Mineralocorticoid 438
mitral valve 242
monocyte 254
motor neuron 488
Motor unit 172
MSH 430
Mucosa 389
multifidus m. 198
muscle fiber 169
Muscle of facial expression 182
Muscle of mastication 182
musculocutaneous nerve 220
Myelin sheath 485
myelinated nerve fiber 485
myenteric nerve plexus 392
mylohyoid m. 189
myocardium 242
myofibril 169, 170
myosin filament 170

N

nasal bones 94, 96
nasal cavity 84, 92, 349
nasal septum 93
nasolacrimal duct 96
Nasopharynx 355
Navicular 128
negative feedback 27
nephron 322
Nervous coat 551
neuroglial cell 489
neuromuscular junction 172
Neuron 483
neutrophil 253
norepinephrine 290, 438
nuchal ligament 109, 207

O

obliquus capitis inferior m. 193
obliquus capitis superior m. 193
obturator externus m. 222
obturator internus m. 222
obturator nerve 123
Occipital artery 273
occipital bone 84, 87, 207
occipital lobe 496
occipitalis m. 182
Oculomotor nerve 530
odontoid process 107
Olfactory nerve 530
olfactory neurosensory cell 543
Olfactory sense 543
Oligodendrocyte 489
omohyoid m. 191
oocyte 453
opponens digiti minimi m. 219
opponens pollicis m. 219
Optic nerve 530
orbit 84
Orbital cavity 546
organ of Corti 557
origin 166
Osmosis 42
ossicle 555
osteoblast 75
osteoclast 75
osteocyte 75
OT 433
otolith 556
ovarian artery 265
Ovary 443, 451
ovum 451
oxytocin 433, 465

P

palatine bone 93
palmar interossei m. 220
palmaris brevis m. 219
Pancreas 412, 440
pancreatic islet 412, 440
papillary muscle 240
Parafollicular cell hormone 435
paranasal sinus 75
Paranasal sinuses 97, 351
Parasympathetic nervous system 543
parathormone 435
Parathyroid gland 435
Parietal bones 84
parietal cell 402
parietal lobe 496
parietal pericardium 238
patella 73, 124
patellar ligament 125
pectinate muscle 239
pectineus m. 227
pectoralis major m. 167, 207
pectoralis minor m. 207
pelvic diaphragm 207
pelvic girdle 114, 120
pelvis 123, 454
pericardial artery 261
pericardial cavity 239
pericardial vein 282
pericardium 238
perimysium 169
periosteum 77
peripheral nervous system 519
peritoneum 389
permanent tooth 395
Peroneal artery 269
peroneus brevis m. 232
peroneus longus m. 232
peroneus tertius m. 229
perpendicular plate 92
Peyer's patch 404
phalanges 115, 119, 124, 129
pharyngeal tonsil or adenoid 355
Pharynx 353, 397
phrenic nerve 369
Pia mater 516
Pineal body 439
Pineal gland 439
piriformis m. 222
pisiform 119
pituitary gland 92
Pivot joint 142
Placenta 444
Plane joint 140

plantar arch 270
Platelet 254
platysma 182
Pleura 367
plicae circularis 404
PNS 519
pons 290, 507
popliteal artery 267
popliteal fossa 227
popliteal vein 286
popliteus muscle 269
portal vein 277
positive feedback 27
Post vertebral muscle 193
posterior belly 191
Posterior cerebral artery 270
posterior fontanelle 99
posterior horn 495
posterior intercostal artery 261
Posterior lobe of pituitary 433
posterior pituitary gland 290
Posterior tibial artery 269
posterior tibial vein 286
Prevertebral muscle 191
PRL 430
Process 103
Progesterone 444
prokaryotic cell 31
Prolactin 430
prolapse 458
pronator teres m. 217
Prostate gland 473
Proximal convoluted tubule 325
proximal phalanx 119
psoas major m. 207, 224
psoas minor m. 207, 224
PTH 435
pubic symphysis 123
pubis 121
pubococcygeus m. 207
puborectalis m. 207
pubovaginalis m. 207
pulmonary artery 238, 241, 260, 367
pulmonary valve 241
pulmonary vein 238, 260, 367
Pulse 293
pulse pressure 289
pump 34
Purkinje fiber 248
pylorus 400
Pyramidal tract 509

Q

quadratus femoris m. 222
quadratus lumborum m. 207
quadriceps femoris m. 224

R

Radial artery 277
radial groove 117
radial nerve 220
radial notch 119
Radius 119
radius 73, 115, 153
Ranvier's node 519
rectus abdominis m. 204
rectus capitis anterior m. 191
rectus capitis lateralis m. 191
rectus capitis posterior major m. 193
rectus capitis posterior minor m. 193
rectus sheath 204
red blood cell 251
red bone marrow 77
Renal artery 265
Renal corpuscle 322
Renal vein 284
renin 290, 325
respiratory bronchiole 365
reticulocyte 251
reticuloendothelial system 438
Retina 551
retinaculum 166
retroperitoneal organ 392
rhomboid major m. 194, 213
rhomboid minor m. 194, 213
rib 73, 109, 113
right atrioventricular valve 240
right common carotid artery 261
right subclavian artery 261
rigidity 179
rod cell 530, 551
rotator cuff 213
rotatores m. 198
round ligament of liver 288
round ligament of uterus 206

S

S자 결장 406
sacral vertebrae 102
sacrum 108, 158
Saddle joint 142
sagittal planes 13
sagittal suture 99
Salivary gland 395
SA node 248
sarcolemma 169
sarcoplasm 169
sarcoplasmic reticulum 169

sartorius m. *167, 224*
Satellite cell *491*
scaphoid *119*
scapula *73, 114, 213*
scapular spine *114*
Schwann cell *485, 491*
sclaene m. *194*
sclera *549, 552*
sebaceous gland *66*
segmental bronchi *362*
Sella turcica *92*
semilunar valve *241, 289*
Seminal vesicle *472*
seminiferous tubules *468*
semispinalis capitis m. *193*
semispinalis cervicis m. *193*
semispinalis m. *198*
sensory neuron *487*
serous pericardium *238*
serratus anterior m. *207*
serratus posterior inferior m. *197*
serratus posterior superior m. *197*
Serum *255*
Sex steroid *438*
shoulder girdle *114*
shoulder joint *142, 150*
sigmoid colon *406*
simple diffusion *34*
Sinoatrial node *248*
sinusitis *97*
sinusoidal vessel *287*
skeletal m. *165*
skull *73, 83*
sliding filament mechanism *175*
Small intestine *403*
small saphenous vein *287*
smooth m. *165*
soft palate *394*
soleus m. *233*
Somatostatin *442*
sperm *465*
spermatic cord *206*
sphenoid bone *75, 84, 92*
sphenoid sinuses *92*
sphenoidal sinus *97, 353*
sphincter pupillae muscle *530*
spinal canal *20*
spinal cord *87, 101, 491*
spinal nerve *106, 520*
spinalis m. *198*
spine *101*
spine of scapula *207*
spinous process *104, 109*
Spleen *308*
splenic artery *263*
splenic vein *287*
splenius capitis m. *193*
splenius cervicis m. *193*
Spongy bone *77*
squamosal suture *99*
squamous suture *99*
SR *169*
sternocleidomastoid m. *194*
sternohyoid m. *191*
sternothyroid m. *191*
sternum *109, 207*
striated m. *165*
stylohyoid m. *191*
styloid process *92, 119*
Subclavian artery *274*
subclavian vein *282*
subclavius m. *207*
subcostal artery *261*
subcostal m. *200*
subcutaneous layer *64*
subcutaneous tissue *277*
Submucosa *389*
submucosal nerve plexus *392*
suboccipital triangle *193*
Subscapular artery *276*
subscapularis m. *213*
sulcus *496*
sulcus terminalis *239*
superficial fascia *64*
superficial palmar arch *282*
Superficial temporal artery *274*
superior and middle nasal conchae *93*
superior belly *191*
superior epigastric artery *276*
superior gemellus m. *222*
Superior mesenteric artery *264*
superior mesenteric plexus *406*
superior mesenteric vein *287*
superior phrenic artery *261*
superior rectal artery *265*
Superior thyroid artery *273*
superior vena cava *240, 281*
supinator *219, 220*
suprahyoid m. *189*
suprascapular artery *275*
supraspinatus m. *213*
surgical neck *117*
suture *99, 137*
sweat glands *69*
Sylvian aqueduct *518*
Sylvian fissure *496*
Sympathetic nervous system *540*
symphysis pubis *138*

Synapse 485
Synovial joint 140
systolic blood pressure 288

T

T세관 169
T세포 313
tallus 126
Talus 129
tarsal bones 124, 128
tarsals 73
taste bud 394
taste cell 545
temporal bone 75, 84, 87
temporal fossa 187
temporal lobe 496
temporal process 88
temporalis m. 187
temporomandibular joint 97
tendinous inscription 204
tendon 73, 165, 166, 169
tensor fasciae latae m. 224
teres major m. 213, 276
teres minor m. 213
terminal bronchiole 365
terminal cistern 169
testicular artery 265
Testis 444, 465
testosterone 444
tetanization 179
Thalamus 505
thenar m. 219
third ventricle 517
thoracic aorta 261
thoracic cage 83, 109
thoracic cavity 20
Thoracic diaphragm 201
Thoracic nerve 521
thoracic vertebrae 102, 107
Thoracoacromial artery 276
Threshold 178
Thymus 309
Thyrocervical trunk 275
thyrohyoid m. 191
Thyroid gland 433
Thyroid stimulating hormone 430
thyroxine 433
tibia 124
tibial 73
tibial n. 227
tibial tuberosity 125
tibialis anterior m. 229
tibialis posterior m. 233
tongue bone 97
tonus 179
Trachea 360
tracheostomy 361
transverse cervical artery 275
transverse colon 264, 406
transverse planes 13
transverse process 104, 107
transverse tubule 169
transversus abdominis m. 201
transversus thoracis m. 198
trapezium 119
trapezius m. 194, 207
trapezoid 119
triad 170
triceps brachii m. 215
tricuspid valve 240
Trigeminal nerve 533
trigone 337
triiodo-thyronine 433
triquetrum 119
Trochlear nerve 530
trochlear notch 117
true ribs 113
TSH 430
Tunica adventitia 257
Tunica intima 256
Tunica media 257
Turkish saddle 92
twitch 178
tympanic membrane 554
T_3 433
T_4 433

U

ulna 73, 115, 117
ulnar 153
Ulnar artery 277
ulnar nerve 222
ulnar notch 119
umbilical artery 287
umbilical cord 287
umbilical vein 287
unmyelinated nerve fiber 485
upper limb 114
Ureter 334
Urethra 338
urethrovaginal sphincter m. 207
Uterine 455
Uterus 457
uvula 395

V

Vagina 460
vagus nerve 290, 536

varicosity *287*
vas deferens *471*
vasopressin *290, 433*
vein *257, 259*
vena cava *277*
vertebra *207*
vertebrae *73*
Vertebral arch *103*
vertebral artery *270, 274*
vertebral column *83, 101*
Vertebral foramen *104*
vertebral prominence *107*
vertebral vein *282*
vestibular nerve *535, 557*
vestibular nuclei *557*
Vestibulocochlear nerve *534*
visceral m. *165*
visceral pericardium *239, 243*
Visual sense *546*
Vitreous *552*
voluntary m. *165*
vomer *93*
VP *433*

W

Waldeyer's ring *305*
Wernicke's area *504*
white blood cell *251, 253*

X

xiphoid process *109*

Y

yellow marrow *77*

Z

zygomatic arch *88, 96*
zygomatic bones *94, 96*
zygomatic process *88*

기타

α-세포 *442*
β-세포 *440*
δ-세포 *442*

PACIFIC'S

Anatomy & Physiology

초판 1쇄 발행 2021년 2월 15일
초판 2쇄 발행 2024년 8월 15일

저 자 유성률, 김기종, 김도형, 김정남, 김철승, 박찬숙, 오지은, 정세훈
최성남, 최철원, 최희영

발행인 이 웅 현
발행처 **퍼시픽북스**
서울특별시 중구 초동 42번지 아시아미디어타워 501호
TEL. 02-2272-7766(代) / FAX. 02-2272-7166
www.papu.co.kr

ISBN 979-11-6375-314-8

정가 **45,000원**